现代肿瘤学基础

第 2 版

主 编 李桂源 熊 炜 马 健

科学出版社

北 京

内 容 简 介

本书以肿瘤学基本原理和现代进展为基础，充分剖析恶性肿瘤的病因学原理，揭示恶性肿瘤的发生发展规律，对恶性肿瘤的发病学机制进行了系统的紧扣前沿的描述。第2版在第1版的基础上充分吸收了读者的意见和建议，新增了肿瘤微环境、肿瘤代谢、微生物组学与肿瘤等章节。

本书全面、及时地反映了肿瘤基础研究领域的动态，不仅适合作为生物医学专业的本科生、研究生的工具书，同时也可作为肿瘤研究领域的科技工作者、大学教师及广大医务工作者的参考用书。

图书在版编目（CIP）数据

现代肿瘤学基础 / 李桂源，熊炜，马健主编. —2版. —北京：科学出版社，2023.6

ISBN 978-7-03-075694-7

Ⅰ.①现⋯ Ⅱ.①李⋯②熊⋯③马⋯ Ⅲ.①肿瘤学 Ⅳ.①R73

中国国家版本馆 CIP 数据核字（2023）第 100635 号

责任编辑：丁慧颖 / 责任校对：张小霞
责任印制：肖　兴 / 封面设计：龙　岩

科学出版社 出版
北京东黄城根北街 16 号
邮政编码：100717
http://www.sciencep.com
北京汇瑞嘉合文化发展有限公司 印刷
科学出版社发行　各地新华书店经销
*
2023 年 6 月第 二 版　开本：889×1194　1/16
2023 年 6 月第二次印刷　印张：29
字数：800 000
定价：198.00 元
（如有印装质量问题，我社负责调换）

《现代肿瘤学基础》（第2版）
编写人员

主　编　李桂源　熊　炜　马　健
副主编　向娟娟　武明花　周　鸣
编　者　（以姓氏笔画为序）

马　健　邓　坤　石　峰　任彩萍

向　波　向娟娟　李　征　李小玲

李官成　李桂源　李夏雨　杨力芳

肖　岚　张文玲　武明花　范松青

范春梅　罗湘建　周　文　周　鸣

周艳宏　黄　进　龚朝建　彭淑平

曾朝阳　简星星　廖前进　熊　炜

前　言

20世纪80年代中期，在中国科学院院士姚开泰先生的倡导和带领下，湖南医科大学（现中南大学）在国内率先开设了本科生、研究生的"预防肿瘤学"课程。几十年来，该课程始终瞄准肿瘤基础研究前沿，不断追踪国际肿瘤研究的学术动态，为万余名学生了解和掌握肿瘤学基础理论与实践知识做出了重要贡献。随着科学技术的飞速发展，人类对肿瘤的认识不断加深，很多新的概念与假说对经典概念和理论进行着一轮又一轮的冲击和扩展。医学研究生需要有一本反映时代学术特征的肿瘤学参考书籍，使他们对研究现状有更全面的认识。于是我们组织中南大学湘雅医学院长期从事肿瘤学研究和教学的同志，编写了《现代肿瘤学基础》。我们希望通过本书的出版把有关领域的研究现状和存在的问题尽可能忠实而全面地呈现给读者，使读者了解这个领域的经典理论、前沿动态，获得更新、更精和更深的肿瘤学基础理论知识。

《现代肿瘤学基础》第1版于2011年出版，我们收到了许多读者的鼓励、反馈。当前肿瘤学基础研究领域发展日新月异，新的技术、新的理论、新的成果对本领域产生了深远的影响，带来了巨大的变化。基于此考虑，我们组织编写了《现代肿瘤学基础》第2版。以第1版为蓝本，以肿瘤学基本原理和现代进展为基础，充分运用分子生物学、细胞生物学、遗传学、临床医学和大规模的"组学"研究的当代成就，深入剖析恶性肿瘤的病因学原理，揭示恶性肿瘤的发生发展规律，阐述恶性肿瘤的发病学机制，为肿瘤防治提供新的思路。第2版共分27章。第一至六章，主要涉及肿瘤病因学，重点介绍了肿瘤发生与化学、物理、生物和遗传因素的关系及发病学机制。第七至十六章主要涉及肿瘤发生发展的细胞生物学机制，着重介绍肿瘤发病学相关的细胞生物学机制，包括细胞周期与肿瘤、肿瘤信号转导与调控、细胞死亡与肿瘤、肿瘤转移、肿瘤干细胞、炎症与肿瘤、肿瘤免疫等内容，新增了肿瘤微环境、肿瘤代谢、微生物组学与肿瘤等章节。第十七至二十二章涉及肿瘤发生的分子生物学机制，介绍了基因表达调控异常与肿瘤、肿瘤基因组学、肿瘤转录组学、肿瘤表观遗传学、非编码RNA与肿瘤、肿瘤蛋白质组学等内容。第二十三至二十七章介绍了肿瘤预防、肿瘤分子病理学、肿瘤分子标志物、肿瘤临床试验与临床治疗的基本原则、肿瘤研究中动物模型和模式生物。本书旨在为从事肿瘤相关工作的研究人员和医务人员提供有价值的防治知识。

应该指出的是，由于肿瘤基础研究的范围极其广泛，内容极其丰富，进展极其迅速，本书内容只是聚焦于肿瘤学基础的重要经典内容与相应的学术进展，尚有不尽完善之处。

本书可作为生物学和医学类本科生及研究生或高等院校、科研院所科研工作者的参考用书。受篇幅限制，本书只列举了部分主要参考书籍和文献，在此对本书所引用的参考文献的作者表示真诚的感谢。

本书的编写得到中国科学院院士姚开泰先生的精心指导。姚先生在工作十分繁忙的情况下，对本书进行了极其细致的审阅，提出了宝贵的修改意见，在此我们对这位敬爱的长者和老师为本书做出的贡献表示衷心的感谢。

本书凝集了每一位编者的辛勤劳动和智慧，编写过程得到了科学出版社的大力支持，编写秘书肖岚博士在本书的编写日常事务中做了大量细致和有效的工作，在此一并表示衷心的感谢！

由于编写人员水平有限，书中可能还存在不少疏漏之处，恳请读者批评指正，以利于今后对本书的更新和完善。

李桂源 熊 炜 马 健

中南大学 肿瘤研究所

2023年1月

目　　录

第一章

绪　论

恶性肿瘤是严重危害人类生命健康的疾病。20世纪中叶以来，一方面，随着全球工业化进程的推进，环境污染日趋严重，人们的生活环境不断恶化；另一方面，随着医学科学的发展和医疗水平的提升，感染性疾病等被消灭或者得到有效控制，人均寿命在不断提升；相应地，致癌因素也越来越多，因而恶性肿瘤的发病率和死亡率一直在逐年增长。到了21世纪，恶性肿瘤已成为威胁人类健康第一位的疾病。

2021年5月，世界卫生组织下属的国际癌症研究机构发布了全球最新癌症负担数据：2020年全球新发恶性肿瘤病例数高达1929万（其中男性1006万，女性923万），死亡病例996万（男性553万，女性443万）；相比21世纪初的2002年，全球恶性肿瘤新发病例数增长了77%（2002年全球新发肿瘤病例数为1090万），死亡病例数增长了49%（2002年全球肿瘤死亡病例数为670万）。2015年中国国家癌症中心赫捷院士、全国肿瘤登记中心主任陈万青教授等发表了中国癌症统计数据，当年我国恶性肿瘤新发病例数为429.2万，死亡284.4万例；到2020年中国新发恶性肿瘤457万例（比2015年增长了6.5%），死亡300万例（5年内增长了5.5%）。恶性肿瘤不仅造成了大量劳动力的损失，相应的医疗资源和卫生支出也逐年增长，消耗了巨大的社会资源。因此，恶性肿瘤已经成为全人类共同关心的重大问题。

理论上来说人体任何部位的任何细胞都可能在体内外致癌因素的作用下发生癌变，人体的任何部位也都可能受到恶性肿瘤的侵袭。根据发病部位和组织起源，目前已发现100多种人类恶性肿瘤，2020年全球新发病例数前十的恶性肿瘤：乳腺癌（226万例）、肺癌（220万例）、结直肠癌（193万例）、前列腺癌（141万例）、胃癌（109万例）、肝癌（91万例）、宫颈癌（60万例）、食管癌（60万例）、甲状腺癌（59万例）、膀胱癌（57万例），这十种恶性肿瘤占新发病例总数的63%，且乳腺癌新发病例数首次超过了肺癌，成为发病率居第一位的恶性肿瘤；而死亡病例最多的前十位恶性肿瘤：肺癌（180万例）、结直肠癌（94万例）、肝癌（83万例）、胃癌（77万例）、乳腺癌（68万例）、食管癌（54万例）、胰腺癌（47万例）、前列腺癌（38万例）、宫颈癌（34万例）、白血病（31万例），这十种恶性肿瘤占死亡病例总数的71%。

从根本上来说，恶性肿瘤是一类在体内外复杂因素共同作用下，体细胞发生突变，从而导致细胞失去控制的异常增殖性疾病。这些细胞在异常增殖过程中进一步获得更多的恶性表型，如发生更多的突变及基因组更加不稳定、获得自给自足的生长信号、对抑制生长的信号不再敏感、获得无限的自我复制能力、抵抗细胞死亡信号、细胞能量代谢异常、诱导血管新生、获得浸润与转移的能力、逃避免疫监视、促进肿瘤相关炎症反应等，最终导致患者死亡。因此，掌握恶性肿瘤的发病原因，阐明恶性肿瘤发生发展的分子机制，制订有效的防治措施已经成为医学及生命科学研究的重大任务。

第一节　肿瘤的分类

在日常生活中，我们常常可以听到或看到"肿瘤"（tumor）、"恶性肿瘤"（malignant tumor）或"癌症"（cancer），它们之间到底有什么区别呢? 为什么"肺癌""乳腺癌""胃癌""鼻咽癌"等称为"癌", 而"骨肉瘤""淋巴瘤""胶质母细胞瘤"等又称为"瘤"呢? 它们有什么区别呢? 还有"白血病"这个名字又是怎么来的呢? 这就涉及肿瘤的分类和命名的问题。

总体来说, 不受限制的细胞异常增殖性疾病, 都可以称作"肿瘤", 其根据肿瘤细胞的来源和分化状态及生物学表型进行分类。细胞的来源主要看细胞所属组织的胚胎起源, 分为外胚层、中胚层和内胚层起源。皮肤和神经系统由外胚层发育而来, 结缔组织(骨、肌肉、血液细胞等)由中胚层发育而来, 而内胚层则发育成消化道及其衍生器官(如肺、胰腺、肝脏等)。根据细胞的分化状态可以分为上皮来源、非上皮来源及混合来源等。另外, 肿瘤还根据其最重要的生物学表型——侵袭转移能力的有无, 分为恶性肿瘤和良性肿瘤两大类。

癌(carcinoma)是指上皮(epithelia)来源的恶性肿瘤, 是人类肿瘤中最广泛的, 或者说发病率和死亡率都是最高的一类, 超过80%的肿瘤相关死亡由癌引起。正因为如此, 日常生活中人们常将癌症与恶性肿瘤的概念混淆, 严格地说, 只有上皮起源的恶性肿瘤才能称为癌。上皮是指人身体表面(皮肤)或体内各种管腔表面的那层细胞, 早期胚胎的三个胚层都有可能发育成上皮。起源于保护性上皮的恶性肿瘤称为鳞状细胞癌(squamous cell carcinoma), 简称鳞癌, 如皮肤(角质细胞)、大部分口腔、鼻腔、咽、喉来源的肿瘤属于此类; 还有很多上皮包含特殊的细胞, 这些细胞负责分泌体液到管道或管腔中, 这些细胞来源的肿瘤称为腺癌(adenocarcinoma), 如乳腺、胰腺、胃、结直肠、前列腺、子宫内膜、卵巢癌等。人体有的部位如肺、子宫和子宫颈、食管等, 既可以产生纯鳞癌, 也可以产生纯腺癌, 还可能两种类型都有; 另外还有一些癌既不属于鳞癌, 也不属于腺, 如大细胞肺癌(large-cell lung carcinoma)、小细胞肺癌(small-cell lung carcinoma)、肝细胞癌(hepatocellular carcinoma)、肾细胞癌(renal cell carcinoma)、移行细胞癌(transitional-cell carcinoma, 主要位于膀胱、尿道或肾盂)。

保护性上皮的底部是间质细胞来源的基质(stroma), 而腺上皮的管腔周围也环绕着基质, 上皮细胞和基质之间有一层特殊的基底膜(basement membrane), 基底膜不仅牢固连接上皮与结缔组织, 也是上皮细胞进行物质交换的半透膜。肿瘤细胞是否具备侵袭能力, 也就是能否突破基底膜, 向其他部位浸润(invasion)和迁移(migration), 最终发生远处转移(metastasis), 是用于区分肿瘤良、恶性最根本的标志。保护性上皮和移行上皮来源的良性肿瘤, 一般向外生长成乳头状, 所以称为乳头状瘤(papilloma), 而腺上皮来源的良性肿瘤则称为腺瘤(adenoma), 以与相应的恶性肿瘤或腺癌区分。

非上皮来源的肿瘤可以分为以下几大类: 中胚层起源的包括血液系统肿瘤和间质(stromal或mesenchymal)来源的肉瘤(sarcoma), 神经-外胚层(neuro-ectoderm)起源的有神经系统肿瘤和一种比较特殊的黑色素瘤, 另外还有几类比较特殊的多重来源的混合肿瘤。

血液系统肿瘤主要包括各种白细胞(leukocyte)来源的白血病(leukemia)和淋巴细胞(lymphocyte)来源的淋巴瘤(lymphoma)等, 分类比较复杂, 具体分类可参考《造血与淋巴组织肿瘤WHO分类》。

肉瘤常见的来源包括纤维细胞、脂肪细胞、骨、软骨、平滑肌、血管内皮细胞等, 良性的称为"瘤", 英文词缀为(-oma), 如纤维瘤(fibroma)、脂肪瘤(lipoma)、骨瘤(osteoma)、软骨瘤(chondroma)、平滑肌瘤(leiomyoma)、血管瘤(hemangioma)等, 恶性的称为"肉瘤", 英文词缀为(-sarcoma), 如纤维肉瘤(fibrosarcoma)、脂肪肉瘤(liposarcoma)、骨肉瘤(osteosarcoma)、软骨肉瘤(chondrosarcoma)、平滑肌肉瘤(leiomyosarcoma)、血管肉瘤(hemangiosarcoma)等。

常见的神经系统肿瘤包括星形细胞瘤(astrocytoma)、视网膜母细胞瘤(retinoblastoma)、少突神经胶质瘤(oligodendroglioma)、神经鞘瘤(schwannoma)等。黑色素瘤(melanoma)是起源于黑色素细胞(melanocyte)的一种高度恶性的肿瘤。黑色素细胞是皮肤里的一种特殊细胞, 它产生黑色素, 并传递给周围的角质形成细胞, 保护皮肤及皮下组织免受光线(特别是紫外线)辐射造成DNA损伤。

多重来源的混合肿瘤根据来源细胞类型可以分为生殖细胞（germ cell）来源和体细胞（somatic cell）来源两大类。皮样囊肿（dermoid cyst，良性）和畸胎瘤（teratoma，恶性）等属于生殖细胞来源，而错构瘤（hamartoma，良性）、腺肌瘤（adenomyoma，良性）、黏液表皮样癌（mucoepidermoid carcinoma，恶性）等则属于体细胞来源的多重来源混合肿瘤。

第二节　肿瘤学基础研究的内容与任务

肿瘤学基础是肿瘤学的一个重要组成部分，具有很强的理论性。它所描述的内容集中了人类关于恶性肿瘤的基础理论研究成果，是一门研究恶性肿瘤发病原因、发生机制与发展规律，阐明肿瘤诊断与防治措施的基本原理的学科。通过研究恶性肿瘤的发病病因、正常组织细胞在致瘤因子作用下发生恶性转化的机制及环境因素与遗传因素在恶性肿瘤形成中的作用，肿瘤学基础可以揭示癌变发生的本质，有助于深入了解癌变原理的一般规律与关键环节，并为恶性肿瘤的诊断、预防与治疗提供必要的理论基础与实验依据。

恶性肿瘤是一种细胞无限制自主性异常增生性疾病。在正常细胞转化为恶性肿瘤细胞直至演进成为肉眼可见的恶性肿瘤的过程中，涉及两个至关重要的理论问题。是什么因素引起或启动了正常细胞的恶性转化？在恶性转化的过程中，致瘤因素是通过什么机制与细胞或细胞内分子发生相互作用的，以及这些相互作用的途径、结局是什么？前一个问题是肿瘤病因学的研究范畴，而后一个问题则是肿瘤发病学的研究内容。长期以来，人们在肿瘤学基础研究领域内为阐明恶性肿瘤病因和探讨恶性肿瘤的发病机制作出了持续不懈的努力。恶性肿瘤的病因学与发病学的研究及根据病因发病学研究成果制订有效的恶性肿瘤诊断与防治战略，则成为肿瘤学基础的重要研究内容与任务。

人类在与恶性肿瘤做斗争的历史过程中，已逐步认识到正常细胞的癌变过程不仅存在极其复杂的病因，而且在癌变过程中存在许多错综复杂的与发病机制密切相关的中间环节。随着对这些肿瘤病因与发病环节的深入了解，多学科间的协作与相互渗透已成为肿瘤病因学与发病学研究的重要手段和方法。特别是在现代肿瘤学基础理论研究领域，更是发挥了各学科的优势，加速了揭示恶性肿瘤发病机制研究的步伐。

肿瘤流行病学旨在研究恶性肿瘤的群体分布与地理分布特征，以此寻找可能的致瘤性病因，验证致瘤性病因阻断措施的有效性。肿瘤分子流行病学则是根据恶性肿瘤的群体分布特征，研究恶性肿瘤的基因变化，以此寻找恶性肿瘤在基因改变方面的共同规律与特殊规律。

肿瘤遗传学研究恶性肿瘤的发生与遗传和环境间的关系，探讨恶性肿瘤易患性的遗传背景，揭示遗传物质的变化或遗传信息的表达异常与恶性肿瘤发生的相关性。

肿瘤细胞生物学的主要研究任务是研究肿瘤细胞的各种生物学特性，包括细胞的物理、化学、酶学及生物学行为的特性，以阐明肿瘤细胞恶性表型建立的细胞生物学机制。肿瘤免疫学亦属于肿瘤学基础研究的重要范畴，它不仅阐述恶性肿瘤的免疫逃逸机制，更重要的是根据恶性肿瘤异常的免疫学特征，研究针对恶性肿瘤的有效的免疫治疗，如免疫检查点分子程序性死亡受体配体1（PD-L1）、程序性死亡受体1（PD-1）和细胞毒性T淋巴细胞相关蛋白4（CTLA-4）等的抗体及嵌合抗原受体（CAR-T）细胞在部分恶性肿瘤临床治疗中取得了非常好的效果。

肿瘤分子生物学自20世纪90年代以来，一直是肿瘤学基础研究领域最活跃的学科。运用最新的分子生物学技术和手段，肿瘤分子生物学重点研究了恶性肿瘤基因组中基因及基因产物的结构与功能的变化、在肿瘤状态下基因的表达与调控规律。随着人类基因组计划的顺利实施和功能基因组学研究的不断深入，肿瘤学基础研究进入了基因组时代，肿瘤基因组学（oncogenomics）应运而生，它从整体水平对肿瘤病因发病学进行解析，研究肿瘤细胞内多层次、多途径的信息网络，为肿瘤的基础研究建立了更高的技术平台，将使我们对肿瘤发生发展及转归机制有越来越深刻的理解。

第三节　肿瘤学研究的发展概要

一、古代对肿瘤及其病因的认识

人类对恶性肿瘤的认识经历了一个漫长的历史时期,我国古代医籍中很早就有关于肿瘤及瘤样病变的描述和记载。3000多年前殷墟甲骨文中即有"瘤"字,"癌"字的使用始于宋代东轩居士所著的《卫济宝书》,但当时的描述与恶性肿瘤并不完全符合,直到明代才开始用"癌"字来称乳癌及其他恶性肿瘤。各器官的癌症可能以乳癌、噎膈反胃、崩漏带下、瘿瘤、石疽、失荣等病名描述。

肿瘤病因,也分为外因、内因等,如认为外邪是肿瘤的致病因素。例如,好热饮人,多患膈症;茧唇,因食煎炒,过餐炙爆,痰随火行,留注于唇等。从现代医学观点来看,其与物理、化学致癌因素有相符之处。此外,祖国医学认为"邪之所凑,其气必虚",说明由于身体气血亏虚,运行失常,以及五脏六腑的蓄毒等体内失调,导致癌症。

对于肿瘤的治疗,就手术而言,我国《黄帝内经》就有"急斩之"的记载,19世纪前我国就有手术麻醉和食管癌的尸体解剖报告;而我国古代利用砒霜、雄黄、轻粉等治疗癌症,可以说是对肿瘤化疗的早期尝试。

在西方,早在2000多年前古希腊的学者希波克拉底(Hippocrates)就用"cancer"一词来描述肿瘤,它的出现甚至比"医学"这个词更早,cancer来源于"crab"(蟹),意指肿瘤的侵蚀与转移行为类似于螃蟹。

但古代对癌的认识只是处在一个对恶性肿瘤的朦胧朴素的描述阶段,对于肿瘤的病因还知之不多,近200年来,人们经过反复探索,不断从流行病学的群体水平至细胞水平、染色体水平、DNA分子水平深化对恶性肿瘤病因发病学的认识,使肿瘤学基础研究领域在不同的历史阶段都呈现一派欣欣向荣的景象。

二、近代肿瘤学基础理论研究的发展史

(一)18世纪末至20世纪20年代对恶性肿瘤病因发病学的初步认识

1775年英国的外科医生Pott发现清扫烟囱的男孩在成年后常患阴囊癌,认为煤焦油可能是该种癌症的致病因子,首次提出肿瘤的发生与环境因素密切相关的理论。

1809年McDowell手术切除卵巢肿瘤,开始进行肿瘤的手术治疗工作。

1843年Klenke、1889年Morau等在马、犬、大鼠、小鼠分别移植同种肿瘤获得成功。

1858年Virchow创立细胞病理学,他在《细胞病理学》一书中指出:癌是细胞的疾病。他论述了癌的基本知识,指出了癌与非癌的不同,并进行了初步分类,为癌的细胞学检查奠定了基础,从而使肿瘤的病理诊断提高到细胞水平和亚细胞水平,对以后的恶性肿瘤研究有着巨大的影响。

1895年Warthin发现高癌家族,认识到癌有遗传的可能性,并将此家族命名为G家族,其历经80年追踪,对七代人进行了五次调查。

1902年Freiben报道从事放射工作的医生的手因辐射而发生皮肤癌,其为物理因素作为肿瘤病因研究的最早记载。

1907年发现日光暴露与皮肤癌有关,首次报道了日光与皮肤癌的流行病学研究,后来用动物模型证实了日光和紫外线可导致皮肤癌。

1908年Ellerman和Bang证明鸡的白血病由滤过性因子引起。1911年Rous用鸡肉瘤细胞滤液获得在鸡体内肉瘤传代的成功。这一工作是最早发现病毒可以致癌的成功的实验,1966年,Rous因此获得诺贝尔生理学或医学奖。

1910年发展了体外组织培养操作步骤,使得学者们在已知条件下研究肿瘤组织成为可能,同时能够观察到癌细胞的不同生长阶段。

1914年Boveri提出肿瘤发生的"染色体不平衡"假说,认为肿瘤与染色体异常有关。

1915年日本学者山极和市川成功地用煤焦油在兔耳诱发皮肤癌和皮肤的乳头状瘤,开创了现代化学致癌的研究。

1916年Lathrop和Loeb首先开展了激素致癌的研究。数年后Cori和Lacassagne分别在大鼠和小鼠体内行进一步实验研究,并首次提出了内源性激素致癌的概念。

1924年Warburg等在研究新陈代谢时发现肿瘤表现为乏氧代谢,正常组织主要通过有氧代谢来分解营养成分,而肿瘤细胞在无氧条件下可以发

生糖酵解，几十年后人们才开始重新重视这一观点，并把乏氧代谢定义为肿瘤的一个标志。

1927年Muller证明了X射线对果蝇的诱变作用，并于1946年因此获得诺贝尔生理学或医学奖。

（二）20世纪30～60年代对恶性肿瘤病因发病学的探索

1930年Mayneord和Hieger发现多环芳烃荧光谱的共同特点，提出物理方法可分离致癌芳烃的预见，同年Kennaway及其同事从煤焦油中分离出致癌芳烃1, 2, 5, 6-双苯并蒽，1932年分离并合成了3, 4-苯并芘。

1931年Martland报道了发光涂料与骨肉瘤、白血病有关，这是肿瘤流行病学研究较早的例子。

1932年注射人工激素诱发鼠乳腺癌。在内源性激素的基础上加以外源性激素可以导致癌症的发生，此后1952年发现卵泡刺激素的有效成分是己烯雌酚。

1932年电子显微镜问世，电子显微镜可以观察到恶性肿瘤细胞与正常细胞的细微区别。

1933年吉田报道用氨基偶氮染料饲喂大鼠可诱发肝癌。

1936年Bittner发现小鼠乳腺癌病毒。

1937年通过移植单个白血病细胞转染鼠白血病，但只有部分细胞具有成为肿瘤的能力，这成为后来寻找肿瘤干细胞的理论基础。

1938年发现端粒。随着细胞的分裂，端粒逐渐变短，当端粒缩短到一定程度时，细胞就会衰老、死亡。因此，通过端粒抑制细胞的分裂次数可以抑制肿瘤的发生。

1939年Twort等证明持续用油酸处理可使预先经苯并芘处理的小鼠皮肤发生肿瘤。20世纪40年代早期Rous等证明：一些引起增生的因素可诱发兔皮肤肿瘤。如果这些兔预先用甲基胆蒽或煤焦油处理则可形成"潜伏性瘤细胞"，这为肿瘤发生的二阶段学说奠定了牢固的科学基础。

1939年发现被移植的动物肿瘤可以生成血管。这就是肿瘤血管生成现象的早期证据，后来抗血管生成成为肿瘤治疗的一个靶点。

1940年发现限制热量可以减少鼠肿瘤的发生，直到今天肥胖在全球盛行时，这项工作才重新受到人们的重视。

1941年前列腺癌的激素依赖性被证实。物理去势疗法和雌激素化学去势疗法可减轻转移性前列腺癌的瘤负荷，而注射雄激素可促使前列腺癌转移。

1946年氮芥首次用于肿瘤化疗。静脉注射氮芥用于治疗难以控制的淋巴瘤和白血病并取得了几个月的疾病缓解期。

1948年儿童白血病首次化疗成功。在16名白血病患儿中应用人工叶酸拮抗剂，其中10名患儿获得了3个月的缓解期。该研究对加速第一代抗代谢化疗药物的研发起了非常重要的作用。

1950年核苷酸类似物化疗药物得到发展。设计的核苷酸类似药物可以抑制DNA的复制，被证实为有效的抗肿瘤靶点，后来发展成为几种抗肿瘤药物如巯嘌呤、氟尿嘧啶，至今仍是主要的抗肿瘤药物。

1950年流行病学研究发现吸烟与肺癌有关。现已证明吸烟是许多癌症的危险因素，大约可以增加癌症30%的死亡率。

1950年发现通过病毒可以把白血病从一个种系小鼠传播到另一个种系小鼠，还可以从一代垂直传播至下一代。

1951年Gey建立了著名的人宫颈癌上皮细胞Hela细胞株，其至今仍是许多分子生物学研究的基本工具。

1951年钴-60放射设备问世。以前用镭来进行肿瘤放射治疗，只能进行肿瘤近距离放射，钴放射提供了强大的放射活性来治疗体内肿瘤，减少了对肿瘤以外正常组织的破坏。

1951年超声检查首次用于肿瘤诊断。研究发现超声能辨别出恶性组织与正常组织密度不同。

1952年Boyland发现致癌作用的主要靶分子是DNA。

1953年Watson和Crick提出了DNA的双螺旋结构模型，不仅开创了生命科学的新纪元，也为肿瘤的发病机制研究开创了新领域，二人因此于1962年获诺贝尔生理学或医学奖。

1953年医用直线加速器使放射治疗技术得到发展。不像早期放射设备应用的放射源产生X射线，直线加速器产生电子束，可以通过控制电子管的长度来控制能量。

1954年发现著名的"接触抑制"现象，这也成为正常细胞与恶性细胞重要生物学行为的区别。

1956年实体瘤首次化疗成功。人们把叶酸、氨基蝶呤（aminopterin）、叶酸拮抗剂，以及甲氨蝶呤应用于3名小细胞绒毛膜腺癌转移患者后取得明显疗效。

1959年证明DNA在放射损伤后可以修复，后来认为修复不完全与肿瘤发生有关。

1960年Nowell和Hungerford发现慢性髓细胞性白血病（chronic myelogenous leukemia，CML）中存在恒定的费城染色体（Ph染色体），这是人类发现的第一个肿瘤标记染色体。

1961年Lancaster首先证明黄曲霉的毒性成分可诱发大鼠肝癌，随后其他学者证明其致癌的有效成分为黄曲霉毒素B$_1$，激起了霉菌致癌机制研究的热潮。

1962年Burkitt发现病毒可以引起伯基特淋巴瘤。1964年Epstein和Barr在伯基特淋巴瘤细胞培养液中发现该病毒为EB病毒（Epstein-Barr virus，EBV），后证实EB病毒与鼻咽癌密切相关。这是最早发现的与人肿瘤存在明显病因学联系的病毒。

1967年发现雌激素受体。雌激素与子宫内膜靶组织发生特定的相互作用，这个发现为检测乳腺癌雌激素受体和设计特异、有效的方案，及治疗雌激素依赖性乳腺癌奠定了基础。

1969年原位杂交技术问世，这种方法能检测位于染色体上特定基因拷贝数的变化及基因构成和核型。

1969年Huebner和Todaro发现RNA肿瘤病毒的瘤基因是产生肿瘤的重要因素，而致癌物、辐射和衰老过程均可激活这些基因，因此提出了著名的瘤基因学说。

（三）20世纪70～80年代对恶性肿瘤病因发病学的深入研究

20世纪70～80年代是肿瘤基础研究的重要时代，重组DNA技术与单克隆抗体等技术的出现，促进了肿瘤基础研究的迅猛发展。在这个时期，出现了一系列值得记叙的与肿瘤基础研究有关的重大事件。

1970年Baltimore和Temin在两种致癌RNA病毒中发现了逆转录酶（reverse transcriptase），并于1975年因此获诺贝尔生理学或医学奖。

1970年发现细胞系多药耐药性，细胞毒性药物多药耐药性是化疗失败的主要原因，研究明确了药物在细胞膜上的转运机制。

1970年发现细胞周期是一个有序的过程，细胞周期是有规律的且受到基因的调控。

1970年染色体条带技术问世。用氮芥喹丫因化合物可以精确检测个别染色体的Q带异常。这项技术应用之后，发现了大量的肿瘤异常染色体条带结构。

1971年乃至以后的几年间，Miller夫妇参考DNA双螺旋结构模型理论，基于自己的实验结果，提出了间接致癌物经代谢成终致癌物，为亲电子化合物，从而使人们对致癌物的作用机制有了较一致的看法。

1971年提出"二次打击学说"。利用视网膜母细胞瘤模型观察患有单侧或双侧视网膜母细胞瘤的患者，他们中有些有家族遗传史，有些没有家族遗传史，研究者认为他们有两次突变事件的发生，在遗传模型中一次突变发生在胚胎细胞，第二次突变发生在体细胞；在非遗传模型中，随着时间的推移，两次突变均发生在体细胞。

1972年Jackson、Symons和Berg将SV40病毒的DNA拼接到大肠杆菌的λ病毒（噬菌体）DNA上，首次将两种不同生物的DNA进行体外拼接，产生了人类的第一个重组分子。

1972年骨髓移植开始用于治疗癌症。

1972年发现癌症治疗过程中可引起细胞程序性死亡——凋亡。凋亡可由药物引起，后来有研究表明某些应该凋亡的组织细胞变异后表达抵制死亡的信号可产生肿瘤。

1972年发现紫杉醇可以用于肿瘤化疗。到1992年美国食品药品监督管理局（FDA）指定紫杉醇为治疗卵巢癌和乳腺癌的药物。

1975年Kohler和Milstein创立单克隆抗体技术，并于1984年因此获诺贝尔生理学或医学奖。

1975年Ames创立鼠伤寒沙门菌组氨酸缺陷型回复突变试验技术，用来检测化学物质的诱变性，其已是人们用来检测环境致癌物和诱变剂的常用方法。

1975年Sanger报道了DNA序列测定的方法，1977年Maxam和Gilbert报道了另一种DNA测序方法，Sanger和Gilbert于1980年因此获得诺贝尔化学奖。

1975年溴脱氧尿嘧啶核苷酸标记（BrdUrd labeling）技术问世。

1976年Bishop和Varmus发现逆转录病毒致癌基因的细胞起源，并于1989年因此获得诺贝尔生理学或医学奖。

1977年RNA剪接过程被阐明。mRNA由相应的DNA转录而来，mRNA刚转录完的前体较大，前体的部分片段通过RNA拼接过程被剪切和修饰。很多基因通过这一选择性剪切模式最终表达不同的蛋白。

1978年试管婴儿在英国诞生，同时，Maniatis等八位学者构建了人类第一个真核DNA基因库。

1979年发现p53基因。p53基因最初被认为是一种瘤基因，随后的研究显示它事实上是抑瘤基因，在有肿瘤遗传倾向的Li-Fraumeni综合征家系和50%的其他类型肿瘤中发生了突变。

20世纪80年代肿瘤基础研究进展更为迅速。在这10年中恶性肿瘤的病因发病学和分子生物学作为领头学科，使恶性肿瘤的发生机制研究获得了丰硕的成果。主要的进展表现如下：

1980年发现肿瘤周围胶原蛋白的降解促进肿瘤转移，证实癌细胞能分泌胶原酶以降解周围的胶原蛋白，而那些胶原酶分泌水平较高的细胞株更容易发生转移。

1980年发现前列腺癌标志物PSA，通过测定体内PSA水平来评估患前列腺癌的风险是第一种使用肿瘤标志物进行前列腺癌筛查和预防的常规检测方法。

1980年揭示了DNA甲基化在癌症发生发展过程中的重要作用。DNA甲基化可阻止基因的转录表达，化疗药物可以影响基因甲基化及基因激活过程。这提示可以使特定基因甲基化进而控制其转录表达，这可能是肿瘤治疗方法之一。

1981年Cech、Altman发现了核酶（ribozyme），它不仅改变了经典的酶是蛋白质的概念，同时明确阐明了RNA分子的剪接机制，并为肿瘤的治疗开辟了一条理想的途径，二人因此成果获1989年诺贝尔化学奖。

1981年泛素在蛋白质降解中的作用被阐明。蛋白质的泛素化在许多基本的细胞生命过程（如细胞周期、损伤DNA的修复及细胞凋亡）中起重要作用，这些过程对癌症发生发展来说非常重要，后期的研究表明蛋白质泛素化是肿瘤治疗药物的一个新的靶点。

1982年从人胃溃疡患者的胃黏膜中分离出幽门螺杆菌（Hp），提出了持续的Hp感染和炎症可以导致癌变。

1982年提出了原瘤基因概念。结合早期研究工作的成果，得出了正常细胞基因组中自身的原瘤基因可能发生变异并诱发癌症这一结论。随后从恶性肿瘤基因组中克隆出了100多个瘤基因，并依据瘤基因编码产物的作用方式将其分类，明确了瘤基因的生物学特性与功能，并广泛开展了瘤基因在恶性肿瘤细胞中表达和致癌机制的研究。

1983年聚合酶链反应（PCR）技术出现是重组DNA技术的又一次飞跃，极大地促进了在分子水平进行的肿瘤基础研究。

1983年Weinberg首先报道了人膀胱癌中单个瘤基因的突变，《自然》期刊将1983年命名为癌基因年。

另外，20世纪80年代科学家们还发现了一些基因可以抑制恶性转化的发生，从此开始了分离鉴定抑瘤基因（tumor suppressor gene）的工作，使得人们对细胞生长调控有了新的认识。瘤基因和抑瘤基因的发现标志着肿瘤研究真正进入了分子生物学时代，极大地激发了人类向恶性肿瘤挑战的勇气。

（四）20世纪90年代至今对恶性肿瘤病因发病学研究的重要贡献

1990年美国国立卫生研究院和美国能源部正式启动人类基因组计划，标志着肿瘤研究开始进入基因组时代，肿瘤病因发病学的研究进入飞速发展阶段。

1992年比较基因组杂交技术问世。应用此项技术可以绘制基因组拷贝数目的变化，最初绘制的是中期染色体图谱，当它与基因芯片技术结合，分辨率和精度大大提高。

1995年起生物芯片技术得到发展。生物芯片是指把生物活性大分子（主要是核酸和蛋白质）或细胞等密集排列固定在固相载体上，形成微型的检测器件，实现对细胞、蛋白质、DNA、RNA及其他生物组分的准确、快速、高通量的检测。

1996年美国国家癌症研究院（National Cancer Institute，NCI）提出了肿瘤基因组学（oncogenomics）的概念，启动了肿瘤基因组解剖计划（Cancer Genome Anatomy Project），以功能基因组为切入点，采取结构与功能并重、多学科交叉建立关键技术进行肿瘤相关的基因组的研究。

1998年RNA干扰（RNAi）技术问世。RNAi提供了一种很简便的调控基因表达和翻译的方法，不像基因敲除小鼠那样费时，也有望用于肿瘤的治疗。

1998年人类胚胎干细胞培养成功。胚胎干细胞有向各种细胞分化的功能，有望用于肿瘤的基因治疗。

2000年Hanahan和Weinberg在《细胞》期刊发表综述，总结归纳了恶性肿瘤的六大基本生物学特征，即自给自足生长信号、抗生长信号的不敏感、抵抗细胞死亡、潜力无限的复制能力、持续的血管生成、组织浸润和转移，以及每一个基本特征后面对应的关键基因和主要信号转导通路。2011年，他们根据最新研究进展，再次在《细胞》期刊发表综述，增加了几项恶性肿瘤的基本生物学特征——避免免疫摧毁、促进肿瘤的炎症、细胞能量异常、基因组不稳定和突变。恶性肿瘤的这十大基本生物学特征得到了广泛认同。

2001年人类基因组草图序列绘制完毕，标志着人类基因组计划的初步完成，肿瘤学基础研究进入后基因组时代（post-genome era）。

2005年启动国际人类单体型图（HapMap）计划，发现了小的非编码RNA在肿瘤发生中的作用。

2006年启动DNA元件百科全书（Encyclopedia of DNA Elements，ENCODE）计划，旨在解析人类基因组中所有的功能性元件，特别是非编码区域的调控功能。2010年《科学》期刊将解析基因组中的"暗物质"，即大部分不编码蛋白质的序列，列为21世纪头十年的重要突破。

2008年启动国际"千人基因组计划"（1000 genomes project），计划完成1000~1500人基因组重测序。

2010年国际癌症基因组计划（International Network of Cancer Genome Project）启动，对全球临床和社会影响最重要的50种肿瘤类型和（或）亚型进行大规模基因组扫描，从基因组（genome）、表观基因组（epigenome）和转录组（transcriptome）等水平对25 000份肿瘤标本进行系统研究，可望揭示所有瘤基因的突变，发现诱变剂影响的线索，确定肿瘤不同亚型的临床价值和治疗方案，并开发新的肿瘤治疗方案。各国对恶性肿瘤也进行了大样本的系统研究，发现了一批有重要价值的肿瘤易感基因（区）和标志物，在恶性肿瘤的预防、诊断、治疗与预后判断等方面取得了重大突破。

2011年Beutler、Hoffmann和Steinman因为在免疫系统研究领域的贡献获得诺贝尔生理学或医学奖。

2013年《科学》期刊将肿瘤免疫治疗列为年度世界十大科技进展之首。

2018年美国科学家詹姆斯·艾利森（James Allison）和日本科学家本庶佑由于发现免疫检查点分子在肿瘤免疫治疗方面的贡献获得诺贝尔生理学或医学奖。

三、我国学者在肿瘤基础研究中的贡献

（一）流行病学、病因学研究

近30年来，我国在恶性肿瘤的流行病学和病因学探索方面进行了规模空前的研究，分别在1975年、1992年、2006年和2015年进行了四次大规模的针对恶性肿瘤的死因回顾调查，调查人口之多、覆盖面之广，迄今没有哪个国家可以超越。通过这几次大规模的流行病学调查，基本摸清了全国范围内肿瘤分布的地理特点，并对一些重点肿瘤如食管癌、肝癌、鼻咽癌、胃癌等组织了高发区现场防治研究。

根据流行病学和病因学调查结果，我国在恶性肿瘤高发区建立了肿瘤防治机构和三级防癌网，特别是在开展恶性肿瘤普查普治、抗癌宣传、综合防治，尤其是在针对食管癌、胃癌、肝癌、宫颈癌等现场干预方面的工作卓有成效。2006年调查结果显示，与20世纪70年代中期相比，一些原有肿瘤高发地区的恶性肿瘤谱和恶性肿瘤发生率发生了显著变化，许多高发地区肿瘤死亡率出现大幅度下降，高发现场肿瘤防治经验证明恶性肿瘤是可防可治的。

（二）实验研究

早期的工作如潘世成曾用甲基胆蒽诱发小鼠

宫颈癌。中华人民共和国成立以后，我国肿瘤工作者在宫颈癌、鼻咽癌、胃癌和白血病的实验研究方面均做了不少工作。较突出的工作包括霉变食物可诱发大鼠食管癌、前胃乳头状瘤和早期鳞癌，发现白地霉、串珠镰刀菌、互隔交链孢霉和冬青匍柄霉均有致瘤作用。用甲基苄基亚硝胺或亚硝基肌氨酸乙酯诱发大鼠食管癌。姚开泰教授首次在国际上证实了亚硝胺类化学致癌物对鼻咽上皮有一定的器官亲和性，可引起鼻咽上皮DNA损伤，成功地用二亚硝基哌嗪诱发了正常人胚鼻咽上皮细胞的恶性转化。陆士新教授从霉变食品中发现一个新的致癌的亚硝胺——N-3-甲基丁基-N-1-甲基丙酮基亚硝胺，首次分离与鉴定出能特异地诱发动物食管癌的 N-甲基-N-苄基亚硝胺（NMBzA）和促癌物 Roussin 红甲酯，并成功地诱发出人胎儿食管上皮癌。近年来，我国科技工作者为了深入了解恶性肿瘤的病因发病学机制，利用模式生物与肿瘤动物模型对理化生物性致癌因子和肿瘤相关基因或易感基因的致癌机制进行了较广泛的实验研究，为揭示恶性肿瘤的发病学本质作出了重要贡献。

（三）肿瘤基础研究

随着20世纪80年代分子生物学不断向肿瘤学研究领域的渗透，近30年来我国连续启动了"863"、"973"、重大科技专项、重大科学研究计划、国家重点研发计划等项目。在这些体现国家意志的科学研究战略计划中，国家始终把肿瘤基础研究作为重点，并随着时代科技的进步，不断将肿瘤基础研究引向分子生物学领域。通过广大科技工作者的不懈努力，对严重威胁人民生命健康的常见和多发性恶性肿瘤，如胃癌、肝癌、结直肠癌、乳腺癌、食管癌、白血病、鼻咽癌、宫颈癌、脑瘤的分子生物学研究都取得了丰硕的成果。中国医学科学院肿瘤研究所对我国食管癌的长期基础与临床研究，为我国食管癌高发区的规模预防和发病率的降低作出了重要贡献。鼻咽癌具有明显的遗传易感性，姚开泰、曾益新和李桂源教授在鼻咽癌的病因发病学、癌变原理与鼻咽癌易感基因定位方面做出了重要的原创性工作。顾健人、王红阳教授等在肝癌的分子生物学与临床研究领域成就卓著。陈竺、陈赛娟教授等用三氧化二砷（砒霜）和全反式维甲酸诱导分化凋亡治疗早幼粒细胞白血病的基础与临床研究取得了一系列重要开创性成果。吴孟超、汤钊猷教授等分别提出了肝癌"二期手术"和"亚临床肝癌"概念，为肝癌手术治疗开辟了一条新的途径，使我国肝癌临床诊治水平长期处于国际领先地位。顾健人、曹雪涛、魏于全教授等在肿瘤的生物治疗方面，孙燕、丁健、陈志南教授等在靶向抗肿瘤药物开发方面也取得了许多重要的进展。

在致瘤病毒研究方面，李载平教授在国际上首先完成了乙肝病毒（HBV）我国流行株adr亚型的基因组克隆和序列分析，闻玉梅教授对我国乙肝毒株的变异进行了结构与功能基因组研究。姚开泰教授首次建成了EB病毒潜伏感染的人鼻咽癌上皮细胞株，并对细胞株的EB病毒基因组进行研究。曾毅教授研究EB病毒与鼻咽癌的关系，建立了一系列鼻咽癌的血清学诊断方法，已在国内广泛应用，应用血清学指标可以在发病前5～10年预测鼻咽癌发生的可能性。曾益新教授测定了第一株来自鼻咽癌患者的EB病毒全序列，分析了EB病毒编码的主要基因变异及其与鼻咽癌发生的关系。王红阳教授在肝癌中、樊代明教授在胃癌中分别发现了系列诊断标志物，建立了血清学早期诊断方法。

近年来，我国科学家充分利用肿瘤病例资源，结合最新的高通量技术手段，如基因芯片、新一代测序技术等，通过全基因组关联分析先后鉴定了肝癌、食管癌、肺癌、鼻咽癌、胰腺癌等在中国的特色肿瘤和常见肿瘤的易感位点，通过外显子组的深度测序发现和鉴定了白血病和膀胱癌的关键基因变异，利用单细胞测序技术解析了多种恶性肿瘤组织中癌细胞与肿瘤微环境中其他细胞组分的全貌。

第四节 肿瘤学基础研究面临的挑战与展望

虽然最近30年肿瘤学的发展日新月异，人类基因组计划的顺利实施和功能基因组学研究不断深入，为肿瘤学基础研究建立了一系列更高的技术平台，新的研究思路和研究成果不断涌现，极大地促进了人们对肿瘤发生发展及转归机制和肿瘤生物学本质的认识和了解。但是，肿瘤作为严重威胁人类健康的重大疾病，在肿瘤的发生机制和肿瘤预防、诊断、治疗及预后判断等方面仍然存在许多问题需要人们不断探索。肿瘤的易感性与环境致癌因子的作用机制还不甚明了，高度特异的肿瘤早期诊断分子标志物还有待进一步发现，新的特异性抗肿瘤药物还有待开发，肿瘤多药耐药的问题急需解决，肿瘤的侵袭转移需要得到有效遏制等，这些都是在肿瘤学基础研究领域中面对的重大挑战。

一、"组学"研究策略为肿瘤学基础研究带来新的机遇

攻克肿瘤是人类基因组计划启动的初衷。众多的研究表明，肿瘤是由细胞内遗传物质变异所导致的一类复杂性疾病，过去由于知识和技术手段的限制，人们对肿瘤细胞遗传物质变异所知有限，人类基因组计划的完成和新型功能基因组技术的应用，提供了大量高质量的人类基因组序列和相关分子标记及基因表达和基因功能等数据。海量观察数据带来了认识肿瘤的研究战略和策略思想的提升。肿瘤基因组学研究已能从全基因组水平研究肿瘤发生发展的分子机制，从多学科、多层次揭示多种肿瘤不同发病阶段特定生物大分子相互作用原理及规律，能发现更多的肿瘤相关基因或致病基因及遗传变异或表观遗传变异与肿瘤形成、发展或转移的关系，可为肿瘤诊断、预后及治疗和药物（疫苗）靶标的发现和应用奠定基础，为揭示肿瘤发生的本质和最终治愈肿瘤带来新机遇。

在肿瘤基因组学研究过程中，我们要充分认识到实体肿瘤是一个组织，而非简单的肿瘤细胞聚合。肿瘤呈异质性，包括起源的异质性和遗传的异质性；肿瘤的发生、发展是一个多基因参与、多阶段演变的复杂的"个性化"过程，具有临床不同阶段、病理不同分期、不同分化状态等特征，如癌前病变、早期癌、中晚期浸润和转移癌等。不同的进展阶段，相应的遗传改变亦不相同。因此，肿瘤基因组研究应依据肿瘤的多阶段性特征，更系统和更大规模地利用各个发病阶段的各

类肿瘤样本（如活检组织、患者外周血、分泌物、代谢产物等），综合应用基因组学、转录组学、蛋白质组学、代谢组学、结构生物学等"组学"的现代理论与技术方法，从不同层面了解肿瘤发生、进展、转归等各重要病理过程中基因的编码、转录、翻译，蛋白质修饰及相互作用，细胞内代谢物的转换等生物化学过程，从全基因组水平认识重要生物调控网络及在肿瘤发病重要生理病理过程中的作用途径，以揭示肿瘤发生发展的分子机制，并促进相关研究成果向临床应用转化。因此，肿瘤研究需要树立系统生物学的观点，系统整合疾病"组学"与临床研究工作。同时前所未有的海量的新数据，也为肿瘤基础研究提出了新的挑战，计算生物学和系统生物学的新方法和新策略将引起肿瘤基础研究、肿瘤预防与治疗战略的重大变革。

二、遗传与环境的相互作用在肿瘤基础研究中将受到高度重视

人类已认识到健康是靠遗传因素和环境因素相互作用的平衡来维持的，当这种平衡出现问题就会导致疾病。肿瘤发生过程中涉及的环境因素既包括我们生活的外部环境如物理因素、空气、水质污染，食物中的致癌化合物及病原体感染等，也包括肿瘤细胞所处的体内微环境。

对于外部环境，应充分利用我国常见癌症高发现场和临床病例资源，深入调查找出与肿瘤发病相关的病因线索或相关的危险因素并进行干预；还要进一步研究环境因素在恶性肿瘤癌前病变及早期癌发生发展中发挥作用的分子机制，寻找高危人群易患性的相关基因及其生物标志物，为癌症预防、早期诊断和早期治疗提供新思路和新方法。

许多病原微生物可以导致肿瘤的发生，如EB病毒与鼻咽癌、淋巴瘤，人乳头瘤病毒与宫颈癌等。在病原微生物致癌机制研究中，炎症与肿瘤的关系是目前肿瘤学基础研究的热点。流行病学调查发现15%～20%的肿瘤起源于慢性炎症，如幽门螺杆菌引起的慢性炎症与胃癌，乙型肝炎（简称乙肝）、丙型肝炎（简称丙肝）与肝癌。炎症是宿主系统对病原体感染及各种组织损伤等产生的一系列复杂的应答事件，通过影响机体微环

境中多种细胞与因子的相互作用，调控机体多种生理与病理信号网络的平衡走向，在一般情况下，当炎性因素如感染或组织损伤消除后，炎症反应随即终结，之后转变成为一种高度活跃、精细调控的平衡状态，这种炎症被称为"可控性炎症"（resolving inflammation）。但是，在某些不确定因素的存在下，如持续的或低强度的刺激、靶组织处于长期或过度反应时，炎症无法从抗感染、组织损伤模式下转变成为平衡稳定的状态，导致炎症反应的持续进行，表现为"非可控性炎症"（nonresolving inflammation）状态。非可控性炎症在肿瘤的发生发展进程中扮演着十分重要的角色。炎性相关肿瘤的调控涉及的不是个别的基因产物或蛋白分子，也不是单一的信号通路或代谢途径，而是由众多的基因、非编码RNA、蛋白质和代谢小分子等各种生物分子元件作为"网络节点"，彼此间通过复杂的相互作用形成多维的和动态的"互联网"。以非可控性炎症恶性转化的调控网络及分子机制为研究突破口，分析动态调控网络的关键节点在炎性相关复杂疾病发生发展中的作用，发现关键节点的网络动力学多维调控规律，是一个十分重要的科学问题。

三、肿瘤干细胞研究将成为突破肿瘤发生、转移与复发机制的重要领域

肿瘤干细胞是指肿瘤中存在一小群具有干细胞性质的细胞，它们具有自我更新、多系分化和无限增殖潜能，是形成不同分化程度肿瘤细胞和肿瘤不断扩大的源泉。肿瘤干细胞概念的提出可以解释目前临床上恶性肿瘤治疗失败的原因，因为目前使用的治疗方法并不是针对肿瘤干细胞的，所以尽管它们可以使恶性肿瘤体积缩小甚至完全消退，但这些效果通常是暂时的。只要肿瘤干细胞没有被根除，那么剩下的肿瘤干细胞足以导致肿瘤复发、转移。因此肿瘤干细胞不仅和肿瘤的生长有关，还可能是肿瘤发生、转移、复发、耐药的根源，在肿瘤的发生发展、转移复发及预后中起着重要的作用，针对肿瘤干细胞的治疗战略可能是根治肿瘤，阻止肿瘤转移和解决肿瘤耐药的关键。

但目前关于肿瘤干细胞领域还有许多问题没

有解决，认识也还有待深入，如肿瘤干细胞是否存在于所有肿瘤中；肿瘤干细胞的起源是什么，是癌"干细胞"还是干细胞"癌"，等等。目前肿瘤干细胞的研究需着重解决的几个关键问题：①肿瘤干细胞特异性分子标志物的确定；②肿瘤干细胞保持沉默和启动复制的分子调控机制；③肿瘤干细胞与周围微环境的相互作用与机制；④肿瘤干细胞耐药／抗药机制的进一步证实及阐明；⑤针对肿瘤干细胞的治疗措施的研发。相信随着研究技术的进步、国内外科技工作者对肿瘤干细胞研究的深入，肿瘤干细胞特异性标志物及相关信号转导通路将会被发现、揭示。这对于肿瘤预防、早期诊断、高效药物治疗、转移复发预防及预后判断等将具有重要的实际意义。

四、肿瘤转移机制的阐明仍是肿瘤基础研究的前沿

肿瘤转移是恶性肿瘤的主要特征之一，是导致恶性肿瘤患者死亡的首要因素，因此肿瘤转移机制的阐明对肿瘤的治疗有着非常重要的意义。在实体瘤转移过程中，上皮来源的癌细胞的结构与功能均会发生向间质细胞转化的现象，即细胞从具有紧密连接、极性和缺乏动力的上皮细胞表型转化为细胞间作用松散、无极性、活动力强和能产生细胞外基质的间质细胞，整个转化的生物学过程被称为上皮-间充质转换（epithelial-mesenchymal transition，EMT）。通过EMT，上皮细胞失去了细胞极性，失去与基底膜的连接等上皮表型，获得了较高的迁移与侵袭、抗凋亡和降解细胞外基质能力等间质表型。EMT是上皮细胞来源的恶性肿瘤细胞获得迁移和侵袭能力的重要生物学过程。因而，阐明调控恶性肿瘤细胞发生EMT过程的分子机制，明确其在恶性肿瘤的发生、发展、转移中的病理意义，并探索基于EMT关键分子的诊断方法及靶向EMT关键分子的治疗手段是肿瘤转移中EMT机制研究的关键科学问题。通过探寻肿瘤微环境中存在的EMT诱因，鉴定调控EMT的关键分子及标志物，研究EMT与肿瘤干细胞的关系，开发靶向EMT关键分子的治疗手段，不仅对理解恶性肿瘤的形成、发展和转移的分子机制具有理论意义，对恶性肿瘤的诊断和治疗也

具有实践意义。

另外，肿瘤的生长和转移也与肿瘤的血管生成有着密切的关系。实体瘤及其转移灶在 1～2mm 大小时无新生血管，供给其生长的营养依赖于周围组织的弥散作用，生长缓慢或处于"休眠"状态，称为血管前期。当肿瘤进一步增长时新生血管形成是必要的，癌细胞自身可以产生多种血管生长因子来建立自身的血液供应系统。这样癌细胞方可从供应血管中不断摄取营养物质与氧，运走代谢产物，满足肿瘤细胞生长的需要，此时的肿瘤快速增长并具有转移能力，称为血管期。根据这一原理，深入研究肿瘤血管形成机制，抑制肿瘤的血管生成，可以抑制肿瘤的生长。

五、肿瘤预警和早期发现仍是肿瘤基础研究的重大任务

肿瘤的预防和早期诊断是肿瘤学的重要研究方向之一。肿瘤的发生过程中患者个体的遗传因素起着主要的作用。随着人类基因组序列测定的完成，单核苷酸多态性（SNP）与肿瘤易感性的关系已经引起广泛的重视，不同个体基因组间以 SNP 为主的微小的遗传差异造成了一些个体对肿瘤的易感性。因此，鉴定不同肿瘤遗传易感因子，并用于肿瘤高危易感人群的筛查对肿瘤的早期发现具有非常重要的意义，全基因组关联分析被寄予厚望。

全基因组关联分析（genome-wide association study，GWAS）是人类基因组计划完成后，实施的一种对复杂性疾病，包括肿瘤、心血管疾病、糖尿病、肥胖症等在全基因组范围内对常见遗传变异（单核苷酸多态性和拷贝数变异）基因总体进行关联分析的方法。它在全基因组层面上，开展多中心、大样本、反复验证的基因与疾病的关联研究，全面揭示疾病发生、发展与治疗相关易感区域和相关基因，寻找疾病的标志物，进行早期诊断和最有效的个体化治疗，开发新药物和新的特异性防治措施。GWAS 为全面系统研究复杂疾病的遗传因素掀开了新的一页，为我们了解人类复杂疾病的发病机制提供了更多的线索。目前，科学家已经在乳腺癌、肺癌、前列腺癌、胃癌、肝癌、鼻咽癌等一系列肿瘤中进行了 GWAS，并找到了一些疾病相关的 SNP。但对大部分基因型与表型之间的具体相互关系及其背后的分子信号机制的了解还有待进一步深入，目前尚不能完全解释肿瘤的病因。

生物学对于癌症的相关早期研究主要集中于对基因组和转录组的分析。然而，癌症的发生是由某些蛋白质的异常表达或者发生改变而引起的一系列细胞的增殖失控过程。人类蛋白质相互作用研究则是动态的、具有时空性的，能在细胞和生命有机体整体水平上阐明生命现象的本质和活动规律。因此，研究细胞在恶性转化过程中所经历的变化必须以整合组学的概念和研究战略才有可能较好地揭示复杂的基因表达调控网络的基本规律与本质。相信随着组学内涵与技术的进步和肿瘤癌变原理研究的不断深入，研究者将最终实现对肿瘤患病风险的预测和对高危人群进行干预，实现临床的早期诊断和提供可靠的个性化治疗方案。

（李桂源　熊　炜）

参 考 文 献

徐瑞华，陈国强，2020. 肿瘤学. 第 5 版. 北京：人民卫生出版社.

Chen WQ，Zheng RS，Baade PD，et al，2016. Cancer statistics in China，2015. CA Cancer J Clin，66（2）：115-132.

Sung H，Ferlay J，Siegel RL，et al，2021. Global cancer statistics 2020: globocan estimates of incidence and mortality worldwide for 36 cancers in 185 countries. CA Cancer J Clin，71（3）：209-249.

第二章

肿瘤流行病学

早在20世纪80年代，世界卫生组织（WHO）就提出了恶性肿瘤防治的"三个1/3"理念，即通过防癌知识的普及，教育人们改变不良生活习惯，尽量避免致癌危险因素的暴露。1/3的恶性肿瘤是可以预防的，通过提升和普及恶性肿瘤早期筛查技术，达到恶性肿瘤的早发现、早治疗；1/3的恶性肿瘤是可以被治愈的；而剩下的1/3则可以通过积极治疗延长生存时间，提升生活质量。因此发现和确定可导致恶性肿瘤的危险因素，明确其致病原因，对于恶性肿瘤的防控非常重要，因此肿瘤流行病学在其中起着重要的作用。

肿瘤流行病学（cancer epidemiology）是研究肿瘤在人群中发生、发展规律和分布特征，以此寻找肿瘤发病原因，制订相应的肿瘤防治措施与战略的一门科学。肿瘤流行病学的根本任务不仅在于描述不同地区、不同特征人群中肿瘤的分布情况和随时间变化的发展趋势，更重要的是要通过研究各种癌症危险因素与癌症发生的因果关系寻找人类肿瘤发生的原因，进而提出肿瘤预防策略，达到降低肿瘤发病率、死亡率和控制肿瘤进展的目的。

第一节 肿瘤流行病学研究

一、肿瘤流行病学的分支学科

近年来，肿瘤流行病学获得了快速发展。不仅在基础学科、预防医学和临床肿瘤学之间发挥着重要的桥梁作用，而且还与一些边缘学科互相渗透和融合，形成了肿瘤描述流行病学、肿瘤分析流行病学、肿瘤实验流行病学和肿瘤分子流行病学等分支学科，从而有力地推动了肿瘤病因学和肿瘤预防的研究。

肿瘤描述流行病学（descriptive epidemiology）旨在通过调查统计，研究各种人群中肿瘤的发病水平、分布及变动规律。

肿瘤分析流行病学（analytical epidemiology）是将人群中单独个体的经历、职业暴露情况、生活习惯特别是吸烟饮酒史和特别的嗜好等与肿瘤发生联系起来，是肿瘤流行病学研究中检验各种病因假说的基本方法。

肿瘤实验流行病学（experimental epidemiology）主要是采用动物实验或部分人群的干预研究考察和评价某种或几种可能有效的预防措施的实际效果，对病因假说作出评价。

肿瘤分子流行病学（molecular epidemiology）是采用分子生物学技术和方法，如通过监测研究群体中各种生物标志物、加成物、染色体损伤、癌基因和抑癌基因表达、代谢产物、DNA突变等在人群中进行恶性肿瘤流行病学研究。

二、肿瘤流行病学的研究范畴

恶性肿瘤在人群中存在高发与低发地区的地理分布差异，不同年龄、不同性别、不同职业、不同暴露环境、不同营养状况、不同既往病史及携带不同生物标志物的人群具有不同的肿瘤患病率。通过对上述人群的调查找出与肿瘤发病相关的病因线索或相关的危险因素是肿瘤流行病学的研究范畴。其大体可分为5个方面：①研究肿瘤发病的地域差异及肿瘤发病时代变迁的影响因素；②研究不同社区人群的肿瘤发病率与人们居住、饮食等生活习惯及周围环境间的相互关系；③比较患恶性肿瘤与不患恶性肿瘤人群之间的差异，如年龄、性别、职业、民族等；④寻找可疑致癌因素并对其进行干预，比较干预前后的差异，评估其效果；⑤定性、定量研究肿瘤发病的状况和恶性肿瘤的发病模式，阐明肿瘤的发病机制，对肿瘤进行积极的预防。

绝大部分恶性肿瘤是环境因素与遗传因素（基因）交互作用所致，因此肿瘤流行病学的研究需要综合考虑上述两种原因。一是环境因素，生态环境不同可以导致不同的肿瘤发生，如非洲海拔1520m以上、平均气温15.6℃以下、降雨量762mm以下的地区为伯基特淋巴瘤高发区；生活环境的不同可以导致不同的肿瘤，如不同职业、不同生活与劳动条件可导致不同恶性肿瘤的发生；社会环境不同，如风俗习惯、饮食起居、医疗服务和技术水平等对肿瘤的发病率也有一定影响。例如，宫颈癌在卫生条件差的人群中发病率较高。具体到恶性肿瘤的病因，环境因素主要包括生物因素、化学因素、物理因素及营养因素等。细菌、病毒或寄生虫的感染是与肿瘤发生有关的主要传染性因素，如幽门螺杆菌与胃癌、乙肝病毒感染与原发性肝癌、EB病毒与鼻咽癌、日本血吸虫病与结直肠癌相关等。化学因素如多环芳烃类化合物与肺癌的发生、黄曲霉毒素与肝癌的发生相关等。物理因素如紫外线和电离辐射均可导致肿瘤的发生。营养因素如微量元素硒的缺乏可以造成肝癌及其他肿瘤发病率增加。另一个是遗传因素，包括宿主的遗传易感性、机体免疫及内分泌状态等与肿瘤的发生密切相关。遗传易感性是恶性肿瘤发生的基础，机体免疫能力的下降及内分泌稳态的失调可以增加肿瘤的发病率。

第二节　肿瘤描述流行病学

肿瘤描述流行病学又称肿瘤群体流行病学，是从肿瘤的地理分布、时代变迁和人群分布等多个方面来探索肿瘤病因的流行病学。但是，由于人群分布的复杂性，描述流行病学所获得的资料往往存在很多因素的混杂作用及潜在偏倚。通过描述流行病学的调查研究可以提出病因学假设，这些假设如能在动物实验中得到证实，证实可

疑因素可诱发恶性肿瘤，则可大大加强假设的可信度。

一、肿瘤描述流行病学常用测量指标

肿瘤描述流行病学最基本的资料就是肿瘤的分布情况，要描述肿瘤的分布，常使用一些指标来计算肿瘤在不同时间、地区和人群中的发生频率，以便进行比较。常用的流行病学测量指标有下列几种。

（一）恶性肿瘤发病率

恶性肿瘤发病率是指一定时期内，特定人群中发生肿瘤新病例的频率。计算肿瘤发病率的时间单位一般为1年。发病率的主要用途是描述肿瘤的分布，探讨发病因素，提出病因假设和评价防治措施的效果。发病率的计算公式：

$$发病率 = \frac{某年内某人群中新发生某病病例数}{同年暴露人口数} \times K$$

$K=100\%$、$1000‰$ 或 $100\ 000/10$ 万

（二）恶性肿瘤患病率

恶性肿瘤患病率通常用于估计恶性肿瘤对人群的危害程度，指特定时间点观察人口中恶性肿瘤病例数所占的比例。若特定时间为某一时间点，为时点患病率；若特定时间为一段时间，则称为期间患病率。患病率的计算公式：

$$时点患病率 = \frac{某时点的某病病例数}{同期观察人口数} \times K$$

$$期间患病率 = \frac{某时间的某病病例数}{同期观察人口数} \times K$$

$K=100\%$、$1000‰$ 或 $100\ 000/10$ 万

（三）恶性肿瘤死亡率

恶性肿瘤死亡率是指某人群在一定期间内的恶性肿瘤总死亡人数与该人群同期的平均人口数之比。死亡率是衡量人群因病伤死亡危险大小的指标，也是恶性肿瘤流行病学研究的一项重要指标。

死亡率的计算公式：

$$死亡率 = \frac{某人群某年总死亡人数}{该人群同年平均人口数} \times K$$

$$K = 100\%、1000‰ 或 100\ 000/10 万$$

（四）恶性肿瘤死亡专率

大多数肿瘤都是多因素、多效应发病，因此，恶性肿瘤死亡专率在肿瘤流行病学中应用较多。恶性肿瘤死亡专率是指按病种、地区、年龄、性别、职业等来考察肿瘤的死亡率。某病死亡专率的计算公式：

$$某病死亡专率 = \frac{某人群某年因某病死亡人数}{该人群同年平均人口数} \times K$$

$$K = 100\%、1000‰、100\ 000/10 万$$

二、肿瘤的分布

肿瘤的分布是将流行病学调查或记录资料按不同地区中不同人群、不同地点、不同时间的特征分组，分别计算肿瘤发病率、患病率、死亡率等指标，然后比较并分析其分布规律。即描述肿瘤在不同地区何种人群中发生率较高，何种人群中发生率较低；在哪些地区较多，哪些地区较少；在何时发病率较高，在何时发病率较低。

描述肿瘤的分布是肿瘤流行病学研究的基础，也贯穿于肿瘤流行病学研究的始终。肿瘤分布的描述有助于掌握肿瘤的基本存在状态，初步探讨肿瘤病因及影响肿瘤分布的因素，启发人们寻找肿瘤病因线索，为制订肿瘤防治对策提供科学依据。描述肿瘤的分布，常使用一些指标来计算肿瘤在不同时间、地区和人群中的发生率，以便进行比较。

（一）肿瘤的人群分布

不同的人群，如不同的年龄组、性别、职业、民族等均可影响肿瘤的发病率。在人群的个体特征中，年龄、性别、宗教、婚姻状况、职业和社会经济地位等通常是描述流行病学的常用指标。虽然这些特征本身不是肿瘤发病的直接因素，但它们经常与致癌因素的暴露有关，因此，也被纳入评价肿瘤发病的可能危险因素的考虑范围。

有些恶性肿瘤男女性别比的差异较大，在某些恶性肿瘤的发病中，男性的发病率远远高于女性，如肺癌、胃癌。这主要是由于男性在某种程度上更多地暴露于烟酒的刺激及有害性职业的危险环境中。而胆囊癌和甲状腺癌的发病率在女性中远远高于男性，这可能主要归结于类固醇激素的影响。男女性别中与性腺有关的肿瘤发病率不同，如妇女绝经期后乳腺癌发病率的缓慢下降就突出表现了卵巢分泌的雌激素在乳腺癌发病过程中的重要作用。有些肿瘤的职业因素十分明显，被称为职业性癌。有些类型的恶性肿瘤如胃癌和宫颈癌多见于社会经济条件较差的阶层，这一现象对研究饮食方式、必要的卫生条件等社会环境因素对恶性肿瘤发病的影响有着重要的启示。

任何年龄人群均可患恶性肿瘤，但各种恶性肿瘤的高发年龄不同。一般说来，随着年龄增长，恶性肿瘤死亡率上升。各部位恶性肿瘤的年龄组发病曲线可归纳为几种类型（图2-1）。

恶性肿瘤年龄组发病率或死亡率曲线的研究可能揭示发病率的某些规律，而群体水平研究的结果是否与分子水平研究的结果相吻合，也是一个重要的问题。

（二）肿瘤的地理分布特征

不同地区由于其自然环境、人口密度、经济文化水平、卫生状况及与外地的交流等不尽相同，在疾病的分布上也表现出很大的差别。地区可按行政区划分，如有县、乡（镇）、村等分布；对城市社区而言，有区、街道、居委会、厂矿等分布。地区也可按自然环境特征来划分，如山河、湖泊、自然小区等自然分布。将不同地区的疾病分布在地图上标记出来，即成为疾病分布图，可使疾病的地区分布状况一目了然。

1. 世界范围内的恶性肿瘤分布特点　根据世界卫生组织1988年公布的死亡统计资料，世界上一些国家和地区居民恶性肿瘤死亡统计结果见图2-2。恶性肿瘤死亡率最高的国家有匈牙利、丹麦、联邦德国、法国、英国等，这些都是当时工业化程度比较高的国家，表明工业化带来的环境污染可能是这些国家恶性肿瘤高发的原因。

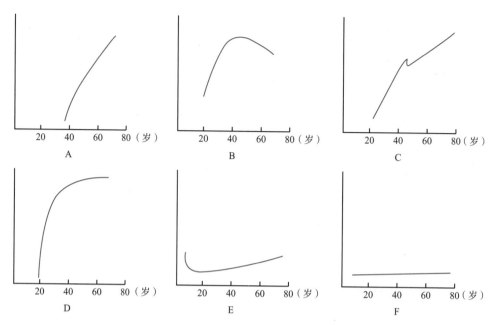

图2-1 常见的恶性肿瘤年龄发病率曲线

横坐标为发病年龄（岁），纵坐标为发病率。A. 发病率随着年龄增长而持续上升，食管癌、胃癌、肺癌等属于这一类。这种特征提示环境致癌因素在人的一生中持续存在；B. 发病率上升后下降，提示年轻时受病因作用最强，以后作用变小，可能由于易感人群消失，机体生理情况发生变化（如妇女绝经期），以宫颈癌为代表；C. 双峰形曲线，如乳腺癌发病率曲线有两个峰，一个在青春期，一个在更年期，提示与内分泌功能改变有关；D. 发病率先上升后趋平坦，多见于原发性肝癌，提示幼年期有强烈致癌物质作用，成年后暴露减少或机体对病因作用的敏感性降低；E. 为白血病常见的典型曲线，儿童期有一高峰后降低，以后发病率再随年龄增长慢慢增加，这种曲线也可在某些肉瘤中看到，是否与机体免疫状态有关，值得研究；F. 发病率比较平稳，随年龄增长略有升高，见于慢性淋巴细胞白血病及某些软组织肉瘤和霍奇金淋巴瘤。由于这些肿瘤发病率均很低，曲线反映的规律不一定十分可靠，只能作为参考

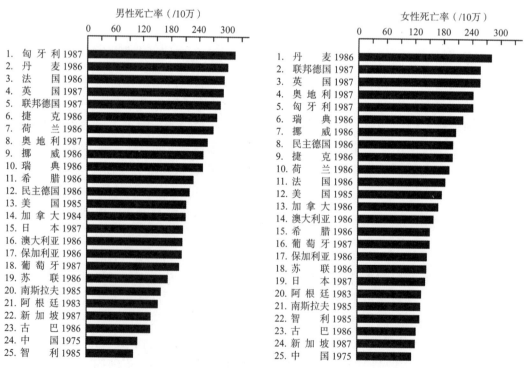

图2-2 恶性肿瘤死亡率最高的国家

各种肿瘤的分布有明显的地理学差异。以几种常见的恶性肿瘤来看，胃癌以日本最高，其次为苏联、匈牙利、葡萄牙、保加利亚等；我国也属胃癌高发国家之一。肺癌常是发达国家男性最常见的恶性肿瘤，比利时、荷兰、英国、匈牙利均为男性肺癌的高发国家，而女性肺癌则以英国、美国和中国高发。结肠癌以卢森堡、丹麦、联邦德国等地为高。乳腺癌是北美和绝大部分欧洲国家女性中最常见的恶性肿瘤，尤其是英国、丹麦、瑞士和比利时等国。世界上大部分地区男性食管癌的发病率在3/10万左右，女性在2/10万左右，但在伊朗北部贡巴德女性的发病率可高达170.0/10万，而在美国犹他州女性中发病率仅为0.4/10万。在苏联，高发病率见于乌兹别克斯坦、哈萨克斯坦

和土库曼斯坦，它们都位于所谓的亚洲食管癌带。世界上大部分地区鼻咽癌的发病率常低于1/10万。我国南方的鼻咽癌发病率高，此外，邻近我国南方的东南亚国家鼻咽癌发病率也较高，鼻咽癌在东北非和地中海一些国家也较常见，在欧洲、美洲、大洋洲和拉丁美洲国家则很少见。原发性肝癌在非洲和远东地区的发病率很高，在欧洲以保加利亚、西班牙和匈牙利较高。

2021年世界卫生组织国际癌症研究机构（International Agency for Research on Cancer, IARC）对全球2020年各地区恶性肿瘤发病率和死亡率进行了分析（表2-1），结果表明恶性肿瘤已经严重威胁着全球大部分地区人民的生命健康。

表 2-1　全球各地区恶性肿瘤发病率和死亡率

地区	男性发病率（/10万）	累积风险（%）（0～74岁）	女性发病率/10万	累积风险（%）（0～74岁）	男性死亡率（/10万）	累积风险（%）（0～74岁）	女性死亡率（/10万）	累积风险（%）（0～74岁）
东非	112.9	11.91	148.1	15.12	82.5	8.71	102.4	11.02
中非	109.5	11.70	115.8	11.83	79.2	8.25	79.9	8.54
北非	145.7	15.14	140.1	14.17	104.6	10.43	77.6	8.06
南非	232.7	22.74	189.0	18.22	128.8	13.38	98.7	10.22
西亚	100.6	10.67	123.2	12.71	74.8	7.89	83.6	8.99
加勒比海	213.9	22.35	174.6	17.44	120.7	11.85	89.2	9.24
中美	140.9	14.71	141.1	14.01	70.2	7.15	63.1	6.72
南美	217.1	22.09	192.2	18.79	104.9	10.59	82.1	8.51
北美	397.9	37.05	332.6	31.10	98.9	10.31	77.7	8.23
东亚	242.3	24.47	196.4	19.34	157.4	16.34	93.0	9.88
东亚（不含中国）	304.8	30.09	239.2	22.70	112.0	10.76	64.4	6.12
中国	225.4	23.25	188.2	18.78	163.9	17.28	98.1	10.59
东南亚	159.2	16.46	149.3	15.03	114.1	11.82	80.8	8.55
中南亚	103.2	11.13	102.5	10.78	71.2	7.88	63.1	6.95
中南亚（除印度）	122.8	12.97	110.7	11.60	86.2	9.25	68.5	7.49
印度	95.7	10.44	99.3	10.47	65.4	7.37	61.0	6.74
西亚	198.3	20.77	162.3	16.38	123.5	13.09	79.1	8.38
东欧	293.8	30.47	220.9	22.18	165.6	18.24	88.7	9.79
北欧	343.7	32.91	296.5	28.19	115.1	11.39	87.9	9.20
南欧	317.8	31.31	249.9	23.85	126.9	13.19	76.3	8.07
西欧	365.3	34.90	294.3	27.85	127.1	13.00	83.9	8.84
澳大利亚/新西兰	494.2	44.37	405.2	36.45	100.7	9.76	73.1	7.38
美拉尼西亚	192.6	20.62	202.5	19.59	125.3	13.21	118.3	12.12
密克罗尼西亚/波利尼西亚	239.5	25.18	206.5	20.62	152.3	16.24	109.4	11.58
不发达地区	104.3	11.04	128.0	13.10	78.0	8.14	88.4	9.46
较发达地区	109.2	11.75	108.7	11.35	76.7	8.45	67.0	7.32
高度发达地区	207.7	21.49	178.0	17.79	141.1	14.90	90.3	9.69
非常发达地区	335.3	32.64	267.6	25.75	122.9	12.67	80.0	8.37
全球	222.0	22.60	186.0	18.55	120.8	12.59	84.2	8.86

2. 我国的恶性肿瘤分布特点 恶性肿瘤在我国各个地区的分布很不一致，一些常见的恶性肿瘤有自己独特的地理分布特点（图2-3），有些遍及全国，分布非常广泛；有些则在某些地区特别集中，而在其他地区却很少见。现将我国主要恶性肿瘤的地理分布特点概述如下。

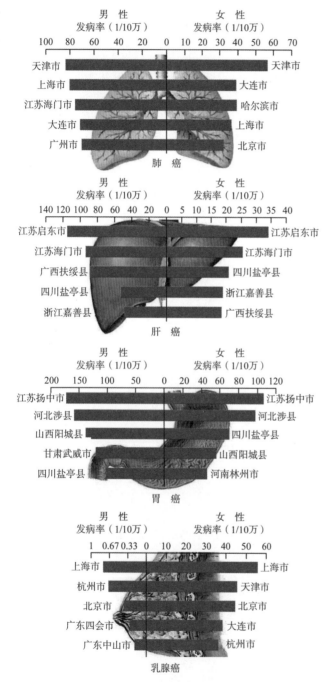

图2-3 我国肺癌、肝癌、胃癌和乳腺癌男女发病率最高的前5个地区（2002年数据）

（1）肺癌：一般城市死亡率比农村地区高，在地理分布上，以京、津、沪三市及东北三省、浙江沿海地区死亡率较高。这些地区工业较发达，肺癌死亡率高是否与工业分布有关，很值得注意。我国东北三省不但男性肺癌死亡率普遍高，而且女性肺癌死亡率也相当突出。初步认为，除与东北工业比较集中有关外，与东北冬季室内取暖时间较长、妇女吸烟比较普遍也可能有关系。

（2）肝癌：高死亡率地区主要集中在东南沿海各省份和东北的吉林，尤以广西、广东、福建、浙江、上海、江苏等沿海地区最为突出，形成一个围绕我国东南部海疆、由沿海向内地死亡率逐渐降低的镶边带状分布，其中广西以扶绥为中心、江苏以启东为中心，显示两个高死亡率的肝癌分布区。

（3）胃癌：高死亡率地区主要集中在西北和沿海各省份，其中以江苏、河北、山西、甘肃、四川、河南等地区更突出。

（4）乳腺癌：女性乳腺癌与肺癌分布相似，以京、津、沪三市，东北辽宁、吉林和华东各省及湖北等地区较为多见，城市死亡率高于农村，城市人口越多死亡率越高，但未发现有明显高发区。

（5）食管癌：高死亡率地区极为集中。高死亡率地区与低死亡率地区往往相距不远，而死亡率的差别却很大。由高死亡率到低死亡率常形成明显的梯度，大多数高死亡率地区均呈现不规则的同心圆分布。主要的高死亡率地区：①河南、河北、山西三省交界地区；②四川北部地区；③鄂豫皖交界的大别山区；④闽南和广东东北部地区；⑤苏北地区；⑥新疆哈萨克族聚居地区。

（6）宫颈癌：一般农村高于城市，高死亡率地区连接成片，由内蒙古、山西、陕西经湖北、湖南到江西，其中尤以鄂西、陕南、晋东南和湘赣交界地区死亡率最高，和维吾尔族、蒙古族等民族的分布也有关系。

（7）肠癌：主要集中在浙江、福建、江苏、上海等长江下游地区，和血吸虫病的发生呈正相关。此外，东北和华北局部也有高死亡率的地区，但地理分布没有明显规律。

（8）白血病：高死亡率地区集中在华东、华北和东北各省份，以江苏、福建和上海比较多见，地区差异较小，呈散在分布，城市高于农村。

（9）鼻咽癌：高死亡率地区主要集中在华南

各省，包括广东、广西、湖南、福建和江西等省份，由南向北死亡率逐步降低，广东省内又以肇庆、佛山和广州三个地区最为突出，呈现非常明显的地区分布特征，各个民族中又以苗族比较多见。

（10）膀胱癌：其地区分布与肺癌相似，发病率城市高于农村，是我国常见恶性肿瘤中性别比例最高的一种恶性肿瘤，高死亡率地区集中在京、津、沪三市及华东、华北、东北地区。

3. 恶性肿瘤地理分布特点与病因的关系　肿瘤地理分布特点提示环境因素在肿瘤发病学中的作用。Higginson认为人类肿瘤病因80%～90%是环境因素。广义的环境因素指人体以外的一切因素，包括由大气、水、土壤、生活和矿物资源等各地理要素组成的地理环境，也包括人类社会环境及生活习惯。从地理分布特点探索恶性肿瘤的病因，道理似乎简单，事实上很复杂。对于肿瘤的高发区，有的可能和地理要素有关，有的则同居住人群的特征或者生活习惯等的关系更为密切。

20世纪60～70年代，对我国肝癌高发区江苏启东县（现启东市）及其近邻海门县（现南通市海门区）的调查结果表明，饮用水与肝癌的发病关系密切。调查中发现两县饮用沟塘水（死水）的居民肝癌发病率[（60～101）/10万]明显高于饮用井水的居民[（0～11.9）/10万]，通过对不同水样进行检测，发现沟塘水中微囊藻毒素含量高，而深井水中微囊藻毒素含量基本为零。另外该地区气候温暖潮湿，食物容易霉变，霉变食物中黄曲霉毒素是公认的一级致癌物。当然，乙肝病毒感染也是导致肝癌的重要因素。病因找到后，当地提出了"防霉改水防肝炎"的干预措施，40年后当地肝癌发病率下降了50%。

肺癌发病率的城乡差别很明显，一般认为与大气污染有关，尤其是城市空气中煤烟的浓度。1959年Stockes就报道了英国各城市煤烟浓度与肺癌死亡率呈现一定的相关性。但是一些追踪很细致的研究指出，85%的英国男性肺癌归因于吸烟。我国上海肺癌的发病率及死亡率在全国位于前列，近年的研究也表明吸烟是一个主要原因。

我国河南省林县（现林州市）是食管癌高发区。我国医学工作者的长期研究指出，该地区食管癌高发与居民嗜食大量酸菜有关。酸菜大多有霉菌污染，也含有多种亚硝胺类致癌物。在加勒比海的库拉索（Curacao）岛，该岛的饮水被石油严重污染，石油中的致癌化合物——多环芳烃可以发挥致癌物的作用。该岛居民嗜好咀嚼一种植物 *Croton flavens* 的根，并用其叶泡水作为饮料。研究证明 *Croton flavens* 根和叶的提取液中含有与佛波酯（十四烷酰佛波醇乙醇酯，TPA）类化合物相当的促癌物。

三、肿瘤发病的时代变迁

人们的生活环境及生活方式随着时代变迁而发生显著变化，其间某些肿瘤的发病率和死亡率也有所变化，它们之间也许存在着某些联系可供研究和探索。考察某种恶性肿瘤的发病率或死亡率在一定时期内的变异可以揭示出环境因素在恶性肿瘤病因学中的重要性。

据美国统计，从1950～1980年的30年间呼吸道肿瘤（主要是肺癌）的发病率及死亡率，无论男女性均有明显升高，女性宫颈癌明显降低。男女性胃癌的发病率和死亡率均有明显下降。结肠癌和直肠癌的变化不明显。男性前列腺癌的死亡率，在白种人中变化不大，但在非白种人中却稳步上升。其他许多国家的死因统计分析表明，从20世纪50年代到80年代，胃癌死亡率下降而肺癌的死亡率上升。研究推测，人群的平均寿命延长是恶性肿瘤死亡率增高的原因之一。多数专家认为肺癌发病率增高与吸烟有关，而胃癌发病率减少与饮食习惯改变有关，女性宫颈癌发病率减少则归功于女性卫生情况的改善。

中华人民共和国成立以来，我国卫生部门分别在1975年、1992年、2006年和2015年进行了四次较大规模的主要针对恶性肿瘤的死因调查。卫生部组织人员从1975年全面开展全国人口死因调查工作，于1978年全部完成，这次调查涵盖了除台湾省之外的所有省、自治区、直辖市的395个地（市）和2392个县（旗）合计8.5亿人口1973～1975年恶性肿瘤病例和人口资料。没有调查西藏阿里地区和四川西藏边界的35个县，调查抽样人口之多、覆盖范围之广。1992年和2006年的两次抽样调查都是在这次调查的基础上，在死亡率高、中、低的地区选取样本。2015年中国医学科学院肿瘤医院、国家癌症中心郝捷院士和全国肿瘤登记中心主任陈万青教授等通过国家癌症登记处的高质量数据，分析了2009～2011年72个地区覆盖我国8850万人（约占全国总人口6.5%）的数据，用于估计2015年肿瘤新发病例和死亡病例，22个登记处2000～2011年的数据用于进行趋势分析。

20世纪70年代中期、90年代和21世纪的两次调查，在经济史上恰好对应了中国全面工业化之前、全面工业化开始启动和高速工业化时期三个时段。20世纪70年代中期的调查显示，中国恶性肿瘤死亡率为99.5/10万，日本为116.7/10万，美国为131.5/10万、联邦德国为153.1/10万。中国癌症死亡率比所有的发达国家都低。20世纪90年代，中国男性恶性肿瘤死亡率为163.98/10万，已经与美国（166.36/10万）、加拿大（165.22/10万）、新加坡（168.08/10万）的水平旗鼓相当；低于俄罗斯的223.85/10万、英国的177.57/10万；但高于日本的149.48/10万。到了2006年，中国恶性肿瘤死亡率以148/10万排在全世界第52位，恶性肿瘤死亡率属于世界较高水平，比英国的143/10万、法国的142/10万、德国的141/10万、美国的134/10万和日本的119/10万都要高，在大国中仅次于俄罗斯的152/10万。2015年，我国恶性肿瘤死亡率男性为165.9/10万，女性为88.8/10万，总体来说2000～2011年我国恶性肿瘤发病率在男性中较为稳定、女性中显著上升，而死亡率在男性和女性中均有所下降，尽管死亡率的下降趋势令人高兴，但由于人口的增长和老龄化加剧，实际上在此期间恶性肿瘤的死亡人数却在增长。目前恶性肿瘤已成为我国居民的首位死因。

总体上说，工业化国家的癌症死亡率会高于发展中国家，这种对比在全球经济一体化尚未起步的20世纪70年代非常明显，当时恶性肿瘤死亡率排行榜上位居前列的都是一些发达国家，重化工集中的捷克斯洛伐克、比利时、新加坡位居当时世界恶性肿瘤死亡率排行榜的前三位。我国恶性肿瘤抽样调查也证实，工业化与癌症死亡率存在相关性。四次死因调查统计显示，工业化提高了居民生活水平，胃癌、食管癌、肝癌等"贫穷型癌症"发病率、死亡率40年来呈现下降或持平趋势，但同时，肺癌、乳腺癌、胰腺癌、大肠癌等"富裕型癌症"发病率增长很快，其中肺癌上

升幅度最大，20世纪70年代中期男性肺癌死亡率为6.8/10万，女性为3.2/10万，在恶性肿瘤中排名第四；20世纪90年代初增加到男性死亡率29.7/10万，女性11.7/10万，排名第三；到2006年则增加到男性35/10万，女性14/10万，肺癌已代替肝癌成为中国死亡率排名第一的恶性肿瘤（占全部恶性肿瘤死亡的22.7%）。30年里，肺癌的死亡率增加了500%，年均增长26.9%；我国肿瘤构成日益趋于与发达国家相似的模式。

快速工业化地区的恶性肿瘤发病、死亡率如何变化，似乎更能说明自然环境改变与恶性肿瘤之间的关系。20世纪70年代，调查者在恶性肿瘤高发区关注的致癌危险因素主要集中在居民的生活习惯和当地地质条件缺少某种矿物质；最近的调查却提示，区域环境中重金属和化学物品的急剧增加有可能形成新的癌症高发区。

多年来，我国在一些恶性肿瘤高发地区建立了肿瘤防治机构和三级防癌网，开展了恶性肿瘤普查、抗癌宣传、综合防治和恶性肿瘤流行病学研究工作，尤其是实施了针对食管癌、胃癌、肝癌、宫颈癌等现场干预措施。2006年调查结果显示，与20世纪70年代中期相比，一些原肿瘤高发地区恶性肿瘤发生情况发生了显著变化，许多高发地区肿瘤死亡率出现大幅度下降，高发现场肿瘤防治经验证明恶性肿瘤是可防可治的。例如，20世纪70年代，我国河南林县食管癌发病率是150.3/10万，目前是40.4/10万。

但是癌症尚未得到应有的控制，仍然是威胁我国城乡居民生命健康的重大疾病。为此，在今后的工作中，要继续贯彻预防为主的卫生工作方针，积极开展以下五项工作：

一是积极开展健康教育，提高公众对癌症主要危险因素的知晓率。针对主要危险因素，制订预防和控制计划，如大力提倡戒烟、合理膳食和适量运动等健康生活方式；积极推行乙肝疫苗注射等预防措施；认真贯彻职业病防治法和积极开展环境治理，减少环境和职业致癌因素。

二是要针对我国确定的肺癌、肝癌、食管癌、胃癌、结直肠癌、乳腺癌、宫颈癌及鼻咽癌等8种重点癌症，有计划地开展筛查工作。多年的科研与实践表明多数重点癌症在我国已有成熟的筛查技术，应充分利用这些技术和经验开展有组织

的筛查工作。2005年以来，我国开始在部分农村癌症高发区开展有针对性的癌症筛查工作，截至2007年，已经涉及全国31个省、自治区、直辖市的118个县，目前这些地区子宫颈癌和食管癌早诊率已分别达到95%和75%，远远高于项目开展前30%～50%和10%的平均水平。

三是要认真总结癌症高发现场工作经验，继续加强以病因研究、健康教育、环境治理、生活方式干预、早诊早治和肿瘤登记等为核心的综合防治，加大对高发区综合防治工作的政策支持力度。

四是要深入研究环境因素对癌症的影响，开展危险因素动态监测。深入分析新发癌症聚集地区的高发原因，开展环境监测，确定优先控制的污染物，了解特征污染物从污染源到区域环境和人体的迁移转化过程与规律，为建立环境-健康监测指标体系、开展综合治理提供科学依据。同时选择有条件的地区，开展以人群为基础的癌症主要危险因素动态监测工作，初步建立起与国际标准相符的我国癌症危险因素监测队列。

五是要加强发病、死亡和生存状况等基本信息的收集，提高死因登记质量；完善癌症登记系统，建立健全肿瘤登记报告制度，扩大登记范围；建立癌症患者临床诊治与生存资料的等级随访系统；建立统一的癌症信息库。

四、肿瘤的移民流行病学

移民流行病学通过生活在不同地区的相同人群的发病率或死亡率的比较或生活在同一地区不同人群发病率或死亡率的比较，可以估计疾病遗传因素与环境因素的比重。如果相同人群的两个部分在不同地区生活一段时期后发病率相差很大，可推定疾病发生中环境因素占的比重较大；相反，在同一地区中不同人群发病率相差很大，则可估计遗传因素可能起更大作用。移民流行病学既涉及移民个体本身，又涉及原居住国及移民时间的长短等。

日本是胃癌高发区，日本人移民到美国后，胃癌的平均死亡率有所下降，第一代居民原在日本出生，平均死亡率下降近30%，第二代居民下降近60%，接近美国白种人。这说明胃癌

的环境因素十分重要，主要与饮食成分、食物的冻存等有关。

鼻咽癌在我国广东、广西、福建、湖南等地区发病率高，其中广东省鼻咽癌死亡率最高，死亡率高的肇庆、佛山、广州地区以讲广州方言为主，而讲潮州方言（汕头地区）及客家方言（梅县一带）的地区则相对较低。在美国城市中的中国移民，鼻咽癌的平均年龄调整发病率远高于白种人、黑种人及日本人（是其22～25倍）。但第二代中国男性移民鼻咽癌的平均死亡率比第一代下降27%。这些不同方言的人移居国外仍保持原来发病率的比例。在新加坡，广州男性的鼻咽癌发病率（按世界人口调整）为29.1/10万，女性为11.0/10万；潮州人（汕头地区）相应为18.3/10万及6.2/10万；客家人（梅县一带）相应为12.6/10万及4.8/10万。

上述资料表明鼻咽癌的发病具有明显的民族倾向性，但也受到环境因素的影响。恶性肿瘤在各民族间的发病率差异被广泛地用在移民人群恶性肿瘤发病模式的研究中。

第三节　肿瘤分子流行病学

一、肿瘤分子流行病学研究内容

随着人类基因组计划的完成及人类功能基因组学研究的发展，分子生物学有关理论和技术在肿瘤流行病学的研究中得到了广泛应用。肿瘤分子流行病学（molecular epidemiology）把流行病学方法与分子遗传学、分子生物学等先进的实验技术密切结合，将群体研究与个体研究、宏观研究与微观研究进行有机联系，由此把传统的流行病学推向了一个崭新的领域，对于揭示肿瘤的病因、预防、诊断、预后和治疗起着非常重要的作用。

一般认为肿瘤发生是由多种因素共同作用的，主要与环境因素和遗传因素有关。在有关环境与癌症的经典流行病学研究中，人们仅限于观察表面暴露因素与癌症的关系，而未对其内在的因素与疾病的因果联系进行更深入的探讨。20世纪80年代，Perea及Weinstein在进行癌症研究时首次提

出了分子流行病学概念，他们认为肿瘤分子流行病学在实验室致癌机制研究与临床研究之间架起了一座联系的桥梁。

肿瘤分子流行病学主要研究内容是从分子水平上检测肿瘤患病人群分子结构改变、基因损伤变异及基因产物的改变，从而探讨肿瘤的病因、预防肿瘤的发生、预测高危人群及考核肿瘤预防措施的效果。

分子流行病学不同于其他经典流行病学研究，它更加强调分子生物学和分子遗传学在流行病学中的应用研究，主要是建立各种肿瘤分子标志物（molecular biomarker）与肿瘤的发生、发展、分型和预后的相关性研究。肿瘤分子生物标志物用于评估暴露的程度，阐明统计学上的生物学意义并解释参与的生物过程。这些分子标志物常包括加合物（外源化合物与DNA共价而形成）、基因结构异常、突变基因或整合病毒合成的异常蛋白分子及对致癌物的不同遗传易感性，根据肿瘤分子标志物确定肿瘤发生的危险度，筛选对特定肿瘤分子标志物敏感的个体和亚群，为进一步阐明癌变机制、改善恶性肿瘤风险评价与预防策略提供实验依据和方法。

在病毒学研究中应用分子生物学技术，尤其是PCR技术，使人们明确了病毒在致癌中的作用是由于其作用于宿主细胞DNA，比早期依赖于血清学研究更深入，如乙肝病毒与肝细胞癌研究中发现乙肝病毒DNA可整合到肝细胞基因组中。此外，在黄曲霉毒素B与肝癌关系的研究中，通过分子生物学技术发现高摄入黄曲霉毒素B的人群比低摄入人群较多发生 p53 抑癌基因第249位密码子的突变。c-erbB-2 癌基因在许多人类肿瘤中起作用，这种癌基因编码蛋白为跨膜生长因子受体。人们发现c-erbB-2蛋白细胞外结构域（extracellular domain，ECD）的聚集是研究人群中 c-erbB-2 基因相关肿瘤的一种有效的分子生物标志物。Pincus及Brandt Rauf等观察了应用 c-erbB-2 ECD在有关肿瘤患者及肿瘤高危人群的分子流行病学研究中的作用，发现ECD可作为一种高危人群早期瘤基因变化的标志，并且可用于发现 c-erbB-2 相关的早期患癌个体或可能发展为 c-erbB-2 基因相关肿瘤的人群。

目前对散发型肿瘤的高危人群预测和预后估

计还有一种运用较为广泛的方法，即基于基因多态性的关联分析。基因多态性是指个体间基因组DNA序列的差异，这种差异是点突变、小的缺失/插入、重排或高变区衔接重复序列以不同的拷贝数和衔接方式重复的结果。某些癌基因如 c-Ha-ras 在群体中具有高度的多态性。人们利用这些多态性的基因位点为遗传标记对健康人群和肿瘤患者进行相关分析，根据肿瘤与某个等位基因的相关关系来预测肿瘤高危人群。Krontiris等比较分析了正常人和肿瘤患者 c-Ha-ras 基因位点的基因型，统计结果表明肿瘤患者该基因位点上的罕见等位基因频率明显高于正常人群。Lidereau等发现乳腺瘤患者 c-Ha-ras 常见等位基因频率较低，而罕见等位基因频率明显增高，其中一个罕见等位基因与乳腺癌有明显的相关性。这些研究结果表明，综合其他临床指标分析 c-Ha-ras 位点的基因型对肿瘤易感人群的预测有重要价值。

单核苷酸多态性（single nucleotide polymorphism，SNP），即基因组水平上由单个核苷酸变异所引起的DNA序列多态性。它是人类可遗传变异中最常见的一种，占所有已知多态性的90%以上。SNP在人类基因组中广泛存在，平均每300个碱基对中就有1个，估计其总数可达300万个以上。SNP是一种二态的标记，由单个碱基的转换或颠换所引起，也可由碱基的插入或缺失所致，这样在检测SNP时只需判断类似"0/1"的两种状态，而无须像检测限制性片段长度多态性（restriction fragment length polymorphism，RFLP）或短串联重复序列（short tandem repeat，STR，又称为微卫星序列）那样要对片段的长度做出测量，这使得基于SNP的检测分析方法易实现自动化检测。因此以基因组中数以百万计的SNP为分子遗传标记，进行全基因组水平上大规模相关性分析，即全基因组关联分析，以发现与复杂性状（如恶性肿瘤发病）紧密相关的基因变异，成为分子流行病学研究的一种新策略。我国科学家们利用丰富的病例资源通过全基因组关联分析先后鉴定了鼻咽癌、食管癌、肝癌、肺癌、胰腺癌等在我国多发肿瘤和常见肿瘤的易感位点，通过外显子组的深度测序，发现和鉴定了白血病和膀胱癌的关键基因变异。

综上所述，分子流行病学扩充了经典流行病学中有关暴露-疾病的研究范围。现代分子生物学技术使我们将目标从寻找外源性环境因素更深一步到内源性的基因层面，判定高危人群，以及通过表型检测、加合物测定及获得性突变检测等对个体危险因素进行评估，这些工作使人类在战胜癌症的征途上又迈出了一大步，为最终攻克癌症提供了有力武器。

二、肿瘤分子流行病学的研究趋势

随着人类基因组计划的完成，人类基因组单倍型计划（HapMap）、人类癌症基因组计划（Human Cancer Genome Project）和人类基因组流行病学（Human Genome Epidemiology）等计划的顺利实施，肿瘤分子流行病学在阐明肿瘤发生的分子机制、肿瘤的分子分型及个体化治疗的研究中越来越受到关注。肿瘤分子流行病学研究出现了以下主要发展趋势。

（一）肿瘤分子标志物的研究需要大样本验证

肿瘤流行病学研究的主要对象是人群，从小样本中筛选出来的与肿瘤发病相关的肿瘤标志物必须在原来样本的基础上，从社区或医院获得更大的人群样本进行验证，从而更客观地评价肿瘤分子标志物预测肿瘤危险性的能力。针对大样本，在流行病学设计上，需要进行大规模的病例-对照队列研究。国际上多中心的合作有利于比较肿瘤分子标志物在不同人群、不同环境之间的差异。大量不同种群内的纵向调查、广泛的临床信息的收集和持续的预后随访，可以避免小样本的误差，使得分析结果更加可信，尽量减少小样本中的潜在偏倚。因此，用于关联分析的样本量可以从数百对扩大到上千对，甚至数千对，目前国际上全基因组关联分析的研究中均采取了多中心合作的策略以获取数以千对的大样本。2005年国际上启动了人类癌症基因组研究计划，该计划的主要目的是绘制癌症基因组图谱，其首要任务是建立世界范围内的群体肿瘤遗传学资源和临床资源库及相应的信息数据库。

（二）从一个多态性位点到全基因组全部基因的多个多态性位点研究

肿瘤个体遗传多态性的作用是复杂的。多态性标记在肿瘤多态性位点的研究中具有重要的作用。RFLP是20世纪80年代中期最早应用的第一代多态性标志物。该类标记的数量较少，只能用于单基因单位点的检测。第二代多态性标志物为20世纪80年代后期发展起来的STR，主要是二核苷酸重复序列如（CA）$_n$，其染色体分布和信息含量明显高于RFLP，成为遗传连锁分析极其有用的标志。第三代多态性标志物为SNP。SNP标记的出现，为研究基因组多样性和识别、定位疾病易感基因提供了极其有利的手段。

大多数恶性肿瘤均属于多基因遗传性疾病，是多基因、多因素的共同作用。因此，应该对每个候选基因的多态性进行全面分析。随着人类基因组测序的全面完成和HapMap的实施，完全可以在单倍型中选择标签SNP（tagging SNP）来捕获标签相邻区域的遗传多态性。全基因组SNP芯片可以帮助研究者筛选肿瘤患者和正常人之间全基因内的差异SNP位点。然后在筛选到的所有的SNP位点中，选择可以影响基因功能的SNP位点进行研究，尤其是可以引起氨基酸改变的非同义突变（nonsynonymous coding SNP，nsSNP）、可能影响基因转录和mRNA稳定性的SNP，以及位于基因调控区如启动子区、3′或5′端非编码区和内含子与外显子交界处的位点。

（三）从单一肿瘤的遗传易感位点的研究到多种肿瘤共同发生的遗传易感位点的研究

肿瘤是多基因遗传性复杂疾病，多个弱效应肿瘤易感基因受环境因素影响发生累积效应，最终导致肿瘤的发生。癌的遗传性主要表现为两类：家族癌和癌家族。家族癌是指某种癌的发生具有家族性聚集倾向，如家族性结肠息肉病。癌家族与家族癌不同，其特征为多种不同癌症在家族内聚集发生，涉及多种肿瘤发生共同相关的肿瘤易感基因群介导的分子改变，参与了肿瘤发生的早期分子事件。肿瘤家系作为宝贵的遗传资源，为深入研究肿瘤病因学分子机制提供了强大的直接证据和奠基实例，极大地丰富了人们对肿瘤发生发展过程中复杂的基因调控网络机制失衡的认识，为完善肿瘤作为多基因遗传性复杂疾病的网络机制研究提供了翔实的素材。同时，为寻找肿瘤早期预警、早期诊断和早期治疗的分子靶标提供了很好的研究工具。

目前对肿瘤遗传易感性研究多采用单一恶性肿瘤家系人群，通过遗传连锁分析锁定肿瘤某一遗传易感区，对该区域内的易感基因进行筛查鉴定。分子流行病学对易感基因的筛查将扩大到多癌家系人群，寻找多种肿瘤发生的共同遗传易感位点。

（四）遗传因素与环境因素的相互作用研究

环境致癌因素与肿瘤易感基因之间交互作用的研究已经成为肿瘤分子流行病学领域研究的重点，也是当今肿瘤学领域最活跃的前沿研究之一。基因与环境之间的相互作用研究主要包括物理、化学和生物性的环境暴露对易感基因的影响，如吸烟与肺癌、电磁辐射与儿童白血病和恶性脑瘤的发生、HPV与宫颈癌、EBV与鼻咽癌等的研究。基因与微量元素之间的交互作用研究包括叶酸和甲硫氨酸与降低大肠癌发病危险性的作用（DNA甲基化）的研究等。

（五）从易感基因与肿瘤的相关性研究到易感基因的功能研究

目前的分子流行病学研究主要注重的是肿瘤易感基因与肿瘤发病之间的相关性。随着人类基因组流行病学的兴起，将流行病学与基因组信息紧密结合，以人群为研究对象，评价基因组信息对人群健康和疾病的流行病学意义，是分子流行病学发展的主要趋势。目前有关基因作为分子标志物的研究大部分来源于统计学结果，这些分子标志物真正应用于临床，还需进行分子生物学功能研究，阐明其根本机制。随着分子生物学研究技术，尤其是高通量技术在肿瘤研究中的不断进步，以及功能基因组学和人类基因组流行病学工作网的建立，肿瘤分子流行病学将会在探讨人类肿瘤的病因、发病机制和预防措施方面发挥重要作用。值得注意的是，虽然当某一易感因子与某种疾病在统计学上具有显著性差异，提示它们一

定程度上存在相关性，但仍然要有生物学上的可信解释。

（六）多基因参与的网络通路的研究

分子流行病学不仅研究单个候选易感基因在易患人群中的易感性，而且研究易感基因的功能和作用机制。恶性肿瘤是多基因参与的遗传性疾病，现代分子流行病学应该从基因网络和肿瘤形成及转移的生物学通路入手进行研究。与环境应答有关的各种通路主要包括调控有毒物质分布和代谢的受体基因、代谢基因、DNA损伤修复基因，以及参与细胞周期、分化和凋亡的基因等。

（七）肿瘤分子分型和个体化治疗的研究

长期以来，肿瘤的诊断一直处于以临床、病理学和影像学信息为基础的经验性阶段，组织病理学诊断是肿瘤诊断的金标准，但病理分期、分级相同的肿瘤患者其治疗疗效和预后却不尽相同，有的相差甚远。这主要是因为病理分期、分级相同的肿瘤患者其分子遗传学或表观遗传学改变可能并不一致，从而导致治疗和预后的差异。肿瘤的分子分型（molecular classification）就是在病理、影像、临床特征等信息的基础上，根据遗传学（如基因突变或多态性、基因组的细胞遗传学改变等）或表观遗传学信息（DNA甲基化、组蛋白修饰改变等）的改变对肿瘤进行分型、分期，使得肿瘤的分类从宏观形态学转向以分子特征为基础的微观分类体系。全基因组表达谱芯片、miRNA芯片、甲基化芯片、SNP芯片等各种生物技术芯片技术及蛋白质组学在肿瘤标志物筛查中的广泛应用，使得肿瘤从分子水平上进行分型成为可能，而且国际上已经应用这些技术对一些重大疾病进行了研究，并取得了一定的成效。联合应用分子标志物对肿瘤进行诊断和分类，可以很好地区分肿瘤的分子类型，使肿瘤的诊断更精确，治疗更有针对性，可以更好地预测肿瘤对治疗的反应和预后，从而达到个体化治疗的目的。目前临床上有些肿瘤靶向性治疗药物就是建立在分子分型的基础上，如乳腺癌的治疗有很多方案，曲妥珠单抗（trastuzumab）是一种重组DNA衍生的人源化单克隆抗体，选择性地针对HER2过度表达的晚期乳腺癌患者。吉非替尼是强有力的EGFR-

酪氨酸激酶抑制剂，它与曲妥珠单抗联用对于治疗HER2过度表达的晚期乳腺癌患者效果更佳。

（八）系统生物学在肿瘤分子标志物研究中的应用

在分子流行病学研究中，由于肿瘤本身的复杂性、人群的异质性，以及肿瘤发生的遗传与环境因素相互作用的多样性，常常因为偏倚和混杂因素而影响分析结果的正确性。多学科交叉的研究趋势促进了生物信息学、群体遗传学、高级统计学和系统生物学等加盟肿瘤分子流行病学的研究领域。通过多学科建立的研究网络，可以全面地分析基因与基因、基因与环境的相互作用，提高肿瘤分子标志物的分析和预测水平，制订更加有效降低肿瘤危险性的策略和措施。

小　　结

肿瘤流行病学是研究人群中肿瘤发生发展规律和分布特征并寻找肿瘤发病原因，制订相应肿瘤防治措施与战略的一门科学。本章主要介绍了肿瘤流行病学概念及分支学科，并对肿瘤流行病学最重要的两个分支学科肿瘤描述流行病学和肿瘤分子流行病学进行了较深入的探讨。肿瘤描述流行病学对肿瘤的人群、地理分布特征及发病率时代变迁的调查，可以帮助我们寻找肿瘤病因，并指导肿瘤的综合防治。肿瘤分子流行病学则主要从分子水平检测肿瘤易患人群中遗传分子的变异或多态性及其与肿瘤易感性之间的关系，以寻找相关分子标志物，帮助我们进行肿瘤易感人群的筛选，预防肿瘤的发生。

（李桂源　熊　炜）

参 考 文 献

Chen WQ，Zheng RS，Baade PD，et al，2016. Cancer statistics in China，2015. CA Cancer J Clin，66（2）：115-132.

Sung H，Ferlay J，Siegel RL，et al，2021. Global cancer statistics 2020：globocan estimates of incidence and mortality worldwide for 36 cancers in 185 countries. CA Cancer J Clin，71（3）：209-249.

第三章

肿瘤病因学：化学致癌因素及其致癌机制

恶性肿瘤的病因是指能引起肿瘤发生的原始动因（initiating agent），依其来源、性质与作用方式的差异可分为内源性病因与外源性病因。外源性病因来自外界环境，与自然环境和生活条件密切相关，包括化学致癌物、物理致癌物、致瘤性病毒、霉菌毒素等；内源性病因与机体本身的内环境有关，如机体的免疫状态、遗传素质、激素水平及DNA损伤修复能力等。

恶性肿瘤的病因极其复杂，肿瘤的形成并非由一种因素导致，而是多种致癌因素共同操纵和相互作用的结果。因此，恶性肿瘤病因学旨在用各种有效的手段寻找出与人类恶性肿瘤形成有关的原始动因，并根据这些致癌因素的作用方式阐明它们的致癌机制，进而制订肿瘤防治的有效战略。

第一节 化学致癌物

凡能引起人或动物肿瘤形成的化学物质，均称为化学致癌物（chemical carcinogen）。随着现代工业的迅速发展，世界上新发现的化学物质与日俱增。肿瘤流行病学与病因学研究证实，对动物有致癌作用的化学物质约2000种。

一、化学致癌物的分类

（一）根据化学致癌物的作用方式分类

化学致癌物种类繁多，因此分类方法也各异。根据致癌物在体内发挥作用的方式可分为直接致癌物、间接致癌物和促癌物。

1. 直接致癌物（direct acting carcinogen） 一类进入机体后能与体内细胞直接作用，而不需代谢就能诱导正常细胞癌变的化学致癌物。其化学结构的固有特性是不需要代谢活化即具有亲电子活性，能与亲核分子（包括DNA）共价结合形成加合物。这类化学致癌物的致癌力较强、致癌作用快速，绝大多数是合成的有机物，包括内酯类（如β-丙烯内酯、丙烷磺内酯和α, β-不饱和六环丙酯类）、烯化环氧化物（如1, 2, 3, 4-丁二烯环氧化物）、亚胺类、硫酸类酯、芥子气和氮芥等；活性卤代烃类（如双氯甲醚、苄基氯、甲基碘和二甲氨基甲酰氯），其中双氯甲醇的高级卤代烃同系物随着烷基的碳原子增多，致癌活性下降。除前述烷化剂外，一些铂的配位络合物[如二氯二氨铂、二氯（吡咯烷）铂，以及二氧-1, 2-二氨基环己烷铂]也有直接致癌活性，通常其顺式异构体的活性较反式异构体高（表3-1）。

表3-1 直接致癌物

丙内酯	$\begin{array}{c} O \underline{\quad} CO \\ \diagdown \quad \diagup \\ CH_2 \underline{\quad} CH_2 \end{array}$
1, 2, 3, 4-二环氧化丁烷	$CH_2 \underline{\quad} CH \underline{\quad} CH \underline{\quad} CH_2$ （带两个环氧 O）
乙烯亚胺	$\begin{array}{c} NH \\ \diagdown \quad \diagup \\ CH_2 \underline{\quad} CH_2 \end{array}$
丙烷砜（磺基）	$\begin{array}{c} O \underline{\quad} SO_2 \\ \diagdown \quad \diagup \\ CH_2\ CH_2 CH_2 \end{array}$
二甲基硫酸盐	$CH_3OSO_2OCH_3$
甲基甲烷磺酸盐	$CH_3SO_2OCH_3$

续表

氮芥	ClCH₂CH₂＼N—CH₃ ClCH₂CH₂／
双（2-氯乙基）硫化物	ClCH₂CH₂＼S ClCH₂CH₂／
芥子萘胺	ClCH₂CH₂＼N—（萘环） ClCH₂CH₂／
双（氯甲基）醚	ClCH₂OCH₂Cl
溶肉瘤素	ClCH₂CH₂＼N—（苯环）—CH₂CHCOOH ClCH₂CH₂／　　　　　　　　　│ 　　　　　　　　　　　　　　NH₂
氯化苯甲基	C₆H₅CH₂Cl
氯化二甲基氨甲酰	（CH₃）₂NCOCl

2. 间接致癌物（indirect acting carcinogen）　一类进入体内后需经体内微粒体混合功能氧化酶活化，变成一种化学性质活泼的形式才具有致癌作用的化学致癌物。大多数致癌物必须经代谢活化才具有致癌活性，这类致癌物往往不能在接触的局部致癌，而在其发生代谢活化的组织中致癌。前致癌物可分为天然和人工合成两大类。人工合成的包括多环或杂环芳烃（如苯并[a]芘、苯并[a]蒽、3-甲基胆蒽、7, 12-H甲苯并[a]蒽、二苯并[a, h]蒽等）、单环芳香胺（如邻甲苯胺、邻茴香胺）、双环或多环芳香胺（如2-萘胺、联苯胺等）、喹啉（如苯并[g]喹啉等）、硝基呋喃、偶氮化合物（如二甲氨基偶氮苯等）、链状或环状亚硝胺类几乎都致癌。但随着烷基的不同，作用的靶器官也不同；烷基肼中二甲肼可致癌，肼本身有弱致癌力；甲醛和乙醛，氨基甲酸酯类中的乙酸、丙酯和丁酯均致癌，其中以氨基甲酸乙酯（乌拉坦，亦称脲烷）致癌能力最强，卤代烃中的氯乙烯的致肝癌作用在近年受到广泛关注。其特点是诱发肝血管肉瘤。

天然物质及其加工产物在IARC 1978年公布的34种人类致癌物中占5种，如黄曲霉毒素、环孢素、烟草和烟气、槟榔及酒精饮品。

黄曲霉毒素 B₁ 是最强烈的致癌物之一。黄曲霉毒素 B₂ 和 G₂ 本身不致癌，但黄曲霉毒素 B₂ 可在体内经生物转化小部分成为黄曲霉毒素 B₁，故也

有一定致癌能力。

一些毒菌的产物，如环孢素、多柔比星、道诺霉素、放线菌素D也是前致癌物，这些物质常作为药物使用。烟草即使未经燃烧和热解也会含有亚硝基去甲烟碱等致癌物。烟草的烟气中更含有多种致癌物，如多环芳烃、杂环化合物、酚类衍生物等。烟草的烟气中还含有大量促癌物，这就是提倡戒烟的原因之一。嚼食烟叶和使用鼻烟时摄入的亚硝胺能诱发口腔癌和上呼吸道癌。槟榔中的多种活性成分和代谢产物有细胞毒性、遗传毒性甚至直接致癌性，这些物质包括槟榔生物碱、槟榔鞣质、槟榔特异性亚硝胺和活性氧等。口嚼槟榔可使口腔癌和上消化道癌发病率和死亡率增高。

3. 促癌物　又称肿瘤促进剂（tumor promoting agent）。虽然促癌物单独不致癌，却可促进其他致癌物诱发肿瘤的形成，所以认为促癌作用是致癌作用的必要条件。常见的促癌物有巴豆油（佛波醇二酯）、糖精及苯巴比妥等。

（二）根据与人类肿瘤的关系分类

1. 肯定致癌物（defined carcinogen）　是指经流行病学调查确定，临床医师和科学工作者承认对人和实验动物有致癌作用，在几个实验室内均证实对多种动物或同一种属不同品种动物存在致癌作用，且致癌作用具有剂量反应关系的化学致癌物。

2. 可疑致癌物（suspected carcinogen）　已被证实其接触时间与癌症发病率相关、有体外转化等生物学证据、动物实验阳性，但结果不恒定；虽有个别临床报告但无流行病学方面的证据。

3. 潜在致癌物（potential carcinogen）　化学结构与肯定致癌物类似，动物实验有某些阳性结果或某些回复突变阳性结果，但人群中尚无资料证明对人具有致癌性。

对致癌物进行分类时，可按对人的致癌危险性、活化的需要、是否具有诱变性和化学结构等划分。

（三）根据致癌的危险性分类

按对人的致癌危险性，2016年2月IARC将已有资料报告的989种物质分成4级。

1级：对人致癌，118种。确证人类致癌物的

要求：①有设计严格、方法可靠、能排除混杂因素的流行病学调查；②有剂量反应关系；③有调查资料验证，或动物实验支持。

2A级：对人很可能致癌，79种。此类致癌物对人类致癌性证据有限，对实验动物致癌性证据充分。2B级：对人可能致癌，290种。此类致癌物对人类致癌性证据有限，对实验动物致癌性证据并不充分；或对人类致癌性证据不足，对实验动物致癌性证据充分。

3级：对人的致癌性尚无法分类，即对人可疑致癌，501种。

4级：对人很可能不致癌，仅1种。

按活化的需要分为以下几类：①不需活化的，称为直接致癌物；②需活化的，称为前致癌物或间接致癌物。其活性代谢物为终致癌物。

按是否具有诱变性：由于致癌的体细胞突变和非突变作用两大学说的确立，人们把致癌物分成两大类：①诱变性致癌物，又称遗传毒性致癌物；②非诱变性致癌物，或非遗传毒性。也有学者称为DNA活性外或基因外致癌物。这里所谓的DNA活性外致癌不包括以DNA为靶的诱变机制。有些化学物质本身并不致癌，但在致癌物之前或同时应用可显著增加癌症的发生，即可促进致癌的过程，这类物质称为助癌物。

二、常见的化学致癌物

（一）多环芳烃类

多环芳烃是指分子中含有两个或两个以上苯环的碳氢化合物，可分为芳香稠环型及芳香非稠环型。芳香稠环型有萘、蒽、菲、芘等；芳香非稠环型有联苯、三联苯等。这类化合物可形成三环、四环或五环的结构，致癌作用强，小剂量应用就能引起局部组织细胞的癌变。

多环芳烃的化学结构与致癌性密切相关，三环以下、七环以上的芳烃类母体不致癌，有致癌性的是四环至六环芳烃类母体。多环芳烃及其衍生物的致癌性依赖于其结构，包括分子的形状、大小、厚度、位阻等。例如，苯并[a]芘（BaP）具有强致癌性，而苯并[e]芘则不致癌或有微弱的致癌性。主要的多环芳烃类化学致癌物见表3-2。

表3-2　主要的芳烃类化学致癌物

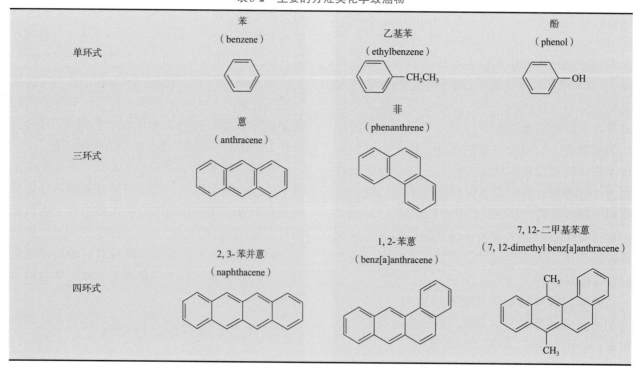

续表

3-甲基胆蒽 （3-methylcholanthrene）	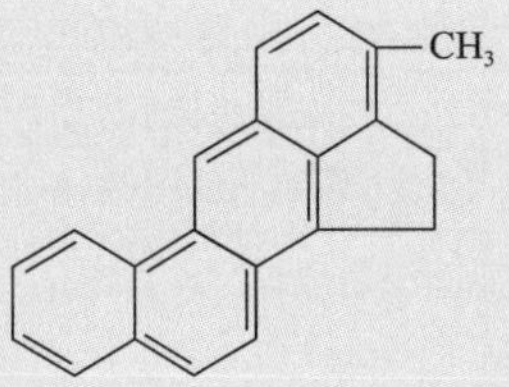
五环式	苯并[a]芘 （benzo[a]pyrene） 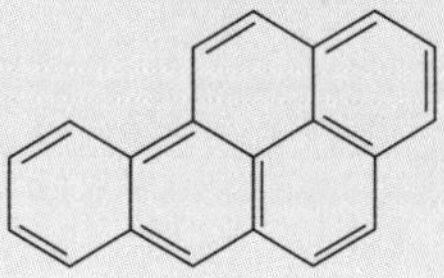　　二苯并[a, h]蒽 （或 1, 2, 5, 6- 二苯并蒽） （dibenz[a, h]anthracene） 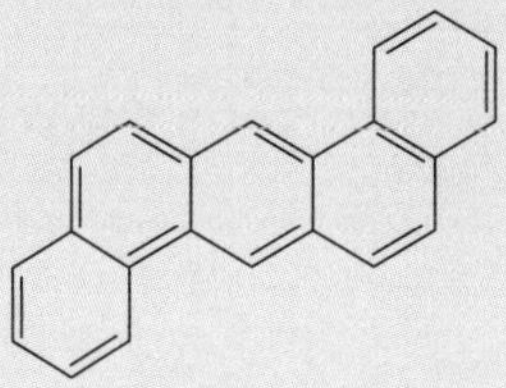

（二）芳香胺与偶氮染料

芳香胺是一类广泛应用的化工合成原料（表3-3），主要存在于各种着色剂、除草剂、防氧化剂、人工合成染料中。其进入人体后会破坏正常细胞中的DNA，引起癌变。这类致癌物有较强的致癌作用，2-萘胺、联苯胺对人有致膀胱癌作用，在大鼠可引起肝癌。芳香胺致癌物的致癌性与其分子结构的大致关系如下：

表3-3　常见芳香胺

名称	化学结构
苯胺（aniline）	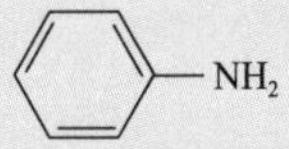
2-萘胺（2-naphthylamine）	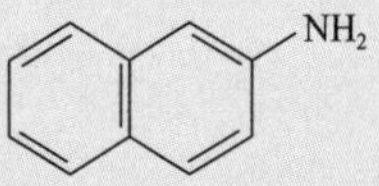
4-氨基联苯（4-aminobiphenyl）	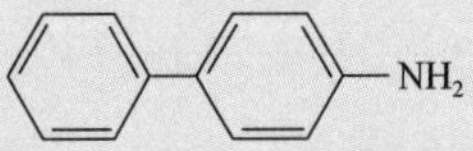
4-氨基芪（4-aminostilbene）	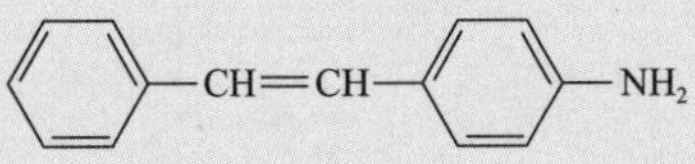
2-乙酰氨基芴 [N-2-fluorenylacetamide（2-ace-tylaminofluorene）]	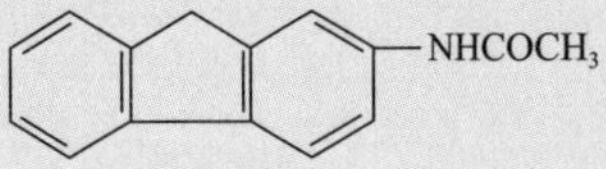
金胺（auramine）	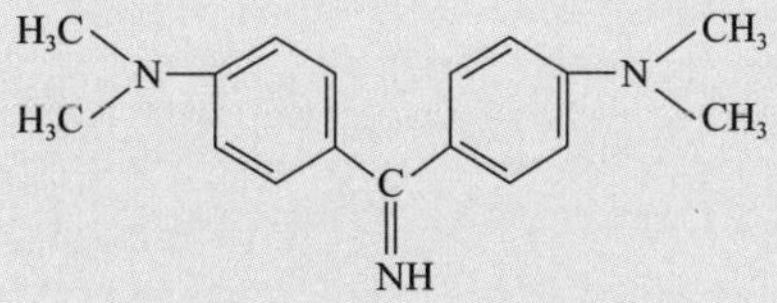
4-氨基偶氮苯（4-aminoazobenzene）	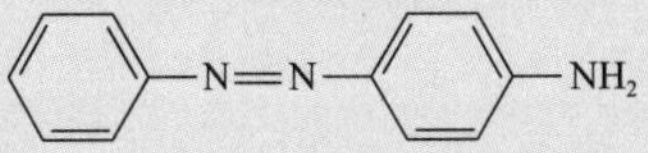
4-二甲基氨基偶氮苯 [4-dimethylaminoazobenzene（butter yellow）]	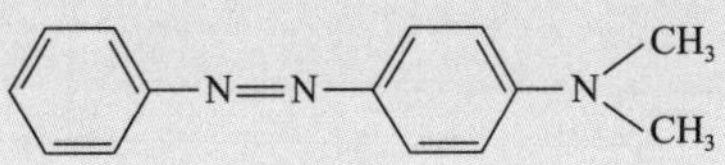

名称	化学结构
联苯胺（benzidine）	
1-萘胺（1-naphthylamine）	
二苯胺（diphenylamine）	
4-硝基喹啉-1-氧化物（4-nitroquinoline-1-oxide）	

（1）芳香胺的氨基位于萘的C2位或联苯的对位上致癌作用强。

（2）氨基位于萘的C1位或联苯的间位上致癌作用弱。

（3）氨基位于联苯的邻位上似无致癌活性。

（4）芳香环上氨基的对位或邻位上氢被甲基、甲氧基、氟或氯取代时，致癌性增强。

（三）亚硝胺类

亚硝胺类化合物可分为亚硝酰胺和亚硝胺两类。亚硝酰胺为直接致癌物，物理性质不稳定，体外试验可使细胞恶性转化，体内试验可诱发动物多种器官的肿瘤，如甲基亚硝基脲、甲基硝基亚硝基胍。亚硝胺类为间接致癌物，需经体内代谢后才有致癌性。亚硝胺类又可分为脂肪簇亚硝胺和环状亚硝胺。较常见的脂肪簇亚硝胺有二甲基亚硝胺、二乙基亚硝胺等；环状亚硝胺有亚硝基哌嗪、亚硝基吗啉等（表3-4）。

亚硝胺类化合物在环境中存在的方式有两个显著的特征。一是广泛存在于空气、水、香烟烟

表3-4 重要的亚硝胺类化学致癌物的化学结构、性质及致癌特点

	名称与分子量	化学结构	沸点（℃）/ mmHg	半数致死量（mg/kg）	给药途径	动物	诱发的肿瘤
对称性亚硝胺	二甲基亚硝胺 74.1		150/760	40（口服）37（吸入）	腹腔 皮下 口服	大鼠 仓鼠	肝癌、肝胆管内皮瘤、肾癌、食管癌
	二乙基亚硝胺 102.1		（64～65）/17	280（口服）280（静脉注射）	口服、鼻腔内 皮下、静脉注射 腹腔、直肠内	大鼠 小鼠 仓鼠	肝癌、鼻咽癌、鼻甲癌、咽癌、前胃乳头瘤和癌
	二丙基亚硝胺 130.2		81/5	480	皮下 口服	大鼠 仓鼠	鼻腔癌、鼻旁窦癌、气管癌、支气管癌、肺癌、咽癌和气管癌
	二异丙基亚硝胺 130.2		96/28	850	皮下	仓鼠	胰腺腺瘤和癌
	二丁基亚硝胺 158.2		116/14	1200	口服 皮下	大鼠 豚鼠	肝癌、食管癌、膀胱癌、咽癌、前胃癌

	名称与分子量	化学结构	沸点（℃）/ mmHg	半数致死量（mg/kg）	给药途径	动物	诱发的肿瘤
非对称性亚硝胺	甲基苄基亚硝胺 150.2		138/12	18	口服	大鼠 小鼠	食管乳头瘤和癌、舌癌、前胃乳头瘤和癌、咽癌
	甲基戊基亚硝胺 130.2		（96～98）/13	120	口服 皮下	大鼠	食管癌、舌癌、咽癌
	乙基丁基亚硝胺 130.2		（94～96）/14	380	口服 膀胱内	大鼠	膀胱乳头瘤和癌
	乙基叔丁基亚硝胺 130.2		（83～84）/17	1600	膀胱内	大鼠	膀胱乳头瘤和癌
环状亚硝胺	亚硝基吡咯烷 100.2		98/12	900	口服	大鼠	肝癌、生殖系统肿瘤
	亚硝基哌嗪 114.2		100/14	200（口服） 100（皮下） 60（静脉注射）	口服 皮下 静脉注射	大鼠	肝癌、食管癌、咽癌、后鼻腔癌
	亚硝基吗啉 116.1		96/29	320（口服） 98（静脉注射）	口服 皮下	大鼠	鼻咽癌、鼻甲癌、肝癌、肝血管内皮瘤（无局部肉瘤）
	二亚硝基哌嗪 144.1		160/-	口服160 皮下160	口服 皮下 灌鼻	大鼠	鼻咽癌、咽癌、后鼻腔癌、食管癌、肝癌
	甲基亚硝基哌嗪 129.2		83/4	1000	口服	大鼠	肝癌、鼻甲癌
亚硝酰胺	甲基亚硝基脲 103.1		124/-	110	口服 静脉注射	大鼠	前胃癌、甲状腺癌、神经系统肿瘤
	乙基亚硝基脲 117.1		103/-	250	静脉注射	大鼠	神经系统肿瘤、白血病、子宫及乳腺癌
	丁基亚硝基脲 145.2		104/-	1200	皮下 静脉注射 口服	大鼠 小鼠	神经系统肿瘤、白血病、皮下肉瘤、肠腺瘤、肠腺癌、胃癌、肺癌、肝癌、白血病
	甲基亚硝基乌拉坦 132.1			240（口服） 4（静脉注射）	灌胃 静脉注射	大鼠	胃腺癌、肺癌
	甲基硝基亚硝基胍 123.5/-		123.5/-	420（皮下）	皮下（油溶）	大鼠	皮下肉瘤、胃腺癌、前列腺癌、肺癌

雾、熏制肉类、咸鱼、油煎食品、酸菜中。人的胃液 pH 在 1.3～3.0，是亚硝胺合成的理想场所，如以甲苄基胺、二甲胺、二乙胺和亚硝酸钠在胃液环境中反应则可使前三种次级胺亚硝基化而合成相应的亚硝胺。此外，某些药物底物如哌嗪、吗啉在胃内也容易亚硝基化产生亚硝胺。一般在碱性环境中难以合成亚硝胺，但加入催化剂如甲醛、氰化物、细菌或霉菌毒素可以促进亚硝胺的

合成。

（四）霉菌毒素

有些霉菌产生的毒素具有致癌性，称为致癌性霉菌毒素。目前了解得比较深入的是黄曲霉经代谢产生的黄曲霉毒素。黄曲霉广泛存在于霉变的食品中，尤其以霉变的花生、玉米及谷物含量最多。产生黄曲霉毒素的主要菌种是黄曲霉和寄生曲霉，其次为曲霉、青霉、根霉等。

第二节　间接致癌物及其代谢活化

一、间接致癌物代谢活化的基本概念

用 ^{14}C 标记的 2-乙酰氨基芴（2-AAF）、二甲基亚硝胺（DMN）和芳香烃类等间接致癌物进行动物体内注射后，发现这些致癌物都可掺入小鼠皮肤、肝脏和支气管上皮等靶组织的 DNA 或 RNA 内。但在试管内这些致癌物并不能直接与 DNA 或 RNA 结合。这说明间接致癌物必须经历一个体内代谢活化过程，对细胞才有致癌性。

根据间接致癌物代谢活化的程度，一般将未

经代谢活化的、不活泼的间接致癌物称为前致癌物（precarcinogen）；经过体内代谢转变为化学性质活泼、寿命极短的致癌物，称近致癌物（proximate carcinogen）；近致癌物进一步转变成带正电荷的亲电子物质，称为终致癌物（ultimate carcinogen）。终致癌物可与 DNA、RNA、蛋白质等大分子共价结合而导致它们的损伤，造成核酸大分子复制、转录、翻译或基因调节的变化而产生细胞癌变。

二、致癌物代谢活化的酶类

在间接致癌物的代谢活化过程中涉及一系列的酶类，其中最重要的活化酶是单加氧酶或称混合功能氧化酶系统，主要存在于肝细胞胞质的微粒体、溶酶体及胞质溶胶（cytosol）中。这类酶系统包括细胞色素 P450（cytochrome P450，CYP）和 P448，分布于生物体内的各种器官和组织。P450 和 P448 酶系统对致癌物的主要作用方式有环氧化、羟化、脱烷基化、氧化、还原、结合及水解，从而使致癌物活化或代谢成水解产物排出体外（表3-5）。

表3-5　单加氧酶类对致癌物的作用方式

作用方式		化学反应	酶系统定位
氧化或羟化	烷化物侧链氧化	$R \cdot CH_2CH_2CH_3 \rightarrow \begin{cases} R \cdot CH_2CH_2CH_2OH \\ R \cdot CH_2CHOHCH_3 \end{cases}$	肝微粒体
	芳香环的羟基化	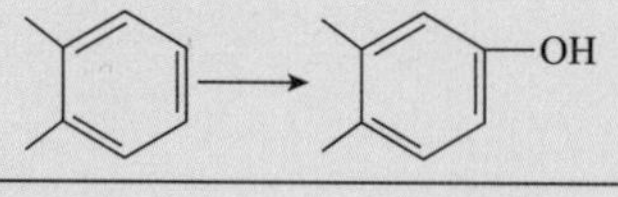 （芳香环 → 羟基化产物 —OH）	肝微粒体
	芳香环的环氧化	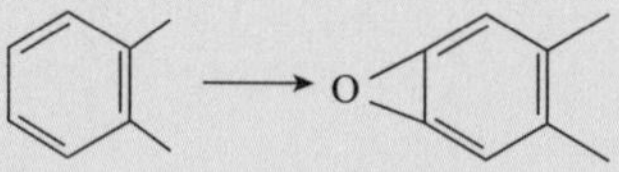 （芳香环 → 环氧化产物 O）	肝微粒体
	N-氧化或羟基化	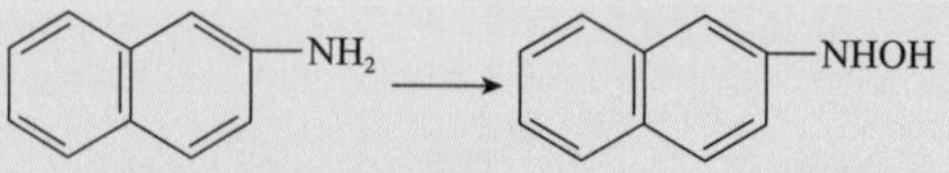 （萘胺 —NH₂ → —NHOH）	肝微粒体
N-脱烷基化		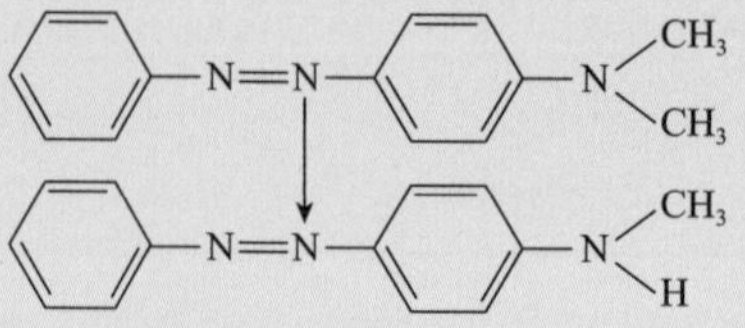 （偶氮苯 N=N 二甲氨基 →脱烷基产物）	肝微粒体
醇氧化		$R \cdot CH_3 \rightarrow R \cdot CH_2OH \rightarrow R \cdot CHO \rightarrow R \cdot COOH$	细胞溶质

续表

作用方式		化学反应	酶系统定位
还原	硝基还原（如4-NQO）	$R \cdot NO_2 \rightarrow R \cdot NO \rightarrow R \cdot NHOH \rightarrow R \cdot NH$	肝微粒体和细胞溶质
	偶氮还原（如甲基肼）	$R \cdot N = N \cdot R' \rightarrow R \cdot NH\!-\!NH \cdot R' \rightarrow R \cdot NH_2 + R' \cdot NH_2$	肝微粒体
结合（水解）	硫酸盐转移		细胞溶质
	葡萄糖醛酸转移		细胞溶质
	乙酸转移		细胞溶质

（一）细胞色素 P450

细胞色素P450（CYP）属血红蛋白类酶，是一个超基因家族，根据其氨基酸序列的相似性，CYP可分为许多家族和亚家族。人类CYP至少有20多种，它们对外源性物质，包括致癌物、药物和毒物及某些内源性物质如激素及脂肪酸等，都可发挥酶促作用。不同的CYP分别代谢不同的致癌物质及抗癌药物。

1. 致癌物质的活化与CYP　大多数化学致癌物，无论是外源性的还是内源性的，都需经CYP的生物转化激活。

（1）芳烃化合物：进入人体后，主要经过CYP混合功能氧化酶系统中的CYP1A1代谢活化，生成具有强致癌活性的亲电子环氧化物，然后由多种CYP（包括CYP1A1、CYP1B1、CYP3A4、CYP1A2、CYP2B6和CYP2C9）催化产生最终的致癌物——二醇环氧化物。例如，芳烃化合物苯并芘在人体内首先被CYP1A1环氧化生成相应的致癌物前体——7, 8-二羟基代谢物，后者在肝或肺中进一步由CYP3A4代谢产生致畸反应，并生成DNA加合物，从而诱导肿瘤的发生。另一种强致癌性芳烃类化合物二苯并[a, h]蒽也需要经过CYP的代谢激活才能致癌，其中CYP2C9在致癌物前体3, 4-二羟醇的形成中最为活跃，但CYP1A2和CYP2B6也起一定的作用。

（2）芳香胺类化合物：先经过CYP催化的N-羟化作用，随后生成具有反应活性的硝酰离子，最终被活化为致癌物。CYP1B1对2-氨基蒽、CYP1A1对4-氨基联苯、CYP1A2对2-氨基芴分别有最强的催化活性。

2. CYP多态性与肿瘤发生　CYP家族中许多酶具有基因多态性，与多种肿瘤的易感性及抗肿瘤药物的代谢密切相关。目前研究得较多的有CYP1A1、CYP2D6、CYP2E1、CYP3A4等，而其中以CYP1A1最多。

（1）*CYP1A1*基因：CYP1A1与致癌物苯并芘的代谢有关，主要参与烃类致癌物的代谢。多环芳烃进入机体后，经CYP1A1代谢活化为致癌活性产物，其主要致癌靶器官为肺和皮肤。3-硝基苯胺是一种存在于柴油机废气中的致癌物质，它和代谢产物3-氨基苯胺能被氧化形成亲电子自由基与DNA结合。3-硝基苯胺能诱导CYP1A1的表达，而CYP1A1是氧化活化3-氨基苯胺所必需的酶。

目前已确定至少有3种*CYP1A1*基因多态性。*Msp* I多态性位点在该基因的3'端非编码区T6235C，具有三种基因型：没有*Msp* I切割位点的等位基因m1的纯合子（m1/m1）为A基因型；有*Msp* I切割位点的等位基因m2的纯合子（m2/m2）为C基因型；m1和m2的杂合子（m1/m2）为B基因型。对台湾的食管鳞状细胞癌的研究中没有发现癌症患者和对照之间*CYP1A1 Msp* I多态性变化的明显联系。对不同种族人群中*CYP1A1*多态性及宫颈鳞状上皮损伤的研究发现，*CYP1A1 Msp* I多态性可能是宫颈上皮中早期、恶变前改变的易感因子。

（2）*CYP2A6* 基因：在尼古丁、亚硝胺等致癌物的代谢中发挥着重要的作用，能将许多致癌原如黄曲霉毒素 B1、烟草中大量的亚硝胺致癌原（如 *N*-亚硝基二甲胺）激活为强致癌物。此外，CYP2A6 是尼古丁的主要代谢酶，其活性变化与吸烟的行为有密切关系。

CYP2A6 基因多态性是影响其活性的一个重要因素，至今发现了近 30 种基因突变。CYP2A6 的纯合型缺失导致 CYP2A6 酶活性全部丧失，而 CYP2A6 杂合性丢失使酶活性显著降低，导致吸入体内的尼古丁、亚硝胺等致癌物不能有效地转化为终致癌物，其致癌作用降低，因此认为携带 CYP2A6 缺失基因型的吸烟人群患肺癌的危险性降低，是肺癌遗传易感性的标志之一。

（3）*CYP2D6* 基因：人们发现机体对抗高血压药物——异喹胍代谢的能力与肺癌的发病风险有关，而异喹胍的 4-羟化作用是由 CYP2D6 催化的。同时肝和肺中的 CYP2D6 能够激活一种致癌的烟草衍生物——4-(甲基亚硝胺基)-1-(3-吡啶基)-1-丁酮。但是通过迹象对照研究并没有发现异喹胍代谢表型与肺癌的必然联系。

（4）*CYP2E1* 基因：在人类肝肺肾中表达，其作用底物包括小分子的致癌化合物和 *N*-二甲基亚硝胺。CYP2E1 主要参与苯、乙醇、丙酮、三氯甲烷（氯仿）、四氯化碳、苯乙烯、丙烯腈等化合物的代谢，可被乙醇等小分子化合物诱导。含卤烃化物可经 CYP2E1 等代谢，生成肝毒性的活性中间产物。*CYP2E1* 编码的氧化酶是环境前致癌物活化的关键酶之一。CYP2E1 诱导后的许多毒性后果归因于活性氧的产生。例如，四氯化碳经 CYP2E1 代谢成为三氯甲烷自由基（$CCl_3^{\cdot}$）及相应的过氧化自由基（$CCl_3O_2^{\cdot}$），这两种高毒性的活性中间产物能损伤 DNA 和膜蛋白，改变肝细胞的基因表达，启动膜脂质过氧化降解，最终导致胞内外 Ca^{2+} 平衡状态改变，并破坏机体重要的抗氧化物质谷胱甘肽，引起化学性肝损伤和癌变。目前已经证明 *CYP2E1* 基因存在 6 个限制性酶切位点，即 *Taq* Ⅰ、*Dra* Ⅰ、*Rsa* Ⅰ 和 *Msp* Ⅰ 位点及 5′端非编码区的 *Rsa* Ⅰ 和 *Pst* Ⅰ 位点。但只有位于第 6 内含子的 *Dra* Ⅰ 和 5′端非编码区的 *Rsa* Ⅰ 位点的多态性可影响 *CYP2E1* 基因的功能。*Rsa* Ⅰ 位点在 *CYP2E1* 的转录调节区域，其多态性会影响 *CYP2E1* 基因的表达。

（二）几种重要的化学致癌物代谢活化酶类

单加氧酶或混合功能氧化酶系统对化学致癌物的代谢具有两重作用。一方面可使前致癌物经过各种方式活化，先在胞质内形成近致癌物，然后在细胞核内形成终致癌物；另一方面又可将脂溶性致癌物经过代谢转化分解为水溶性解毒产物而排出体外。

1. 羟化酶（hydroxylase） 在芳香烃、亚硝胺、芳香胺类化学致癌物的代谢活化过程中，羟化酶的作用主要是使前致癌物活化。在哺乳动物中，芳香烃羟化酶（aryl hydrocarbon hydroxylase，AHH）在组织细胞内的浓度越高，该组织对化学致癌物 3, 4-苯并芘的敏感性越强；体外培养细胞内 AHH 活性越高，芳香烃类化学致癌物就越容易引起这种细胞的恶性转化。AHH 可被多环芳香烃类化学致癌物诱导，是一种可诱导酶（inducible enzyme），受定位于控制细胞色素 P450 的基因相同或相邻的位点调控。羟化酶也是亚硝胺类化学致癌物活化的关键酶。羟化酶可使亚硝胺类化学致癌物的 α 碳原子或 β 碳原子位置羟化，特别是 β 碳原子上的羟化可能是亚硝胺形成终致癌物的关键活化步骤。羟化酶因作用于芳香胺类化学致癌物的部位不同而有不同的结局。如果 2-AAF 的 N 位上经羟化酶作用，则成为 *N*-OH-2-AAF 而活化，这种活化的 *N*-OH-2-AAF 尽管能引起大鼠体内肝癌、乳腺癌和小肠肿瘤，但并不是终致癌物，还需进一步活化才具有高度致癌性。如果羟化酶作用于 2-AAF 的 1、3、5 位，则可形成 1-OH-2-AAF、3-OH-2-AAF 或 5-OH-2-AAF。这些代谢产物均为解毒产物，如及时排出体外可起到解毒作用，如长时间滞留体内就具有毒性作用。

2. 水化酶（hydrase） 能使某些致癌物、有毒化学物和药物水化，形成无致癌性或无毒性的水解产物而排出体外，是一种以解毒为主的酶。芳香胺类化学致癌物 2-萘胺的苯环易经环氧合酶作用而发生环氧化。但这种有毒的环氧化物易被水化酶水解而无毒。苯可导致白血病形成，但苯本身只对水化酶活性低的患者有致白血病作用，这都说明水化酶有解毒作用。但在多环芳烃类化学致癌物的活化过程中，水化酶的作用则可成为形成终致癌物的一个中间环节。例如，3, 4-苯并芘经环氧合酶作用后，形成的环氧化物可经水化酶作用形成二氢二醇化合物，这种化合物是一种近致癌物。

3. 转硫酶（sulfurtransferase）　又称磺基转移酶。与水化酶一样，转硫酶可使致癌物与硫酸盐结合而解毒，具有解毒作用。但在芳香胺2-AAF的代谢中，转硫作用则促进2-AAF形成终致癌物。2-AAF在羟化酶作用下，首先形成N-OH-2-AAF，N-OH-2-AAF进一步在转硫酶作用下与硫酸盐结合而形成致肝癌能力很强的终致癌物。

此外，致癌物代谢活化过程中还有许多酶如环氧合酶、脱烷基酶、葡萄糖醛酸转移酶等参与，这些酶在化学致癌物的代谢过程中是活化作用还是解毒作用，长期以来一直存在争论。但同一种酶对不同类型的化学致癌物的代谢可能有不同的作用，即酶的作用方式取决于化学致癌物的结构及代谢产物与细胞生物大分子结合的特性。因此，功能氧化酶对化学致癌物的代谢作用是活化还是解毒，是个非常复杂的问题。

三、几类化学致癌物的代谢活化方式

1. 3, 4-苯并芘的代谢活化　3, 4-苯并芘在代谢活化过程中经过两次环氧化和一次水化，形成近致癌物7, 8-二氢二醇-9, 10-环氧化物。这一化合物的10位氧为亲电物质，易形成终致癌物而与DNA、RNA或蛋白质结合，引起核酸代谢变化。如果7, 8-二氢二醇-9, 10-环氧化物进一步水化，可形成四醇化合物与谷胱甘肽或葡萄糖醛酸结合而解毒（图3-1）。

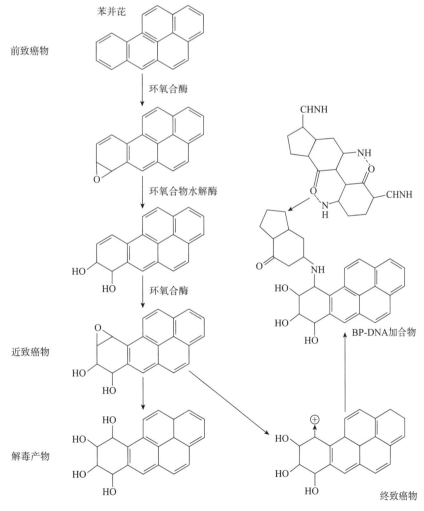

图3-1　3, 4-苯并芘（BP）的活化代谢与解毒

2. 亚硝胺类化合物的代谢活化　经过对亚硝胺类化合物代谢活化方式的长期研究,1979年Magee提出了亚硝胺类代谢活化的可能途径(图3-2)。

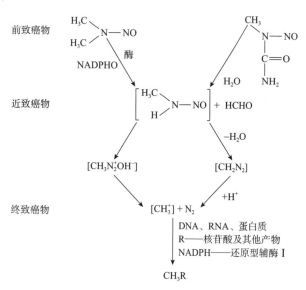

图3-2　亚硝胺类代谢活化途径

3. 芳香胺类2-AAF代谢活化　2-AAF的活化首先是羟化酶的作用,形成N-OH-2-AAF,然后在转硫酶的作用下生成终致癌物2-AAF硫酸盐(图3-3)。

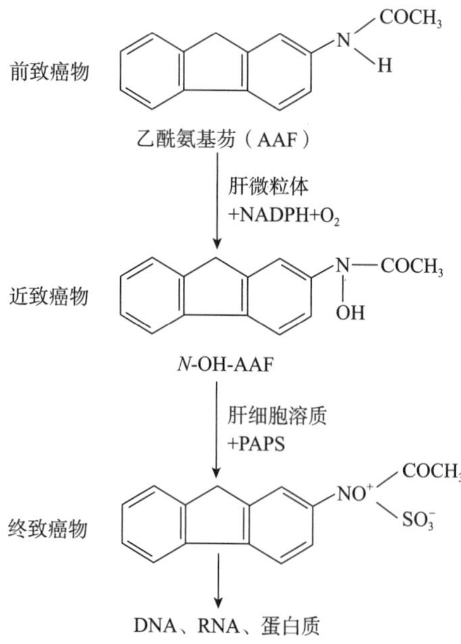

前致癌物

乙酰氨基芴(AAF)

肝微粒体
+NADPH+O₂

近致癌物

N-OH-AAF

肝细胞溶质
+PAPS

终致癌物

DNA、RNA、蛋白质

图3-3　AAF的代谢活化

PAPS,3′-磷酸腺苷-5′-磷酰硫酸

4. 黄曲霉毒素B₁的代谢活化　在向动物注射黄曲霉毒素B₁(AFB₁)部位诱发了肉瘤,似乎提示AFB₁可能是直接致癌物。但更多的实验证明只有经过微粒体混合功能氧化酶系统代谢活化后的AFB₁才具有致癌作用。AFB₁发生活化的重要反应部位是其二呋喃环2,3位的双键。该部位的环氧化可形成近致癌物AFB₁-2,3-环氧化物。AFB₁-2,3-环氧化物的C2位有强的亲电特性,这是AFB₁活化以后成为终致癌物(图3-4)的原因。

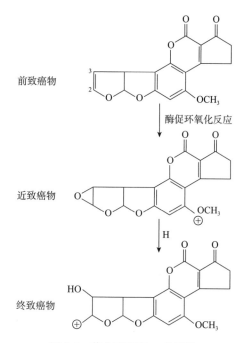

图3-4　黄曲霉毒素B₁的活化

综上所述,环境中存在的多种化学致癌物如多环芳烃、亚硝胺等,大多为前致癌物,必须经过酶系统的代谢激活,形成终致癌物才能作用于细胞的遗传物质DNA,使细胞转化为恶性。

第三节　化学致癌物的相互作用与致癌物-DNA加合物的形成

一、化学致癌物的相互作用

在人的一生中不可避免地会接触各种化学致癌物,并非终身只与某一种化学致癌物"打交道"。致癌因素同时或相继作用机体后,可使致癌效力加强,表现综合作用,即致癌物的累积作用(summation effect)和协同作用(synergistic effect)。

（一）致癌物的累积作用

两种或多种致癌物同时或相继作用于机体，如复合效应等于单独作用之和，称为累积或累加作用。Druckrey等曾用二甲氨基偶氮苯、二甲氨基芪进行诱癌实验，证明诱癌率同致癌物总剂量成正比；只要剂量足，一次给药也足以致癌，剂量大则诱发时间短，诱癌剂量越小，则诱癌时间越长。例如，给大鼠二甲氨基芪每日量0.1mg/kg要经900天诱发癌症，已接近动物的寿限，实际上不是致癌物没有作用，而是诱癌剂量太小。癌的发生基于各分次剂量的总和。这种剂量作用关系也见于二甲氨基芪、苯并芘、甲基胆蒽、二甲基苯蒽、亚硝胺类化合物和短波紫外线照射的诱癌实验。

（二）致癌物的协同作用

两种或多种致癌物同时或相继作用于机体，如复合效应超过单独作用之和，则称为协同作用。例如，将局部作用的致癌物甲基胆蒽、3，4-苯并芘涂擦皮肤，可引起肝脏细胞的潜在改变，如再给予通常不引起肝癌的小量致癌物，即可累积引起肝癌；又如，将二乙基亚硝胺和4-二甲基氨基偶氮苯一起喂食大鼠，结果诱发肝细胞癌所需要的总剂量为使用单个致癌物剂量的66%，说明两者有协同作用。

（三）致癌物的拮抗作用

一种致癌物能抑制另一种致癌物的致癌效应，称为致癌物的拮抗作用。例如，Ito等用 *N*-丁基-(4-羟基)亚硝胺诱发大鼠膀胱癌实验过程中，若在用药前或在用药后再加用 *N*-亚硝基哌啶、亚硝基吗啉、二乙基亚硝胺或 *N*-OH-2-AAF 4周，可减少 *N*-丁基-(4-羟基)亚硝胺诱发膀胱癌的发生。

二、化学致癌物作用的生物学特征

1. 致癌作用依赖于化学致癌物的剂量　大剂量的致癌物可增加肿瘤发生，缩短潜伏期。肿瘤的产生取决于化学致癌物的总剂量。动物同时暴露于几个致癌物，对靶器官有协同或累加作用，但也可起拮抗作用。

2. 致癌作用的充分表现需要相当长的时间　无论致癌物的剂量和性质如何，在肿瘤形成前总有一个最低限度的潜伏期。在细胞恶变以前，细胞存在着多阶段的癌前期变化。

3. 致癌作用所引起的细胞变化可传到子细胞　大多数化学致癌物是诱变剂，能与DNA大分子共价结合。大剂量的化学致癌物足以引起肿瘤。暴露于小剂量化学致癌物的细胞，经过好几代后，仍存在恶变的危险。

4. 致癌作用可被非致癌因子所修饰　一些物质可通过改变化学致癌物的摄入、分布、代谢，或通过提高靶组织的敏感性，增强致癌作用。促癌物能加速肿瘤前期的进程，诱导恶性表型的表达，并可能使致癌物所改变的细胞克隆扩增。抗致癌物能在细胞癌变的不同阶段抑制致癌作用。

5. 细胞增生是细胞癌变过程中的重要阶段　细胞暴露于化学致癌物后逐渐发生增生性变化。增生性病变使细胞恶性转化变得持久并可遗传，增生的组织或细胞对致癌物比较敏感，若能抑制细胞癌变过程中的增生性变化，则也能阻止肿瘤形成。

三、致癌物-DNA加合物的形成

致癌物经过酶活化最终形成带有亲电子基团的终致癌物后，可与组织细胞的生物大分子结合，其中DNA是终致癌物攻击的主要目标。终致癌物与DNA结合则导致DNA的化学修饰（chemical modification），形成致癌物-DNA加合物（carcinogen-DNA adduct）。

致癌物与DNA结合的方式有非共价键结合和共价键结合。

（一）非共价键结合

致癌物与DNA的非共价键结合有内插和外附两种类型。

1. 内插　即致癌物插入DNA双股螺旋之间。一些平面型的芳香烃，如苯并芘、甲基胆蒽或吖啶橙等，可以这种方式平行地插入两个碱基对之间。

2. 外附　即与碱基中不参与碱基配对的部位结合，其结合的致癌物与DNA碱基平面垂直。4-硝基喹啉-1-氧化物、AFB_1和芳香烃可以这种方式与DNA结合。非共价键结合方式主要见于试管内实验。在活体内致癌物主要以共价键方式与DNA结合。

（二）共价键结合

DNA作为致癌物攻击的靶，致癌物可与核酸碱基或磷酸基团的多部位结合形成性质稳定的致癌物——DNA加合物。简单的烷化剂可使DNA链中四个碱基上的任何氮原子与氧原子、DNA骨架上的糖基与磷酸基烷化，形成甲基化或乙基化的DNA。烷基与DNA结合的部位多为鸟嘌呤的N7位，其次是鸟嘌呤的O6位，目前认为O6位的烷化更具有突变或癌变的危险性。因为O6位是DNA碱基配对关键部位：O6位的烷化将干扰氢键形成，造成核酸复制时的碱基配对错误。

已有大量证据表明，不同的致癌物可以攻击DNA的不同部位，甚至同一种致癌物也可以形成多种形式的DNA加合物（图3-5）。化学致癌物除了可与细胞核DNA结合外，目前证明亦可与线粒体DNA交互作用，形成致癌物修饰的线粒体DNA（carcinogen modified mitochondrial DNA）。

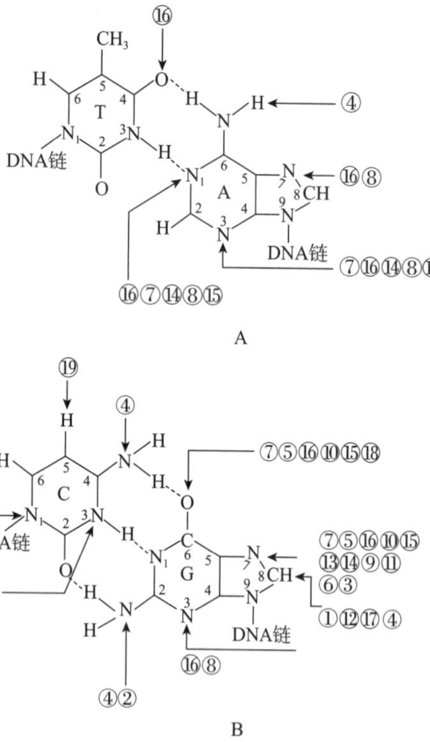

A

B

图3-5　致癌物与DNA碱基结合的部位
①2-乙酰氨基芴；②苯并芘；③双功能烷化剂；④7-溴甲基-12-甲基-苯并蒽；⑤二乙基亚硝胺；⑥1, 2-甲基肼；⑦二甲基亚硝胺；⑧硫酸二甲酯；⑨乙基甲烷酸盐；⑩乙基亚硝基脲；⑪亚硫氨酸；⑫二甲氨基偶氮苯；⑬甲基偶氮甲醇；⑭甲基甲烷磺酸盐；⑮甲基硝基亚硝基胍；⑯甲基亚硝酸胺；⑰硝基喹啉-1-氧化物；⑱黄樟素；⑲乌拉坦

第四节　癌变二阶段学说

从正常细胞到形成临床上可检测的肿瘤往往需要经过一个很长的变异时期，从个别由遗传因素或致癌因素作用引发的肿瘤相关基因的突变到多个基因变异，转化为恶性表型必须经历很多变化，经过漫长的变异累积过程，这个过程涉及多个肿瘤相关基因的变异。化学致癌物诱发癌症的实验研究证实这个累积过程包括激发（initiation）和促进（promotion）两个最关键的阶段，最后通过演进（progression）阶段形成肉眼可见的肿瘤，这就是经典的癌变二阶段学说。

一、化学致癌二阶段学说的实验依据

1942年，Berenblum用阈下剂量的苯并芘处理小鼠皮肤达1年之久，仅3/102只小鼠发生皮肤癌。若用苯并芘处理几个月后接着用巴豆油作为促癌物处理，就引起许多小鼠发生皮肤癌（36/83），比单独使用苯并芘的癌发生率高出10多倍。若先以巴豆油处理数月，再加阈下剂量的致癌物处理，则未见肿瘤发生。长期用巴豆油处理动物皮肤也只是偶尔可见个别癌变（1/106），比用苯并芘处理的癌发生率还低。Berenblum和Subik据此提出：癌变至少由两个既有区别又有联系的阶段所构成。第一个为特异性的激发阶段，由使用一次小剂量的致癌物（称激发剂，initiator）所引起，使正常细胞转变为潜伏性癌细胞。第二个为比较非特异的促进阶段，由巴豆油等促癌物促成，使潜伏性的瘤细胞进一步发展成为肿瘤。Berenblum等证明小鼠皮肤经致癌物一次激发后，间隔相当长时间（9～12个月）再用促癌物后，仍能形成肿瘤。现已证明癌症的二阶段过程见于肝癌、肺癌、膀胱癌、结肠癌、食管癌、乳腺癌、胃癌、胰腺癌与体外培养系统，实验设计模式和结果如图3-6。

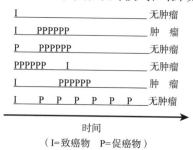

时间
（I=致癌物　P=促癌物）

图3-6　化学致癌二阶段学说实验设计模式和结果

二、化学致癌各阶段的分子本质

（一）激发阶段

癌症的激发是指致癌物在细胞的基因组中引起某些不可逆的变化（突变）。激发是化学致癌作用的第一步，为不可逆地将正常细胞转变为肿瘤细胞的起始步骤。一般认为，这个阶段也指在细胞增殖分裂过程中，细胞内基因受致癌因素作用而发生突变，这种突变又经细胞分裂增殖而被固定，并能传代下去，这种基因突变是不可逆的，基因的结构和功能已发生改变，它赋予转化细胞恶性生长的潜力。

致癌的化学物质、电离辐射、特殊病毒及内源性代谢反应产生的氧自由基等可以造成DNA、细胞膜或蛋白质的损伤，引起基因突变或基因表达改变，或基因翻译后的修饰改变，如异常的DNA甲基化，导致细胞过度增殖和去分化，从而引起致癌过程。不同致癌物可作用于DNA分子的不同部位，并引起DNA结构的不同变化，或形成DNA的加合物。在DNA复制过程中，这些加合物可引起编码的错误或非指导性复制，从而引起突变。此外，有些致癌物可通过破坏核苷酸、引起嘧啶残基的交联、嘌呤自发脱落及胞嘧啶自发脱氨基变成尿嘧啶，或通过核苷酸错配等引起DNA损伤。该阶段基因突变主要在两方面：

1. 体细胞突变　致癌物与DNA相互作用引起的体细胞突变（somatic mutation）是激发细胞癌变的最主要原因。致癌物可与DNA共价结合形成加合物，加合物持续存在或错误修复可引起突变。致癌物形成加合物的能力与致癌强度密切相关，而大多数化学致癌物同时具有致突变性质。

2. 瘤基因激活和抑瘤基因失活　致癌物引起DNA损伤而导致细胞生长失控的直接原因是瘤基因与抑瘤基因的突变和功能变异。实验证明：化学致癌物可使瘤基因激活，使抑瘤基因失活而激发细胞的恶性转化过程。瘤基因激活原因包括基因易位、重排、扩增、点突变及高表达等；抑瘤基因失活主要表现为纯合子和杂合子缺失、基因点突变。

（二）促进阶段

促进阶段是潜伏性瘤细胞经促癌物作用后转变成瘤细胞的过程。激发期细胞多被DNA修复、机体免疫系统识别而消除，少量在机体潜伏下来，只有极个别细胞受到促进因子的作用成为具有恶性变化特征的表型克隆增殖。促进的发生必须是在激发之后间隔数周给予促癌物，才能使肿瘤加速生长。

促进剂有量效关系及阈剂量，促癌物单独作用无效。已被激活的细胞在促癌物的作用下，通过刺激细胞增生而不是诱发突变，促使其基因表达和增殖异常，使克隆不断扩展为可辨别的癌细胞群。它本身无或仅有极微弱的致癌作用，但反复使用能增加细胞分裂，使激发期细胞产生肿瘤发生早期所需的增生细胞群，并可形成良性肿瘤。这个阶段是漫长的，是癌变的限速步骤，一般认为该过程初期是可逆的，而后期是不可逆的。

（三）演进阶段

演进阶段是指经激发和促进的癌细胞群进一步增殖扩展，从局灶性的原位癌逐渐转变成具有侵袭转移性肿瘤的过程。此阶段细胞的恶性程度增强，或者由良性转为恶性，成为不可逆转的恶性发展阶段。这个阶段的特征是DNA损伤和基因突变更为严重而广泛，如染色体的结构改变、易位、丢失、扩增等。一系列与细胞周期调节、细胞信号转导、血管生成等相关的基因表达异常及剪接改变。在形态或生物行为方面，表现为生长加速，具有侵袭和转移能力及生化、免疫性能改变等，获得了肿瘤细胞的特性。由于癌细胞组的不稳定，经激发和促进的癌细胞可能会自发地进入演进阶段，而且这种癌细胞持续暴露于致癌物质包括化疗药物可加速这个过程，自主性和异质性增加，生长加速，侵袭性加强，出现浸润和转移的恶性生物学行为及对抗癌药物的耐药性等。

当细胞开始失去维持核型稳定的能力和显示染色体异常时，它们即进入演进期。由核型不稳定性引起的许多分子生物学和细胞功能改变有异倍体中基因组结构的变化、染色体易位、转座因子的移动加强、染色体内的节段缺失、基因和染色单体扩增、DNA转染效率增强；核型不稳定性引起的功能改变有"胎儿基因"表达、激素和生长因子的异位表达和产生、原瘤基因的活化和抑制、细胞表面主要组织相容性复合体（MHC）抗原表达的丧失、对药物和生物异源物质的抵抗性加强、抑瘤基因功能丧失。核型不稳定性的后果不仅可加强肿瘤细胞的生长，而且可引起细胞代谢调节的改变，并使肿瘤细胞能逃避机体的免疫监视，产生对抗癌药物的耐药性等。通过上述变化，肿瘤进入越来越恶性的阶段。演进阶段是一个动态的过程，其与促进期的主要区别是出现核型不稳定性及由它演变引起染色体异常（表3-6）。

表3-6　致癌过程中激发阶段、促进阶段和演进阶段的主要生物学特征

激发阶段	促进阶段	演进阶段
可逆，伴有干细胞潜能	可逆，增加激发期细胞群繁殖	不可逆，伴细胞基因组改变
对化学和异源因子敏感	基因表达的可逆性改变	演变成核型不稳定性
偶尔有自发性激发细胞	依赖于不断给予促进剂	相对自主性恶性肿瘤
需要细胞分裂来"固定"	对饮食和激素敏感	由完全致癌物引起
剂量反应无可测阈值	剂量反应有可测阈值	促进阶段细胞偶尔自发进展
致癌物的作用依靠促进阶段局部病变的定量	促进剂的作用依靠引起激发细胞后裔扩增的能力	

化学致癌物除一部分不经代谢就能发生致癌作用外，大部分（很多）是在代谢中产生活性氧（ROS）、自由基损伤细胞致癌的。芳胺和偶氮苯类的致癌力与它们产生的ROS、自由基数量之间有极好的相关性。

应该指出，虽然在动物实验性致癌模型中，致癌过程的划分非常清楚，但在人体的实际致癌过程中，致癌过程的分期并不那么清晰，致癌的分期有时并不一定按照前面描述的程序发生，因为人体可同时或反复接触致癌物、促癌物，而且有时一种因素可以起多种作用（如吸烟既有激发作用又有促进作用），反复的DNA损伤、促进、细胞克隆性扩增等可能会循环进行。

三、化学致癌过程中的克隆选择

肿瘤是由基因突变导致异常增生的单个细胞克隆出来的后裔所形成。然而，肿瘤的克隆性起源并不意味着产生肿瘤的原始细胞从一开始就获得了恶性细胞的所有特征。相反，恶性肿瘤的发生是一个多阶段逐步演变的过程，肿瘤细胞是通过一系列进行性的改变而逐渐变成恶性的。在这种克隆性演化过程中，常积累一系列的基因突变，可涉及不同染色体上多种基因的变化，包括瘤基因、抑瘤基因、细胞周期调节基因、细胞凋亡基因及维持细胞基因组稳定性的基因（包括DNA修复、DNA复制及染色体分离基因）等。这些基因的变化，有的是从种系细胞由遗传得来，有的则是从体细胞由环境因素引起而后天获得的，故癌症有遗传性和散发性之别。在肿瘤进展过程中，肿瘤细胞群中常发生一些基因的新突变，授予细胞选择性优势，如更快速的生长，或具有侵犯和转移的特性，使它们在肿瘤细胞群中占据优势（成为显性），该过程称为克隆选择。

第五节　激素与肿瘤

一、激素平衡失调与肿瘤发生

体内激素水平的平衡失调与某些肿瘤的发生密切相关，主要表现在如下几个方面。

（一）由某一内分泌腺摘除引起相应肿瘤

例如，切除甲状腺后，甲状腺激素对垂体的反馈抑制消失而使垂体产生促甲状腺瘤。又如，新生小鼠切除卵巢，可产生垂体前叶嗜铬细胞瘤、分泌雌激素的肾上腺皮质肿瘤及乳腺肿瘤。

（二）持久的激素分泌可使靶器官产生肿瘤

例如，将动物卵巢移植至脾脏后，产生的卵巢激素经肝脏灭活，因此丘脑下部和垂体失去了卵巢激素的负反馈调节，即分泌大量促性腺激素使移植的卵巢组织长期受过度刺激而形成颗粒细胞瘤、黄体瘤，给小鼠注射过多的雌激素也能诱发乳腺癌、宫颈癌。人类卵巢颗粒细胞癌也能诱发乳腺癌、宫颈癌。人类患卵巢颗粒细胞癌时雌激素分泌过多，同时常见子宫内膜癌发生。孕妇

接受大量雌激素治疗时生下的女儿有可能在青年时代发生阴道透明细胞腺癌。

（三）促进和维持激素依赖性肿瘤的生长

某些肿瘤发展过程中需要激素维持其生长，无激素时则消退，这类肿瘤称激素依赖性肿瘤。这种对激素的依赖性往往只限于发展过程中的一个阶段，或迟或早会发展成不依赖性肿瘤。激素依赖性肿瘤可通过摘除某一内分泌腺器官而得到缓解。例如，前列腺癌时摘除睾丸，乳腺癌时切除卵巢、肾上腺甚至垂体等。人乳腺癌患者雌激素受体阳性者对化疗和放疗不敏感，但可经卵巢、垂体或肾上腺切除而增强对化疗或放疗的敏感性，获得满意疗效。

二、激素相关性肿瘤

激素相关性肿瘤可以大致分为内源性激素相关性肿瘤和外源性激素相关性肿瘤两大类。内源性激素相关性肿瘤有乳腺癌、子宫内膜癌、卵巢癌、甲状腺癌等。外源性激素相关性肿瘤有透明细胞癌、睾丸癌等。两者之间没有绝对的分界，如子宫内膜癌既可以由外源性雌激素致癌，也可以由机体内源性激素失衡所致。

（一）乳腺癌

乳腺癌是妇女最常见的癌症之一。以雌二醇为主的雌激素是刺激乳腺细胞增生的主要因素。月经初潮年龄较早、绝经较晚、第一胎生产年龄较大及肥胖是目前公认的乳腺癌激素相关危险因素（表3-7）。一般来说，月经初潮每延迟1年就会降低20%的致癌风险。另外，高强度的体育锻炼会延迟月经来潮，从而降低致癌风险。体重和乳腺癌的关系与年龄密切相关，在绝经后的妇女中，体重每增加10kg，其乳腺癌的发病风险增加80%。此外，初产年龄小是一种保护因素，未经产妇女的乳腺癌发病风险为20岁前初产妇女的2倍。而高龄初产妇乳腺癌的发病风险比未经产妇女要高很多。

表3-7　已确认的乳腺癌、子宫内膜癌、卵巢癌激素危险和保护因素

	乳腺癌	子宫内膜癌	卵巢癌
危险因素	增加接触雌二醇或孕酮	增加接触雌激素	增加排卵数目
	较早的月经初潮	连续口服避孕药	绝经较晚
	绝经较晚	绝经较晚	
	肥胖（绝经后妇女）	肥胖	
	激素替代疗法	雌激素替代疗法	
保护因素	减少接触雌二醇或孕酮	增加接触雌激素	减少排卵数目
	哺乳	妊娠	妊娠
	较早的足月妊娠	口服避孕药	口服避孕药
	体力活动（锻炼）		

注：改编自IARC，2019. List of Classifications，Agents classified by the IARC monographs。

（二）子宫内膜癌

子宫内膜癌与雌激素的关系可以归结为子宫内膜在累积的雌激素部分作用下过度增生而癌变。目前已经确立的子宫内膜癌危险因素和保护因素详见表3-7。子宫内膜癌发病风险的首要决定因素是细胞分裂频率。妊娠和口服避孕药使体内持续维持雌激素和孕激素的高水平环境，从而抑制子宫内膜癌的发展。反之，雌激素替代疗法和肥胖都会增加发病风险。

（三）卵巢癌

卵巢癌的发生不是激素，而是排卵后复合激素直接变化作用的结果。因此可以认为发育的卵泡或覆盖在卵巢表面的上皮细胞是卵巢癌细胞的起源。这些细胞在排卵时和排卵后不断复制，任何停止排卵的因素对卵巢癌的发病都起到对抗作用。大量的流行病学调查资料显示卵巢癌的发病风险随着产次的增加和口服避孕药物的应用而降低。与经产妇女比较，未经产妇女的卵巢癌发病风险至少要高50%，并且随着妊娠次数的增加，其保护性随之累加。因此，晚绝经等增加排卵数目的因素是卵巢癌的危险因素，而妊娠和口服避孕药等减少排卵数目的因素是卵巢癌的保护因素（表3-7）。

（四）透明细胞癌

青少年及儿童的阴道透明细胞癌或宫颈透明细胞癌多与其在母体内的胚胎时期接触外源性雌激素有关。据统计，阴道透明细胞癌发病平均年龄在19岁左右，有90%～100%的阴道透明细胞癌及60%左右的宫颈透明细胞癌患者，在胎儿期有己烯雌酚接触史，接触时间为产前18周，正好是胎儿的生殖道在宫内发育的时间。因此，胎儿期接触己烯雌酚是阴道透明细胞癌或宫颈透明细胞癌的危险因素。

（五）前列腺癌

到目前为止，前列腺癌的病因尚不明确。目前认为，发生前列腺癌的先决条件是男性、年龄增长和雄激素刺激，其他还包括遗传倾向、接触化学物质、饮食因素等。前列腺癌最主要的危险因素是年龄，在40岁前男性很少发现前列腺癌，但此后其发病率的上升程度要高于其他癌症。

（六）睾丸癌

睾丸癌的发病高峰是青春期前后，其发病危险因素包括隐睾史、白种人、外源性子宫雌激素作用，另外，妊娠时母亲的肥胖也是潜在的危险因素。与正常者相比，有隐睾史的男性从3～14岁开始便存在睾丸癌的发病风险。

（七）甲状腺癌

促甲状腺激素（TSH）是调节甲状腺生长和功能的重要激素，但TSH分泌过多是导致甲状腺癌发病的重要原因。持续增加TSH的给予量可诱导啮齿类动物甲状腺肿瘤的发生；而采用注射甲状腺激素来抑制TSH的释放可以有效治疗甲状腺癌。甲状腺癌具有性别倾向，女性从3岁至绝经期甲状腺癌发病率明显高于男性，这说明性激素在甲状腺癌的发病中有重要作用。

三、激素的致癌机制

激素致癌机制大体上包括以下两方面：第一，直接致癌作用。当类固醇激素受体复合物进入细胞核，并与DNA结合启动基因转录，增加细胞分裂，会导致细胞DNA复制的错误率增加，致使细胞产生突变，从而引起癌症。第二，激素作为辅助致癌物致癌。①激素促进病毒的致癌作用；②激素能促进肿瘤细胞的生长；③激素使肿瘤的潜伏期缩短；④激素的解除抑制作用；⑤激素改变机体的免疫系统，或使细胞对致癌物质产生相应受体，促进前致癌物转变为终致癌物等。在多种致癌激素中，雌激素与人类多种肿瘤的关系比较明确。

（一）雌激素

雌激素是由芳香化酶催化雄激素转化而来的，按其化学结构归属为类固醇激素，呈脂溶性，其靶组织众多，包括生殖系统、骨骼、心血管等。目前在人体内发现的雌激素有三种：雌二醇、雌酮和雌三醇。一般认为雌激素通过和细胞内相应的受体结合，引发、启动转录等一系列下游分子事件，从而产生生理学效应。

（二）雌激素受体

雌激素受体（estrogen receptor，ER）是一种受雌激素配体激活的核转录因子，分为ERα和ERβ两个亚型，属于甾体激素受体超家族的成员。雌激素不仅单纯通过ERα发挥作用，其发挥作用的过程是一个复杂的、多方面的信号转导和转录调控过程。

ER两个亚型具有共同的结构框架，其功能与其结构密不可分。ER在结构上可以分为A、B、C、D、E 5个部分。由3个独立但又相互影响的功能区构成：氨基端（N端，A/B区）、DNA结合区（C区）、羧基端（C端）的配体结合区（D/E/F区），详见图3-7。

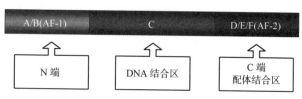

图3-7　雌激素受体结构示意图

A/B区域位于蛋白质的N端，存在一个有高度变异且不依赖配体的激活功能区称为AF-1（transcription activation function-1）区，正常情况下还含有一个能与转录因子交互作用的反式激活区，该功能区可能参与调节配体与 ER 的结合，从而调节雌激素应答基因的转录。ERα 和 ERβ 两种亚型的 AF-1 区存在如下区别：ERα 的 AF-1 区含有两个不同的部位，分别调节雌激素激动剂和雌激素部分激动剂，而 ERβ 的 AF-1 区则缺少这样的双重功能，这可能是造成两种 ER 亚型功能差异的原因之一。DNA 结合区位于 C 区，该区含有一个双锌指结构，第一个锌指结构与特异识别激素应答元件有关，第二个锌指结构与受体的二聚化有关。两个结构共同调节与 DNA 的结合，两种 ER 亚型在这一区域具有高达 96% 的同源性。C 端配体结合区为 D/E/F 区，主要调节配体与 ER 的结合、受体的二聚化和应答基因表达的激活。

（三）雌激素及其受体的致癌机制

在病理情况下，雌激素可激活原瘤基因 *Fos*、*Jun*、*HER2* 及 *Ras* 等的表达，而这些蛋白反过来又可调节 ER 的活性。ER 受激活蛋白 1（AP-1）的调节，ER 与 Jun-Jun 或 Jun-Fos 二聚体结合，与 AP-1 作用，使 ER 对同一配体发生不同的反应。在 ERα 与 ERβ 共存的乳腺、卵巢及垂体肿瘤发生过程中，ERβ 表达降低而 ERα 表达增加。此外，ER 还有非激素依赖性活化作用，可参与雌激素以外的其他细胞信号转导通路，包括 ER 的磷酸化。ER 与生长因子、共调节因子、孕激素受体及瘤基因、抑瘤基因蛋白等通路的相互作用，不仅参与靶细胞的增生、分化和维持正常的生理功能，而且对与人类雌激素相关性肿瘤的发病及该类肿瘤对雌激素拮抗剂等的耐药性有影响。

小　　结

化学致癌物与肿瘤发生密切相关，有的本身直接有致癌作用，有的通过机体代谢变为致癌物质。致癌物之间具有累加作用、拮抗作用和协同作用，且致癌作用依赖于致癌物的剂量，充分表达需要相当长的时间观察。致癌物的多样性及代谢体系的差异最终决定了机体对某一类致癌物高度敏感，而对另一类致癌物表现出相对抗性。

无论是外源性激素的过量接触，还是内源性激素的平衡失调，都能导致相关肿瘤的发生。雌激素是人类的主要致癌激素，可以导致乳腺癌、子宫内膜癌、卵巢癌、透明细胞癌等多种癌症的发生。

（曾朝阳　肖　岚）

参 考 文 献

陈尧，周宏灏，2006. CYP2A6 酶活性调节机制的研究进展. 中国药理学通报，22（12）：1415-1418.

李鹤成，温险峰 邵志敏，等，2002. 雌激素作用与乳腺癌基础研究进展. 实用癌症杂志，17（3）：325-327.

李旭东，么鸿雁，阚坚力，等，2008. IARC 公布的化学物质和混合物及暴露环境对人类致癌性的综合评价. 环境与健康杂志，25（12）：1107-1110.

潘世宬，1984. 肿瘤. 北京：人民卫生出版社.

于庆忠，韩金祥，高雪芹，等，2006. 细胞色素 P450 与肺癌关系的研究进展. 医学分子生物学杂志，3（2）：153-155

赵晓民，徐小明，2004. 雌激素受体及其作用机制. 西北农林科技大学学报（自然科学版），32（12）：154-158.

Agundez JAG，2004. Cytochrome p450 gene polymorphism and cancer. Curr Drug Metab，5（3）：211-224.

DeVita VT，Hellman S，Rosenberg SA，2001. 癌——肿瘤学原理和实践. 第 5 版. 徐从高，张茂宏，杨兴季，等译. 济南：山东科学技术出版社.

IARC，2019. List of Classifications，Agents classified by the IARC monographs，volumes 1-123. [2022-07-26].https：// monographs.iarc.who.int/agents-classified-by-the-iarc/.

Oscarson M，McLellan RA，Gullstén H，et al，1999. Characterisation and PCR-based detection of a CYP2A6 gene deletion found at a high frequency in a Chinese population. FEBS Lett，448（1）：105-110.

Trafalis DT，Panteli ES，Grivas A，et al，2010. CYP2E1 and risk of chemically mediated cancers. Expert Opin Drug Metab Toxicol，6（3）：307-319.

Wu MT，Lee JM，Wu DC，et al，2002. Genetic polymorphisms of cytochrome P4501A1 and oesophageal squamous-cell carcinoma in Taiwan. Br J Cancer，87（5）：529-532.

第四章

肿瘤病因学：物理致癌因素及其致癌机制

诱发癌症的物理因素主要有电离辐射、紫外辐射及片状或纤维状异物的长期物理刺激。本章将分别介绍这三种物理致癌因素的特性及其致癌机制。

第一节　电离辐射及其致癌机制

一、电离辐射的来源和致癌特点

（一）电离辐射的定义及来源

电离辐射（ionizing radiation，IR）是最常见的物理致癌因素之一，是一切能引起物质电离的辐射的总称。其种类很多，高速带电粒子有α粒子、β粒子、质子，不带电粒子有中子及X射线、γ射线。人类群体所遭受的辐射来自天然辐射和人工辐射。天然辐射包括宇宙辐射、地壳中的放射性核素外照射、滞留在体内的核素内照射；人工辐射源包括X射线及类似装置、粒子加速器、核反应堆，以及军事用途的核武器等。随着核能在经济和军事领域中的应用越来越广泛，电离辐射对人类的潜在危害也在不断增加。

（二）不同组织对电离辐射致癌的敏感性

动物实验和人类的历史经验证明，暴露于足够剂量的电离辐射可诱发癌症。不同组织的敏感性差异很大，但所有组织都有被辐射致癌的危险。不同肿瘤的自然发病率与辐射诱发癌症的敏感性之间无明确关系。例如，甲状腺癌的自然发病率很低，辐射后发病率明显增高；乳腺癌的自然发病率和辐射诱导的发病率都很高；大肠癌的自然发病率高而辐射诱导发病率低。

（三）辐射诱发癌症的随机性

辐射诱发癌症与辐射的遗传效应具有随机性，这种随机性效应表现为两个特征：一是肿瘤发生的概率随辐射剂量的增加而增加；二是没有阈值，即辐射的致癌后果与剂量无关，即使很小的剂量也有诱发癌症的危险。

二、电离辐射的致癌机制

（一）电离辐射对生物靶损伤的途径

电离辐射的表现是放射线在靶分子内产生电离，形成自由基。自由基的性质非常活泼，可以破坏正常分子结构而使生物靶损伤。

1. 激活水分子　人体组织含有70%～80%的水。当水吸收电离辐射能量后，水分子内部的化学键断裂而呈电离状态，形成成对的自由基离子。自由基离子极不稳定，瞬间（10^{-16}秒）转换成自由基。由于人体组织含水比重大，电离辐射可以造成水分子电离，形成大量的自由基，造成人体组织，特别是生物大分子的损伤。

2. 对有机分子直接作用　当电离辐射作用于人体细胞生物大分子时可直接电离生物大分子而产生自由基，引起生物大分子的损伤。例如，以RH代表细胞生物大分子，电离辐射后的反应为

$$RH \xrightarrow{\text{照射}} RH^+$$

$$RH^+ \longrightarrow R\cdot + H^+$$

R·为电离辐射后产生的自由基。

3. 对有机分子间接作用　间接作用包括人体组织细胞水的电离而产生H·和OH·，这些自由基和生物大分子相互作用如下：

$$RH+OH\cdot \longrightarrow R\cdot +H_2O$$
$$RH+H\cdot \longrightarrow R\cdot +H_2$$

已知 X 射线对哺乳动物细胞DNA所致的损伤，75%是由 OH·所造成的。上述反应可产生导致不可逆损伤的有机自由基 R·。

4. 氧效应　如果被照射的组织内有 O_2，则通过下列反应可以造成更多的损伤：

$$R\cdot +O_2 \longrightarrow RO_2\cdot$$

$RO_2\cdot$ 是一个有机的过氧自由基，不容易修复，因此就将放射损伤固定在生物大分子内，并可引起一系列的连锁反应，造成生物大分子更广泛的损害。

上述电离辐射对生物靶损伤的途径及致癌机制可用图4-1来表示。

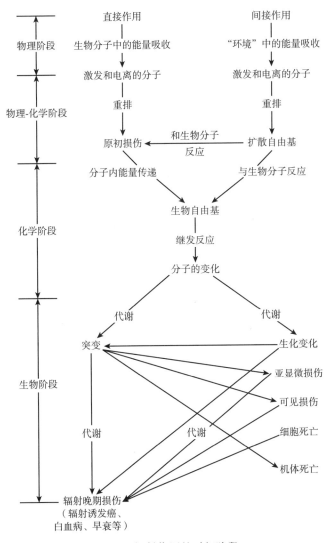

图4-1　辐射作用的时相阶段

（二）电离辐射对 DNA 的损伤

DNA对电离辐射最为敏感，是电离辐射的重要生物靶。电离辐射损伤DNA有直接和间接的效应，直接效应是DNA直接吸收射线能量而损伤，间接效应是指DNA周围其他分子（主要是水分子）吸收射线能量产生具有很高反应活性的自由基进而损伤DNA。电离辐射可导致DNA分子的多种变化。

1. 碱基损伤　主要引起碱基结构改变，碱基丢失的情形较少。碱基破坏与碱基丢失之比为4∶1，而且嘧啶碱基对电离辐射的敏感性较嘌呤碱基高2倍。碱基破坏的结果是使碱基降解，如腺嘌呤脱氨降解为次黄嘌呤，胞嘧啶脱氨降解为尿嘧啶。碱基损伤可造成碱基配对错误，发生基因突变而引起肿瘤发生。

2. DNA链断裂　是电离辐射引起的严重损伤事件，断链数随照射剂量增加而增加。在分裂间期照射细胞，染色体断裂频率最高。DNA双链中一条链断裂称单链断裂（single strand broken），DNA双链在同一处或相近处断裂称为双链断裂（double strand broken）。虽然单链断裂发生频率为双链断裂的10～20倍，但比较容易修复；对单倍体细胞（如细菌）一次双链断裂就是致死事件。这可能是因为双链断裂所需能量要比引起单链断裂的能量高10倍。实验证实，DNA链最易发生断裂的部位依次为脱氧核糖3'-4'位碳原子之间、脱氧核糖4'-5'位碳原子之间、脱氧核糖5'碳原子与磷酸之间、磷酸与脱氧核糖3'位碳原子之间。

单链断裂后，以另一条链为模板进行复制修复，而双链断裂后则致DNA片段丢失，造成基因缺失，引起细胞基因组内的一系列基因调控改变而诱发细胞的恶性转化。

此外，电离辐射还可引起DNA分子交联、氢键破坏，抑制DNA合成和诱导非程序性的DNA合成（unscheduled DNA synthesis）等，其结果是造成遗传信息传递功能障碍，或基因突变，或基因表达错误，这些均与细胞恶变相关。

辐射产生的基因突变，有些并非发生在受辐射细胞中，而是在受辐射细胞的子代细胞，甚至是几十代以后引起基因组不稳定性。

（三）电离辐射引起的染色体畸变

辐射引起的DNA断裂，在细胞水平以染色体断裂形式表现出来。染色体或染色单体断裂后，断裂端有"黏性"，断端与断端可以重新连接起来，其结果不外三种情况：①断裂后不再连接。形成染色体断片，发生染色体缺失（deletion）。②断裂端相距不远，断裂后立即相连，恢复原状，看不出任何明显变化。③断裂后与本染色体断端相连或与另外染色体断端相连，于是在下一次有丝分裂期便出现多种染色体畸变（chromosome aberration），如重复（duplication）、互换（interchange）、倒位（inversion）、易位（translocation）等。

辐射所引起的染色体断裂可能发生在染色体复制之前，也可能发生在染色体复制之后。前一种情况就称为染色体断裂，复制后，两条姐妹染色单体均有断裂；后一种情况称为染色单体断裂。染色体复制后受到辐射，则只引起一条染色单体断裂，若射线同时引起两条姐妹染色单体同位点断裂，则称为等点断裂。这些畸变形式在有丝分裂后期表现出来。由于断裂的位置可发生在染色体臂的远端或中间，断裂点间可能是一小段染色体，也可能是一大段，因而复制前、后的断裂可构成多种形式的畸变类型，如染色体断片、染色体环、双着丝点及三着丝点染色体、染色体桥及等臂染色体等。

染色体畸变的形成直接影响结构基因在基因组内的正常排列，或造成基因片段的丢失，或造成基因在基因组内或基因组间的大规模重排，或改变基因的调控机制，从而使细胞内基因表达调节失控，引起细胞恶性转化。

（四）辐射旁效应

辐射旁效应（bystander effect）也称为"旁观者效应"，是指通过细胞接触或细胞间通信，将直接受辐射细胞的应答传递给周围未受辐射细胞，后者也表现出与直接受辐射细胞类似的生物学效应，包括细胞凋亡或延迟死亡、基因不稳定性、基因突变及细胞生长异常等。首次用来研究旁效应的实验模型是用低流量α粒子照射的单层培养细胞，这样只有极小比例的细胞受到电离作用。结果表明有30%～50%的细胞发生了姐妹染色单体交换频率增加，而只有0.1%～1%的细胞直接受到α粒子的轰击。这个结果提示α粒子的基因辐射靶远远不仅限于受到直接辐射的细胞或细胞核。进

一步的实验表明细胞旁效应的发生与辐射细胞分泌的细胞因子，或各种氧化因子通过培养液或缝隙连接等方式影响了邻近非辐射细胞有关。辐射可能激活了受辐射细胞及邻近细胞同样的信号转导途径，因此辐射的生物学效应可能不仅局限在细胞群内个别受到DNA辐射的细胞。

研究表明，辐射旁效应的发生与基因表达调控有着密切的关系，在效应机制研究中，已发现较多基因的表达异常，CD59、Connexin 43、COX-2等可作为辐射旁效应发生的标志；细胞周期相关蛋白2、细胞周期蛋白B1（cyclin B1）、DNA修复相关蛋白RAD51和CDNK1A被反复验证在旁效应细胞中表达改变。此外，Connexin 32的缺失也被证实可导致辐射致癌率增加，其原因可能是激活了丝裂原活化蛋白激酶（MAPK）途径。

（五）电离辐射的分子机制

1. 电离辐射诱导基因 电离辐射能通过直接或间接的方式诱导被辐射细胞内的DNA断裂。随着辐射剂量的增加，细胞周期阻滞、异常的有丝分裂及细胞死亡将会出现。细胞对电离辐射损伤DNA的处理策略包括3个阶段，即受损DNA的识别、检查点对DNA损伤的阶段性评估和适应性反应的实施（DNA的修复或凋亡）。在电离辐射引发的DNA损伤之初，细胞试图修复损伤的DNA，进行DNA修复；但当DNA损伤程度严重，范围广泛或已经影响了DNA代谢时，细胞将产生一系列生物调控信号，触发不同机制，共同抑制细胞增殖并促进细胞发生凋亡，防止异常的遗传信息传递给子代细胞，以维持基因组的稳定。在这个过程中，电离辐射可以激活多个信号转导通路和基因的表达，其中许多基因和信号通路参与了细胞DNA的损伤、细胞周期改变和细胞凋亡。

电离辐射诱导基因（ionizing radiation inducible gene）是一类受电离辐射调控表达的基因，其表达随辐射条件和所处生理环境的不同呈现复杂多变的特征，辐射剂量、辐射间隔时间也能影响电离辐射诱导基因的表达。另外，电离辐射诱导基因的表达在各组织器官中各异。电离辐射作为一种高能量物理损伤因素，可通过电离激发产生大量的自由基，引起直接受照的生物组织和细胞的损伤。在分子水平上，细胞受辐射后的命运在很

大程度上取决于一些基因的表达改变，这些基因编码转录因子、信号转导分子、细胞因子，参与细胞内各种代谢途径，在细胞周期调控、细胞凋亡、DNA损伤修复、细胞生长调节中发挥着重要的作用。

一般而言，辐射所诱导的基因反应，按其出现的时间早晚，可分为早期反应基因和晚期反应基因。早期反应基因在辐射后数小时内被诱导，这些基因由生长因子刺激而表达，它们编码转录因子，如Jun、Fos、Egr-1和NF-κB，结合于DNA的特殊部位，促进或抑制基因转录，导致特异的生物学效应。晚期反应基因则在辐射后稍长时间被诱导，它们编码细胞因子和生长因子，这些生物活性肽类通过自分泌或旁分泌途径，刺激或诱发放射病变的修复或增强X射线对细胞的杀伤，或在引起纤维化和血管破坏中起作用。另有一些晚期反应基因，如*IL-1*、*TNF-α*、*bFGF*、蛋白激酶C（protein kinase C，*PKC*）基因等，能参与放射保护效应，引起放射抵抗（radiation resistance，RR）或耐受性。

（1）*p53*基因：是与人类肿瘤相关性最高的基因之一，*p53*基因编码一个由393个氨基酸组成的核磷酸化蛋白，具有转录因子的作用，从mRNA水平上调节某些靶基因的表达。*p53*缺失或携带突变的细胞辐射抗性较野生型*p53*细胞强，而突变的*p53*的辐射敏感性依赖于特殊的突变株和细胞类型。

细胞受X射线照射后，表达野生型*p53*细胞阻滞在G_1期检查点，伴有对G_2期的作用。p53蛋白通过促进辐射诱导效应基因的转录而实现对G_1期的阻滞作用。G_1期阻滞大多依赖于野生型p53蛋白的表达，以及p53下游的效应因子p21蛋白的激活，调控细胞周期出现G_1期阻滞，抑制细胞增殖，直到受损伤的DNA修复。如果受损伤的DNA不能修复，则通过启动细胞凋亡等途径将带有损伤DNA的细胞清除。当*p53*基因突变时，失去了*p53*基因通过调控G_1期阻滞发挥的监视功能，使DNA损伤累积，最终导致肿瘤形成。

近年来研究表明，*p53*基因除了可诱导G_1期阻滞外，还可诱导G_2期的阻滞。*p53*基因能调控p21、GADD45及14-3-3σ蛋白表达水平，并通过对细胞周期分裂基因（*Cdc2*）和cyclin B1的抑制作用来诱导G_2期阻滞。*p53*基因及其转录激活产物是维持G_2期阻滞的必需因子，当阻断*p53*和*p21*基因时，电离辐射诱导的细胞G_2期阻滞解除，大量细胞进入分裂活跃状态。细胞受到辐射以后可以诱导p53依赖的14-3-3σ的表达，引起受辐射细胞出现G_2期阻滞。肿瘤细胞内尚存在p53非依赖性G_2期阻滞途径。细胞受到辐射后，ATM蛋白能诱导G_2期阻滞发生。

另一方面，电离辐射可通过p53依赖的方式诱导死亡受体Fas及其配体FasL的表达，诱发细胞凋亡。p53被激活后，野生型p53蛋白可以通过激活*Bax*基因的启动子，上调Bax的表达，并转移胞质Bax到线粒体外膜上，诱导线粒体释放出促凋亡蛋白，同时下调Bcl-2表达，形成Bax/Bax同源二聚体，导致细胞凋亡。在绝大多数肿瘤组织中，*p53*基因常发生突变而失去功能，故对辐射等因素诱导的凋亡不敏感。许多研究表明，野生型p53蛋白常常增加肿瘤细胞对辐射的敏感性，而突变型p53蛋白丧失了激活*Bax*基因启动子的功能。

（2）*GADD*基因家族：生长停滞和DNA损伤诱导（growth-arrest and DNA damage-inducible，*GADD*）基因家族是一类在多种DNA损伤因素作用后，随DNA修复途径的启动而快速诱导表达的基因，包括*GADD45*、*GADD135*、*GADD34*、*GADD33*及*GADD7*等。*GADD*基因的共同特点是编码具有细胞增殖抑制作用的产物，其在体内的过度表达可使细胞克隆形成能力下降，细胞周期停滞。*GADD45*是*GADD*家族中的重要一员，是一个对多种电离辐射敏感的基因，其亚家族包含3个结构相似的酸性核蛋白GADD45α、GADD45β、GADD45γ。在不同辐射剂量范围内进行的实验表明，辐射诱导*GADD45*基因表达增加，并具有良好的剂量效应关系。电离辐射诱导细胞发生的G_1期阻滞严格依赖于野生型p53蛋白的存在。电离辐射后，在具有野生型p53功能的细胞中GADD45α的表达显著上调。反之，*p53*基因突变或应用p53抑制剂后导致丧失正常功能后，GADD45α的表达能力显著下降。进一步研究发现，*p53*通过直接作用和间接作用两种途径上调GADD45α的表达。野生型*p53*可直接与*GADD45α*基因上的结合位点p53基序（p53 motif）结合，促进*GADD45α*的转录表达。在*p53*结合位点上游还有AP-1位点，Jun

D蛋白可与AP-1位点结合影响*p53*对*GADD45α*的转录调节。此外，*p53*还可以与*WT1*相互作用（WT1是一个肿瘤抑制蛋白及核转录因子），使WT1与*GADD45α*启动子区段的*WT1*基序结合，间接调节*GADD45α*的转录表达。

（3）*BRCA1*基因：*BRCA1*是遗传性乳腺癌和卵巢癌的易感基因，其突变与30%～50%的家族性乳腺癌、卵巢癌有关。该基因以常染色体显性遗传方式遗传，并有很高的外显率。该蛋白是一个磷酸核蛋白，具有以下特征性结构域：N端的锌指结构域、核定位区、RAD51结合区、粒素区、BRCT区和转录活性区。N端为锌指结构介导蛋白与蛋白间的相互作用。研究表明，*BRCA1*基因具有放射敏感性，Clarlin等研究DNA损伤后*BRCA1*的改变。把MCF-7细胞暴露于剂量不断增加的紫外线照射下，在 > 78J/m^2 剂量时最早在辐射后5分钟就观察到增加的*BRCA1*基因产物表达，提示辐射损伤引起的新翻译的蛋白质可能促进*BRCA1*基因产物水平的升高。

目前很多数据表明BRCA1参与DNA损伤修复，BRCA1可与ATM、RAD51、C-Abl组成复合物，BRCA1/c-Abl复合体是ATM依赖性的，而C-Abl则依赖ATM提高酪氨酸激酶的活性。当电离辐射等诱导DNA损伤时，ATM磷酸化BRCA1，然后提高C-Abl酪氨酸激酶的活性，C-Abl绑定BRCA1 C端的结构域，BRCA1绑定C-Abl N端的结构域。BRCA1-c-Abl复合体在电离辐射后解绑定，ATM磷酸化BRCA1，C-Abl酪氨酸激酶的活性提高并磷酸化次级BRCA1，这一反应在20Gy剂量时辐射1小时达到高峰，共同完成DNA双链损伤的修复。

（4）*MDM2*基因：鼠双微体-2（murine double minute 2，*MDM2*）基因最初由George等在自发肿瘤小鼠细胞系3T3DM中鉴定得到，它是胚胎和成人组织的关键存活因子。人们发现电离辐射可诱导MDM2以p53依赖性方式表达。电离辐射可使p53诱导细胞周期阻滞在G$_1$期，或者促进依赖于细胞辐射类型的凋亡，而MDM2能抑制这两种反应。在接受2～50cGy X射线照射时，MDM2的诱导表达与剂量有线性关系，而与剂量率无关。MDM2通过2条途径抑制p53：一是直接妨碍p53诱导基因表达的活性；另一种是MDM2的泛素化作用可以促进p53从胞核移位到胞质，失去转录激活因子的作用。MDM2必须直接结合p53才可组织转录和刺激降解，因此，MDM2及其结合p53的水平对调节辐射反应很关键。

（5）*ATM*基因：*ATM*是共济失调毛细血管扩张症（ataxia telangiectasia，AT）的致病基因，同时也是一个放射线敏感基因。*ATM*基因是近年来发现的在细胞DNA双链损伤修复时具有启动效应的基因，其表达状况与细胞受损后的修复、凋亡和细胞周期的调控密切相关。当细胞受到电离辐射损伤时，*ATM*基因被激活，通过多种途径促进DNA修复和细胞存活：一方面激活细胞周期检查点，以磷酸化方式活化下游的信号分子，损伤的细胞被阻滞在G$_1$/S期、S期和G$_2$/M期；另一方面同样以磷酸化的方式激活p53蛋白，发挥促凋亡作用。此外，ATM蛋白还参与细胞同源重组和非同源连接的细胞修复过程及对端粒酶的调控。*ATM*的突变和失活可以导致基因不稳定性的增加、DNA双链断裂修复障碍，从而出现对放疗的高度敏感和肿瘤易发倾向。

（6）*WAF1*基因：*WAF1*基因编码的分子量为21 000的核蛋白，即p21$^{WAF/CIP1}$蛋白，是一种细胞因子依赖性激酶的潜在抑制因子，在p53介导的G$_1$期停滞中起重要作用。直肠癌术前放疗结果显示，多数p21$^{WAF/CIP1}$阴性病例对放射线抵抗，而多数p21$^{WAF/CIP1}$阳性病例对放射线敏感，术中见后者比前者的肿瘤体积明显缩小，且阴性组的局部复发率及远处转移率高，5年生存率低。在人类肿瘤中，*WAF1*基因可被野生型p53蛋白激活，而不能被异常p53蛋白激活。体外研究证明，p21$^{WAF/CIP1}$蛋白可以调节细胞增殖，并通过细胞凋亡途径影响肿瘤的放射线敏感性。

（7）*Egr-1*基因：早期生长反应基因-1（early growth response-1，*Egr-1*）是在电离辐射早期活化的基因之一。*Egr-1*基因参与了细胞的多种辐射生物学效应，其重要功能是介导细胞的增殖与分化，当细胞受到离子射线损伤等刺激时，*Egr-1*基因迅速被激活，细胞由G$_0$期进入G$_1$期，导致细胞增殖分化。*Egr-1*基因5′区的4个血清反应元件中包括放射敏感性的6个高度保守CC（A/T）$_6$GG结构域，电离辐射产生的活性介质可作用于该结构域而诱导Egr-1表达。*Egr-1*基因的表达产物为一种具有3个Cys$_2$-His$_2$锌指结构的转录因子，在锌离子的存在下，锌指结构与DNA序列中富含GC（CGCCCCCGC）的启动子区域结合，发挥转录调控作用。目前，多利用 *Egr-1* 启动子的辐射诱导性进行肿瘤辐射-基因治疗研究。

2. 细胞周期调控与放疗敏感性　电离辐射能通过引起各种细胞周期阻滞来抑制细胞的增殖，使细胞滞留在 G_1、S 或 G_2 期，不能进入有丝分裂。当DNA损伤不能被修复时，细胞周期检查点会启动细胞周期永久停滞机制或凋亡机制来消除具有潜在危险的细胞。细胞周期检查点在电离辐射引起DNA损伤中的作用机制详见第五章第二节"DNA损伤、修复与癌变"。

不同细胞周期的细胞辐射抗性也不同。对多数细胞而言，M期和 G_2 期的细胞对辐射较敏感，而 G_1 期的细胞次之，S期的细胞对辐射最不敏感。目前研究表明，细胞周期调控是影响辐射耐受性的一个重要细胞反应，它可发生在 G_1/S 期和 G_2/M 期检查点处，使细胞有额外时间修复DNA损伤。在M期假如有未修复的DNA损伤，几乎不可避免是致死性的；而在S期前未修复的DNA损伤可导致非常高频率的突变，最终可导致癌变。因此在DNA损伤被修复之前恰当的细胞周期阻滞对细胞生存是有利的生存机制，也就是说，细胞周期的调控与细胞抗辐射能力存在密切关系。辐射诱发肿瘤是一个非常复杂的过程，辐射诱导DNA损伤引发染色体的修复，在这一过程中伴随着基因组不稳定性增加，基因发生多种类型突变，最后导致了肿瘤的发生。

第二节　紫外线及其致癌机制

一、紫外线的致癌作用

紫外线（ultraviolet，UV）与各种皮肤癌的发生密切相关，日光辐射强的地区皮肤癌的发病率高，日光中的紫外线辐射是潜在的环境致DNA损伤因素。有足够的证据表明，长期反复暴露于日光紫外线下是皮肤基底细胞癌和鳞状细胞癌（即非黑色素瘤）和黑色素瘤的主要诱因。皮肤癌的发生和紫外线的波长、暴露累积时间和单次强度、年龄、皮肤类型及遗传因素等有关。

二、紫外线照射的致癌机制

紫外线照射的致癌机制比较清楚，DNA分子损伤最早就是从研究紫外线的效应开始的。当DNA受到最易被其吸收波长（约260 nm）的紫外线照射时，细胞核DNA则吸收紫外线光谱，光吸收的结果是导致DNA链上彼此相邻的两个嘧啶碱基在其C5和C6位间以双键形成一个环丁烷环，由此构成一个环丁烷嘧啶二聚体（pyrimidine dimer，PD）。

正常情况下机体可以免于紫外线损伤，是因为机体可以产生紫外线吸收体（黑色素）和修复DNA损伤。人类皮肤对紫外线有一定的适应性，穿透表皮的紫外线可以激活黑色素细胞产生黑色素，保护角质形成细胞免于DNA损害。人皮肤因受紫外线照射而形成二聚体的频率可达 5×10^4/h，但只局限在皮肤中，因为紫外线不能穿透皮肤。但是它不能完全阻止紫外线达到DNA，此时需要核酸切除修复系统来进行修复。紫外线照射还能引起DNA链断裂等损伤。在正常情况下，细胞内有正常的DNA修复系统修复这种损伤，使嘧啶二聚体从DNA链上清除掉。但当存在某些有DNA修复系统缺陷的疾病时，如着色性干皮病缺乏切除嘧啶二聚体的修复酶类，因而嘧啶二聚体可以长久地保留在DNA链上，引起基因结构改变，DNA复制发生错误，终由基因突变而导致肿瘤的形成。

目前紫外线诱发的突变基因中，研究最透彻的就是抑瘤基因 *p53*，其是导致皮肤癌发生的关键分子。*p53* 肿瘤抑制基因及基因产物是最多样化和复杂的，野生型 p53 蛋白作为一个肿瘤抑制因子使细胞停滞在 G_1 期或者诱导细胞凋亡，维持基因稳定性，从而抑制肿瘤。紫外线照射可导致 *p53* 基因突变，产生皮肤癌。人类90%的鳞状细胞皮肤癌患者和50%的基底细胞癌患者都被发现有紫外线诱导的 *p53* 基因突变。在58%的鳞状细胞皮肤癌患者中存在 *p53* 基因CC-TT置换和C-T改变。

第三节　片状或纤维状异物及其致癌机制

片状或纤维状异物的长期慢性刺激也是物理致癌因素之一。具有一定大小（＞0.5cm）的光滑而无中断的平面片状异物,如电木、玻璃纸、塑料片、窗玻璃、片状金属等,埋入动物皮下或其他组织内有致癌作用,将这些异物磨粗、打孔、研成粉末或碎片则无致癌性。其致癌机制可能是这些异物消除了细胞间的接触抑制,使有些细胞发生突变与转化。但自然状态下片状异物长期植入人体内的概率微乎其微,这种情况导致人类肿瘤的频率几乎为零,本节以石棉为例介绍纤维状异物的长期慢性刺激导致的癌症及其致癌机制。

一、石棉的致癌作用

石棉是一组自然形成的水合矿物硅酸盐的商业名称,能结晶成纤维状。20世纪初,石棉开始在工业上用于隔火绝热,不久就发现它能导致石棉肺。20世纪50~60年代对石棉矿工、石棉纺织工、管道工及码头工的研究证实了石棉与肺癌和间皮瘤的发生有关。

由于玻璃纤维也可引发间皮瘤,漂洗石棉纤维除去表面污染物并不能降低其致癌作用,表明不同石棉纤维的晶体结构和化学组成不如物理结构及形态重要。具有致癌作用的石棉纤维长度一般>8μm,直径<1.5μm,长度:直径>3:1。细长的石棉纤维更具致癌性。

与石棉暴露有关的恶性肿瘤中,肺癌最为常见,暴露于任何类型石棉中均可使肺癌发病率升高,吸烟具有协同作用,其次是间皮瘤,胃肠道、肾脏、胰腺、食管和结肠的肿瘤发生也有增加。间皮瘤是纤维特别是石棉纤维导致的特殊肿瘤,来自胸膜和腹膜表面,组织学表现呈多形性,在胸膜和腹膜表面蔓延,不侵犯深层组织,但可转移,很难治疗,预后一般很差。

从暴露于石棉到发现肿瘤需要15~40年,潜伏期长短与肿瘤类型、暴露水平、首次暴露的年龄有关。年龄大及暴露强度高、时间长的工人,潜伏期较短。不同种类的石棉相关疾病中,间皮瘤潜伏期最长,发病高峰一般在初次暴露后的35~40年。

二、石棉致癌的作用机制

石棉纤维诱发肿瘤的机制尚未完全阐明。在人工培养的叙利亚仓鼠胚胎细胞中,石棉纤维可诱发与剂量相关的细胞微核增加、染色体畸变及肿瘤性转化。有关石棉致癌作用机制的研究说明,氧自由基特别是羟基自由基在石棉纤维的毒理学中起关键作用。多种致癌纤维中含有铁,为由分子氧到活性氧的单电子还原过程提供了必需的催化剂,石棉纤维被吞噬后,铁能够被细胞内的螯合物激活,加强氧化还原作用,并可损伤细胞内远离石棉纤维的部分,在暴露于石棉纤维的肺泡巨噬细胞内还发现有一氧化氮自由基的介入。过氧化氢酶和超氧化物歧化酶等抗氧化酶可保护细胞不发生石棉诱导的突变,进一步证实了氧自由基在石棉纤维毒理学中的作用。

小　　结

物理致癌因素主要包括电离辐射、紫外线和以石棉为代表的外来异物接触刺激三种。电离辐射是主要的物理性致癌因素,对生物靶损伤的机制主要是产生电离,形成自由基。DNA是电离辐射的重要生物靶,DNA损伤主要是单链断裂和碱基结构改变。电离辐射引起的DNA断裂在细胞水平以染色体畸变的形式表现出来,出现重复、互换、倒位、易位等,直接影响结构基因在基因组内的正常排列,或造成基因片段的丢失或重排,甚至可以影响基因的转录调控。紫外线是皮肤癌的一个重要致癌因素,能引起DNA链上彼此相邻的两个嘧啶碱基形成环丁烷嘧啶二聚体。如果机体存在内在的缺陷,使细胞不能对损伤的DNA进行修复,或机体的免疫系统不能及时排斥、清除这种变异的细胞,这种DNA变异的细胞将发生增殖,最终导致肿瘤的形成。

(曾朝阳　李桂源)

参 考 文 献

肖瑶,韩玲,2007. 电离辐射诱导旁效应的研究现状. 国际放射医学核医学杂志,31(5):303-306.

徐小洁,叶棋浓,2008. 电离辐射诱导基因的研究进展. 生物技术通讯,19(5):765-768.

Abbott DW,Thompson ME,Robinson-Benion C,et al,1999. BRCA1 expression restores radiation resistance in

BRCA1-defective cancer cells through enhancement of transcription-coupled DNA repair. J Biol Chem，274（26）：18808-18812.

Clarkin CE，Zhang H，Weber BL，2000. Kinetics of BRCA1 regulation in response to UVC radiation. Cell Mol Life Sci，57（7）：1126-1134.

DeVita VT，Hellman S，Rosenberg SA，2001. 癌——肿瘤学原理和实践. 第5版. 徐从高，张茂宏，杨兴季，等译. 济南：山东科学技术出版社.

Gatei M，Zhou BB，Hobson K，et al，2001. Ataxia telangiectasia mutated（ATM）kinase and ATM and RAD3 related kinase mediate phosphorylation of BRCA1 at distinct and overlapping sites. *In vivo* assessment using phospho-specific antibodies. J Biol Chem，276（20）：17276-17280.

Huang RX，Zhou PK，2020. DNA damage response signaling pathways and targets for radiotherapy sensitization in cancer. Signal Transduct Target Ther，5（1）：60.

Lanz MC，Dibitetto D，Smolka MB，2019. DNA damage kinase signaling：checkpoint and repair at 30 years. EMBO J，38（18）：e101801.

Mavragani IV，Nikitaki Z，Kalospyros SA，et al，2019. Ionizing radiation and complex DNA damage：from prediction to detection challenges and biological significance. Cancers（Basel），11（11）：1789.

第五章

肿瘤发病学的生物学基础

恶性肿瘤的发病学机制在较漫长的岁月中经历了由细胞到亚细胞再到分子水平的不断认识与认识的不断升华，构成了当代肿瘤发病学的生物学基础这一复杂而庞大的理论体系。本章将针对肿瘤生长动力学、DNA损伤、修复与癌变、肿瘤异质性与区域癌化理论等肿瘤发病学的生物学基础进行较详细的描述，其他有关肿瘤发病学的细胞生物学与分子生物学基础详见相关章节。

第一节　肿瘤生长动力学

肿瘤的失控性生长，是因为肿瘤细胞不能像正常细胞一样，增殖达到一定数目后，细胞的生长速率与丢失速率保持平衡以保证组织的体积维持稳定。肿瘤生长动力学（neoplasm proliferation kinetics）是定量研究细胞群体增殖与消亡的变化规律及它们对生理和理化因子发生调节和反应的科学。

一、肿瘤细胞群体组成

肿瘤细胞群中的细胞并不同时进行增殖，一般由增殖细胞群、静止细胞群和非增殖细胞群三个部分的细胞组成。在同一肿瘤内，各细胞群之间成为肿瘤发生发展过程中互相衔接的环节。不同类型的肿瘤及同一种肿瘤的不同阶段，这三类细胞所占的比例是不同的。三种细胞群之间可以相互转变。例如，当缺乏营养和血液供应不良时，静止细胞群增加；当增殖细胞群被迫减少，同时营养等供应改善时，增殖细胞群又增加。

增殖细胞群占同一组织或肿瘤的整个细胞群的比率，称为生长比率或生长分数（growth fraction，GF）。肿瘤体积增大一倍所需的时间即肿瘤倍增时间（doubling time，DT）。生长比率高的肿瘤，瘤体的增大较快，倍增时间较短。这类细胞对药物的敏感性也比较高。静止期细胞群指G_0期或延长的G_1期细胞，保持增殖能力但不分裂。这类细胞对药物敏感性低，并且是肿瘤复发的根源。非增殖细胞群存在于正常静态组织（如骨骼），成熟的血细胞也属于这类，在肿瘤中这类细胞很少，与肿瘤生长的关系不大，也无治疗上的意义。

二、肿瘤增殖特性

肿瘤细胞的增长速率在不同类型的肿瘤之间变异很大，肿瘤体积的DT范围可从10天至数年，这是因为肿瘤增长的速率与细胞增殖周期、细胞生长比率及细胞丢失三者的综合作用有关。

在肿瘤生长过程中，细胞丢失也是一个非常重要的因素。肿瘤细胞除一部分通过正常途径终末分化、成熟直至死亡外，也可因供血不足、氧和营养缺乏或核分裂异常而死亡，还可因脱离和转移等丢失。肿瘤的丢失程度无法直接测定。随着肿瘤体积增大，倍增时间延长，这可能与肿瘤组织中增殖细胞群的细胞周期延长、部分细胞进入G_0期及细胞丢失增多有关。人体内正常更新组织中细胞生长与细胞丢失之间存在动态平衡；而在肿瘤中，细胞的增长超过了丢失。

三、肿瘤生长规律

早在1935年Mottram就对小鼠皮肤癌的生长规律进行了观察。1956年Collins研究了人体肺转移瘤的生长规律，建立了肿瘤的生长复合指数生长模型。但是，随着这一模型的普遍运用，发现许多实体瘤只在较短的观察期内才符合，当延长观察时间后，随着瘤体增大，肿瘤生长速度不断减慢并达到相对恒定，符合Gompertz函数。肿瘤生长规律可用两种基本的数学模型表示，即指数生长模型和Gompertz生长模型。

1. 指数生长模型　指肿瘤的生长符合一级动力学（first order kinetics）规律，即一个肿瘤细胞通过细胞周期一分为二（2^1个）以后，接着进入第二个周期，2个变为4个（2^2个）……一直到2^n个细胞，呈指数（2^0，2^1，2^2，$2^3\cdots2^n$）生长繁殖，并且具有恒定的体积倍增时间。这一模型比较简明地说明了单位时间内细胞分裂增殖的数量关系。

假如肿瘤以指数模型增长，那么由一个肿瘤细胞发展成为临床上可以查及的肿块，直到致命的大小，需要经过多少次增殖周期？一个直径为10μm、重量为0.001μg的瘤细胞，发展到临床可见的1cm瘤结需经过30次倍增；而从1cm的瘤结增大到致命的1kg重时只需倍增10次（体积已增大1000倍）。如果从时间上推测，一个瘤细胞指数生长为100万个（10^6）细胞的肿块，需要1～5年；尽管它在体内生长了5年，仍只有针尖大小，重量也不超过1mg，因此在相当一段时期内，普通的诊断方法是难以发现的。

2. Gompertz生长模型　该模型表明，肿瘤体积小时生长速度也很小，而后逐渐加快，当瘤体大小为最大体积的37%时生长速度最快，随着肿瘤的增大其生长不断减慢并趋向恒定，呈一光滑的向上凸的Gompertz曲线（图5-1）。可用Gompertz函数表示：$S=S_0e^{(1-e^{-\alpha t})\beta/\alpha}$。式中，$S$表示时间$t$时肿瘤的大小（重量、体积或细胞数）；$S_0$表示最初的肿瘤大小，$\alpha$和$\beta$是常数。当$\alpha\rightarrow0$时，Gompertz函数变为指数函数，所以指数生长可看成是Gompertz生长的一种特殊形式（图5-1）。

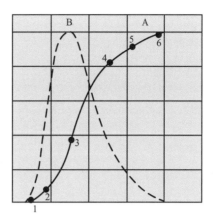

图5-1　Gompertz型生长时瘤体大小（曲线A）与生长速率（曲线B）的关系

第二节　DNA损伤、修复与癌变

外界环境和生物体内部各种有害因素不可避免地对机体的组织与细胞产生作用，导致生物大分子，特别是DNA分子的损伤。为保持机体正常生理功能和遗传的稳定性，大部分损伤被生物体内一整套十分有效的修复系统（repair system）所修复，未被修复的则积累起来，对体细胞就可能影响其功能或生存，对生殖细胞则可能影响到其后代。

一、DNA损伤类型

（一）根据诱发的因素分类

DNA损伤可分为两大类，即自发性损伤和环境因素引起的损伤，有时两者难以区分。

任何DNA分子结构的异常改变都可以看作DNA损伤。

1. DNA自发性损伤

（1）DNA复制中的错误：以DNA为模板按碱基配对进行DNA复制是一个严格而精确的事件，但也不是完全不发生错误的。复制引发的错误在DNA损伤中最为常见。对大肠杆菌的研究表明，碱基配对的错误频率为$10^{-2}\sim10^{-1}$。在DNA复制酶的作用下，以3′-5′核酸外切酶（exonuclease）的活性切除错误接上的核苷酸，碱基错误配对频率降到$10^{-6}\sim10^{-5}$，这种校正作用广泛存在于原核和真核细胞的DNA聚合酶中，可以说是对DNA复制错误的修复形式，从而保证了复制的准确性。某些因素如各种离子浓度 Mn^{2+}、Mg^{2+}、Ca^{2+} 也可影响 DNA 聚合酶催化 DNA 合成的忠实性。此外，复制后错误配对的校正系统可使 DNA 聚合酶错误率进一步降低，人类的复制错误经修复机制校正后一般为 10^{-10} 左右，即每复制 10^{10} 个核苷酸大概会有一个碱基的错误。

（2）DNA 的自发性变化：生物体内 DNA 分子可以由于各种原因发生变化，至少有以下类型。①碱基的异构互变：DNA 中 4 种碱基各自的异构体间都可以自发地相互变化（如烯醇式与酮式碱基间的互变），这种变化会使碱基配对间的氢键改变，使腺嘌呤能配上胞嘧啶、胸腺嘧啶能配上鸟嘌呤等，如果这些配对发生在 DNA 复制时，就会造成子代 DNA 序列与亲代 DNA 不同的错误性损伤。②碱基的脱氨基作用：正常情况下构成 DNA 的四种碱基的胞嘧啶、腺嘌呤及鸟嘌呤均含有环外氨基，有时会自发脱落，从而胞嘧啶会变成尿嘧啶（U）、腺嘌呤（A）会变成次黄嘌呤（H）、鸟嘌呤（G）会变成黄嘌呤（X）等，遇到复制时，U 与 A 配对、H 和 X 都与 C 配对就会导致子代 DNA 序列的错误变化。胞嘧啶自发脱氨基的频率约为每个细胞每天 190 个。③碱基丢失：脱嘌呤与脱嘧啶作用，是指从 DNA 上丢掉了嘌呤碱或嘧啶碱，形成无碱基位点，称为无嘌呤嘧啶位点（apurinic/apyrimidinic site，APsite）。自发的水解可使嘌呤和嘧啶从 DNA 链的核糖磷酸骨架上脱落下来。嘧啶碱与脱氧核糖相连的糖苷键比嘌呤碱相应糖苷键稳定，所以脱嘌呤更常见，是脱嘧啶频率的 20 倍。④碱基修饰与链断裂：细胞呼吸的副产物氧自由基也会造成 DNA 损伤，能产生胸腺嘧啶乙二醇、胸苷乙二醇与羟甲基尿嘧啶等碱基修饰物，这些损伤产物可从尿排出体外。此外，氧自由基还可能引起 DNA 单链断裂等损伤。

2. 环境因素引起的 DNA 损伤　环境中一些化学物质如烷化剂及物理因素（如紫外线与电离辐射等）均可引起 DNA 的损伤或产生其他遗传学改变而使基因和染色体发生改变。

（二）根据损伤类型分类

DNA 损伤大体上可以分为两类：单个碱基改变和结构扭曲。DNA 分子的损伤类型有多种，一种 DNA 损伤剂往往可以同时引起几种类型的损伤，其损伤效应的大小和类型与剂量及细胞所处的周期状态有关。

1. 碱基损伤

（1）碱基置换：包括碱基替代、碱基缺失、碱基插入和碱基置换。这种碱基损伤可由 2-AAF、二甲基亚硝胺引起。

（2）嘧啶二聚体：由 $250\sim310nm$ 紫外线照射所致。紫外线照射后 DNA 分子上的两个相邻的胸腺嘧啶（T）或胞嘧啶（C）之间可以共价键连接形成环丁酰环，这种环式结构称为二聚体。胸腺嘧啶二聚体的形成是紫外线对 DNA 分子的主要损伤方式。

（3）碱基烷化：由单功能烷化剂，如甲基硝基亚硝基胍等造成，主要是甲基化和乙基化。

（4）碱基脱落：形成去嘌呤、去嘧啶部位。

（5）DNA 交联：双功能烷化剂如丝裂霉素 C、氧化补骨脂素及 360nm 紫外线照射均可导致这种损伤。这种情况常发生在两个单链的对角的鸟嘌呤之间。链的交联也往往带来 DNA 分子的断裂。

2. DNA 链断裂　X 射线、γ 射线照射细胞后，由细胞内的水所产生的自由基既可使 DNA 分子双链间氢键断裂，也可使它的单链或双链断裂。化学物中的博来霉素、甲基磺酸等烷化剂也能造成链的断裂。

（1）单链断裂：电离辐射、亚硝胺类致癌物均可引起 DNA 单链断裂。

（2）双链断裂：电离辐射、亚硝胺类致癌物、2-AAF 可诱发这种损伤。

3. 磷酸酯化　烷化剂作用于 DNA 磷酸基处，可形成磷酸三酯。

DNA 分子还可以发生个别碱基或核苷酸的变化。例如，碱基结构类似物 5-溴尿嘧啶等可以取代个别碱基，亚硝酸能引起碱基的氧化脱氨反应，原黄素（普鲁黄）等吖啶类染料和甲氨基偶氮苯等芳香胺类致癌物可以造成个别核苷酸对的增加或减少而引起移码突变。

DNA 损伤引起的 DNA 结构变化是体细胞突变甚至体细胞恶变的分子基础。无论是移码突变、点突变还是碱基配对错误，都可影响到 DNA 复制、转录、翻译的正确性，从而产生致突变或致恶变的蛋白质。DNA 链断裂导致的基因丢失或染色体重排，则严重扰乱了细胞基因组内基因的调控机制，或使与细胞分化有关的基因灭活或丢失，或使与细胞增殖有关的基因激活，或使基因组内基因大规模重排，这都将促进细胞向恶性方向转化。

二、DNA损伤后的细胞学反应

DNA损伤能够引发多种细胞反应：①激活DNA修复系统，修复受损的DNA，使DNA复制继续进行；②激活DNA损伤检查点，使细胞周期阻滞，以便细胞有充分的时间进行修复，避免该损伤遗传至后代细胞；③使一些损伤严重、修复无望的细胞发生凋亡；④转录某些特定的基因，以利于细胞的生存，但此途径的具体作用目前还不清楚。上述任何一种细胞反应的功能缺陷都会导致基因组的不稳定。在特定情况下，上述4种细胞调控途径可以独立进行，但大多数情况下，它们之间存在着交互协同作用，如参与细胞周期阻滞的因子可能还直接或间接参与DNA损伤的修复过程。

（一）阻滞细胞周期进程

DNA损伤后细胞将通过启动一系列反应机制和修复系统，尽量维持基因组的完整性和细胞存活能力，但也可能会带来一定的细胞学后果，其严重性既取决于DNA损伤的类型和程度，又与细胞自身内在DNA修复等损伤反应体系的完整性密切相关。DNA复制、转录、重组和修复是DNA的4个代谢反应，任何一个代谢反应机制紊乱都可能导致程度不同的细胞学后果，一方面取决于DNA损伤因子及引发的损伤的复杂性和严重程度，另一方面取决于细胞内维持DNA完整性和调控反应功能的细胞周期检查点机制。一旦DNA损伤出现，细胞就暂时停止细胞周期进程，即发生细胞阻滞反应，以便于DNA修复或启动细胞凋亡。

（二）DNA损伤后的细胞凋亡反应

正常生理状态下，细胞凋亡是机体在系统发育过程中维持细胞增殖和细胞死亡稳态平衡的重要途径。当细胞受到外环境DNA损伤因子作用时，也会启动凋亡机制去除损伤严重的细胞，只

要凋亡细胞的量还达不到影响组织/器官正常生理功能的程度，在一定意义上来说对整个机体就会起到积极的影响，因为这样可去除潜在的基因组不稳定细胞，降低机体患癌症的风险。在DNA损伤诱发凋亡的信号转导反应中，p53、Bax、Bcl-2等蛋白发挥着关键性的作用，并进一步落实到胱天蛋白酶（caspase）的激活和由此对相应的DNA修复蛋白（如PARP、ATM、DNA-PKC）等的酶解作用，即DNA切割酶的激活，最终导致特征性细胞（核）形态改变和DNA降解梯带的出现。

三、DNA损伤检查点

DNA分子损伤将激活细胞内一系列生化反应网络，引发多样性细胞学反应。细胞内的DNA损伤应答机制是一个精密复杂的网络系统，监视并维护遗传信息的完整性，包括细胞检查点机制和DNA修复通路。细胞检查点机制可以敏感地检测到DNA结构与染色体功能各种类型的缺陷和损伤，维持细胞基因组的稳定性，诱导细胞产生多方面的快速应答，如延迟细胞周期进程、激活DNA修复功能。其主要包括DNA损伤检查点（DNA damage checkpoint）、DNA复制检查点和纺锤体组装检查点。当DNA损伤不能被修复时，细胞周期检查点会启动细胞周期永久停滞机制或凋亡机制来消除具有潜在危险的细胞。其中细胞周期延迟或阻滞是通过DNA损伤检查点完成的。

（一）DNA损伤检查点的分子组成

DNA损伤检查点也包括3个组成部分：感应因子（sensor，如ATM和ATR）、信号转导因子（signal transducer，如Chk1和Chk2）、中介因子（mediator）和效应因子[effector，包括多种能激活周期蛋白依赖性激酶（cyclin-dependent kinase，CDK）的磷酸酯酶，如Cdc25A、Cdc25B和Cdc25C]。磷脂酰肌醇-3′-激酶样激酶家族（phosphatidylinositol 3′ kinase-like kinase，PIKK）若干成员包括ATM/ATR（ATM-Rad3-related），是整个DNA损伤应答通路的中心分子。PIKK相关蛋白的下游分子，即2个家族性的检查点激酶（checkpoint kinase，Chk）蛋白——Chk1和Chk2及同源蛋白，是ATM和ATR的调节靶蛋白，在哺

乳细胞中参与DNA损伤的应答；具体执行DNA损伤应答功能的蛋白分子是信号转导通路的效应蛋白，主要包括PIKK和Chk激酶的底物蛋白，以及在DNA修复、转录调节和细胞周期控制中发挥作用的蛋白，如BRCA1、Nbs1、p53和Cdc25c等。而有些蛋白如乳腺癌易感基因蛋白1（BRCA1）、接头蛋白（claspin）、p53结合蛋白（53BP）和DNA损伤校点蛋白1（MDC1）等也作为中介因子，它们在DNA损伤信号的感应和信号转导过程中因状况不同可能会有多种功能。

DNA损伤检查点被启动的一般形式是，PIKK若干成员如ATM、ATR、DNA-PK等作为感受器被激活，启动一系列磷酸化级联反应，其典型后果是减慢或者暂时阻滞细胞周期的进程，从而使细胞获得充足的时间来使相应的修复系统纠正错误，避免它们被传到下一代。如果多细胞生物的细胞失去检查点，无论受到外来的还是内源的损伤和压力，都会很敏感，其可能的后果包括器官发育不完全、免疫缺陷、癌症的发生，或者其他疾病。

1. 感应因子——ATM和ATR DNA损伤检查点在激活前首先要识别DNA损伤。检查点特异性的DNA损伤感应因子主要有磷脂酰肌醇-3-激酶样激酶家族的两个蛋白，即ATM和ATR。

ATM蛋白是*ATM*基因编码的产物，是一个370kDa的蛋白激酶，*ATM*基因失活导致的是一种常染色体隐性遗传病，即共济失调毛细血管扩张症（ataxia telangiectasis，AT）。该病有多种临床症状，如对射线极度敏感、小脑神经细胞变性、不育症、生长延迟、免疫缺陷、细胞周期异常及肿瘤易感等。研究显示，AT患者的癌症发生率很高。据统计AT患者约有1/3最终患各种癌症，其癌症发生率较正常人高约100倍。

*ATR*基因是在人类基因库中发现的，其序列与ATM和SpRad3类似，因此命名为ATR（ATM-Rad3-related）。*ATR*基因编码的蛋白质分子质量为303kDa，具有C端激酶活性区和PIKK家族结构类似区。*ATR*基因敲除小鼠在胚胎期发生死亡，而人类*ATR*基因突变导致ATR功能部分缺失，引发塞克尔（Seckel）综合征。塞克尔综合征是一种常染色体隐性遗传病，与AT症状类似。ATR也是丝氨酸/苏氨酸蛋白激酶，几乎磷酸化所有ATM的底物。

DNA受到损伤后，ATM和ATR是应激反应的中心，且是维持基因组稳定的重要因子。这两个激酶受控于何种机制，如何对损伤进行应答还未完全阐明。传统的观点认为，ATM主要应对DNA双链断裂，而ATR则主要应对DNA单链断裂，但是后来的研究发现ATR在双链断裂发生时也被激活。目前普遍认为，ATM主要被离子辐射或者某些药物造成的双链断裂所激活，而ATR则主要应对紫外照射及复制压力带来的损伤，但是这两条信号转导途径并没有明显的分界线。例如，ATM在某些紫外线照射应激反应中也发挥作用，介导紫外线照射引起的STAT3的磷酸化及DNA损伤的修复过程。而ATR在离子辐射的条件下也会被激活。总体说来，DNA损伤被看作是引起ATM和ATR活化的主要因素，但是不排除其他能激活它们的信号分子的存在，如氧化压力或者缺氧条件的刺激，都有可能分别激活ATM和ATR。

2. 信号转导因子——Chk1和Chk2 人类DNA损伤的信号转导因子有两类，即细胞周期检查点激酶1、2（Chk1和Chk2），它们在细胞周期调控和检查点反应中起信号转导作用。Chk1和Chk2激酶均为丝氨酸/苏氨酸蛋白激酶，有一定的底物特异性。哺乳动物细胞中，DNA双链断裂信号被ATM感应，并由Chk2转导。而紫外线引发的DNA损伤信号则被ATR感应，并由Chk1转导，但二者的功能有时会有所重叠。

当哺乳动物细胞发生DNA损伤时，Chk1的多个位点包括Ser280、Ser296、Ser317和Ser345位点发生磷酸化而被激活，其中Ser317和Ser345是最重要的磷酸化位点。ATR被认为是主要的引起Chk1磷酸化的上游因子，ATR-Chk1通路是细胞应对紫外线照射和复制压力的主要通路。Chk2的磷酸化位点很多，包括Ser19、Thr26、Ser28、Ser33、Ser35、Ser50和Thr68等，普遍认为它们是ATM的作用位点。缺乏ATM的细胞在离子辐射后Chk2没有修饰，也不被激活；而一旦功能性的ATM被转入细胞，Chk2就被激活并且发生修饰，证实ATM是Chk2的上游调节因子。Thr68最为重要，被ATM磷酸化后，引起Chk2的Ser516位点和Thr387位点发生自磷酸化，继而使Chk2获得充分的激酶活性，应对离子辐射及一些化学药物造成的DNA损伤。ATM-Chk2通路在离子辐射应激反应中扮演着重要的角色。

3. 效应因子　DNA损伤后，ATM/ATR使Chk1和Chk2获得激酶活性，催化底物发生磷酸化，承担着将损伤信号传递到下游、引发周期阻滞、损伤修复等生物学效应的任务。它们的共同底物包括MDM2、p53和Cdc25家族等；除此之外，Chk1还有一个特有底物Tlk1/2，而BRCA1、PLK3、E2F1和PML则是Chk2的特有底物。在这些底物中，Cdc25家族与DNA损伤所导致的细胞周期阻滞关系最为密切。

Cdc25家族是调节CDK复合物的磷酸酯酶，通过使特定CDK的抑制性磷酸化位点发生去磷酸化而达到调控细胞周期进程的目的。在人类细胞中，Cdc25家族的成员主要有3个：Cdc25A、Cdc25B和Cdc25C，分别是3个不同基因的产物，这3个Cdc25基因都会发生选择性剪切，产生不同的产物。

Cdc25能使CDK脱磷酸而激活，从而推动细胞周期的时相转换。过去普遍认为Cdc25家族的3个成员在细胞周期的不同时相分别发挥作用。例如，Cdc25A只在G_1和S期起到调控作用；而Cdc25B和Cdc25C只在G_2期后期和M期发挥功能，但是最新的研究显示，它们在人类细胞周期进程中很有可能是相互协作、共同发挥功能的。以前认为Cdc25A是负责调控G_1/S期转换的主要成员，通过去磷酸化CDK2-cyclin E和CDK2-cyclin A复合物的抑制性磷酸化位点，而使它们被激活。

Cdc25家族成员的活性受到严格的调控。Cdc25家族3个成员在细胞中定位一直发生变化，主要被14-3-3蛋白调控。基本说来，转运到核内是它们发挥活性的前提条件之一。Chk1/Chk2磷酸化Cdc25蛋白特定位点，产生与14-3-3蛋白结合的能力，14-3-3蛋白就会把Cdc25蛋白转运到远离它们底物的位置，使Cdc25不能激活底物，滞留在胞质，不能进入细胞核而失去活性。

（二）DNA损伤检查点机制

DNA损伤检查点一般根据细胞周期时相而分为3个。①G_1/S期DNA损伤检查点：在进入下一个有丝分裂细胞周期之前将带有损伤的细胞阻滞在限制点（restriction point）；②S期DNA损伤检查点：当细胞内出现损伤时能够使DNA合成速度减慢或停止；③G_2/M期DNA损伤检查点：阻止带有损伤的细胞进入M期（有丝分裂期）。

虽然G_1/S期检查点、S期检查点和G_2/M期检查点之间是相互独立的，但DNA损伤信号感应因子能激活各种检查点反应，可能在3个检查点中发挥同样作用，也可能在某一检查点起主要作用而在另一检查点起次要作用。同样，信号转导因子包括蛋白激酶和磷酸酯酶，也在不同的检查点不同程度地发挥作用，但不同检查点的效应因子（抑制细胞周期时相转换的蛋白质）却各不相同。

1. G_1期检查点　当处于G_1期的细胞DNA发生损伤时，G_1期检查点阻止DNA复制阶段的起始，使细胞不进入S期，从而阻止受损的DNA进行复制。这个检查点也被称作G_1/S期检查点（G_1/S checkpoint）。G_1期的细胞受到离子辐射使DNA损伤，或者被某些引起DNA双链断裂的化合物处理，激活ATM磷酸化Chk2的Thr68（也可能引起Chk1的Ser317和Ser345位点磷酸化），进而磷酸化Cdc25A，使后者产生和14-3-3蛋白结合的位点，并在14-3-3蛋白的作用下，从核内转运出来，泛素化后被蛋白酶体降解。而Cdc25A的主要功能之一是使CDK2发生去磷酸化以保持活性。当失去Cdc25A的活性形式时，CDK2非活性形式（磷酸化形式）明显增加，细胞周期进程无法继续，阻滞在G_1期。除了Cdc25A，Cdc25家族的另外两个成员也对CDK2活性的调节发挥着重要作用。

如果损伤是紫外线照射造成的，ATR则是主要的感受器。活化后的ATR磷酸化Chk1，继而磷酸化Cdc25A，同样使CDK2失活，引起G_1期阻滞。无论是ATM-Chk2-Cdc25A（/B/C）通路还是ATR-Chk1-Cdc25A（/B/C）通路，引起的G_1期阻滞都是一个迅速而短暂的效应，都需要p53介导的G_1期阻滞效应的维持。

长期阻滞效应的维持过程也起始于ATM或者ATR，同时也需要p53的介导。ATM被激活后，通过活化Chk2使p53的Ser20发生磷酸化，使p53失去和MDM2结合的能力，降解减少，稳定性增加。因为MDM2是p53稳定性的负调控因子，当其与p53结合后，促使p53的泛素化，进而介导后者被蛋白酶体识别和降解。ATM也直接导致p53

的磷酸化。研究表明，p53的Ser15是ATM进行磷酸化的位点，这个位点被磷酸化之后，抑制p53转运出核及降解，从而增加p53的含量。也有研究报道MDM2被ATM直接磷酸化从而失去和p53结合的能力。离子辐射产生的损伤信号由ATM传递，通过Chk2或者MDM2，或者直接通过p53，使p53蛋白量增加，而p21的转录增加。p21与CDK2-cyclin E复合物结合并使之失活，使细胞阻滞在G$_1$期。p21也和CDK4-cyclin D复合物结合，从而阻止此复合物磷酸化Rb。磷酸化的Rb使自身从E2F转录因子上释放下来，这个解离过程是保证S期正常运作的一些基因进行转录所需要的。

2. S期检查点　S期细胞的DNA损伤，或者逃避G$_1$期检查点而没有被修复的损伤，会对DNA复制的精确性产生影响，使错误的遗传信息被传到子代细胞中。S期检查点的存在，就是为了防止这种情况的出现。离子辐射或者某些化学药物导致双链断裂后，S期检查点最上游的重要感受器包括ATM、MRN复合物、BRCA1、BRCA2等。在DNA受到损伤后，这些因子结合到双链断裂处，激活一系列级联反应，可能还激活修复系统。双链断裂引发的S期检查点通路有两条：一条是经典的ATM-Chk2-Cdc25A-CDK2通路；另外一条涉及染色体骨架维持蛋白1（structure maintenance of chromosome 1，SMC1）的磷酸化。ATM在BRCA1、FANCD2、NBS1等因子的帮助下，将SMC1磷酸化，这个途径除了引起细胞周期阻滞，还担任着激活修复系统的任务。当DNA由于紫外线照射而损伤时，主要的感受器是ATR。ATR在ATRIP（ATR相互作用蛋白）的帮助下募集到损伤处，成为异源二聚体。ATR和染色质及紫外线造成的损伤点直接结合，或者和复制蛋白A包裹的单链DNA（ssDNA）（ssDNA来自对紫外线损伤的修复或者错误的复制）结合，从而被激活。激活后的ATR磷酸化Chk1，后者又磷酸化Cdc25A，抑制复制起始的引发。

3. G$_2$/M期检查点　作为细胞进入M期前的最后一个守卫者，G$_2$期检查点的作用是防止受到损伤的DNA在未被修复的状态下进入M期，进行有丝分裂。类似于G$_1$期和S期检查点的情况，面对不同的损伤，ATM和ATR分别被启动，而ATM-Chk2-Cdc25和ATR-Chk1-Cdc25两条通路分别或者共同被激活。G$_2$期检查点也被称作G$_2$/M期检查点（G$_2$/M checkpoint）。以ATM为例，G$_2$期的细胞受到离子辐射导致ATM激活后，磷酸化Chk2的Thr68位点（也有可能会同时激活Chk1的Ser317和Ser345位点），继而ATM和ATR介导的G$_1$期检查点使Cdc25C的Ser216磷酸化。Cdc25C的这个磷酸化形式是非活性形式，能够和14-3-3蛋白结合并被转运出细胞核，最后被泛素化降解。而磷酸化的Cdc25C导致Cdc2的Tyr15发生磷酸化。CDK1的这个位点的磷酸化也是抑制性的，一旦发生磷酸化，CDK1-cyclin B1复合物活性下降，细胞阻滞在G$_2$/M期。而紫外线辐射导致ATR激活后，Chk1的Ser317和Ser345位点发生磷酸化，也通过Cdc25C使CDK1-cyclin B1活性下降产生G$_2$/M期阻滞。和G$_1$期检查点类似，除了Cdc25C，Cdc25A和Cdc25B也都在G$_2$期检查点起到了重要的作用，它们的协作使细胞周期进程得到精确的调控。

四、DNA损伤的修复

DNA修复是细胞对DNA受损伤后的一种反应，这种反应可能使DNA结构恢复原样，重新能执行它原来的功能；但有时并非能完全消除DNA的损伤，只是使细胞能够耐受这种DNA损伤而继续生存。由于致损伤因子理化性质的不同，诱发的DNA损伤类型也有很大的差别，对不同的DNA损伤，细胞可以有不同的修复反应。细胞中具有针对不同类型损伤的多种修复途径，在某些修复途径之间还存在重叠反应。下面介绍几种细胞内常见的修复系统。

（一）切除修复

切除修复（excision repair）主要有核苷酸切除修复（nucleotide excision repair，NER）和碱基切除修复（base excision repair，BER），它们是生物细胞的主要修复系统。

1. 核苷酸切除修复　是DNA损伤的一种重要修复方式，其中包括对嘧啶二聚体和其他化学致癌物引起的DNA的化学加合物的修复，主要针对DNA螺旋扭曲变形引起的损伤，这种扭曲可以阻止正常的DNA复制和转录过程。下面以大肠杆菌嘧啶二聚体的切除修复为例来说明这个过程（图5-2）。DNA嘧啶二聚体的形成，在细胞中产生一种信号，诱导uvrA、uvrB、uvrC、uvrD四种蛋白质。uvrA与DNA有一定的结合能力，uvrB在uvrA存在下，由腺苷三磷酸（ATP）供能，也结合到DNA上。uvrC与uvrB有很强的亲和力。uvrA、uvrB、uvrC形成了复合物向嘧啶二聚体处移动，在距离二聚体5′端7个碱基及3′端3～4个碱基处将这段含有二聚体的10～11核苷酸片段切除下来，然后PolA基因产物DNA聚合酶Ⅰ合成新片段，填补切除后的空隙，最后由DNA连接酶封口。

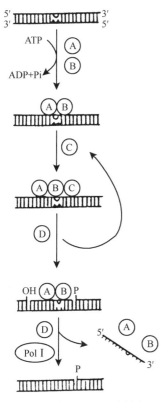

图5-2 核苷酸的切除修复

图中A、B、C、D、Pol Ⅰ分别表示uvrA、uvrB、uvrC、uvrD蛋白及DNA聚合酶Ⅰ

哺乳动物的核苷酸切除修复与大肠杆菌略有不同。哺乳动物细胞中DNA聚合酶为α、β、γ三种形式，其中α与核DNA复制有关，γ参与线粒体DNA复制。

核苷酸切除修复是人类最主要及最重要的DNA损伤修复途径，主要修复累积性损伤，如嘧啶二聚体、光化合物、大的化合物及交联等。主要涉及的核苷酸切除修复基因有ERCC1、ERCC2、

XPC及XPF等。核苷酸切除修复包括至少4步：XPC等结合蛋白复合物识别损伤处；ERCC2的TFIIH复合物解旋DNA分子；ERCC1及XPF的复合物分子移去单链损伤片段；DNA聚合酶合成新的DNA片段，连接酶连接。

（1）核苷酸切除修复交叉互补基因1（excision repair cross complementation group 1，ERCC1）：定位于人类染色体19q13.2—q13.3，已知ERCC1与XPF基因编码产物可以形成稳定的复合物且是核苷酸切除修复系统切开受损DNA链5′端的关键分子。

（2）切除修复交叉互补基因2（ERCC2）：在核苷酸切除修复中作为进化保守的DNA解旋酶，参与核苷酸切除修复和基因转录，在DNA损伤修复中起重要作用。

（3）XPD基因：XPD（xeroderma pigmentosum group D）作为一个进化保守的DNA修复酶，参与DNA损伤识别和核苷酸切除修复系统的启动。修复基因XPD位于19q13.3，由23个外显子组成。XPD基因第751位点的A→C碱基突变会导致对应的Lys→Gln改变。XPD-751杂合子及突变纯合子型（Lys/Gln和Gln/Gln基因型）会导致核苷酸切除修复能力显著下降。XPD作为重要的核苷酸切除修复基因，参与核苷酸切除修复和基因转录。XPD基因第751位密码子多态性导致氨基酸替代，其突变表型与DNA损伤修复能力密切相关。携带751Gln/Gln的个体修复嘧啶二聚体的能力比野生型低50%，使得肿瘤易感性增加。

2. 碱基切除修复 DNA中出现的异常碱基是由DNA糖苷酶识别并切除下来的（图5-3）。碱基切除修复主要针对一些小的碱基的改变，这些碱基的改变可以引起编码错误，可能导致DNA的复制和转录停止。错配的碱基被切除后，在DNA中出现无碱基位点，即无嘌呤嘧啶位点，核酸内切酶在无碱基位点将DNA链切开，5′→3′核酸外切酶把这段无碱基的片段切除，DNA聚合酶Ⅰ修补缺口，DNA连接酶将缺口封接。生物体内DNA糖苷酶种类很多，已报道的DNA糖苷酶有尿嘧啶DNA糖苷酶、次黄嘌呤-DNA糖苷酶、3-甲基腺嘌呤-DNA糖苷酶等，这些酶对错配碱基的切除都具有一定的专一性。

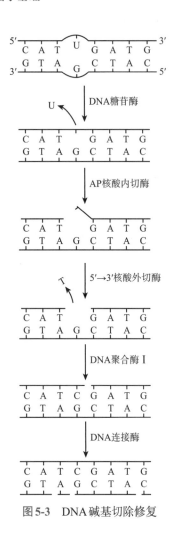

图 5-3　DNA 碱基切除修复

参与碱基切除修复的基因和酶等主要有 *XRCC1*、*hOGG1*、DNA 连接蛋白及 APE（apurinic endonuclease）等。目前对 *hOGG1* 和 *XRCC1* 基因多态性与肿瘤易感性的研究较多。

（1）X 射线交叉互补修复基因 1（X-ray repair cross complementation group 1，*XRCC1*）：定位于人类染色体 19q13.2—q13.3，其编码产物参与由电离辐射和氧化损伤引起的碱基切除修复和单链断裂修复。*XRCC1* 基因编码区有 3 个导致氨基酸改变的单核苷酸多态性位点，即 Arg194Trp、Arg280His 和 Arg399Gln，这些变异可能影响 XRCC1 蛋白质的活性。携带 XRCC1-339Gln/Gln 或 Arg/Gln 两种等位基因者其机体 DNA 加合物和血型糖蛋白变异体水平升高，并且能导致抑癌基因 *p53* 发生突变，这可能在肝癌的发生中发挥一定的作用。

（2）8- 羟基鸟嘌呤 DNA 糖苷酶（8-oxoguanine DNA glycosylase1，*hOGG1*）位于人染色体 3p25，

具有碱基切除修复的功能。整个基因由 7 个外显子和 6 个内含子组成。其中第 7 号外显子的第 1245 位碱基具有 C/G 多态性，结果使第 326 位密码子半胱氨酸（Ser）改变为丝氨酸（Cys）。hOGG1 的 Cys 等位基因可能会增加肿瘤如肝癌、肺癌遗传易感性。已知内源性或外源性活性氧（ROS）导致的氧化性 DNA 损伤与衰老、慢性退行性疾病、炎症及肿瘤等密切相关。

（二）错配修复

DNA 损伤造成的 DNA 双链分子的碱基错配，引起遗传物质的突变，这是导致人类许多疾病（包括肿瘤）的主要原因。大量研究表明，从细菌、酵母到人体细胞都存在一种能修复 DNA 碱基错配的安全保障体系，这种保障体系是由一系列特异性修复 DNA 碱基错配的酶分子组成的，被称为 DNA 错配修复系统（mismatch repair system，MMR 系统）。人体细胞中由于 MMR 系统的存在，可保持遗传物质的完整性和稳定性，避免遗传物质突变的产生，保证 DNA 复制的高保真度。

MMR 系统是一种 DNA 复制后修复机制，其基本功能是去除复制过程中的碱基错配及 DNA 聚合酶滑链造成的插入 / 缺失环，校正非同源染色体重组而保持整个基因组的稳定。错配修复过程有 4 个主要的步骤：①错配碱基的识别；②修复蛋白的募集；③寻找错误碱基链的信号，切除含错配碱基的 DNA 链；④修补合成。

1. MMR 系统的组成和功能　早在 20 世纪 70 年代，人们就在大肠杆菌（*E.coli*）中发现了原核生物的错配修复系统。1993 年，Fishel 等克隆了第一个人类的 MMR 基因 *hMSH2* 并发现其与遗传性非息肉病性结直肠癌（hereditary nonpolyposis colorectal cancer，HNPCC）有关，从此开启了 MMR 基因与肿瘤相互关系的研究。

MMR 系统由多种基因与蛋白质构成。错配修复蛋白（MMR 蛋白）是一组高度保守的生物大分子，由于最早在 DNA MMR 系统中发现而得名。随着研究的逐渐深入，发现其不仅参与 MMR 系统对错配碱基的识别和修复，还参与 DNA 损伤信号的传递、细胞周期调控、减数分裂等。在大肠杆菌中，*MutH*、*MutL*、*MutS* 及 *uvrd* 基因构成了 MMR 系统。在酵母中，MMR 基因即是细菌

MutS、*MutL*同源物。迄今为止，已从人体细胞中分离克隆到至少6种DNA MMR基因。其中3种为细菌*MutS*同源物：*hMSH2*、*hMSH6*和*hMSH3*；另外3种为细菌*MutL*同源物：*hMLH1*、*hPMS1*和*hPMS2*。此外，还分离到多种*MutS*与*MutL*的同源基因，但是否亦具有MMR功能，目前尚不能肯定。

DNA碱基错配有两种基本类型，一种是真正意义上的碱基错误配对如G-T，另一种是在一条链上插入或缺失一个或几个碱基而造成的无配对碱基环，它们分别由不同的修复蛋白复合物识别。DNA MMR系统对错配的识别、单碱基MMR系统需要hMSH2-hMSH6复合物；单碱基插入和（或）缺失修复需要hMSH2-hMSH6复合物或hMSH2-hMSH3复合物；较长片段插入/缺失环由hMSH2-hMSH3识别的频率则要高于hMSH2-hMSH6。错配识别复合物与错配位点结合后，发生一系列反应。MSH蛋白以与ADP结合的形式检查DNA，发现错配的碱基后，与错配结合的MSH蛋白的亚单位使ADP转化为ATP，这引起了较大的构象变化，使与ATP结合的MSH蛋白发生滑动，暴露出错配位点。

2. MMR蛋白与DNA损伤应答　MMR蛋白作为DNA损伤感应器与协调者，可激活细胞周期检查点G_2/M阻滞，保护细胞不发生突变或受损基因组改变；引起细胞凋亡，减少由无效修复DNA单链裂口所产生的不可修复细胞；引起自噬，清理损伤的细胞器，因此MMR蛋白介导一些化学及物理DNA损伤导致的细胞死亡。MMR缺失的细胞可以抵抗烷化剂、顺铂和紫外线辐射等诱导的细胞死亡；B细胞发育过程中由基因重排导致的抗体分化也与MMR系统蛋白有关；由于MMR系统功能障碍导致的DNA损伤会触发DNA代谢过程来激活细胞周期检查点，MMR系统还参与细胞凋亡过程。总之，MMR系统具有多种功能，可参与生物体内的DNA错配修复、信号转导和细胞代谢等。

MMR蛋白如何介导基因毒性应激导致的DNA损伤应答？其分子机制尚不清楚，可能通过两个信号模式介导损伤应答。①直接模式：MMR蛋白识别并结合DNA加合物，阻止DNA复制、转录、修复，作为细胞周期阻滞和死亡的信号，激活凋亡机制；②间接模式："无效的DNA修复循环"，即定位于新合成链的MMR不能移除模板链上的损伤，错配会因DNA合成而重新合成，导致修复循环被永久性重新起始，成为细胞转入凋亡机制的信号。

3. MMR系统缺陷与肿瘤发生　MMR蛋白通过多条途径来维持基因组的稳定性。由于此系统的存在，细胞DNA复制保持忠实性，而遗传信息的完整性主要依靠DNA复制的忠实性和几种DNA修复进程的有效性，MMR系统能保证遗传物质的完整性和稳定性，避免遗传物质发生突变。目前研究表明，MMR蛋白基因突变会导致MMR蛋白无表达或者功能缺失，可能造成基因的突变和微卫星不稳定，从而产生遗传不稳定性，使机体易发肿瘤。

MMR系统主要通过以下途径导致肿瘤发生：①MMR基因自身发生突变，失去MMR功能，在DNA复制过程中产生大量的复制错误及微卫星不稳定。②MMR蛋白功能缺陷导致细胞突变，引起癌基因、抑癌基因多位点突变，如基因易位、扩增、染色体丢失等，突变癌细胞群体持续优势生长，促进肿瘤形成。研究发现这类基因有*Bax*、*c-erb2*和*BRCA2*等。③改变某些生长因子活性，使之丧失了细胞周期调控的功能，从而使细胞周期紊乱和肿瘤细胞恶性增殖。④通过一些化学物质如烷化剂损伤细胞导致肿瘤的发生，缺陷细胞由于对烷化剂耐受，而具有生长优势，基因组更易出现新的突变而加速肿瘤形成。⑤参与细胞周期的调控，MMR蛋白缺陷改变细胞周期，从而导致肿瘤的发生。

错误修复缺陷与结肠癌、子宫内膜癌及卵巢癌有密切的关系。目前研究发现，30%～60%的遗传性非息肉病性结直肠癌（HNPCC）患者可以检测到至少1个MMR基因突变，多数突变发生在*hMSH2*或*hMLH1*，少数突变发生在*hPMS1*、*hPMS2*或*hMSH6*。但是其机制还不是很清楚。随着研究的深入，发现*hMSH2*或*hMLH1*功能丧失将导致碱基错配及插入或缺失环的修复缺陷，造成微卫星不稳定。目前，在多种人类肿瘤中发现了MMR基因突变或检测到微卫星不稳定现象，其中包括典型的HNPCC及相关肿瘤如子宫内膜癌、乳腺癌，还有外阴癌、输尿管癌、皮肤癌、肾癌、软组织肉瘤等。

（三）重组修复

DNA损伤的重组修复又称复制后修复（postreplication repair），机制较复杂，主要涉及DNA双链损伤的修复。重组修复主要修复DNA链间交联和DNA双联断裂。这些损伤来自X射线、离子辐射及各种抗肿瘤药物（如顺铂、丝裂霉素C）等。一般认为在DNA亲链受损后，复制的子链延伸到亲链受损部位则中止复制，并越过损伤部位继续进行链延长。越过损伤部位复制的结果是在亲链受损部位复制的子链出现空隙。复制子链的空隙在重组酶的作用下，由与亲链损伤部位互补的另一条正常亲链的DNA序列通过重组交换方式填充空隙（图5-4）。目前已知，这一重组交换过程在真核细胞内是由重组酶recA样蛋白介导的。重组修复不能使损伤从DNA链上清除，而是使损伤仍然保留在DNA链上，但经多次复制后，损伤就被"冲淡"了，在子代细胞中只有一个细胞是带有损伤DNA的。

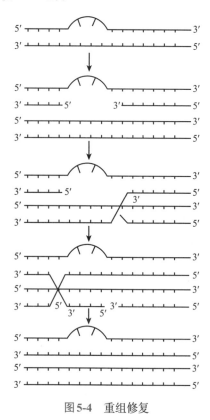

图5-4　重组修复

（四）烷化碱基的适应性修复

单功能烷化剂造成的烷化碱基最常见的是甲基化或乙基化鸟嘌呤或腺嘌呤。其中有些碱基烷化后易被细胞内的酶所水解，如7-甲基鸟嘌呤和7-乙基鸟嘌呤，因而容易修复。但腺嘌呤的N3位烷化和鸟嘌呤的O6位烷化对细胞有极大威胁：腺嘌呤N3位烷化阻碍DNA聚合酶的功能；鸟嘌呤O6位烷化引起碱基配对错误，6-甲基鸟嘌呤不再与胞嘧啶配对，而与腺嘌呤配对，引起颠换。3-甲基鸟嘌呤可经碱基切除性修复方式切除，但6-甲基鸟嘌呤则需要6-甲基鸟嘌呤-DNA-甲基转移酶（O^6-methyl-guanine-DNA-methyl-transferase，MGMT）的作用才能修复。MGMT有Cys^{321}和Cys^{69}（胱氨酸-SH部位）两个甲基受体。这两个受体不仅可以把甲基转移到MGMT分子上，而且还可以将乙基、羟基转移到MGMT分子上，从而清除烷化而使DNA碱基修复。

MGMT是一种自杀性酶，它一旦接受甲基就失去活性。MGMT灭活后，细胞内马上会发生一种适应性反应，产生新的MGMT分子。因此，此种依赖MGMT的修复方式称为适应性修复（adaptive repair）。

（五）光复活修复

生命状态的生存和延续必须要求DNA分子保持高度的精确性和完整性。但是，DNA复制的真实性受到很多的潜在威胁，这或是来自DNA复制自身的错误，或是来自许多自发损伤引起的额外错误。此外，周围环境中诱变剂的诱变作用也显著提高了基因的突变率。在长期进化过程中，活细胞形成了各种酶促系统来修复或纠正偶然发生的DNA复制错误或DNA损伤。修复系统可以说是DNA的一种安全保障体系。

紫外线可造成彼此相邻的嘧啶碱基形成二聚体，该二聚体可被一种光裂解酶打开，从而直接恢复到正常碱基状态。光复活修复（photoreactivation repair/light repair，photo repair）机制研究得最为深入。DNA的光复活作用是一种高度专一的直接修复方式，它只作用于紫外线引起的DNA嘧啶二聚体。光复活酶（photoreactivating enzyme）在正常情况下与DNA松散结合，并沿着DNA链滑动，在遇到嘧啶二聚体时可与之特异结合，但在无可见光（有效波长为400 nm左右）的条件下，并不能打开该二聚体，经可见光激发后，该酶转化为活性方式，并利用其能量打开嘧啶二聚体之间的共价键，然后该酶又可沿DNA链滑动，寻找新的结合位点（图5-5）。光复活酶已在细菌、酵母菌、原生动物、藻类、蛙、鸟类、哺乳动物中的有袋类与高等哺乳类及人类的淋巴细胞和皮肤成纤维细胞中发现。

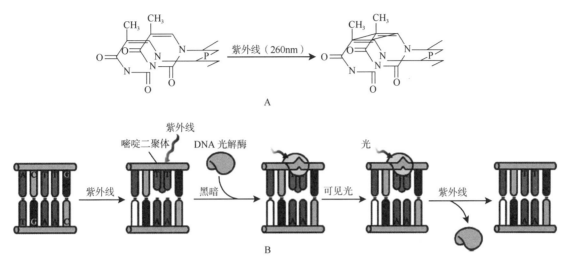

图5-5　胸腺嘧啶二聚体的形成（A）及光复活修复（B）

除了上述DNA修复系统外，还有可诱导修复（inducible repair）或称SOS修复、交联修复、DNA链断裂的修复等。

DNA损伤的修复系统颇为复杂，在一定损害条件下，可诱导多种修复途径的启动，同一个修复途径下类似功能的修复基因也不是单独作用，而是通过形成多聚体起协同修复作用。另外，许多DNA修复酶不止有一种功能，往往参与多种修复系统和细胞事件，编码这些蛋白的基因缺陷后的生物学后果呈多样性，很难单独从DNA修复缺陷来预测表型。

第三节　肿瘤异质性

肿瘤异质性是指肿瘤在发展过程中因基因的不稳定性，其细胞群体可自发地不断出现表型不同的细胞亚群，这些细胞亚群在核型、免疫表型、增殖能力、生化产物、药物敏感性等细胞学特征方面表现出的多态性。

广义而言，肿瘤异质性可分为肿瘤间异质性和肿瘤内异质性两类。前者指不同肿瘤的细胞之间的基因与表型不同，后者指相同肿瘤的不同细胞之间的基因与表型也不同。一般来说，肿瘤异质性指的是肿瘤内异质性。

肿瘤内异质性又有空间异质性（相同肿瘤不同区域不同）与时间异质性（原发性肿瘤与继发性肿瘤不同）之分。目前，在学术界一般用克隆选择与癌干细胞学说互补和分支进化模式来解释肿瘤异质性。

1. 克隆选择学说与癌干细胞学说　克隆选择学说认为肿瘤异质性起源于单个细胞的肿瘤细胞群在发展中继续突变，在肿瘤微环境中遵循"物竞天择，适者生存"原则，即造成肿瘤细胞的广泛异质性。化疗药物的加入改变肿瘤微环境，筛选出耐药细胞体。肿瘤干细胞学说认为肿瘤实际上由一小群具有自我更新能力的肿瘤干细胞（cancer stem cell，CSC）及其分化程度不均的细胞团组成。此学说一直被认为是致肿瘤异质性的主要原因，但有其复杂性，即CSC在同类肿瘤间和瘤内存在巨大差异。

2. 分支型进化　瘤内异质性通过分支型而非线型进化模式促肿瘤生长。在白血病中首次被发现，后在肾肿瘤、髓母细胞瘤中被证实。分支进化生长模式和瘤内异质性致癌细胞克隆、多种基因型和表型在同一肿瘤的不同区域共存。

3. 转移灶与原发灶间异质性　远处转移与肿瘤患者死亡密切相关，而转移灶与原发灶间的异质性，需考虑两个关键性问题：原发灶与转移灶之间的克隆相关性；原发灶肿瘤何时出现转移。原发灶与转移灶肿瘤进化是平行关系。而研究原发灶与转移灶间关系可利用循环肿瘤细胞（circulating tumor cell，CTC）。采用PCR技术分析单个肿瘤细胞，发现乳腺癌在早期阶段即存在CTC，所以仅切除原发灶并不能完全清除肿瘤病灶。但肿瘤的早期播散并不即刻形成局部肿瘤，只是获得转移潜能，需积累足够数量的致癌突变才能形成。

第四节 区域癌化理论

一、区域癌化的概念及机制探讨

（一）区域癌化

人体上某些器官的一些良性病变容易出现细胞异常增生，具有恶性变化倾向，这些异常增生具有癌变倾向的病变称为癌前病变。区域癌化（field cancerization）是指在外界致癌因素影响下，特定器官中一个或一组细胞积累遗传学改变，转化为癌前细胞，早期的遗传学事件导致癌前细胞出现克隆性增殖而成为癌前区域。致癌因素继续作用，使某些癌前细胞进一步积累基因组改变并最终转化为恶性肿瘤细胞，呈现恶性表型。同时那些位于肿瘤周围的癌前细胞仍然存在，仍有可能转化为癌，这一肿瘤发生模式称为区域癌化。在此基础上，延迟癌化的概念也被提出，是指肿瘤周围的癌前细胞进一步转化为恶性肿瘤，因为它是原发肿瘤癌前细胞的姐妹细胞来源，与原发肿瘤具有相同的克隆起源，这不同于多中心起源的肿瘤，也不同于原发肿瘤的播散。因此，肿瘤的复发被进一步细化分类，它可能是肿瘤术后的残余，可能是延迟癌化所导致的第二区域肿瘤，也可能是真正的第二原发肿瘤，即多中心生长的新发肿瘤。

（二）区域癌化机制探讨

目前关于区域癌化的确切机制尚不清楚，其中克隆增殖模式具有一定代表性，其核心内容是致癌因素导致的早期遗传学改变，使单个细胞逃避正常生长控制获得优势生长，形成单克隆癌前区域，进一步的致癌因素可以使这一区域的细胞分化为不同的亚克隆，并可以沿不同的途径发展为多个肿瘤，但这些肿瘤均起源于最早的单克隆区域。这一模式得到了来源于连续上皮组织的肿瘤支持，如头颈部鳞状细胞癌、食管癌、膀胱癌等。上皮组织不可避免地暴露在环境中，包括致癌物，这样形成大量遗传学异常的癌灶。上皮细胞经常自我更新，高度增生的上皮能形成恶性转化，导致许多种人体肿瘤的形成。但是单细胞的克隆增殖似乎不能解释如乳腺、卵巢、胰腺、前列腺等腺样肿瘤的多灶性生长，这些器官的多个肿瘤可能来源于多个肿瘤干细胞。例如，对乳腺恶性上皮和邻近的正常腺体标本进行显微切割发现，只有一例正常样本的杂合性丢失（LOH）与肿瘤相同，但是其LOH的遗传学位点与肿瘤不同，说明同一乳腺中一些乳腺导管原位癌与后来发生的腺癌来源于具有遗传学差异的克隆。而且，关于其具体机制存在如下假说：①致癌因素导致不同细胞多个不同的遗传学改变，形成了一个多克隆的癌前病变区域；②致癌因素导致的早期遗传学改变在一组细胞同时发生，形成癌前区域；③在组织、器官形成或更新过程中产生了多个异常细胞，在随后的生长分化中异常细胞增殖为异常区域。

二、区域癌化理论与肿瘤

随着近年来分子生物学的迅速发展，越来越多的证据支持了这一假说，癌症研究的前沿也逐渐被提到并得到越来越多学者的认可。目前各国学者已报道存在区域癌化的肿瘤包括头颈部肿瘤、食管癌、胃癌、肺癌、皮肤癌、宫颈癌、阴道癌、膀胱癌、结直肠癌、乳腺癌、卵巢癌、胰腺癌、前列腺癌等，甚至在脑肿瘤、血源性肿瘤中也确立了区域癌化的概念。

1. 口腔癌 口腔白斑（oral leukoplakia，OLK）是一种公认的癌前病变，它的出现可增加口腔癌发生的危险性。区域癌变研究表明，在广泛区域内的口腔正常黏膜有转化和复发的特性及高危性，主要表现在以下几个方面：①口腔癌多发于病理学观察存在异常增生的黏膜；②口腔癌周围多有异常增生的黏膜；③临床上独立的病灶是由多个小病灶联合引起的；④局部复发和第二原发癌发生于残余的异常增生上皮。一般认为，来自烟草、酒精中的环境突变剂的慢性作用，或者加上人乳头瘤病毒的感染，对口腔癌的发生起重要的作用。

2. 肺癌 吸烟是肺癌患者最常见的致癌因素，为了证实和吸烟相关联的癌症，Franklin等从一个没有肺癌却有50年吸烟史的人的整个气管支气管树的组织中取样，进行 *p53* 突变分析。研究发现两边肺的 7/10 区域中存在第245号密码子颠换，提示抽烟引起此患者大范围的肺上皮细胞 *p53* 突变。在一项吸烟与支气管黏膜改变的相关性研究中，长期吸烟者支气管黏膜显示了与肿瘤相近的等位基因缺失率，其中在 2q35—q36 和 12p12—p13 位点，肿瘤和邻近正常黏膜的 LOH 特征具有高度一致性，提示支气管黏膜上皮区域癌化的存在。

3. 乳腺癌 乳腺上皮组织要经历周期性的增殖，这有利于细胞的恶性转化。乳腺导管原位癌是浸润性导管癌的癌前病变，一些研究证实，在乳腺导管原位癌癌旁的正常乳腺小叶中存在基因组不稳定现象。Deng等通过对比乳腺癌与癌旁组织 LOH 的位点差异，发现在 8/30 的乳腺癌旁的正常乳腺组织中存在 LOH，并且与癌组织具有同一等位基因丢失，于是首次提出乳腺组织中同样存在区域癌化。

多步骤的区域癌化说明组织学看似正常的细胞经历着连续的不断积累的基因组损伤，肿瘤的发生是癌前细胞进一步积累遗传学改变并获得肿瘤表型的过程，如上皮内不典型增生到浸润癌的过程。该理论的提出具有重要的临床指导意义。在肿瘤风险评估上，通过区域癌化的研究可筛选出针对肿瘤起源而不是肿瘤本身的生物敏感标志物；在肿瘤分子边界及预后评估上，区域癌化的提出可为肿瘤切除及预后评估提出新的见解；另外，在区域癌化的研究基础上，可以针对不同肿瘤的发病机制和可能治疗药物设计大量的临床试验评价化学预防的效果，为不同级别的化学预防提供指导作用。

小 结

肿瘤细胞的增殖表现为失控性生长，其增长速率与细胞增殖周期、细胞生长比率及细胞丢失三者的综合作用有关。细胞在生命活动中，内外环境使 DNA 受到损伤，导致基因突变。DNA 损伤会引发 DNA 修复、细胞周期延迟或阻滞、细胞凋亡等。肿瘤在发展过程中因基因的不稳定性，可自发地不断出现异质性，在核型、免疫表型、增殖能力、生化产物、药物敏感性等细胞学特征方面表现出不同的细胞亚群。间隙连接是特定的细胞间将细胞膜相连的能开能关的通道，在肿瘤的发生、发展过程中具有重要作用。恶性肿瘤的发生是一个逐渐演变的过程。区域癌化理论说明肿瘤的发生是癌前细胞进一步积累遗传学改变并获得肿瘤表型的过程。

（曾朝阳 李桂源）

参 考 文 献

黄慧隆，许建宁，郑玉新，2005. DNA修复基因XPD单核苷酸多态性与肿瘤危险性关系. 国外医学：卫生学分册，32（4）：193-196.

李正莉，吴建新，2010. DNA错配修复蛋白多功能性的研究进展. 国际遗传学杂志，33（2）：88-92，121.

罗冲，赵泉，2016. 肿瘤异质性的临床意义. 云南医药，37（6）：679-682.

涂超峰，綦鹏，李夏雨，等，2015. 肿瘤异质性：精准医学需破解的难题. 生物化学与生物物理进展，42（10）：881-890.

Amari M, Moriya T, Ishida T, et al, 2003. Loss of heterozygosity analyses of asynchronous lesions of ductal carcinoma *in situ* and invasive ductal carcinoma of the human breast. Jpn J Clin Oncol, 33（11）：556-562.

Barsky SH, Roth MD, Kleerup EC, et al, 1998. Histopathologic and molecular alterations in bronchial epithelium in habitual smokers of marijuana, cocaine, and/or tobacco. J Natl Cancer Inst, 90（16）：1198-1205.

Dai Y, Grant S, 2010. New insights into checkpoint kinase 1 in the DNA damage response signaling network. Clin Cancer Res, 16（2）：376-383.

Dakubo GD, Jakupciak JP, Birch-Machin MA. et al, 2007. Clinical implications and utility of field cancerization. Cancer Cell Int, 7：2.

Deng G, Lu Y, Zlotnikov G, et al, 1996. Loss of heterozygosity in normal tissue adjacent to breast carcinomas. Science, 274（5295）：2057-2059.

Ereoli A, Ferrandina G, Genuardi M, et al, 2005. Microsatellite instability is not related to response to cisplatin-based chemotherapy in cervical cancer. Int J Gynecol Cancer, 15 (2): 308-311.

Franklin WA, Gazdar AF, Haney J, et al, 1997. Widely dispersed p53 mutation in respiratory epithelium. A novel mechanism for field carcinogenesis. J Clin Invest, 100(8): 2133-2137.

Heaphy CM, Bisoffi M, Fordyce CA, et al, 2006. Telomere DNA content and allelic imbalance demonstrate field cancerization in histologically normal tissue adjacent to breast tumors. Int J Cancer, 119(1): 108-116.

Hoeijmakers JH, 2009. DNA damage, aging, and cancer. N Engl J Med, 361(15): 1475-1485.

Ionov Y, Peinado MA, Malkhosyan S, et al, 1993. Ubiquitous somatic mutations in simple repeated sequences reveal a new mechanism for colonic carcinogenesis. Nature, 363(6429): 558-561.

Jackson SP, Bartek J, 2009. The DNA-damage response in human biology and disease. Nature, 461(7267): 1071-1078.

Khanna KK, 2000. Cancer risk and the ATM gene: a continuing debate. J Natl Cancer Last, 92(10): 795-802.

Massey A, Offman J, Macpherson P, et al, 2003. DNA mismatch repair and acquired cisplatin resistance in *E. coli* and human ovarian carcinoma cells. DNA Repair(Amst), 2(1): 73-89.

Matcelis CL, vail der Putten HW, Tops C, et al, 2001. Chemotherapy resistant ovarian cancer in carriers of an hMSH2 mutation? Farm Cancer, 1(2): 107-109.

Mondello C, Smirnova A, Giulotto E, 2010. Gene amplification, radiation sensitivity and DNA double-strand breaks. Mutat Res, 704(1-3): 29-37.

Sancar A, Lindsey-Boltz LA, Unsal-Kacmaz K, et al, 2004. Molecular mechanisms of mammalian DNA repair and the DNA damage checkpoints. Annu Rev Biochem, 73: 39-85.

Schwaederle M, Daniels GA, Piccioni DE, et al, 2015. On the road to precision cancer medicine: analysis of genomic biomarker action ability in 439 patients. Mol Cancer Ther, 14(6): 1488-1494.

Weaver DA, Crawford EL, Warner KA, et al, 2005. ABCC5, ERCC2, XPA and XRCC1 transcript abundance levels correlate with cisplatin chemoresistance in non-small cell lung cancer cell lines. Mol Cancer, 4(1): 18.

Wistuba II, Behrens C, Milchgrub S, et al, 1999. Sequential molecular abnormalities are involved in the multistage development of squamous cell lung carcinoma. Oncogene, 18(3): 643-650.

Zienolddiny S, Campa D, Lind H, et al, 2006. Polymorphisms of DNA repair genes and risk of non-small cell lung cancer. Careinogenesis, 27(3): 560-567.

第六章

遗传与肿瘤

遗传因素与肿瘤关系的探讨由来已久，双生子调查、系谱分析、遗传性流行病学和染色体分析都已证实肿瘤的发生具有明显的遗传基础，是遗传因素和环境因素共同作用的结果。无论是单基因遗传性肿瘤，还是散发性肿瘤，其共同特点均涉及遗传物质基础的变化，也就是说，在环境因素的作用下，遗传物质的损伤和基因结构的改变，以及基因表达模式的变化是细胞发生恶性转化的必要前提。自20世纪70年代以来，随着分子遗传学技术的发展，癌基因和抑癌基因的发现促进了人们对肿瘤遗传学的深入了解。除个别单基因遗传性肿瘤外，多基因肿瘤的遗传性并非像一般遗传病那样在家系中代代相传，其子代只是继承了一种肿瘤易感性的遗传。因此，本章主要从肿瘤发生的遗传背景、肿瘤的遗传易感性及其机制，以及肿瘤发生的遗传机制假说等方面进行阐述。有关癌基因和抑癌基因在肿瘤发生发展中的作用，将在第十八章"肿瘤基因组学"中进行详细阐述。

第一节　肿瘤发生的遗传背景

在人类肿瘤中，虽然先天性肿瘤或明确地按单基因遗传规律传递的肿瘤在全部肿瘤中所占比例极小，但肿瘤易感性可遗传的例证，尤其是癌家族、家族性癌的家族聚集现象广泛存在。此外，人类一些以体细胞染色体断裂为主要表现的染色体不稳定综合征的明显癌变倾向及由环境因素引起的恶性多基因肿瘤的遗传特性，均表明遗传因素在肿瘤的发生中占有重要的地位。

一、癌家族和家族性癌

事实证明许多肿瘤都具有一定的遗传背景，但这种遗传因素绝大多数并非像一般的遗传疾病那样代代相传，而是成为一种肿瘤的倾向性，表现为某些肿瘤在某一家族、某一民族甚至某一种族中的发病率偏高。

（一）癌家族和家族性癌

1. 癌家族（cancer family）　是指一个家族有较多成员发生一种或几种解剖部位相同的肿瘤。例如，早在1866年，法国外科医生 P. P. 布罗卡报道了他妻子家系中的24名女性成员中有10例乳腺癌患者及其他肿瘤患者多人，这种肿瘤在一个家系中的聚集现象可以一直延续几个世代。此后的一系列癌家族的报道引起了人们对恶性肿瘤的遗传背景的注意。一个癌家族的发现往往要经过庞大的家系调查，这种调查通常历时几代，而且地域分布较广，还会存在临床记录不完善及家属不配合等障碍，所以癌家族的发现比较困难。因此，目前有关癌家族的报道不是很多，G家族是医学史上第一个被医学家调查的癌家族。从1895年开始，经过70多年的五次调查，有些支系已传至第七代，在842名后裔中共有95名肿瘤患者，其中多数患结肠腺癌（48人）和子宫内膜腺癌（18人）。95人中有13人的肿瘤为多发性，19人的肿瘤发生于40岁之前；95名患者中72人双亲之一患肿瘤，男性与女性比例接近1∶1，符合常染色体显性遗传。

2. 家族性癌（familial cancer）　是指同一种肿瘤常见于某一家族中。例如，1938年，《美国外科学杂志》上报道了法国皇帝拿破仑·波拿巴家族中癌症的发病情况：拿破仑本人及他的父亲和姐姐都患有胃癌，而他的两个姐妹、一个兄弟和他的祖父也都被怀疑患有胃癌。这种在一个家系中出现众多病例的某一种肿瘤的现象称为家族性癌。家族性癌一般是人类较常见的肿瘤，大多数是散发的，只有少数有家族聚集现象，表现为近亲发病率比一般人群高。例如，结肠癌患者12%～25%有结肠癌家族史，故结肠癌是一种家族性肿瘤。

（二）肿瘤发病的人群聚集现象

某些肿瘤在不同的人种、民族或人群间发病率差异很大。例如，中国人鼻咽癌发病率居世界首位，在新加坡的中国人、马来人和印度人鼻咽癌发病率的比例为13.3∶3∶0.4，移居美国的华人鼻咽癌的发病率也比美国白种人高34倍。其他肿瘤也有类似情况。例如，日本妇女患乳腺癌比白种人少，但松果体瘤发病率却比其他种族高10余倍。黑种人很少患尤因肉瘤、睾丸癌、皮肤癌。与外界隔离的人群往往有较多的近亲婚配，是研究人类遗传病（包括肿瘤）的群体对象之一。例如，美国犹他州盐湖城的肿瘤登记数据发现摩门教徒患结肠癌、乳腺癌、宫颈癌、卵巢癌及（男性）胃癌较非摩门教徒多，特别是唇癌在摩门教徒中的发病率较高。不同人群肿瘤发病率的差异主要受遗传背景影响，这也证明肿瘤发病中遗传因素起着重要作用。

二、单基因遗传的肿瘤

人类恶性肿瘤中只有少数种类是按单基因方式遗传的。例如，遗传性的视网膜母细胞瘤（*Rb*基因突变）、神经母细胞瘤（*TRK*基因变异）、Wilms瘤（*WT1*基因突变）和嗜铬细胞瘤等肿瘤是以常染色体显性方式遗传的，这些单基因遗传的肿瘤的特点是发病年龄小而且是双侧发生或多发性的。

（一）视网膜母细胞瘤

视网膜母细胞瘤（retinoblastoma）可分为遗传型和散发型。遗传型视网膜母细胞瘤约占40%，散发型约占60%。遗传型视网膜母细胞瘤通常由于父母的生殖细胞发生突变，患儿在出生时即已

有一次视网膜母细胞癌基因（*Rb1*）的突变，因此，遗传型患者常为双侧或多发肿瘤；而散发型视网膜母细胞瘤患者则是由患者本人*Rb1*基因两次体细胞突变所致，发病年龄明显晚于遗传型患者。有些遗传型双侧发病的患者中，还有少数患者可见视网膜母细胞癌基因所在的染色体区（13号染色体长臂1区4带）缺失。

（二）神经母细胞瘤

神经母细胞瘤（neuroblastoma）是一种幼龄儿童中常见的恶性胚胎瘤，起源于神经嵴。目前的研究表明，细胞膜受体*TRK*基因的异常与神经母细胞瘤的发生有着重要的关系。根据*TRK*基因的分型，神经母细胞瘤分为三种类型：TRK-A型神经母细胞瘤一般预后较好，大多数可以自然治愈。TRK-B型神经母细胞瘤常伴有*N-Myc*癌基因的扩增，因而恶性程度较高。TRK-C型神经母细胞瘤预后较好。

（三）Wilms瘤

Wilms瘤即肾母细胞瘤（nephroblastoma），是一种婴幼儿肾的恶性胚胎性肿瘤，约占全部肾肿瘤的6%。Wilms瘤分为遗传型（38%）和非遗传型（62%）。遗传型Wilms瘤较多表现为双侧肾脏肿瘤，发病年龄较早，有明显的家族聚集现象。目前的研究认为，Wilms瘤的发生具有遗传异质性，在不同的Wilms瘤家系或不同的Wilms瘤患者中，常分别涉及*WT1*（位于11p13）、*Wit1*（位置邻近*WT1*）、*WT2*（位于11p15）和一个定位于16q的基因，这些基因都属于易感基因。

（四）嗜铬细胞瘤

嗜铬细胞瘤（pheochromocytoma）来源于肾上腺髓质、交感神经节或体内其他部位的嗜铬组织。嗜铬细胞瘤可散发，也可呈家族性遗传。家族性嗜铬细胞瘤（占6%）的发病人群多为30～50岁人群，但也可见于儿童。发病率为1/1000，外显率较高。嗜铬细胞瘤常常伴发其他遗传病，如神经纤维瘤、多发性内分泌腺瘤综合征（Sipple综合征）、黏膜神经瘤综合征、小脑视网膜血管瘤病、先天性心脏病、色素失调症等。目前的研究认为，单纯的家族性嗜铬细胞瘤中可能与*VHL*基

因的错义突变有关。

三、遗传性肿瘤综合征

人类3000多种单基因遗传性疾病中，某些单基因遗传综合征常和肿瘤的发生联系在一起。目前的研究发现，有240多种综合征都有不同程度的患肿瘤倾向，肿瘤是组成该综合征的一部分。这类单基因遗传病属遗传性癌前疾病，常被称为遗传性肿瘤综合征。采用家系分析和细胞遗传学与分子遗传学的研究发现，遗传性肿瘤综合征是有恶性倾向的癌前病变，具有多发性，其发病年龄比同一器官的恶性肿瘤发病要早得多。常见的遗传性肿瘤综合征有小脑视网膜血管瘤病、结肠息肉综合征、乳腺/卵巢综合征、基底细胞痣综合征、多发性内分泌腺肿瘤综合征等。遗传性肿瘤综合征大部分按常染色体显性方式遗传，部分属常染色体隐性或X性连锁遗传。上述遗传性肿瘤综合征所涉及的机体对致癌物的反应、DNA修复及细胞增殖、凋亡调控的个体差异决定了肿瘤的易感性。

（一）小脑视网膜血管瘤病

小脑视网膜血管瘤病（又称冯·希佩尔-林道综合征，von Hippel-Lindau sydrome，VHL综合征）是一种复杂的肿瘤综合征，其特征表现为受累者可以在特异的靶器官发生多种肿瘤，在新生儿中的发病率估计是1/36 000。脑视网膜血管瘤病以常染色体显性方式遗传，*VHL*基因定位于人类染色体3p25—p26，其外显率是可变的，带有该疾病基因的个体可以一生不发病或在任意数目的靶器官发生肿瘤。脑视网膜血管瘤病患者的死亡既可以由中枢神经系统的肿瘤引起，也可由肾脏转移瘤引起。

（二）结肠息肉综合征

这种综合征存在遗传异质性，均为常染色体显性遗传，以肠道息肉为主要临床特征，常见的有下列几种类型。

1. 家族性结肠息肉病（familial polyposis coli，FPC）　又称为家族性腺瘤样息肉症，FPC的基因定位于5q21。其主要表现为青少年时结肠和直肠已有多发性息肉，大部分患者发展为癌，90%未经治疗的患者将死于结肠癌。

2. Gardner综合征（Gardner syndrome，GS）　GS患者的息肉在结肠、胃和小肠常见。除肠道有多发性息肉外，常常伴有胃肠道外肿瘤，如面部骨瘤、皮脂腺瘤和纤维瘤等。其腺瘤样息肉几乎100%发生恶变。

3. Peutz-Jehgers综合征（Peutz-Jehgers syndrome）　在消化道任何部位都可发生息肉，其中空肠是最常见的发生部位。这种综合征的息肉很少发生癌变。除了息肉以外，患者口腔黏膜和手指有色素斑，女性患者容易患卵巢癌。

（三）遗传性乳腺癌 - 卵巢癌综合征

遗传性乳腺癌-卵巢癌综合征（hereditary breast cancer-ovarian cancer syndrome）是常染色体显性遗传病，其外显性多变。定位于17qD17S1321—D17S1325的*BRCA1*基因被证实为遗传性乳腺癌-卵巢癌综合征的易感基因。该基因编码蛋白的N端存在锌指结构，提示其具有转录调节功能。

（四）痣样基底细胞癌综合征

痣样基底细胞癌综合征（naevoid basal cell carcinoma syndrome）又称为基底细胞痣综合征（basal cell naevus syndrome），按常见染色体显性方式遗传。这种病的患者临床表现为多发性基底细胞痣，青春期即可发生癌变。

（五）多发性内分泌腺瘤病

多发性内分泌腺瘤病（multiple endocrine neoplasia，MEN）或称多发性内分泌腺病（multiple endocrine adenopathy，或multiple endocrine adenomatosis，MEA）。MEN发病年龄比单独一个相应的内分泌腺发生肿瘤的年龄早些。MEN有两种类型，即MEN Ⅰ型和MEN Ⅱ型。MEN Ⅰ型即Werner综合征，较复杂，波及的内分泌腺较多，可表现为胰腺内分泌肿瘤、甲状腺癌、垂体和肾上腺腺瘤，并伴有消化性溃疡、恶性神经鞘瘤及非阑尾类癌，在青年期外显率就已很高。MEN Ⅱ型即Sipple综合征，较简单，主要波及甲状腺、肾上腺及甲状旁腺，表现为甲状腺髓样癌和肾上腺嗜铬细胞瘤，有时还可见甲状腺瘤。MEN Ⅱ型外显率亦高，到

50岁时，至少一个内分泌腺发生肿瘤。MEN Ⅱ型常伴有多发性黏膜神经瘤。

四、染色体不稳定综合征与恶性肿瘤

某些疾病或综合征容易导致肿瘤的发生，主要是因为这些疾病或综合征患者的细胞内存在遗传上对肿瘤的易感因素，染色体不稳定性就是患者在遗传上对肿瘤易感的因素之一。因此，染色体不稳定综合征患者是肿瘤发生的易感人群之一。

（一）Bloom 综合征

Bloom综合征（BS）是一种不常见的以异常高的姐妹染色单体交换（SCE）频率为特征的常染色体隐性遗传性综合征，多见于东欧犹太人的后裔，尤其是波兰-乌克兰边境的犹太人。临床特点是生长障碍伴毛细血管扩张和蝴蝶状红斑性皮疹。患者的免疫功能有缺陷，故易患白血病和某种恶性肿瘤。研究表明，BS患者的外周血在培养中的姐妹染色单体交换频率是正常人的10倍以上，说明患者的DNA修复系统不正常。此外，在4%～27%的患者外周血的培养细胞中，可见染色体断裂、重排和染色单体型交联及四射体（quadriradial）。这些染色体不稳定性特征是导致BS容易发生恶性肿瘤的基础。

（二）共济失调毛细血管扩张症

共济失调毛细血管扩张症（ataxia telangiectasia, AT）以小脑共济失调、眼和皮肤毛细血管扩张为特征，伴有免疫功能缺陷和染色体异常的常染色体显性遗传性疾病。AT患者容易患多种肿瘤，肿瘤发病率比正常人群高100多倍，其中，最常见的肿瘤是白血病和淋巴瘤。近年来，AT与恶性肿瘤相关性研究取得了长足的进展，在AT患者中发现了100多种突变，这些突变分布于AT基因的整个编码序列，绝大多数突变会造成AT基因的截短和大片段缺失，导致AT蛋白失活。

（三）范科尼贫血

范科尼贫血（Fanconi anemia, FA）又称先天性全血细胞减少症（congenital pancytopenia），为一种进行性红细胞、白细胞及血小板减少的进行性骨髓衰竭病，伴有先天畸形，是一种染色体隐性遗传病。FA常发展成急性粒细胞白血病（AML），可发生在骨髓增生不良后期的不同阶段。一些FA患者在黏膜与皮肤的交界处可发生鳞状上皮癌。染色体不稳定和染色体断裂是FA的特征性表现。FA患者的自发性染色体断裂频率较高，断裂多属于染色单体型，很少发生在着丝粒处或出现四射体。此外，有些FA患者缺少核酸外切酶，DNA修复系统虽可切开DNA单链，但不能切除由紫外线诱发的胸腺嘧啶二聚体。

（四）着色性干皮病

着色性干皮病（xeroderma pigmentosum，XP）也是一种常染色体显性遗传病，主要特征为患者的皮肤对诱变剂或太阳光中的紫外线照射异常敏感，在受到诱变剂或紫外线照射的部位，常发生色素沉着、红斑、水疱和瘢痕形成等病变。XP在皮肤病灶的基础上可发生基底细胞癌或鳞状上皮癌，亦可发生黑色素瘤、纤维肉瘤及角化棘皮癌等。患者一般在儿童期发生恶性肿瘤，多死于癌的转移。XP易患肿瘤主要是由于患者缺乏修复DNA缺陷的能力。该病患者体内缺少核酸内切酶，不能切除由紫外线诱发的嘧啶二聚体，特别是胸腺嘧啶二聚体，从而导致基因的突变率增高，易形成恶性肿瘤。

五、多基因遗传性肿瘤

多基因遗传性肿瘤是指由许多对微效累加基因和某些环境因素共同作用而引起的一大类遗传性肿瘤，大多是一些常见的恶性肿瘤。这些肿瘤的发生是遗传因素和环境因素共同作用的结果，如多基因遗传的鼻咽癌、脑瘤、结直肠癌、乳腺癌、胃癌、肺癌、前列腺癌、子宫颈癌等，上述肿瘤一般都具有明显的家族聚集倾向，患者的一级亲属发病率显著高于群体的发病率；并且具有明显的地区聚集性和种族差异；存在基因组不稳定性，易受理化、生物等环境因素的影响。

多基因遗传性肿瘤的一个显著特点是其性状变异呈现连续的数量级差的改变，不遵从经典的孟德尔遗传定律，其基因型与表型之间的关系错综复杂。因此，多基因遗传性肿瘤具有多因素共同作用、多基因参与的多阶段发病特征。多基因遗传性肿瘤发生发展过程中的多阶段性是其共同特征，具有癌前病变、早期癌、中晚期浸润转移癌等不同发病阶段，每个阶段可能存在特定的转录组信息和变化规律。易感基因是多基因遗传性肿瘤发病密切相关的重要功能基因，作用于肿瘤多阶段发病的不同环节，形成功能上密切关联的易感基因群，其功能的阐明和在肿瘤不同发病阶段中作用机制的揭示可能成为研究细胞癌变机制的重要突破口。

第二节 肿瘤遗传易感性及其机制

一、肿瘤遗传易感性

（一）肿瘤遗传易感性反映个体遗传变异对环境致癌因素的敏感程度

肿瘤遗传易感性（tumor genetic susceptibility，或hereditary predisposition to cancer）是指具有某些遗传缺陷即胚系突变（germline mutation），或某种基因多态性（gene polymorphism）的个体容易发生肿瘤的特性。

肿瘤作为一种慢性复杂性疾病，是多种环境因素和遗传因素共同作用的结果。在相同的环境暴露下，只有小部分人发生肿瘤的事实表明，不同个体对相同的环境暴露存在遗传易感性。带有不同遗传变异的个体对环境因子的易感性有所不同。有遗传易感性的个体比不具遗传易感性的个体，其肿瘤发病率高10～100倍。

（二）肿瘤遗传易感性往往由肿瘤易感基因的变异决定

对遗传性肿瘤易感性的分子生物学研究表明，由遗传物质改变带来的某些遗传特征能够导致个体的肿瘤易感体质，这些遗传特征与肿瘤易感基因的变异密切相关。肿瘤易感基因（tumor susceptibility gene）是指能够引起肿瘤易感性的基因。肿瘤易感基因包括强肿瘤易感基因和弱肿瘤易感基因。

1. 强肿瘤易感基因 其胚系突变可以遵循孟德尔遗传定律，形成所谓的"遗传性肿瘤综合征"。在强肿瘤易感性基因引起的遗传性肿瘤综合征发生中，环境因素影响较小。但这些遗传性肿瘤综合征外显度极高，易感基因携带者发生特定肿瘤和其他部位肿瘤的风险，比正常人高数十倍至数百倍。强肿瘤易感基因的高外显率突变，在受累家族成员的肿瘤发病中起着关键的作用，但累及人群较少，一般在1%左右。

2. 弱肿瘤易感基因 主要包括癌变途径相关基因的弱效等位基因和各种基因的多态性，其中主要是单核苷酸多态性（single nucleotide polymorphism，SNP），SNP在人群中的突变频率多超过1%。这些遗传学变异（多态性）的单个位点的效应是微弱的，但每个易感等位基因可以增加（或降低）10%～30%的肿瘤发病风险，因此这些变异往往通过调节基因而不是改变基因产物来发挥效应。它们主要通过改变蛋白质的表达水平、功能和定位及其与细胞内外被修饰因素的相互作用，产生比强肿瘤易感基因低的肿瘤易感性。弱肿瘤易感基因通过与相应环境因素的相互作用，决定了人群中肿瘤易感性的主要差异。低外显率的弱肿瘤易感基因，与常见的恶性肿瘤密切相关，因而作用于更多的人群。

（三）基因组时代的肿瘤易感性研究——全基因组关联性分析（GWAS）

肿瘤遗传易感性的研究近来发展迅猛，科学家们利用各种技术和方法发现了一批与肿瘤密切相关的肿瘤易感位点和肿瘤易感基因。全基因组关联分析（genome-wide association study，GWAS）是指基于连锁不平衡（linkage disequilibrium，LD）的原理选择涵盖人类全基因组范围遗传变异的数以万计（30万～100万）的标签多态性位点（主要是SNP位点），对不同表型的样本进行高通量的基因分型检测，获取差异最为显著的一组SNP位点，并在多个独立研究样本中进行验证，最终得到该表型的易感位点。GWAS目前被认为是寻找肿瘤易感基因最有效的方法，自2007年以来，人们已经利用GWAS获得了前列腺癌、乳腺癌、鼻咽癌、脑瘤、大肠癌、膀胱癌、皮肤癌、胃癌等多种肿瘤的遗传易感位点。尽管它所确定的位点不一定是真正的致病位点，但这并不妨碍其作为肿瘤发病的易感标志物用于肿瘤易感人群的筛查。

二、肿瘤遗传易感性的发生机制

随着分子生物学和分子遗传学研究进展，肿瘤分子遗传学的研究已成为当代学术进展最快的领域之一，因此，人们对于肿瘤遗传易感的遗传物质基础的认识越来越深入。以往了解较多的是染色体畸变，畸变处出现染色体遗传物质的得失、断裂或位置改变而使机体出现病状。其次是基因突变，即编码基因的碱基序列发生变化，随之表达和表达产物异常。

（一）染色体畸变与肿瘤遗传易感性

染色体的不稳定性使染色体容易发生自发或诱发的断裂与裂隙，携带这类遗传因素的人群对多种肿瘤有易感性。

1. 染色体脆性部位（fragile site，fra）与肿瘤遗传易感性密切相关。脆性部位是染色体上非随机的断裂，与某些酶的作用点、致变（癌）剂的作用点及癌基因、细胞生长分化基因的位点相关。脆性部位由于是致变（癌）剂的靶位点，又是活动基因的调节区域，所以在某些因素的作用下十分敏感，常常使染色体不稳定性升高，最终导致染色体断裂、重排和缺失。研究发现，fra（3p14）是最敏感的普通型脆性部位，当细胞接触苯、苯并芘和亚硝胺等化学致癌物时，fra（3p14）的表达率明显升高，肺癌、鼻咽癌等肿瘤的发生率明显增加。

2. 染色体杂合性丢失 所谓杂合性丢失（loss of heterozygosity，LOH）是指染色体某一基因座上的等位基因之一出现缺失或突变，使同源染色体相同位置上的基因呈杂合状态。杂合性丢失是肿瘤细胞中一种常见的染色体变异。长期的细胞遗传学研究证实，几乎所有的肿瘤细胞都存在染色体片段的非随机性丢失，这意味着这些丢失的片段中必然包含着某些与肿瘤相关的基因。抑癌基因杂合性缺失是导致肿瘤产生的一个重要因素，通常在杂合性丢失的高频区域含有一个或多个抑癌基因，因此，抑癌基因的杂合性丢失会导致肿瘤的发生。

3. 姐妹染色单体互换（sister chromatid exchange，SCE） 是指受损DNA的复制产物在两条染色单体之间同源位点上的交换，与DNA链断裂和重组有关。SCE频率异常反映了细胞核DNA修复机制的缺陷和恶性转化细胞的生物学特征。SCE多发生于染色体的间带区（interband region）或带间交界区（band-interband junction）。由于间带区是基因位点表达活跃的部位，所以有学者认为SCE分析是研究染色体脆性疾病（fragile disease）和肿瘤患者淋巴细胞染色体终极变化（DNA损伤后修复的终态）的一种较好方法。在正常时，自发性SCE是每一种属细胞内存在的生物学现象，正常人淋巴细胞也有较恒定的SCE频率，在实验条件一致的情况下，波动范围极小，且不受年龄、性别和种族的影响。李桂源等通过对宫颈癌、直肠癌、胃癌和乳腺癌等四种不同恶性肿瘤患者淋巴细胞的SCE频率观察，证明这四种恶性肿瘤患者的自发性SCE频率均有明显增加。早期研究结果表明，鼻咽癌患者的SCE频率显著高于健康人，同时发现由遗传因素引起的鼻咽癌基因组不稳定性能显著增强鼻咽癌患者对环境中EBV和化学致癌物，特别是亚硝胺类化合物的易感性，从而导致SCE频率的增加。从其生物学意义上来说，SCE频率的增加反映恶性肿瘤患者染色体DNA损伤程度和恶变情况。

（二）基因组变异与肿瘤遗传易感性

1. 基因组拷贝数变异（CNV） 是指在人类基因组中广泛存在的，从1000bp（kb）到数百万bp（Mb）范围内的缺失（deletion）、嵌入（insertion）、重复（duplication）或复合性多位点变异（complex multisite variant）。目前的研究表明，CNV的形成既与疾病相关，也是基因组自身进化的结果。

（1）CNV常位于可重复序列之内或之间：CNV常位于端粒、着丝点、异染色质等富含重复序列的部位，常发生在同源重复序列（如Alu序列、短串联重复序列等）或DNA重复片段之内或之间的区域，并经常定位于其他类型的染色体重排附近。半数以上的CNV可在多个个体中重复出现。CNV可能包含一个基因的部分或全部序列，或者跨越几个基因而形成的基因组片段，引起基因（或部分基因）的缺失或复制。

（2）CNV蕴含着丰富的遗传信息，与肿瘤易感性密切相关：CNV内含有大量的基因，蕴含着丰富的遗传信息，与基因突变、X染色体失活、基因重排、基因表达沉默等生物学现象密切相关。基因组多位点的CNV可以引起基因组和分子表型的异质性，在基因-环境相互作用及人体对外界环境刺激的特殊反应中发挥重要作用，与复杂性疾病或孟德尔遗传紊乱密切相关。Disklin等报道说，染色体1q21.1上的一个常见CNV与儿童"成神经细胞瘤"有关，而且这一CNV内的一个转录体（"成神经细胞瘤"断点家族基因NBPF23）也参与了肿瘤形成的早期阶段。

2. 遗传重组（genetic recombination）　指分别来自两个亲本的基因连锁群间发生交换，形成两个亲本所没有的连锁群组合，产生具有重组性状的后代（重组体）的现象。重组的基础是来自两个亲本的DNA分子之间发生的交换。简单地说，遗传重组就是指具有控制不同相对性状的亲代基因经过相互作用过程产生亲本所不具有的基因组合。遗传重组也称基因重组，包括非同源染色体间的自由组合（非同源重组）和同源染色体间的交换导致的基因组合（同源重组）。前者不涉及DNA的断裂重接，后者则要发生DNA的断裂重接。

许多内源或外源因素如电离辐射、基因毒性剂、复制叉停止、核酸酶、减数分裂、免疫细胞V（D）J基因重排等均可引起DNA双链断裂（double-strand break，DSB）。DSB是DNA最严重的损伤形式，如果不能被及时而准确地修复，可以导致基因突变、基因组不稳定、细胞凋亡甚至癌变。同源重组（homologous recombination，HR）是真核细胞修复DNA双链断裂的一个重要途径，同源重组修复缺陷的细胞对电离辐射等的敏感性明显增加，导致细胞癌变倾向增高。主要的机制表现为，与同源重组相关的修复基因（如乳腺癌易感基因BRCA1、BRCA2、p53等）的缺陷可引起DNA双链断裂修复减少，肿瘤发生率显著增加。有关同源重组的修复机制及参与肿瘤发生的机制非常复杂，本部分不做详细介绍。

（三）基因突变与肿瘤遗传易感性

基因突变是导致不同个体对肿瘤遗传易感性不同的重要原因。癌基因与抑癌基因的突变、线粒体DNA突变及不稳定性三核苷酸重复序列的动态突变等均与肿瘤遗传易感性相关。

1. 癌基因或抑癌基因的突变　癌基因是存在于人类或动物细胞中固有的一类与细胞生命活动密切相关的基因，参与细胞的生长与分化。通常，将参与正常生命活动的癌基因称为原癌基因。突变是通过改变原癌基因编码蛋白的结构而激活原癌基因。通常涉及蛋白的关键调节区域，导致突变蛋白具有不可调控的、持久的活性。环境致癌因素如化学致癌物或物理辐射等可以诱导原癌基因发生碱基置换、缺失或插入等突变，最具特征性的原癌基因突变是碱基置换，即点突变，如Ras原癌基因家族（KRAS、HRAS、NRAS等）的点突变可以导致Ras基因的持续活化，增加肿瘤易感性。

抑癌基因作为一种生长调节基因，参与正常的细胞生命活动，具有保持染色体的稳定、抑制细胞过度生长、促进分化、抑制癌基因的作用。基因突变也是抑癌基因失活的重要机制。TP53基因是最重要的抑癌基因，在50%的肿瘤中发现了TP53基因突变。抑癌基因PTEN在子宫内膜癌、恶性胶质瘤、前列腺癌、乳腺癌、结肠癌和肺癌中的突变频率都很高。

2. 线粒体DNA突变　线粒体是细胞内的供能装置，是细胞的氧化中心和动力站，是糖、脂肪和蛋白质三大物质代谢的最终途径。人类的线粒体基因为一环状双链DNA，长约16kb，包含37个基因，共编码22个转运RNA（tRNA）、2个核糖体RNA（rRNA）和13个呼吸链多肽，均参与维持线粒体系统的功能，是氧化磷酸化和电子传递的重要组成部分，被称为"人类第25号染色体""线粒体基因组"。随着线粒体DNA（mtDNA）点突变和缺失的发现，mtDNA突变引起的人类疾病已被列入继单基因、多基因、染色体病后的第四类遗传性疾病——线粒体基因病。

肿瘤细胞中mtDNA突变的机制如下。

（1）mtDNA点突变的影响：D-loop区是mtDNA中唯一的非编码区，负责mtDNA的复制和翻译。

癌细胞中的D-loop区突变十分普遍，D-loop区的变化可以引起mtDNA翻译速度和复制速度的改变。D-loop区4977bp位点的缺失，可以引起5个tRNA基因和编码细胞色素氧化酶、复合体Ⅰ和ATP酶的7个基因的丢失，继而引起一系列功能上的缺陷。在体细胞mtDNA的3243位点发生突变，可引起mtDNA的丢失。mtDNA的缺失使含有转移性线粒体的细胞更易在较低的突变异质性水平就发生细胞凋亡。带有大片段缺失的mtDNA数量的减少，一方面是由于癌细胞或者带有mtDNA突变的线粒体的选择性存活机制；另一方面，片段缺失型mtDNA的降解也能够使肿瘤细胞中发生大片段缺失的mtDNA数量减少。A3243G突变mtDNA与mtDNA缺陷型的畸胎癌细胞有关，并可引起有丝分裂遗传性突变，此突变先表现为突变型mtDNA的增加，随后出现mtDNA丢失的现象。

（2）活性氧（reactive oxygen species，ROS）相关途径的影响：线粒体基因组对连续暴露于由线粒体呼吸链产生的ROS所致的损伤十分敏感。抑制ROS引起的mtDNA损伤的修复系统和ROS的解毒作用系统，以及增加ROS的产生是mtDNA突变的主要原因。线粒体DNA可聚集高浓度的8-羟基-2′-脱氧鸟苷（8-oxo-G），8-oxo-G由鸟嘌呤在C8位羟基化产生，是一种可引起遗传性改变的损伤。8-羟基鸟嘌呤DNA糖苷酶（OGG1）蛋白和γ聚合酶是修复DNA 8-oxo-G损伤的主要DNA糖苷酶和关键酶。抑制OGG1糖苷酶及功能缺陷的γ聚合酶均会引起mtDNA中点突变和缺失突变的累积。

（3）抑癌基因p53缺失产生的影响：肿瘤抑制蛋白p53是一种核转录因子，在DNA损伤、细胞周期调控和细胞凋亡中都起着至关重要的作用。同时在维持mtDNA的稳定性中也发挥作用。在应激的条件下，p53蛋白能对特殊的刺激作出反应，进入线粒体中诱导细胞凋亡。在内源性和外源性的ROS引起mtDNA损伤时，p53能够进入线粒体作用于mtDNA和γ聚合酶，增强γ聚合酶的DNA复制功能。研究表明，超过50%的人类肿瘤携带有p53基因突变。若癌细胞中的p53突变或缺失，突变型的p53将会导致mtDNA对损伤的敏感性增加，维持mtDNA的稳定性丧失，从而引起mtDNA突变和mtDNA丢失的频率增加，导致肿瘤的发生。

3. 动态突变（dynamic mutation） 是指组成DNA分子中的核苷酸重复序列拷贝数发生不同程度的扩增而产生的突变。在动态突变中重复单位片段的大小从3个碱基到33个碱基长度不等。最早发现的动态突变为CCG/CGG和CAG/CTG三核苷酸重复扩增序列，一些基因编码区或非编码区的CGG、CTG、CAG三核苷酸串联重复序列（trinucleotide repeat，TNRS）拷贝数过度增加或扩展，这种三核苷酸重复片段扩增突变（trinucleotide repeats expansion mutation，TREM）是不稳定的，它可随着世代的传递而扩大，当重复序列的拷贝数超过某个正常范围时，便会引起一系列的遗传病[如脊髓延髓性肌萎缩（又称Kennedy病，CAG三联体重复）（图6-1）、强直性肌萎缩（CTG三联体重复）等]或出现脆性位点[FRAXA——导致脆性X综合征（CGG三联体重复）、FRAXE——导致精神阻滞、FRAXF、FRA11B——导致Jacobsen综合征、FRA16A和FRA16B等]及发生某些肿瘤。

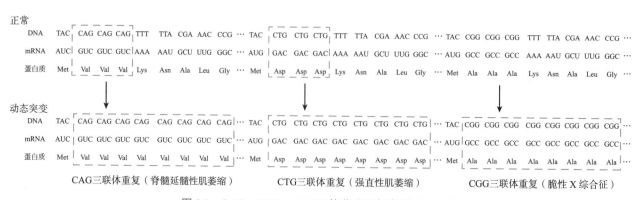

图6-1 CAG、CTG、CGG三核苷酸重复序列动态突变

目前的研究发现，除了典型的CAG、CTG、CGG三核苷酸串联重复序列，其他类型的三核苷酸序列和5、6个碱基对的微卫星重复，以及12、33、42个碱基对的小卫星重复也可以出现拷贝数的扩增。

动态突变已经被证明是人类遗传性神经系统疾病的主要致病因素之一，并为神经系统的遗传性疾病提供了简便而直接有效的基因诊断方法。目前，有关三核苷酸不稳定的动态突变在肿瘤中的研究还不是很多，但微卫星DNA重复的大量扩增在肿瘤发病中的研究已日益受到重视。

（四）单核苷酸多态性是肿瘤发生的重要遗传易感风险因子

人类众多个体的基因组序列的一致性高达99%以上，但个体之间各种性状的差异仍然很大。单核苷酸多态性（SNP）是指存在于某一人群或个体基因组内的单个碱基发生突变，从而导致群体及个体、个体与个体之间对疾病的易感性、治疗敏感性和与治疗相关的毒副反应等的差异。基因组中任何一个碱基都有可能发生改变，SNP既有可能在基因序列内，也有可能在基因外的非编码区序列上。总体来说，位于编码区的SNP（cSNP）比较少。李桂源教授课题组通过对鼻咽癌候选抑瘤/易感基因的SNP分型进行关联分析，发现6个与鼻咽癌发生和发展相关的遗传易感风险因子。例如，*BRD7*基因编码区C450T和A737G多态性位点的偶联、*NGX6*基因上游调控区的SNP位点rs879284、*UBAP1*基因3′端非编码区中的SNP位点rs1049557及*NOR1*基因编码区中的偶联的2个SNP位点ss2220003和ss3211583，这些遗传易感风险因子可能都是鼻咽癌早期分子诊断和高危人群筛选的重要候选分子靶标。

体内致癌物代谢基因多态性与肿瘤易感性亦有密切关系。Dong等通过对18种肿瘤、99个基因、344个突变类型进行肿瘤易感性和基因多态性的meta分析，发现98个突变（28%）优势比（OR）具有统计学意义，13个突变有显著意义。近1/3的突变类型同肿瘤遗传易感性相关，其中很多是编码代谢相关的酶类，如谷胱甘肽-*S*-转移酶M1（GSTM1）空白基因型、NAT2快速乙酰化基因型与膀胱癌，亚甲基四氢叶酸还原酶（MTHFR）基因C677T突变型与胃癌，GSTM1空白基因型与白血病。

（五）免疫缺陷增加肿瘤的遗传易感性

许多免疫缺陷的患者都有严重的或显著的免疫抑制现象，机体的免疫抑制增加了某些肿瘤的发病风险。严重的机体免疫抑制反应，会阻碍机体免疫系统识别和破坏由各种致癌因子诱发的或自发的肿瘤细胞。此外，免疫缺陷也会导致免疫系统的监控和防御能力下降，从而对肿瘤细胞失去免疫打击能力，增加肿瘤的发生率。

（六）基因组印记与肿瘤遗传易感性

1. 基因组印记与印记基因 基因组印记（genomic imprinting）是目前肿瘤学领域研究的新热点，是不符合孟德尔遗传定律的特殊遗传现象。基因组印记又称遗传印记（genetic imprinting）或亲本印记（parental imprinting），指在哺乳动物某些组织细胞中，控制某一表型的一对等位基因由于亲源不同而呈差异性表达，即机体只表达来自亲本一方的等位基因，而与自身性别无关。

印记基因（imprinting gene）是指存在亲本染色体上的等位基因的表达取决于它们是在父源染色体上还是在母源染色体上，来自父系、母系的印记基因有所不同，当精卵结合时，父母双方印记基因均应出现，否则发育就不正常。印记基因的存在能导致细胞中两个等位基因的一个表达而另一个不表达。当某个印记基因来自父本时是沉默的，来自母本时是激活的，就称这个基因为父系印记基因；而当它来自母本时是沉默的，来自父本时是激活的，则为母系印记基因。

2. 基因组印记增加肿瘤遗传易感性 基因组印记在一些低等动物和植物中已被发现多年，是哺乳动物正常发育所必需的。研究发现许多印记基因对胚胎和胎儿出生后的生长发育有重要的调节作用，对行为和大脑的功能也有很大的影响，印记基因的异常表达引发伴有复杂突变和表型缺陷的多种人类遗传性疾病。目前对肿瘤的研究中认为印记缺失是引起肿瘤最常见的遗传学因素之一。基因组印记是遗传后的基因调控方式，导致单亲等位基因表达。基因的印记因种属、个体、组织、细胞和胚胎发育时期不同而变化。因此，基因组印记对肿瘤易感性和外显率的影响是很明显的。基因组印记现象的出现，使人们发现某些肿瘤相关基因呈单亲的功能性表达。如果抑癌基因的一个等位基因发生印记，那么失去抑癌功能只需一个等位基因失活，这样就增加了肿瘤的易感性。

基因组印记是哺乳动物在长期进化过程中形成的自我监护机制，印记功能的紊乱将导致肿瘤易感性明显增加。一些在未印记基因上不会产生太大影响的染色体行为，如染色体杂合性丢失（loss of heterozygosity，LOH）、单亲二体染色体（uniparental disomy，UPD）等，在印记基因上可能造成严重后果。

基因组印记与肿瘤印记基因可通过如下主要途径参与肿瘤的形成：

（1）在抑癌基因（TSG）的两个等位基因中，其中一个已被印记沉寂，另一个仍有正常功能，若随后发生一次LOH等事件，使后者亦沉寂，这样该TSG失能，就启动癌变过程。

（2）在促生长基因或癌基因的两个等位基因中，一个被印记沉寂，另一个正常表达，若印记的等位基因发生印记丢失（loss of imprinting，LOI；静止的基因被重新活化表达的现象），导致双等位基因表达，基因产物成倍增加，这样的过度表达能参与肿瘤的发生。

（3）印记控制区是能调节多个印记基因表达的DNA片段，如发生突变可引起一组相关印记基因异常表达而导致癌变。IGF2即人类胰岛素样生长因子-2，正常情况为父系印记，母系等位基因表达，具有促生长的作用，一旦父系等位基因失去印记，变为双等位基因表达，势必造成表达产物量的增加，促成肿瘤细胞的异常生长。

三、肿瘤遗传易感性的研究意义

研究肿瘤的遗传易感性对于寻找肿瘤易感风险因子、筛查高风险的肿瘤发病人群，以及探索肿瘤靶向性及个体化的诊断和治疗具有十分重要的意义。

（1）在肿瘤易感基因型中鉴定肿瘤的环境致癌危险因素，可以通过切断环境因素的致癌因子，积极预防肿瘤发生。例如，在 NAT2 基因型妇女中可以鉴定吸烟是乳腺癌发生的环境致癌风险因素。

（2）通过肿瘤遗传易感性筛查，可以保护易感人群避免接触相应的危险因素，或在不可避免的、已接触致癌因子的人群中，重点保护易感人群，起到积极预防肿瘤发生的作用。

（3）检测肿瘤患者与药物相关的联合等位基因型，可指导选用个体敏感的药物，慎用不敏感的药物，以提高疗效，减少毒副反应。

第三节 肿瘤发生的遗传机制假说

1866年法国外科医生 P. P. 布罗卡对癌家族的报道，引起了人们对恶性肿瘤遗传背景的关注。关于肿瘤发生的遗传机制，经历了从染色体不平衡假说、基因突变假说到多阶段顺序性互动机制假说等一系列发展历程，但基因突变假说一直占据主流和主导地位，其他假说的提出和发展均是对基因突变假说的补充和完善。

一、染色体不平衡假说

最早把肿瘤发生的遗传机制与遗传物质联系起来的是一位德国科学家 T. Boveri。他于1914年通过对恶性肿瘤细胞进行显微镜观察，提出了"染色体不平衡假说"，认为不对称的体细胞有丝分裂异常导致子细胞中染色体分布的不平衡，染色体含量异常是引起肿瘤的根本原因。到20世纪70年代，由于染色体显带技术的出现，发现恶性肿瘤细胞中染色体数目及结构畸变是肿瘤细胞的一个重要特征，有力地支持了该假说。但是，在20世纪80年代以前，人们还无法确定肿瘤细胞染色体的重排是肿瘤的原因还是结果。多年来肿瘤细胞遗传学的研究表明，除慢性粒细胞白血病的Ph1染色体等是特征性的染色体外，一般肿瘤细胞的染色体变化较大，在同一种肿瘤的不同细胞系有不同的核型组成，但是通过同一肿瘤细胞大量显带核型分析，仍然可以看到一些结构异常染色体在某种肿瘤内出现是非随机的。

二、两次突变假说

1971年，Kundson 以几种儿童期肿瘤为模型对肿瘤的遗传性提出了两次突变假说（图6-2），或"两次打击"假说（two-hit hypothesis）。该假说认为视网膜母细胞瘤（retinoblastoma，Rb）、肾母细胞瘤（Wilms瘤）和神经母细胞瘤（neuroblastoma）等均可分为遗传型（hereditary）和散发型（sporadic）两类。遗传型肿瘤的第一次突变发生于生殖细胞，第二次突变发生于体细胞，因此解释了遗传型肿瘤发病年龄早，肿瘤表现为多发性或双侧性。散发型肿瘤的两次突变均发生于体细胞，故肿瘤发病迟，并且多是单发型或单侧性。两次突变假说也符合视网膜母细胞瘤、肾母细胞瘤和神经母细胞瘤的遗传型及散发型的流行病学调查资料。目前，两次突变假说也可以进一步解释某些常见肿瘤（如乳腺癌、胃癌等）的遗传易感性。一般肿瘤需要多次（一般为4～6次）的基因突变。就某一位点而言，遗传型肿瘤的第一次突变发生于生殖细胞，而该位点的另一等位基因在体细胞再发生第二次突变。遗传型肿瘤比散发型肿瘤少一次体细胞突变，其发病年龄比散发型肿瘤提前。例如，*p53*基因生殖细胞突变是Li-Fraumeni综合征的主要遗传基础，在肿瘤细胞中往往出现该位点的另一个等位基因的再次突变或丢失。而*p53*基因在大部分散发型肿瘤细胞中也发生突变并起重要的癌变作用。因此，两次突变假说不仅可以解释罕见的遗传性肿瘤综合征，而且也为常见肿瘤的遗传易感性研究提供了一个很好的模型。两次突变假说的意义还在于为肿瘤易感基因的染色体定位提供了理论与实验依据。大部分肿瘤的遗传易感性呈常染色体显性遗传，可通过对肿瘤家系的遗传流行病学分析及遗传连锁分析

（linkage analysis）来定位肿瘤易感基因；另外，根据肿瘤易感基因（多数为抑癌基因）在体细胞中缺失突变的特点，可通过检测肿瘤细胞中染色体上多态性位点的LOH来确定肿瘤易感基因的染色体位点。

三、基因不平衡假说

20世纪80年代初期，由于人类细胞癌基因的发现及80年代中期抑癌基因的发现，肿瘤发生的遗传机制由染色体水平进入分子水平，肿瘤发生的"染色体不平衡"假说进一步发展成为"基因的不平衡"假说，也就是说癌基因的激活及抑癌基因的失活，此种不平衡使正常细胞向恶性转化。原癌基因激活和抑癌基因失活的发生是各种理化或生物因素引起的基因位点、基因或基因群的改变，如启动子区序列插入、点突变、染色体易位与重排、基因扩增等，本质上来说是两次突变假说的细化和补充。有关癌基因和抑癌基因的研究将为肿瘤发生的原因提供重要的理论依据，并对肿瘤防治具有潜在的应用价值。

四、生物进化学说

对一种肿瘤来说，细胞基因的异常程度能够预测肿瘤的进展与预后。从进化的角度分析，肿瘤是一种在特定环境和细胞间相互作用下，对基因异常自然选择的结果。这些基因异常在进化选择中对肿瘤细胞更有利，符合肿瘤组织细胞异质性的特点。进化学说从另一个角度阐述了肿瘤的发生机制，应用该学说能对肿瘤组织细胞的异质性、不同个体的耐药性、肿瘤进展和转移作出比较合理的解释。进化学说与占主导地位的基因突变学说是相辅相成的，只是强调的侧面不同。应该说基因突变是结果，进化与自然突变是前提之一，把两者联系在一起的是环境因素。

五、肿瘤的多步骤遗传损伤假说

目前认为肿瘤的发生与发展过程大致可分激发、促进、进展和转移等几个阶段，涉及多种肿瘤相关基因包括癌基因和抑癌基因的变异。如图

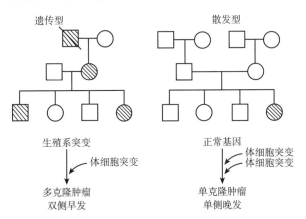

图6-2 遗传型肿瘤与散发型肿瘤的比较及两次突变假说的解释

6-3所示，细胞癌变需要多个肿瘤相关基因的协同作用，要经过多步骤的演变，不同阶段涉及不同的癌基因激活或抑癌基因失活，这些基因的激活或失活在时间上具有先后顺序，在空间位置上也有一定的配合，所以肿瘤细胞表型的最终形成是这些激活的癌基因或失活的抑癌基因共同作用的结果。多步骤遗传损伤假说也称为多步骤致癌（multistep carcinogenesis）假说（图6-3）。

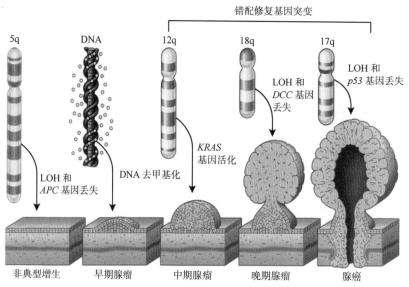

图6-3 以结直肠癌为例的肿瘤发生的多步骤遗传损伤假说

六、肿瘤发生的多阶段顺序性互动机制假说

在肿瘤发生的多步骤遗传损伤假说的基础上，人们逐渐认识到肿瘤发生是遗传因素与环境因素作用下的多基因参与的网络化调控的多步骤过程，因此，李桂源教授根据多年来对多基因遗传性肿瘤发病机制的研究，提出了多基因遗传性肿瘤发病的易感基因群主导的多阶段顺序性互动机制假说（图6-4），在该假说中，环境因素始终贯穿于肿瘤进展的各个阶段。

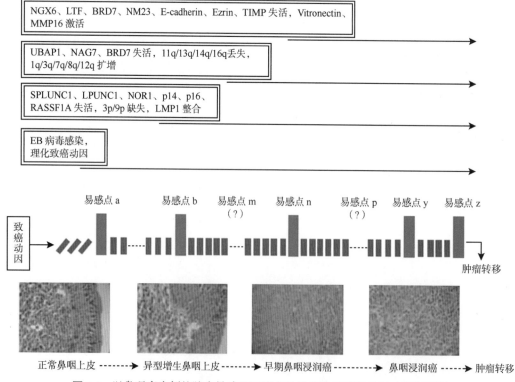

图6-4 以鼻咽癌为例的肿瘤易感基因群主导的多阶段顺序性互动机制假说

　　肿瘤的发生发展涉及多个易感基因（易感基因群），这些易感基因群形成肿瘤发病不同阶段的多个限制点（restrictive point），即易感点，一个易感点可能含有一个或一个以上的易感基因，若干个易感点组成一条易感点链，在易感点链间涵盖的若干个易感基因形成了一个有密切功能联系的易感基因群。易感基因群在易感点与易感点之间行使正常的生化反应而导致多种生命活动相关分子事件的发生，且这些分子事件将以多米诺骨牌效应的形式出现，即产生区域性多米诺骨牌效应。当一个区域性多米诺骨牌效应完成后，即一个生化过程的分子事件终结后，要启动下一个区域性多米诺骨牌效应，就必须在下一个易感点启动的基础上方可启动，一旦若干个易感点均在前一个易感点启动后启动，将启动若干个与细胞增殖分化有关的生化过程，发生一连串的分子事件，从而形成一个完整的彼此联系极其密切的瀑布式的多米诺骨牌效应，如果易感点的启动对细胞增殖有利，完整的多米诺骨牌效应的结果是使细胞向着无限增殖能力的恶性表型转化，最终导致肿瘤的发生、发展及侵袭与转移。当人为干预或抑制前一个易感点的启动因素，即在前一个易感点已经启动的基础上人为地对下一个易感点进行预防性干预或预防性抑制时，多米诺骨牌效应只完成在一个有限的区域之内，细胞的恶性转化过程可能随之被中止。

　　总之，随着各种"组学"的诞生和发展，结合现代分子生物学技术，肿瘤发生发展的分子遗传学机制将会越来越完善，越来越明朗。

小　　结

　　现有的研究表明，肿瘤是环境因素与遗传因素相互作用的结果，在环境因素的作用下，遗传物质的损伤和基因结构的改变及基因表达模式的变化是细胞发生恶性转化的必要前提。除个别单基因遗传性肿瘤外，肿瘤的遗传性并非像一般遗传病那样在家系中代代相传，其子代只是继承了一种肿瘤易感性。肿瘤遗传易感性是指具有某些遗传缺陷即胚系突变，或某种基因多态性的个体容易发生肿瘤的特性。肿瘤遗传易感性反映个体遗传变异对环境致癌因素的敏感程度，往往由肿瘤易感基因的变异决定，全基因组关联性分析是基因组时代研究肿瘤易感性的重要手段之一。染色体畸变、基因组变异、基因突变、基因组印记、免疫缺陷及单核苷酸多态性改变均可增加肿瘤发生的遗传易感性。

（武明花　邓　坤）

参 考 文 献

李桂源，刘华英，周鸣，等，2006. 鼻咽癌癌变的分子机理. 生物化学与生物物理进展，33（10）：922-931.

王培林，2000. 遗传病学. 北京：人民卫生出版社.

Foulkes WD, 2008. Inherited susceptibility to common cancers. N Engl J Med, 359（20）：2143-2153.

Jirtle RL, Skinner MK, 2007. Environmental epigenomics and disease susceptibility. Nat Rev Genet, 8（4）：253-262.

Kumari D, Usdin K, 2009. Chromatin remodeling in the noncoding repeat expansion diseases. J Biol Cell, 284（12）：7413-7417.

Liu ET, 2008. Functional genomics of cancer. Curr Opin Genet Dev, 18（3）：251-256.

Moynahan ME, Jasin M, 2010. Mitotic homologous recombination maintains genomic stability and suppresses tumorigenesis. Nat Rev Mol Cell Biol, 11（3）：196-207.

Nithianantharajah J, Hannan AJ, 2007. Dynamic mutations as digital genetic modulators of brain development, function and dysfunction. Bioessays, 29（6）：525-535.

Shrivastav M, De Haro LP, Nickoloff JA, 2008. Regulation of DNA double-strand break repair pathway choice. Cell Res, 18（1）：134-147.

第七章

细胞周期与肿瘤

细胞增殖是生命维持和延续、种族繁衍、个体发育、机体修复的基础。它是由细胞周期（cell cycle）调控的，包括细胞的生长和分裂。

细胞周期调控的分子机制高度有序，在进化中具有很强的保守性。调控需要多种胞内和胞外信号共同参与。当细胞中相关基因的监视和调控出现异常时，细胞的增殖便会发生异常，癌变常常表现为由细胞周期失控导致的细胞生长和增殖异常，因此肿瘤也被称为"细胞周期病"。癌细胞的生长增殖行为表明细胞命运不仅被正常蛋白所影响，也被癌蛋白影响。关键抑癌基因编码蛋白对细胞周期环路可产生深远的影响并干扰细胞的命运。本章将探讨细胞周期的调控机制及其在恶性肿瘤细胞中的变化，这些异常的病理过程与肿瘤的发生、发展及临床诊断、治疗存在密切的联系。

第一节　细胞周期的时相

细胞的生命开始于母细胞的分裂，结束于子细胞的形成，或细胞自身的死亡。有丝分裂（mitosis）是指真核细胞分裂产生体细胞的过程，普遍见于高等动、植物，是真核细胞分裂的基本形式。

细胞周期（cell cycle）是指连续分裂的细胞从一次有丝分裂结束到下一次有丝分裂完成所经历的整个过程。在这一过程中，细胞的遗传物质复制并均等地分配给两个子细胞。一个细胞周期包括两个阶段：分裂间期和分裂期。分裂间期又称准备阶段，分为G_1、S和G_2期（图7-1）；分裂期（M期）又分为前期、中期、后期和末期（图7-2）。

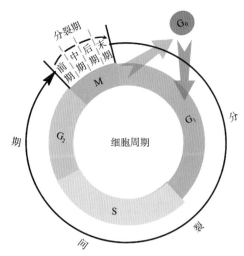

图7-1　真核细胞的细胞周期

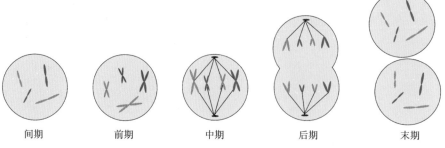

图7-2　细胞周期分为分裂间期和分裂期（前期、中期、后期和末期）

（一）分裂间期

1. G₁期 为S期做准备，此期细胞内进行着一系列极为复杂的生物合成，如合成各种核糖核酸（RNA）及核蛋白，形成结构蛋白和细胞周期调控酶。进入G_1期的细胞，其归宿有三种情况：①继续增殖；②暂不增殖，停留在G_1期，当细胞需要补充时，它们又可进入增殖周期；③停止增殖，永远停留在G_1期直至死亡。

2. S期 从G_1末期到S初期，细胞内迅速合成DNA聚合酶及4种碱基。S期主要特点是利用G_1期准备的物质条件完成DNA复制，并合成一定数量的组蛋白，供DNA形成染色体初级结构。在S期末，细胞核DNA含量增加一倍，为细胞分裂做准备。细胞进入S期数小时内，便能精确复制一套超过30亿碱基的人基因组序列。

3. G₂期 主要是为细胞分裂准备物质条件。DNA合成终止，但RNA和蛋白质合成又变得旺盛，主要是组蛋白、微管蛋白、膜蛋白等的合成，为纺锤体和新细胞膜等的形成备足原料。G_2期历时较短而恒定。此期DNA合成已经完成，但染色体尚未凝集和分离。

（二）分裂期

1. 前期（prophase） 自分裂开始到核膜解体为止的时期。间期细胞进入有丝分裂前期时，核的体积增大，染色质缩短变粗，形成由两条姐妹染色单体组成的染色体。在前期末，核仁消失，核膜破裂，染色体分散在细胞质中。在动物细胞有丝分裂前期，靠近核膜有两个由一对中心粒和围绕它们的亮域（中心质或中心球）所组成中心体。由中心体放射出星体丝，即放射状微管。在微管相互作用下，把两个中心体（两对中心粒）牵向两极，形成纺锤体。

2. 中期（metaphase） 从染色体排列到赤道面上，到其染色单体开始分向两极之前的时期。中期染色体在赤道面形成赤道板，呈放射状排列，处于不断摆动的状态。中期染色体浓缩变粗，显示该物种所特有的数目和形态。因此有丝分裂中期适于做染色体的形态、结构和数目的研究，适于核型分析，中期时间较短。

3. 后期（anaphase） 每条染色体的两条姐妹染色单体分开并移向两极的时期。分开的染色体称为子染色体，子染色体到达两极时后期结束。染色单体从着丝点处分开，然后两个染色单体的臂逐渐分开。在纺锤体的带动下，同一细胞内的各条染色体以同样速度同步地移向两极。

4. 末期（telophase） 从子染色体到达两极开始至形成两个子细胞为止的时期，主要发生子核的形成和细胞体的分裂。子核的形成大体上是与前期相反的过程。到达两极的子染色体首先解螺旋，轮廓消失，全部子染色体形成一个染色质块，在其周围集合核膜成分形成子核的核膜，核仁重新出现，核仁的形成与特定染色体上核仁组织区的活动有关。

细胞体的分裂称胞质分裂。动物和某些低等植物细胞的胞质分裂是以缢束或起沟的方式完成的。缢束的动力是赤道区的细胞质周边的微丝收缩，缢束逐渐加深使细胞体一分为二。一个典型的哺乳动物细胞周期大约历时20小时，其中G_1期8～12小时，S期4～8小时，G_2期4～6小时，M期0.5～2小时。

第二节 细胞周期的调控

一、周期蛋白和周期蛋白依赖性激酶是细胞周期调控的引擎

2001年诺贝尔生理学或医学奖授予美国科学家利兰·哈特韦尔（Leland Hartwell）、英国科学家保罗·纳斯（Paul Nurse）和蒂莫西·亨特（Timothy Hunt），表彰他们在"细胞周期的关键调节因子"中的发现。哈特韦尔发现了大量控制细胞周期的基因，他还提出了检查点的概念；纳斯在哈特韦尔的基础上，发现了调节细胞周期的关键物质即周期蛋白依赖性激酶（CDK）；亨特则发现了调节CDK功能的物质即周期蛋白或称细胞周期蛋白。

周期蛋白（cyclin）是一组随细胞进程而周期性表达的蛋白，通过CDK来调控细胞周期的进程。在高等真核细胞中，目前发现的周期蛋白家族成员分别被命名为cyclin A、B、D、E、F、I、G。

cyclin D家族是研究最多的一种，是细胞

周期运行的起始因子，又是生长因子的感受器。它们负责传递细胞外环境中对细胞周期的信号。cyclin D的水平随着细胞外有丝分裂信号的水平而波动。在细胞质中合成cyclin D并迁移到细胞核后，它们与CDK4和CDK6形成复合物。cyclin D-CDK4/6复合物具有相似的酶活性，但具有不同的底物特异性。cyclin D包括cyclin D1、cyclin D2和cyclin D3，3种cyclin D编码基因的启动子是在不同的细胞表面受体激活的不同信号转导通路的控制下。

CDK是一类丝氨酸/苏氨酸激酶，一般以非活性的形式存在，依赖于cyclin的细胞周期特异性或时相性表达、累积与降解，并磷酸化其底物蛋白，进而驱动细胞周期。迄今已发现10多种CDK，根据发现的先后次序依次命名为CDK1、CDK2、CDK3等。不同的CDK存在40%的氨基酸序列保守性，形成一个丝氨酸/苏氨酸激酶的大家族（大约有430种成员）。

cyclin-CDK复合物是启动细胞周期的发动机。当细胞外有丝分裂原信号（如表皮生长因子）激活细胞膜表面的受体后，受体通过下游信号通路促使转录因子入核，和cyclin D的启动子结合活化转录，使cyclin D表达增加，其结合特异性CDK后，催化CDK的酶活性。CDK-cyclin复合物负责将信号发送到细胞周期相关的数十至数百种响应分子，后者推进细胞周期（图7-3）。

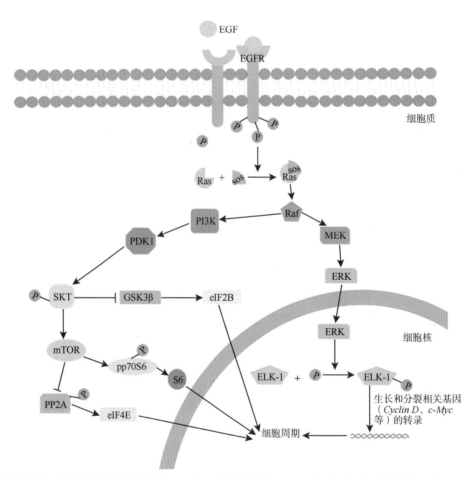

图7-3　表皮生长因子启动细胞周期的信号转导。表皮生长因子受体（EGFR）接受环境中的表皮生长因子（EGF）外来刺激后启动胞内信号转导，经过细胞质中适配蛋白、酶的级联反应，调节转录因子（ELK-1、c-Myc等），激活细胞周期相关基因（*Cyclin D*等）的转录和翻译，从而促进细胞进入细胞周期

在G$_1$期，CDK4和CDK6两个相似功能的激酶与cyclin D1、cyclin D2和cyclin D3结合，使Rb蛋白磷酸化，导致受Rb蛋白调控的转录激活因子E2F解除阻遏，促使一些与DNA复制相关的酶蛋白基因得以表达。

进入S期后，cyclin D降解，cyclin E和cyclin A

逐渐积累继续激活CDK2，使DNA复制继续进行，从而推动S期进程。在S期晚期，cyclin A撤离，CDK2与CDK1（Cdc2）结合，细胞进入G_2期，cyclin E降解，cyclin B1和cyclin B2结合CDK1，与cyclin B结合之前，CDK1一直处于磷酸化状态。在G_2/M转折点，*Cdc25*基因的表达产物可将CDK1上Tyr15或Thr14的磷酸基团水解，活化CDK1，进入M期，活化的CDK1导致一些与细胞分裂的蛋白质磷酸化。

M期主要调控蛋白cyclin B在G_1晚期开始合成，在S期表达升高，在G_2晚期和M期达到峰值。它进入核内可与CDK1结合形成复合物，进而引导细胞进入M期。当细胞退出M期时，cyclin B降解，CDK1激酶失活，可促进染色体的凝集、核膜核仁重建，当有新的cyclin D合成后，细胞又开始新一轮的细胞周期（图7-4）。

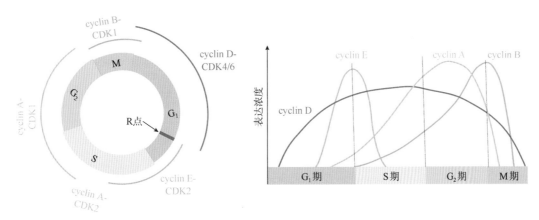

图7-4 Cyclin和CDK在细胞周期中的分布

G_1期周期蛋白在脊椎动物中为cyclin D、cyclin E，在G_1期开始表达，进入S期后消失。与G_1期细胞周期蛋白结合的CDK主要包括CDK4和CDK6。S期周期蛋白为cyclin A，在S期开始表达，到中期时开始消失，与CDK2结合使CDK2表现激酶活性。M期周期蛋白为cyclin B，在S期开始表达，在G_2/M期到达峰值，中期到后期转换时消失。当cyclin A/B含量积累到一定值时，两者结合成复合体，结合CDK1。细胞进入有丝分裂期

二、周期蛋白依赖性激酶抑制因子

CDK抑制因子（cyclin-dependent kinase inhibitor，CKI）可拮抗cyclin-CDK复合物，对细胞周期起负调节作用，又称"有丝分裂抑制剂"。CKI具有抑瘤基因的活性，其作用方式是直接与CDK或cyclin-CDK复合物结合，调节细胞周期进程。CKI分子是以多肽的分子量大小来命名的，可分为INK4和CIP/KIP两大家族。INK4家族又称p16家族，包括p15^{INK4B}、p16^{INK4A}、p18^{INK4C}、p19^{INK4D}，它们能和cyclin D竞争性结合CDK4、CDK6，抑制cyclin D-CDK4/6的激酶活性，而对CDK2和CDK1没有作用。CIP/KIP家族又称p21家族，包括p21^{CIP1}、p27^{KIP1}、p57^{KIP2}等，能广泛抑制CDK的激酶活性。p21家族似乎都可抑制细胞从G_1期进入S期。

转化生长因子（TGF）-β通过诱导CKI抑制细胞周期（图7-5）。例如，用TGF-β处理上皮细胞时，p15^{INK4B}的表达升高最明显，阻断cyclin D-CDK4/6复合物的形成，使得细胞无法继续推进到G_1期至限制点。一旦通过限制点，就不再需要cyclin D-CDK4/6复合物的激活，TGF-β失去生长抑制效应。

这些抑制性因子的细胞内定位影响肿瘤临床表型。例如，在低级别乳腺癌中，活化的Akt/PKB水平较低，p27^{KIP1}能够在细胞核中执行其抑制增殖的功能。然而，高级别的肿瘤具有丰富的活化Akt/PKB，大部分p27^{KIP1}定位在细胞质，亚细胞定位与这些癌症进展和预后密切相关。

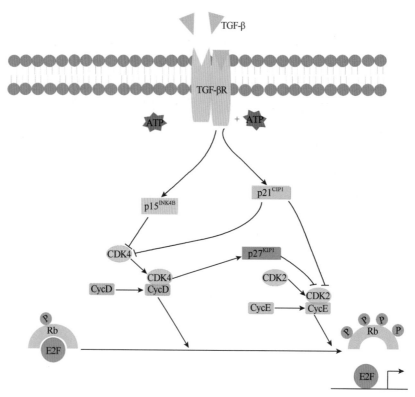

图7-5　TGF-β诱导的细胞周期抑制通路

TGF-β与细胞膜上TGF-β受体（TGF-βR）结合后，促进p21^{CIP1}和p15^{INK4B}的表达，而p21^{CIP1}抑制cyclin E（CycE）与CDK2的结合，p15^{INK4B}能抑制cyclin D（CycD）与CDK4形成复合物，阻止细胞周期的推进

三、周期蛋白依赖性激酶和周期蛋白的调节蛋白

　　CDK和cyclin的调节蛋白是一组调节CDK次序性活化与失活，参与或介导cyclin降解的分子，包括Cdc6、Cdc45、Cdc37、Cdc25。Cdc6的功能是协助复制前复合体（pre-replicative complex，pre-RC）的形成，Cdc45有助于DNA的延伸。Cdc37协助cyclin D1-CDK4复合体的形成，并与热休克蛋白形成稳定复合物。Cdc25作为磷酸酶催化Cdc2 Tyr^{15}去磷酸化，促进细胞从G$_2$期向M期转化。Cdc34、Cdc27、Cdc16是泛素结合酶，其中Cdc27、Cdc16属于分裂后期促进复合体的组成部分，参与cyclin B与泛素结合及降解。Cdc34则参与G$_1$期各种cyclin的降解，促进G$_1$期向S期的转换。细胞周期调控蛋白的降解，也控制着细胞周期内一系列事件的运行顺序和方向。

四、胞外信号的调控

　　细胞周期受到胞外信号，如营养状况、细胞间接触和胞外多肽等的调控。作为胞外信号的细胞因子，白细胞介素、干扰素和集落刺激因子等，是细胞间通信（cell-cell communication）的可溶性介质。细胞因子与细胞表面的特定受体结合，启动信号转导的级联反应，影响胞内事件，表现为多种基因的转录激活或抑制。表皮生长因子（EGF）与其受体的胞外区域结合是一个典型的细胞因子信号转导途径。EGF与受体胞外区结合后，导致受体胞内区的一个酪氨酸残基自磷酸化，通过Ras/Raf/MAPK途径调节核转录因子如c-fos、c-Jun和c-Myc的活性，调控细胞Cyclin D的表达（图7-3）。胞外信号也包括抑制性因子的作用，如TGF-β通过诱导CDK抑制因子p15和p27等阻止CDK4和CDK2复合物的形成，使细胞周期停滞于G$_1$期（图7-5）。

五、周期蛋白依赖性激酶的磷酸化

　　在哺乳动物细胞周期中，诱导cyclin E和cyclin A的转录积累为G$_1$/S期的转换提供了积极的推动作用。然而，这些激酶一直处于CIP/KIP家族抑制剂的作用调控下。如果内外环境允许细胞增殖，cyclin的不断积聚将最终克服抑制剂的作用，使CIP/KIP家族被游离的cyclin-CDK复合物磷酸化。这些抑制因子磷酸化标记使之成为泛素化降解的靶标。CDK抑制因子降解和伴随的CDK复合物活化使细胞快速进入S期并不可逆转。

G₂/M转换的调控策略与此相似。cyclin B-CDK1复合物的积聚开始于接近S期末期时，这个过程受到CDK1的磷酸化负调控的控制，而CDK1的磷酸化是由Wee1和Myt1激酶完成的。进入M期，Cdc25磷酸化激活Wee1磷酸化进行泛素化降解，CDK1迅速去磷酸化而活化。Cdc25被cyclin B-CDK1活化，建立起一个正反馈循环。这种动态的正向反馈导致cyclin B-CDK1大量积聚并同时活化，以确保进入有丝分裂，Wee1的降解使该过程不可逆（图7-6）。

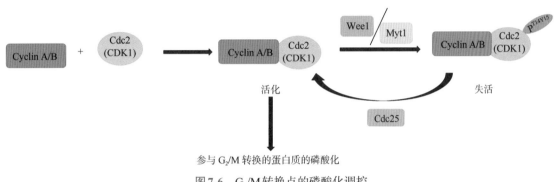

图7-6 G₂/M转换点的磷酸化调控

在有丝分裂中后期，为了保持基因组稳定性，所有复制染色体必须排列在细胞的赤道，并正确黏附到有丝分裂纺锤体的微管。泛素连接酶后期促进复合物/细胞周期体（anaphase promoting complex/cyclosome，APC/C）的活化启动姐妹染色单体的分离，并使它们运动到细胞对立的两极。通过CDK1活化后与辅助因子Cdc20的结合，该复合物与染色体的正确黏附及纺锤体的完整性密切相关。

六、底物蛋白的磷酸化调控蛋白质经泛素-蛋白酶体降解

越来越多的证据表明，细胞周期的时相变换调控依赖于泛素介导的蛋白降解。cyclin、CKI（如p27）及其他细胞周期调节蛋白均可通过泛素介导的蛋白酶降解途径被降解，这些按精确的时间顺序进行的蛋白降解反应在细胞周期的不同阶段起着重要的调节作用。

泛素是一段76个氨基酸的多肽，通过和其C端羧基形成异构肽键，与其他蛋白的赖氨酸残基共价连接。大多数真核细胞中只有1个泛素活化酶（E1）、有限的泛素结合酶（E2）和很大数量的泛

素连接酶（E3）。E3负责底物的识别，决定反应的特异性。丝氨酸和苏氨酸的磷酸化可以使底物蛋白迅速经泛素蛋白酶体途径降解。有两类E3在细胞周期调控中发挥着主要作用。一类是SCF（Skp1-cullin-F-box蛋白）复合物，特异性靶向被磷酸化标记的底物蛋白。SCF连接酶包括三个不变的核心部件和一个特异性因子（F-box蛋白）识别磷酸化的底物。第二类是APC/C，这是一个多功能泛素连接酶。APC/C是一个大复合物，包含12个核心亚单位、Cdc20和CDH1的特异性结合亚基，可以通过介导细胞周期相关蛋白的泛素化降解精确调控细胞周期，并受共激活分子Cdc20或CDH1的调控。

七、细胞周期界面的调控

细胞经过细胞周期，将面临三种主要的归宿：分裂、分化和死亡。在细胞周期中，细胞能够发现DNA损伤或错误，使细胞停滞在细胞周期中的某一点，进行必要的DNA修复，根据修复的情况，决定细胞是否继续分裂或死亡。

细胞凋亡是细胞死亡的一种方式，可存在于细胞周期的不同时相如G₁期、G₂期或S期。细胞

凋亡的发生，往往是细胞先被阻滞在细胞周期的某一时相，然后发生凋亡。

第三节　细胞周期的限制点和检查点

正常细胞的生长都是接受了细胞周围环境中有丝分裂信号的驱动。细胞需要和邻近的细胞高度协调共同形成组织结构，整个机体并不是发出统一的指令来决定每个细胞是否进行生长增殖。

一、细胞周期限制点

细胞周期是高度有序的，晚期事件的起始依赖于早期事件的完成。人们发现细胞周期中存在一个活动的窗口期，即 G_1 期启动后的 1 小时左右，细胞会参考细胞外环境和生长调控信号，来决定是否进入 S 期的 DNA 复制，这个关键的点被称为限制点（R 点）（图 7-4，图 7-6）。

细胞在限制点的决策成为细胞是否增殖的关键，在肿瘤中常常伴随限制点的决策异常。G_1 晚期异常调控也是一些癌细胞异常增殖的因素，如整合素介导细胞的黏附异常会暂停细胞周期直到正确黏附为止，持续的黏附异常会导致细胞发生失巢凋亡。肿瘤细胞可以失去这种依赖而存活，称为锚定非依赖方式，G_1 晚期检查点机制失活，如癌蛋白 Ras 和 Src 的表达使癌细胞认为它们已经获得另外的锚定，而实际上没有获得。

二、细胞周期检查点

如果 DNA 受到损伤、DNA 复制不完全或受到其他因素干扰，一些应激调控分子被激活，启动一套保守的调节机制使细胞停留在细胞周期的某个时期接受检修，这样的时间点称为细胞周期检查点。如果细胞能恢复正常，就进入下一时期。否则，细胞就启动另一套机制使细胞走向衰老和死亡。

（一）G_1/S 期检查点

G_1/S 细胞周期检查点控制着真核细胞是否通过 G_1 期进入 DNA 合成 S 期。该检查点主要检测要分裂的细胞是否足够大，G_1 期合成的蛋白质和糖是否充足，是否有生长因子存在，DNA 是否损伤、能否启动 DNA 的复制。如果 DNA 有损伤，那么 G_1/S 期检查点就能防止 DNA 损伤或突变的细胞进入 S 期。

在 G_1/S 时相转换中，cyclin E/CDK2 是调控的汇合点，而 Rb-E2F 和原癌基因 c-Myc 介导的信号通路是两条既相互平行又交叉合作的控制途径，其中任何一条通路都有足够的动力将细胞周期推进到 S 期。在 G_1/S 转换中，Cdc25A 去除 CDK2 的磷酸化基团，从而活化 CDK2，这个过程是进入 S 期所必需的，而 Cdc25A 是 Myc 通路的一个下游基因。CDK2 和 Rb 是 G_1/S 期检查点的关键分子，通过时序上的不同机制分别诱导和维持检查点的细胞功能（图 7-7）。

（二）DNA 复制检查点

DNA 的复制需要两种信号分子：一种是复制许可因子，它首先与复制起点结合，使复制子处于预备状态；另一种信号是 S 期启动因子，其作用是启动 DNA 复制，并让复制许可信号在复制后从复制复合体中解离出去。复制许可因子只有在特定的时期才能活化，这就保证了细胞在 S 期复制一次。DNA 复制前，复制起点要形成一个复制前复合体，使复制子处于预备状态。复制前复合体的形成有两个前提条件：①cyclin B 及其他分裂期的调节分子被后期促进复合体降解；②G_1 期各种周期蛋白及调节因子，如 Cdc6 等表达和活化。

（三）G_2/M 期检查点

G_2/M 期检查点可防止带有受损 DNA 的细胞进入有丝分裂阶段。cyclin B-Cdc2（CDK1）复合体对调节 G_2 期转变非常重要，此时 Cdc2 由酪氨酸激酶 Wee1 和 Myt1 维持在灭活状态。当细胞进入 M 期时，激酶 Aurora A 和辅因子 Bora 协同作用，激活 Polo 样激酶 1（PLK1），后者反过来可激活磷酸酶 Cdc25 及下游 Cdc2 的活性，建立一个正反馈环，有效驱动细胞进入有丝分裂。DNA 损伤诱因会激活 DNA-PK/ATM/ATR 激酶，后者经过两个并行通路使 cyclin B-Cdc2 复合体失活。第一条通路：Chk 激酶磷酸化并失活 Cdc25，从而阻止 Cdc2 的激活，阻断 cyclin B/Cdc2 的作用，阻止细胞进入 M 期。第二条通路稍慢，ATM/ATR 活化后，磷酸化 p53，并使其从 MDM2 和 MDM4 上分离，激活下游基因的转录，这些靶基因包括 *14-3-3*、*BRCA1*、*Reprimo*、*GADD45* 及 *p21^{CIP1}*（图 7-8）。

（四）纺锤体组装检查点

纺锤体组装检验点可抑制着丝点没有正确连接到纺锤体上的染色体，抑制姐妹染色单体分离，使有丝分裂中期延长，从而有足够时间重新组装，确保纺锤体正确组装。APC-Cdc20 通过促进多个底物（包括 cyclin B 和分离酶抑制蛋白）的泛素化降解，促使细胞开始进入分裂后期。MAD2 和

BUB1 是位于动粒的 APC 负调控因子，如果染色体被微管捕获，二者消失，反之则不消失。MAD2 可与 Cdc20 结合，抑制 Cdc20 的活性，从而使 APC 活性受到影响。姐妹染色单体不能分离，阻止了细胞从有丝分裂中期向后期的过渡，保证了复制后的染色体能够均等地分配到两个子细胞中。

总而言之，限制点是启动机制，是决定细胞是否分裂的机制；检查点是监控机制，是细胞进入分裂周期后保证其运行质量的机制。

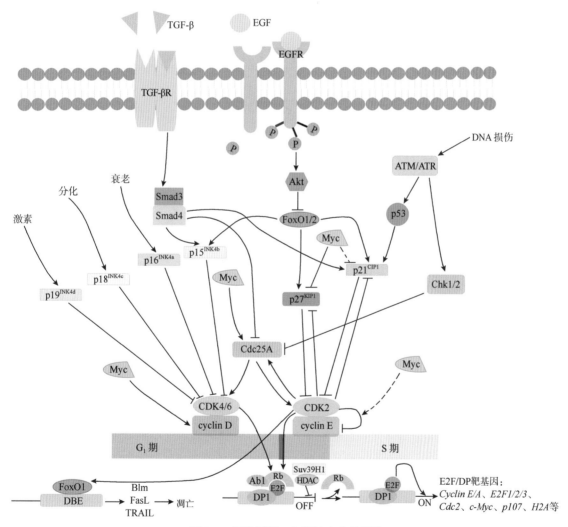

图 7-7　细胞周期 G₁/S 期检查点的调控

G₁/S 期检查点控制真核细胞从 G₁ 期进入 S 期。CDK4/6 和 CDK2 对 Rb 的磷酸化使 Rb 阻遏复合物解离，从而允许 S 期基因的转录，这些基因编码的蛋白质可促进 G₁ 期至 S 期开关，为 DNA 复制所必需。激素、DNA 损伤、分化、衰老等通过诱导 CDK 抑制因子 INK4 或 KIP/CIP 家族成员发挥作用。
TGF-β 还抑制 CDK 的磷酸酶 Cdc25A 的转录。泛素化、磷酸化、核输出和降解是常用于快速降低细胞周期控制蛋白浓度的机制

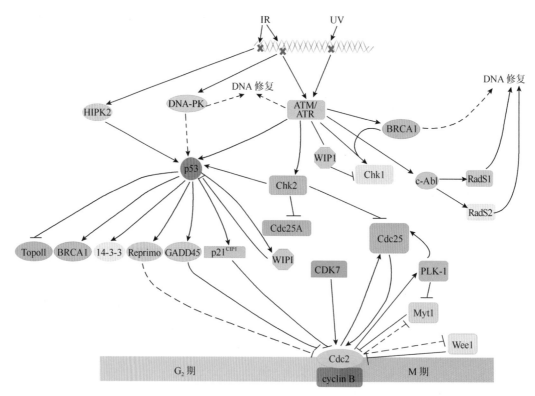

图 7-8　细胞周期 G₂/M 期检查点的调控

根据损伤的形式不同，分别激活 ATM-Chk2-Cdc25 和 ATR-Chk1-Cdc25 两条通路，抑制 Cdc2（CDK1）-cyclin B 的活性，阻止细胞进入 M 期

第四节　抑癌基因 *Rb*

一、Rb 蛋白

Rb 是最早发现的抑癌基因，它编码一个 105kDa 的核蛋白，最初的研究发现它的缺失/突变可导致一种儿童视网膜母细胞瘤（retinoblastoma），后来发现它在多种肿瘤中发生缺失或突变。

Rb 蛋白接近或在限制点时经历磷酸化，磷酸化位点发生在多个丝氨酸/苏氨酸残基上。当细胞处于 G₀ 期时，Rb 处于非磷酸化状态，和刺激细胞生长的转录因子 E2F 等结合，并阻断 E2F 的转录活性区域，导致 E2F 转录活性被抑制。进入 G₁ 期后，Rb 的部分丝氨酸/苏氨酸残基被磷酸化（低磷酸化）；而通过限制点后 Rb 的丝氨酸/苏氨酸发生广泛磷酸化（高磷酸化）。一旦细胞通过限制点后，Rb 一直保持高磷酸化状态。高磷酸化 Rb 是失活状态，释放被束缚的 E2F，后者促进细胞周期相关基因的转录，推进细胞周期的进展，促进细胞生长和增殖。

cyclin D（D1、D2、D3）作为 CDK4 和 CDK6

激酶的调节因子，在 Rb 磷酸化中起着显著的作用。在 G₁ 早期，cyclin D-CDK4/6 复合物使 Rb 低磷酸化。可使部分 Rb 沉默基因适度转录激活，但其他 E2F-Rb 调节的基因仍被抑制。到了 G₁ 晚期，cyclin D-CDK4/6 和 cyclin E-CDK2 进一步磷酸化 Rb 成高磷酸化状态，完全释放 E2F 转录因子，激活一系列 DNA 合成复制相关基因，同时也激活 Cyclin E 在内的细胞周期蛋白的转录，形成正反馈机制，不可逆转地进入 S 期。

SV40、腺病毒、人乳头瘤病毒（HPV）的转化蛋白都能与 Rb 蛋白中 A/B 盒结构域结合，E2F 与 Rb 的结合需要完整的结构域，而这些转化蛋白能与 E2F 竞争结合 Rb，使 Rb 失去生长抑制功能。大部分视网膜肿瘤患者都有 A/B 盒的突变，而且 E2F 与病毒癌蛋白一样，都只能与细胞周期 G₁ 期低磷酸化的 Rb 结合。这样，磷酸化的 Rb、病毒癌蛋白的竞争结合、A/B 盒的突变都将阻止 E2F 与 Rb 的结合，导致 E2F 被"释放"并激活一系列基因的转录。

Rb 磷酸化是可逆的。如果在 S 期或 G₂ 期细胞经受严重的生理应激如缺氧、DNA 损伤、有丝分裂纺锤体的破坏，Rb 磷酸化可被未知的磷酸酶逆转，从而使Rb恢复具有抑制功能的状态。

二、E2F转录因子使Rb执行生长或静息的决定

如上所述，低磷酸化的Rb可以抑制G_1期进展，高磷酸化的Rb则失去这种能力。在细胞周期G_1期的大部分时间，依赖于E2F表达的基因受到抑制。

然而，当Rb蛋白在G_1晚期限制点发生过度磷酸化时，释放E2F，允许E2F刺激其下游靶基因的转录。这些靶基因编码的蛋白将细胞从G_1晚期引入S期。当病毒癌蛋白存在时，它们竞争性阻止Rb结合E2F。E2F家族包括E2F1～E2F8共8个成员，其中的E2F1～E2F6可以结合DP1/2亚基形成异源二聚体转录因子；其余的E2F7和E2F8具有两个DNA结合域（DBD），其不用结合DP1/2亚基而是直接结合DNA。一旦组装，E2F-DP复合物识别并结合到具有TTTCCGC核心基序的基因启动子。

E2F4和E2F5主要参与基因转录的抑制，通过相关的p107和p130蛋白来招募转录抑制因子到靶基因的启动子，从而关闭靶基因表达。E2F6、E2F7和E2F8不与Rb蛋白相关联，充当转录阻遏物。

激活E2F的分子中最突出的是cyclin E。在通过限制点后，cyclin E mRNA和蛋白水平迅速升高，cyclin E和CDK2形成复合物驱动Rb的磷酸化后失活，"释放"E2F。此外，Rb失活还可反馈性地导致cyclin E水平的增加，而cyclin E就可以进一步驱动Rb失活、"释放"E2F，这是一个正反馈循环。

还有一个反馈环路通过以下机制在限制点同时被激活：一方面，cyclin E-CDK2复合物磷酸化p27，磷酸化的p27被泛素连接酶识别、结合并快速降解。另一方面，p27可抑制cyclin E-CDK2功能，当p27被降解之后，cyclin E-CDK2复合物不再被抑制，这些复合物反过来继续磷酸化p27，从而灭活剩余的p27分子。

E2F继续诱导关键G_1晚期基因的表达，推进细胞进入S期。随着细胞穿越G_1/S期过渡到S期，cyclin A活化，与CDK2一起磷酸化E2F和DP亚基；这导致E2F-DP复合物的解离，以及其转录激活能力的丧失。Rb与多种转录因子结合，这些转录因子可能受Rb及其磷酸化状态的控制，因此E2F在控制细胞周期进展中起着非常重要的作用。

三、Rb在恶性肿瘤中的异常

野生型*Rb*在细胞周期中起着"刹车"的作用，其功能失调导致的后果是细胞不可控的增殖，这便是癌细胞的共同表型。正常细胞一旦越过限制点，Rb发生磷酸化，"刹车"的作用便消失。肿瘤组织中失活*Rb*基因最常见的方式是突变，以及*Rb*基因启动子区域的甲基化；此外，一些病毒癌蛋白，如HPV E7蛋白，可阻断Rb结合和调控E2F。

还有的肿瘤细胞通过表达高水平的cyclin D1使Rb功能失活。在乳腺癌中，*Cyclin D1*基因拷贝数增加和上游信号通路活化的改变，抑制抑瘤蛋白p16和p15，启动cyclin D-CDK4/6和Rb的磷酸化，导致"刹车"的失效，细胞周期过度推进。有些黑色素瘤患者遗传性缺失*p16*基因。在一些散发性卵巢癌细胞中，*p16*的启动子区CpG甲基化，导致功能缺失。

第五节　非编码RNA、细胞周期和肿瘤

在上述调控机制中，最重要的是CDK、Cyclin、CKI等分子对细胞周期时序的调控。除此之外，非编码RNA（non-coding RNA）在细胞周期调控中也发挥重要作用。这里对其中的microRNA、lncRNA及circRNA在细胞周期中的作用进行介绍。

一、microRNA的调控

微RNA（microRNA，miRNA）是一种小的非编码RNA，主要通过与靶基因的3′非翻译区（3′-UTR）结合来调节基因表达。miRNA与靶基因mRNA结合后，可诱导靶基因mRNA降解或翻译终止。越来越多的证据表明miRNA除可直接控制细胞周期中的重要分子外，也可通过靶向信号转导途径间接控制细胞周期进程。

1. miRNA let-7家族　研究发现let-7 miRNA通过靶向lin-41抑制细胞周期和细胞增殖，并调控CDK6、Cdc25A和cyclin D2等下游靶基因功能。let-7在多种肿瘤中表达下调，如肺癌、黑色素瘤、前列腺癌，通过减少E2F和cyclin D2诱导G_1/S期阻滞。除了影响G_1/S期转换外，let-7家族也影响G_2/M期转换。let-7诱导细胞G_2/M期阻滞是通过下

调Cdc34蛋白实现的,后者增加Wee1蛋白水平,随后增加Cdc2的抑制性磷酸化。

2. miR-34家族 包含重要的p53反应性miRNA,可诱导p53介导的反应过程,如细胞周期阻滞和凋亡。在A549人肺癌细胞,miR-34a靶向抑制cyclin D1和CDK6,从而影响Rb蛋白的磷酸化,诱导G_1期阻滞。miR-34调控细胞周期也存在不依赖于p53的方式。在p53缺失的K562细胞中,miR-34通过靶向CDK4和CDK6抑制细胞增殖,导致G_1/S期阻滞。p53家族的另一成员p63通过抑制miR-34a和miR-34c的表达促进细胞周期进展。

3. miR-15/16家族 miR-15/16在70%的慢性淋巴细胞白血病、垂体瘤和胃癌细胞系发生缺失或下调。miR-15/16通过靶向cyclin D1、cyclin E1、cyclin D3和CDK6诱导细胞周期阻滞。miR-15a/16调控的基因表达谱中包括了细胞周期和凋亡相关基因。

4. miR-221/222 该家族通过靶向CDK抑制剂调控细胞周期。在乳腺癌MCF-7细胞和HER2/neu阳性的原代乳腺癌组织中,miR-221/222的异常表达可活化

CDK2,通过负调控p27^{KIP1}和p57^{KIP2}促进G_1/S期转换。

5. miR-17-92和miR-106b/25家族 这两个家族的miRNA包括位于13号染色体的miR-17、miR-18a和miR-19a等,7号染色体的miR-106b、miR-93和miR-25,以及X染色体上的miR-106a、miR-18b和miR-20b等。miR-17-92家族在B细胞淋巴瘤扩增,其表达能对抗c-Myc诱导的凋亡和协同c-Myc促进肿瘤形成。在肺癌中其表达增加并促进肺癌细胞的生长增殖。miR-106b/25通过靶向CDKN1A(p21)和Bcl-2L11(Bim),可逆转由TGF-β诱导的G_1期阻滞,促进肿瘤的发生发展。

6. 其他miRNA 亦能调控细胞周期。cyclin D1能被miR-449a、miR-193b、miR-19a、miR-195、miR-302a调控。DHFR是一种调控S期的酶,被miR-24和miR-192调控。PLK1是有丝分裂期的一个关键调控者,被miR-100和miR-593调控。Wee1激酶被鉴定为miR-128a、miR-155和miR516a-3p的下游靶基因,其他miRNA参与细胞周期调控的总结如图7-9所示。

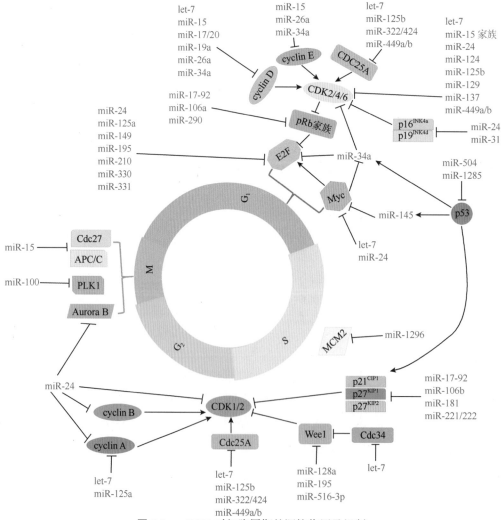

图7-9 miRNA对细胞周期的调控作用及机制

二、lncRNA的调控

长链非编码RNA（lncRNA）是长度超过200个核苷酸的非蛋白编码转录本，根据其结构特征可分为至少5类，包括基因间lncRNA（lincRNA）、内含子lncRNA、天然反义转录本、伪基因和转座子。lncRNA通过cyclin和CDK参与细胞周期的调控。

（一）调控cyclin和CDK的lncRNA

1. ncRNA$_{CCND1}$　也称为pncRNA（启动子相关非编码RNA），是从Cyclin D1基因的上游区域CCND1转录而来的，并对cyclin D1进行负调控。DNA损伤诱导它的表达，并且招募RNA结合蛋白TLS（在脂肪肉瘤中易位）并形成复合物。ncRNA$_{CCND1}$-TLS复合物被招募到CCND1启动子，抑制共激活复合物CBP/P300的活性，从而阻止CCND1转录。

2. lncRNA GADD7　在转录后水平调节CDK6表达。GADD7通过捕获TDP43而特异性地调控CDK6的mRNA稳定性，从而抑制G_1/S期转换，但它并不影响CDK4、CDK2或CCND1的mRNA稳定。此外，GADD7可能通过与ncRNA$_{CCND1}$协作来参与G_1期检查点，下调cyclin D1-CDK6复合物，从而阻止DNA损伤的细胞周期进程。

3. MALAT1　是mRNA剪接介导因子，在多种人类癌症中表达上调，并促进癌细胞增殖。相反，MALAT1缺失抑制了参与细胞周期进程的各种基因，如编码cyclin A2和Cdc25A的基因，从而阻滞G_1期。此外，在G_2/M期，MALAT1对于B-Myb的表达是必需的，B-Myb调控着cyclin B1、CDK1、FoxM1和PLK等，通过控制B-Myb mRNA的剪接参与细胞周期调控。

4. SRA　是结合类固醇受体的lnc RNA，受类固醇受体（如孕激素受体和雌激素受体）介导，形成Src-1复合物以激活靶基因转录。SRA还与过氧化物酶体增殖物激活受体（PPAR）γ结合，并共同活化PPARγ介导下游靶基因的表达，调节脂肪生成和胰岛素敏感性。SRA在前脂肪细胞中的高表达，可下调细胞周期促进基因的表达，如cyclin A2、cyclin B1/2、Cdc20、MCM（3、4、5、6）和CDT1；相反，如果缺失SRA，这些基因的表达上调。

（二）调控CDK抑制剂的lncRNA

1. INK4家族抑制剂　INK4家族主要包括INK4a、INK4b、INK4c、INK4d等成员：INK4a基因编码p16^{INK4a}和p19^{INK4d}蛋白（后面简称p16和p19），p16可以上调Rb蛋白的活性，p19抑制MDM2依赖性p53和pRb的降解；INK4b编码p15蛋白，通过抑制CDK4/6活性发挥抑制细胞周期的功能。p16和p15通过它们的锚蛋白（ankyrin）重复序列分别结合并抑制CDK4和CDK6。INK4c编码p18蛋白，也通过抑制CDK4/6活性发挥抑制细胞周期的功能。INK4蛋白相对稳定，并不依赖于泛素化介导的蛋白降解，而是受转录调控，如转录因子ETS家族、FoxO和SP1。此外，INK4位点的基因也受表观遗传调控。

ANRIL作为反义基因控制p15的转录，参与INK4基因座转录的表观遗传抑制，缺失ANRIL使Zeste基因抑制子12（SUZ12）向INK4位点的募集减少，显著促进p15基因和p16基因的表达，但对ARF无影响。此外，组蛋白H2AK119单泛素化可诱导INK4的转录抑制，缺失ANRIL将导致周期阻滞。

2. CIP/KIP家族抑制剂　位于p57^{KIP2}基因KCNQ1结构域的lncRNA CDKN1C作为印记基因在父系染色体上发生表观遗传抑制。KCNQ1OT1是在父系表达的p57^{KIP2}反义RNA。lncRNA HEIH不仅下调INK4家族抑制剂p15和p16的表达，而且下调CIP/KIP家族抑制剂p21和p57的表达。

三、circRNA的调控

环状RNA（circular RNA，circRNA）是共价闭环结构的RNA分子，没有5′至3′端和多腺苷酸尾，在不同物种间广泛表达。通过与蛋白质形成三元复合物，circRNA也调节细胞周期。用亚砷酸盐处理细胞，circ100284表达升高，它作为miR-217的"海绵"，可上调miR-217靶基因EZH2，而EZH2通过结合到cyclin D1基因CCND1的启动子，而促进cyclin D1表达，加快细胞周期进程，导致正常肝L-02细胞恶性转化。circRNA circ-FoxO3在非癌细胞中高表达，并与细胞周期进程相关。沉默内源性circ-FoxO3可促进细胞增殖。circ-FoxO3能与CDK2和CKI p21形成三元复合物抑制CDK2的活性，从而将细胞阻滞在G_1/S期，影响细胞周期的进展，抑制细胞增殖。circ-ZEB1.33通过"海绵"miR-200a-3p上调CDK6，促进G_1/S期进程，促进人肝癌细胞的增殖。虽然circRNA调控细胞周期的研究不多，但其在细胞周期中调控作用不容忽视。

第六节 肿瘤的细胞周期调控异常

肿瘤细胞的重要特征是失控性生长，肿瘤的发生源于遗传物质DNA（或基因）的改变。几乎所有的肿瘤都有细胞周期调控机制的破坏，导致细胞生长失控、分化受阻、凋亡异常等特征。因此，研究正常细胞周期调控机制和肿瘤细胞周期调控机制的异常，对认识肿瘤发生发展、临床诊断与治疗等具有重要意义。

一、肿瘤的细胞周期时序性调控异常

最早认识到细胞周期机制异常与肿瘤发生的相关性是源于cyclin改变的发现。目前的研究结果显示，超过90%的患者肿瘤细胞中有cyclin、CDK和CKI等分子，以及p53和Rb信号通路的变化，可能有多种机制参与这些变化，如染色体易位及基因过度表达、缺失、插入、突变或甲基化。

（一）肿瘤细胞的 cyclin 异常

1. cyclin A异常 cyclin A是人们最早将肿瘤与细胞周期机制联系的细胞周期蛋白，因cyclin A的改变可能与细胞转化有关。肿瘤组织中cyclin A的表达显著高于非肿瘤组织。例如，在肝细胞癌的细胞中，乙肝病毒的DNA片段整合到cyclin A的基因中，使其表达和功能都发生异常。

2. cyclin D异常 在cyclin与肿瘤发生关系研究中cyclin D是研究最多的。在多种肿瘤，如胃癌、乳腺癌、头颈部鳞癌、食管癌、原发性肝癌中，cyclin D1的表达阳性率明显高于正常组织。在这些肿瘤中，还伴有*CCND1*基因的扩增。在3108例乳腺癌患者中，*CCND1*基因所在区域

11q13的扩增频率平均为13%。而cyclin D1蛋白过表达的频率平均为54%。对小鼠的研究表明，在neu和Ras通路中乳腺上皮的恶性转化依赖于cyclin D1。头颈部鳞癌中11q13的扩增频率为7%～62%，cyclin D1过表达的频率与扩增频率一致，其中咽下部肿瘤的扩增频率较高。编码cyclin D2和cyclin D3的基因，在一些肿瘤中也发现有扩增现象，但不及cyclin D1分布广泛。

cyclin D的致癌作用主要表现在协同CDK对Rb蛋白磷酸化。研究发现，在Rb缺陷的肿瘤细胞系中，cyclin D1表达水平低或者缺如；若重新导入*Rb*基因，cyclin D1恢复正常表达。目前尚缺乏足够的证据说明仅有cyclin D的表达异常即可使细胞发生转化，但是cyclin D可协同其他一些原癌基因转化正常细胞。cyclin D可与Ras一起转化幼鼠肾细胞和大鼠胚胎成纤维细胞，与Myc一起诱导转基因小鼠B细胞淋巴瘤的发生。

3. cyclin E异常 进入S期后，cyclin E-CDK2复合物的活性降低是维持染色体稳定所必需的。cyclin E的过表达或基因扩增在多种肿瘤中存在，并且不受细胞周期调节而持续存在。例如，它在肺癌、乳腺癌、卵巢癌、结肠癌、食管癌、胃癌、膀胱癌及白血病等多种肿瘤中过表达，与肿瘤细胞侵袭能力强、易转移、恶性度高等特性密切相关。Keyomarsi等研究发现，患者总cyclin E水平和肿瘤组织中低分子量的cyclin E水平高者，其死亡危险度比水平低者高13.3倍。

4. cyclin B异常 当有丝分裂进入后期时，cyclin B/Cdc2等经过泛素化介导的蛋白降解过程使细胞得以退出M期。当许多肿瘤细胞系受到辐射使其DNA损伤后，cyclin B/Cdc2仍然处于激活状态，使许多携带损伤DNA的细胞大量增殖，提示cyclin B/Cdc2调控机制的缺陷与细胞转化有一定的关系。

（二）肿瘤细胞的 CDK 异常

在不同的肿瘤细胞中，存在着不同的cyclin和CDK的过度表达及基因重排。与肿瘤发生较为密切的CDK4到目前为止还没有发现存在基因突变，但在某些肿瘤细胞系中CDK4和CDK6有过度表达的现象。过度表达的CDK4还可使细胞对TGF-β的生长抑制作用失去敏感性。肿瘤细胞中，依赖

cyclin的CDK很容易被激活。Cdc25磷酸酶家族成员是CDK活化酶，能使CDK去磷酸化而激活。Cdc25的异常或过度表达会使CDK-cyclin出现异常激活，这可能与肿瘤的形成有关。

（三）肿瘤细胞的CKI异常

肿瘤细胞中经常出现一系列CKI的失调。CKI能直接与CDK-cyclin复合物结合，抑制它们的激活，具有抑瘤基因活性。

1. p21功能异常 p21是认识最早的CKI之一，能抑制多种CDK的活性。p53-p21-CDK-cyclin途径是细胞周期中针对DNA损伤的经典途径。在低浓度时，p21是CDK的稳定剂、激活剂，在高浓度时，则是CDK的抑制剂。大多数肿瘤中未发现p21突变，但存在多态性改变，使其表达减弱。在没有p53突变的肿瘤中，p21突变率非常低。在胃癌细胞系中，由于p53基因的异常，p21的mRNA水平很低甚至检测不到。在p53基因无突变的乳腺癌中，分化差的肿瘤细胞中p21表达增高，而在p53基因发生突变的乳腺癌中p21表达很低。在乳腺癌中p21缺失表达还与淋巴结转移、术后生存期短有关。

2. p16功能异常 p16基因是一个多肿瘤抑制基因，其突变和缺失是肿瘤细胞最常见的细胞周期调控异常，它抑瘤作用的重要性可能超过p53和Rb基因。p16可与cyclin D1结合，特异性地抑制cyclin D/CDK4的活性。大约75%的肿瘤细胞系有p16基因纯合性缺失和突变。在肺癌、肝癌、胰腺癌、卵巢癌、乳腺癌中有较高频率的p16基因表达异常，引发一系列CDK的作用效应，从而实现细胞的生长、复制与分裂。哺乳动物p16家族的p15和p16在人类肿瘤中常发生突变，而p15在TGF-β介导的生长抑制中起重要作用。

3. p27功能异常 p27可通过抑制CDK2的活性抑制细胞的生长。它同时也是cyclin E/CDK2的作用底物，其活性增高在G_1/S时相转换中起推动作用。p27缺失的小鼠表现为快速生长、多种器官的细胞异常增生、垂体肿瘤等表型。在许多肿瘤细胞中p27低水平表达，并且与肿瘤细胞的恶性程度和患者的高死亡率密切相关。

4. p57功能异常 p57是最近发现的KIP/CIP家族成员，结构复杂，是一个作用广泛的CKI，对细胞周期有负调控的作用。在生理条件下诱导p57产生的诱导物还不清楚，推测p57引起的某些类型的细胞周期受阻与终极分化有关。人类消化道、肺癌肿瘤中存在p57基因组印记缺失、突变失活及转录因子突变，导致表达下调，其杂合性丢失与乳腺癌等肿瘤发生有关。在结肠癌、肝癌和卵巢癌中有高表达。

二、肿瘤细胞周期检查点调控异常

细胞周期检查点是细胞基因组稳定性的重要保证。检查点的任何一处出错，如发现不了DNA损伤（如ATM突变）、不能使细胞周期停下来（如p53突变）等，都会导致遗传的不稳定性、受损细胞的存活复制而发展转化成肿瘤细胞。

（一）肿瘤细胞抑瘤基因p53的突变和功能异常

p53激活后可诱导许多基因的表达，包括CKI蛋白p21、Bax、MDM2等的表达。G_1期停滞依赖于p53的原因是该检查点的激活依赖于p21的转录激活。p21不仅是G_1期DNA损伤的介导性蛋白，也是G_2期受DNA损伤诱导停滞的重要蛋白。p53也通过p21等介导G_2/M检查点的功能。p53正常功能的丧失可导致受损DNA的复制异常，或使正常情况下应凋亡的细胞存活下来。

一些非整倍体或已有基因扩增的细胞，即使还没有转化为肿瘤细胞，也多有p53基因的突变，说明这一细胞内信号转导途径的缺陷导致了遗传的不稳定性。许多可以引起肿瘤的DNA病毒（如SV40和腺病毒）首先导致的是遗传不稳定性，病毒蛋白结合并灭活p53蛋白（有的还涉及Rb），降低细胞周期检查点的功能。在某些细胞或特定的生理条件下，DNA损伤引起p53表达失常，细胞遗传不稳定性增加，特别是在肿瘤形成的早期。遗传受损细胞存活是细胞获得遗传不稳定性的另一种形式。

此外，p53还能发生多种翻译后修饰，如磷酸化、乙酰化、甲基化和泛素化等。细胞因某种机制影响p53的正常修饰，可能导致胞内野生型p53蛋白失活。

（二）肿瘤细胞的Rb功能异常

在G_1期和G_2期，Rb蛋白处于非磷酸化或低磷酸化状态，与转录因子E2F结合成复合物形式，具有抑制细胞周期的作用。在G_1和G_2末期，控制该细胞周期检查点的相应cyclin-CDK复合物激活，使Rb磷酸化，磷酸化Rb蛋白释放与之结合的E2F，游离的E2F即可促进多种基因的转录过程。因此，如果Rb蛋白的功能状态异常，必然影响细胞周期的进程。

另外，Rb蛋白对*p16*和*Cyclin D1*的转录进行调节。在缺乏Rb蛋白功能的细胞中，p16的mRNA水平增高，而cyclin D1的表达减少。如上所述，在多种肿瘤中会出现p16或cyclin D的异常，因此可能影响Rb功能的发挥。此外，有些miRNA通过作用于参与细胞周期的一个或几个靶基因如E2F、cyclin D1等，也会影响Rb的表达和作用。

三、其他机制的异常

真核细胞通过称为端粒的特殊结构来解决末端复制问题。细胞内只要有活性端粒酶，细胞就可以进行无限次的DNA复制及分裂。肿瘤细胞可能通过端粒酶异常表达而表现出永生性和无限制生长性。

G_2期DNA损伤检测中Cdc2是一个关键蛋白。cyclin B-Cdc2复合物是G_2/M期检查点中p53-p21介导的检测通路的下游分子。Cdc2的Tyr15位点维持磷酸化，可以使G_2期处于停滞，而脱去磷酸化后，cyclin B-Cdc2复合物被激活，细胞进入M期。有的肿瘤细胞过早进入有丝分裂，就与cyclin B-Cdc2的调控异常有关，或者与Cdc2不受控制的激活有关。

在细胞有丝分裂中后期存在纺锤体组装检查点，其检查的目的是确保染色体均等分离到每个子代细胞中。不正确的染色体分离导致异倍体或染色体不稳定性，是结肠癌发生发展的机制之一。而在结肠癌细胞中可检测到在纺锤体检查点发挥作用的基因*BUB1*突变。

第七节　细胞周期调控研究与肿瘤的诊断和治疗

肿瘤也可称为细胞周期异常性疾病，从细胞周期调控的角度深入了解细胞周期调控的分子机制是肿瘤治疗研究的一个可靠的切入点。对于细胞周期各调控因子及其相互关系的深入研究，不仅有利于进一步深入了解肿瘤的发生机制，也为肿瘤的治疗提供了新思路。

一、以细胞周期调控分子作为肿瘤诊断和治疗的靶标

许多细胞周期正、负调控分子在肿瘤细胞中发生异常，因此，细胞周期调控分子是一种潜在的诊断和治疗靶分子。CDK和cyclin在细胞周期中与抑癌基因（如*p53*和*Rb*）产物结合，在某些肿瘤中可应用于诊断，如在乳腺癌和脑瘤中，CDK和cyclin水平升高。许多肿瘤化疗药物即是通过诱导细胞周期特异性的细胞凋亡，达到治疗肿瘤的目的。此外，CKI中的重要分子p21和p16由于基因序列短，也可以考虑通过重组导入肿瘤细胞，为肿瘤的基因治疗开辟新途径。

二、针对细胞周期的肿瘤治疗

（一）靶向CDK的肿瘤治疗

1. 广谱CDK抑制剂的开发　大多数早期化合物对单个CDK几乎没有特异性，因此通常称为泛CDK抑制剂。这些抑制剂的第一代包括黄酮吡啶醇（flavopiridol）、罗斯卡维汀（roscovitine）和奥洛霉素。黄酮吡啶醇是研究最广泛的CDK抑制剂，自1997年以来已开展60多项临床试验，它导致细胞周期阻滞在G_1期和G_2期。给予黄酮吡啶醇诱导小鼠组织细胞凋亡，可导致器官萎缩。然而，临床Ⅱ期研究报道黄酮吡啶醇对实体癌疗效不足。泛CDK抑制剂罗斯卡维汀和奥洛霉素在临床前和临床研究中没有展现抗肿瘤的效果。

第二代CDK抑制剂，包括dinaciclib、AT7519、milciclib、TG02、CYC065和RGB-286638。dinaciclib抑制Rb磷酸化的效果是黄酮吡啶醇的100倍，治疗效果是其10倍，它能有效抑制卵巢癌、胰腺癌、儿童急性淋巴细胞白血病及*NRAS*突变的黑色素瘤细胞的增殖。最近的一批Ⅰ/Ⅱ临床试验结果显示dinaciclib促使11%的复发性淋巴瘤患者发生部分

缓解，促使54%的复发或难治性慢性淋巴细胞白血病患者发生部分缓解。dinaciclib与Akt抑制剂MK-2206协同作用，在胰腺癌的异种移植中引起强烈的肿瘤生长抑制。目前，一项Ⅰ期研究正在研究dinaciclib在治疗Myc高表达实体瘤患者中的应用。

2. CDK4/CDK6选择性抑制剂的研制及临床应用　最先进入临床试验的是CDK4/6抑制剂哌柏西利（palbociclib）、瑞博西尼（ribociclib）和阿贝西利（abemaciclib），可以抑制Rb磷酸化，并导致细胞周期阻滞在G$_1$期。哌柏西利最初是由David Fry和Peter Toogood在2001年开发的，其Ⅱ期临床试验在2009年开始。哌柏西利对胶质母细胞瘤、肠癌、横纹肌肉瘤、多发性骨髓瘤、急性髓细胞性白血病、急性淋巴细胞白血病、皮肤纤维肉瘤的移植瘤具有很强的抗肿瘤活性。哌柏西利与紫杉醇联合应用的有效性，在40% Rb阳性转移性乳腺癌患者中显示部分缓解。瑞博西尼联合磷脂酰肌醇-3-激酶（PI3K）α抑制剂（BYL719）和芳香化酶抑制剂（来曲唑）治疗晚期ER阳性乳腺癌的Ⅰb期研究正在进行。

瑞博西尼在神经母细胞瘤、脂肪肉瘤、横纹肌肉瘤和尤因肉瘤移植瘤中均有抗肿瘤活性。涉及各种晚期Rb阳性癌症的Ⅰ期临床试验中，一例*CCND1*扩增、*PIK3CA*突变的乳腺癌患者和一例*CCND1*扩增的黑色素瘤患者部分缓解。瑞博西尼与丝裂原活化的胞外信号调节激酶（MEK）抑制剂比美替尼（binimetinib）联合使用导致43%的*N-Ras*突变性黑色素瘤患者出现部分反应。

阿贝西利不仅抑制CDK4/6，而且抑制许多其他具有较低效力的激酶，包括CDK9和PIM1。它在大肠癌、急性髓细胞性白血病和黑色素瘤的异种移植模型中显示出抗肿瘤活性。2015年10月，阿贝西利获得了FDA的"突破性治疗"认定。此外，阿贝西利联合芳香化酶抑制剂在6%的*ER*阳性*HER2*阴性转移性乳腺癌患者中显示部分反应，在61%的患者中显示疾病稳定。

（二）靶向其他细胞周期蛋白

1. Chk1和Wee1抑制剂　MK-8776对Chk1具有较高的选择性。用MK-8776治疗癌细胞导致DNA双链断裂的积累，细胞凋亡。此外，它还与吉西他滨、羟基脲和阿糖胞苷在体外协同诱导急性髓细胞性白血病和乳腺癌细胞凋亡。MK-8776联合吉西他滨的Ⅰ期临床试验显示了其在晚期实体瘤的初步活性和低毒性。另一项Ⅰ期临床试验研究显示在复发或难治性急性白血病患者中先给予阿糖胞苷，再给予MK-8776，33%的患者获得完全缓解。

LY2606368是一种对Chk1比对Chk2有更高选择性的新开发的抑制剂。它导致癌细胞中Cdc25A激活，CDK2活性增加。Cdc25A-CDK2轴的异常激活促进S期进展，导致超速复制叉的DNA双链断裂、染色体断裂和最终细胞死亡。LY2606368减慢了肺癌异种移植模型中肿瘤的生长。Ⅰ期临床试验显示在15%的转移性肛门鳞状细胞癌患者中具有抗肿瘤活性。

AZD1775特异靶向Wee1和Yes激酶。Wee1的抑制阻断了DNA损伤诱导的CDK1/2在Tyr15上的磷酸化受阻。这导致受损DNA的细胞过早进入有丝分裂，触发有丝分裂阻滞和凋亡。AZD1775与多种化疗化合物及放疗协同作用，在G$_1$期对具有缺陷的DNA损伤检查点的肿瘤细胞特别有效。此外，Wee1和多腺苷二磷酸核糖聚合酶（PARP）抑制协同增加了胰腺癌异种移植模型的放射敏感性。目前，AZD1775正在进行20多个临床试验，涉及多种癌症类型，包括与化疗药物、组蛋白脱乙酰酶（HDAC）和PARP抑制剂的组合。

2. Polo样激酶抑制剂　其开发主要集中在PLK1上。目前，两种有前途的PLK1抑制剂rigosertib和volasertib正在临床研究中。

rigosertib是一种对PLK1具有最高亲和力的多激酶抑制剂。在头颈部鳞状细胞癌及宫颈癌异种移植模型中，rigosertib联合放疗可引起肿瘤消退。在一项随机Ⅲ期临床试验中，rigosertib用于治疗对化疗无反应、应用去甲基化药物（HMA）治疗期间病情进展的复发骨髓增生异常综合征（MDS）患者，研究发现患者的中位生存期分别从4.5个月延长到8.6个月、3.2个月延长到7.6个月，该药目前正在进行另一项Ⅲ期临床试验。

volasertib是一种高度选择性的Polo样激酶家族抑制剂，其对PLK1的效力最高。与rigosertib相似，它引起细胞停滞和凋亡。不同于rigosertib，volasertib在体外抑制致癌性Akt和ERK信号转导，并协同抑制Akt或哺乳动物雷帕霉素靶蛋白（mTOR）。volasertib在神经母细胞瘤、急性淋巴细胞白血病（联合阿糖胞苷或奎扎替尼）、乳腺癌（联合氟维司群）和横纹肌肉瘤（联合长春新碱）的移植瘤治疗实验中具有显著的效果。一项临床Ⅱ期试验比较了volasertib联合低剂量吉西他滨或单用吉西他滨治疗高龄急性髓细胞性白血病患者的疗效，发现联合方案提高了完全缓解率（31% vs. 13%），延长了中位无进展生存期（5.6个月 vs. 2.3个月）和中位总生存期（8.0个月 vs. 5.2个月，该方案目前正在进行Ⅲ期临床试验。

3. Aurora 激酶抑制剂　细胞周期激酶Aurora A是形成双极纺锤体所必需的，且其正常表达可保证细胞分裂时染色体的准确分离。针对主要家族成员 Aurora A或 Aurora B的一些抑制剂，如alisertib、ENMD-2076、danusertib和AMG-900。而特异性Aurora B抑制剂barasertib（AZD1152）在多个临床Ⅱ期试验显示没有实质性临床效果后被停用。alisertib对Aurora A有很高的选择性，可以诱导有丝分裂停止和多倍体，导致衰老或凋亡。虽然alisertib在治疗铂类耐药/难治性卵巢癌患者随后的Ⅱ期临床试验中没有取得足够的临床疗效，但正在进行的Ⅰ/Ⅱ期研究发现它与紫杉醇联合治疗复发性卵巢癌具有较高的响应率（29%）。此外，实体瘤的临床Ⅱ期研究显示，小细胞肺癌的应答率为21%，乳腺癌的应答率为18%。在多发性骨髓瘤患者中alisertib联合硼替佐米（蛋白酶抑制剂）的应答率为27%，显示了较明显的抗肿瘤活性。目前在超过30种涉及多种癌症的临床试验中对alisertib进行了研究。

FDA目前批准CDK4/6选择性抑制剂哌柏西利用于乳腺癌的治疗，是这个领域研究在临床的首次成功转化。未来细胞周期靶向治疗能否成功将取决于选择性、有效化合物的开发及癌细胞特定易感性的鉴定。靶向同一通路的多种组分，如miRNA也可能提供治疗策略。最近进入临床Ⅰ期评估的MRX34（一种miR-34的模拟物），能靶向多个细胞周期基因转录物。多个选择性抑制剂的联合能显著提高临床疗效。基因组技术将成为识别反应性患者亚群的预测性生物标志物的宝贵诊断工具。当前化疗药物的耐药机制的研究将有助于确定复发/难治性患者的治疗方案或提出防止耐药产生的联合治疗。

第八节　概要和展望

细胞周期是一个精细的程序化控制事件，使一个细胞复制其成分并分配到两个子细胞中。细胞周期的进程是细胞cyclin通过活化其伴侣分子CDK的催化功能来进行调节的，CDK是一类丝氨酸/苏氨酸蛋白激酶，同时也受CKI负调控，后者拮抗cyclin-CDK复合物的活化。

cyclin D的水平主要受细胞外信号分子的调控，是细胞周期由G_0-G_1期最早发生变化的周期蛋白，其余的cyclin（cyclin E、cyclin A、cyclin B）按预定的时间进程变化，一旦决定进入G_1晚期，这些cyclin的聚集伴随它们的快速降解，保证了细胞周期按照单方向推进。细胞周期中G_1期存在限制点，是存在于G_1晚期的"刹车"，是决定细胞是否分裂的时间点。细胞周期的进展在限制点之前依赖于生长信号的刺激，在通过限制点之后细胞不再受控于外部的信号，而是执行自主程序进行分裂，主要受控于pRb信号通路：G_1早期和中期时pRb低磷酸化形式抑制细胞周期进程，G_1晚期pRb高磷酸化形式使其失去抑制功能。

细胞周期检查点控制了整个细胞周期的进行，既保证细胞周期中只有前一时期正确结束后才会进入下一时期，也保证万一细胞的基因组受损伤，细胞周期不会推进到下一时期。细胞周期检查点，如G_1/S期和G_2/M期检查点具有调控时相之间转换的机制。而肿瘤细胞中这些检查点的失活，导致突变基因的积累，从而改变生长和增殖的表型。抑癌基因*p53*在两个检查点通过不同的信号通路保证了细胞周期各个时期的正确性，当细胞DNA损伤时，启动DNA损伤修复途径修复细胞，无法修复时便启动细胞凋亡。

*Rb*基因是细胞周期的负性调控者。正常的细胞中存在具有功能的Rb蛋白，与E2F结合抑制后者的转录。而cyclin D水平的升高和与CDK4/6结合能磷酸化Rb蛋白，低磷酸化的pRb蛋白与cyclin E-CDK2结合，进一步促进Rb的高磷酸化而失活。失活的Rb释放E2F，活化E2F调控的c-Myc，cyclin E的表达进一步促进cyclin E-CDK2，形成正

反馈，推进细胞周期。肿瘤细胞中 *Rb* 基因的突变、缺失、高甲基化及病毒癌蛋白的存在，使 Rb 失去和 E2F 结合的功能，从而不能抑制细胞周期的进程，导致癌细胞无限增殖。在正常细胞中，进行生长和复制需要细胞外环境中的信号来启动，而在恶性肿瘤细胞中，cyclin D 拷贝数的扩增、低甲基化及 CDK 的过度活化都会导致细胞周期失控的常见特征。

非编码 RNA（包括 miRNA、lncRNA 和 circRNA）参与了细胞周期各个阶段的调控，在肿瘤细胞，它们的异常表达和功能也参与了肿瘤的发生发展，将成为新的治疗靶点。细胞接受胞内胞外信号后通过细胞周期调控增殖。这个过程必须具有高保真性，细胞周期调控机制的高度有序性提供了这种保证，并且细胞有一套机制应对增殖中出现的损伤。细胞周期各个阶段进程时序性调控机制包括 cyclin、CDK、CKI 等重要分子的作用。调控细胞周期的重要分子的表达和功能异常都可能引起细胞的增殖异常。细胞内发生损伤和突变的基因导致其遗传不稳定性累积到一定程度，正常细胞可能向肿瘤细胞转化。

针对细胞周期点的临床药物有了新的进展，本章综述了正在进行临床前试验的药物，但未来细胞周期靶向治疗能否成功将取决于选择性、有效化合物的开发及癌细胞特定易感性的鉴定。

（彭淑平）

参 考 文 献

德维塔，劳伦斯，罗森贝格，2012. 癌症：基础卷. 李桂源，向娟娟，武明花，译. 北京：科学出版社.

翟中和，王喜忠，丁明孝，2011. 细胞生物学. 第4版. 北京：高等教育出版社.

Abbas T，Dutta A，2009. P21 in cancer：intricate networks and multiple activities. Nature Rev Cancer，9（6）：400-414.

Al-Ejeh F，Kumar R，Wiegmans A，et al，2010. Harnessing the complexity of DNA-damage response pathways to improve cancer treatment outcomes. Oncogene，29（46）：6085-6098.

Besson A，Dowdy SF，Roberts JM，2008. Cdk Inhibitors：cell cycle regulators and beyond. Dev Cell，14（2）：159-169.

Boutros R，Lobjois V，Ducommun B，2007. Cdc25 phosphatases in cancer cells：key players? Good targets? Nat Rev Cancer，7（7）：495-507.

Chen DL，Farwell MA，Zhang BH，2010. MicroRNA as a new player in the cell cycle. J Cell Physiol，225（2）：296-301.

Ciccia A，Elledge SJ，2010. The DNA damage response：making it safe to play with knives. Mol Cell，40（2）：179-204.

Cimprich KA，Cortez D，2008. ATR：an essential regulator of genome integrity. Nat Rev Mol Cell Biol，9（8）：616-627.

Freed-Pastor WA，Prives C，2012. Mutant p53：one name，many proteins. Genes Dev，26（12）：1268-1286.

Gil J，Peters G，2006. Regulation of the INK4b-ARF-INK4a tumour suppressor locus：all for one or one for all. Nat Rev Mol Cell Biol，7（9）：667-677.

Goel S，DeCristo MJ，McAllister SS，et al，2018. CDK4/6 inhibition in cancer：beyond cell cycle arrest. Trends Cell Biol，28（11）：911-925.

Huen MSY，Sy SMH，Chen JJ，2010. BRCA1 and its toolbox for the maintenance of genome integrity. Nat Rev Mol Cell Biol，11（2）：138-148.

Junttila MR，Evan GI，2009. P53-a jack of all trades but master of none. Nat Rev Cancer，9（11）：821-829.

Kastan MB，Bartek J，2004. Cell-cycle checkpoints and cancer. Nature，432（7015）：316-323.

Kawakami M，Liu X，Dmitrovsky E，2019. New cell cycle inhibitors target aneuploidy in cancer therapy. Annu Rev Pharmacol Toxicol，59：361-377.

Kee Y，D'Andrea AD，2010. Expanded roles of the fanconi anemia pathway in preserving genomic stability. Genes Dev，24（16）：1680-1694.

Kim S，Yu H，2011. Mutual regulation between the spindle checkpoint and APC/C. Semin Cell Dev Biol，22（6）：551-558.

Kitagawa M，Kitagawa K，Kotake Y，et al，2013. Cell cycle regulation by long non-coding RNAs. Cell Mol Life Sci，70（24）：4785-4794.

Lens SM，Voest EE，Medema RH，2010. Shared and separate functions of polo-like kinases and aurora kinases in cancer. Nat Rev Cancer，10（12）：825-841.

Lindqvist A，Rodriguez-Bravo V，Medema RH，2009. The decision to enter mitosis：feedback and redundancy in the mitotic entry network. J Cell Biol，185（2）：193-202.

Lord CJ，Ashworth A，2012. The DNA damage response and cancer therapy. Nature，481（7381）：287-294.

Malumbres M，Barbacid M，2009. Cell cycle，CDKS and cancer：a changing paradigm. Nature Rev Cancer，9（3）：153-166.

Massague J，2004. G1 cell-cycle control and cancer. Nature，432（7015）：298-306.

Musacchio A，2011. Spindle assembly checkpoint：the third

decade. Philos Trans R Soc B Biol Sci, 366（1584）: 3595-3604.

Musgrove EA, Caldon CE, Barraclough J, et al, 2011. Cyclin D as a therapeutic target in cancer. Nat Rev Cancer, 11（8）: 558-572.

Nakayama KI, Nakayama K, 2006. Ubiquitin ligases: cell-cycle control and cancer. Nat Rev Cancer, 6（5）: 369-381.

Nam EA, Cortez D, 2011. ATR signalling: more than meeting at the fork. Biochem J, 436（3）: 527-536.

Otto T, Sicinski P, 2017. Cell cycle proteins as promising targets in cancer therapy. Nat Rev Cancer, 17（2）: 93-115.

Ouyang Q, Xu LS, Cui HJ, et al, 2016. MicroRNAs and cell cycle of malignant glioma. Int J Neurosci, 126（1）:1-9.

Reinhardt HC, Yaffe MB, 2009. Kinases that control the cell cycle in response to DNA damage: Chk1, Chk2, and Mk2. Curr Opin Cell Biol, 21（2）: 245-255.

Robert A. Weinberg, 2006. The Biology of cancer. New York: Garland Science.

Schmitt AM, Chang HY, 2016. Long noncoding RNAs in cancer pathways. Cancer Cell, 29（4）: 452-463.

Skaar JR, Pagano M, 2009. Control of cell growth by the SCF and APC/C ubiquitin ligases. Curr Opi Cell Biol, 21（6）: 816-824.

Sparmann A, van Lohuizen M, 2006. Polycomb silencers control cell fate, development and cancer. Nat Rev Cancer, 6（11）: 846-856.

Tzivion G, Dobson M, Ramakrishnan G, 2011. FoxO transcription factors; Regulation by AKT and 14-3-3 proteins. Biochim Biophys Acta, 1813（11）: 1938-1945.

Van den Heuvel S, Dyson NJ, 2008. Conserved functions of the PRB and E2F families. Nat Rev Mo Cell Biol, 9（9）: 713-724.

Wohlbold L, Fisher RP, 2009. Behind the wheel and under the hood: functions of cyclin-dependent kinases in response to DNA damage. DNA Repair（Amst）, 8（9）: 1018-1024.

Yang JY, Hung MC, 2009. A new fork for clinical application: targeting forkhead transcription factors in cancer. Clin Cancer Res, 15（3）: 752-757.

Yu ZR, Baserga R, Chen L, et al, 2010. MicroRNA, cell cycle, and human breast cancer. Am J Pathol, 176（3）: 1058-1064.

Zhang HD, Jiang LH, Sun DW. et al, 2018. CircRNA: a novel type of biomarker for cancer. Breast Cancer, 25（1）: 1-7.

第八章

肿瘤信号转导与调控

第一节 蛋白质翻译后修饰与信号调控

蛋白质翻译后修饰（post-translational modification，PTM）是调控蛋白质功能的重要机制，在生物学过程和信号通路中发挥着不可替代的作用，并可逆地决定了细胞的动力学和可塑性。目前已经确定的翻译后修饰方式超过300种，常见的蛋白质修饰方式包括磷酸化、泛素化、乙酰化、甲基化、硫酸化、糖基化和脂基化等。

一、蛋白质磷酸化

蛋白质磷酸化（protein phosphorylation）是生物界最普遍、最重要的一种蛋白质翻译后修饰方式。蛋白质磷酸化是指蛋白质在磷酸化激酶的催化作用下把ATP或鸟苷三磷酸（GTP）的γ位磷酸基转移到蛋白质的特定位点氨基酸残基上的过程。据估计，生物界中有超过50%的蛋白质发生磷酸化修饰。蛋白质磷酸化修饰参与生命活动的各种生理和病理过程，如细胞信号转导、细胞增殖、发育、分化及肿瘤发生等。

发生磷酸化的蛋白质按磷酸化残基不同分为4类：O-磷酸盐蛋白质、N-磷酸盐蛋白质、酰基-磷酸盐蛋白质和S-磷酸盐蛋白质。不同的氨基酸残基磷酸化过程所需的蛋白激酶具有差异性，研究发现蛋白激酶至少有500种以上。

磷酸化的蛋白具有方便酶活性的调控、影响激酶与辅因子结合的亲和力、影响底物识别并增加底物蛋白稳定性的特点，这就决定了蛋白质磷酸化在信号转导中的重要作用。在细胞内信号向胞外传递时，蛋白质磷酸化具有专一应答的特点，在特定条件下，与信号传递有关的蛋白质激酶主要受控于胞内信号分子环腺苷酸（cAMP）、环鸟苷酸（cGMP）、二酰甘油（DG）、肌醇三磷酸（IP3）和Ca^{2+}等，这种共价修饰的调节方式较变构调节受胞内代谢产物的影响更小，能专一地催化与外界刺激有关的生化反应，使细胞作出准确的应答。例如，经典PI3K/Akt信号通路，磷脂酰肌醇-3-激酶（PI3K）促进3-磷酸肌醇依赖性蛋白激酶1（PDK1）和3-磷酸肌醇依赖性蛋白激酶2（PDK2）分别磷酸化蛋白激酶B（Akt）的Ser308和Thr473磷酸化，从而激活Akt，活化的Akt蛋白通过磷酸化作用激活或抑制下游靶蛋白，从而参与细胞生命活动中DNA损伤修复、转录调节、信号转导等重要生命过程的调节（图8-1）。

另一方面，代谢酶可以通过磷酸化动态调控已存在酶的"活性酶"量，使应答反应更有效。一个典型的例子是磷酸化调节糖原分解中糖原磷酸化酶活性，磷酸化的酶具有活性，反之无活性，这种共价修饰使得细胞内已存在酶的活性被"激活"或"冻结"，从而调节"活性酶"的含量，与酶的重新合成/分解相比，使细胞对外界刺激能作出更为有效的反应。

肿瘤的发生发展与蛋白质磷酸化异常有很大相关性，当细胞中的蛋白质激酶或磷酸酶的活性受到抑制或增强时，蛋白质磷酸化过程就会紊乱，从而影响肿瘤的进展。

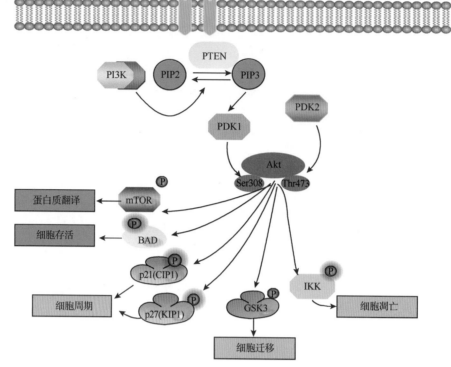

图 8-1　PI3K/Akt通路的级联磷酸化示意图

PI3K促进PDK1和PDK2分别磷酸化Akt的Ser308和Thr473，从而激活Akt，活化的Akt蛋白通过磷酸化作用激活或抑制下游靶蛋白

二、泛　素　化

蛋白质泛素化是指通过一系列泛素化酶将泛素转移到靶蛋白特定氨基酸残基上的过程。泛素是由76个氨基酸构成的小分子多肽。泛素通过经典途径和非经典途径参与生命活动的调节。经典途径是泛素介导的蛋白质降解途径，而非经典途径是指泛素参与的细胞内定位、炎症反应、转运过程及DNA修复等生理活动，这两条途径都存在泛素化和去泛素化的修饰过程。

泛素化介导的蛋白质降解过程需要3种酶参与：泛素活化酶（E1）、泛素结合酶（E2）和泛素连接酶（E3）。泛素化的大致过程如下。①形成硫酯键：E1的半胱氨酸活性部位与泛素C端的甘氨酸在消耗ATP的情况下形成硫酯键；②泛素转移：连接在E1上的泛素被转移到E2的半胱氨酸的活性位点；③与底物结合：在E3的催化作用下，泛素C端与底物上的赖氨酸ε-氨基结合；④降解：泛素蛋白最后被转运到蛋白酶体中完全降解（图8-2）。

NF-κB信号通路参与调控细胞凋亡和细胞分化等，该信号通路的主要激活机制：IκB是NF-κB信号通路的关键负调控因子，在细胞应激状态下，

IKK（IκB激酶复合物）磷酸化下游底物IκB，磷酸化的IκB经过Ub^{k48}多泛素链修饰，进入26S蛋白酶体被降解，从而失去对NF-κB的抑制，活化的NF-κB进一步进入细胞核调控靶基因的转录。同时，泛素化还参与调控NF-κB信号通路中其他因子的活性。

蛋白质泛素化对于细胞分化、调控、生物合成、凋亡、免疫应答和应激反应等生理过程都起着很重要的作用。研究表明，泛素-蛋白酶体抑制剂MG-132能够显著抑制消化道肿瘤细胞的增殖并诱导其凋亡，从而抑制癌细胞的扩散；人类神经退行性疾病如老年痴呆、帕金森病等与蛋白质泛素化异常有关，当病变神经细胞中泛素-蛋白酶体经典途径出现障碍或过载时，蛋白质不能及时被降解，导致细胞内异常蛋白质聚集，从而形成包涵体引起各类神经变性疾病；泛素与相关基因融合表达可增强细胞免疫反应。

三、乙　酰　化

乙酰化是蛋白质翻译后修饰的一种重要形式。目前，已知有两类乙酰化形式。①Nα乙酰化：是

指蛋白质 N 端被乙酰化修饰，这种修饰方式存在于近 85% 的真核蛋白中，且是不可逆修饰；②Nε乙酰化：是一种动态、可逆性的修饰方式，目前研究最多的是赖氨酸残基的 Nε乙酰化修饰，由乙酰转移酶（HAT/KAT）和脱乙酰酶（HDAC/

KDAC）两者共同调节。乙酰化会随着细胞的生理状态和外界环境变化而改变，从而起到细胞内外信号传递、酶原激活的作用，因此可以作为蛋白质构象和活性改变的调控开关，在肿瘤发生发展中扮演重要角色。

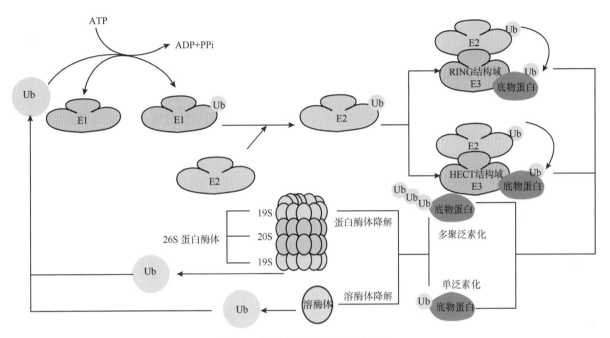

图 8-2　蛋白质泛素化降解示意图

蛋白质的泛素化由泛素活化酶（E1）、泛素结合酶（E2）和泛素连接酶（E3）组成的多酶系统的顺序作用引导蛋白质到蛋白酶体/
溶酶体降解。Ub，泛素

对组蛋白的研究发现，HAT 常作为共激活因子（coactivator）的一部分催化组蛋白乙酰化，使组蛋白与 DNA 间的作用减弱，导致染色质结构松散而有利于转录调节因子的接近，从而激活转录；而 HDAC 是共抑制因子（co-repressor）的一部分，使组蛋白去乙酰化，导致染色质紧密，抑制基因转录。某些 HAT 也可以作用于组蛋白以外的蛋白质，使其发生乙酰化修饰。乙酰化修饰的蛋白可以概括为三大类：①DNA 结合蛋白，包括组蛋白和转录因子，如 p53、E2F、EKLF、TFIIEβ、TFIIF、TCF、GATA1 和 NF-κB 等；②非核蛋白，如组成细胞骨架的微管蛋白（tubulin）；③核浆穿梭蛋白，如核输入因子家族成员 importin-α。

研究表明乙酰化修饰影响着细胞生理的各个方面，如转录调控、蛋白质降解、细胞代谢、趋化反应及应激反应等。组蛋白乙酰化修饰对染色体结构的影响及转录调控是研究最为深入的领域。近年来，非组蛋白乙酰化修饰研究也取得一定成

果，非组蛋白的赖氨酸残基上添加乙酰基团会导致多种变化，包括改变酶活性、蛋白质稳定性、蛋白质 - 蛋白质间的相互作用，以及 DNA 结合和转录活性等。这些改变会引起各种生物学功能改变，如 DNA 损伤修复、细胞代谢、自噬、细胞凋亡和干性调节等。乙酰化修饰抑制乙酰辅酶 A 合成酶 ACSS1 和 ACSS2 的活性，SIRT1 和 SIRT3 介导的去乙酰化能恢复其活性，调节乙酰辅酶 A 水平。

四、甲　基　化

蛋白质甲基化是指在甲基转移酶的催化下将甲基转移至特定氨基酸残基上的过程。甲基化是一种可逆的修饰过程，由去甲基化酶催化去甲基化作用。研究发现，发生甲基化作用的氨基酸主要是赖氨酸（Lys）和精氨酸（Arg）。

依据甲基化修饰的底物蛋白的不同，分为组蛋白赖氨酸/精氨酸甲基化和非组蛋白赖氨酸/精

氨酸甲基化两种形式。组蛋白赖氨酸甲基化主要由组蛋白赖氨酸甲基转移酶（HKMT）催化完成。而组蛋白精氨酸甲基化主要由精氨酸甲基转移酶（PRMT）家族的成员催化完成。组蛋白 H3 和 H4 不同位点的甲基化及甲基化数量对基因转录调控具有重要意义。

组蛋白的甲基化修饰除调控基因转录外，还执行着多种生物学功能，如干细胞的维持和分化、X 染色体失活、DNA 损伤反应、信号转导、细胞发育及癌症发生等。

五、其　他

目前已知的蛋白质翻译后修饰的方式有 300 多种，除了磷酸化、泛素化、乙酰化和甲基化外，还包括硫酸化、糖基化、脂基化、酰基化、异戊烯化、生物素化、硝基化和谷胱甘肽化等。新的蛋白质共价修饰基团还在不断被发现，这些共价修饰又可归为两类：永久性的不可逆修饰和调节性的可逆修饰。

1. 硫酸化　是参与细胞功能和存活的一种重要的修饰方式，主要调节细胞与细胞、细胞与细胞间质之间的信息传递。最近几年，酪氨酸的硫酸化（tyrosine sulfation）作为一种重要的翻译后修饰的方式，因其在趋化因子受体活性调节中的作用而受到人们的重视。

硫酸化的三个关键因素分别是硫酸化蛋白、硫酸化转移酶和硫酸酯酶。经典的硫酸酯酶在细胞内催化分离硫酸酯，使其与底物小分子类固醇分离，与细胞表面的碳水化合物结合，如糖胺聚糖。在哺乳动物体内它有两个表型，分别为硫酸酯酶 1（Sulf-1）和硫酸酯酶 2（Sulf-2）。Sulf-1 在膀胱癌和中枢神经系统肿瘤中具有高度的活性，但在其他正常组织中的活性较低。Sulf-2 在乳腺癌组织中有较高的表达。任一蛋白硫酸化的环节异常，与蛋白硫酸化修饰相关的生物过程如细胞黏附、细胞移动、免疫反应和细胞增殖都可能出现异常，最终导致疾病，如炎症和肿瘤。

研究发现，O-连接的硫酸化不仅发生在酪氨酸残基上，也可发生在丝氨酸/苏氨酸残基上。但是我们对这种新的硫酸化方式的生物化学知识及其生物功能知之甚少。随着"硫酸蛋白质组"

（sulfo-proteomics）研究的进一步深入，有望在不久的将来能够清晰地展现这种新的硫酸化修饰。

2. 糖基化　蛋白质糖基化是一类广泛存在的翻译后修饰方式。约有半数以上的蛋白质发生了糖基化。蛋白质的糖基化是低聚糖以糖苷的形式与蛋白上特定的氨基酸残基共价结合的过程。被糖基化修饰的氨基酸残基主要包括天冬氨酸（Asn）及丝氨酸或苏氨酸（Ser/Thr）。糖基化作为一种重要的翻译后修饰对蛋白质功能有着重要影响。例如，糖基化对于蛋白质的折叠、运输、定位起着重要作用；免疫系统中几乎所有的关键分子都是糖蛋白；蛋白质糖基化程度及糖链结构的异常变化则常是癌症及其他疾病发生的标志。

蛋白质糖基化修饰大致可分为四类：N-糖基化（N-glycosylation）、O-糖基化（O-glycosylation）、C-糖基化和糖基磷脂酰肌醇锚（glycosyl-phosphatidly inositol-anchor，GPI anchor）连接等。N-糖基化主要发生在蛋白 -Asn-X-Ser/Thr- 或 -Asn-X-Cys-（X 可以是除脯氨酸外的任意氨基酸）序列，糖基连接在天冬氨酸侧链酰胺基的 N 原子上；O-糖基化多发生在邻近脯氨酸的丝氨酸或苏氨酸残基，糖基连接在侧链羟基的氧原子上；C-糖基化多发生在序列 -Trp-X-X-Trp-、Trp-X-X-Cys- 或 Trp-X-X-Phe- 的第一个色氨酸残基，糖基通过 C—C 键连接到色氨酸吲哚环 C2 位上；糖基磷脂酰肌醇锚是一种糖脂，通过酰胺键与蛋白质的 C 端相连，从而将该蛋白固定在膜上。目前研究较多的 N-糖基化和 O-糖基化蛋白，都由多个单糖单位组成，主要存在于细胞外膜蛋白和分泌蛋白中。

蛋白质 O-GlcNAc 糖基化受 O-GlcNAc 糖基转移酶（OGT）和 O-GlcNAc 糖苷酶（O-GlcNAcase）共同调控。前者催化 O-GlcNAc 连接到底物蛋白的丝氨酸或苏氨酸残基上；后者将 O-GlcNAc 从蛋白质肽链上水解，抑制其活性，使蛋白质 O-GlcNAc 糖基化程度减少。O-GlcNAc 糖基化的调控与蛋白质磷酸化激酶和磷酸酶的调控相似。O-GlcNAc 在多肽骨架的修饰位点与蛋白激酶的作用位点相同或者相邻，并且存在着竞争抑制现象。此外，糖基转移酶可与磷酸酶结合成稳定且同时具有糖基转移酶和磷酸酶活性的复合物，可以顺次催化去磷酸化和糖基化反应。这些研究结果提示，细胞内信号转导除具有磷酸化开/关模式外，可能还存

在着 *O*-GlcNAc 糖基化开/关模式，使信号通路的调控更加复杂。由于 *O*-GlcNAc 糖基化修饰与细胞信号转导密切相关，已成为目前研究的热点。

3. 脂基化　蛋白质脂基化是另一种重要的翻译后修饰方式。蛋白质脂基化对于生物体内的信号转导过程起着非常关键的作用。脂基化修饰是底物蛋白与膜结合、正确的膜定位、底物蛋白和调节分子相互作用、正常转导细胞跨膜信号的前提。

蛋白质脂基化修饰最常见的是肉豆蔻酰（myristoyl）和棕榈酰（palmitoyl）修饰。肉豆蔻酰是一种 14- 碳脂肪酸，这类修饰在蛋白激酶、蛋白磷酸酶、鸟苷酸结合蛋白、钙离子结合蛋白、与细胞膜和细胞骨架结合的结构蛋白、病毒蛋白等类型的蛋白中都有发现。肉豆蔻酰通常与底物蛋白 N 端的甘氨酸（Gly）残基通过酰胺键结合。催化这类反应的 *N*- 肉豆蔻酰转移酶（*N*-myristyl transferase，NMT）识别的底物蛋白上被修饰位点的保守序列一般为 -Met-Gly-X-X-X-Ser/Thr-（X 为任意氨基酸残基）。肉豆蔻酰修饰调节蛋白与疏水性的膜结合，是一类发生在胞质内的不可逆修饰。肉豆蔻酰化修饰与底物蛋白翻译同时进行，首先通过甲硫氨酸氨基肽酶（MAP）作用去除起始的甲硫氨酸（Met）残基，随后 NMT 催化底物蛋白 N 端的甘氨酸（Gly）残基发生肉豆蔻酰化。肉豆蔻酰化蛋白从核糖体释放后附着在细胞膜上，在棕榈酰转移酶（PPT）的催化下，很多肉豆蔻酰化蛋白上半胱氨酸（Cys）残基与棕榈酰通过硫酯键共价连接，蛋白发生棕榈酰化。棕榈酰化增加了蛋白的疏水性，使其与细胞膜的结合更为稳固。已结合在细胞膜的蛋白可发生不依赖于肉豆蔻酰化的棕榈酰化修饰。蛋白棕榈酰化有助于被修饰蛋白与膜结合并在细胞膜上定位，协助该蛋白发挥生物功能。在信号转导过程中，棕榈酰化蛋白在脂筏上聚集，对有效的信号转导起着至关重要的作用；此外，信号蛋白分子发生棕榈酰化后，通过直接影响酶活性及底物特异性而改变信号蛋白的功能。免疫受体信号转导在各个层面均依赖于蛋白的棕榈酰化，这些发生棕榈酰化修饰的蛋白包括共受体（co-receptor）、Scr 家族激酶、衔接蛋白和支架蛋白等。研究发现 Ras 和 G 蛋白的细胞内定位及信号转导能力受其棕榈酰化的动态调节，

Ras 和 G 蛋白棕榈酰化及去棕榈酰化使其能够可逆地与细胞内不同的膜结构结合并将信号传递到不同的膜结构上。在很多不同种类的蛋白中观察到了棕榈酰化，包括已经锚定在细胞膜上的跨膜蛋白，提示棕榈酰化不仅仅是充当疏水的膜锚，只起到将被修饰蛋白绑定在细胞膜上的作用，可能还具有更多的其他功能。令人感兴趣的是，已有证据表明棕榈酰化在调节细胞内蛋白分选中发挥重要作用。此外，蛋白棕榈酰化在肿瘤的发生发展、神经传递及膜运输等过程中也扮演重要角色。

第二节　信号分子异位与信号调控

真核细胞内包含了由生物膜包裹形成的膜性细胞结构，如细胞核膜、内质网、高尔基体、线粒体、内吞体、脂滴、溶酶体等。这些由膜包被的亚细胞结构组成了细胞内膜系统。细胞内部的膜将细胞分隔成为一个个独立的区室化空间，即细胞器。信号分子穿梭于各细胞器之间，介导了细胞器间的互作与物质信息交流，保证了细胞内各项生理活动高效而稳定运行。

一、信号分子的细胞器异位

信号分子的细胞器异位中以核异位的信号调控研究最为深入。在增长的细胞中，每分钟都有成百上千的信号分子如蛋白质和核糖核酸蛋白复合体通过核孔复合物（nuclear pore complex，NPC）出入细胞核。信号分子的核异位依赖能量和可溶性因子（如穿梭载体）的参与，因此，需要一套有效的分子机制调控其在细胞核质间的有效转运，实现对细胞整体活动的调控。

（一）核异位系统组成

细胞的核异位系统主要包括核孔复合物、转运载体和小分子 GTP 酶 Ran 等。信号分子经核孔复合物的转运有以下几种方式：①小分子物质（通常指小于 20kDa 的蛋白）的被动转运。②转运受体介导的能量-温度依赖性主动转运过程，这一方式被大多数具有典型/不典型的核定位信号（nuclear localization signal，NLS）和（或）核输出信号（nuclear export signal，NES）的蛋白所采

用，它们与转运受体和辅助因子NTF2形成转运复合物（transport factor cargo complex），借助Ran催化GTP水解供能而实现跨膜转运。③某些大分子物质可采取不依赖转运受体，甚至不依赖Ran的途径进行跨膜运输。

信号分子的核质转运过程主要是由importin-β家族蛋白成员负责完成的。它们在功能上保守，在结构上都具有保守的N端Ran结合结构域和多个HEAT重复序列。通过这种特殊的结构，importin-β家族成员可以通过其C端结合底物（cargo）或接头蛋白（adaptor），通过其N端结合Ran-GTP，通过其中部结合核孔素（Nup），从而将底物带入或带出细胞核。根据转运方向不同，它们可被分为介导底物（cargo）入核转运的核输入受体（importin），与介导底物出核转运的核输出受体（exportin），以及可介导底物核输入和核输出的双向转运受体（bidirection receptor），如importin-13。

蛋白分子Ran是Ras超家族中小分子GTP酶的成员之一。Ran在细胞中以Ran-GTP和Ran-GDP两种状态存在，通过选择性地与靶蛋白结合，介导蛋白质间相互作用，在靶蛋白核输入机制中发挥重要的调控作用。此外，核输入中能量的消耗大多来源于Ran对GTP的水解。GTP酶Ran跨越核膜并呈现显著的浓度梯度，这对生物大分子穿越NPC入核非常重要。Ran的调控子包括RanGAP1和RCC1。RanGAP1是一种GTP酶的活化蛋白，可以显著激活Ran的酶活性。RCC1是一种鸟嘌呤G交换因子，可使GTP取代Ran结合的GDP。RanGAP1和RCC1具有显著的空间分布特异性，前者主要位于胞质，后者主要集中于胞核。

（二）信号分子核异位的调控机制

研究表明，增殖细胞的核转运速率及核孔复合物的直径要远大于静止细胞，而在转化细胞中更加明显，提示信号分子核异位过程受到细胞内外因素的调控。发生核异位的信号分子通常为转录因子、激酶或磷酸酶等，该过程主要涉及蛋白磷酸化、蛋白水解等。

1. STAT核异位机制　信号转导及转录激活因子（signal transducer and activator of transcription，STAT）家族由7个成员组成，分别是STAT1、STAT2、STAT3、STAT4、STAT5a、STAT5b和STAT6。细胞因子和生长因子的受体与配体结合后，激活受体相关的酪氨酸激酶JAK，导致STAT的酪氨酸磷酸化和激活。STAT通过其SH2结构域的酪氨酸磷酸化形成高效的二聚体，随后移位到细胞核。STAT3的激活由受体和非受体蛋白酪氨酸激酶催化的705位酪氨酸残基磷酸化调控，包括表皮生长因子受体（EGFR）、Src、JAK激酶和ERK。STAT5的激活需要Tyr694/699位点的磷酸化，稳定SH2结构域平行二聚体的形成。STAT5a的丝氨酸磷酸化是核异位的先决条件。此外，STAT蛋白也能在不依赖酪氨酸或丝氨酸磷酸化的条件下进行胞核胞质运输。

2. NF-κB核异位机制　转录因子NF-κB属于Rel蛋白家族，包括c-Rel、RelA（p65）、RelB、NF-κB1（p50及其前体p105）和NF-κB2（p52及其前体p100），这些蛋白都能形成异源或同源二聚体。NF-κB的活化受到其亚细胞定位的严格调控。在静息细胞中，NF-κB与其抑制蛋白IκB（包括IκBα、IκBβ和IκBε）结合被固定在胞质中，其中以与IκBα的结合为主。NF-κB信号通路的启动主要通过经典的NF-κB1（p50/p105）和非经典的NF-κB2（p52/p100）途径。经典激活途径依赖于IKK复合物，包括IKKα、IKKβ、IKKγ的激活和IκB抑制蛋白的降解。一方面，上游激酶招募的IKK复合物活化后能特异性磷酸化IκBα上的两个保守的丝氨酸残基（Ser32、Ser36），靶向E2和E3介导的泛素化，这个过程释放并激活NF-κB。另一方面，IκBα的降解还能通过CKⅡ介导的Ser283-Thr299双位点磷酸化或EGFR介导的Tyr42位点磷酸化，不依赖于IKK复合物激活和丝氨酸磷酸化的蛋白酶体途径。随后，p105前体蛋白的Ser903和Ser907位点磷酸化并降解释放p50，以p50-p65异源二聚体形式入胞核。非经典途径以NF-κB诱导激酶（NIK）和IKKα同源二聚体的顺序激活。IKKα的活化导致p100前体蛋白Ser108、Ser115、Ser123和Ser872位点的磷酸化，随后以p52-RelB异源二聚体的形式入核。NF-κB入核后与靶基因中的特定DNA序列结合，参与细胞增殖、凋亡、免疫、炎症与癌变的调控。

3. AR核异位机制　雄激素受体（AR）是介导雄激素信号转导的关键转录因子，属于类固醇和核受体超家族的成员。其由4个结构域组成：低度保守的N端结构域（NTD）、高度保守的DNA结合域（DBD）、小铰链区及适度保守的C端配体结合域（LBD）。细胞内缺乏AR配体时，AR通常与热休克蛋白（HSP）和细胞骨架蛋白（如丝蛋白）结合羁留于细胞质中。AR与配体结合后，LBD内的多螺旋结构形成一个功能激活的配体结合表面（AF2），并招募激酶促进丝氨酸残基（Ser80、Ser93和Ser641）的磷酸化，保护AR免受降解。AF2通过N/C相互作用整合LBD的NTD使AR构象改变，导致AR与HSP解离。随后ARA70和importin-α与AR的核定位信号（NLS）结合，促使AR入核并调控基因转录。AR的核定位信号由DBD和铰链中的两个基本氨基酸簇组成（RKCYEAGMTLGARKLKK），N/C相互作用能影响NLS活性。例如，细胞骨架蛋白细丝蛋白A（filamin-A）与AR的铰链、DBD和LBD相互作用，能促进AR核异位。

4. MAPK核异位机制 丝裂原活化蛋白激酶（MAPK）是一种信号蛋白激酶，通过信号级联将细胞外信号传递到细胞内靶点。4个MAPK级联分别是ERK1/2、c-Jun N端激酶（JNK）、p38MAPK和ERK5。ERK5具有典型的NLS，受到刺激时暴露并与importin-α/β相互作用入核。MAPK参与调节许多分子的核孔穿梭。p38 α/β磷酸化后，促进FoxO3的核定位；还能通过暴露MAPK活化蛋白激酶（MAPK-activated protein kinase 2/3，MK2/3）C端NES调控核输出。p38和ERK可以磷酸化自身介导核积累或核输出。从信号转导调控角度研究蛋白核异位策略包括免疫荧光共聚集显微镜分析蛋白亚细胞定位、胞质胞核蛋白抽提检测蛋白表达亚细胞分布改变及采用核异位抑制剂等。例如，入核抑制剂NaN₃作为ATP耗竭剂，可抑制细胞能量依赖性的信号分子入核，以明确信号分子入核的方式。

细胞内信号分子的活性和功能与其正确的时空分布密不可分。核转运机制的失衡常引起相关信号分子的错误定位，导致细胞癌变的发生和恶性进展。细胞内核转运蛋白的表达和定位改变、内源性核转运抑制机制的破坏和核转运蛋白在有丝分裂及遗传时的不稳定性是几种主要的核转运失衡致癌机制。核转运蛋白如核输出受体1

（exportin 1，XPO1）、核转运蛋白β1（karyopherin beta 1，KPNB1）、核转运蛋白α2（karyopherin alpha 2，KPNA2）和CSE1染色体分离1样（CSE1 chromosome segregation 1-like，CSE1L）在多种肿瘤中的表达增加，通过增加核质运输以应对肿瘤细胞的代谢和增殖需求。如核输入蛋白的表达增加，会促进ERK1/2、c-Myc和E2F1等信号分子入核，促进肿瘤的恶性进展。两种最广为人知的内源性核运输抑制蛋白为补体C3（complement component 3，CC3/TIP30）和ARH1/NOEY2（aplasia Ras homolog member 1），它们在多种肿瘤中均表达减少或缺失，发挥抑癌功能。

因此，以核转运蛋白作为肿瘤诊断和预后标志物或化疗干预靶点将具有良好的前景。KPNA2在腺癌、CSE1L在膀胱癌和转移性结直肠癌中显示出诊断标志物的潜力。此外，KPNB1和XPO1被发现在多种肿瘤中上调，并有望作为该类疾病的诊断标志物。敲降核输入蛋白KPNB1和KPNA2，或输出蛋白XPO1和CSE1L，会抑制肿瘤细胞的增殖，诱导细胞凋亡。XPO1是迄今为止在临床试验中最成功的肿瘤化疗靶点。2012年，Rosa Lapalombella等发现了核输出蛋白选择性抑制剂SINE系列药物。KPT-330/赛利尼索（selinexor）治疗血液和实体肿瘤的临床研究已进入Ⅰ/Ⅱ期试验；SINE化合物KPT-185、KPT-249和KPT-330能够促进骨髓瘤细胞对多柔比星、硼替佐米和卡非佐米的化疗敏感性，并已进入Ⅰ/Ⅱ期临床试验。

（三）信号分子的细胞器异位

除了穿梭于胞核胞质之间，信号分子也可以在其他细胞器（如线粒体、内质网、高尔基体、溶酶体、脂滴等）异位，并在疾病的发生发展中发挥重要作用。例如，p53在不同的细胞外信号刺激下，可发生多细胞器异位。Bcl-2细胞死亡拮抗因子（Bcl-2 antagonist of cell death，Bad）蛋白是Bcl家族成员之一，属于促凋亡蛋白亚家族，定位于细胞质中。细胞损伤的发生会诱导p53发挥转录因子的功能，活化*Bad*基因表达。当Bad蛋白在细胞质中累积到一定的水平时，Bad蛋白会与p53结合，两者的结合一方面阻止胞质的p53入核，减少*Bad*基因的活化；另一方面Bad蛋白会直接介导p53定位于线粒体上，促进线粒体释放促凋亡蛋白细胞色素c，诱导细胞凋亡。p53蛋白新近被发现可定位于内质网，在从内质网向线粒体的Ca²⁺转移中发挥作用。p53通过与内质网Ca²⁺-ATP酶SERCA相互作用，增加内质网和线粒体之间促凋亡Ca²⁺信号转导，使肿瘤细胞在光动力疗法（PDT）治疗后引发凋亡性细胞死亡。

二、细胞器互作

在真核细胞中，囊泡运输是膜性细胞器之间的一种重要的通信方式。细胞器通过产生囊泡及与囊泡融合交换细胞器间的蛋白质和脂质等物质，完成蛋白转运、内吞、分泌等生理活动。然而通过透射电镜技术观察细胞，人们也发现了不同细胞器膜之间会有直接的接触。这些接触通常保持较近的膜间距离但不发生膜融合，并伴有物质的交换和膜的动态性调控，我们将这种细胞器之间通过膜接触位点（membrane contact site，MCS）发生的相互联系称为细胞器互作（organellar interaction）。细胞器互作在细胞生命活动中发挥着重要的调节作用。

1. 内质网-线粒体的互作　在真核细胞中，内质网与线粒体的动态相互作用遍及整个细胞质。电子断层扫描研究表明，哺乳动物细胞中的线粒体-内质网距离在光滑内质网处可近至约10nm，在粗糙内质网处可近至约25nm。内质网上与线粒体相互作用的区域被称为MAM（mitochondria-associated ER membrane），对脂质转移和钙信号转导等协同功能至关重要，是一种对细胞生理条件十分敏感的高度可变的动态结构。在酵母系统中的研究表明，4种蛋白质MMM1、MDM10、MDM12和MDM34形成连接线粒体-内质网的复合物，这通常被称为线粒体-内质网相遇结构。MAM保持正常的形态结构依赖于某些蛋白质分子，包括内质网-线粒体相遇结构复合体、分子伴侣葡萄糖调节蛋白75（glucose-regulated protein 75，Grp75）、钙离子通道IP3受体（IP3R）及线粒体融合蛋白2（mitofusin 2，MFN2）等。

此外，MAM内还含有与协调Ca²⁺转移、ROS的产生、凋亡及脂质代谢相关的蛋白，如与内质网-线粒体间Ca²⁺转移相关的电压依赖性阴离子通道VDAC、Sigma-1受体（Sig-1R）、PTEN、

mTORC2及钙连蛋白（calnexin）；与ROS相关的Ero1-La、Ero1-Lb、p66shc蛋白，其中Ero1-La还与内质网的IP3R相互作用调节内质网-线粒体间Ca²⁺的转移，从而影响细胞凋亡；而定位于MAM的Ltc1（lipid transfer at contact site 1）和脂质代谢调节相关。

线粒体-内质网互作参与调控线粒体裂变、Ca²⁺信号转导、脂质转运、能量代谢、磷脂合成、自噬、免疫信号转导、葡萄糖稳态、胰岛素信号转导和炎症等多种细胞功能。新近研究表明，在阿尔茨海默病的果蝇模型中，增加线粒体-内质网的互作可以延长果蝇寿命，提示调节线粒体-内质网接触位点可能成为神经退行性疾病治疗的新靶点。

2. 内质网-高尔基体的互作　高尔基体是蛋白分泌途径的中央分选和加工站，确保在内质网中合成的蛋白被适当修饰并最终导向其目的地。研究表明，内质网-高尔基体之间也存在着不依赖于膜泡的交流途径。内质网与高尔基体的接触位点位于片状内质网与高尔基体反式膜囊结构，脂质转运蛋白介导了这种接触并进行内质网到高尔基体的脂质转运。其中，最早被鉴定出介导内质网到高尔基体脂质转运的蛋白为神经酰胺转运蛋白（CERT）。CERT一方面通过其N端的PH结构域关联高尔基体反式膜囊结构膜上的磷脂酰肌醇-4-磷酸（phosphatidylinositol 4-phosphate，PI4P）；另一方面通过FFAT（two phenylalanines in an acidic tract）模序结合内质网膜蛋白膜泡相关膜蛋白相关蛋白（vesicle-associated membrane protein-associated protein，VAP）A和B。之后，CERT利用C端START结构域将内质网上合成的神经酰胺转运到高尔基体，用于合成鞘磷脂。研究发现，用25-羟基固醇刺激细胞过表达VAPA和氧化固醇结合蛋白（oxysterol-binding protein，OSBP），内质网与高尔基体的接触面积明显增加，表明内质网与高尔基体间的脂质转运蛋白介导了内质网与高尔基体的互作。有研究发现，在病理条件下内质网与高尔基体间的固醇梯度失调，引发脂质紊乱。

3. 内质网-内吞体的互作　真核细胞中的内质网与内吞体有很多接触位点，这些接触位点影响胆固醇和Ca²⁺的转运。内质网上的VAP蛋白也参与了内质网与内吞体的部分接触位点的形成。内吞体上的固醇结合蛋白氧化固醇结合蛋白相关

蛋白1L（oxysterol-binding protein-related protein 1L，ORP1L）和STARD结构域蛋白3（START domain-containing protein 3，STARD3）可以通过其FFAT模序结构结合内质网膜上的VAP，介导内质网与内吞体互作。内质网膜上的protrudin可以与内吞体的PI3P和Rab7蛋白互作，而内质网膜VAP蛋白又可以与protrudin互作，进而介导内质网-内吞体接触位点的形成。另外，内质网上的固醇结合蛋白OSBP相关蛋白5（OSBP-related protein 5，ORP5）能与内吞体上的细胞内胆固醇转运体Niemann-Pick C1（NPC1）或Hrs蛋白互作，并在此接触位点介导胆固醇从内吞体转运到内质网，ORP5或Hrs蛋白的缺失都会引起固醇在内吞体上的聚集。此外，内质网-内吞体接触位点还会发生Ca^{2+}的转运。

4. 内质网-脂滴的互作 脂滴是由三酰甘油（triacylglycerol，TAG）和胆固醇酯中性脂质核心组成的脂质储存细胞器，该脂质核心被磷脂单层包围。脂滴的形成是从内质网起始的，新生的脂滴以出芽的方式从内质网进入胞质中，而胞质中的脂滴又可以与内质网互作，通过接触位点进行脂质转运，促进脂滴形成，而脂滴的形成可以影响多种肿瘤进程。研究发现，Seipin可以定位并稳定内质网与脂滴的接触位点，帮助蛋白和脂质转入生长的脂滴。

5. 内质网-溶酶体的互作 目前对连接内质网-溶酶体的分子还不是很清楚。在连接的过程中，膜接触位点间隙更小，以提供Ca^{2+}交换的功能构象。同时，内质网-溶酶体的膜接触位点富含IP3受体和溶酶体Ca^{2+}通道，Ca^{2+}通过Ca^{2+}通道IP3受体从内质网释放，从而影响细胞自噬过程。

6. 线粒体-溶酶体的互作 多种证据表明线粒体-溶酶体的相互作用参与了两种细胞器的正常功能。例如，线粒体蛋白凋亡诱导因子（apoptosis-inducing factor，AIF）、视神经萎缩蛋白1（optic atrophy 1，OPA1）或PIEN诱导激酶1（PTEN-induced kinase 1，PINK1）缺失或电子传递链的化学抑制导致线粒体功能受损，也会导致溶酶体功能受损。此外，溶酶体生物发生因子转录因子EB（transcription factor EB，TFEB）促进线粒体生物发生，并增加氧化磷酸化相关酶的表达，而抑制溶酶体酸化，导致基础和最大线粒体耗氧率降低，

这一证据表明溶酶体和线粒体的正常功能紧密相连。另外，有研究证明，Rab7-GTP可促进线粒体-溶酶体的互作，而线粒体蛋白TBC1D15可以水解Rab7-GTP以终止线粒体-溶酶体接触。线粒体-溶酶体互作对多种细胞功能很重要，如调节线粒体动力学、调节胆固醇运输、介导铁转运。

7. 线粒体-脂滴的互作 哺乳动物的氧化组织（如肝脏、骨骼肌、心肌等）需要大量的脂肪酸来满足能量需求，所以脂滴常位于线粒体附近并与线粒体粘连，称为脂滴周围线粒体。线粒体作为细胞的"动力工厂"，为包括脂肪酸β-氧化、三羧酸循环和氧化磷酸化等多种代谢途径提供场所。除了执行分解代谢功能，线粒体也参与合成代谢过程，因为许多三羧酸循环中间体充当生物合成过程的底物，包括脂肪酸、固醇、氨基酸和核酸。线粒体-脂滴的互作在细胞代谢中发挥重要作用，如促进脂质代谢、促进脂滴的膨胀和生成等。脂滴与线粒体的互作受到脂滴包被蛋白perilipin5的高度调控，perilipin5蛋白C端（399～463个氨基酸）是线粒体募集的关键序列。当细胞处于氧化应激状态下，perilipin5表达升高，募集线粒体至脂滴，促进两者互作；在此过程中，会发生线粒体促凋亡蛋白Bax和Bcl-XL向脂滴膜表面的异位，由此减少线粒体损伤，抑制肿瘤细胞ROS水平与细胞凋亡，促进肿瘤的发生发展。也有研究证明，突触小体相关蛋白（synaptosome associated protein）23可促进线粒体-脂滴的互作，然而具体的机制尚未阐明。

细胞器互作不仅在细胞生命活动中发挥重要作用，同时也参与肿瘤的进程。内质网与线粒体互作可以影响线粒体Ca^{2+}稳态，调节肿瘤细胞凋亡。例如，原代小鼠胚胎成纤维细胞（MEF）和人结肠癌HCT-116在应激刺激下，野生型p53蛋白在内质网和MAM区域聚集并调节Ca^{2+}稳态。p53激活后，直接与内质网的SERCA结合使其氧化状态发生改变，增强了内质网-线粒体的互作，进而增加线粒体Ca^{2+}负荷，导致线粒体形态改变与细胞凋亡。有研究表明，线粒体与脂滴的互作可以促进鼻咽癌细胞的放疗抵抗。肉碱棕榈酰转移酶1（CPT1）调节脂肪酸氧化（FAO）的限速步骤，通过将脂肪酸酰基加载到肉碱上，促进脂肪酸进入线粒体。相对于放射敏感细胞，放射抵抗的鼻咽

癌细胞中CPT1A与囊泡运输蛋白Rab14结合增加，促进了脂肪酸从脂滴到线粒体的运输，这种线粒体与脂滴的互作促进了鼻咽癌的放疗抵抗。

真核细胞通过细胞器的空间区域化和功能特异化，调控细胞生命活动高效有序进行。每种细胞器均有其特化的功能，但同时它们之间又需要通过信号分子的细胞器异位，发生密切接触与协作，构建细胞器互作网络，以利于快速的物质和信息交流，从而实现细胞复杂的生物学过程。细胞器互作网络的紊乱与多种疾病的发生发展密切相关，因此，阐明信号分子的细胞器异位及细胞器互作的方式、机制，将有助于发展创新性技术方法，为疾病如肿瘤的临床治疗提供崭新的视角与干预靶点。

第三节 细胞内重要信号调控元件

细胞内的信号调控网络是细胞对外界刺激作出精确反应的分子基础。信号分子特定有序的相互作用保证了细胞信号的特异性，以维持正常细胞生理功能。

一、激酶与信号转导

（一）受体酪氨酸激酶

受体酪氨酸激酶（receptor tyrosine kinase，RTK）是一类跨膜受体家族，通常包括胞外配体结合结构域、疏水跨膜结构域及胞内酪氨酸激酶结构域。配体与受体酪氨酸激酶的胞外配体结合结构域结合，诱导受体二聚化并促进胞内结构域的酪氨酸残基磷酸化。活化的酪氨酸激酶招募一系列接头蛋白，激活下游信号通路，将胞外信号传递至胞内。

1. 表皮生长因子受体 表皮生长因子受体（epidermal growth factor receptor，EGFR）家族主要包括4个成员：EGFR、HER2/neu、HER3和HER4。目前除了与HER2结合的配体尚未发现外，其他成员通常可以与表皮生长因子（EGF）、转化生长因子TGF-α、肝素结合表皮生长因子（HB-EGF）、双调蛋白（amphiregulin）、β细胞素（beta cellulin）、

表皮调节素（epiregulin）及上皮细胞有丝分裂蛋白（epigen）等多种配体结合，特异性传递细胞生长增殖信号。生长因子与受体结合促进该受体与家族成员形成同源/异源二聚体，自磷酸化激活下游信号。

EGFR家族成员在肿瘤中主要表现为蛋白过表达（通常由基因扩增造成）及激酶组成性激活（通常由基因突变造成）。例如，基因扩增导致的EGFR过表达在非小细胞肺癌、乳腺癌、胃癌、结直肠癌和头颈癌等多种肿瘤中普遍存在。约30%乳腺癌患者的肿瘤组织HER2过表达，而HER2的过表达是造成预后不良的重要因素。

2. 胰岛素/胰岛素样生长因子-1受体 胰岛素受体包括两种由变异剪接所形成的异构体，异构体间可形成同源或异源二聚体。胰岛素受体可被胰岛素或胰岛素样生长因子-2（IGF2）激活，胰岛素样生长因子-1受体（IGF1R）可被胰岛素样生长因子-1（IGF1）或IGF2激活。IGF1R结合配体后形成二聚体并磷酸化，激活Ras-Raf-MAPK和PI3K-Akt-mTOR等下游信号通路。

IGF1R在肿瘤中主要表现为基因扩增，在结肠癌、胰腺癌和肺癌组织中较为常见。肉瘤组织中通常存在IGF1和IGF2的高表达，配体水平的升高可刺激IGF1R信号通路的激活。

3. 血小板衍生生长因子受体 血小板衍生生长因子（PDGF）通过PDGF受体（PDGFR）促进间质细胞（如少突胶质前体细胞、血管平滑肌细胞、胚胎发育阶段的周皮细胞）的增殖和运动。PDGFR通路的异常将导致细胞无限制增殖及血管的过度生成。

PDGFR信号通路在肿瘤中的异常改变包括PDGF的过量自分泌（如恶性胶质瘤与肉瘤）、突变导致的酪氨酸激酶组成性激活（如胃肠道间质瘤）、*PDGF*或*PDGFR*基因易位（如隆突性皮肤纤维肉瘤、慢性粒单核细胞白血病和高嗜酸性粒细胞综合征）和*PDGFR*基因扩增（如恶性胶质瘤）等。

4. 成纤维细胞生长因子受体（fibroblast growth factor receptor，FGFR） 主要参与调控细胞增殖、分化、运动及胚胎发育时期的选择性细胞凋亡等生理过程。成纤维细胞生长因子（FGF）与FGFR

结合，诱导FGFR二聚化及自磷酸化，激活Ras-Raf-MAPK和PI3K-Akt-mTOR等多种下游信号。

FGFR信号通路在人类肿瘤中的异常改变包括突变和易位导致的FGFR激活、基因扩增导致的高表达、肿瘤细胞FGF自分泌或旁分泌。值得注意的是，大多数激活性突变主要发生在酪氨酸激酶结构域，而FGFR3突变主要发生在胞外结构域，突变可诱导配体非依赖性的受体二聚化与自活化。

5. 肝细胞生长因子受体　肝细胞生长因子受体（hepatocyte growth factor receptor，HGFR）激酶结构域C端的酪氨酸残基是重要的接头蛋白的结合位点。肝细胞生长因子（HGF）激活HGFR后，大量的接头蛋白（如GRB2和GAB1）与该位点结合，进而激活MAPK和PI3K/Akt信号通路。

HGFR蛋白过表达、自分泌或旁分泌导致的HGF水平上调、酪氨酸激酶结构域突变等均可能导致HGFR信号失调。在遗传性乳头状肾细胞癌患者中存在*HGFR*的胚系突变，绝大多数肾集合管癌和散发乳头状癌组织内可检测到HGFR的过表达。肺癌、乳腺癌、胰腺癌、结肠癌和胃癌中均存在HGFR信号的异常。*HGFR*基因扩增与肺癌和胃癌患者不良预后相关，HGFR和HGF的表达可作为肝癌、肾癌、结直肠癌和胃癌的不良预后分子标志物。另外，EGFR、HER2和IGF1R等受体酪氨酸激酶也可以激活HGFR。研究发现，部分EGFR抑制剂耐药的肺癌患者存在由扩增导致的MET和EGFR共激活。

（二）受体丝氨酸／苏氨酸激酶

受体丝氨酸/苏氨酸激酶包括TGF-β Ⅰ型和Ⅱ型受体，调控细胞生长、增殖、存活及分化等多种生理过程。配体包括TGF-β超家族、激动素、抑制素等。

TGF-β信号通路是研究最清晰的经典受体丝氨酸/苏氨酸激酶通路。活化的TGF-β二聚体与TGF-β Ⅱ型受体（TGF-βRⅡ）结合形成异源三聚体，引起TGF-βRⅡ受体磷酸化，激活TGF-βRⅠ激酶活性，进而磷酸化/活化Smad蛋白（R-SMAD2和R-SMAD3）。R-SMAD2和R-SMAD3与SMAD4形成异源三聚体，随后转位入核，发挥转录因子/抑制因子功能。

TGF-β信号参与人类肿瘤进程。例如，TGF-βRⅡ的突变性失活常见于微卫星不稳定的结直肠癌中；乳腺癌、前列腺癌和结直肠癌组织中TGF-β表达上调，并促进肿瘤进展和转移。神经胶质瘤、白血病和乳腺癌中TGF-β对维持肿瘤细胞干性起重要作用。

（三）非受体酪氨酸激酶

1. Src激酶　非受体酪氨酸激酶蛋白Src家族由11个成员组成，即Src、Fyn、Yes、Blk、Yrk、Frk/Rak、Fgr、Hck、Lck、Srm和Lyn。家族成员包含SH结构域1～4，其中SH1为激酶结构域。Src家族激酶在细胞增殖、凋亡、分化、运动、黏附、血管生成和免疫调控方面广泛发挥功能。大部分Src成员的表达均具有严格组织特异性。

Src是目前家族成员中研究最多的分子，也是第一个发现具有癌基因潜能的分子。Src是受体酪氨酸激酶、整合素受体、激素受体、生长因子受体和G蛋白偶联受体等多种受体家族的下游调控因子，并通过PI3K/Akt、RAS/MAPK和JAK/STAT等通路传递细胞信号。人类肿瘤中罕见*Src*基因突变，但其在结直肠癌、乳腺癌、食管癌、胃癌、胰腺癌、肝细胞癌、卵巢癌和肺癌等肿瘤组织中常处于活化状态。

2. ABL激酶　ABL酪氨酸激酶由SH3结构域、SH2结构域和激酶结构域组成，可定位于细胞质和细胞核：胞质ABL参与G_1/S期检验点调控；核定位的ABL则抑制DNA修复蛋白RAD51与DNA损伤位点的结合。

与ABL信号紊乱最为相关的是慢性髓细胞性白血病（chronic myelogenous leukemia，CML）。t（9；22）所导致的费城染色体可见于几乎所有CML患者。易位所导致的BCR-ABL融合蛋白是维持CML细胞增殖与存活的关键因素。

3. Ras/MAPK通路　Ras属于鸟嘌呤核苷酸结合蛋白，是首个被发现的癌基因。人类基因组中存在三种*Ras*基因，编码4种N端高度保守、C端可变的同源蛋白，包括HRAS、NRAS及两种可变剪接体KRAS4A和KRAS4B。Ras蛋白自身具有GTP酶活性，结合GTP活化，结合GDP失活。GDP/GTP的交换使Ras蛋白具备分子开关功能。经典Ras/Raf/MEK/ERK（经典MAPK）通路目前研究最广泛。Raf蛋白家族是MAPK激酶激酶（MAPK kinase kinase，MEKK），Raf与GTP-Ras结合使Raf定位于细胞膜，随后被磷酸化激活。活化的Raf蛋白与胞外信号调节激酶ERK1/2结合并将其磷酸化。激活的MEK催化ERK1/2磷酸化，诱导其构象改变。活化的ERK进一步磷酸化细胞质（如p90RSK）和细胞核内（如转录因子ELK-1、Ets2、Fos、Jun、ATF2、AP-1、Myc和CREB1）的多种底物，促进细胞增殖。

突变是Ras通路分子致癌的重要因素，突变使Ras处于与GTP结合的活化状态。*KRAS*在胰腺癌（58%）、结直肠癌（33%）、胆管癌（31%）及非小细胞肺癌（17%）中存在高频突变。*HRAS*突变最常见于低分化膀胱癌中（11%），而*NRAS*突变在黑色素瘤（18%）和胆管癌（11%）中较为普遍。*BRAF*突变在人类肿瘤中也很常见，通常与*Ras*突变互斥。*BRAF*在所有肿瘤中的突变率大约为8%，突变率较高的肿瘤包括黑色素瘤（43%）、乳头状甲状腺癌（39%）、胆管癌（14%）、结直肠癌（12%）和卵巢癌（12%）等。

4. PI3K/Akt/mTOR激酶通路 PI3K/Akt/mTOR信号通路是胞内关键的酪氨酸激酶受体整合通路。通常胞外生长因子与相应受体结合，激活PI3K。活化的PI3K磷酸化磷脂酰肌醇，催化PIP2转化为PIP3，激活并招募Akt和PDK1至细胞膜，传递细胞增殖及存活信号。PI3K通路活性可被肿瘤抑制因子PTEN负调控，PTEN属于双重脂类蛋白磷酸酶，可以将PIP3去磷酸化为PIP2。

mTOR是Akt的经典下游分子。mTOR是一种丝氨酸/苏氨酸激酶，属于磷脂酰肌醇激酶相关激酶家族成员。mTOR可形成两种复合体，即西罗莫司（雷帕霉素）敏感的mTORC1和雷帕霉素不敏感的mTORC2。mTORC1由mTOR、RAPTOR和mLST8组成，而mTORC2由mTOR、RICTOR、SIN1和mLST8组成。mTORC1主要整合氧和氨基酸水平、生长因子及应激压力等多种细胞外信号，影响细胞生长、代谢、蛋白合成及细胞周期进程。

肿瘤中PI3K通路激活的机制主要包括*PIK3CA*、*Akt1*、*Akt2*和*Akt3*的扩增/激活突变、PTEN的表达/功能缺失及生长因子受体失调等。通常在人类肿瘤中，由突变、扩增或配体过表达导致的受体酪氨酸激酶信号失调是PI3K活化的直接原因。例如，乳腺癌和胃癌组织中*ERBB2*扩增导致Akt活化。

在肺癌和神经胶质瘤组织中，EGFR激酶结构域突变诱导的Akt组成性激活是EGFR介导细胞恶性转化的关键因素。突变、缺失、翻译后修饰和启动子甲基化造成的PTEN的功能缺失导致前列腺癌、乳腺癌、卵巢癌、肺癌、结肠癌、膀胱癌、黑色素瘤和恶性胶质等多种肿瘤组织中PI3K/Akt通路的异常活化。

二、受体与信号转导

细胞正常生理过程受到多种胞内/外信号严格调控，受体是识别并转化信号的分子基础。上一部分已概述激酶类受体，本部分着重探讨非激酶类受体。

1. G蛋白偶联受体（G-protein coupled receptor，GPCR） 是一类具有七次跨膜结构的膜蛋白受体，其将胞外特定配体信号转导至细胞内，调控感官知觉、免疫应答、神经传递、体重调节及心血管活动等众多生理过程。GPCR主要包括5个家族，即谷氨酸受体家族、视紫红质受体家族、黏附因子受体家族、Frizzled/Taste2受体家族和分泌素受体家族。

配体与GPCR结合，引起受体构象改变，受体的胞内段形成较深的口袋状结构。该结构能够结合并激活G蛋白，G蛋白由非活性形式的GDP结合Gα亚基和Gβγ亚基二聚体构成，起分子开关的作用。活化的GPCR促进Gα核苷酸结合位点处的GDP向GTP转化。GTP结合的Gα亚基从Gβγ亚基和受体处解离，进而激活下游信号通路。

配体含量异常是GPCR信号调控肿瘤进程的重要机制。常见的与肿瘤相关的配体包括凝血酶、趋化因子、溶血磷脂酸（lysophosphatidic acid，LPA）、胃泌素释放肽（gastrin-releasing peptide，GRP）、内皮素1、1-磷酸-鞘氨醇（sphingosine-1-phosphate，SIP）、前列腺素E_2、舒缓激肽、血管紧张肽Ⅱ、IL-8、雌激素、食欲肽（orexin）、Hh和Wnt信号配体等。

2. 细胞因子受体 细胞因子是由免疫细胞分泌的蛋白或糖蛋白配体。细胞因子信号参与细胞增殖、分化、生存、炎症反应、血管生成、抗病毒和免疫调节等多种生理过程。细胞因子受体属于单次跨膜糖蛋白，不具备激酶活性，根据蛋白结构可分为4个家族，即血细胞生成素、干扰素（interferon，IFN）、趋化因子和肿瘤坏死因子（tumor necrosis factor，TNF）超家族。下面以IFN和TNF为例，介绍细胞因子受体相关信号通路。

IFN受体结合细胞因子发生亚基寡聚化，继而自磷酸化，激活胞内酪氨酸激酶JAK家族。活化的JAK蛋白将细胞因子受体磷酸化，诱导受体与STAT家族（STAT1～6）结合。JAK进一步将STAT磷酸化，诱导STAT二聚化、核转位并发挥转录因子功能。

TNF配体属于跨膜蛋白，可与膜整合或解离。TNF受体（TNFR）的胞外结构域决定了其结合配体的特异性，胞内结构域决定了下游信号的转导方向。例如，凋亡信号配体激活TNFR1和DR3受体，通过死亡结构域招募接头蛋白肿瘤坏死因子受体相关死亡结构域蛋白（TNF receptor-associated death domain protein，TRADD），进而结合Fas相关死亡结构域蛋白（Fas-associated protein with death domain，FADD）。FADD诱导caspase水解，引起细胞凋亡。当接受增殖信号时，TNF-α依赖性激活TNFR1/TRADD和TNFR2，招募TNFR相关因子2（TRAF2）、受体相互作用蛋白TGF-β活化激酶1（TAK1）和IκB激酶形成三聚体，降解NF-κB抑制因子IκBα，诱导NF-κB的激活和转位，发挥促增殖作用。

3. Notch受体　哺乳动物Notch受体属于单次跨膜受体分子，由2个亚基组成：①胞外结构域亚基由配体结合EGF样重复序列、1个异源二聚体结构域、3个包含大量半胱氨酸的负调控LIN12和Notch重复序列及1个疏水跨膜结合区组成；②胞内亚基则包括跨膜结构域和胞内结构域，后者包含锚蛋白重复、RAM结构域（具有转录因子功能），以及PEST基序（负调控Notch活性）。Notch受体具有5种跨膜蛋白配体，DLL（Delta-like）1、3、4及Jagged（JAG）1和2。Notch受体与邻近细胞的相应配体结合，引起Notch受体构象改变，经过一系列蛋白水解过程释放Notch胞内结构域（Notch intracellular domain，NICD）。活化的NICD转位入核，激活cyclin D1、Myc、CDKN1A（p21）及NF-κB等转录因子。

研究表明，Notch及其配体在恶性血液病和实体肿瘤中可能同时发挥癌基因和抑癌基因的作用，这与细胞微环境和组织特异性密切相关。

4. 核激素受体信号　核激素受体超家族包括多种激素受体和孤儿受体（目前尚未发现配体的受体）。核激素受体由配体结合结构域、DNA结合域和铰链区（连接配体和DNA结合域）组成。根据配体特异性，核激素受体可分为4种亚型：类固醇受体、维甲酸X受体、单体或聚合孤儿受体及二聚化孤儿受体。类固醇受体的配体包括雌激素、黄体酮、雄激素和生长激素。受体与配体在细胞质内结合，引起受体同源二聚化，进而转位入核，结合于类固醇应答元件，调控多种下游分子的表达。

激素受体封闭是重要的肿瘤治疗策略。他莫昔芬（tamoxifen）常用于雌激素受体和黄体酮受体阳性乳腺癌的治疗。他莫昔芬可与雌激素竞争性结合雌激素受体（ER），ER-雌激素复合体促进基因转录，而ER-他莫昔芬复合体阻断下游基因转录。

比卡鲁胺等抗雄激素药物通常用于局部晚期或转移性前列腺癌的治疗。比卡鲁胺可与二氢睾酮竞争性结合雄激素受体，抑制该信号转导。

5. 整合素受体　整合素受体家族参与调控细胞黏附、迁移、侵袭和细胞活性。整合素受体是由α和β亚基形成的异源二聚体。受体与细胞外基质结合，招募黏着斑蛋白等多种细胞骨架蛋白至细胞膜，与细胞外基质间形成局部黏着。整合素受体不具备激酶活性，主要通过促进Src或黏着斑激酶等活化，传递下游信号。整合素信号的特别之处在于其参与双向信号调节：①胞外配体与整合素结合，激活多种胞内信号通路，将细胞信号由外向内传递；②胞内信号通路活化诱导整合素受体构象改变，改变其与胞外基质的亲和力，将胞内信号传递至胞外。

在黑色素瘤中，αvβ3和α5β1整合素受体促进肿瘤生长和淋巴结转移。在神经胶质瘤中，αvβ3和αvβ5整合素受体主要在肿瘤边缘表达，可能参与肿瘤侵袭。α6β4和αvβ3整合素受体的表达与乳腺癌的分期和肿瘤大小、骨转移和预后相关。肿瘤间质细胞（如周皮细胞、成纤维细胞等）也可能表达整合素受体，通过改变肿瘤细胞微环境间接促进肿瘤生长。

三、代谢产物与信号转导

代谢异常是肿瘤细胞的重要特征之一，细胞代谢产物可通过多种机制调控细胞内与细胞间的信号转导。

1. 代谢产物调控生物大分子化学修饰　核酸、蛋白质、多糖等生物大分子是组成生命体系的基本元件。生物大分子的动态化学修饰是细胞信号网络精细调控的分子基础。某些特定代谢物可作为甲基化、乙酰化等修饰基团的供体，从而影响生物大分子的化学修饰。S-腺苷甲硫氨酸（SAM）是机体内最重要的甲基直接供给体，其在甲基转移酶的作用下将甲基转移至DNA或组蛋白，同时生成S-腺苷同型半胱氨酸（SAH），细胞内SAM/SAH的含量比是甲基化修饰的重要决定因素。组蛋白乙酰化修饰是在组蛋白乙酰转移酶（HAT）的催化下，将乙酰辅酶A的乙酰基团转移到组蛋白特定赖氨酸的过程。乙酰辅酶A/辅酶A的含量比决定了组蛋白乙酰化水平。此外，组蛋白的甲酰化、丙酰化、琥珀酰化及巴豆酰化等修饰均与相关代谢物水平密切相关。

2. 代谢产物直接影响某些重要信号调控酶活性　例如，α-酮戊二酸（α-KG）是α-KG依赖的双加氧酶家族成员功能活化的必需辅因子。α-KG依赖的双加氧酶家族成员包括DNA去甲基化酶（TET）、组蛋白去甲基化酶（KDM）、mRNA去甲基化酶（FTO）和调节HIF-1α稳定性的脯氨酸羟化酶（PHD）等众多关键信号酶。近年在人类肿瘤中研究发现，与α-KG结构类似的代谢物，如异柠檬酸脱氢酶（IDH）突变生成的2-羟戊二酸（2-HG）、延胡索酸脱氢酶（FH）或琥珀酸脱氢酶（SDH）突变失活累积的延胡索酸或琥珀酸等，可竞争性抑制α-KG依赖的双加氧酶活性，导致细胞表观遗传修饰、能量代谢及氧化应激等通路异常，促进肿瘤发生发展。

3. 代谢产物参与细胞间信号传递　细胞代谢产物不仅会影响细胞内信号网络，还可通过改变胞外产物浓度影响周围细胞。例如，肿瘤细胞将有氧糖酵解产生的大量乳酸释放至细胞外，高浓度乳酸抑制树突状细胞与T细胞的活化，诱导巨噬细胞进入M2状态，形成免疫抑制微环境，有利于肿瘤细胞免疫逃逸。乳酸的累积增加了血管内皮细胞HIF-1α的稳定性，激活NF-κB及PI3K通路，同时诱导肿瘤间质细胞分泌VEGF，进而促进肿瘤新生血管的形成。另外，乳酸还刺激成纤维细胞大量分泌透明质酸，协助肿瘤细胞侵袭转移。

四、外泌体与信号转导

细胞外囊泡（extracellular vesicle，EV）是由细胞释放的具有膜结构的囊泡结构的统称，在维持组织内稳态、免疫调节及细胞间通信等方面起重要作用，外泌体（exosome）是细胞外囊泡中研究最广泛的一类。外泌体是由细胞多泡体（multivesicular body，MVB）介导产生的一类直径为30～150nm的膜性小泡。外泌体通常包裹DNA和RNA等核酸类物质、蛋白、脂质和代谢物等内容物，并通过自分泌/旁分泌方式完成细胞/细胞间通信。外泌体参与肿瘤信号转导主要体现在如下方面：

1. 肿瘤细胞通过外泌体调控自身表型　一方面，肿瘤细胞可以通过自分泌的方式携带细胞因子等对细胞自身进行调控。例如，慢性粒细胞白血病细胞释放的外泌体中通常包含生长因子TGF-β1，TGF-β1与细胞自身受体结合，激活ERK和Akt通路，促进细胞增殖，抵抗细胞死亡。另一方面，细胞通过外泌体排出有害物质，维持自身存活。细胞质内双链DNA会通过胞内受体信号激活DNA损伤修复应答，导致细胞周期阻止甚至凋亡，而外泌体则可将DNA携带至胞外，减少信号应答，维持细胞活力。

2. 肿瘤细胞释放外泌体干预其他肿瘤细胞表型　肿瘤细胞具有异质性，同一肿瘤内的不同背景肿瘤细胞可分泌内容物特异性的外泌体。例如，表皮生长因子受体Ⅲ型突变体EGFRvⅢ具有显著的致癌功能，突变型胶质瘤细胞可以通过外泌体将EGFRvⅢ蛋白传递至其他细胞，进而增强EGFR野生型胶质瘤细胞的恶性表型。其他致瘤蛋白（如突变型KRAS等）、免疫抑制蛋白（如PD-L1等）及肿瘤相关非编码RNA等也可通过类似方式在细胞间传递。

3. 肿瘤细胞通过外泌体改善肿瘤微环境　一方面，肿瘤间质细胞接受肿瘤细胞外泌体后形成有利于肿瘤生长的微环境。例如,乳腺癌细胞释放的外泌体可激活脂肪间充质干细胞的TGF-β-SMAD通路,诱导其分化为肿瘤相关成纤维细胞。另一方面,肿瘤细胞外泌体可影响血管内皮细胞,促进新生血管生成。目前在肿瘤外泌体中已鉴定的新生血管相关分子包括四跨膜蛋白TSPAN8、整合素α4亚基、Notch配体DLL4及microRNA(miR-23a、miRNA-135b)等。除了影响局部微环境外,肿瘤细胞外泌体还可通过体液循环调节转移靶器官组织微环境,提高肿瘤细胞远端转移效率。

4. 肿瘤间质细胞分泌内容物影响肿瘤细胞 乳腺癌细胞刺激间质细胞通过外泌体释放未结合SRP9/14蛋白的非编码RNA RN7SL1,乳腺癌细胞接受RN7SL1信号,激活模式识别受体(pattern-recognition receptor,PRR)维甲酸诱导基因Ⅰ(RIG-Ⅰ)通路,促进肿瘤生长、转移和治疗抗性。肿瘤相关成纤维细胞(cancer-associated fibroblast,CAF)释放富含解整合素样金属蛋白酶ADAM10,活化肿瘤细胞GTP酶RhoA,增强细胞运动能力,刺激Notch通路维持肿瘤细胞干性。另外,CAF外泌体携带的氨基酸、脂质和部分三羧酸循环中间产物还是肿瘤细胞重要的物质代谢来源。

第四节 靶向信号转导的治疗策略

一、以信号分子为靶的基因沉默技术

在肿瘤细胞中,维持正常细胞功能的信号转导网络关键分子通常会发生畸变,如突变、扩增/缺失、染色体易位、过表达或表观遗传沉默。这些畸变造成信号通路的持续性激活或抑制,是导致肿瘤发生发展的根本原因。基于信号转导通路在细胞增殖、存活、侵袭及分化等过程中的核心作用和对肿瘤的细胞生物学与分子生物学研究,推动了设计以信号转导通路中关键信号分子为靶点的药物开发。在此研究领域中,基因沉默技术是许多疾病特别是肿瘤治疗中最具前景的技术之一。

(一)反义寡核苷酸

反义寡核苷酸(antisense oligodeoxynucleotide,ASODN)的长度为15~20个碱基,它通过与靶mRNA结合抑制蛋白合成。近年来,在确定mRNA的目标位点及ODN结构的稳定性、特异性和有效性上,都有了很多改进。第一个反义寡核苷酸药物vitravene被FDA批准用于艾滋病患者巨细胞病毒感染和视网膜炎的治疗。大量针对各种疾病的特异靶分子的ASODN还处于研究阶段,其中作用于Bcl-2分子治疗癌症的Genasense和作用于蛋白激酶C-α基因治疗非小细胞肺癌的Affinitak已经进入临床Ⅲ期阶段。对ASODN传递和化学修饰的进一步研究,无疑会提高其在以信号分子为靶点的基因治疗中的效率。

(二)核酶和脱氧核酶

核酶(ribozyme)是一种有自身催化功能的RNA分子,可以识别、结合和催化mRNA的反式剪切。核酶的长度一般为40个核苷酸,由一个催化结构域及其一侧连接的与靶基因识别的互补结构域组成。

更有应用价值的是脱氧核酶(deoxyribozyme/DNAzyme),它是一种非自然剪切RNA的DNA。与核酶比较,其更大的优势在于其生物稳定性更高。随着体外分子进化技术的不断完善,对脱氧核酶的认识不断深入,有越来越多的脱氧核酶被合成,10-23 DNAzyme(10-23 DRz)是目前应用最广泛的脱氧核酶。脱氧核酶具有高效催化性、高度专一性、稳定性等。作为一种新型的RNA水平强效基因灭活因子,脱氧核酶为治疗肿瘤、病毒感染性疾病及其他相关疾病、基因功能研究等提供了新的策略。

(三)RNA干扰

RNAi是由双链RNA(double-stranded RNA,dsRNA)引发的转录后基因沉默机制。目前已成功用于基因功能和信号转导系统上下游关系的研究,并且有可能成为肿瘤基因治疗的新策略。RNAi机制可能是细胞内双链RNA在Dicer酶的作用下,可形成22bp大小的小干扰RNA(small interfering RNA,siRNA),siRNA可进一步掺入多部分核酸酶(multicomponent nuclease,RISC)并使其激活,从而精确降解与siRNA序列相同的mRNA,完全抑制了该基因在细胞内的翻译和表

达。实验证明Bcl-2、CDK2、PLK1和p53等肿瘤相关基因和信号分子的RNAi，能够使人类宫颈癌细胞（HeLa）增生速度减慢，恶性程度降低，凋亡加快。针对siRNA的结构、热动力学性质和siRNA传递的设计是RNAi实验成功的关键，研究者认为，RNAi的研究进展将会推动RNAi在基因治疗的应用。

（四）Decoy

在20世纪80年代晚期，在病毒的研究中发现了一种新的小RNA——Decoy。Decoy分子由25～40个核苷酸组成，其三维空间的结构使其能够高亲和、特异性地与靶分子结合。与抗体相比，Decoy分子制备简单、免疫性低、保存时间长，并且它们的骨架可以很容易地被修改以防止核酸酶的降解。Decoy分子主要是在转录水平上抑制基因表达，它能竞争地与转录因子结合，从而干扰转录因子与靶基因结合，引起相关基因沉默，因此是很多疾病相关信号靶分子的抑制剂。由于Decoy可阻断与同一顺式元件连接的多种转录因子的效应，其抑制作用比反义寡核苷酸更强，并且这种抑制作用是可逆转的，因此，在某些方面Decoy策略有其独特的优势。

（五）CRISPR/Cas 9基因编辑技术

基因编辑技术近年来进展迅速，最新的研究显示，由指导RNA（guide RNA，gRNA）、成簇的规律间隔的短回文重复序列（CRISPR）和CRISPR相关蛋白9（Cas9）组成的CRISPR/Cas9基因编辑技术能够很好地实现基因编辑功能，CRISPR/Cas9基因编辑技术可以靶向编辑任何一种基因。

1. CRISPR/Cas9 基因编辑技术靶向敲除致癌基因　19世纪70年代首次发现了经典的致癌基因，包括病毒性致癌基因和细胞内在的致癌基因。其中，在乳腺癌等多种肿瘤中，酶类基因（如受体酪氨酸激酶）常常发生突变；致癌基因（如Ras）在20%～30%的人类肿瘤中均有表达。病毒性致癌基因，如成神经细胞瘤Ras病毒致癌基因同源序列（neuroblastoma Ras viral oncogene homolog，NRAS）与成神经细胞瘤的形成息息相

关。这些致癌基因是CRISPR/Cas9基因编辑技术治疗肿瘤的重要靶点，可通过CRISPR/Cas9基因编辑技术靶向敲除致癌基因，干扰相关蛋白的表达，抑制致癌蛋白的活性，进而抑制肿瘤的生长。

2. CRISPR/Cas9基因编辑技术靶向修复抑癌基因　在肿瘤形成过程中，常常伴随的是抑癌基因的失活，抑癌基因在多种类型肿瘤中都可发生丢失、突变或失去功能。相对于原癌基因突变，抑癌基因的失活在恶性肿瘤细胞形成过程中发挥着更为重要的作用，如与乳腺癌发生有密切关系的乳腺癌易感基因（breast cancer susceptibility gene，BRCA）1和BRCA2、与胰腺癌相关的胰腺癌缺失基因4（deleted in pancreatic cancer 4，DPC4）和与肾细胞癌相关的VHL（von Hippel-Lindau syndrome）基因等。这些抑癌基因是CRISPR/Cas9基因编辑技术治疗肿瘤的重要靶点，可通过CRISPR/Cas9基因编辑技术靶向修复抑癌基因，恢复抑癌基因的功能和活性，从而抑制肿瘤的发生。

3. CRISPR/Cas9基因编辑技术靶向敲除病毒基因　由于病毒引起的肿瘤机制比较明确，即可将病毒基因作为基因编辑的靶点，因此该类肿瘤也成为CRISPR/Cas9应用的主要目标。EB病毒（Epstein-Barr virus，EBV）是一种双链DNA病毒，在淋巴癌和鼻咽癌的发病中发挥重要作用。以*EBNA1*和*LMP*基因作为靶点，采用CRISPR/Cas9技术敲除该基因后可以显著降低淋巴癌和鼻咽癌细胞的增殖能力。大多数研究表明，宫颈癌由人乳头瘤病毒（human papillomavirus，HPV）感染引起，其细胞生长依赖于HPV E6和E7蛋白的表达，因此对这两个基因的抑制和敲除是宫颈癌治疗中的一个重要研究方向。随着CRISPR/Cas9技术的迅速发展，其也被应用于宫颈癌的治疗。在HPV-16和HPV-18细胞系中，通过敲除*E6*和*E7*两个基因，细胞的*p53*和*pRb*基因水平恢复正常，从而导致肿瘤细胞的程序性死亡。

虽然基因沉默技术在体内的效果和传递方面还有待改进，但相信随着CRISPR/Cas9等技术手段的不断发展和完善，针对各个信号转导通路关键分子基因的治疗策略，将更广泛地应用于肿瘤的临床治疗。例如，通过CRISPR/Cas9技术敲除

T细胞的*PD-L1*基因，用于治疗转移性非小细胞肺癌；利用CRISPR/Cas9技术敲除B细胞成熟抗原基因（*BCMA*），以治疗多发性骨髓瘤等。

二、分子靶向治疗

分子靶向治疗是肿瘤治疗的里程碑，是指使用小分子化合物、单抗、多肽等介质，对调节肿瘤细胞生物学行为的关键蛋白分子进行特异性干预，从而抑制和逆转肿瘤的发展。

近些年来，肿瘤的分子靶向治疗取得了较大的进展。治疗性抗体和小分子阻断剂的应用是靶向肿瘤特异性信号分子治疗策略的重要标志性进展之一，它们通过干预肿瘤细胞重要的信号分子，发挥抑制肿瘤增殖、促进凋亡、抑制肿瘤血管形成和增敏等生物学及治疗效应。

（一）靶向激酶的策略

激酶是一类催化高能供体分子（如ATP）转移磷酸基团到特定靶分子使其磷酸化的蛋白分子，主要包括蛋白激酶和脂激酶家族。

1. 蛋白激酶类

（1）酪氨酸激酶：受体酪氨酸激酶（receptor tyrosine kinase，RTK）包含了一类膜表面跨膜受体家族，细胞外信号通过受体酪氨酸激酶进入细胞内部，进而促进细胞生长或存活及调控其他细胞表型。目前开发的激酶抑制剂绝大部分属于RTK抑制剂，如靶向BCR-ABL、EGFR、ERBB2、FGFR、VEGFR、IGF1R、FLT3、RET和PDGFR等的抑制剂，已应用于肿瘤临床治疗。

甲磺酸伊马替尼是一种能够抑制酪氨酸激酶信号转导的小分子抑制剂，该药物是靶向肿瘤信号转导分子治疗的范例。慢性髓细胞性白血病（CML）细胞有t（9；22）（q34；q11）易位形成的费城染色体和*BCR-ABL*融合基因。该融合基因见于95%以上CML患者，也见于20%～25%成人急性淋巴细胞白血病（ALL）和2%～4%儿童ALL患者。甲磺酸伊马替尼能特异地与BCR-ABL的ATP位点结合，抑制该酶的活性。此外该药还能抑制丝氨酸/苏氨酸激酶BRAF、EGFR受体酪氨酸激酶和丝氨酸/苏氨酸激酶mTOR，阻断肿瘤细胞信号转导，选择性抑制肿瘤生长。

靶向表皮生长因子受体（HER）的治疗是近年来出现的确有疗效的抗肿瘤治疗手段。曲妥珠单抗特异性地以HER2蛋白信号分子为靶，是一种针对该蛋白的高纯度重组DNA衍生的人源化单克隆抗体，能够特异性识别HER2蛋白受体的胞外功能区。曲妥珠单抗可能通过以下几个途径抑制HER2过度表达的乳腺癌细胞生长：①与HER2特异性结合，阻断配体介导的细胞信号传递；②加速HER2蛋白受体的降解；③通过抗体依赖性细胞介导的细胞毒作用（antibody-dependent cell-mediated cytotoxicity，ADCC）提高免疫细胞攻击和杀伤肿瘤细胞的能力，增强化疗所致的细胞毒性；④下调血管皮生长因子和其他血管生长因子表达，抑制肿瘤血管组织的生长。吉非替尼/厄洛替尼可靶向EGFR酪氨酸激酶，用于肺癌的治疗。

凡德他尼（vandetanib）、卡博替尼（cabozantinib）是一种在甲状腺髓样癌（MTC）中针对血管内皮生长因子受体（VEGFR）和RET的酪氨酸激酶抑制剂。舒尼替尼是一种多靶点受体酪氨酸激酶抑制剂，在肾癌中作用于血小板衍生生长因子受体（PDGFR）和VEGFR，同时抑制这些靶点可导致肿瘤血管化的减少，并诱导肿瘤细胞凋亡。

（2）丝氨酸/苏氨酸激酶：指催化底物蛋白丝氨酸、苏氨酸羟基磷酸化的一类蛋白激酶，也是肿瘤分子治疗的一类重要靶点，如经典的Ras/Raf/MEK/MAPK信号通路中的关键激酶。Ras蛋白结合GDP时为失活态，结合GTP时为活化态。活化的GTP-Ras结合并招募Raf（ARAF、BRAF和CRAF）丝氨酸/苏氨酸激酶至细胞膜，并促进其激活，进而磷酸化活化丝分裂原活化蛋白激酶（mitogen-activated protein kinase，MEK）；MEK磷酸化激活胞外信号调节激酶（extracellular signal-regulated kinase，ERK）。ERK在细胞质中进一步磷酸化底物p90RSK，在细胞核中磷酸化Jun、Fos、Ets2、ELK-1、AP-1等底物，调控细胞增殖与生存。许多Ras效应因子的选择性抑制剂已成为FDA批准的抗肿瘤靶向药物（表8-1），如BRAF的选择性激酶抑制剂维罗非尼（vemurafenib）和达拉非尼（dabrafenib）及Ras下游主要效应因子MEK的选择性激酶抑制剂曲美替尼（trametinib）。

表8-1　靶向激酶应用于肿瘤临床治疗的药物

药物名称	分子靶点	针对肿瘤类型
甲磺酸伊马替尼（imatinib mesylate）	BCR-ABL、KIT、PDGFR	慢性粒细胞白血病、胃肠道间质瘤
达沙替尼（dasatinib）	BCR-ABL 激酶和 Src 家族激酶	慢性粒细胞白血病
博舒替尼（bosulif）	BCR-ABL 激酶和 Src 家族激酶	慢性粒细胞白血病
尼罗替尼（nilotinib）	BCR-ABL、PDGFR、c-kit	慢性粒细胞白血病
曲妥珠单抗（trastuzumab）	ERBB2	乳腺癌
吉非替尼（gefitinib）	EGFR	非小细胞肺癌
西妥昔单抗（cetuximab）	EGFR	结直肠癌、头颈部鳞状细胞癌
厄洛替尼（erlotinib）	EGFR	非小细胞肺癌、胰腺癌
阿法替尼（afatinib）	EGFR、EGFR1/2、HER2、HER4	非小细胞肺癌
拉帕替尼（lapatinib）	EGFR、HER1、HER2	HER2 过表达乳腺癌
凡德他尼（vandetanib）	EGFR、VEGF	甲状腺髓样癌
贝伐珠单抗（bevacizumab）	VEGF	结直肠癌
乐伐替尼（lenvatinib）	VEGFR1、VEGFR2、VEGFR3 和其他激酶	局部复发或转移的甲状腺癌
舒尼替尼（sunitinib）	VEGFR、KIT、PDGFR、FLT3	胃肠道间质瘤、肾癌
瑞戈非尼（regorafenib）	VEGFR2、Tie-2	转移性散发性大肠癌
索拉非尼（sorafenib）	BRAF、EGFR、VEGFR2、PDGFR	肾癌
达拉非尼（dabrafenib）	BRAF V600E、V600K 和 V600D 激酶，野生型 BRAF 和 CRAF 激酶，MEK	转移性黑色素瘤
曲美替尼（trametinib）	MEK-1、MEK-2	恶性黑色素瘤
卡博替尼（cabozantinib）	c-Met、VEGFR2、FLT3、c-kit、RET	甲状腺髓质转移
赛立替尼（ceritinib）	ALK、IGF1R、胰岛素受体	ALK 阳性转移性非小细胞肺癌
克唑替尼（crizotinib）	ALK、c-Met	ALK 阳性转移性非小细胞肺癌
依鲁替尼（ibrutinib）	BTK	套细胞淋巴瘤
哌柏西利（palbociclib）	CDK4、CDK6	转移 HER2 阴性、ER 阳性乳腺癌
鲁索替尼（ruxolitinib）	JAK1、JAK2	骨髓纤维化
艾代拉里斯（idelalisib）	PI3Kδ	慢性粒细胞白血病、B 细胞非霍奇金淋巴瘤
依维莫司（everolimus）	mTORC1	肾细胞癌、胰腺神经内分泌肿瘤、肾血管肌脂肪瘤、乳腺癌
替西罗莫司（temsirolimus）	mTORC1	肾细胞瘤
硼替佐米（bortezomib）	28S 蛋白酶体	多发性骨髓瘤

周期蛋白依赖性激酶（CDK）是 CMGC 激酶群中的蛋白激酶，在调控细胞周期、转录调控等重要细胞过程中发挥着重要作用。人类基因组包含 21 个编码周期蛋白依赖性激酶的基因，其中至少有 9 个被用作癌症治疗的靶基因，其中 CDK4/6 抑制剂哌柏西利已获得 FDA 批准。

另外，腺苷一磷酸活化蛋白激酶（AMPK）是一种高度保守的丝氨酸/苏氨酸蛋白激酶（STPK），其在维持细胞能量代谢平衡方面发挥着重要的作用，为真核细胞内的能量感应器，目前，AMPK 被认为是治疗肿瘤的重要靶点。二甲双胍（1,1-二甲双胍盐酸盐）起初作为一线的抗糖尿病药物，有廉价及低毒性的优势，新近研究表明，二甲双胍能够促进 AMPK 活化，抑制肿瘤干细胞表型和功能。

2. 脂激酶　磷脂酰肌醇 -3- 激酶（PI3K）是磷脂激酶家族中的重要成员之一，既具有磷脂酰肌醇激酶活性，也具有蛋白激酶活性。PI3K/mTOR 信号通路能够将 RTK 与 G 蛋白偶联受体接受的胞外信号转导至细胞内部，进而调控细胞增殖、存活及其他细胞表型。该通路能够磷酸化激活 Akt，活化的 Akt 进而磷酸化多种效应分子，包括 GSK3β、Bad、PRAS40、IκB、FoxO1/4 转录因子和结节性硬化复合物（tuberous sclerosis complex，TSC）2 等。目前已开发出多种 PI3K 信号通路分子的选择性抑制剂。mTORC1 的特异性抑制剂替西罗莫司（temsirolimus）能够诱导肿瘤细胞G₁期停滞，减少VEGF的合成，抑制肿瘤血管生成，已被FDA批准用于肾细胞癌等肿瘤类型的治疗。

肿瘤信号转导是一个复杂、多因素的网络系统，抑制单一信号往往不足以遏制肿瘤的发展，临床研究显示，多靶点联合阻断优于单靶点抑制。多靶点抗肿瘤药物索拉非尼（sorafenib）具有双重抗肿瘤作用，一方面可抑制Raf/MEK/MAPK通路，直接抑制肿瘤生长；另一方面通过抑制VEGF和PDGFR，阻断肿瘤新生血管形成，间接抑制肿瘤的生长。

（二）靶向蛋白翻译后修饰的策略

针对蛋白质泛素化、磷酸化、乙酰化、糖基化等，制订靶向蛋白质翻译后修饰的治疗策略，设计以翻译后修饰为靶的药物，减少副作用，达到靶向治疗的目的。

1. 泛素化　近年来人们开始针对泛素连接酶（E3）、蛋白酶体和去泛素化酶研发新型抗肿瘤药物。

E3能够特异性识别待降解的底物，通过抑制E3活性，控制相应底物水平，可以有效减少肿瘤治疗中的不良反应。Nedd4是E3家族中的重要组成成分，包含9个成员，其中Nedd4-1、Smurf2和WWP1被认为与肿瘤发生密切相关。遗憾的是，尽管Nedd4是一种潜在的肿瘤靶点，但Nedd4的抑制剂还未研发成功。

肿瘤细胞的生存需依赖蛋白酶体发挥活性，因此蛋白酶体抑制剂可以作为遏制肿瘤细胞扩散的有效靶点。目前，第一代蛋白酶体抑制剂硼替佐米（bortezomib）和第二代蛋白酶体抑制剂卡非佐米（carfilzomib）在治疗多发性骨髓瘤和淋巴瘤方面已有不错的疗效。

去泛素化酶由于可直接拮抗识别肿瘤蛋白或肿瘤抑制因子的E3，近年来被视为肿瘤治疗的潜在靶点。去泛素化酶抑制剂WP1130可抑制去泛素化酶USP9X、USP5、USP14及UCH37活性，进而提高细胞的抗肿瘤活性。USP7的特异性去泛素化酶抑制剂P5091可诱导对硼替佐米有耐药性的多发性骨髓瘤细胞凋亡。

泛素活化酶（E1）和泛素结合酶（E2）与一些癌症的发生也存在着一定的联系，可作为肿瘤治疗靶点。组蛋白脱乙酰酶抑制剂拉格唑拉能破坏泛素与E1腺苷酰化结构域的结合，抑制癌细胞的增殖。泛素结合酶Ubc13在炎症和DNA损伤应答途径的信号转导过程中至关重要。目前，从海绵中提取出的环状肽leucettamol A、化合物manadosterols A和manadosterols B能抑制Ubc13-UEV1A复合体形成，从而抑制底物降解。

2. 磷酸化　很多酶和受体通过特定蛋白激酶/磷酸化酶的磷酸化/去磷酸化而被激活和失活，而激酶信号通路的异常激活或失调可导致肿瘤的发生。因此，靶向阻断激酶介导的信号转导可能具有重要的肿瘤治疗效果。

伊马替尼是一种可阻断酪氨酸激酶BCR-ABL作用的抑制剂，该药还能抑制丝氨酸/苏氨酸激酶BRAF、受体酪氨酸激酶EGFR和丝氨酸/苏氨酸激酶mTOR，达到治疗肿瘤的目的。吉非替尼/厄洛替尼可以靶向肺癌中的EGFR，成功率为71.2%；舒尼替尼是一种多靶点受体酪氨酸激酶抑制剂，可作用于PDGFR和VEGFR，抑制这些靶点可以诱导癌细胞凋亡；替西罗莫司能靶向抑制mTOR，用于肾细胞癌的治疗。

3. 乙酰化　组蛋白及非组蛋白乙酰化状态被认为是肿瘤治疗的新靶点，因此组蛋白脱乙酰酶抑制剂（HDACi）逐渐成为抗癌治疗和肿瘤靶向治疗联合用药领域的新热点。

自20世纪90年代以来，人们已获得了多种结构不同的HDACi。自首个天然化合物TSA（trichostatin A）被发现以来，其人工合成的结构类似物SAHA在T细胞淋巴瘤和骨髓异常增生综合征患者中有显著的疗效，已于2006年经FDA批准上市，用于血液系统肿瘤的治疗，成为首个进入临床的HDACi。FK228亦于2009年和2011年经FDA批准上市用于皮肤T细胞淋巴瘤和外周T细胞淋巴瘤的治疗。随后，贝林司他（belinostat，PXD101）和帕比司他（panobinostat，LBH-589）分别于2014年和2015年经FDA批准用于皮肤T细胞淋巴瘤和多发性骨髓瘤的治疗。此外，西达本胺（CS055/HBI-8000）于2009年成为国内首个经国家食品药品监督管理局批准进入临床试验的HDACi。

4. 糖基化　几乎所有肿瘤都存在蛋白质糖基化的异常修饰，在肿瘤的诊断、治疗等方面发挥着重要作用。因此，针对糖基化的靶向治疗较经典靶向药物治疗具有一定的优势。肿瘤细胞表面存在大量异常的糖链称为肿瘤相关糖抗原（tumor-associated carbohydrate antigen，TACA），针对TACA的抗体可消除血液中的肿瘤细胞及微小转移灶，并提高持续免疫治疗联合化疗的效果。T、Tn为蛋白质上连有寡糖链的 O-糖蛋白，有研究证实了Tn/T特异性凝集素为肿瘤光动力治疗的潜在靶向分子。虽然基于糖基化的肿瘤治疗尚处于起步阶段，但由于其与经典的靶向药物相比具有一定的优势，因此，通过靶向糖链或相关糖基转移酶的调控，可以为肿瘤靶向治疗提供新的策略及研究发展方向。

（三）靶向表观遗传修饰的策略

表观遗传修饰主要包括DNA甲基化、组蛋白修饰、染色质重塑和RNA干扰等影响基因转录表达及转录后调控的方式。肿瘤发生中的主要表观遗传学改变包括抑癌基因的高度甲基化和染色质中的组蛋白修饰。

1. DNA甲基化　在基因表达调控、基因突变、细胞增殖、分化及基因印记等方面与肿瘤的发生发展有着密切的联系。抑癌基因的高甲基化和特异癌基因的低甲基化是目前肿瘤中DNA甲基化异常的主要形式。

对于DNA甲基化异常的治疗目前主要有两种途径，其一，靶向抑癌基因高甲基化进行的去甲基化治疗，目的在于恢复抑癌基因的表达。其二，靶向癌基因低甲基化的甲基化治疗，目的在于抑制癌基因的表达。以DNA甲基转移酶（DNMT）为靶点的DNA甲基化抑制剂根据其化学结构可分为核苷类和非核苷类两大类。核苷类DNMT抑制剂是一类以胞嘧啶核苷为原型的衍生物，其作用机制是在体内通过代谢形成三磷酸脱氧核苷，在DNA复制过程中代替胞嘧啶，其与DNMT具有很强的结合力，竞争性抑制DNMT活性，阻断甲基化反应。此类药物主要包括阿扎胞苷（azacitidine）、地西他滨（decitabine）、泽布拉林（zebularine）、法扎拉滨（fazarabine）和二氢-5′-胞苷等。非核苷类药物不含胞嘧啶核苷结构，主要有氨基苯甲酸类、茶多酚类、肼类、邻苯二酰胺类、反义寡核苷酸类、三氧化二砷等。

去甲基化药物作为调节甲基化失衡的重要手段，已在临床多种肿瘤治疗中应用。以地西他滨为代表的核苷类去甲基化药物是目前研究最多也是机制最明确的一类甲基化抑制剂，较阿扎胞苷等药物更稳定，疗效更确切，且能治疗对阿扎胞苷等不敏感的肿瘤，特别是在血液系统肿瘤的治疗中已得到广泛应用。

2. 组蛋白甲基化　组蛋白修饰可引起核小体结构发生变化，导致染色质重塑，影响各类转录因子与DNA的结合，从而影响基因的转录。组蛋白甲基化功能异常与肿瘤的发生发展密切相关，且这种甲基化修饰过程是可逆的。组蛋白甲基化/去甲基化调控方式多样而精确，可以发生在多个组蛋白的多个氨基酸位点，特异性强。因此，特异性靶向组蛋白甲基化酶和去甲基化酶（如EZH2、MLL、DOT1）的新一代抗癌药物具有较好的开发前景。

DOT1L是唯一已知的组蛋白H3K79特异性甲基转移酶，其催化域结构与经典的非组蛋白甲基转移酶相似。EPZ004777是一种靶向DOT1L的抑制剂，可剂量依赖性下调H3K79甲基化水平。EPZ-5676是一种较先进的氨基核苷DOT1L抑制剂，具有更好的药代动力学特性。最近，EPZ-5676进入了Ⅰ期临床试验，以观察MLL重排的AML患者对EPZ-5676的治疗反应。

3. 组蛋白去乙酰化　在生物体内，组蛋白乙酰化和去乙酰化是一个动态平衡过程，由组蛋白乙酰转移酶（histone acetyltransferase，HAT）和组蛋白脱乙酰酶（histone deacetylase，HDAC）共同调控。HDAC高表达引起的乙酰化失衡是导致肿瘤发生发展的重要因素，而HDACi具有潜在抗肿瘤活性，可诱导细胞生长阻滞、分化、凋亡及化疗增敏。

HDACi作为具有潜在抗肿瘤活性的药物，其含有的锌指结构与蛋白乙酰化赖氨酸结构相似，因此可竞争性抑制组蛋白乙酰化酶的活性，增强乙酰化水平，促进基因转录。目前，两种HDACi伏立诺他（vorinostat，辛二酰苯胺异羟肟酸，suberoylanilide hydroxamic acid，SAHA Zolinza）和缩肽（depsipeptide，罗米地辛，romidepsin，Istodax）已被美国FDA批准用于皮肤T淋巴细胞癌的治疗。

（四）靶向代谢酶的策略

能量代谢异常是肿瘤的显著特征之一。近年来，许多研究都报道了细胞代谢改变与治疗结果之间的关系，这些结果表明，在肿瘤中针对特殊的代谢途径[核酸代谢、氨基酸代谢、糖酵解、脂肪酸代谢、线粒体代谢、烟酰胺腺嘌呤二核苷酸（NAD）代谢等]，特别是代谢途径中的关键代谢酶，可能是肿瘤靶向治疗的有效策略。

1. 靶向核酸代谢　参与核酸代谢的关键酶有二氢叶酸还原酶（DHFR）、胸苷酸合成酶（TYMS）、核苷酸还原酶（RNR）、DNA聚合酶/RNA聚合酶、葡萄糖-6-磷酸脱氢酶（G6PD）等。针对这些关键酶研发出了多种靶向药物，很多已经批准上市，如甲氨蝶呤和培美曲塞可以通过靶向DHFR影响叶酸代谢来治疗肿瘤；氟尿嘧啶可以靶向TYMS进而抑制胸苷酸的合成，达到治疗肿瘤的目的；羟基脲可以靶向RNR用于白血病的治疗；吉西他滨、氟达拉滨可以通过靶向抑制DNA聚合酶/RNA聚合酶来抑制肿瘤进程。另外，用抑制剂BSO抑制G6PD之后，细胞的增殖减慢。联合应用2-脱氧葡萄糖（2DG）和6-氨基烟酰胺（6-AN）（G6PD另外的一种抑制剂），显著降低了癌细胞中谷胱甘肽（GSH）的含量及增强了胶质瘤和鳞状细胞癌细胞的放疗敏感性。

2. 靶向氨基酸代谢　Eagle于1955年首次观察到谷氨酰胺在增殖细胞中的特殊作用，Eagle观察到许多细胞系消耗的谷氨酰胺比其他任何氨基酸要高10倍左右，并且这些细胞系在没有谷氨酰胺的条件下不能增殖或维持其存活力。随后的研究表明谷氨酰胺参与线粒体氧化代谢。谷氨酰胺代谢由3种类型的酶介导：谷氨酰胺酶（GLS）、谷氨酸脱氢酶和氨基转移酶。活性RhoGTP酶可以增加GLS的转化，而化合物968（RhoGTP酶的小分子抑制剂）可抑制成纤维细胞和人癌细胞的生长、侵袭和迁移。研究表明谷氨酰胺脱氢酶可能不是谷氨酰胺代谢中的限速步骤。进入三羧酸循环的谷氨酰胺衍生碳的主要途径是通过氨基转移作用，因此，氨基转移酶有望成为癌症治疗的靶标。与此同时，有研究证明转氨酶抑制剂氨基氧乙酸（AOA）可选择性抑制MDA-MB-231细胞的增殖。

另外，与氨基酸代谢相关的精氨酸和磷酸甘油酸脱氢酶（PHGDH），也处在了临床前研究阶段。

3. 靶向糖酵解　与糖酵解相关的代谢酶有己糖激酶、乳酸脱氢酶A（LDH-A）、单羧酸转运蛋白4（MCT4）等。己糖激酶是糖酵解的关键限速酶，研究表明2-脱氧葡萄糖能够抑制己糖激酶，进而抑制肿瘤细胞的增殖。LDHA能催化丙酮酸转化成乳酸，同时伴有还原型烟酰胺腺嘌呤二核苷酸（NADH）向NAD^+的氧化，由于NAD^+是磷酸甘油醛脱氢酶催化糖酵解途径所必需的，因此LDHA催化反应所产生的NAD^+对维持糖酵解的持续过程是非常重要的。乳酸的过量产生是恶性肿瘤的特征之一，除了促进持续的糖酵解外，乳酸过量产生导致的酸性肿瘤微环境也与转移、肿瘤复发和不良存活相关。LDHA的小分子抑制剂FX11抑制LDHA，能减少ATP的形成，同时诱导氧化应激，抑制人类淋巴瘤和胰腺癌移植瘤的进展。生成的乳酸通过单羧基转运体MCT分子从细胞中排出，应用MCT4的抑制剂可以抑制肿瘤细胞增殖。

4. 靶向脂肪酸代谢　参与脂肪酸代谢的酶有单酰甘油脂肪酶（MGLL）、肉碱棕榈酰转移酶1C（CPT1C）、脂肪酸合成酶（FASN）等。研究表明，靶向抑制MGLL或CPT1C都能抑制移植瘤的生长。另外，FASN是一种分子量比较大的蛋白复合物，是生物体脂肪酸合成中的关键酶，在肿瘤中高表达。FASN的几种抑制剂已经在前期的临床研究中进行了测试，如C93和FAS31。用这些FASN抑制剂治疗肿瘤细胞能有效抑制小细胞肺癌和小鼠黑色素瘤的生长。

5. 靶向线粒体代谢　线粒体是三羧酸循环的场所，参与三羧酸循环和线粒体代谢的有丙酮酸脱氢酶激酶（PDK）、异柠檬酸脱氢酶1和2（IDH1/IDH2）、苹果酸脱氢酶、线粒体复合物1等。研究证明，二氯乙酸钠（DCA）可以靶向PDK，用于治疗先天性新陈代谢异常导致的乳酸性酸中毒，已进入临床Ⅱ期，此外DCA还可调节人脑胶质瘤中的线粒体代谢，其临床效果有待进一步的研究。IDH1/IDH2在三羧酸循环中发挥重要作用，应用RNAi技术靶向沉默IDH1/IDH2可以抑制癌细胞的增殖。苹果酸脱氢酶是参与还原型烟酰胺腺嘌呤二核苷酸磷酸（NADPH）产生的关键酶，靶向抑制苹果酸脱氢酶可以减少线粒体ATP的生成，进而抑制肿瘤进展。线粒体复合物1在线粒体代谢中发挥关键作用，二甲双胍可以作用于线粒体复合物1，从而增强肿瘤的化疗敏感性。

6. 靶向NAD代谢　NAD是脱氢酶[如乙醇脱氢酶（ADH）]的辅酶，用于氧化乙醇。它在糖酵解、糖异生、三羧酸循环和呼吸链中发挥着不可替代的作用。中间产物会将脱下的氢传递给NAD，使之成为还原性NADH。参与NAD代谢的关键酶是烟酰胺磷酸核糖转移酶（NAMPT），研究表明，靶向NAMPT可以达到肿瘤治疗的目的，现在靶向NAMPT的药物已经进入临床Ⅱ期试验。

（五）靶向转录因子的策略

在信号转导过程中，激活的转录因子与共因子等形成蛋白复合物，通过RNA聚合酶Ⅱ的募集，直接与目标DNA上的特定位点结合，调控基因表达。这一过程可以在多个层面进行调节，最终影响关键靶基因的转录。

1. 直接靶向转录因子

（1）核受体：靶向核受体的抑制剂通过与转录因子（核受体）物理作用，导致其构象改变，从而干扰核受体与共激活因子或共抑制因子的相互作用，影响核受体的转录活性。雌激素受体（ER）和雄激素受体（AR），分别是乳腺癌和前列腺癌的关键转录因子，针对ER和AR的药物已成为治疗这类激素依赖性肿瘤的一线临床药物。

（2）非核受体转录因子：除了核受体外，利用小分子直接靶向其他转录因子蛋白的例子相对较少。叉头框蛋白FoxM1是一种在多种肿瘤中上调的转录因子，天然产物硫链丝菌素（thiostrepton）可以直接和特异性地与叉头框蛋白FoxM1结合，阻遏其功能。

2. 间接靶向转录因子　小分子化合物nutlin可以干扰转录因子p53与其负调控子MDM2之间的相互作用。近年来，首次发现了具有抑制转录因子Myb活性的小分子化合物，其机制是破坏Myb与共因子p300的蛋白间相互作用。

另一种阻断蛋白质相互作用的方法是通过肽抑制剂，该方法在短肽中引入碳氢骨架以增强肽段的稳定性，能增强肽抑制剂的药理特性，提高靶标亲和力，抵抗蛋白酶水解和延长其血清半衰期，同时通过细胞内吞囊泡转运作用提高肽段的细胞通透性。例如，一种MDM2/MDMX的双抑制剂ALRN-6924，已进入治疗p53野生型的晚期实体瘤患者的Ⅰ期临床试验。此外，模拟肽的治疗策略也显示出治疗前景。模拟肽是将必要的官能团设计排列成与蛋白分子互补的三维构象，从而靶向特定蛋白间相互作用的小有机分子。从理论上讲，模拟肽结合了肽和有机小分子的优点。有临床前证据表明，针对AR和共调节因子脯氨酸-谷氨酸-亮氨酸富集蛋白1（PELP1）之间的相互作用，使用模拟肽药物可能是晚期前列腺癌患者的一种可行的治疗选择。

（杨力芳　罗湘建　石　峰）

参考文献

Cong L, Ran FA, Cox D, et al, 2013. Multiplex genome engineering using CRISPR/Cas systems. Science, 339（6121）: 819-823.

Du ZF, Lovly CM, 2018. Mechanisms of receptor tyrosine kinase activation in cancer. Mol Cancer, 17（1）: 58.

Gharwan H, Groninger H, 2016. Kinase inhibitors and monoclonal antibodies in oncology: clinical implications. Nat Rev Clin Oncol, 13（4）: 209-227.

Hitosugi T, Chen J, 2014. Post-translational modifications and the Warburg effect. Oncogene, 33（34）: 4279-4285.

Islam MA, Sooro MA, Zhang PH, 2018. Autophagic regulation of p62 is critical for cancer therapy. Int J Mol Sci, 19（5）: 1405.

Kooistra SM, Helin K, 2012. Molecular mechanisms and potential functions of histone demethylases. Nat Rev Mol Cell Biol, 13（5）: 297-311.

Maik-Rachline G, Lifshits L, Seger R, 2020. Nuclear P38: Roles in physiological and pathological processes and regulation of nuclear translocation. Int J Mol Sci, 21（17）: 6102.

Narita T, Weinert BT, Choudhary C, 2019. Functions and mechanisms of non-histone protein acetylation. Nat Rev Mol Cell Biol, 20（3）: 156-174.

Pieroni L, Iavarone F, Olianas A, et al, 2020. Enrichments of post-translational modifications in proteomic studies. J Sep Sci, 43（1）: 313-336.

Silva BSC, DiGiovanni L, Kumar R, et al, 2020. Maintaining social contacts: the physiological relevance of organelle interactions. Biochim Biophys Acta Mol Cell Res, 1867（11）: 118800.

Vander Heiden MG，2011.Targeting cancer metabolism：a therapeutic window opens. Nat Rev Drug Discov，10（9）：671-684.

Wang YP，Li JT，Qu J，et al，2020. Metabolite sensing and signaling in cancer. J Biol Chem，295（33）：11938-11946.

Won M，Byun HS，Park KA，et al，2016. Post-translational control of NF-κB signaling by ubiquitination. Arch Pharm Res，39（8）：1075-1084.

Wu Z，Huang RT，Yuan L，2019. Crosstalk of intracellular post-translational modifications in cancer. Arch Biochem Biophys，676：108138.

Yu S，Sun LT，Jiao YF，et al，2018. The role of g protein-coupled receptor kinases in cancer. Int J Biol Sci，14（2）：189-203.

Zhang L，Yu DH，2019. Exosomes in cancer development, metastasis，and immunity. Biochim Biophys Acta Rev Cancer，1871（2）：455-468.

第九章

细胞死亡与肿瘤

细胞死亡是生物界普遍存在的生理或病理现象。生物个体的发育及生存依赖于对细胞增殖和死亡的精确调节。细胞死亡的异常，可能导致多种疾病尤其是肿瘤的发生。

第一节　细胞死亡的分类

细胞的死亡形式多种多样。根据细胞死亡的形态与生化特征，通常将细胞死亡分为非程序性细胞死亡（non-programmed cell death）和程序性细胞死亡（programmed cell death，PCD）。

一、非程序性细胞死亡

非程序性细胞死亡不由细胞内在程序所控制。通常将细胞坏死（necrosis）作为非程序性细胞死亡的例子。坏死是细胞在遭受到过度的理化应激（过热、低渗、机械性损伤、冻融等）时所发生的被动性死亡。细胞坏死时细胞及细胞器水肿，胞膜完整性破坏，细胞内容物及前炎症因子释放，招募炎症细胞，清除有害因素及坏死细胞并进行组织重建。

二、程序性细胞死亡

程序性细胞死亡是一个功能性的概念，最初所指的是在多细胞生物体胚胎发育过程中某些细胞死亡是一个预定的并受到严格程序控制的正常组成部分。目前认为，凡是由细胞内在死亡程序控制的细胞死亡都属于程序性细胞死亡，不论这种细胞死亡由何种因素诱发（外源性刺激因素或细胞编程）。程序性细胞死亡对于多细胞生物的发育和维持组织发生具有重要的作用，同时也是机体的防御机制之一。程序性细胞死亡的共同点在于它们是受遗传和细胞内信号途径控制的过程，其启动、实施和死亡细胞的清除都受到基因的严密控制。根据程序性细胞死亡机制的不同，目前将程序性细胞死亡主要分为以下几类。

（一）凋亡

凋亡（apoptosis）是目前研究最为透彻的程序性细胞死亡方式，属于Ⅰ型程序性细胞死亡。细胞凋亡形态上表现为核染色质凝集、边缘化，细胞皱缩，细胞膜内侧的磷脂酰丝氨酸外翻，细胞出芽形成凋亡小体。细胞凋亡途径分为死亡受体介导的外源性凋亡途径（extrinsic apoptotic pathway）和线粒体介导的内源性凋亡途径（intrinsic apoptotic pathway）。凋亡蛋白酶家族caspase是两条凋亡信号通路的交汇点。也有一些凋亡不依赖于caspase，而是通过凋亡诱导因子（apoptosis induce factor，AIF）等分子发挥效应。

（二）自噬性细胞死亡

自噬是细胞利用溶酶体降解自身受损的细胞器和大分子物质，对细胞内的蛋白质和细胞器进行管理和质量控制的过程。细胞在处于饥饿状态如氨基酸浓度降低时，容易产生自噬现象，表现为胞质溶胶和部分细胞器被双层膜的小泡包裹隔离，并运送到溶酶体中降解，降解后形成的生物大分子如氨基酸进行再循环。自吞噬细胞形态学上最主要的特征是细胞内出现大量泡状结构，即双层膜自吞噬泡，吞噬泡内为胞质及细胞器。研究发现一些细胞死亡依赖于自噬程序，被称为自噬性细胞死亡（autophagic cell death），属于Ⅱ型程序性细胞死亡。

多种信号通路参与细胞自噬的调节，目前相对比较清楚的是 PI3K 和 mTOR 信号通路。

（三）类凋亡

类凋亡（paraptosis）是一种与经典细胞凋亡不同的死亡表型，其形态学特征是胞质空泡化，线粒体和内质网肿胀，但没有细胞膜的破坏和核固缩现象。该细胞死亡方式属于非 caspase 依赖的程序性死亡。

（四）细胞有丝分裂灾难

有丝分裂灾难（mitotic catastrophe）通常发生于细胞周期检查点功能失活（deficient of cell-cycle checkpoint）时，DNA 损伤之后未获修复，细胞无法进行完全分裂，导致四倍体或多倍体产生。这种非正常分裂的细胞在随后的有丝分裂中造成异常染色体的累积，最终引发细胞死亡。有丝分裂灾难的形态学特点是各期细胞出现多个小核，巨细胞形成。DNA 损伤修复缺陷是细胞癌变的基础，而细胞有丝分裂灾难作为一种死亡机制可以使这种非正常分裂的细胞死亡。

（五）程序性坏死

传统意义上的坏死被认为是细胞的被动性死亡。与之不同的是，程序性坏死（programmed necrosis）是受基因调节的细胞死亡方式，表现为细胞膜破损、完整性丧失、膜通透性增加，导致细胞内容物，尤其是损伤相关模式分子（damage-associated molecular pattern，DAMP）的释放。程序性坏死的发生依赖于激酶分子 RIPK1 和 RIPK3，同时又受 caspase-8 负调控。程序性坏死具有一定的生理学意义，如病原微生物感染引发的程序性坏死，是机体清除病原微生物的方式之一。由于程序性坏死与传统的细胞坏死一样出现了细胞膜破损，细胞内容物的释放会引发强烈的炎症反应。目前研究较为明确的程序性坏死形式包括坏死性凋亡（necroptosis）和 PARP-1 依赖性坏死。

（六）铁死亡

铁死亡（ferroptosis）是铁依赖性的程序性死亡方式，主要表现为铁依赖性的脂质过氧化物（lipid hydroperoxide）累积所导致的细胞死亡。细胞膜上过量的多不饱和脂肪酸（polyunsaturated fatty acid）累积是造成细胞对铁死亡敏感的原因。铁死亡的发生受到多种因素调节，包括氨基酸、铁离子、多不饱和脂肪酸代谢、谷胱甘肽生物合成、磷脂、NAPDH 和辅酶 Q10。越来越多的研究表明，铁死亡与神经退行性疾病、癌变、休克、缺血-再灌注损伤、脑出血、创伤性脑损伤等病理条件下的细胞死亡密切相关。

（七）焦亡

焦亡是一类特殊的与病原微生物感染有关的细胞炎性坏死，属于特殊类型的程序性细胞坏死，其形态表现为细胞体积膨胀，最终导致细胞膜破裂后细胞内容物释放，引发强烈的炎症反应。焦亡过程中关键的调节机制是 gasdermin 蛋白家族成员的剪切，释放其 N 端结构域，在胞膜上多聚化形成孔道，影响细胞膜通透性。焦亡过程中通常有炎症因子 IL-1β 和 IL-18 的大量分泌，放大炎症信号。

第二节　细胞凋亡

细胞凋亡是一种高度保守的细胞自杀程序，分为启动（initiation）、实施（execution）、清除（remove）三个阶段，每一阶段都有相关的基因介导。机体通过细胞凋亡清除多余的细胞和危险的细胞，维持自身稳态（homeostasis）。细胞凋亡程序失活可以导致自身免疫性疾病和肿瘤的发生，而过度的细胞凋亡则引起急性或慢性退行性疾病、免疫低下和不育。在细胞周期检查点功能失活的情况下，细胞凋亡受阻可以导致 DNA 损伤被带入子细胞，从而增加基因组不稳定性（genome instability），导致细胞恶变。肿瘤细胞通常具有抵抗凋亡（apoptosis resistant）的能力。

一、细胞凋亡的特征

凋亡是目前研究最为明确的程序性细胞死亡，具有非常独特的形态学与生物化学特征。

（一）凋亡细胞的形态学特征

1. 细胞核的改变　细胞核的形态改变是凋亡

细胞最显著的形态特征。在凋亡早期，细胞核染色质凝集、边缘化，凋亡细胞与周围的细胞和胞外基质分离，细胞皱缩而体积变小、变圆。之后细胞核进一步固缩，染色质进行性凝聚。固缩的细胞核碎裂成为多个核碎片，产生凋亡小体（apoptotic body），而核膜保持完整。

2. 细胞膜的改变　凋亡细胞出现出芽（budding）现象，但细胞膜保持完整，细胞内容物不会泄漏至胞外环境。电子显微镜观察可以发现凋亡细胞细胞膜表面的微绒毛脱落、消失，细胞突起及细胞表面皱褶消失。细胞膜内侧的磷脂酰丝氨酸外翻至细胞膜的表面，暴露在细胞外环境中。这种细胞膜分子的改变可能具有向邻近巨噬细胞发出"吃掉我"（eat-me）信号的作用，有助于凋亡细胞的清除。

3. 细胞器的改变　细胞凋亡过程中细胞器总体来说保持完整。很少出现线粒体及其他细胞器的肿胀（swelling）。线粒体的形态与结构保持完整直至凋亡晚期，并且维持相当水平的代谢功能。凋亡过程中观察到的线粒体改变主要是不可见的分子水平改变，包括线粒体膜通透性增加，离子梯度与线粒体膜电位降低，导致死亡诱导因子（death inducing factor）如细胞色素c（cyto c）、AIF等漏出至胞质。凋亡细胞中可见内质网扩张（dilatation），电子显微镜观察可发现有核糖体从粗面内质网上分离、聚集。细胞内溶酶体保持完整。

（二）凋亡细胞的生物化学特征

除了特征性的形态改变，细胞凋亡过程还伴随一系列生化改变。

1. DNA非随机性降解　Wyllie等观察到，在细胞凋亡早期出现形态学改变的同时，细胞基因组（genome）降解。凋亡过程中，基因组DNA在相邻的核小体之间断裂，形成180～200bp的梯状DNA片段（DNA ladder）。而细胞坏死时DNA的降解是随机的，在琼脂糖凝胶电泳时呈现涂片样（smear）外观，并非所有具有凋亡形态特征的细胞都呈现这种梯状DNA外观，因此，缺乏DNA ladder并不能排除细胞凋亡的存在。

2. 细胞内ATP水平改变　细胞内ATP水平降低是细胞死亡的一个特征，但是目前尚不清楚细胞内ATP水平降低是细胞死亡的原因还是结果。

在细胞凋亡及坏死后，都存在细胞内ATP水平的降低，两种死亡方式的区别在于：细胞凋亡是一个耗能的过程，因此凋亡的发生需要充足的ATP，而细胞坏死则不需要ATP的参与。在凋亡过程中，至少在凋亡早期，线粒体能量代谢保持相当的水平以保持充足的能量供应直至凋亡末期。

3. 蛋白质的变化　凋亡过程中另一显著的生化特征是凋亡蛋白酶caspase家族的活化。caspase家族成员通常以前体或酶原（pro-caspase）形式表达，在凋亡过程中，pro-caspase前体水解成为有活性的caspase，并执行专一性的蛋白消化。

二、细胞凋亡的中央处理器：caspase家族

天冬氨酸特异性半胱氨酸蛋白酶（cysteine aspartate-specific protease，caspase）即胱天蛋白酶，是一组与细胞因子成熟和细胞凋亡有关的蛋白酶。迄今为止，至少有14个caspase家族成员被发现，所有的caspase家族成员均具有相似的序列特征和结构。这个家族的蛋白酶可以特异性识别底物蛋白特定的氨基酸序列，并将肽链从天冬氨酸（Asp）之后切断。并非所有的caspase家族成员都参与细胞凋亡，有一些成员如caspase-1、caspase-11主要在细胞因子的加工和细胞焦亡中发挥作用。

1. caspase家族的结构特征与活化　未活化的caspase家族蛋白酶以酶原或前体形式存在。其蛋白包含一个N端原结构域（prodomain或N-terminal peptide）和大亚基、小亚基。原结构域可以识别接头蛋白（adapter），如与RIP相关的ICH-1/CED-3具有死亡结构域的同源蛋白[receptor-interacting protein（RIP）-associated ICH-1/CED-3-homologous protein with a death domain，RAIDD）和含死亡结构域的caspase和RIP接头蛋白（caspase and RIP adapter with death domain，CRADD）。RAIDD和CRADD可以与caspase-2的原结构域结合，并将其招募至其他效应分子，形成一个凋亡信号复合体。caspases前体的活化是通过在其大小亚基之间特定的天冬氨酸残基进行剪切断裂，并切去原结构域。断裂后的大小亚基形成异四聚体。晶体结构分析表明活化的caspase-1和caspase-3是异源四聚体，分别包含两

个大亚基和两个小亚基。所有的caspase家族成员包含一个保守的QACXG（X为R、Q或G）活性中心。

2. caspase的活化顺序 caspase成员之间以线性方式互相调节。在外源性凋亡途径的活化过程中，最先活化的是caspase-8。活化的caspase-8剪切活化caspase-10、caspase-3、caspase-7、caspase-4和caspase-9。其中caspase-3、caspase-7是最主要的效应蛋白酶。在内源性凋亡途径中，线粒体释放的死亡诱导蛋白cyto c首先引起caspase-9剪切活化，活化的caspase-9再剪切活化caspase-3、caspase-7。可见caspase-3、caspase-7是两条凋亡途径的汇集点。

3. caspase的底物 凋亡蛋白酶caspase活化后引起一系列细胞内重要的底物分子剪切。caspase剪切底物具有高度特异性，它特异性地剪切底物蛋白天冬氨酸残基后的肽键，导致底物蛋白水解为不同的片段，而邻近剪切位点N端的四肽序列是caspase识别底物的关键，不同的caspase识别的四肽序列不同。目前已发现caspase的底物近百种，主要分为如下两类：①细胞的结构蛋白，如骨架蛋白Fodrin、Gelsolin、actin、Gas2及核纤层蛋白（lamin）等。②细胞功能蛋白，如蛋白激酶C8、p21激活的激酶2（PAX2）、胞质磷脂酶A2、固醇调节结合蛋白、DNA片段因子的45kDa亚单位（DFF45）和PARP。

三、死亡受体介导的外源性凋亡途径

细胞凋亡可以由许多因素所诱导，如放射线照射、毒素、药物、缺血缺氧、病毒感染等。研究发现，这些外来的信号大多可以通过细胞膜表面死亡受体（death receptor，DR）而传递至胞内，触发细胞凋亡。由死亡受体介导的凋亡途径又称为外源性凋亡途径（extrinsic apoptotic pathway）。死亡受体是一组细胞表面分子，属于肿瘤坏死因子受体（TNFR）超家族，它们与相应的配体结合后，通过一系列的信号转导过程，将凋亡信号向细胞内部传递。

作为一类细胞膜表面蛋白，死亡受体成员均为I型跨膜糖蛋白，它们的胞膜外区含有2～6个由约40个氨基酸残基组成的富含半胱氨酸的结构域（cysteine-rich domain，CRD），通常具有N-糖

基化位点。在CRD与跨膜区之间的铰链区往往缺乏半胱氨酸，而含有较多的丝氨酸（Ser）、苏氨酸（Thr）和脯氨酸（Pro），故称为STP区，是潜在的O-糖基化区域。TNFR超家族成员的胞质区变化比较大，最短的只有21aa，最长的如TNFR I，有233aa。介导细胞凋亡信号的成员，如TNFR I和Fas（CD95或Apo-1）的胞质区均含有一个60～80aa的同源序列，称为死亡结构域（death domain，DD）。TNFR超家族还包括DR3（Wsl-1、Apo-3、TRAMP或LARD）、DR4（TRAIL-R1）、DR5（Apo-2、TRAIL-R2）等。死亡受体的配体属于TNF基因家族。目前研究最多和最深入的死亡受体是Fas和TNFR。

（一）Fas及FasL

Fas/Apo-1属于TNFR/NGFR家族成员，是I型跨膜受体蛋白，表达于多数细胞类型。FasL是Fas的配体，属于II型跨膜蛋白，表达谱较为局限。Fas/FasL途径的活化需要一类具有死亡结构域的胞质信号转导蛋白充当接头蛋白来传递凋亡信号，包括TRADD、FADD、RIP，以及新发现的CRADD、MADD等。这一类接头蛋白的结构特点在于它们的C端都有同源的死亡结构域，而N端则具有死亡效应结构域（death effector domain，DED）。细胞质中Fas相关的死亡结构域蛋白（Fas-associated death domain protein，FADD）是Fas/FasL最重要的接头蛋白。Fas与FasL的结合导致Fas的活化，活化的Fas形成同源三聚体，聚集成簇的Fas胞质区死亡结构域与FADD的死亡结构域结合，引起FADD构象改变。FADD通过其N端的DED与含有DED的caspase-8前体结合，引起caspase-8寡聚化，并驱使其在保守Asp位点自身剪切活化，从而形成了一个信号平台，即死亡诱导信号复合体（death-inducing signaling complex，DISC）。该复合体对于死亡受体介导的凋亡通路的开启是必不可少的。活化的caspase-8链式激活其下游caspase包括caspase-3、caspase-6和caspase-7。细胞凋亡的外源性途径见图9-1。

（二）肿瘤坏死因子受体

TNFR包括TNFR I和TNFR II。两者都是I型跨膜糖蛋白。两者结构上的区别在于TNFR I具

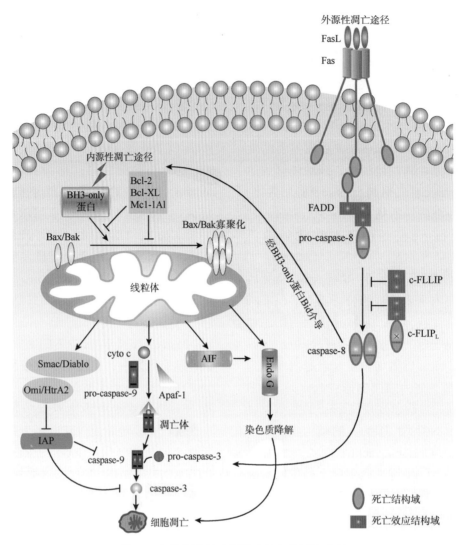

图 9-1 细胞凋亡的内源性途径与外源性途径

有死亡结构域，而TNFR Ⅱ则缺乏死亡结构域。目前认为，TNFR Ⅰ介导凋亡效应。TNF通过两种机制诱导细胞凋亡，其决定因素在于选择结合哪种信号转导蛋白。TNF与TNFR Ⅰ结合导致TNFR Ⅰ形成同源三聚体。TNFR Ⅰ同源三聚体通过死亡结构域与肿瘤坏死因子受体相关死亡结构域蛋白（TNF receptor-associated death domain protein，TRADD）分子的死亡结构域发生相互作用。TRADD则作为一种接头蛋白通过结合不同的信号转导蛋白产生不同的效应。TRADD与FADD结合则通过Fas/FasL相同的途径诱导细胞凋亡。另外，活化的TRADD可以通过与肿瘤坏死因子受体相关因子（tumor necrosis factor receptor-associated factor，TRAF）和受体相互作用蛋白（receptor-interacting protein，RIP）结合活化NF-κB。活化的NF-κB进入细胞核，充当转录因子的作用，调节众多与细胞生长、凋亡相关的基因表达。

四、线粒体介导的内源性凋亡途径

1994年，Newmeyer等利用爪蟾卵细胞提取物建立无细胞凋亡体系（cell free system），发现卵细胞提取物的线粒体组分可以诱导游离细胞核的染色质凝集，表明凋亡过程中DNA的裂解依赖于线粒体的存在，提示线粒体在细胞凋亡中起作用。1998年王晓东博士首次发现线粒体释放的cyto c是介导细胞凋亡的重要信号分子，这一重大发现表明线粒体不仅是细胞能量代谢的中心，更是细胞凋亡信号转导的枢纽。

（一）线粒体依赖的凋亡信号通路的活化

线粒体凋亡途径又称为内源性凋亡途径

（intrinsic apoptotic pathway）。线粒体由两层膜包被，外膜（out membrane）平滑，内膜（inner membrane）向内折叠形成嵴，两层膜之间为膜间室，线粒体中央是基质。基质内含有三羧酸循环所需的全部酶类，呼吸链酶系及ATP合成酶复合体嵌合在线粒体内膜。外膜含40%的脂类和60%的蛋白质，具有孔蛋白（porin）构成的亲水通道，允许分子质量为15kDa以下的分子通过，1kDa以下的分子可自由通过。膜间室含有cyto c、凋亡诱导因子（apoptosis inducing factor，AIF）、乙酰化激酶2等分子。内膜通透性很低，仅允许不带电荷的小分子物质通过，大分子和离子通过内膜时需要特殊的转运系统。正常生理条件下，电子经横跨内膜的呼吸链传递，质子跨过内膜向膜间室转运，使得膜间室积累了大量的质子，建立了质子梯度，从而使内膜两侧发生显著变化：线粒体膜间室积累大量的正电荷，而线粒体基质积累大量的负电荷，使内膜两侧形成电位差，表现为内负外正的电化学梯度，被称为线粒体跨膜电位（mitochondrial transmembrane potential，$\Delta\psi_m$）。线粒体内外膜之间存在一组蛋白复合体构成的线粒体膜通透性转换孔（mitochondrial membrane permeability transition pore，MPTP）。现有的证据表明外膜的阴离子通道porin和外周苯二氮䓬受体（peripheral benzodiazepine receptor，PBR）、内膜的腺苷酸转位酶（adenine nucleotide translocase，ANT）及基质侧的亲环素D（cyclophilin D）参与构成MPTP。另外胞质侧的己糖激酶Ⅱ（hexokinase 2，HK2）也可能与MPTP有关。生理状态下，MPTP呈周期性开放，防止过多的质子在膜间室积聚。MPTP的持续开放或大量MPTP同时开放可以导致电化学梯度丧失，从而导致线粒体膜电位$\Delta\psi_m$不可逆性降低，这种情况见于多种刺激因素诱导的细胞凋亡。可以说，MPTP是线粒体凋亡通路的开关。MPTP开放提高线粒体外膜通透性，正常情况下位于膜间室的死亡诱导蛋白如cyto c释放到胞质，激活caspase-9，引起细胞凋亡。

（二）MPTP开放导致线粒体释放死亡诱导蛋白

cyto c是线粒体呼吸链的重要组分，在正常情况下与心磷脂（cardiolipin）结合。cyto c与cardiolipin解离是cyto c释放至胞质引起凋亡的关键一步。在凋亡诱导剂作用下，线粒体MPTP的开放引起线粒体外膜的物理性损伤，cyto c与cardiolipin解离并释放到胞质，启动caspase-9活化。这一过程需要ATP分子的参与。在ATP存在的情况下，释放至胞质的cyto c与Apaf-1结合。*Apaf-1*与酵母*CED-4*基因同源，它含有3个不同的结构域：caspase募集结构域（caspase recruitment domain，CARD）、CED-4同源物结构域（含有核苷酸结合序列）及12或13个WD240重复区。cyto c与Apaf-1结合后，Apaf-1结合ATP或dATP的亲和力至少提高10倍。Apaf-1/cyto c复合物与ATP/dATP的结合激发其多聚化，从而形成凋亡体（apoptosome）。此时，Apaf-1的CARD结构域向外暴露，与同样含有CARD结构域的caspase-9前体的原结构域结合，将caspase-9前体招募至凋亡体。结合在凋亡体上的caspase-9前体在保守Asp位点自切割为两个活性亚基，引起自身激活（auto-activation）。活化的caspase-9进一步诱导下游caspase的活化，其中最主要的为caspase-3、caspase-7。另外，活化的caspase-8可以将胞质中的Bid蛋白剪切为tBid，tBid移位至线粒体上，诱导线粒体MPTP的开放，引起cyto c从线粒体释放进入胞质，从而把死亡受体通路和线粒体通路联系起来，有效地扩大了凋亡信号（图9-1）。

除cyto c外，还有其他几种死亡诱导分子可以从线粒体释放出来诱导细胞凋亡。

1. 凋亡诱导因子（apoptosis inducing factor，AIF） 是一个57kDa的黄素蛋白，具有氧化还原酶活性。正常情况下AIF定位于线粒体膜间室。当凋亡被诱导后，AIF从线粒体释放出来，转位进入细胞核，直接导致染色质凝集和大片段DNA降解（50kb），这一过程中没有caspase的活化，也不需要AIF自身的氧化-还原酶活性（图9-1）。

2. Smac/Diablo Smac/Diablo（second mitochondria-derived activator of caspase/direct IAP-binding protein with low isoelectric point）是25kDa的线粒体蛋白，在细胞凋亡过程中它可以从线粒体释放进入细胞质，与凋亡抑制蛋白（IAP）的BIR3结构域结合，从而解除IAP对caspase-9的抑制（图9-1）。

3. Omi Omi前体（precursor）是一个50kDa的蛋白，包括3个结构域：N端线粒体转位序列

（mitochondrial translocation sequence，MTS）、胰蛋白酶样结构域（trypsin-like protease domain）和一个C端PDZ结构域。同Smac/Diablo类似，Omi包含一个N端IAP结合基序（amino-terminal IAP-binding motif，AVPS）。Omi前体定位于线粒体，在遭受凋亡信号时经自身剪切去除MTS结构域而形成一个36kDa的成熟Omi，并释放入胞质，与凋亡抑制蛋白IAP结合，解除后者对caspase的抑制（图9-1）。

4. 核酸内切酶（Endo）G　是一个30kDa的核酸内切酶，可以使细胞核DNA产生以200bp为基数的DNA片段。细胞受到凋亡因子刺激以后，Endo G从线粒体膜间室释放入胞质，诱导核小体DNA降解（图9-1）。

五、凋亡在恶性肿瘤发生发展中的作用

肿瘤是细胞分裂与细胞死亡失衡的一类疾病。一方面，肿瘤细胞过度增殖，生长失控。另一方面，肿瘤细胞凋亡机制受到抑制，导致不能正常进行细胞死亡清除。细胞凋亡障碍在恶性肿瘤发生发展中起关键作用。

（一）细胞凋亡受抑制具有促进肿瘤发生、发展的作用

1. 细胞凋亡是对抗肿瘤细胞增殖刺激的重要机制　肿瘤细胞凋亡受抑可以使其存活期延长，获得生长优势。细胞的持续生存直接导致细胞总数增加，过度累积。

2. 细胞凋亡是预防细胞恶性转化的有效方式　细胞通过3种途径对致癌物刺激产生反应：①延迟细胞分裂直至损伤修复；②启动凋亡；③不受干扰继续进入细胞分裂。由此可见细胞凋亡可以清除有遗传损伤的细胞。尽管凋亡受阻可能不是导致细胞恶性转化的直接原因，但由凋亡机制障碍导致的遗传损伤累积无疑会增加细胞的恶性转化倾向。

3. 凋亡障碍是肿瘤细胞抵抗治疗的重要原因　尽管引起肿瘤对放化疗不敏感的因素很多，但凋亡障碍可能是其中的主要因素之一。临床实践证明，许多药物通过诱导细胞凋亡达到杀伤并清除肿瘤细胞的作用，凋亡受到抑制是肿瘤细胞耐药的重要原因。

4. 抵抗凋亡促进肿瘤细胞侵袭转移　肿瘤细胞向远处器官转移的先决条件在于癌细胞能在血流中存活和侵入远处组织。通常，上皮源性细胞与胞外基质或相邻细胞脱离接触会诱发细胞死亡，这种特殊形式的程序性细胞死亡被称为"失巢凋亡"（anoikis）。失巢凋亡通过传统的细胞凋亡途径诱导细胞死亡。对失巢凋亡的抵抗作用使从原发灶脱离的细胞能在血液循环中存活，在肿瘤扩散和转移中扮演一个重要角色。

（二）肿瘤细胞抵抗凋亡的分子机制

近年来的研究发现，人类恶性肿瘤的发生发展及预后与细胞凋亡相关分子的改变密切相关。癌变过程中，一方面存在促凋亡基因的失活，如p53基因的突变或表达水平的异常；另一方面存在抗凋亡基因的异常增高，如c-Myc、Bcl-2、survivin等表达增高。

1. 凋亡促进基因p53功能失活　p53是目前研究最为深入的抑瘤基因。多种应激信号如DNA损伤、瘤基因活化和低氧都能活化p53基因。p53基因作为细胞应对多种应激信号途径的枢纽，具有防止潜在恶性细胞生长和存活的作用，在防止肿瘤发生机制中发挥至关重要的作用。人类绝大多数肿瘤都伴有p53基因的突变（约50%），在肺癌中的突变率更是高达80%。突变的p53具有抑制凋亡的作用。除了突变，p53基因活性还受蛋白翻译后修饰调节。MDM2基因具有泛素连接酶的作用，在泛素蛋白酶体（ubiquitin-proteasome）系统中充当连接酶。MDM2可以与p53结合，引起p53 C端泛素化。泛素化的p53蛋白从细胞核移位至胞质，进入蛋白酶体降解。有一些肿瘤尽管存在野生型p53基因，但是由于MDM2过表达，p53蛋白稳定性降低，从而发生功能失活。还有一些肿瘤如某些肺癌和鼻咽癌组织中，也不存在p53基因的突变，但是其亚细胞定位发生改变，p53蛋白被锁定在胞质，不能进入细胞核发挥转录因子的作用，也可以导致p53功能失活。

2. Bcl-2家族　Bcl-2基因的高表达对细胞的生长并无显著影响，也不引起细胞恶性转化，但其过度表达能抑制多种因素诱导的细胞凋亡，延长细胞存活时间，明显增加肿瘤细胞对化疗药物如甲氨蝶呤、顺铂、环磷酰胺、多柔比星等的耐受

性。除此之外，Bcl-2过表达还可以抵抗多种细胞因子及放疗引起的细胞凋亡。

*Bax*具有促进细胞凋亡的作用，是一个抑瘤基因。Bax在肿瘤组织中表达水平降低使肿瘤细胞对凋亡具有抵抗能力。肿瘤组织中Bcl-2/Bax比例可以作为肿瘤治疗的预后标志物之一。在前列腺癌中，Bcl-2/Bax高的患者放疗效果不理想，放疗敏感者则Bcl-2低表达和Bax高表达。在口咽部鳞状细胞癌中Bax表达下调。Bcl-2家族的另一个促凋亡成员Bak的表达异常也可能与肿瘤发生有关。在皮肤基底细胞癌、结肠癌等组织中，Bak表达下调。

3. 凋亡抑制基因*survivin* survivin在胚胎时期表达，在成人正常组织中不表达，而在肺癌、结肠癌、胰腺癌、前列腺癌、乳腺癌和非霍奇金淋巴瘤等表达增高，且与肿瘤细胞的分化增殖及浸润转移密切相关。

4. 具有双向凋亡调节作用的瘤基因 某些瘤基因同时具有抗凋亡与促凋亡的作用，如*Ras*基因和*c-Myc*基因，是最著名的瘤基因之一。在正常细胞中，Ras高度活化引起细胞凋亡，这可能作为一种保护性的机制，防止细胞在接收到异常的生长信号时发生癌变。在已经恶性转化的细胞中，Ras持续活化则促进细胞生存。约20%的人类肿瘤中存在*Ras*点突变，突变的Ras持续活化，是癌变的原因之一。

5. 凋亡相关miRNA分子表达异常 研究证明，miRNA是调节细胞凋亡的重要因素。*Bcl-2*是miR-15a和miR-16-1的靶基因之一，在CLL中存在miR-15a和miR-16-1下调而Bcl-2过表达的现象。Bcl-XL是let-7c的靶分子，在肝癌组织中，let-7c表达降低是Bcl-XL表达异常增高的原因之一。

第三节　细胞自噬

细胞自噬（autophage）现象最早由Ashford和Porter于1962年用电子显微镜在人的肝细胞中观察到。粗面内质网的无核糖体附着区脱落的双层膜将部分胞质和细胞内需降解的细胞器、蛋白质等成分包裹形成自噬体（autophagosome），并与溶酶体（lysosome）融合形成自噬溶酶体（autophagolysosome），通过蛋白水解酶降解其所包裹的内容物，以实现细胞本身的代谢需要和某些细胞器的更新。自噬既是细胞的一种防御和生存机制，也是细胞死亡方式之一，后者称为自噬性细胞死亡（autophagic cell death），属于程序性细胞死亡。自噬功能的异常与肿瘤发病密切相关，是一把双刃剑。一方面，自噬活性降低见于多种肿瘤细胞，使肿瘤细胞逃避死亡；另一方面，在某些情况下，肿瘤细胞可以利用自噬来应对代谢应激（metabolic stress）和抵抗治疗。因此，自噬与肿瘤的关系比较复杂。

一、细胞自噬的分类

细胞自噬体直径一般为300～900nm，平均为500nm，其内所包含的线粒体、过氧化物体等细胞器常作为形态学检查的依据。根据底物进入溶酶体内的途径不同可将自噬分为以下3种类型。

（一）微自噬

微自噬（microautophagy）过程相对简单，主要是通过溶酶体膜的内陷（invagination）、突起（protrusion）、分隔（septation），直接吞入胞质。

（二）分子伴侣介导的自噬

分子伴侣介导的自噬（chaperone mediated autophagy，CMA）为胞质内蛋白结合到分子伴侣（molecular chaperone）如HSP70后转运到溶酶体腔中，被溶酶体酶消化的过程。CMA的底物是可溶的蛋白分子，所以CMA降解途径在清除蛋白质时有选择性。

（三）巨自噬

巨自噬（macroautophagy）是目前研究较为透彻的一种自噬。巨自噬过程中，胞质被来源于内质网的非核糖体区域、高尔基体等脱落的双层膜所包绕。在微自噬中也发生相同的包绕过程，但包绕底物的是自身发生内陷的溶酶体膜。本节主要以巨自噬为例阐述细胞自噬的机制。

二、细胞自噬的发生

与其他细胞器相比，自噬体的半衰期很短，只有8分钟左右，说明自噬是细胞对环境变化的快速反应，对新陈代谢起着重要作用。自噬的发生过程大致分为4个阶段（图9-2）。

（一）自噬的诱导

细胞自噬受营养状态调节。在营养供应丰富的情况下，非特异性的细胞自噬是受抑制的，仅保持很低的水平。细胞遭受饥饿、氧化应激、低氧、高温、损伤等外界刺激情况下，或细胞器的损坏、突变蛋白的积聚及微生物的侵袭等应激时，可以诱导细胞自噬发生。即将发生自噬的细胞胞质中出现大量游离的膜性结构，称为前自噬泡（preautophagosome）或分隔膜（isolation membrane，IM）。这种膜性结构可能来源于粗面内质网的非核糖体区域、高尔基体的质膜、线粒体外膜。也有假说认为，自噬体的膜是在胞质中重新生成或从头合成（de novo synthesis），但具体的机制尚不清楚。在自噬的启动阶段，自噬相关基因Atg的表达、激活及蛋白质复合体的形成，发挥了重要的作用。

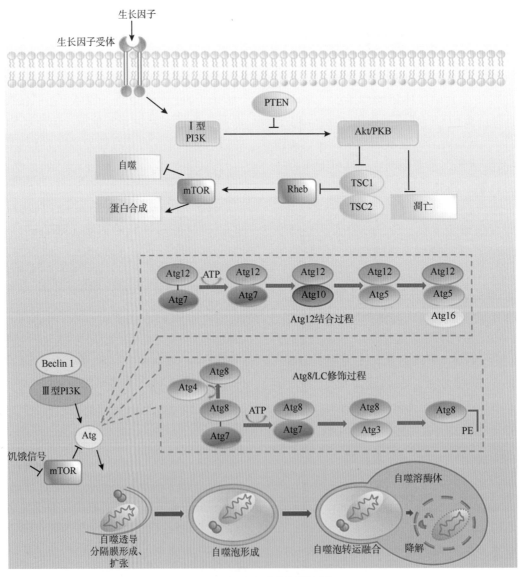

图9-2　细胞自噬的信号调控

（二）自噬体的形成

前自噬泡形成之后逐渐发展，分隔膜逐渐延伸，将待降解的胞质成分完全包绕形成自噬体（autophagosome，AP）。这一过程受到GTP酶、磷脂酰激酶及多种磷酸酶的严密控制。在酵母细胞中开展的遗传学研究发现了多个参与细胞自噬体形成的成分。自噬体形成过程依赖于泛素蛋白酶体系统的参与。自噬体的形成和完成需要Atg12-Atg5复合物。Atg12通过C端甘氨酸与Atg5内部赖氨酸位点共价结合，两者的结合需要Atg7和Atg10蛋白的参与。其中Atg7充当泛素连接酶（E1），Atg10则是E2样酶。

（三）自噬体的转运与融合

成熟的自噬体通过细胞骨架微管系统相互作用，被运输至溶酶体。这一过程称为自噬体的转运与融合（autophagosome docking and fusion）。自噬体外膜与之融合，内囊泡释放入溶酶体，形成自噬溶酶体（autolysosome）。

（四）自噬体的降解与再循环

自噬体释放入溶酶体后，内囊泡酸化，溶酶体内的水解酶将内囊泡的膜水解，溶酶体蛋白水解酶活化进而水解内囊泡的内容物。Atg15p作为一种脂肪酶，是自噬体降解所必需的分子，参与了这一过程的调节。自噬体内容物的有效降解依赖于蛋白酶B和Cvt17蛋白。自噬体水解后产生的氨基酸、核苷酸等营养成分可以被细胞利用。

三、细胞自噬的生物学意义

真核细胞主要通过蛋白酶体途径和自噬来大规模降解自身组分。然而，与蛋白酶体主要负责降解蛋白质分子不同，细胞自噬是目前发现的唯一可以降解整个细胞器的生物过程。因此，基础水平的细胞自噬可以作为细胞保持稳定状态的"管家"（house keeping）机制，也是细胞清除长寿命蛋白（long-lived protein）、过氧化物酶体、线粒体和内质网的最主要途径，对维持细胞增殖、发育和内环境稳态具有重要的作用。

（一）应激功能

在遭受应激（stress）时，如营养缺乏、细胞密度负荷、低氧、氧化应激、感染等，细胞启动自噬信号途径，通过降解非关键性自身蛋白和细胞器，释放出营养成分再利用，用以保障细胞关键生物过程的继续进行。

（二）维持细胞稳态

细胞自噬是机体一种重要的防御和保护机制。细胞可以通过自噬和溶酶体，清除受损、变性、衰老和丧失功能的细胞器和蛋白质等生物大分子，为细胞的重建、再生和修复提供必需的原料，实现细胞的再循环（recycling），维持细胞稳态。这一点在骨骼肌与心肌细胞中尤为突出。溶酶体关联膜蛋白（LAMP）-2是参与自噬体形成过程的跨膜蛋白，*LAMP-2*基因缺陷与心脏Danon病相关。敲除*LAMP-2*基因的小鼠不能形成自噬体，会导致骨骼肌与心肌病变。另一方面，自噬异常增高与神经退行性疾病如帕金森病的发病有关。

（三）控制细胞死亡

如果过多的细胞器或者蛋白质进入自噬泡而被降解，细胞的功能就会严重受损，出现不可逆的改变，导致细胞死亡。根据Clarke分类，自噬性死亡属于Ⅱ类程序性细胞死亡。但是必须认识到，细胞自噬首先是一种保护性机制，适度的自噬有助于细胞存活。

（四）抑制肿瘤

自噬也有可能发挥限制性的作用，抑制不受控制的细胞生长。某些抗癌药物/治疗可以引起肿瘤细胞自噬水平增高，提示自噬性死亡是其抑制肿瘤的机制之一。Beclin 1是细胞自噬过程的一个关键调控因子，具有抑瘤功能。*Beclin 1*基因缺失的小鼠自噬水平降低且肿瘤发生率提高，被认为是支持自噬具有抑瘤作用最直接的佐证之一。

（五）抵抗微生物感染

某些病毒如单纯疱疹病毒（herpes simplex virus，HSV）感染宿主细胞后可观察到细胞自噬发生，并且在宿主细胞自噬体内可见病毒颗粒，这提示宿主细胞通过自噬作用清除致病微生物。从这一角度来讲，自噬在抵抗微生物感染的防御机制中有一定作用。但是有些病毒已经进化出抵抗宿主细胞自噬性防御机制的途径，如EB病毒蛋白BHRF1（Bcl-2的病毒性同源基因）、潜伏膜蛋白（LMP1、LMP2A）能抑制宿主细胞自噬的发生，可能促进其潜伏感染，促进基因组不稳定性和非整倍体的形成。这可能是EB病毒促进肿瘤发生的机制之一。

（六）抵抗衰老与延长寿命

自噬可以清除受损的细胞器和蛋白，防止胞内有害蛋白的累积，从而延缓衰老。对哺乳动物的研究发现，衰老过程中巨自噬和分子伴侣介导的自噬活动下降。采用RNAi沉默自噬基因表达，可引起线虫寿命缩短。

四、细胞自噬的分子机制

（一）自噬相关基因与泛素样结合系统

目前，参与自噬调控的基因被统一命名为自噬相关基因（autophagy related gene，*Atg*），是一类在进化上相当保守的基因家族。现已有29个*Atg*基因被识别，大多数*Atg*基因为自噬与细胞质至囊泡传递途径（cytoplasm-to vacuole targeting，Cvt）所共用。在哺乳动物中，Atg通过两个泛素样结合系统参与自噬泡形成过程（图9-2）。

1. Atg12结合过程　由Atg3、Atg5、Atg7、Atg10、Atg12参与组成的一条泛素样蛋白加工修饰过程，称为Atg12结合过程（Atg12 conjugation system）。Atg12结合过程与前自噬泡或分隔膜的形成相关。在这一系统中，Atg7具有泛素E1样酶活性，Atg10和Atg3具有E2样酶活性。首先Atg7催化Atg12活化，之后转运至E2样酶Atg10，进而与Atg5、Atg16L结合，形成一个三元复合物Atg12-Atg5-Atg16L。Atg12-Atg5-Atg16L结合前自噬泡外膜（分隔膜），促进自噬泡的伸展扩张，使之由开始的小囊泡样、杯样结构逐渐发展为半环状、环状结构。

2. Atg8结合过程　参与自噬体形成的另一条泛素蛋白加工过程称为Atg8结合过程（Atg8 conjugation system）或LC3修饰过程（图9-2）。哺乳动物LC3是酵母Atg8基因的同源基因，对自噬体（autophagosome）的形成必不可少。LC3前体（proLC3）形成后，首先加工成胞质可溶性形式LC3-Ⅰ，暴露出其C端的甘氨酸残基。Atg7活化LC3-Ⅰ，并转运至E2样酶Atg3，催化LC3-Ⅰ与磷脂酰乙醇胺（phosphatidylethanolamine，PE）结合，这一脂化过程还需要Atg4的参与。脂化的LC3即为LC3-Ⅱ。LC3-Ⅱ定位于前自噬体和自噬体，是自噬的标志物分子。LC3-Ⅱ具有融合性质，能促进前自噬泡的延展。一旦自噬体与溶酶体融合，自噬体膜的LC3-Ⅱ即被溶酶体中的水解酶降解。

3. 泛素样结合系统的交叉调节　Atg10和Atg3两种E2样酶可以交叉调控上述两条泛素样修饰过程。LC3修饰过程中的Atg3可以催化Atg12，促进Atg12-Atg5-Atg16L的形成。而Atg10也可以催化LC3-Ⅱ的生成。这说明哺乳动物细胞自噬过程中两条泛素样加工修饰途径可以互相调节、互相影响。

（二）*Beclin 1* 基因

*Beclin 1*基因是Atg6/Vps30的哺乳动物同源基因，是介导其他自噬蛋白定位于前自噬泡的关键因子，通过调控细胞自噬维持机体内环境稳定。Beclin 1与紫外线辐射耐受相关肿瘤抑制基因（UV irradiation resistance-associated tumor suppressor gene，*UVRAG*）、Vps15形成的多蛋白复合体对激活Ⅲ型PI3K（Vps34）十分重要，参与调控自噬体双层膜形成过程。Beclin 1与Ⅲ型PI3K结合形成复合体，募集胞质中含FYVE或PX基序的蛋白质，促进自噬体膜的形成，并引导其他自噬蛋白定位于自噬体膜（图9-2）。缺失244～337aa位点的Beclin 1不能与Ⅲ型PI3K结合，无法促进饥饿诱导的自噬作用。

*Beclin 1*基因位于人类17q21。乳腺癌、卵巢癌等肿瘤存在*Beclin 1*单侧等位基因缺失（monoallelically deleted），因而能够逃避自噬性死亡。*Beclin 1*是一个肿瘤抑制基因，是支持自噬具有抗肿瘤活性的重要佐证。敲除*Beclin 1*基因（Beclin 1$^{-/-}$）的小鼠无法存活，在胚胎发育过程死亡。Beclin 1杂合子（Beclin 1$^{+/-}$）的小鼠可以存活，其肿瘤发生率提

高。抑制Beclin 1的表达可以阻止细胞自噬，能够使肿瘤细胞免于死亡。除了调控自噬，Beclin 1还具有促进细胞凋亡的作用，不过Beclin 1并不是凋亡过程所必需的分子。

（三）mTOR信号通路与细胞自噬

mTOR激酶是氨基酸、ATP和激素的感受器，对细胞生长具有重要调节作用。mTOR信号途径的活化可抑制自噬的发生，是自噬的负调控分子。在哺乳动物细胞内，核糖体S6蛋白的磷酸化通常与自噬受抑制相关。mTOR激酶可以活化p70S6激酶，活化的p70S6激酶引起核糖体S6蛋白的磷酸化，从而抑制细胞自噬。

绝大部分Atg基因通常呈组成性表达，但并不引起细胞自噬。这可能是因为自噬与生物合成过程中Cvt途径具有一定的共享。mTOR通路可能是调节Cvt途径向自噬转变的关键因素。研究发现，Atg13基因是mTOR通路下游的靶基因之一。在营养充分的条件下，mTOR激酶可以磷酸化Atg13，磷酸化的Atg13与Atg1的结合能力降低，抑制了Atg1的激酶活性，从而阻止细胞自噬的发生（图9-2）。相反，在饥饿条件下，mTOR活性被抑制，Atg13去磷酸化并与Atg1激酶紧密结合，导致Atg1激酶激活，后者启动自噬发生。采用mTOR蛋白激酶抑制剂雷帕霉素（rapamycin）处理细胞，抑制mTOR通路的活性，有助于Atg13去磷酸化和Atg1活化，即使在营养供应充分的情况下也可以诱导自噬。氨基酸作为自噬过程蛋白降解物的终产物，可负性反馈调节自噬。外源性氨基酸的去除，可以阻断mTOR信号途径，而自噬产生的内源性氨基酸可补足氨基酸缺陷，恢复mTOR信号转导。

（四）磷酸肌醇-3-磷酸激酶途径

磷脂酰肌醇-3-磷酸激酶（PI3K）途径也是自噬调控的通路之一，该通路具有促进细胞生长的作用（图9-2）。Ⅰ与Ⅲ型这两型PI3K参与调控细胞自噬过程。

1. Ⅰ型PI3K　是自噬的负调节分子，通过活化Akt（PKB）和3-磷酸肌醇依赖性蛋白激酶-1（phosphoinositide-dependent kinase-1，PDK1）抑制自噬的发生。Ⅰ型PI3K/PKB信号途径在多种肿瘤中异常激活。PTEN磷酸酶是自噬的正向调节分

子，可以解除Ⅰ型PI3K途径对自噬的抑制。TSC1和TSC2位于Ⅰ型PI3K/PKB途径的下游，具有抑瘤基因的作用，可通过抑制小G蛋白Rheb，抑制mTOR激酶的活性，对自噬发挥正向调节作用（图9-2）。

2. Ⅲ型PI3K　与Ⅰ型PI3K相反，Ⅲ型PI3K可以正向调节自噬。Ⅲ型PI3K可磷酸化磷脂酰肌醇，生成磷脂酰肌醇-3-磷酸（PI3P）。PI3P募集胞质中含FYVE或PX基序的蛋白质，用于自噬体膜的形成。经典的自噬抑制剂3-甲基腺嘌呤（3-MA）通过抑制Ⅲ型PI3K（Vps34）的活性抑制自噬。

（五）Gαi3蛋白

G蛋白亚基Gαi3具有调节细胞自噬的作用，其对细胞自噬的影响取决于所结合的核苷酸。与GTP结合的G蛋白亚基Gαi3是自噬的抑制因子，而与GDP结合的Gαi3蛋白则是自噬的活化因子。Gα相互作用蛋白（G alpha interacting protein，GAIP）作为G蛋白信号调控因子（regulator of G-protein signaling）家族成员之一，通过Gαi3蛋白加速GTP的水解，并促进自噬的发生。G蛋白信号转导激活因子3（activator of G-protein signaling 3，AGS3）也能正向调控自噬。

五、细胞自噬与肿瘤

自噬与肿瘤的关系比较复杂。在多种人类肿瘤中均存在自噬活性的改变。自噬在肿瘤发生发展中的作用具有双面性，是一把双刃剑，在某些情况下可相互转化。

（一）细胞自噬的抑瘤效应

细胞自噬作为程序性死亡机制，具有抑制肿瘤发生的作用。

1. 肿瘤细胞的自噬能力降低　研究发现，肿瘤细胞的自噬能力低于周边部位的正常细胞。某些肿瘤甚至在代谢应激的情况下其自噬能力也不增加，这可能有助于肿瘤细胞逃避自噬性细胞死亡。因此，自噬功能减低可以提高肿瘤细胞的存活优势。另一方面，作为细胞的一种"管家"机制，细胞通过自噬清除因氧化应激而受损的细胞器（如线粒体和内质网），从这一角度来说，自噬

可以避免受损细胞器的累积，维持基因组稳定性，防止癌变。有研究发现，鼠的胰腺细胞经致癌物质诱导后，在癌变前期自噬能力增加，当癌变完成后，自噬能力反而降低。因此某些肿瘤细胞尽管癌变前自噬能力各有不同，但在癌变之后其自噬能力减弱，这提示自噬能力的衰退可能有利于肿瘤的恶化。

2. Beclin 1具有促进自噬抑制肿瘤的作用 细胞自噬具有抑制肿瘤的作用，最直接的证据来自于*Beclin 1*基因的研究结果。*Beclin 1*基因敲除小鼠研究发现，Beclin 1$^{+/-}$小鼠不仅自发肿瘤形成率远远高于野生型小鼠，其肿瘤发生时间也远远早于后者。而且，与后者形成的单一肿瘤类型（淋巴瘤）相比，前者形成了包括肝细胞癌、B细胞淋巴瘤、淋巴母细胞瘤等多种肿瘤，并且其肿瘤发生率与*Beclin 1*基因表达下降呈正相关。在乳腺癌MCF-7细胞中过表达*Beclin 1*基因，可以引起细胞自噬的增加，并且抑制肿瘤的生长。这表明*Beclin 1*作为肿瘤抑制基因，其缺失导致的细胞自噬能力下降是肿瘤发生的重要原因。Bif-1可通过UVRAG与Beclin 1相互结合，正性调节Ⅲ型PI3K，促进细胞自噬。而敲除*Bif-1*基因的小鼠自发肿瘤形成率显著增高，因此*Bif-1*作为抑瘤基因可通过诱导自噬对肿瘤的预防和治疗起积极作用。

3. 抑制自噬的信号通路在肿瘤中高度活化 支持自噬具有抑瘤效应的另一佐证来自于负调节自噬的信号通路在肿瘤组织和细胞中呈高度活化状态。最典型的例子即为Ⅰ型PI3K/Akt（PKB）途径及mTOR信号通路。这两条信号通路的活化都可以抑制细胞自噬，在多数人类肿瘤组织呈过度表达或过度活化状态。另外，抑瘤基因*PTEN*及*TSC1/2*分别可以抑制PI3K/Akt（PKB）及mTOR信号通路的活化，促进细胞自噬的发生，也提示自噬具有抑瘤作用。

（二）自噬与肿瘤细胞存活

多种抗肿瘤药物和治疗可以引起肿瘤细胞自噬。这些诱导肿瘤细胞自噬的药物和治疗方法包括他莫西芬（tamoxifen）、雷帕霉素（rapamycin）、三氧化二砷（arsenic trioxide）、维生素D类似物（vitamin D analogue）、组蛋白脱乙酰酶抑制剂（histone deacetylase inhibitor）及放疗（ionizing radiation）等。因此，自噬性细胞死亡可能是这些抗癌药物和治疗方法杀灭肿瘤细胞的机制之一。然而，不同于以诱导凋亡为目标的治疗策略，目前仍然需要慎重对待以诱导自噬为目标的肿瘤治疗策略。因为自噬通常于细胞消亡之前被观察到，自噬的发生是否必然导致细胞死亡仍不可知。相反，肿瘤细胞也有可能通过自噬来应对应激而试图存活下去。研究发现自噬水平增加是导致肿瘤细胞对放疗、化疗产生抵抗的重要原因。在代谢应激时肿瘤细胞胞质中迅速涌现大量自噬体，被称为"自噬潮"（autophagic flux）。自噬潮为细胞度过危机提供了紧急的营养和能量支持，可能有利于细胞的存活。具有高自噬活性的肿瘤细胞可能在恶劣环境中具有一定的生存优势，也可能使一些抗肿瘤药物的作用减弱。在肿瘤中央缺血区域，癌细胞处于营养缺乏和低氧的环境，自噬可能成为其可选择的存活方式。

第四节 程序性坏死

程序性坏死（programmed necrosis）又被称为受调节的坏死（regulated necrosis），形态上与传统坏死相似，表现为细胞和细胞器水肿、细胞膜完整性破坏、细胞内容物泄漏；不存在细胞核固缩，也不依赖于caspase。与传统意义上的坏死不同，程序性坏死是一种可控的细胞死亡方式，也就是说，它的发生是受细胞内在信号/分子控制的。程序性坏死在急性休克，胰腺炎，肾脏、脑、心肌等脏器缺血-再灌注损伤，癫痫，肌肉萎缩症，阿尔茨海默病，亨廷顿病和帕金森病等病理过程中具有重要作用。此外，病原微生物感染，如HIV、牛痘病毒、志贺菌和沙门菌等可能通过程序性坏死途径引起被感染细胞死亡。

目前研究比较清晰的程序性坏死方式主要有坏死性凋亡（necroptosis）和PARP-1依赖性坏死。然而坏死性凋亡这种死亡方式在形态上并不具有凋亡的特征，不过坏死性凋亡与凋亡共享一些早期的信号步骤，参与坏死性凋亡中的一些关键性分子在凋亡过程中也具有重要作用。

一、坏死性凋亡的信号机制：
以TNF-α为例

程序性坏死可以被多种刺激诱导产生，如TNF-α、FasL、肿瘤坏死因子相关凋亡诱导配体（TNF-related apoptosis-inducing ligand，TRAIL）、dsRNA、IFN-γ、ATP耗竭、缺血-再灌注损伤、病原微生物等。例如，FasL结合Fas受体（CD95R）后，在caspase受到抑制的情况下，会诱发细胞程序性坏死。同样，caspase-8缺失的Jurkat细胞在遭遇FasL处理后，也呈现为程序性坏死。目前，研究最为透彻的是TNF-α诱导的程序性坏死过程。TNF-α引起的程序性坏死与它诱导的细胞凋亡或NF-κB信号活化享有一些共同的早期信号步骤。首先，TNF-α与TNFR1结合促使TNFR1发生三聚化（trimerization），形成复合物Ⅰ（complex-Ⅰ），它也被称为促生存复合物（prosurvival complex）。TRADD与TNFR1胞内段结合，招募RIPK1和接头蛋白TRAF2。TRAF2是抗凋亡蛋白c-IAP1和c-IAP2的泛素连接酶（E3）。与TNFR1复合物空间上的接近导致c-IAP蛋白发生二聚化，从而激活了TRAF2的E3活性，并促使RIP1蛋白发生K63和K11多聚泛素化修饰。泛素化修饰的RIP1成为招募NF-κB和MAPK信号组分的传导平台，一系列组分如线性泛素化链组装复合物（linear ubiquitin chain assembly complex，LUBAC）、TAB2/3-TAK1、NEMO和IKK被招募至此。活化的NF-κB和JNK、p38MAPK信号通路通过转录因子入核，激活一系列促进细胞存活和炎症反应的基因转录，包括TNF-α、cFLIP、c-IAP2等。

在抗凋亡蛋白c-IAP缺失的情况下，RIP1多聚泛素化修饰不能发生，TNFR1活化导致去泛素化的RIP1转位至另外一个复合物，称之为复合物Ⅱa（Complex-Ⅱa），它包括死亡结构域蛋白FADD（Fas-associated protein）和pro-caspase-8，同时RIPK1还招募RIPK3至此。复合物Ⅱa一旦形成，就会导致caspase-8活化，从而启动凋亡。蛋白翻译受到抑制时，如放线菌酮阻止c-IAP2蛋白翻译，会导致RIP1转位至复合物Ⅱa，引起细胞凋亡。另外，去泛素化酶CYLD引起RIP1去泛素化，也会促进复合物Ⅱa形成。在caspase-8活化受阻的情况下，复合物Ⅱa会转变为复合物Ⅱb，后者

又被称为坏死小体（necrosome），在这个复合物中，RIPK1和RIPK3发生磷酸化修饰，导致程序性坏死发生。程序性坏死依赖于RIPK1、RIPK3的激酶活性。激酶失活性突变体RIPK1或采用化学制剂抑制RIPK1活性可以完全阻断程序性坏死，另外，RIPK3抑制剂也可以阻断程序性坏死发生。到目前为止，复合物Ⅱa转变为复合物Ⅱb的详细机制尚不清楚，但是有研究指出，这一转变需要CYLD的去泛素化功能，另外NAD依赖性脱乙酰酶（NAD-dependent deacetylase）SIRT2参与了RIPK1对RIPK3的招募和复合物Ⅱb的形成。混合系激酶样蛋白（mixed lineage kinase like protein，MLKL）、线粒体磷酸酶5（mitochondrial phosphatase 5，PGAM5）与RIPK3发生相互作用，是程序性坏死的执行分子。与之相反，caspase-8和IAP蛋白是程序性坏死的负调节因子。

二、程序性坏死的效应分子

（一）MLKL

两个研究团队独立发现MLKL是程序性坏死的关键效应分子。两项研究都是采用结肠癌HT29细胞为模型研究发现的。其中一项研究通过全基因组shRNA文库筛选发现敲减MLKL抑制了HT29细胞的程序性坏死。另一项研究则通过小分子化合物文库筛选发现necrosulfonamide抑制了HT29细胞的程序性坏死，进一步证实necrosulfonamide的靶点为MLKL蛋白。MLKL是一个假激酶（pseudokinase），缺乏结合磷酸基团的富甘氨酸P环（phosphate-binding glycine-rich P loop）及关键性的结合锰离子（magnesium）的第349位天冬氨酸残基（aspartate 349 residue）。尽管MLKL可以结合ATP，但是它没有催化活性。MLKL通过自身的C端激酶样结构域（C-terminal kinase-like domain）与RIP3结合。necrosulfonamide可以与MLKL蛋白N端卷曲螺旋结构域（N-terminal coiled-coil domain）结合，但并不影响MLKL-RIP3相互作用。RIP3结合MLKL依赖于RIP3的激酶活性，并且这种结合依赖于RIP3蛋白特定位点的磷酸化修饰，在人的细胞中为S227位点，在小鼠中为T231、S232位点。另一方面，RIP3与MLKL结合后，催化MLKL在T357和S358发生磷酸化（小

鼠中为S345、S347和T349)。上述位点的磷酸化修饰对于程序性坏死的发生至关重要，原因在于上述位点突变的MLKL蛋白抑制了程序性坏死。相反，小鼠MLKL蛋白仿磷酸化突变体（phospho-mimic）S345D，即使在没有刺激信号，甚至RIP3缺失的情况下，也可以引起程序性坏死，充分说明RIP3在程序性坏死过程中的关键作用在于招募并磷酸化MLKL蛋白。

MLKL缺失的细胞可以发生凋亡，但是抵抗TNF、脂多糖（LPS）、氧化低密度脂蛋白（oxLDL）等因素引起的程序性坏死。MLKL敲除的小鼠对雨蛙肽引起的胰腺细胞坏死产生抵抗。最近，MLKL引起细胞程序性坏死的机制得到阐释。MLKL通过N端4HB（four-helix bundle）寡聚化转位至胞膜。这种寡聚化由RIP3催化的MLKL激酶样结构域磷酸化修饰引发，并且足以促发程序性坏死的发生。另外，MLKL蛋白的两个CC结构域（coiled-coil domain）也通过不同的方式参与细胞坏死，其中CC2参与寡聚化，CC1参与MLKL蛋白的膜转位。目前尚未完全阐明MLKL蛋白在胞膜的功能。有一项研究指出MLKL膜转位后与离子通道瞬时受体电位通道亚组7（transient receptor potential melastatin related 7，TRMP7）结合，引起Ca^{2+}内流和细胞死亡。另一项研究表明膜定位的MLKL蛋白通过影响Na^+通道促进Na^+进入细胞，引起胞内低渗透压，从而导致胞膜破裂。也有研究认为MLKL蛋白N端富含正电荷氨基酸残基，可以与胞膜脂质结合，因此膜定位的MLKL蛋白可能直接引起胞膜打孔和膜崩解。

（二）PGAM5

PGAM5是另一个RIP3的下游分子。PGAM5蛋白有两个亚型：PGAM5L和PGAM5s。当PGAM5s被MLKL招募至RIP1/RIP3复合物后发生磷酸化，磷酸化的PGAM引起线粒体融合蛋白动力相关蛋白（Drp）1去磷酸化，由此激活Drp1，促进线粒体融合和氧自由基大量生成，导致细胞损伤。然而，PGAM5-Drp1乃至线粒体在程序性坏死中的作用并不清晰。一个证据来自于去除线粒体的细胞抵抗凋亡，但是对TNF诱导的程序性坏死敏感。另外，氧自由基清除剂并不能抑制所有类型的程序性坏死。因此，PGAM和ROS可能仅参与特定细胞类型的程序性坏死。或者说，PGAM促进细胞程序性坏死还有另外的下游蛋白需鉴定。

（三）CaMKⅡ

CaMKⅡ最近被发现是RIPK3新的底物分子，在心肌细胞程序性坏死过程中发挥作用。CaMKⅡ是一种在机体内广泛表达的多功能丝氨酸/苏氨酸蛋白激酶，其家族包括α、β、γ、δ四种亚基，分别命名为CaMKⅡα、CaMKⅡβ、CaMKⅡγ和CaMKⅡδ。当心肌细胞内游离Ca^{2+}增加，CaMKⅡ通过结合Ca^{2+}/CaM复合物被激活。CaMKⅡ一旦被激活，可不受Ca^{2+}浓度影响，通过自身磷酸化及氧化作用维持活性。

RIP3通过激活CaMKⅡ触发了线粒体通透性转换孔开放和心肌程序性坏死，这种作用并不依赖于RIP1和MLKL。在小鼠中，RIP3缺陷或CaMKⅡ抑制可以改善缺血-再灌注或多柔比星（doxorubicin）处理诱导的心肌程序性坏死及心力衰竭。

三、PARP-1依赖性程序性坏死

PARP-1是参与DNA损伤修复的酶。它催化NAD^+生成多腺苷二磷酸核糖（PAR），这个过程需要消耗ATP。DNA烷化剂处理引起PARP-1过度活化，消耗大量的胞内NAD^+和ATP，由此产生胞内ATP耗竭，引起细胞坏死。这种坏死可以被PARP-1抑制剂阻断。研究发现DNA烷化剂MNNG激活L929细胞中PARP-1。TNF处理尽管也可以引起PARP-1活化，但是活化的时间更晚。PARP-1抑制剂3-AB可以抑制MNNG引起的胞内ATP耗竭和细胞坏死，但是并不能抑制TNF诱导的程序性坏死。MNNG引起的PARP-1依赖性坏死过程中存在着AIF蛋白从线粒体转位至胞质。同样，3-AB可以抑制MNNG引起的AIF转位。采用遗传学手段或化学制剂抑制RIP1/RIP3，并不能阻止MNNG引起的细胞坏死。因此PARP-1代表着另外一条独立于TNF诱导的程序性坏死通路的程序性坏死方式。不过也有研究指出TRAIL在酸性pH条件下引起的HT29、HepG2细胞程序性坏死中，PARP-1位于RIP1/RIP3下游。Nec-1或RIP1/RIP3 siRNA都能阻止TRAIL引起的PARP-1依赖性ATP耗竭和细胞坏死。

四、线粒体渗透性转换驱动的坏死

线粒体渗透性转换（mitochondrial permeability transition，MPT）驱动的细胞坏死是一种特殊类型的程序性死亡方式，它主要是环磷素D（cyclophilin D，CYPD）依赖性的细胞内环境失稳所导致的，形态上表现为坏死。MPT驱动的细胞坏死经常由胞内过量的氧化应激及胞质 Ca^{2+} 过多引发。MPT驱动的细胞坏死的生化特征是位于线粒体内外膜之间的通透性孔复合物（permeability transition pore complex，PTPC）的开放。CYPD又名肽基丙醇异构酶F（peptidylprolyl isomerase F，PPIF），是目前唯一有遗传学证据支持的线粒体通透性复合物开放所必需的蛋白质。相应地，CYPD抑制剂亲环素A（cyclosporin A，CsA）、sanglifehrin A（SfA）和JW47可以抑制MPT驱动的坏死。过表达HAX1（HCLS1 associated protein X-1）引起CYPD蛋白降解，阻止了心肌缺血-再灌注损伤过程中MPT驱动的坏死发生。与PTPC存在相互作用的一些蛋白也参与调节MPT驱动的坏死：①促凋亡的Bcl-2家族成员Bax、Bak、Bid，以及抗凋亡的Bcl-2、Bcl-XL；②在慢性的β肾上腺素能受体刺激的情况下，Drp1有助于PTPC的开放；③p53与CYPD存在直接相互作用，影响MPT驱动的坏死。

五、损伤相关分子模式

由于细胞膜完整性遭到破坏，坏死细胞释放的损伤相关分子模式（danger-associated molecular pattern，DAMP）实质上是胞内具有生理功能的一类分子，可以分为两类，一类是在活细胞内发挥非炎症性作用的分子，一旦释放至胞外或呈递在细胞表面后产生免疫调节作用。这一类分子包括高速泳动族蛋白B1（HMGB1）和ATP。另一类是预警素（alarmin），具有细胞因子的功能，通常储存于胞内，细胞破裂后释放至胞外，促进炎症反应，这类分子以IL-1a和IL-33为例。有些DAMP可以结合并刺激模式识别受体（pattern-

recognition receptor，PRR），包括Toll样受体（Toll-like receptor，TLR）、RIG-Ⅰ样受体（RIG-Ⅰ-like receptor，RLR）、核苷酸结合域和亮氨酸重复富集分子（nucleotide binding domain and leucine-rich repeat containing molecule，NLR）及C型凝集素受体（C-type lectin receptor，CLR）。这些模式识别受体也识别病原体相关分子模式（pathogen-associated molecular pattern，PAMP），提示病原微生物引起的炎症反应和应激、损伤可能与程序性坏死有关。观察发现某些细菌和病毒感染过程存在程序性坏死和DAMP释放，特别是HMGB1。但是HMGB1或其他种类的DAMP在感染相关性炎症中的作用和机制十分复杂。一方面，细菌和病毒感染过程中多种信号的活化，尤其是炎症小体活化（inflammasome activation）和PAMP诱发的细胞焦亡（pyroptosis），可以影响或调节DAMP的释放。另一方面，研究显示已经坏死的细胞释放的DAMP，可能提高了邻近的细胞发生程序性坏死的敏感性。

第五节　铁　死　亡

铁死亡是近年来发现的一类新型死亡方式，它的特征是铁依赖性的脂质过氧化，主要是多不饱和脂肪酸（polyunsaturated fatty acid，PUFA）的过氧化，导致细胞膜损伤引起的细胞死亡。

一、铁死亡的发生及调节因素

铁死亡最初于2012年被命名，用于描述小分子化合物erastin引起的细胞死亡。半胱氨酸（cysteine）是细胞用于合成谷胱甘肽的重要原料，erastin抑制了细胞膜胱氨酸（cystine）转运受体SLC7A11的活性，引起胞内半胱氨酸含量降低，导致还原型谷胱甘肽（GSH）耗竭并引起谷胱甘肽过氧化酶GPX4失活，破坏了细胞的抗氧化体系，ROS累积并攻击胞膜上的多不饱和脂肪酸。GPX4在GSH存在的情况下，可以将细胞毒性的脂质过氧化物（lipid hydroperoxide，L-OOH）代谢为无毒的脂醇类产物（lipid alcohol，L-OH）。

不论是形态，还是生化和遗传学特征，铁死

亡都与凋亡、坏死和自噬不同。铁死亡依赖于铁离子，因此铁死亡的发生可以被铁螯合剂阻断。铁死亡发生过程中，并不存在凋亡过程中的染色质浓缩和边集（chromatin condensation and margination），也不存在细胞的肿胀、破裂（坏死）和细胞空泡化（自噬）。与正常细胞相比，erastin诱导的铁死亡唯一的形态改变表现在线粒体体积缩小和线粒体膜密度增加、线粒体嵴减少或消失、线粒体外膜的崩解。这种线粒体形态改变与坏死性凋亡过程中的线粒体形态有一定的类似。铁死亡的发生不存在caspase的活化，它的生化特征是含有多不饱和脂肪酸细胞膜磷脂的氧化累积，主要是磷脂酰乙醇胺（phosphatidylethanolamine）。在遗传学上，负责半胱氨酸/谷氨酸反向转运的受体SLC7A11、GPX4、长链脂酰辅酶A合成酶家族成员4（acyl-CoA synthetase long chain family member 4，ACSL4）和溶血磷脂酰胆碱酰基转移酶3（lysophosphatidylcholine acyltransferase 3，LPCAT3）是调控铁死亡的关键因子。

（一）SLC7A11

SLC7A11又名System Xc⁻或xCT。与SLC3A2构成谷氨酸/胱氨酸反向转运体，负责从胞外转运胱氨酸进入细胞，同时将谷氨酸转运至胞外，因此它的活性受胞外谷氨酸浓度调节，当胞外谷氨酸浓度处于高位时，SLC7A11活性受到抑制，细胞对铁死亡敏感。胱氨酸进入胞内后被还原形成半胱氨酸，后者是合成GSH的原料。因此，当erastin抑制了SLC7A11活性时，会导致胞内GSH耗竭，损伤细胞的抗氧化能力，引起毒性脂质过氧化累积，促进铁死亡。最新的研究揭示，自噬相关蛋白Beclin 1可以促进铁死亡发生。AMPK引起Beclin 1蛋白Ser90/93/96磷酸化，促进Beclin 1-SLC7A11复合物形成，抑制了SLC7A11的活性，最终促进铁死亡。敲减Beclin 1表达抑制了erastin诱导的铁死亡，但是对RSL3、FIN56和buthionine sulfoximine诱导的铁死亡没有影响，表明Beclin 1促进铁死亡的作用是通过SLC7A11途径实现的。SLC7A11在多种肿瘤组织高表达，防止铁死亡的发生，促进肿瘤的演进。另外有研究发现，SLC7A11在耐药肿瘤细胞中高表达，提示诱导铁死亡可能是逆转肿瘤耐药的策略。SLC7A11高表达的肿瘤细胞由于外排谷氨酸过多，需要消耗更多的谷氨酰胺用于合成谷氨酸，因此在代谢上更加依赖于谷氨酰胺，表现出谷氨酰胺成瘾（glutamine addiction）。CD44v被发现可以与SLC7A11结合，提高SLC7A11蛋白稳定性。CD44v缺失导致细胞膜定位的SLC7A11蛋白减少，GSH合成和抗氧化能力降低。CD44v与SLC7A11共表达常见于肿瘤干细胞，并且和临床治疗抵抗及不良预后相关，因此靶向SLC7A11诱导铁死亡被认为是杀灭除肿瘤干细胞的策略。突变的p53蛋白通过与转录因子NRF2结合，抑制SLC7A11表达，降低GSH水平，因此导致表达突变p53蛋白的肿瘤细胞对铁死亡诱导剂高度敏感。SLC7A11表达还受到酪氨酸激酶影响，FDA批准上市的酪氨酸激酶抑制剂（tyrosine kinase inhibitor）索拉非尼（sorafenib）抑制了SLC7A11，引起胞内GSH耗竭，触发铁死亡。正如氧化应激在肿瘤的发生和演进过程中具有双面性一样，SLC7A11高表达可以防止肿瘤细胞由过度氧化应激导致的铁死亡，但是在肿瘤的发生过程中，SLC7A11缺失引起的氧化应激却可能造成基因组损伤从而引发癌变。事实上，SLC7A11缺失的小鼠可以正常发育、存活，但是对化学致癌物诱发的肿瘤易感性增加。

（二）GPX4

GPX4是防止细胞膜脂质过氧化的关键磷脂氢过氧化物酶（hydroperoxidase），属于谷胱甘肽过氧化酶家族成员，在GSH存在的条件下，催化过氧化氢（H_2O_2）有机过氧化物（organic hydroperoxide）和脂质过氧化物的还原反应，生成的氧化型谷胱甘肽在谷胱甘肽还原酶和NADPH/H^+的作用下又重新生成GSH。GPX家族有8个成员，GPX4与其他成员不同的是，它的结构为单体，并且在胞内可以催化脂质过氧化物的还原反应。缺失GPX4导致细胞内脂质过氧化物累积，发生铁死亡。GPX4对于维持机体的氧化还原稳态至关重要，缺失GPX4的小鼠在胚胎发育第8天死亡。整合素α6β4及其下游Src信号通路活化对于维持GPX4表达有重要作用，从而协助肿瘤细胞抵抗脱离基质所诱发的铁死亡。在缺失α6β4表达的情况下，脱离基质的肿瘤细胞在黏附分子PVRL4作用下聚集成团，引起脂质过氧化，导致铁死亡。而在PVRL4缺失的情况下，脱离基质的细胞并不成团，发生失巢凋亡。RSL3和FIN56分别通过抑制GPX4活性或清除GPX4蛋白诱导铁死亡。GPX4对于肿瘤耐药具有特别重要的意义，多项研究发现GPX4在耐药细胞或肿瘤干细胞中高表达，维持细胞内环境氧化还原稳态，防止铁死亡。

（三）ACSL4

铁死亡是毒性脂质过氧化物累积所导致的细胞死亡。脂质组学（lipidomics）分析显示含有花生四烯酸（arachidonic acid，C20：4）及其衍生物肾上腺素（adrenic acid，C22：4）的磷酸乙醇胺（phosphatidylethanolamine，PE）是铁死亡过程中被氧化的主要脂质。因此，控制上述脂质合成和掺入细胞膜的分子对铁死亡的发生具有重要的调节作用，显著影响细胞对铁死亡的敏感性。长链脂酰辅酶A连接酶家族成员4（acyl-CoA synthetase long chain family member 4，ACSL4）催化自由长链脂肪酸形成脂酰辅酶A酯（fatty acyl-CoA ester），促进多不饱和脂肪酸（PUFA）合成。缺失ACSL4的细胞由于PUAF合成受阻，对铁死亡具有抵抗作用。相反，添加花生四烯酸或其他类型的PUAF则会提高细胞对铁死亡的敏感程度。在缺失GPX4的细胞中，PUAF-PE的氧化产物即可诱导铁死亡发生。有趣的是，胚胎发育过程中免疫系统的建立需要充足的多不饱和脂肪酸，这可能提示免疫细胞的铁死亡可能参与了胚胎免疫系统的成熟。研究表明ACSL4在包括肝细胞癌、乳腺癌等肿瘤组织中高表达，然而，也有研究指出ACSL4在胃癌中发挥抑瘤作用。ACSL4在基底样乳腺癌细胞中异常表达，与这些细胞对铁死亡的敏感性相关。糖尿病治疗药物噻唑烷二酮类（thiazolidinedione）可以抑制ACSL4，从而改善小鼠铁死亡模型中的组织死亡，提示靶向ACSL4可能预防或治疗铁死亡相关疾病（如铁死亡相关的神经退行性疾病）。LPCAT3调节PUAF的膜掺入，也参与铁死亡敏感性的调节。

（四）脂加氧酶

脂加氧酶（lipoxygenase，LOX）是非亚铁血红素的铁蛋白，影响脂质氧化和铁死亡的发生。尽管游离的PUAF是脂加氧酶的最适底物，但是膜磷脂可以通过形成一种非双层排列模式，使得含有PUAF的膜磷脂易于被脂加氧酶氧化，从而发生铁死亡。缺失脂加氧酶的细胞对铁死亡具有抵抗作用。

（五）铁离子代谢

铁离子对于脂质过氧化物的累积和铁死亡的执行都是必不可少的。因此，铁离子的吸收、外排、储存和转化都显著影响着细胞对铁死亡的敏感性。转铁蛋白（transferrin）及其受体负责将胞外铁离子转运进入细胞，对于铁死亡的发生具有重要作用。细胞自噬通过影响铁离子代谢影响铁死亡的发生。一种特殊形式的选择性自噬——铁蛋白自噬（ferritinophagy），通过选择性降解铁蛋白（ferritin），释放铁离子从而促进了铁死亡的发生。NCOA4识别ferritin，并将其招募至自噬体经溶酶体降解，释放出大量的游离铁离子。盐霉素（salinomycin）具有特异性杀伤肿瘤干细胞的作用，其衍生物ironomycin（AM5）表现出更强的抗肿瘤效应。研究发现AM5促进了ferritin在溶酶体降解，导致溶酶体内大量的铁离子聚集，产生活性氧自由基损伤溶酶体膜，诱导乳腺癌干细胞发生铁死亡。

（六）p53

p53被发现具有限制铁死亡的作用，这种作用是通过非转录的方式抑制二肽酶4（dipeptidyl-peptidase-4，DPP4）的活性实现的。缺失p53抑制了DPP4的胞核聚集，促进DPP4定位于胞膜，从而增强了DPP4依赖性的脂质过氧化和铁死亡发生。另外，p53具有促进铁死亡的作用。研究表明p53可以抑制SLC7A11表达，从而促进铁死亡。p53也可以通过促进精脒/精胺N1-乙酰转移酶（spermidine/spermine N1-acetyltransferase 1，SAT1）和谷氨酰胺酶2（glutaminase 2，GLS2）表达促进铁死亡的发生。

（七）NRF2

NRF2是细胞抗氧化反应的核心调控因子。当细胞内氧自由基水平升高时，NRF2被激活，促进参与抗氧化反应的基因转录增加。NRF2的靶基因包括*GPX4*、*SLC7A11*，因此，NRF2也具有阻止铁死亡发生的作用。

二、铁死亡与肿瘤治疗

氧化应激在肿瘤的发生和演进过程中具有双重作用。一方面，在肿瘤的起始阶段，氧自由基可以攻击生物大分子，尤其是DNA，造成基因组不稳定性增加，从而促进癌变。另一方面，过度的氧化应激损伤会引起细胞死亡。观察发现在已形成的肿瘤组织内氧化应激水平较正常组织要高，这种增高的氧化应激驱动肿瘤细胞作出一系列生化和代谢方面的改变，促进肿瘤的演进，甚至是耐药。我们可以利用肿瘤内氧化应激水平高的这个特点来控制肿瘤，通过促进氧自由基的生成增加或抑制细胞的抗氧化反应，达到杀伤肿瘤细胞的目的。过去，我们着眼于通过促进氧化应激引起细胞凋亡来达到这一目的。然而，肿瘤细胞可以通过增强细胞自噬，尤其是线粒体自噬，来清除受损的线粒体，防止细胞凋亡发生。并且由于很多肿瘤细胞存在凋亡途径的缺陷，如线粒体凋亡蛋白Bax、Bak的缺失，以及抗凋亡蛋白如Bcl2、Bcl-XL的过度表达，因而或多或少存在对凋亡的抵抗，这是肿瘤细胞获得耐药性的一个途径。

诱导铁死亡为肿瘤治疗提供了新的策略。铁死亡的发生并不依赖于caspase，对于凋亡途径失活的肿瘤细胞，如Bax、Bak缺失的肿瘤细胞，诱导铁死亡是有效的策略。越来越多的研究提示，在化疗抵抗的肿瘤细胞中，GPX4、SLC7A11等铁死亡负调节因子存在过度表达，采用遗传学手段或上述分子的化学抑制剂处理可以引起耐药细胞发生铁死亡。近年来的研究发现肿瘤干细胞，如卵巢癌干细胞，高度依赖于不饱和脂肪酸。铁死亡的发生源于多不饱和脂肪酸的过度氧化，因此可以利用肿瘤干细胞的这种代谢偏好来诱导铁死亡的发生，从而达到清除肿瘤干细胞的目的。

第六节　焦　　亡

焦亡是由细胞内外环境扰动引起的一种程序性死亡，与病原微生物感染及天然免疫（innate immunity）有关。焦亡的细胞形态上表现为细胞肿胀、胞膜渗透性增加甚至破裂。焦亡一词最初由Cookson和Brennan用于描述炎性caspase-1依赖性的程序性死亡。最初，焦亡被简单地认为仅见于caspase-1活化引起的单核细胞或巨噬细胞的死亡，然而研究指出焦亡也可以被另外的caspase成员，包括caspase-3所诱导。除了单核巨噬细胞系统，其他谱系的细胞也可以发生焦亡。焦亡在清除细胞内病原微生物的天然免疫过程中具有重要地位。焦亡的另一个特征是通常（但不全是）伴有IL-1β和IL-18分泌，从而激发强烈的炎症反应。

一、gasdermin家族成员：焦亡的执行分子

gasdermin是一个成孔蛋白家族，在细胞焦亡的执行阶段发挥着重要作用。人类gasdermin家族包含6个保守成员，包括gasdermin A、B、C、D、E（也称为DFNA5）和DFNB59。gasdermin 蛋白家族成员由N端孔形成结构域（N-terminal pore-forming domain）和C端抑制性结构域（C-terminal repressor domain）组成。N端结构域由所有gasdermin家族成员共享，可与酸性脂质结合，包括磷脂酰肌醇磷酸（PIP）、磷脂酸（PA）、磷脂酰丝氨酸（PS）和心磷脂，进而在质膜中形成含有16个对称原体的孔。在正常情况下，C端与N端相结合，N端的打孔功能被抑制，gasdermin蛋白处于失活状态，防止细胞焦亡。炎性caspase（包括caspase-1和caspase-11）可以在柔性接头处水解切割gasdermin蛋白，释放细胞毒性N端结构域，以在膜中寡聚化并形成大的寡聚孔，使细胞膜通透性增大，触发细胞焦亡，并分泌IL-1β和IL-18至胞外，放大炎症信号。

二、焦亡的发生途径

迄今为止，已经确定了4种不同的途径来诱导细胞焦亡的作用。基本上，细胞焦亡可以通过炎症小体依赖或非依赖的方式进行。炎症小体依赖性途径包括经典和非经典途径，而炎症小体非依赖途径包括caspase-3介导的途径和颗粒酶介导的途径。

（一）经典炎症小体途径

炎症小体（inflammasome）是一类包裹着

NLRP3、NLRC4、AIM2、NLRP6蛋白复合物的分子平台，它负责识别多种微生物、应激及损伤信号。细胞在遭受上述刺激之后，炎症小体组装、招募pro-caspase-1，导致其发生剪切活化，形成caspase-1，后者剪切GSDMD，释放其N端结构域，在胞膜上形成孔，引起水分流入胞内，细胞肿胀并最终破裂，细胞内容物释放至胞外。另外，活化的caspase-1剪切炎症因子前体pro-IL-1β和pro-IL-18，将其加工为成熟的IL-1β和IL-18，通过GSDMD-N形成的孔分泌至胞外（图9-3）。

（二）非经典炎症小体途径

源于革兰氏阴性菌（Gram-negative bacteria）的胞内LPS可以直接结合pro-caspase-4、5/11并启动pro-caspase-4、5/11的寡聚化和自剪切。活化的caspase-4、5/11剪切GSDMD蛋白和炎症因子前体pro-IL-1β和pro-IL-18，引起细胞焦亡（图9-3）。

（三）caspase-3/GSDME介导的焦亡途径

上皮细胞可能发生无菌性焦亡。例如，化疗药物通过caspase-3介导的gasdermin E（GSDME）裂解诱导上皮细胞焦亡。活化的caspase-3在GSDME蛋白267或270位氨基酸残基处切割，释放其N端结构域，触发焦亡。caspase-3/GSDME介导的细胞焦亡既不需要经典炎性体，也不需要非经典炎性体。然而，GSDME-N可以激活经典炎症小体通路，从而促进IL-1β和IL-18的成熟和释放（图9-3）。在过去的几十年中，caspase-3的激活被认为是细胞凋亡过程的生化特征之一。现在我们知道caspase-3的激活不是细胞凋亡所特有的。gasdermin而不是半胱天冬酶，是死亡刺激后从细胞凋亡到细胞焦亡的转换开关。

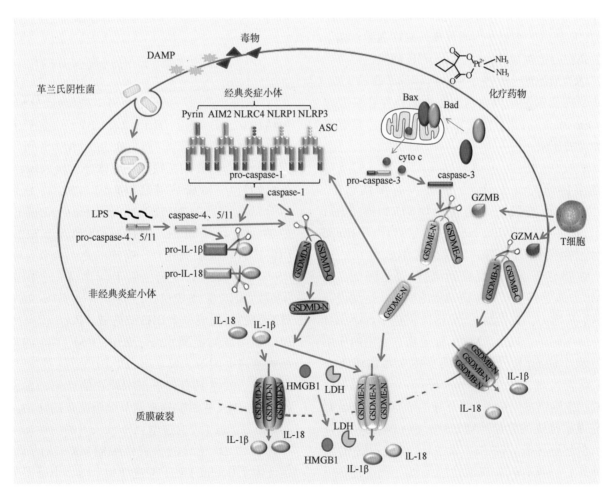

图9-3　细胞焦亡的信号途径

（四）颗粒酶介导的途径

杀伤细胞介导的肿瘤细胞消除以前被认为是非炎症性的。最近，有研究表明，自然杀伤细胞和细胞毒性 T 淋巴细胞通过颗粒酶蛋白酶介导的特定 gasdermin 家族成员的切割引起癌细胞焦亡。例如，淋巴细胞衍生的颗粒酶 A（GZMA）在接头处切割 gasdermin B（GSDMB），从而释放其成孔活性并导致表达 GSDMB 的肿瘤细胞发生细胞焦亡。来自自然杀伤细胞或 CAR-T 细胞的颗粒酶 B（GZMB）在 D270 残基后直接裂解 GSDME，释放细胞毒性 N 端以在膜上形成孔，引起肿瘤细胞焦亡（图 9-3）。

三、焦亡与肿瘤

焦亡最基本的生物学意义在于清除感染。然而研究发现引起焦亡的 GSDME-N 也可以导致线粒体膜打孔，释放 cyto c 并激活凋亡小体形成。GSDME 缺陷的细胞在内源性或外源性刺激作用下发生凋亡的比例显著降低。GSDME 缺陷也促进了体外培养细胞的生长及小鼠体内黑色素瘤的生长。这些研究表明细胞焦亡与凋亡之间也存在交互作用（crosstalk），并且在特定条件下，焦亡具有抑制肿瘤的作用。

尽管焦亡经常由细菌感染所诱发，但是越来越多的研究证据显示，即使没有细菌感染，焦亡仍然可能发生。哺乳动物 STE20 样激酶 1（mammalian STE20-like kinase 1，MST1）是 Hippo 信号通路关键的激酶，具有促进细胞凋亡的作用。在胰腺癌组织中观察到 MST1 表达降低。恢复 MST1 表达抑制了胰腺癌细胞的生长、运动侵袭及球形成能力，其机制在于 MST1 促进了 caspase-1 介导的细胞焦亡发生。MST1 促进焦亡发生的作用不依赖于 Hippo 信号通路，而是由氧自由基所介导。研究发现二甲双胍（metformin）可以引起食管鳞状细胞癌发生 GSDMD 介导的细胞焦亡。也有研究提示传统的化疗药物如紫杉醇和顺铂在体外可以引起肺腺癌 A549 细胞发生 CASP3/GSDMD 依赖性焦亡。具有抗肿瘤活性的天然产物雷公藤甲素（triptolide）可以通过激活线粒体凋亡途径，引起 caspase-3 活化，导致 GSDME 剪切，诱导头颈

部肿瘤细胞发生焦亡。此外，有研究表明 BRAF 抑制剂和 MEK 抑制剂（BRAFi+MEKi）通过诱导 GSDME 依赖性焦亡，来杀灭 $BRAF^{V600E/K}$ 突变的黑色素瘤细胞。焦亡作为一种免疫原性死亡，可以激活机体抗肿瘤免疫的潜能。研究发现 GSDME 可以作为抑瘤基因发挥作用，但是其抑瘤活性仅存在于免疫健全的小鼠中，在裸鼠体内并不能发挥抑瘤作用。同样，BRAFi+MEKi 对 $BRAF^{V600E/K}$ 突变的黑色素瘤的治疗效果在免疫缺陷小鼠中严重降低，都说明诱导肿瘤细胞焦亡不仅仅可以直接杀灭肿瘤细胞，而且可以激活抗肿瘤免疫，达到肿瘤的长期控制。

第七节　细胞死亡方式的相互调节

随着研究的不断深入，不同细胞死亡方式之间的边界变得不再单一，不同死亡方式可以相互影响，甚至是"你中有我，我中有你"。

一、细胞死亡方式的交叉调节

Beclin 1 蛋白与抗凋亡的 Bcl-2 家族成员结合，包括 Bcl-2、Bcl-XL、Bcl-w 和 Mcl-1。这些分子是重要的抗凋亡因子，它们与 Beclin 1 结合，可以发挥抑制自噬的作用。缺失突变体分析显示 Beclin 1 蛋白的 112～159aa 区域是 Beclin 1 与 Bcl-2、Bcl-XL 结合的位点。FADD 是死亡受体 Fas/FasL 凋亡途径的重要接头蛋白，FADD 可以与 Atg5 相互作用促进自噬性细胞死亡。有趣的是，调节自噬的 Beclin 1 基因本身可能也属于仅含有一个 BH3 结构域的 Bcl-2 家族成员。序列分析表明 Beclin 1 的 112～123aa 构成一个 BH3 结构域。Beclin 1 基因的 BH3 结构域与促凋亡分子 Bak、Bad、Bim 的 BH3 结构域高度同源。仅含有一个 BH3 结构域的 Bcl-2 家族成员通常具有促进细胞凋亡的作用，有理由相信 Beclin 1 基因也具有调节细胞凋亡的作用。事实上，Beclin 1 可通过增强 caspase-9 的活性加强化疗药物 CDDP 诱导的人胃癌细胞 MKN28 的凋亡，也证明了 Beclin 1 除了促进细胞自噬，也可参与细胞凋亡的调控。

p53 是最重要的促凋亡基因之一，也具有调

节自噬的作用。一些应激如肿瘤胁迫（oncogenic stress）及DNA损伤等，除了可以激活p53蛋白，诱导凋亡，在特定情况下亦能活化p53，诱导自噬的发生。p53诱导自噬的途径之一是通过活化磷酸一腺苷（AMP）活化的蛋白激酶（AMP-activated protein kinase，AMPK）。AMPK具有能量代谢感受器的作用，受p53激活之后可以负性调节mTOR信号通路，从而促进细胞自噬的发生。p53诱导自噬的另一途径是转录依赖性途径，是通过上调mTOR的抑制因子*PTEN*和*TSC1*基因的表达。除此之外，p53还负责转录损伤诱导的自噬调控因子（damage-regulated autophagy modulator，DRAM）表达。DRAM同样可以抑制mTOR信号的活化，促进细胞自噬。

二、细胞凋亡与自噬的转换

在特定条件下，细胞死亡方式可以在凋亡与自噬之间转换。同一种死亡诱导因素，既可以通过凋亡途径，也可以启动自噬途径来诱导细胞死亡。例如，采用自噬特异性抑制剂3-MA处理或者通过RNAi抑制*Atg*基因（*Atg5*、*Atg6/Beclin 1*、*Atg10*、*Atg12*）表达，代谢应激可以诱导细胞发生凋亡。与此相反，采用广谱caspase抑制剂zVAD抑制caspase-8活性，则可以引起自噬性程序性细胞死亡，并且这种程序性细胞死亡需要*Atg7*和*Beclin 1*基因的参与。TNF结合TNFR，招募RIP激酶、接头蛋白TRADD和FADD，活化caspase-8和caspase-10，引起细胞凋亡。如果抑制caspase-8的活化，则可以通过*RIP*、*JNK*和*Atg*基因引起自噬性细胞死亡。

在某些条件下，细胞自噬可以继发凋亡。应用RNAi或同源重组技术将*LAMP-2*基因敲除，细胞在营养被剥夺情况下，首先发生自噬，继而发生凋亡。神经生长因子（NGF）去除或将阿糖胞苷加入含NGF的交感神经元，细胞在出现以DNA片段化为主的凋亡特点前，首先出现大量的自噬泡。TRAIL在人乳腺上皮细胞MCF-10A组织形成过程中，诱导自噬形式的细胞死亡以形成中空的腔状结构，此过程同时伴随发生caspase依赖的细胞凋亡事件。

三、细胞凋亡与程序性坏死

（一）RIP3 的抗凋亡作用

一个让人颇感惊讶的发现是RIP3具有抗凋亡作用。前文已述及RIP3对于程序性坏死的重要性，但是研究也发现RIP3的激酶活性可以抑制细胞凋亡的发生。不论是采用遗传学的手段（激酶失活突变体敲入小鼠模型），还是采用化学的方法（RIP3抑制剂）都显示RIP3可以抑制细胞凋亡。不同类型的RIP3缺陷小鼠模型所表现出的表型差异是一个有趣而费解的问题。不论是RIP3激酶失活性突变（敲入）小鼠还是*RIP3*基因敲除小鼠都表现出对程序性坏死的抵抗，但是敲除鼠可以存活，而敲入小鼠在胚胎阶段就发生死亡，其原因就在于发生了大量的细胞凋亡。激酶失活型RIP3引起的细胞凋亡依赖于RIP1和caspase 8。有趣的是，Bcl-2似乎可以调节铁死亡的发生。研究发现，Bcl-2阻止了生理状态下未分化的神经元祖细胞的过早消亡，这种作用不依赖于Bax和caspase，并且可以被铁死亡抑制剂所阻断。然而目前Bcl-2对铁死亡的调节作用仍然有待阐明。

（二）细胞自噬与铁死亡

诱导铁死亡的激动剂（包括erastin 和RSL3）会引起细胞内自噬体的累积；并且自噬的调控因子（Atg3、Atg5、Atg4B、Atg7、Atg13、Beclin 1）对铁死亡的发生具有调节作用。铁蛋白自噬（ferritinophagy）是最新发现的一种调节细胞内铁代谢的选择性自噬，主要由核受体蛋白NCOA4调节。BRD4抑制剂JQ1引起的肿瘤细胞铁死亡依赖于铁自噬。干扰NCOA4或Atg（Atg3、Atg5、Atg7、Atg13）都可以抑制erastin诱导的ferritin降解和胞内铁离子累积、氧化性脂质损伤，从而阻止铁死亡的发生。此外，细胞自噬的抑制剂巴弗洛霉素A1（bafilomycin A1）也可以抑制ferritin 降解和铁死亡。除此之外，另外一些特殊类型的细胞自噬也促进了铁死亡的发生，包括RAB7A依赖性的脂自噬（lipophagy）、Beclin 1介导的SLC7A11抑制、STAT3引起的溶酶体膜通透性增高及分子伴侣介导的自噬。有观点认为，铁死亡的发生依赖于细胞自噬。

小　结

　　生物体的正常依赖于细胞增殖与细胞死亡的平衡。根据死亡机制的不同，细胞死亡分为程序性细胞死亡和非程序性细胞死亡，后者即通常所说的细胞坏死。细胞凋亡属于Ⅰ型程序性细胞死亡，具有独特的形态及生化特征。根据机制，分为死亡受体介导的外源性凋亡途径和线粒体介导的内源性凋亡途径。自噬属于Ⅱ型程序性细胞死亡，同时也是一种细胞存活机制。细胞自噬过程受自噬相关基因、泛素样结合系统及多条信号通路精密调控。自噬具有抑制肿瘤的作用。细胞凋亡与自噬过程之间存在交叉调节。程序性坏死是具有坏死样形态特征的受调节的死亡方式，通常伴随有局部炎症反应。现在的研究表明程序性坏死途径受到抑制也可能参与肿瘤的发生和演进。铁死亡是有别于凋亡、自噬性死亡和程序性坏死的死亡方式，主要是由胞内氧自由基累积导致的细胞膜氧化性损伤所致。然而，铁死亡的发生需要细胞自噬的参与。铁死亡为杀灭凋亡抵抗的肿瘤细胞提供了新途径。细胞焦亡作为免疫原性死亡方式，不仅可以直接杀灭肿瘤，并且具有激活机体抗肿瘤免疫的潜能。

（向　波）

参 考 文 献

陈国强，钟清，黄莺，2020. 细胞分化和死亡与肿瘤//徐瑞华，陈国强，林东昕，等. 肿瘤学. 第5版. 北京：人民卫生出版社.

姜勇，2010. 疾病的细胞功能异常//李桂源，吴伟康，欧阳静萍. 病理生理学. 第2版. 北京：人民卫生出版社.

Debnath J，Baehrecke EH，Kroemer G，2005. Does autophagy contribute to cell death? Autophagy，1（2）：66-74.

Gozuacik D，Kimchi A，2007. Autophagy and cell death. Curr Top Dev Biol，78：217-245.

Hengartner MO，2000. The biochemistry of apoptosis. Nature，407（6805）：770-776.

Karki R，Kanneganti TD，2019. Diverging inflammasome signals in tumorigenesis and potential targeting. Nat Rev Cancer，19（4）：197-214.

Kroemer G，1997. The proto-oncogene Bcl-2 and its role in regulating apoptosis. Nat Med，3（6）：614-620.

Kroemer G，Martin SJ，2005. Caspase-independent cell death. Nat Med，11（7）：725-730.

Levine B，2007. Cell biology: autophagy and cancer. Nature，446（7137）：745-747.

Levine B，Sinha SC，Kroemer G，2008. Bcl-2 family members: dual regulators of apoptosis and autophagy. Autophagy，4（5）：600-606.

Liu X，Kim CN，Yang J，et al，1996. Induction of apoptotic program in cell-free extracts: requirement for dATP and cytochrome c. Cell，86（1）：147-157.

Ma F，Zhang C，Prasad KV，et al，2001. Molecular cloning of Porimin，a novel cell surface receptor mediating oncotic cell death. Proc Natl Acad Sci U S A，98（17）：9778-9783.

Majno G，Joris I，1995. Apoptosis，oncosis，and necrosis. An overview of cell death. Am J Pathol，146（1）：3-15.

第十章

肿瘤转移

肿瘤转移是指肿瘤细胞脱离原发部位，转移到继发组织或器官并继续增殖，最终形成与原发部位肿瘤性质相同的继发肿瘤的动态过程。肿瘤细胞的侵袭与转移是恶性肿瘤的基本生物学特征，也是肿瘤患者死亡的主要原因。因此，阐明肿瘤转移的过程及其分子调控机制对治疗肿瘤具有重要意义。

第一节 肿瘤转移的过程

研究发现肿瘤细胞主要通过淋巴道、血道和直接种植等途径转移。肿瘤细胞诱导形成的毛细血管网既可为原发灶的癌细胞提供营养，也为肿瘤细胞侵入循环系统提供了基本条件。基底膜缺损的新生毛细血管及微小淋巴管道有利于肿瘤细胞进入循环系统。除此外，肿瘤细胞向邻近组织和器官直接种植也是转移的重要方式，如肝癌、结肠癌向腹腔器官的种植转移。

肿瘤转移是一个多阶段过程，包括原发肿瘤细胞的局部侵袭、内渗入血液或淋巴系统、在循环系统[血液和（或）淋巴]中存活、停留在远处器官、外渗、在新的环境中生存及转移定植。①肿瘤侵袭转移过程的起始步骤是原位癌细胞突破细胞外基质（extracellular matrix，ECM）和基底膜；②癌细胞进入邻近的血管或淋巴管；③癌细胞在脉管循环系统的存活运输；④癌细胞被远处器官截留并渗入远处薄壁组织，形成潜伏转移灶；⑤少部分癌细胞能够存活下来并重新启动其增殖程序，形成临床上可检测的癌转移灶（该步骤通常称为"转移性定植"）。以上步骤被称为侵袭-转移级联过程（invasion-metastasis cascade）（图10-1）。

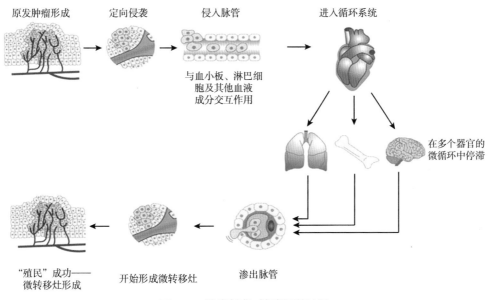

图10-1 肿瘤侵袭-转移级联过程

一、肿瘤细胞突破基底膜

未突破基底膜的上皮源性肿瘤被定义为"良性肿瘤"，若肿瘤细胞突破了基底膜并破坏了基底膜的完整性，则进展为"恶性肿瘤"。癌细胞突破基底膜是其侵入基质的前提，肿瘤细胞通过高表达基质金属蛋白酶（matrix metalloproteinase, MMP）和乙酰肝素酶（heparanase）等降解基底膜。肿瘤细胞通过分泌蛋白酶作用于基底膜内生长因子储存库，使其释放生长因子。此外，基底膜内基质黏附信号等分子影响肿瘤细胞内的信号转导事件，导致其增殖、凋亡和侵袭性的改变。肿瘤细胞突破基底膜后，通过与基质细胞的更紧密接触，刺激基质血管新生，同时基质细胞分泌的生长因子进一步增强肿瘤细胞的增殖和运动能力。

二、肿瘤细胞进入血管和淋巴管

部分肿瘤细胞在周围环境和遗传因素的共同作用下，获得了更强的侵袭能力，突破并进入毛细血管和淋巴管的管腔内，称为内渗（intravasation）。形成微血管壁的周细胞和内皮细胞分泌的屏障分子的表达变化影响内渗过程。内渗是肿瘤细胞进入循环系统至关重要的一步。

一旦癌细胞成功渗入管腔内，肿瘤细胞可随着血液和淋巴广泛传播，循环到达远处。在循环系统的转运过程中，成功转运到远处的肿瘤细胞数量极少。运输中的肿瘤细胞也许仍需要固相支撑，而循环系统中不可能提供这种支撑。另外，循环中的肿瘤细胞必须克服由血流动力学剪切力引起的物理损害和免疫细胞的杀伤。

三、肿瘤细胞穿出管道

肿瘤细胞刺激微环境中新血管形成的过程被称为新血管生成。与正常血管相比，新血管系统具有更多弯曲、易于渗透并且处于连续重构状态等特点。肿瘤新生脉管系统的相邻内皮细胞之间紧密连接缺失和缺乏周细胞覆盖等导致血管渗透。一旦决定在远处器官的微脉管系统中停下来，肿瘤细胞必须设法再次穿过血管和淋巴管的管壁进入到管外的组织间隙中，这个步骤称为外渗（extravasation）。外渗依赖于肿瘤细胞与管壁细胞之间的交互作用，肿瘤细胞通过改变自身的形状来穿过管壁细胞之间的缝隙，也可通过堆积成团，挤压管壁内皮细胞、周细胞和平滑肌细胞，并最终突破出管道（图10-1）。

四、转移瘤的休眠、克隆生长和血管/淋巴管新生

穿出管道的肿瘤细胞在新的环境开始定居（colonization），这个步骤是肿瘤转移整个过程中最为困难的一步。肿瘤细胞对新环境可能会不适应，迅速凋亡或进入休眠状态（dormancy）。休眠状态的肿瘤细胞散布于全身，由于它们的数量很少，暂不会对患者造成伤害，临床也无法检测出来。当微环境变得"好客"时，休眠细胞逃避休眠并开始活跃增殖。

在长时间的潜伏期中，休眠细胞通过遗传和（或）表观遗传进化获得转移性定植所需的适应性特征，并诱导新毛细血管和淋巴管的生成，最终形成显微镜下可见的甚至更大的转移灶。

第二节 肿瘤转移相关基因及其功能

恶性肿瘤患者死亡的主要原因是肿瘤细胞发生了远处转移，但是其机制尚未完全阐明。

一、肿瘤转移与基因变异

参与转移过程的基因包括肿瘤转移基因（tumor metastatic gene）和肿瘤转移抑制基因（tumor metastatic suppressor gene）。肿瘤转移基因的激活、肿瘤转移抑制基因失活均可诱导肿瘤转移的发生。癌基因和抑癌基因也参与了癌细胞的转移，如 *Myc*、*Ras*、*Mos*、*Raf*、*Fes*、*Ser*、*PTEN*、*p53*、*Rb* 等。此外，研究发现，某些酶和蛋白质等也参与转移的调控。

肿瘤细胞的异质性导致了其转移能力的差别，转移能力较强的细胞比转移能力弱的细胞存在更

多的变异。肿瘤细胞转移能力相关的基因变异使其具备了肿瘤转移表型。在肿瘤转移过程中，肿瘤细胞中癌基因和抑癌基因变异也不断积累。当前，肿瘤转移相关的基因不断被发现，通过研究和分析肿瘤转移相关的基因型和转移表型的关系，并对不同转移阶段的肿瘤进行基因表达的研究，将有利于阐明肿瘤转移的分子机制。

二、重要的肿瘤转移基因

具有促进肿瘤细胞浸润或转移潜能的基因称为肿瘤转移基因。目前，研究比较清楚的肿瘤转移基因主要有 S100A4、Tiam-1、MTA1 和 FAK 等。

（一）S100A4 基因

1. S100A4基因的结构与功能　人 S100A4 基因位于染色体 1q21 中，由 4 个外显子组成，编码具有 101 个氨基酸残基的蛋白质。S100A4 是 S100 钙结合蛋白家族的成员，也称为转移蛋白（Mts1）、CAPL、钙调蛋白和成纤维细胞特异性蛋白（FSP1）等。在 S100A4 的启动子区域内有一个 ERBB2 反应元件，S100A4 的转录受位于第 1 内含子的正性和负性调节元件的调节，其转录沉默与其甲基化有关。S100A4 蛋白以非共价键二聚体的形式存在于细胞内，而以共价键结合二聚体分泌到细胞外。S100A4 蛋白与其他蛋白发生作用，促进肿瘤的发生发展。

2. S100A4促进肿瘤转移的作用机制　S100A4 对肿瘤转移有多方面的作用：①促进肿瘤细胞上皮-间充质转换（EMT）；②促进肿瘤细胞的增殖，降低肿瘤细胞间的黏附力，增加肿瘤细胞的运动性；③促进细胞外基质的降解和重塑；④促进肿瘤血管新生。S100A4 基因影响多种肿瘤的增殖和转移，如结直肠癌、乳腺癌、胰腺癌、肾细胞癌等。

（二）Tiam1 基因

1. Tiam1基因的结构及功能　Tiam1 基因位于第 21 号染色体的 q22.1 带。该基因含 5521 个碱基，编码 1591 个氨基酸残基组成的蛋白质，属于 Dbl 家族成员（diffuse B-cell lymphoma oncogene family）。Tiam1 蛋白具有酪氨酸、丝氨酸及苏氨

酸等多个潜在的磷酸化位点。Tiam1 蛋白含有许多重要功能域：从 N 端到 C 端分别为 2 号位上的肉豆蔻酰化（myristoylation）位点、PEST 序列、PHn（Pleckstrin homology）、CC（Coiled-coil）、EX（undefined region）、RBD（Raf-like Ras-binding domain）、DHR（Dlg homologous region）、DH（Dbl homology）和 PHc（Pleckstrin homology）。Tiam1 蛋白的主要结构功能域是 DH，由 238 个氨基酸残基组成，发挥鸟核苷酸交换因子（guanine nucleotide exchange factor，GEF）功能。与之串联的 PHc 由 100 个氨基酸残基组成，PHc 区可能通过与胞膜脂质成分磷酸肌醇结合，使 Tiam1 在胞膜上定位，参与调节 DH 的 GEF 活性。PHn-CC-EX 是功能共同体，促进 Tiam1 蛋白在质膜上的定位。2 号位上的甘氨酸残基是豆蔻酰化位点，引导 Tiam1 转位至膜。PEST 序列与 Tiam1 蛋白稳定性有关。RBD 与活化的 Ras 结合，以 PI3K 依赖性方式直接调节 Ras 激活 Rac。Tiam1 是 RhoA、Rac1 和 Cdc42 等 Rho 样 GTP 酶的 GEF，通过 Tiam1-Rac1 发挥细胞信号转换器或分子开关的作用，参与 JNK 激酶、p38、MAPK 等下游信号分子转导，调节细胞骨架结构重组，影响细胞极化过程，促进细胞运动和迁移，参与基因表达调控、细胞增殖与凋亡等生物学功能。

2. Tiam1诱导肿瘤细胞转移的分子机制　肿瘤细胞的侵袭转移与其运动能力、细胞外基质的黏附密不可分，由"细胞骨架-黏附分子-细胞外基质"组成的跨膜系统是实现上述功能的分子生物学基础。

（1）Tiam1 对肿瘤细胞骨架的影响：Tiam1 参与调节细胞骨架结构，Rho、Rac 和 Cdc42 对于肌动蛋白弹力纤维、片足、丝状伪足相关的多分子病灶黏附复合物的组装起重要的作用。最近研究表明，IRSp53-Tiam1-Rac 信号在 Rac 介导的肌动蛋白细胞骨架调节中起着特异性的指导作用。引致皱褶的支架蛋白 53（IRSp53，一种衔接蛋白）是 Rac 和 Cdc42 的效应子，Tiam1 通过增强 IRSp53 与活化的 Rac 和波形蛋白 2（WAVE2）骨架的结合来介导 Rac 信号转导途径，而且 Tiam1 促进 IRSp53 定位到 Rac 引致的片足。Tiam1 在上皮源性肿瘤细胞中的高表达能够持续活化 Rho 样蛋白，促进弹力纤维的形成及病灶黏附复合物的形成，进一步诱导

肿瘤细胞的侵袭转移。另外，肿瘤细胞骨架成分锚蛋白（ankyrin）以其重复结构域与Tiam1结合，以一种复合物的形式定位于乳腺癌细胞膜及其长突起内侧，通过Ankyrin-Tiam1-Rac1实现细胞骨架结构重塑，促进乳腺癌细胞侵袭转移。

（2）Tiam1对黏附分子的影响：在肿瘤细胞中，Tiam1通过PI3K-Tiam1-Rac信号既可诱使整合素α6β1迁移到肿瘤细胞周边特异的黏着部位，也可将整合素α6β1募集于运动细胞前部和伪足处，传递调节信号至细胞骨架，影响肌动蛋白微丝组配，增强肿瘤细胞的运动和侵袭。CD44同源变异体（CD44V）是透明质酸的受体，Tiam1通过其结构域PHn-CC-EX与CD44V3单体特异结合，实现CD44-Tiam1-Rac1功能上的偶联，促进乳腺癌SP1侵袭。

（3）Tiam1对细胞外基质的影响：Tiam1-Rac1参与轴突、树突的形成。脑源性神经营养因子通过活化TrkB激酶，由TrkB-Tiam1-Rac1介导Cos-7细胞的片足形成和皮质神经元轴突生长。当成神经瘤细胞与基质成分层粘连蛋白黏附后，激活Tiam1-Rac1信号，促进肿瘤细胞形体的延展与神经突形成。

（三）MTA1基因

1. MTA1的结构特点　MTA家族是核小体重塑及组蛋白脱乙酰酶复合物的重要组成部分，它包括MTA1、MTA2、MTA3、MTA1s、MTA1-ZG29p和MTA3L。MTA1s是MTA1突变体，缺乏C端。而MTAZG29p与MTA1相比缺损了N端，由*MTA1*最后7个外显子所编码，与淀粉酶相互作用并参与胰腺外分泌。SH3结合域参与信号通路蛋白相互作用，并参与调控细胞骨架成分蛋白表达。此外，人MTA1蛋白含有一个锌指DNA结合域、亮氨酸拉链结构域和SPXX域。MTA1氨基酸残基末端有2个高酸性区域，具有转录因子活性。MTA1中还有一些蛋白或DNA相互作用的结构域，如BAH结构域（Bromo-adjacent homology domain）、SANT结构域（SWI3、ADA2、N-CoR和TFIIIB DNA binding domain）及GATA样锌指模体等，这些结构与恶性肿瘤的浸润转移相关。

2. MTA1与肿瘤转移的关系　MTA1在多种肿瘤中均有高表达，可增强某些促肿瘤浸润转移因子表达，下调某些抑制肿瘤浸润转移因子的转录，在肿瘤形成、侵袭、转移、肿瘤上皮-间充质转换过程中起着关键作用。MTA蛋白主要通过组成NuRD、HDAC复合物发挥作用。NuRD复合物是一种具有染色质重构与组蛋白去乙酰化活性的多亚单位复合物。组蛋白的乙酰化修饰中和了组蛋白的电荷，弱化了组蛋白与DNA的相互作用，疏松了染色质结构，有利于基因转录的进行。ATP依赖的NuRD的乙酰化与去乙酰化代表了胞核结构与功能调整的一般机制。Rao等发现高转移细胞的MTA1水平显著高于低转移细胞。此外，MTA1可以诱导淋巴管生成，进而促进肿瘤转移。

（四）FAK

1. FAK的结构与功能　黏着斑激酶（focal adhesion kinase，FAK）是一种位于胞质内的非受体酪氨酸激酶，是介导细胞与细胞外基质黏附的主要调节器。*FAK*基因位于8q24，其DNA片段全长约4285bp。编码1028个氨基酸。FAK主要由三部分组成：FERM域约由370个氨基酸组成，并呈三叶状结构，位于N端，是整合素、生长因子受体的作用位点；FAT域位于C端，使FAK黏附至黏着斑；激酶域位于FERM域与FAT域之间，使底物磷酸化。在非激活状态下，FAK的N端结构域和C端结构域相互连接，遮蔽了催化结构域和Try397。整合素与细胞外基质配体结合后，黏着斑形成，整合素亚基与FAK的N端结合，使激酶域处于活化状态，Tyr397自动磷酸化。Tyr397自主磷酸化后产生Src家族激酶结合的高亲和力位点，并形成FAK-Src信号转导复合物。激活FAK的信号及分子还包括G蛋白偶联受体、生长因子受体和PI3K激酶等。

2. FAK与肿瘤转移　FAK的表达上调与很多肿瘤侵袭性转移有关。目前，RNA干扰、显性抑制、反义链等技术均证实了在小鼠和人类细胞系癌症模型中FAK对肿瘤的调节作用。缺失FAK的转基因小鼠的乳腺细胞正常发育不受影响，但乳腺癌的发生却可受到抑制。内皮*FAK*基因敲除小鼠的血管渗透率及肿瘤增长速度均变慢。而利用反义核酸技术抑制FAK表达可促进细胞的凋亡并抑制肿瘤转移。

三、重要的肿瘤转移抑制基因

肿瘤转移抑制基因是指编码的蛋白能够直接或间接地降低肿瘤细胞侵袭和转移能力的一类基因。从1988年发现首个肿瘤转移抑制基因 *NM23* 至今，相继有数十个肿瘤转移抑制基因被发现。肿瘤转移抑制基因通常可根据其编码的蛋白在细胞中的位置不同分为3种：细胞膜肿瘤转移抑制基因、细胞质肿瘤转移抑制基因和细胞核肿瘤转移抑制基因。

（一）细胞膜肿瘤转移抑制基因

1. KAI1　是前列腺癌细胞 AT61 中鉴定出的特异性肿瘤转移抑制基因，定位于人染色体 11p11.2，编码 CD82 蛋白。CD82 是 4 次跨膜超家族 TM4SF 成员之一，属于细胞膜糖蛋白。其表达与前列腺癌的进展呈负相关，而其缺失则和胰腺癌、乳腺癌、结直肠癌、肝癌的预后呈负相关。CD82 通过促进细胞的同质性黏附而抑制肿瘤的转移，结合趋化因子受体、整合素及表皮生长因子，抑制渗入血管的肿瘤细胞的生存。

2. CD44　人类 *CD44* 基因定位于 11 号染色体短臂，全长约 50kb。CD44 是一种跨膜糖蛋白，连接透明质酸、骨桥蛋白等细胞外基质，参与异质性黏附（即肿瘤细胞与宿主细胞核宿主基质的黏附，而异质性黏附在肿瘤转移中起促进作用）。CD44 促进多种肿瘤的转移，其表达与临床肿瘤患者预后呈负相关。

（二）细胞质肿瘤转移抑制基因

1. NM23　是 1988 年从 K-1735 鼠黑色素瘤细胞中鉴定出来的第一个肿瘤转移抑制基因。NM23 家族目前有 9 个成员，其中 *NM23-H1* 和 *NM23-H2* 被证明为肿瘤转移抑制基因。*NM23* 基因的低表达已经在多种高转移性肿瘤中被证实。研究显示，NM23 与核苷酸二磷酸激酶（NDPK）高度同源，其表达异常可影响微管聚合、导致染色体畸变和非整倍体形成，从而驱动肿瘤转移，也可通过影响细胞骨架构成或 G 蛋白介导的细胞信号转导通路参与肿瘤的发生。

2. KISS1　抑制肿瘤转移，机制可能与 NF-κB 和 MAPK 信号转导通路有关，可抑制肿瘤细胞的集落形成，延长患者生存期，降低转移发生的风险。

3. MKK4/MKK7/p38　MKK4 位于染色体 17p11.2。研究发现其可通过 JNK 或 p38 分别抑制前列腺癌和卵巢癌的转移。MKK7 对前列腺癌和卵巢癌的转移也有抑制作用。

4. caspase-8　位于染色体 2q33—q34，具有自我活化能力，直接或间接被钙离子激活，其过表达将激活 caspase-3，继而导致细胞凋亡发生。在成神经瘤细胞中，caspase-8 的表达减少转移发生的风险。

5. DLC1　位于染色体 8p22—p21.3，其抑制肿瘤转移的作用主要通过使 GTP 酶处于非活化形式来实现。

6. MTSS1　位于染色体 8q24，在细胞骨架重塑方面发挥重要作用，并对包括膀胱癌和乳腺癌等多种肿瘤的转移起抑制作用。

（三）细胞核肿瘤转移抑制基因

1. BRMS1　BRMS1 的表达与恶性黑色素瘤、膀胱癌及卵巢癌等的转移呈负相关。研究显示其抑制肿瘤转移作用主要通过抑制 NF-κB 通路（该通路促进炎性基因转录、抑制细胞凋亡）和 EGFR 通路等多途径实现。

2. Drg1　位于染色体 8q23.4。研究显示 *Drg1* 抑制乳腺癌、肠癌及前列腺癌的转移。寻找更多的肿瘤转移抑制基因，研究它们的生物学特性及其抑制转移的具体机制有助于控制肿瘤转移、防止复发、改善患者预后。

四、癌基因和抑癌基因与肿瘤的转移

当前有关癌基因和抑癌基因与细胞转移的关系有很多不同的论述。在肿瘤转移过程中目前较为确认的癌基因和抑癌基因有 *c-Met*、*Ras*、*Rho*、*Myc*、*sis* 和突变型 *p53* 等。

（一）癌基因与肿瘤转移

1. c-Met　编码肝细胞生长因子/弥散因子的受体，配体是上皮细胞有效的分裂原，具有促进细胞侵袭的功能。*c-Met* 基因已被证实与包括骨肉瘤在内的多种肿瘤的转移有关。

2. Ras Ras 基因家族是较早发现的与肿瘤转移有关的癌基因。Webb 等对 Ras 基因诱导转移的机制进行了研究，他们利用 V12-H-Ras 效应域突变剂破坏其激活下游靶区域的活性，无法诱导小鼠成纤维细胞 NIH3T3 的肺转移。有活性的 V12-H-Ras 基因表达的成纤维细胞内 Raf-MAPK1/2 通路激活引起肺转移。

3. Rho Rho 家族属于小分子 G 结合蛋白的 Ras 超家族，和 Ras 超家族的所有成员一样，Rho 家族蛋白在非活性鸟苷酸（GDP）结合形式和活性鸟苷酸（GTP）结合形式之间循环。Rho 家族蛋白与 GDP 结合形式游离于胞质中；与 GTP 结合形式则作用于细胞内的效应因子。Rho 家族的成员有 Rho（RhoA、RhoB、RhoC），Rac（Rac1、Rac2、Rac3、RhoG），Cdc42（Cdc42H、g25K、TC10），Rnd（RhoE/Rnd3、Rnd1/Rho6、Rnd2/Rho7），RhoD 和 TTF 等。Rho 家族是细胞骨架肌动蛋白的重要调节子，通过调控肌动蛋白细胞骨架影响细胞迁移，从而影响恶性肿瘤的侵袭和转移。近年来的研究结果证实了由 Rho 因子介导的细胞表面分子信号转导途径的失调对于肿瘤转移的重要性：Clark 等使用基因芯片技术证实对于黑色素瘤，RhoC 的过表达促进肿瘤的转移能力，RhoC 失活可明显逆转侵袭转移。Glidea 等在胆囊癌中发现，RhoGDI2 基因产物的缺失与胆囊癌的转移高度相关。

（二）抑癌基因与肿瘤转移

抑癌基因的失活是肿瘤发生侵袭生长的主要原因，抑癌基因 p53 等在肿瘤侵袭转移中起重要作用。Sun 等用放射线诱发 p53 突变，突变的 p53 激活内皮生长因子受体、基质金属蛋白酶（MMP）和血栓素基因等基因的转录，而抑制多药耐药基因-1 及碱性成纤维细胞生长因子等基因表达。

第三节　肿瘤侵袭与转移的相关分子

肿瘤侵袭-转移是一个非常复杂的过程，许多分子从不同方面影响肿瘤的侵袭-转移行为。细胞黏附分子是维持组织结构、影响细胞黏附和运动力的主要分子。细胞外基质与基底膜是肿瘤侵袭-转移的组织屏障，降解细胞外基质的酶类与肿瘤转移的关系密切。肝细胞运动因子及趋化因子是肿瘤细胞运动的重要驱动力。促进和抑制血管新生的因子之间的平衡也直接影响肿瘤的血供、生长和转移。深入剖析这些因子有助于我们更深入地理解肿瘤转移的机制。

一、细胞黏附分子

细胞黏附分子是维持组织结构的"关键先生"，主要包括整合素家族、钙黏素（cadherin）家族、选择素家族、免疫球蛋白超家族等。细胞黏附分子在肿瘤转移中占据重要位置，细胞黏附能力的改变影响肿瘤细胞破坏正常组织结构的能力。

（一）整合素家族

整合素（integrin）是细胞外基质和免疫球蛋白分子超家族的主要受体，在调节细胞迁移和侵袭方面发挥重要作用。整合素由 α、β 两条链组成一个异源二聚体，α 链的分子质量为 150～210kDa，β 链的分子质量为 90～110kDa。目前已知至少有 24 种整合素，由 18 种 α 链和 8 种 β 链组成。每个整合素的亚基由一段胞外结构域、一段跨膜结构域（只跨膜一次）和一段很短的胞质结构域构成。某些整合素如 α5β1 只能识别一种配体，而另外一些整合素如 αvβ3 能结合多种配体。许多整合素如 αvβ3、α5β1、αⅡbβ3、αvβ6、α3β1 识别配体上的 Arg-Gly-Asp（RGD）序列，整合素 α4β1 识别配体上的 EILDV 和 REDV 序列。某些整合素如 α4β1 能结合细胞表面的受体 VCAM1，促进细胞-细胞间黏附。不同的整合素黏附到不同的细胞外基质蛋白上，细胞表面整合素的表达情况在某种程度上决定了细胞运动和黏附的方向。

与细胞外基质上的配体结合后，整合素招募多种信号通路分子，包括一些接头蛋白，共同形成黏着斑（focal adhesion）。黏着斑上含激酶基团如 FAK（黏着斑激酶）、SFK（Src 家族激酶）和 PINCH（一种整合素连接的激酶）。激酶激活下游的蛋白，引发一系列的细胞生物学变化。整合素（包括 talin、paxlin、actin、tensin 和 vinculin 等）连接细胞骨架与细胞外基质。整合素将外界的刺激信号整合之后，可经由黏着斑上的激酶激活下游的级联反应，引发胞内的细胞骨架蛋白收缩，继而介导细胞迁移。

上皮来源的肿瘤中整合素表达量异常，如αvβ3、α5β1、αvβ6在癌组织中表达增高，α2β1在癌组织中表达降低。回复表达α2β1可以逆转乳腺癌细胞的某些恶性表型。整合素（αvβ3、αvβ5、α5β1、α6β4、α4β1、αvβ6）的表达水平与肿瘤的预后密切相关。整合素的表达水平在促癌因素（如某些生长因子与细胞因子）的刺激下表达增高。

整合素参与细胞外基质的成分，如受体相互作用，调节细胞骨架影响细胞行为的信号级联。整合素与肌动蛋白细胞骨架联合作用，促进细胞黏附、迁移和侵袭，并与中间丝细胞骨架一起维持上皮组织完整性。整合素促进微管的生长和稳定，后者是细胞前后极性形成的基础。

整合素与细胞膜上生长因子受体、细胞因子受体等相互作用，诱导肿瘤发生及侵袭转移。整合素受体在肿瘤新生血管的特异性表达，提示其对肿瘤新生也具有调节作用。

肿瘤周围细胞膜表面整合素分子表达也会影响肿瘤转化。肿瘤微环境细胞类型包括内皮细胞、周细胞、成纤维细胞及炎症细胞等。它们参与血管新生、淋巴管新生、粘连形成和炎症等过程。整合素接受来自细胞外基质的信号，启动细胞凋亡或者促进细胞增殖。

（二）钙黏素家族

钙黏素（cadherin）是钙依赖性的细胞黏附分子，属于Ⅰ型膜蛋白。钙黏素家族拥有30多个成员，主要分布于细胞与细胞的连接处，使各细胞紧密地连在一起。钙黏素分子胞外部分含有5个结构域，是Ca^{2+}结合部位。靠近N端的一个结构域决定了其结合特异性。钙黏素的胞质部分参与信号转导。胞质区与连环素（catenin）形成复合体，是钙黏素作为黏附分子的基础。钙黏素通过不同的连接蛋白与不同的细胞骨架连接，如E-cadherin通过α-catenin、β-catenin、γ-catenin及vinculin、锚蛋白、α辅肌动蛋白（α-actinin）等与肌动蛋白纤维相连。迄今为止，已确定超过100种人体钙黏素。钙黏素通常以同源二聚体形式发挥功能。同源二聚体钙黏素与其他细胞细胞膜上的钙黏素结合，形成细胞-细胞黏附。

钙黏素的主要功能：①介导细胞连接，E-cadherin是保持上皮细胞相互黏合的主要黏附分子，是黏合带的主要构成成分；②参与细胞分化，钙黏素对于胚胎细胞的早期分化及成体组织（尤其是上皮及神经组织）的构筑有重要作用，在发育过程中通过调控钙黏素表达的种类与数量可决定胚胎细胞间的相互作用（黏合、分离、迁移、再黏合），从而通过细胞的微环境，影响细胞的分化，参与器官形成过程；③抑制细胞迁移，很多种癌组织中细胞表面的E-cadherin减少或消失，以致癌细胞易从瘤块脱落，成为侵袭与转移的前提，因而有研究者将E-cadherin视为转移抑制分子。

经典的钙黏素分为E-cadherin、P-cadherin、N-cadherin三种。E-cadherin主要分布在上皮组织，结构上由胞外部分、跨膜结构域、胞内段（与catenin连接）组成。E-cadherin的功能缺失促进肿瘤发生和转移。E-cadherin表达缺失，减弱了细胞间的黏附，使细胞的运动能力增加，肿瘤细胞借此穿过基底膜，侵入邻近的组织。因此，病理学家将E-cadherin的表达情况作为判断肿瘤转移的标志。此外，E-cadherin的表达缺失促进了肿瘤细胞上皮-间充质转换（EMT）的发生，EMT也是肿瘤细胞向远处转移的关键因素。P-cadherin主要分布在上皮组织和胎盘的基底层，参与胚胎与子宫的结合。N-cadherin分布在神经组织、心脏、骨骼肌和角膜组织等，介导钙依赖的细胞黏附。N-cadherin在高度转移的肿瘤转移中高表达，并且具有增加细胞侵袭转移能力和MMP-9活性的功能。

（三）选择素家族

选择素（selectin）家族为跨膜糖蛋白，选择素家族各成员胞膜外部分有较高的同源性，均由3个结构域构成（胞膜外区、跨膜区和胞质区）。①其外侧N端（约120个氨基酸残基）为钙离子依赖的C型外源凝集素结构域（calcium dependent lectin domain），可以结合碳水化合物基团，是选择素分子的配体结合部位；②紧邻外源凝集素结构域是表皮生长因子样结构域（epidermal growth factor-like domain），由35个氨基酸残基构成，对维持选择素分子的构型是必需的；③近胞膜部分是由约60个氨基酸残基构成的补体调节蛋白（complement regulatory protein）重复序列或称为补体结合蛋白（complement binding protein）重复序列，它们与补体受体（如CR1、CR2）和C4结合蛋白（C4bp）等同源。选择素分子的穿膜区和胞质区没有同源性。选择素分子的胞质区与细胞内骨架相连，介导细胞间黏附的作用。

选择素参与白细胞与血管内皮细胞之间的识别和黏合。已知选择素有三种：L-selectin、E-selectin、P-selectin。炎症时活化的内皮细胞表面表达P-selectin，随后表达E-selectin，发挥募集白细胞的作用。炎症组织释放的IL-1及TNF等细胞因子可活化血管内皮细胞，刺激E-selectin的合成。L-selectin分布于白细胞的表面，参与炎症时白细胞的渗出过程。P-selectin贮存于血小板的α颗粒及内皮细胞的Weibel-Palade小体。

白细胞表面L-selectin与炎症活化的血管内皮细胞表面的P-selectin及E-selectin结合，介导白细胞在炎症血管部位减速滚动（黏附、分离、再黏附……如此循环往复）。P-selectin能介导血小板、内皮细胞与肿瘤细胞间的黏附，增进肿瘤细胞的血路转移和扩散。P-selectin的表达增高是肿瘤细胞转移的重要特征之一。肿瘤转移的一些关键步骤如肿瘤细胞进入循环系统，肿瘤细胞与特定脏器血管内皮的锚定黏附都有选择素的参与。选择素在转移器官的选择中发挥重要作用。选择素介导癌细胞与血管内皮之间的起始黏附，促进癌细胞与内皮细胞之间其他黏附分子的识别，从而使癌细胞黏附在血管内皮上的数量增加，有利于癌细胞的跨内皮迁移（即穿过毛细血管壁）。选择素还介导癌细胞与淋巴管内皮之间的黏附。另外，选择素可介导血小板与癌细胞结合，激活的血小板可与循环中的癌细胞结合形成"微小癌栓"，穿出血管壁形成转移灶。

（四）免疫球蛋白超家族

在参与细胞间相互识别、相互作用的黏附分子中，有许多分子具有与IgV区或IgC区相似的折叠结构，属于免疫球蛋白超家族（Ig-superfamily，Ig-SF）的成员，它们既能介导钙依赖的异质黏附，又能介导钙非依赖的同质黏附。IgSF的细胞黏附分子包括神经细胞黏附分子（NCAM）和神经元

细胞黏附分子L1家族的成员，调节神经突的形成、生长和分支，以及神经元间突触联系的建立。在成熟的大脑中，IgSF成员调节突触组成、功能和可塑性，影响学习和记忆。IgSF细胞黏附分子的胞内结构域与细胞骨架相互作用，包括肌动蛋白网、肌动蛋白微丝和微管。

免疫球蛋白样结构域系指二硫键维系的两组反向平行β折叠结构，具有此结构的还包括T细胞受体、B细胞受体、MHC及细胞黏附分子（Ig-CAM）等。有的属于亲同性细胞黏附分子，如各种神经细胞黏附分子（N-CAM）及血小板内皮细胞黏附分子（PECAM）；有的属于亲异性细胞黏附分子，如细胞间黏附分子（ICAM）及脉管细胞黏附分子（V-CAM）等。

N-CAM有20余种异构体，它们在神经发育及神经细胞间相互作用中有重要作用。炎症活化的内皮细胞表面的I-CAM、V-CAM可分别与白细胞表面的整合素αLβ2、α4β1相结合。白细胞与内皮细胞黏合后，CAM将使白细胞固着于炎症部位的内皮并发生铺展，进而分泌水解酶而穿出脉管壁。ICAM是最早发现的免疫蛋白超家族黏附分子，可以结合淋巴细胞功能相关抗原1（LFA-1）分子。不同的ICAM分子在体内的分布有较大差异，ICAM-1分子分布广泛，ICAM-2则分布较局限，主要表达于血管内皮细胞，而ICAM-3只表达在血细胞。IL-1、TNF-α、IFN和LPS可促进ICAM-1分子的表达。ICAM-1高表达促进黑色素瘤转移及逃避免疫监视。ICAM-1通过SFK/FAK和RhoA信号通路介导白细胞与血管内皮细胞的黏附，介导白细胞穿过毛细血管壁。VCAM-1又称诱导性细胞黏附分子，在IL-1、TNF-α等细胞因子活化的血管内皮细胞上表达，最近被命名为CD106。VCAM-1的配体是分布在白细胞表面的VLA-4分子。VCAM-1协助肿瘤细胞从脉管外渗出，形成转移灶。VCAM-1还可以从肿瘤细胞表面游离脱落，进入循环。另外，癌胚抗原（CEA）也属于免疫球蛋白超家族，在多种癌组织中高表达。

二、细胞外基质降解酶及其抑制物

细胞外基质（extracellular matrix，ECM）是由细胞分泌到细胞外间质中的大分子物质所构成

的复杂的网架结构。细胞外基质支持并连接组织结构、调控组织的发生和细胞的生理活动。细胞外基质是组成间质和上皮、血管中基质的不溶性结构成分，主要有胶原蛋白、弹性蛋白、蛋白聚糖和糖蛋白等。

恶性肿瘤的侵袭-转移是一个动态的过程。肿瘤细胞首先从原发部位脱落，侵入到细胞外基质，与基底膜、细胞间质中一些分子黏附，并激活细胞合成、分泌降解酶，协助肿瘤细胞穿过细胞外基质进入血管、淋巴管。细胞外基质和基底膜的降解及破坏是肿瘤转移中非常关键的环节，因此细胞基质降解酶及其抑制物在肿瘤转移的机制研究中引人注目。

（一）非蛋白水解酶类：透明质酸酶

透明质酸是一类结构最简单、分子量小的非硫酸化糖胺聚糖，是由D-葡萄糖醛酸和N-乙酰氨基葡萄糖组成的重复双糖结构。间质细胞合成并分泌透明质酸到细胞外间隙，其主要分布于机体的体液、组织和细胞间质中。透明质酸酶具有维持组织渗透压平衡、组织细胞水合及软骨完整性的作用，还可以与细胞的表面受体（CD44、RHAMM等）结合，调节细胞的黏附、迁移和增殖。

透明质酸酶是一组降解透明质酸的内源性糖苷酶的总称，它们的酶切位点是D-葡萄糖醛酸和N-乙酰氨基葡萄糖之间的β-1, 4糖苷键。其酶活性受到pH、离子浓度、蛋白浓度、抑制剂、激动剂等因素的影响。正常组织中的pH常为中性，使得酸性型透明质酸酶活性降低或失活，然而许多肿瘤组织释放大量乳酸，因而酸性型透明质酸酶在这些肿瘤组织中有活性。

透明质酸酶通过降解透明质酸而对肿瘤的生长和转移起调节作用。它能上调肿瘤细胞和内皮细胞表面CD44分子的表达，还可以促进肿瘤细胞的增殖，降解肿瘤细胞外基质，使肿瘤细胞间黏附力降低，释放储存在细胞外基质中的生长因子，利于血管新生。透明质酸酶的表达水平与肿瘤分级相关，是转移性肿瘤的指标之一。尿液中透明质酸酶增多有助于发现膀胱癌。

透明质酸是血管新生的障碍，肿瘤细胞产生的透明质酸酶能降解透明质酸。透明质酸酶降解细胞外基质后，储存在微环境中的生长因子被释放出来，生长因子促进肿瘤血管新生。

（二）蛋白水解酶：基质金属蛋白酶

基质金属蛋白酶（matrix metalloproteinase, MMP）调控多项生理学过程和信号通路，是肿瘤细胞与微环境直接的"交流大使"。MMP在多项生理过程中是关键调控因子，如组织重构和器官发育，以及炎症和肿瘤。

MMP是一组锌离子依赖的内肽蛋白酶，有23种，分为4类：胶原酶、明胶酶、基质溶解酶和膜类基质金属蛋白酶。大部分的基质金属蛋白酶具有5个基本结构：N端信号肽、前肽区、催化中心、铰链区及C端血红素蛋白中心。MMP以无活性酶原形式存在，在细胞外被水解后才有酶解活性。在该多肽结构中含有一个稳定的氨基酸序列片段（PRCGVPDV），其中半胱氨酸残基在MMP活化点的锌离子上形成一个共轴结合点，它们的结构变化具有活化开关作用。

MMP在一些激活因子（如组织蛋白酶、纤溶酶）的作用下被激活，被激活的蛋白酶接着去激活另外一种酶，形成级联反应。MMP几乎对所有的细胞外基质都有降解作用，产生细胞外基质降解产物趋化内皮细胞。MMP释放细胞外基质中的生长因子，抑制肿瘤细胞凋亡。调节细胞与细胞及细胞与基质间的黏附、新生血管的形成，创造一个利于肿瘤发生发展的微环境。此外，MMP还具有增强免疫反应、抑制血管新生的功能。

基质金属蛋白酶原的活化过程有3个方式：逐步激活、细胞表面激活和细胞内激活。MMP-2主要通过细胞表面激活机制激活，通过其C端的跨膜区定位于细胞膜上，MMP-2的细胞表面激活方式在肿瘤转移的局部细胞外基质降解过程中有重要意义。MMP的活性受多个层面的调控：基因表达水平、具体的定位、从酶原到酶的转化、特异的抑制剂（TIMP）。炎症反应时，中性粒细胞和巨噬细胞产生大量的ROS，ROS可以激活基质金属蛋白酶原，这是炎症促进肿瘤进程的重要表现之一。

MMP-2/9又名明胶酶，表达于肿瘤组织内的间质细胞、浸润的炎症细胞、肿瘤细胞本身，能降解基底膜中的IV型胶原蛋白并促进血管新生，是肿瘤预后不良的指标。MMP可以通过分解细胞外基质成分来消除某些特殊信号、显现某些隐含信号，使基质中生物活性物质释放或激活。MMP还可提高促血管生成因子（如VEGF、bFGF、TGF）的作用。

肿瘤细胞黏附到细胞外基质上是肿瘤浸润的必要步骤，黏附力较弱则移动性也弱，而黏附太紧密则不能分开和移动，故肿瘤细胞要成功地完成转移过程，必须具有黏附、脱黏附的能力。MMP可以调节细胞黏附功能，细胞在细胞外基质中移动必须打破原有的黏附状态，并且建立新的细胞与细胞之间、细胞与细胞外基质的黏附。MMP的活化将加强整合素与其配体的结合，从而改变细胞与细胞之间、细胞与细胞外基质之间的黏附功能，对肿瘤细胞在细胞外基质中的运动产生影响。

（三）基质金属蛋白酶组织抑制剂 TIMP

TIMP是一种内源性的MMP抑制剂，在肿瘤组织与间质细胞中均可表达。目前已发现5种亚型，依其被发现的先后顺序命名为TIMP1～TIMP5。TIMP的作用机制可能是TIMP的C端与MMP的催化活性区结合并抑制其活性。此外，TIMP不仅能结合激活状态的MMP2，还能结合MMP2酶原，阻止MMP水解活化。

除了对MMP的抑制作用，TIMP还调节细胞外基质的代谢，同时还在细胞生长、增殖及血管生成等生理和病理学过程中发挥一定的作用。TIMP1可以促进成纤维细胞、上皮细胞、平滑肌细胞及淋巴细胞等的生长。TIMP3可诱导细胞凋亡，刺激血管生成。在正常生理状态时TIMP与MMP协同产生，维持动态平衡，在组织重建、肿瘤细胞迁移、血管生成、伤口愈合等过程中发挥关键作用；但是当这种平衡被打破时，细胞外基质的代谢发生异常，可导致各种疾病和促进疾病的恶化。

三、细胞运动因子

（一）肝细胞生长因子

肝细胞生长因子（hepatocellular growth factor，HGF）是肝细胞分泌的一种具有刺激肝细胞增殖作用的细胞因子，在胚胎器官发育、器官再生和伤口愈合中发挥重要作用。

HGF是异源二聚体结构，含有一个69kDa的α链和一个34kDa的β链。α链由一个N端发夹区和4个Kringle环区构成，β链含有一个类丝氨酸蛋白酶区。HGF以无活性的前体形式（pro-HGF）由间质细胞（如成纤维细胞、巨噬细胞等）分泌，在细胞外被特异性丝氨酸蛋白酶水解为双链或在组织损伤的过程中被激活而具有生物活性。其激活物包括尿激酶型纤溶酶原激活物（uPA）、组织型纤溶酶原激活物（tPA）、激肽释放酶、因子XIa、因子XIIa和HGF激活物（HGFA）等，其中HGFA是激活HGF的关键酶。

HGF通过自分泌、旁分泌及经典的轴突逆向运输等方式，与特异性c-Met受体结合而发挥作用。两者结合后能激活多种细胞内信号通路，包括MAPK、PI3K和STAT3等通路。HGF刺激微血管内皮细胞的生长，作用于血管内皮细胞，促进其增生和迁移；还可以上调VEGF和下调血小板反应蛋白，启动血管生成。HGF在不依赖VEGF的情况下诱导血管生成，可能的机制是激活Akt及ERK。

HGF的受体是c-Met受体，由两个以二硫键相连的亚单位构成。其中α链位于细胞外，β链跨膜，β链胞内区含有一个蛋白激酶区，其酪氨酸残基被磷酸化而激活。c-Met受体是一个酪氨酸激酶型受体，HGF与c-Met结合后，促进受体自身的磷酸化而活化。活化的c-Met诱导含有酪氨酸残基的底物磷酸化，包括磷脂酶C、PI3K等，能促进肿瘤细胞的增殖、转移及血管新生。c-Met被激活后，其信号传递的特点是信号分子相互偶联形成多个复合体，不同的复合体与c-Met有不同的位点结合，诱导相应的生物学效应，其中Gab-1是最重要的信号分子。Gab-1磷酸化后可偶联多种信号分子（如PI3K、SHP-2、PLC-γ）与c-Met结合。这个复合体使HGF具有特定的诱导细胞形态和细胞迁移的功能。

PI3K和Rho家族GTP激酶（Rho、Rac、Cdc42）激活HGF发挥诱导细胞迁移的作用。Rho GTP激酶调节肌动蛋白相关性细胞骨架组织的形成、细胞迁移时的收缩力量和伴随的细胞形态的重新排列。Grb-2/SOS复合物的形成激活了Ras和ERK，Ras-ERK信号通路的激活是HGF促进细胞增生所必需的。同样，HGF诱导FAK和β-catenin的酪氨酸磷酸化，增加了细胞外基质的相互作用，减少了钙黏素介导的细胞与细胞之间的黏附。另外对PI3K和Akt的激活及对Bcl-2/Bcl-XL的诱导，可能是HGF保护细胞抵抗凋亡的途径。

c-Met和转录因子Ets1的过表达与肝癌细胞的侵袭能力呈正相关。HGF及其受体c-Met的高表达与乳腺癌侵袭密切相关，HGF及c-Met极有可能作为乳腺癌治疗的一个新靶点。在原发性大肠癌及肝转移灶中HGF/c-Met亦有过表达，增强肿瘤细胞的转移和播散能力。卵巢肿瘤组织中存在HGF和c-Met蛋白的高表达且与卵巢癌的发生、侵袭和转移密切相关。c-Met蛋白在胰腺癌细胞中明显增加。

（二）趋化因子

趋化因子（chemokine）是一组小分子分泌蛋白，根据近N端的氨基酸序列特异性第二位与第四位半胱氨酸之间插入的氨基酸残基数量，可将其分为CC、CXC、CX3C及C四大类，目前已经发现的趋化因子有60多种。所有的趋化因子均需与一种具有特征性结构的受体相结合才能发挥其生物学效应，趋化因子的受体也被分为CCR、CXCR、CX3CR及XCR四大类，共18种。

趋化因子的主要作用是引导细胞迁移。趋化因子控制免疫系统的细胞，如将淋巴细胞定向到淋巴结与抗原提呈细胞相互作用。一些趋化因子在发育过程中起作用，它们促进血管生成，或引导细胞进入组织。还有一些趋化因子是炎性因子，在细菌、病毒和引起物理损伤的物质（如二氧化硅或痛风中的尿酸盐晶体）的反应下，被各种细胞释放出来，它们的释放通常由促炎性细胞因子如IL-1介导。炎症趋化因子将单核细胞、中性粒细胞和其他效应细胞从血液中吸引到感染或组织损伤部位。某些炎性趋化因子激活细胞启动免疫反应或促进伤口愈合。不同类型的细胞释放趋化因子引导天然免疫系统和获得性免疫系统。

由于缺乏内皮细胞间的紧密连接，淋巴管基底膜不完整，肿瘤细胞更易进入淋巴管。但不同类型的肿瘤倾向于向不同的淋巴转移和远处转移，提示在特定的组织器官中形成转移可能是一个导向性过程。淋巴管内皮细胞通过分泌趋化因子吸引肿瘤细胞，进而主动性促进肿瘤细胞淋巴转移。在肿瘤细胞定向转移的过程中，趋化因子通过与肿瘤细胞表面相应的受体作用，诱导肿瘤细胞骨架重排，促使肿瘤细胞紧密黏附于淋巴管内皮细胞，实现定向性迁移。已经发现，肿瘤转移部位的组织分泌趋化因子，与特定肿瘤细胞膜表面上趋化因子受体结合，再通过G蛋白偶联受体传导信号，诱导肿瘤细胞"归巢"入特定的部位。

癌细胞也可以产生趋化因子，这可以解释大部分的恶性肿瘤组织中淋巴细胞等炎症细胞的浸润现象。局部趋化因子表达水平的变化将改变肿瘤组织中淋巴细胞的浸润，而淋巴细胞浸润的水平则影响肿瘤在体内的生长。人类乳腺癌细胞高表达CXCR4和CCR7，而其配体（CXCL12、CCL21）表达较高的局部淋巴结、骨髓、肺和肝等是乳腺癌转移的好发部位。人类乳腺癌细胞表达CXCR4和CCR7，能分别与CXCL12和CCL21结合，导致肌动蛋白聚合和伪足形成，随后出现化学趋向性和浸润反应。SCID鼠皮下移植瘤模型显示，当趋化因子受体的局部淋巴结肿瘤转移发生率增高时，通过抗体阻断CXCR4可抑制局部淋巴结的转移。

趋化因子对新生血管的影响也被证实与肿瘤的发生发展有关。IL-8可以促进卵巢癌血管新生和卵巢癌细胞的增殖。而IL-12对卵巢癌的血管新生有明显的抑制作用。在黑色素瘤细胞B16内过表达CCR7，可以增加其局部淋巴结转移的倾向，而肺转移并没有增加，其原因可能是肺组织不表达CCR7的配体CCL21。靶向CCL21或受体CCR7的中和抗体，能完全抑制CCR7介导的淋巴转移。

归巢理论（homing theory）的定义为特定的器官通过趋化因子能特异性吸引表达相应受体的癌细胞转移。CXCL12/CXCR4的信号转导决定了血液病肿瘤细胞的转移，肿瘤细胞只有在表达CXCR4时才会转移到远处组织的间质中。趋化因子及其受体在决定肿瘤细胞转移目标时起重要作用，抑制趋化因子、趋化因子受体及其相互作用的治疗对防止肿瘤的转移可能有效。动物模型研究显示，应用靶向CXCR4的单克隆抗体能明显减少乳腺癌转移的频率。

四、血管新生促进因子和抑制因子

血管生成是正常组织和肿瘤组织发生发展的基础，血管生成受到严格的调控。肿瘤血管新生是肿瘤从小结节进展成具有转移能力至关重要的一步。肿瘤进展分为两个阶段：血管前期和血管期，从血管前期到血管期的转化称为"血管新生开关"。

肿瘤血管新生是一个连续的过程，大致可以分为6个步骤：①肿瘤细胞及其他相关细胞释放多种血管新生因子；②在血管新生因子的作用下，血管内皮细胞发生形态改变，细胞器数目增多、大小改变及伪足形成；③内皮细胞和肿瘤细胞释放多种蛋白酶以降解细胞外基质和毛细血管基底膜，引起细胞外基质重塑；④内皮细胞从毛细血管后微静脉迁移出来，形成血管新芽；⑤血管内皮细胞增殖；⑥肿瘤血管结构重建。

（一）血管新生促进因子

血管内皮生长因子（vascular endothelial growth factor，VEGF）是目前所知作用最强的一种促血管生长因子。它能够增加血管的通透性，刺激血管内皮细胞增殖，进而促进血管新生。VEGF与其受体结合后，受体发生自磷酸化和二聚化而发挥其相应的生物学效应。VEGF的功能：①诱导内皮细胞有丝分裂，促进内皮细胞增殖及血管形成；②增加微血管通透性，促血浆纤维蛋白外渗，细胞外基质改变，纤维素沉积，形成新的血管和基质；③趋化巨噬细胞，诱导其释放血管生长因子，间接促进血管生成；④与内皮细胞上的受体结合，直接刺激内皮细胞增殖迁移；⑤上调uPA、tPA及PAI-1的表达，诱导内皮细胞表达蛋白水解酶、胶原酶和组织因子，改变细胞外基质，诱导血管形成。VEGF受体中与肿瘤血管生成关系最密切的是FLK-1和FLK12。低氧血症是刺激良、恶性细胞产生VEGF的重要因素，VEGF mRNA转录也可由许多生长因子和细胞素诱导，包括PDGF、TNF、TGF等。

成纤维细胞生长因子（fibroblast growth factor，FGF）是许多细胞的有丝分裂剂，也是有效的血管生成因子。FGF的功能：①增加内皮细胞的有丝分裂，刺激内皮细胞自主分泌碱性FGF（bFGF）；②促进细胞外基质降解，诱导内皮细胞从基质中脱离，向瘤区迁移并分裂增殖，形成新的毛细血管；③调节细胞的黏附、分化、浸润和转移。

肿瘤生长因子（tumor growth factor，TGF）在低浓度时刺激血管形成。TGF的功能：①具有FGF类似作用，促进内皮细胞合成整合素α2、α5、β1；②促进细胞外基质的合成，增加某些蛋白酶活性，促进基质蛋白的降解。

胰岛素样生长因子（insulin-like growth factor，IGF）包括IGF1、IGF2。IGF2基因在多种肿瘤细胞高表达，促进肿瘤细胞生长及血管形成。此外，IGF还诱导VEGF的转录。

内皮素（endothelin，ET）主要来源为内皮细胞。ET-1的作用：①促进巨噬细胞或单核细胞释放IL-8、PGE$_2$、TGF-β1、TNF-α等因子；②它是内皮细胞的转录活化因子，促进血管内皮细胞和血管平滑肌细胞增殖。VEGF与FGF可诱导内皮细胞中ET-1表达。ET-1还可上调VEGF、MMP-7，促进血管形成。

表皮生长因子（epithelial growth factor，EGF）促进多种组织细胞如血管内皮细胞和上皮细胞的分化、增殖。EGF与多种生长因子协同作用促进血管的新生。

肿瘤坏死因子（tumor necrosis factor，TNF）在低浓度时是一个强有力的血管生成介质，其促血管活性一般认为是继发于细胞毒效应，通过炎性机制诱导产生的。

血管生成素（angiogenin，Ang）包括Ang-1、Ang-2、Ang-3、Ang-4四种分子。Ang在肿瘤的血管新生中作用明显，尤其是特异表达于肿瘤边缘血管重建区的Ang-2，参与肿瘤血管的新生。在富含血管的肝癌中Ang-2的表达显著增加，而在缺血的肝细胞性肝癌中Ang-2的表达较低。目前，发现多种癌组织如脑的胶质细胞瘤、乳腺癌等组织中Ang及其受体的表达显著增加。

Ang-2在正常前列腺组织中无表达，在局限于腺管内的前列腺癌也无明显表达，而在弥漫于腺体的前列腺癌的血管中表达显著增高。Ang-2表达于肿瘤发展的早期，尤其是肿瘤增生血管的前缘。Ang-2可能通过促进肿瘤的血管新生而参与前列腺癌浸润、转移。Ang-2表达水平与前列腺癌患者生存期显著相关，提示Ang-2可作为前列腺癌患者预后判定增长并易于发生转移的一个较早期的标志物。

Ang-1促进肿瘤血管生成的机制：①抑制内皮细胞凋亡，Ang-1与Tie-2受体结合，引起与受体相连的PI3K的亚基p85磷酸化而激活PI3K-Akt通路。另外，Ang-1诱导survivin表达而抑制凋亡。②介导血管内皮细胞与血管旁细胞间的相互作用。肿瘤细胞分泌Ang-1，Ang-1可促进内皮细胞分泌胞质素及MMP-2，继而导致基底膜的降解。③抑制肿瘤细胞凋亡。

（二）血管新生抑制因子

血管抑素（angiostatin）是一种能特异性抑制肿瘤血管内皮细胞增殖的因子。它能通过抑制血管内皮细胞增殖，使原发肿瘤和转移瘤的生长呈休眠状态，即肿瘤细胞的增殖速率与凋亡速率保持平衡。血管抑素是纤溶酶原的一个内部片段，包括纤溶酶原前4个称作Kringle的环状结构。

肿瘤细胞或肿瘤组织浸润细胞产生或活化某些蛋白酶水解纤溶酶原和（或）纤溶酶形成血管抑素。纤溶酶原转变为有活性的血管抑素主要依赖其特殊构象改变，而不是整个分子的打开。

血管抑素主要作用于内皮细胞前体，特异性结合内皮细胞表面的ATP合成酶亚单位而抑制其活性；诱导内皮细胞ERK1/2去磷酸化，抑制内皮细胞迁移，抗血管生成；非竞争性结合tPA，从而抑制血管内皮细胞的迁移和毛细血管新生；结合黏附分子受体，阻断其介导的信号转导通路；阻断一些血管新生促进因子的作用。

内皮抑素（endostatin）阻碍增生内皮细胞与基质蛋白的相互作用，从而诱导内皮细胞凋亡，引起内皮细胞G_1期停滞，达到抑制内皮细胞增殖的作用。内皮抑素的血管新生抑制作用是血管抑素的30倍。

内皮抑素特异性地抑制内皮细胞的增殖，对肿瘤细胞和正常细胞的生长没有影响。内皮抑素通过抑制肿瘤血管的生长导致肿瘤缺氧，再加上其他可能的间接细胞毒作用，从而使肿瘤细胞坏死、凋亡进而导致肿瘤收缩。

第四节　肿瘤转移的有关机制

本节介绍几个肿瘤转移相关的热点问题。①肿瘤细胞异质性无论是在临床上还是在研究上都是巨大的挑战，肿瘤干细胞理论日趋成熟。②上皮-间充质转换既是一个生理过程，也是肿瘤转移过程中的重要一步。③缺氧的肿瘤细胞不仅对化疗耐受性增加，而且更容易发生转移。血管新生是肿瘤细胞存活及转移的基础。④细胞凋亡与肿瘤转移的关系比较复杂，尚没有完全的定论，了解其中的机制有助于我们更好地运用促凋亡或抗凋亡药物来治疗肿瘤。⑤"种子-土壤学说"阐述的是肿瘤转移的器官嗜好性。但是，具体的情况要比简单的种子-土壤学说复杂得多。⑥肿瘤转移的最初步骤：转移前龛是新近研究发现的在肿瘤转移早期阶段的关键环节。⑦肿瘤微环境是肿瘤学领域的热点，也是哲学角度的关于内因-外因的典型例子。巨噬细胞是肿瘤微环境中对肿瘤转移影响最大的细胞类型。⑧肿瘤细胞与微环境中各种细胞间的信息传递在肿瘤转移中发挥着重要的作用，囊泡是细胞间信息交流的重要介质，肿瘤细胞来源的囊泡与转移密切相关。

一、肿瘤细胞异质性、肿瘤干细胞与转移

恶性肿瘤由不同病理表现及生物学行为的细胞亚群构成。肿瘤的异质性（heterogeneity）是指不同的肿瘤细胞可以显示出不同的形态和表型谱，包括细胞形态、基因表达、代谢、运动、增殖和转移潜能。肿瘤异质性包括肿瘤间异质性和肿瘤内异质性，由遗传和非遗传因素引起（图10-2）。

肿瘤异质性体现在组织学、抗原性、免疫学、激素受体、代谢性、生长速度和对化学药物的敏感性等方面。恶性肿瘤细胞在浸润和转移方面也存在差异，各细胞亚群之间具有不同的转移潜力。肿瘤微环境的差异主要指肿瘤内部氧气浓度、pH、营养、淋巴细胞浸润方面的差异，最重要的是血管密度。

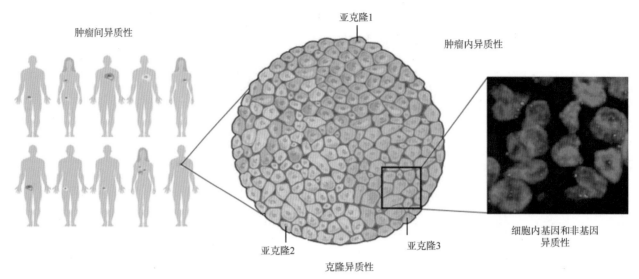

肿瘤间异质性

亚克隆1

肿瘤内异质性

亚克隆2

亚克隆3

克隆异质性

细胞内基因和非基因异质性

图10-2　肿瘤间和肿瘤内异质性
在不同组织和细胞类型的肿瘤之间，以及相同肿瘤类型的个体之间都存在遗传和表型变异

　　肿瘤的异质性表现为以下方面：基因异质性，肿瘤患者的基因背景同其父母存在差别，同一类型肿瘤患者之间的基因背景也存在很大差异。环境因素的不同还可加剧这些差异。在肿瘤生长的整个过程中都存在着基因改变，如染色体倍数的异质性。同一类型的肿瘤，基因突变的类型和频率存在一定的相似性，但是差异性也非常大。非基因异质性包括以下几种。①时间异质性：由于肿瘤细胞周期的非同步性，任一时间点，只有不足10%的细胞处在S期。单一静止地测定某种增生标志物所得到的标记指数不能代表所有的增生细胞情况。②空间异质性：肿瘤在地理、人种、社会、流行病学等方面存在明显的差别，尤其是个体对肿瘤发生的易感性不同。③结构异质性：肿瘤的结构异质性主要表现为器官、组织和细胞水平的形态学改变。④功能异质性：肿瘤细胞的生物学功能，如增生、凋亡、信号转导、细胞黏附、血管生成、转移行为等都存在很大差异。

　　肿瘤干细胞是维系恶性肿瘤在原位生长的初始"种子"，肿瘤干细胞可能是转移瘤的"种子"。肿瘤组织是一个异质性群体，含有许多免疫表型不同的肿瘤细胞，这些肿瘤细胞具有不同的生长增殖能力，只有含量极少的肿瘤干细胞才是肿瘤发生和转移的源泉，也只有肿瘤干细胞才能在体外长期存活并生长增殖形成克隆。

　　肿瘤干细胞（cancer stem cell）指存在于肿瘤组织中的具有无限自我更新能力并能产生不同分化程度的肿瘤细胞的细胞。肿瘤干细胞的来源：①正常干细胞的基因累积突变和表型改变；②发生致癌突变的祖细胞；③分化细胞乃至终末分化的成熟细胞的去分化；④干细胞与产生致癌突变细胞的细胞融合（cell-cell fusion）。肿瘤干细胞的特征主要是具有无限的自我更新能力；具有分化潜能，可以产生不同分化程度的子代肿瘤细胞，是肿瘤异质性的重要来源。肿瘤干细胞是肿瘤复发与转移的主要原因。

　　肿瘤干细胞存在的主要依据：①细胞克隆形成实验表明肿瘤细胞中只有少数细胞具有形成克隆的能力；②利用特异分子标志物和细胞分离技术，发现肿瘤中只有少数细胞具有在动物体内重新产生肿瘤的能力，这些细胞再次产生的肿瘤与原发瘤特征类似；③目前发现的肿瘤都是一个具有分化差别的异质性细胞群体，这种分化差别类似干细胞产生不同分化程度的细胞群体；④癌变是一个漫长的过程，干细胞具有自我更新能力，能够不断地进行自我复制，使一些有害的损伤能累积下来，诱发癌变。

　　肿瘤转移是一个极其复杂的病理过程，不是每个肿瘤细胞都能完成全部过程而最终形成转移灶。尽管90%的肿瘤转移细胞在开始时能从原发灶处"逃逸"，并最终到达预转移处，但只有不到2%的细胞能形成微转移灶（micrometastasis），而最后能产生临床上明显转移灶（macrometastasis）的肿瘤转移细胞仅为0.02%。这充分说明了肿瘤转移是一个无效率的行为，当然，这就意味着能完成这一完整过程的肿瘤细胞具备一定的内在特性，能在转移处的微环境中维持自我生长并大量增殖，而肿瘤干细胞正是这种细胞的最佳候选者。

以前人们认为肿瘤细胞的转移是肿瘤病程中的晚期事件，然而，近年来的研究发现，早期肿瘤患者的外周血液、淋巴结及骨髓中已有肿瘤细胞的存在。某些肿瘤细胞在肿瘤形成之际即通过遗传性改变获得了转移能力。部分肿瘤干细胞通过克隆演进而被赋予转移能力，肿瘤转移是具有转移能力的肿瘤干细胞内在特性。

干细胞龛（niche）可以锚定干细胞，募集新的干细胞，这种现象称作"干细胞归巢"。现已发现干细胞龛参与肿瘤细胞侵袭转移的机制，与正常干细胞归巢、动员的机制表现出很大的相似性。干细胞归巢和动员中，基质细胞衍生因子SDF与其特异性受体CXCR4扮演了重要的角色，肿瘤干细胞的转移也可能是主要通过SDF-CXCR4的作用进行的。在造血及神经系统中，整合素被认为是干细胞迁移归巢必需的黏附因子。骨桥蛋白对乳腺癌骨转移至关重要，缺少钙离子受体的造血干细胞也不能定位于骨内膜干细胞龛中，钙离子受体表达促进肿瘤骨髓转移。

研究结果表明，尚未检测到明确的转移灶之前，远离肿瘤初始发生部位的组织器官已经可以检测到散布的肿瘤细胞，但往往只有极少数能形成转移灶。原因可能是仅仅极少数的肿瘤干细胞具有形成新肿瘤的能力。此外，肿瘤干细胞缺乏人类白细胞抗原（HLA），在转移过程中能逃过血液中免疫细胞的攻击，表明肿瘤干细胞易引起肿瘤侵袭转移。

相比普通肿瘤细胞，肿瘤干细胞具有更强的自我修复能力。在恶劣的陌生环境中能够生存的更可能是肿瘤干细胞，而不是普通的肿瘤细胞。

肿瘤干细胞在转移灶中的增殖生长还依赖于稳定的局部微环境。肿瘤微环境包含间质细胞和肿瘤细胞分泌的细胞因子及其他多种物质。骨髓源干细胞与肿瘤干细胞相互作用，骨髓源的成纤维细胞通过分泌VEGF、PDGF、FGF、SDF-1等血管生成因子促进血管生成，还通过分泌多种因子调控肿瘤干细胞的自我更新和分化，而肿瘤干细胞通过分泌血管生成因子与骨髓干细胞相互作用，促进新生血管生长，为急剧扩增的肿瘤细胞提供营养，最终导致肿瘤转移灶的形成。

肿瘤干细胞的几个特点使它们能够在远处定居并增殖：①肿瘤干细胞有能力发动和维持肿瘤的生长。非肿瘤干细胞即使转移，也不可能增殖成为转移灶。②在远处微环境中，生长因子和其他信号分子都不同于原发位置，肿瘤干细胞的内在可塑性使它们更适合在外部微环境中生存。肿瘤干细胞的基因组不稳定性也可能为适应外部微环境提高选择优势。③肿瘤干细胞在患者体内生存时间长，转移机会增加。④肿瘤干细胞处于缓慢细胞周期的"静止"状态，对化疗抵抗。⑤肿瘤干细胞对放疗抵抗，DNA修复能力是非肿瘤干细胞的4～9倍。

二、上皮-间充质转换

上皮-间充质转换（epithelial-mesenchymal transition，EMT）是一个生理过程，指上皮细胞通常与基底膜细胞存在交互作用，获得了间充质细胞的表型（如较强的迁移和侵袭能力、耐受凋亡信号及产生大量的细胞外基质成分）的过程。EMT特征是上皮细胞-基底膜接触处的基底膜被降解、间充质细胞形成并从表皮层迁移出去（图10-3）。EMT的反向过程称间充质-上皮转换（mesenchymal-epithelial transition，MET）。

EMT是哺乳动物胚胎发育过程中一种必需的生理现象。造肠运动前期原始中胚层的形成，发育中期神经嵴发育成体节、骨和肌肉等组织，这些过程都需要EMT。细胞通过EMT获得迁移能力，90%的上皮恶性肿瘤浸润转移过程有EMT参与。EMT在乳腺癌、结肠癌、肺癌、前列腺癌、肝癌、胰腺癌等多种癌的浸润和转移中起着举足轻重的作用。

EMT的启动依赖于几个关键的分子事件，包括一系列转录因子的激活、特异性的细胞表面分子的表达、细胞骨架蛋白的重组、ECM降解酶的产生、特异性microRNA分子的表达。

EMT是癌细胞获得侵袭转移能力的关键机制。原发性肿瘤内，大部分癌细胞通常表现为上皮特征。而为了侵入、传播到远处组织并随后形成转移灶，肿瘤上皮细胞必须至少暂时转变为更具间充质的表型。在EMT期间，癌细胞脱落，失去极性，并获得间充质性状，包括运动性、侵袭性和干细胞属性。癌细胞获得间充质细胞的表型并表达间充质细胞特异的分子标志物，如α-SMA、FSP1、Vimentin、Desmin。EMT细胞于原发灶癌组织的侵袭面最前沿，最先突破基底膜，转移并定居到远处之后，又回复到原来的上皮状态，不再具有间充质的特征。

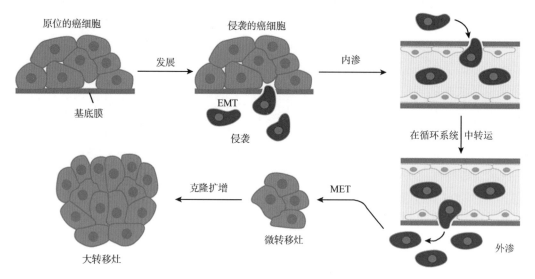

图10-3　上皮-间充质转换的过程示意图

上皮癌细胞（粉色）经过EMT变成了间充质细胞（红色），穿过基底膜，进入血管，再离开血管，经过MET恢复为上皮癌细胞（粉色）

癌细胞通过遗传和表观遗传改变对微环境中产生的EMT诱导信号作出反应。EMT诱导信号包括HGF、EGF、PDGF、TGF-β，以及转录因子Snail、Slug、ZEB1、Twist、Gossecoid、FOXC2、WNT、NOTCH、Hedgehog等。在EMT启动过程中，涉及的分子包括ERK、MAPK、PI3K、Akt、Smads、RhoB、β-catenin、LEF、Ras、c-fos、整合素β4、整合素α5β1、整合素αvβ6。另外，EMT激活过程中还必须破坏细胞-细胞间隙连接及细胞-细胞外基质黏附。

TGF-β可抑制上皮细胞扩增和肿瘤发生，又是肿瘤发生发展及转移的重要促进因子。TGF-β能诱导某些癌细胞发生EMT，所涉及的通路：TGF-β-Smad-ALK5受体、TGF-β-β-catenin-LEF通路（能够与Smad协助，改变细胞的运动能力）、TGF-β/Smad/LEF/PDGF轴、MAPK和RhoA（整合素β1、αvβ6参与其中）、Ras突变体介导的ERK/MAPK及PI3K/Akt通路。

E-cadherin缺失与癌细胞EMT密切相关。在正常的鼠乳腺上皮细胞过表达c-fos，细胞发生EMT，其中主要机制是c-fos抑制了E-cadherin表达。过表达E-cadherin可以逆转EMT，使细胞失去间充质表型。抑制β-catenin入核、阻断TCF/LEF复合体的形成，也可以逆转EMT，而β-catenin可以抑制E-cadherin表达。总之，缺乏E-cadherin表达的上皮细胞更容易在生长因子的诱导下发生EMT。

研究还发现，表观遗传修饰对E-cadherin和β-catenin/LEF的调控也在EMT过程中很关键。缺失了E-cadherin的癌细胞系在移植到裸鼠身上后，具有更强的致瘤能力和转移能力。E-cadherin的表达水平同肿瘤患者的预后存在密切的关系。有E-cadherin突变的癌细胞更容易发生EMT。

TGF-β可诱导转录因子Snail、Slug、SIP1和E12的表达，然后抑制E-cadherin表达。E-cadherin缺失可以上调Wnt表达，并伴随Snail入核。在乳腺癌患者中，Snail和E-cadherin的表达呈负相关。通过比较转移性乳腺癌细胞和非转移性乳腺癌细胞，人们发现Twist和Goosecoid是促进EMT和转移的关键基因。另外，MMP-3通过Rac1b和ROS途径诱发基因组不稳定性，促进EMT发生。

microRNA分子参与EMT。miR-29b和miR-30a抑制Snail表达，增加miR-29b表达可逆转EMT并减少细胞侵袭。miR-200和miR-205能抑制E-cadherin抑制子（如ZEB1和ZEB2）的表达，使细胞保留在上皮状态。乳腺癌中，miR-200的缺失导致Vimentin的表达增加和E-cadherin的表达缺失。miR-21在多种癌症中表达增高，促进TGF-β诱导的EMT。

CD44^{hi}CD24^{lo}乳腺细胞具有EMT特征，EMT使癌细胞具有干细胞的特征并增强了细胞侵袭、转移的能力。因此，EMT赋予癌细胞干细胞的特征，更容易发生转移，具有自我更新的能力，易于在远处定居和存活下来。

三、缺氧、血管新生与转移

缺氧不仅使肿瘤对放化疗的耐受性增加，而且使肿瘤更具有侵袭性，更容易发生远处转移。低氧时，肿瘤内部分细胞的适应性发生改变，如*HIF-1α*、*AP-1*、*NF-κB*等相关基因的表达发生改变，获得更有侵袭性的表型（细胞增殖、侵袭和抵御凋亡的能力增加，对治疗的抵抗能力增加）。缺氧诱导因子-1（hypoxia inducible factor-1，HIF-1），由HIF-1α亚基和HIF-1β亚基构成的异源二聚体的HIF-1α亚基决定了其活性。周围环境的氧浓度下降时，HIF-1α转录和蛋白增加，但主要是蛋白水平表达改变，即该蛋白稳定性增加。正常氧浓度时HIF-1α蛋白容易降解，其半衰期少于5分钟，而在缺氧时则半衰期延长。HIF-1β亚基对氧的依赖性较弱，HIF-1β蛋白在正常与缺氧条件下均持续表达。

HIF-1α表达增加肿瘤血管新生促进基因（如VEGF）表达。VEGF可协助肿瘤细胞进入脉管系统，增加肿瘤转移率。HIF-1α使VEGF的mRNA稳定性增加，增加VEGF的转录活性。动物实验也显示HIF-1通过VEGF促进肿瘤的转移潜能。

HIF-1使肿瘤细胞趋化因子受体CXCR4增加，与细胞因子结合后，促进肿瘤细胞转移并使其定位于远处特定靶器官。人乳腺癌细胞就含有大量CXCR4，这些细胞倾向于转移至产生大量细胞因子SDF-let（CXCR4的配体）的部位，如肺和骨髓。c-Met受体在缺氧时表达升高，增强细胞活动性，与肝细胞生长因子结合而增强细胞的侵袭性。

HIF-1α影响肿瘤细胞黏附分子（如E-cadherin和β-catenin）表达，促进肿瘤转移。缺氧直接激活NF-κB，进而促进ICAM-1的表达，促进肿瘤侵袭

的发生。HIF-1在缺氧时可引起MMP的表达增加而促进恶性肿瘤的转移，MMP促进细胞外基质的降解。HIF-1α上调纤维连接蛋白（FN）的表达，从而促进肿瘤的浸润转移。

血管新生是指活体组织在微血管床上芽生出新的毛细血管的过程，直接或者间接参与其中的细胞因子多达10余个，新血管形成有如下4个关键步骤：①初始阶段，主要是血管通透性增加；②生长阶段，通过产生蛋白水解酶降解细胞外基质，以利于内皮细胞的迁移，刺激内皮细胞增生；③分化形成新的血管；④成熟期，主要由各种因子募集间质细胞形成血管壁，同时血管进一步稳定并成熟。

血管新生是肿瘤生长、内外伤口愈合及胚胎形成的必备条件。这些生理或病理性血管新生均受体内刺激和抑制因子的控制。新生血管是肿瘤细胞从原发部位脱落向远处转移的桥梁。血管生成后，1cm大的原发肿瘤每天可脱落$2×10^6$个癌细胞进入循环。高密度的微血管增加脱落的肿瘤细胞经循环系统向远处转移的机会。新生血管高渗透性、局部增生内皮细胞分泌的胶原酶、血纤维蛋白溶酶原激活剂均促进肿瘤细胞进入循环。肿瘤细胞在转移部位生成和增殖，也必须诱导血管新生。

肿瘤细胞团开始处于无血管生长期，主要依赖弥散吸取养分。随着肿瘤细胞增多，开始发生缺氧、NO增多，刺激下HIF-1积累，刺激血管生成相关因子的分泌，包括血管内皮生长因子（VEGF）、血管生成素-1（Ang-1）、成纤维细胞生长因子（FGF）、白细胞介素8（IL-8）、基质衍生的生长因子-1和TNF-α等。其中，VEGF促进肿瘤微血管生成的作用最强。

肿瘤微血管形成可以促进肿瘤淋巴结转移。肿瘤实质内缺乏有功能的淋巴管，而肿瘤微血管的形成使得肿瘤组织迅速生长，肿瘤实质的压力较周围高，压力差促使肿瘤细胞进入扩张的肿瘤周围淋巴管，导致淋巴转移。肿瘤微血管形成越强，肿瘤组织生长越快，则越会发生淋巴结转移。

内皮细胞的生长过程受多种因素的影响，如各种生长因子、细胞间质或基底膜（包括整合素、胶原蛋白、透明质酸等）、细胞周围环境及细胞间的相互作用等。肿瘤细胞浸润转移与内皮细胞的

关系极为密切。肿瘤细胞可以产生一些胶原酶及肿瘤生长因子，直接或者间接活化内皮细胞，肿瘤细胞与内皮细胞的黏附使内皮细胞收缩变圆，细胞连接间出现间隙，内皮层通透性增高，肿瘤细胞得以穿过血管壁。同时，在原发灶及转移灶中，肿瘤细胞释放的一些因子可以活化内皮细胞，使原发灶和转移灶的血管内皮细胞增殖。此外，内皮细胞可以分泌某些黏附分子，增加肿瘤细胞与内皮细胞的黏附，促进肿瘤的浸润及转移。

四、细胞凋亡、失巢凋亡与肿瘤转移

肿瘤细胞的重要特征是对凋亡信号不敏感，即凋亡抵抗。基因表达谱和遗传分析发现，肿瘤进展过程中促凋亡因子（如Bax、TP53、死亡相关蛋白激酶DAPK）失活与凋亡抑制因子（Bcl-2、NF-κB、survivin）活性增高。

在裸鼠模型中，观察到癌细胞的凋亡与其在裸鼠中的转移能力呈负相关。过表达或者敲降促凋亡因子或凋亡抑制因子的表达，可影响癌细胞的侵袭转移能力。将过表达Bcl-2的乳腺癌细胞移植到裸鼠皮下，发现肺转移率大幅度增高。组织病理分析发现，Bcl-2的表达水平与转移情况呈正相关。基因剔除促凋亡基因TP53，增加了肿瘤的肺转移率。过表达HCCR-2转基因鼠（HCCR-2是p53的负性调控子）发生乳腺癌及转移的能力增强。过表达DAPK到肿瘤细胞中，细胞转移能力减弱。

在肿瘤转移的起始阶段，肿瘤同细胞外基质分离，细胞骨架破坏，细胞开始变圆，这些变化一般都会导致凋亡发生，称作失巢凋亡（anoikis）。失巢凋亡是细胞与细胞外基质及其他细胞失去接触而诱导的一种特殊的程序化细胞死亡形式，对于组织稳态和发育至关重要，而抵抗失巢凋亡是肿瘤进展和癌细胞转移性扩散的关键步骤。启动和执行失巢凋亡通过caspase的激活和DNA片段化实现，包括死亡受体介导的外源性凋亡和线粒体介导的内源性凋亡。

肿瘤细胞进入循环管道，在无基质支撑的情况下存活。肿瘤细胞在转移灶位置，能在不熟悉的基质环境下存活，说明转移的肿瘤细胞具有抗失巢凋亡的能力。肿瘤细胞获得抵抗失巢凋亡

能力的方式包括整合素表达的变化、氧化应激的激活、EMT、MAT和促生存信号关键因子（如FAK、ILK、Src、PI3K、ERK、Shc）的激活。过度表达Ⅳ型胶原蛋白的小鼠肺癌细胞，持续激活α2整合素-FAK-PI3K途径，赋予细胞失巢凋亡抵抗。FAK（黏着斑激酶）同多种细胞骨架蛋白相连，激活FAK支持失去细胞外基质的细胞存活。在转移的乳腺癌和结肠癌标本中，FAK的表达颇高。Bcl-2高表达抑制失巢凋亡，增加癌细胞的转移能力。

在循环系统转运阶段血流压力与剪切力、狭窄的毛细血管管床的阻力下，大部分肿瘤细胞会迅速凋亡，而高表达Bcl-2的肿瘤细胞则存活率提高。IL-2在治疗发生转移的黑色素瘤和肾癌患者中疗效显著，IL-2激活免疫T细胞和自然杀伤T细胞（NKT细胞），杀伤转移阶段的肿瘤细胞。IL-12和IL-18也能够刺激NK细胞。机械压力产生NO，而NO能触发肿瘤细胞凋亡，尤其在毛细血管床繁密的器官，如骨、肺、肝，NO的含量非常高。转移能力强的肿瘤细胞高表达抗凋亡分子HSP70，p53失活赋予肿瘤细胞抗凋亡的特性，敲除p53介导的凋亡可提高肿瘤细胞的转移能力。

从循环系统外渗后，在远处位置定居的肿瘤细胞面对新的环境，非常容易发生凋亡。肿瘤细胞分泌细胞因子促进新环境的血管新生，从而减少凋亡发生。过表达HRAS促进肿瘤细胞形成微转移灶，其机制是HRAS能促进血管新生并抑制细胞凋亡。高表达Bcl-2能够减少凋亡并促进微转移灶的形成。

一些受体的功能完全取决于其配体，当有配体存在时，这些受体传递"正"调控信号，促进细胞分化、迁移、存活；当配体缺失时，这些受体传递"负"调控信号，使细胞凋亡。肿瘤细胞表面就存在这些受体，在原发灶位置配体浓度很高，肿瘤细胞受"正"信号调控；在转移部位，配体浓度很低，肿瘤细胞受"负"信号调控，容易发生凋亡。

MMP（如MMP15、MMP2、MMP3）在转移和血管新生中发挥关键作用，近来也发现它们参与调控凋亡。人们发现EMT过程中，NF-κB的激活颇为关键。NF-κB缺失导致肿瘤细胞的转移抑制而细胞凋亡增加。EMT的关键分子Twist，发挥

转录因子功能可抑制凋亡通路。以上表明凋亡通路与肿瘤转移密切相关。

五、肿瘤转移的器官和组织特异性

肿瘤细胞倾向于向一些特定的脏器转移，即肿瘤转移的器官选择性。乳腺癌易转移到骨、肺、脑；前列腺癌易转移到骨、肝、肺、脑；结肠癌常常转移到肝、肺、骨；胰腺癌通常转移到肝和肺。Stephen Paget 于 1889 年提出了"种子-土壤"假说，认为肿瘤转移到特定器官是否成功，取决于该器官的环境是否适合肿瘤细胞的生长和增殖。

肿瘤细胞的传播方向是没有选择性的，肿瘤细胞最终倾向于特定的器官和组织，是由于这些器官和组织的微环境适合肿瘤细胞的定居和增殖。然而，"种子和土壤"假说并不能解释所有的肿瘤转移模式。另一种假说认为循环模式确定哪些器官可能捕获循环肿瘤细胞（CTC），这些CTC可能是被它们遇到的毛细管网络机械捕获。例如，结肠癌细胞通过门静脉系统向肝脏转移及乳腺癌细胞向肺组织的转移都是因为血流便利，而并不是说肝和肺的"土壤"是如何"肥沃"。

伤口、慢性炎症发生的部位，也是肿瘤转移的好发部位，因为这些部位往往分泌大量的有丝分裂原和营养信号。B16黑色素瘤细胞中过表达细胞因子受体CXCR4时，细胞向肺转移的频率增加10倍；过表达CXCR7时，细胞则倾向于向淋巴结转移。不同组织的毛细血管内皮细胞表达不同的黏附分子，对不同的肿瘤细胞具有不同的黏附能力，也影响肿瘤细胞转移倾向。

第五节　肿瘤转移的最初步骤：转移前龛

肿瘤转移的早期阶段，肿瘤细胞经过循环系统运送到远处器官之前，将要发生转移的组织器官就已经发生了独特的变化，这一过程就是转移前龛（pre-metastic niche）的形成。

2005年，Kaplan等首次提出转移龛假说。来源于原发肿瘤释放的可溶因子、血管内皮生长因子和胎盘生长因子进入体循环，到达远处特定靶器官。靶器官固有的成纤维细胞产生纤维连接蛋白，动员并诱导特定的一群骨髓衍生细胞（hematopoietic progenitor cell，HPC）——VEGFR（+）VLA-4（+）的造血干细胞到达靶器官。被募集的HPC与定植此处的纤维细胞相互作用，靶器官中基质细胞衍生因子1（SDF-1）和基质金属蛋白酶9（MMP9）的表达增加。前者吸引CXCR4（+）的CTC在此转移部位的黏附，而后者促进靶器官组织局部微环境重塑，使之更适合CTC的定植和生长。

原发瘤分泌的可溶性因子（tumor-derived soluble factor，TDSF）在诱导转移前龛形成过程中扮演着重要角色。局部缺氧和炎症使肿瘤细胞自身侵袭转移恶性特征明显增强，同时释放TDSF。局部缺氧可导致原发瘤的赖氨酰氧化酶（LOX）家族蛋白表达和分泌增加，分泌的LOX随血液循环到达远处靶器官，促进靶器官基质重塑。小鼠乳腺癌模型中，LOX、LOXL2、LOXL4不仅可催化肺组织胶原交联，还可动员招募CD45[+]/CD1lb[+]的骨髓衍生细胞（bone marrow derived cell，BMDC）转移到靶器官肺组织，促进肺组织形成转移前龛。缺氧诱导因子HIF-1激活NF-κB/G-CSF信号通路，刺激原发瘤分泌的G-CSF，G-CSF招募髓样抑制细胞到达肺组织形成转移前龛。在小鼠Lewis肺癌及黑色素瘤模型中，原发瘤来源S100A8、S100A9诱导肺组织的血管内皮细胞及巨噬细胞产生血清淀粉样蛋白SAA3，招募Mac（+）骨髓细胞至肺部。此外，SAA3激活内皮细胞和巨噬细胞的TLR4受体，激发NF-κB信号通路形成转移前龛。小鼠乳腺癌和黑色素瘤模型中，原发瘤来源的趋化因子，通过招募BMDC和降低靶器官中NK细胞数量，形成转移前龛。在结肠癌中，原发瘤来源基质金属蛋白酶抑制剂1（TIMP1）增加肝组织中的SDF-1，增加肝脏对中性粒细胞的招募，诱导靶器官肝脏转移前龛形成。

基于转移前龛的形成在肿瘤转移中的关键作用，将其称为治疗肿瘤转移有效靶标。胃癌、抑制整合素VLA-4和MMP的药物也成为有用的肿瘤辅助治疗方法，其作用机制是改变由BMDC建立的转移前龛微环境。

第六节　肿瘤微环境与肿瘤转移

肿瘤发病是由肿瘤细胞遗传和表观遗传改变所支配的。目前，肿瘤微环境开始作为肿瘤转移的一个重要的决定因素而出现，肿瘤微环境包括：①血管和淋巴管细胞、成纤维细胞、巨噬细胞、淋巴细胞、脂肪细胞及骨髓来源的其他细胞；②细胞外基质、黏附分子、细胞生长因子、趋化因子、抗体、酶等；③氧浓度、酸碱度、温度等物理化学环境。

肿瘤细胞从一个适合自己生长的微环境，转移到一个陌生的微环境，途中还要经历循环系统（内渗、循环、外渗），这些微环境对于肿瘤细胞来说并不"友好"。从这个角度讲，微环境抑制了绝大部分肿瘤细胞的转移。肿瘤细胞远处转移，需要冲破微环境的束缚，并主动去适应转移途中每个阶段"新"的微环境。

细胞外基质是组织保持稳态的重要因素。细胞外基质是不同细胞之间交流的平台，平衡不同刺激信号、维持稳态有助于防止细胞癌变，微环境受到慢性炎症等干扰失去稳态将导致肿瘤发生。

在炎症的早期BMDC被募集到炎症部位，炎症终结时招募已经停止。慢性炎症反应时，BMDC持续被招募，BDMC促进肿瘤细胞增殖。肿瘤部位巨噬细胞浸润促进转移概率增加。BMDC[如巨噬细胞、TE2（+）单核细胞、中性粒细胞、肥大细胞]分泌生长因子、细胞因子及蛋白酶（如EGFA、PROK2、MMP）等促进血管新生并促进肿瘤细胞侵袭转移。

巨噬细胞促进肿瘤的血管新生、侵袭转移。在肿瘤发生发展的各个阶段，巨噬细胞发挥不同的功能，缺氧部位的巨噬细胞能够促进血管新生。肿瘤-基质交界部位的巨噬细胞则积极推动肿瘤的侵袭及血管新生。抑制巨噬细胞的药物或者人为剔除集落刺激因子1（CSF1），可有效减少肿瘤组织周围的巨噬细胞浸润并抑制血管新生、肿瘤生长和转移。

巨噬细胞分泌的EGF能够以旁分泌的方式影响周围的乳腺癌细胞表达EGFR，乳腺癌细胞表达CSF1来招募和刺激巨噬细胞增殖表达CSF1R，巨噬细胞和肿瘤细胞混杂在一起，显著增强肿瘤细

胞在循环系统的生存能力。BMDC通过抑制CD4+和CD8+ T细胞来抑制肿瘤免疫免疫，并主要抑制获得性免疫以促进肿瘤的侵袭转移。肿瘤细胞募集间充质干细胞（mesenchymal stem cell，MSC），MCS分化为成骨细胞、软骨细胞、脂肪细胞等。经肿瘤细胞"教育"过的间充质干细胞能够增加肿瘤细胞的转移能力。此外，间充质干细胞分泌CCL5，以旁分泌的形式影响乳腺癌细胞表达CCR5。

肿瘤细胞表达组织因子（凝血因子Ⅶa、Ⅹ的受体），促进肿瘤细胞微血栓形成，微血栓提高肿瘤细胞在循环系统中存活的概率，使肿瘤细胞不受NK细胞杀伤。微血栓降低机械压力，黏附在管壁，使得肿瘤在适当的位置缓下来。

乳腺癌细胞表达CXCR4和CCR7分子，被趋化因子激活之后，介导肌动蛋白和伪足的活动。CXCR4通路对于erbB2介导的乳腺癌转移是必需的。

原发肿瘤灶分泌的VEGFA、TGF及TNF-α诱导肺上皮细胞和骨髓细胞表达S100A8和S100A9，增加肿瘤细胞的侵袭转移能力。一些肿瘤转移成功后却停止增殖，因为缺乏血供支持进入潜伏状态。微环境中血管新生会唤醒潜伏的肿瘤细胞。总之，在肿瘤从原发到转移的各个阶段，微环境均起到至关重要的作用。

第七节　肿瘤细胞来源的囊泡与肿瘤转移

肿瘤细胞与微环境中各种细胞间的信息传递在肿瘤转移中发挥着重要的作用，而囊泡是细胞间通信的重要媒介之一。细胞外囊泡（extracellular vesicle，EV）主要包括外泌体（exosome）和微泡（microvesicle）等。外泌体的大小为40～100nm，在多泡内体与细胞表面融合后或通过从质膜直接发芽来分泌。微泡（microvesicle）的直径为100～1000nm，它们通过向外萌芽和裂变而产生质膜，经胞吐进入细胞外。

囊泡携带脂质、核酸和蛋白质等多种物质，其中CD9、CD63、Rab家族和热休克蛋白（HSP70和HSP90）等是特征性标志物。不同肿瘤细胞分泌的

囊泡内容物不同，上皮肿瘤细胞来源的外泌体中包含上皮细胞黏附蛋白（EpCAM和CD24），而恶性黑色素瘤细胞来源的外泌体包含黑色素瘤抗原。低氧微环境、生存压力、化疗药物等影响细胞稳态的因素可诱导肿瘤细胞分泌囊泡，肿瘤细胞分泌囊泡的数量均远高于正常细胞。迄今为止，已有超过4万多种不同的蛋白质被报告为外泌体的"货物"，并被登记在如ExoCarta和Visiclepedia等在线数据库中。囊泡/外泌体富含脂类，如神经酰胺、鞘脂、胆固醇和甘油磷脂。囊泡/外泌体还负载大量核酸物质，如小RNA、mRNA和DNA。

胞外囊泡/外泌体通过直接激活或将表面受体转移至靶细胞的间接方式影响靶细胞。EBV感染鼻咽癌细胞产生的外泌体包含HIF-1，HIF-1与Snail信号通路相互作用增加了Twist的表达，诱导鼻咽癌细胞发生EMT并具侵袭性表型。浸润性膀胱癌细胞来源的外泌体处理膀胱癌上皮细胞，导致其EMT表型并增加迁移和浸润特征。负载miR-23a的外泌体可抑制肺癌和黑色素瘤细胞中E-cadherin的合成，促进EMT和肿瘤转移。外泌体中的miR-105促进新生血管形成。

肿瘤细胞分泌的胞外囊泡通过血液循环到达远处靶器官，诱发转移前龛形成。胞外囊泡抑制靶器官中树突状细胞、NK细胞和T淋巴细胞等免疫细胞的功能。胰腺癌细胞来源的外泌体携带的巨噬细胞迁移抑制因子，诱导肝脏库普弗细胞分泌TGF-β及肝星状细胞产生纤维连接蛋白，导致骨髓来源的巨噬细胞在肝脏聚集。携带特定整合素的外泌体，被成纤维细胞及上皮细胞、肝脏库普弗细胞、脑上皮细胞摄取，促炎因子S100表达，诱发转移前龛形成。乳腺癌及宫颈癌细胞来源囊泡中含有血管生成相关分子，如成纤维细胞生长因子、IL-8和血管生成素等，导致靶器官血管内皮细胞内Akt磷酸化，血管生成增加。原发瘤来源的外囊泡/外泌体诱导转移前龛形成机制比肿瘤衍生抑制因子（TDSF）更复杂，近年已引起高度关注。

小　结

本章第一节介绍了肿瘤转移的过程分为多个阶段，是一个非常复杂的动态过程，而且也是一个效率极低的过程。第二节介绍了肿瘤转移相关基因及其功能。第三节介绍了与肿瘤转移相关的分子，主要包括细胞黏附分子，如整合素、钙黏素、选择素、免疫球蛋白超家族等；细胞外基质降解酶及其抑制物；细胞运动因子；血管新生促进因子和抑制因子。第四节介绍了一些与肿瘤转移有关的机制，涉及肿瘤细胞异质性、肿瘤干细胞，上皮-间充质转换、缺氧、血管新生、细胞凋亡、失巢凋亡，肿瘤转移的器官和组织特异性，转移前龛，肿瘤微环境，肿瘤细胞来源的微泡。深入理解肿瘤转移的分子机制必将有助于更好地预防和治疗肿瘤转移。

（杨力芳）

参 考 文 献

Lyden D，Welh DR，Pla B，2015. 肿瘤转移——生物学基础与治疗. 钦伦秀译. 上海：复旦大学出版社

Burrell RA，McGranahan N，Bartek J，et al，2013. The causes and consequences of genetic heterogeneity in cancer evolution. Nature，501（7467）：338-345.

Ghajar CM，Peinado H，Mori H，et al，2013. The perivascular niche regulates breast tumour dormancy. Nat Cell Biol，15（7）：807-817.

Lambert AW，Pattabiraman DR，Weinberg RA，2017. Emerging biological principles of metastasis. Cell，168（4）：670-691.

Lamouille S，Xu J，Derynck R，2014. Molecular mechanisms of epithelial-mesenchymal transition. Nat Rev Mol Cell Biol，15（3）：178-196.

Massagué J，Obenauf AC，2016. Metastatic colonization by circulating tumour cells. Nature，529（7586）：298-306.

Steinbichler TB，Dudás J，Riechelmann H，et al，2017. The role of exosomes in cancer metastasis. Semin Cancer Biol，44：170-181.

Turajlic S，Swanton C，2016. Metastasis as an evolutionary process. Science，352（6282）：169-175.

Valastyan S，Weinberg RA，2011. Tumor metastasis：molecular insights and evolving paradigms. Cell，147（2）：275-292.

Weinberg RA，2013. The Biology of Cancer. New York：Garland Science.

第十一章

肿瘤干细胞

肿瘤干细胞概念很早就有学者提出，但直到最近二十年才真正受到重视。目前已经在白血病、乳腺癌、脑瘤、前列腺癌、结肠癌、胰腺癌等恶性肿瘤中发现了肿瘤干细胞。虽然肿瘤干细胞在肿瘤中只占少数，但它极有可能是肿瘤发生、耐药、复发及转移的根源，肿瘤干细胞有望成为癌症治疗的新靶标。不过肿瘤干细胞领域还是一个比较新的领域，还有许多问题没有解决，如肿瘤干细胞是否存在于所有肿瘤中，是癌"干细胞"还是干细胞"癌"，肿瘤干细胞的起源是什么，等等。目前干细胞和肿瘤干细胞研究领域进展非常迅速，不断有新的观点出现。本章主要从正常干细胞与肿瘤干细胞的概念及其区别联系、肿瘤干细胞存在的证据、干细胞与癌变、肿瘤干细胞与耐药性、肿瘤干细胞的靶向治疗等几个基本方面进行介绍。

第一节　干细胞和肿瘤干细胞

Reya等2001年在 *Nature* 上发表了一篇述评，题为"Stem cells, cancer, and cancer stem cells"，指出干细胞最重要和有用的特性就是自我更新，干细胞和癌细胞在这方面十分近似，肿瘤可能起源于正常干细胞的转化，而且干细胞和癌细胞中调节自我更新的信号通路也是相似的。不同的是，正常干细胞的自我更新受到机体的严格调控，而癌细胞的自我更新是失控的。几乎机体所有组织中都存在正常干细胞，而相当一部分癌组织中则存在肿瘤干细胞。

一、干细胞的定义、分类与特性

（一）干细胞的定义

目前大多数生物学家和医学家认为，干细胞（stem cell，SC）是来自于胚胎、胎儿或成体内的一类具有自我更新和增殖分化能力的原始细胞，在特定的条件下，它可以分化成不同功能的细胞，形成多种组织和器官，以实现机体内部建构和自我康复能力。干细胞群的功能即为控制和维持细胞的再生，保持组织和器官结构及功能的完整性。多年来对干细胞的定义仍在不断进行修正，并可以从不同层面上对其进行定义。

（二）干细胞的分类

科学地对干细胞进行分类有助于对干细胞概念及其生物学特性的准确把握和理解。

1. 依不同的分化潜能　干细胞基本上可以分为全能干细胞（totipotent stem cell）、多胚层多能干细胞（亦称亚全能干细胞，pluripotent stem cell）、单胚层多能干细胞（multipotent stem cell）、单能干细胞（unipotent stem cell）（图11-1）。

（1）全能干细胞：具有分化形成任何类型细胞的能力，可以发育为完整个体。真正的全能干细胞只有受精卵、卵裂球细胞。

（2）多胚层多能干细胞：如胚胎干细胞（embronic stem cell，ESC，ES细胞）及诱导多能干细胞（induced pluripotent stem cell，iPSC，iPS细胞），它们虽然失去了发育为完整个体的能力，但具有发育分化为包括生殖细胞在内的成体三个胚层所有组织细胞类型成熟细胞的能力，可塑性非常大，是研究组织发生、器官功能修复的最佳材料，但将ES细胞用于研究在不同国家受到不同程度的法律及伦理限制，而iPS细胞则具有这方面的优势，基本上不存在法律及伦理学上的争议。

（3）单胚层多能干细胞：在胚胎发育成熟后的成体组织中还存在一类具有向多种类型成熟细胞分化潜能的细胞，其分化潜能比上述多能干细胞小，主要向相应胚层的成熟细胞分化，如骨髓间充质干细胞通常只能分化为骨、肌肉、脂肪、软骨及其他结缔组织。

（4）单能干细胞：也称专能干细胞、偏能干细胞，常被用来描述在成体组织、器官中的一类细胞，此类细胞只能向单一方向分化，产生一种类型细胞，如上皮组织基底层中的干细胞等。

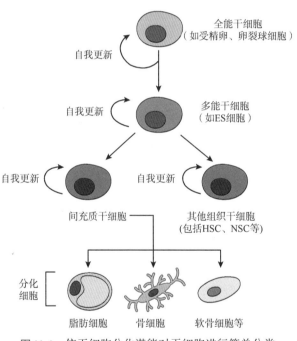

图11-1　依干细胞分化潜能对干细胞进行简单分类
HSC，造血干细胞；NSC，神经干细胞

2. 按干细胞来源不同　干细胞可大致分为ES细胞和成体干细胞。

（1）ES细胞：是由植入前早期胚胎内细胞团（inner cell mass，ICM）或胚胎原始生殖细胞（primordial germ cell，PGC）分离得到，并能在体外长期培养的高度未分化全能细胞系。ES细胞的研究对于认识细胞分化、胚胎发育机制等具有重要意义，同时在基因功能研究、转基因动物制备、

克隆动物、建立人类疾病模型、药物的开发与筛选、肿瘤研究、细胞组织和器官的修复及移植治疗等方面有着极其诱人的应用前景。1998年，美国Thomson等和Shamblott等两个研究小组分别从ICM（图11-2）和PGC建立了人ES细胞系。ES细胞具有正常核型，表达高水平端粒酶活性和特异的表面抗原，在体内外可分化成外、中、内三个胚层的组织，具有全能性、无限扩增性和可操作性。但是，法律和伦理问题在一定程度上制约着ES细胞研究的发展。

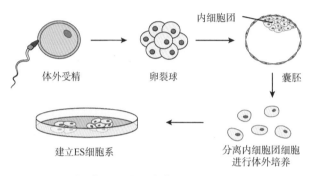

图11-2　利用体外受精胚胎建立ES细胞系的经典途径

（2）成体干细胞（adult stem cell，ASC）：是指存在于人和哺乳动物组织中，具有自我更新和一定分化潜能的不成熟细胞，其作用是更新生理性衰老死亡的细胞或组织受损时的代偿性增生。目前已在成年动物包括骨髓、脑、皮肤、消化道、呼吸道、角膜、肌肉、肝脏、胰腺、肺脏等多种组织器官中发现成体干细胞。大多数组织中，成体干细胞只占细胞总数的1%～2%，它持续停留在各种组织内，具有自我更新能力，甚至伴随生命的整个过程。成体干细胞能在很长的一段时间内准确地自我复制，而且能生成其来源组织内的各种细胞类型，维持组织器官的结构完整和功能，在病理状态或外因诱导下可表现出不同程度的再生和更新能力，在到达完全分化状态之前，干细胞能产生一个或多个中间细胞类型，即祖细胞或前体细胞。祖细胞或前体细胞在胎儿或成体组织中是部分分化的细胞，它又可以产生大量的短暂扩增细胞（transient amplifying cell，TAC，TA细胞），TA细胞能连续分裂多次，最终产生分化细胞。祖细胞、TA细胞的分化通常情况下是"定向的"，即沿着一个特殊的细胞发育途径分化。肿瘤干细胞应该属于成体干细胞范畴。

此外，还可以根据干细胞组织发生的部位进行分类。目前，已经从许多组织或器官中成功地分离出干细胞，其中包括ES细胞、造血干细胞（hematopoietic stem cell，HSC）、神经干细胞（neural stem cell，NSC）、骨髓间充质干细胞、胰腺干细胞等。随着干细胞研究的进一步拓展和深入，一些命名的含义将会更加丰富，也将有新的干细胞类型被发现。

（三）干细胞的特性

干细胞最重要的特性有两个，即自我更新和分化潜能。

1. 自我更新（self-renewal） 是指一个干细胞分裂为子代细胞时，至少其中一个子代细胞仍然保持与亲代细胞完全相同的未分化状态。

干细胞自我更新和分裂的方式通常有两种，一种是不对称方式分裂（asymmetric division），即一个干细胞分裂成一个干细胞和一个定向祖细胞；另一种是具有高度调控机制的分裂方式，干细胞按一定的概率对称分裂成两个干细胞或两个定向祖细胞，或按不对称方式分裂（图11-3）。不对称分裂的原因可能是细胞质中调节分化蛋白不均匀分配，导致一个子细胞不可逆地走向分化的终端，成为功能专一的分化细胞，而另一个则保持亲代的特征，仍作为干细胞保留下来。此外，不对称分裂可能与细胞内存在DNA永生化链及染色体非随机分配具有密切关系。在多细胞生物发育成熟前和组织损伤时，干细胞的增殖方式趋向对称分裂方式。ES细胞即是以对称性分裂的方式进行增殖的，即一个ES细胞分裂为两个子代细胞，这两个子代细胞仍然保持ES细胞的特性。成体干细胞自我更新的主要方式是不对称性分裂，其通过不对称性

分裂在实现自我更新的同时，也通过分化、细胞周期的有序进行，为机体在生命过程中维持恒态（homeostasis）起着不可替代的作用。在不同组织或不同生理或病理状况下，干细胞究竟是自我更新还是向特定细胞分化取决于外界的需要、干细胞的内在能力及其"龛"（niche）的调节作用。

2. 分化潜能 不论是ES细胞还是成体干细胞都具有分化潜能，只是程度不同。ES细胞在饲养层上或无饲养层培养（条件培养基）体系中，加入白血病抑制因子或碱性成纤维细胞生长因子，能保持未分化状态，若去掉饲养层或抑制细胞分化的因子，ES细胞可迅速分化，最终产生多种细胞系，如肌肉细胞、血细胞、神经细胞或发育成"拟胚体"（embryoid body，EB）。当接种到免疫缺陷动物体内时，ES细胞可形成包括三个胚层细胞在内的畸胎瘤组织。成体干细胞也可以具有较广的分化潜能，如骨髓间充质干细胞可分化成骨细胞、软骨细胞、肌肉细胞、脂肪细胞等。此外，近年来发现，成体干细胞具有横向分化或可塑性（plasticity）的能力。例如，有研究发现，造血干细胞可以跨胚层分化（亦称横向分化，trans-differentiation）为神经细胞，而神经干细胞可以分化为造血细胞。不过关于成体干细胞是否真正具有横向分化能力目前还存在较多的争议，还有待更多的实验研究证实。

此外，干细胞一般具有非特异的超微结构，核质比较大并且几乎没有细胞器；成体干细胞寿命长，循环缓慢，属于慢周期细胞，多处于静息期，即长期处于细胞生长周期的G_0期，但是可以被一定的刺激物诱导而加快增殖；表达ABC转运子，对药物和毒素有抗性，具有活跃的DNA修复能力，抗凋亡能力较强。

二、肿瘤干细胞的定义与特性

肿瘤干细胞（tumor stem cell，TSC）是近年来生物医学刊物出现频率较高的一个词，而肿瘤干细胞研究是近年来生物学和医学领域的一个研究热点。

（一）肿瘤干细胞的定义

肿瘤干细胞又称癌干细胞（cancer stem cell，

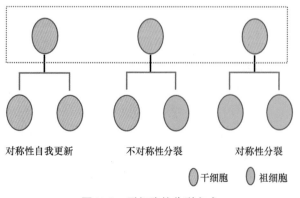

对称性自我更新　　　不对称性分裂　　　对称性分裂

干细胞　　祖细胞

图11-3　干细胞的分裂方式

CSC）、肿瘤起始或激发细胞（tumor initiating cell, TIC），是指肿瘤组织中少数具有干细胞性质的细胞，它们具有自我更新、多系分化和无限增殖潜能，是形成不同分化程度肿瘤细胞和肿瘤不断扩大的源泉，可能是肿瘤发生、转移、复发、耐药的根源。

人类恶性肿瘤干细胞是 Lapidot 等于 1994 年首次报道的。他们发现 $CD34^+CD38^-$ 表型的人急性髓细胞性白血病（acute myeloid leukemia，AML）细胞具有肿瘤干细胞特征。尽管文中描述的白血病"干细胞特征"证据较充足，但是该文并没有引起多大关注，直到人们开始关注人实体瘤中肿瘤干细胞是否存在的问题。2003 年，密歇根大学的科学家从乳腺癌中分离和鉴定了肿瘤干细胞，立即成为媒体新闻报道的热点。因为这是在实体瘤中首次发现了肿瘤干细胞，这一发现改变了我们对癌变和化疗的一些看法，同时这也引起了科学界关于肿瘤起源等问题的广泛争论。随后，在神经系统肿瘤研究中又有几篇分离肿瘤干细胞获得成功的报道，进一步引起了大家对肿瘤干细胞的关注。目前肿瘤干细胞[包括"干细胞样细胞"（stem-like cell）、TIC]已经在白血病、乳腺癌、脑瘤、室管膜瘤、前列腺癌、肝癌、结肠癌、胰腺癌、鼻咽癌、视网膜母细胞瘤、肝母细胞瘤等更多的肿瘤组织中被发现。

随着肿瘤干细胞的不断发现，肿瘤干细胞学说也逐渐为人们所接受。目前的研究结果表明，相当一部分（可能不是全部）肿瘤组织或细胞群中的确存在肿瘤干细胞，只是不同肿瘤中干细胞的研究进展不尽相同，有些尚未报道。

从 AML 患者骨髓细胞中分离出启动白血病的亚群细胞（leukemia-initiating subpopulation），只占 0.1%～1%。实体瘤中也有类似情况，如肺癌、卵巢癌或神经母细胞瘤中只有 0.02%～0.1% 的细胞能在软琼脂中形成集落，也就是说只有少数肿瘤细胞真正具有致瘤性，这样的细胞才可考虑称为肿瘤干细胞。2018 年，一个令人震惊的 CAR（chimeric antigen receptor，嵌合抗原受体)-T 细胞治疗后复发的临床案例直接证实了人体存在肿瘤干细胞的假说：在给一名身患复发/难治性 B 细胞急性淋巴细胞白血病（B-ALL）患者进行 CAR-T 细胞治疗时，本该加到 T 细胞上的 CAR 被意外地

加到患者癌变的一个 B 细胞上，形成了"CAR-癌细胞"。加到癌细胞上的 CAR 会让 CAR-T 细胞治疗失去识别癌细胞的靶标，最终导致该患者接受 CAR-T 细胞治疗 261 天后死于白血病相关的并发症。研究证实，导致患者死亡的 CAR-癌细胞都来自于同一个被编辑的癌细胞，也就是一个超级癌细胞就足以导致患者的肿瘤复发和死亡。

（二）肿瘤干细胞的特性

肿瘤干细胞具有与正常干细胞相似的一些特性，如自我更新和分化潜能。此外，它还具有高致瘤性。

1. 自我更新 肿瘤干细胞与成体干细胞类似，也具有自我更新的特性。认识正常干细胞自我更新的调节机制是理解肿瘤细胞增殖机制的基础。有学者认为肿瘤干细胞自我更新的特性是造成肿瘤复发、转移及预后不良的主要原因。肿瘤干细胞通过自我更新维持着肿瘤的持续生长。肿瘤干细胞积累了多次基因突变，正是这些基因突变导致了肿瘤细胞的过度增殖，乃至转移播散。

2. 分化潜能（differentiation potential） 也是肿瘤干细胞的重要特征之一。肿瘤干细胞在体内外应具有分化的能力，其子代细胞可呈现分化特征的表型及其相应的标志。以脑瘤为例，脑瘤干细胞可以分化成表达神经细胞（如 β-tubulin）和神经胶质细胞（如胶质纤维酸性蛋白）标志的肿瘤细胞。

3. 高致瘤性 肿瘤干细胞的致瘤性因肿瘤种类不同差别较大，主要从两个方面进行评价：一是肿瘤干细胞的体外克隆形成（clonogenicity）能力，即源自原发性肿瘤组织或肿瘤细胞系的肿瘤干细胞在软琼脂（soft agar）或基底膜类似物（matrigel）上形成克隆数及其大小；二是肿瘤干细胞在非肥胖糖尿病/严重联合免疫缺陷小鼠（NOD/SCID 小鼠，即非肥胖的糖尿病 SCID 小鼠）体内的肿瘤形成（tumorigenicity）能力，即将分选的相同数量的肿瘤干细胞和非干细胞分别原位或异位接种免疫缺陷动物，观察其在相同时间内成瘤情况（统计成瘤动物数，比较形成肿瘤的大小等）。迄今报道的成瘤性最强的是脑肿瘤干细胞（brain tumor stem cell，BTSC）和乳腺癌干细胞：每只 NOD/SCID 小鼠只要接种 100 个

CD133$^+$ BTSC，在接种24周内即形成了脑肿瘤，而每只接种10万个CD133$^-$肿瘤非干细胞的小鼠在相同时间内未形成肿瘤；接种少至20个CD24$^-$CD44$^+$ALDH$^+$的乳腺癌干细胞仍可以在NOD/SCID小鼠体内成瘤。

三、正常干细胞和肿瘤干细胞的区别和联系

对正常干细胞与肿瘤干细胞的特性进行比较，发现它们具备一些相似的特征，但是又具有明显的不同之处。

正常干细胞和肿瘤干细胞相似之处：①均保持未分化状态，具有分化能力，并且细胞均具有相对无限增殖分裂的潜能，增殖同时可诱导血管形成；②都具有端粒酶活性及扩增的端粒重复序列，具有永生化能力，而人类终末分化体细胞则不具有端粒酶活性；③均具有自我更新能力，主要通过不对称分裂方式进行分裂；④二者有相似的生长调控机制，其中某些信号调节通路如Wnt、Shh（sonic hedgehog）、Notch等在正常干细胞中受到了严格调控，而由于它们的异常，最终导致了肿瘤发生，因此肿瘤也可以被认为是干细胞自我更新机制紊乱的一种疾病；⑤往往都有抗凋亡途径的激活和膜转运活性的增加；⑥正常干细胞具有迁移到特定组织和器官的特性（称为"归巢"现象），肿瘤干细胞也有侵袭和转移的能力；⑦在一定的条件下两者可能相互转化，如肿瘤干细胞有可能起源于正常干细胞的转化；⑧具有相似的表面标志物和遗传特征；⑨肿瘤干细胞表现出与正常干细胞相似的发育等级现象（developmental hierarchy）。因此，从某种程度上说，肿瘤可能是干细胞程序不恰当表达或激活的结果。

正常干细胞与肿瘤干细胞也有本质的区别：①正常干细胞可以在某一时间内连续分裂，也可在较长时间内处于相对静止状态，其自我更新具有反馈调节机制，增殖具有稳定性，增殖和分化处于平衡状态，是有序的，平均一个干细胞产生一个子代干细胞和一个特定分化细胞，其干细胞总数保持恒定，维持器官或组织的稳态；而对肿瘤干细胞这一调节机制并不存在，它的增殖分化是无序的、失控的。②肿瘤干细胞没有分化为完

全成熟细胞的能力，其分化程序异常，分化不彻底，与有正常分化程序的干细胞存在本质的不同。③肿瘤干细胞倾向于积累复制错误，而正常干细胞的发育机制要防止这种现象的出现。

目前发现的几个与正常干细胞自我更新及干细胞群或池（stem cell pool）维持相关的信号转导通路或基因，主要包括Wnt/β-catenin、Notch、Hedgehog（Hh）、PTEN/Akt、TGF-β及Bmi-1等，它们大多在肿瘤的发生发展，甚或在肿瘤干细胞的自我更新过程中依然发挥作用。

然而，肿瘤干细胞信号转导通路的研究还很初步，对于正常干细胞和肿瘤干细胞中信号途径的异同及其功能性调节机制了解尚少。该领域的研究值得进一步深入。

四、干细胞性

ES细胞和成体干细胞自我更新及发育出多种细胞的能力构成了"干性"（stemness）的最基本定义。自我更新是干细胞的共性，也是干细胞和肿瘤干细胞的共同特征，但是对于不同干细胞之间及干细胞和肿瘤干细胞之间是否拥有共同的干性程序，科学界一直存在争议。

Fortunel等比较了三次不同实验获得的ES细胞、NSC、HSC的基因芯片表达谱，结果只发现了一个相同的基因，说明不同的干细胞可能采用不同的分子机制来维持其自我更新和多能性，但也可能是由于干细胞分离方法的不同、干细胞的纯度不同、芯片平台的不同或统计学方法差异等技术上的差异，导致了不能从大量数据中寻找共同"干性"程序的失败，因为基因水平上的大规模数据分析很容易受到噪声的干扰及数据本身质量好坏的限制。

Wong等则利用一种能够更有效地在大量数据中寻找共同基因或程序的方法，即基因模块图谱（gene module map）的方法，通过比较小鼠胚胎干细胞（ESC）、各种成体干细胞（包括NSC、HSC、视网膜干细胞、神经嵴干细胞、毛发隆突干细胞、乳腺干细胞）和一些分化细胞的表达谱，揭示了两种主要的区分胚胎干细胞和成体干细胞的基因模块（"ESC-like" module和"adult tissue stem" module），并且发现成体干细胞可以被分成

两大类，其中一类更接近于ES细胞的转录程序（包括NSC、视网膜干细胞、胎儿肝脏造血干细胞）。他们进一步将小鼠ESC基因模块与人ESC基因模块进行比较，定义了由335个基因组成的核心类胚胎干细胞基因模块（"core" ESC-like gene module）。此外，他们发现分化成熟的成体细胞中激活ESC样转录程序可以导致肿瘤干细胞的产生。以上说明，不同干细胞之间应该还是拥有共同的"干性"程序的。

肿瘤进展往往涉及细胞分化表型的逐渐丧失与干/祖细胞样特性的获得。Malta等使用了一类逻辑回归（one-class logistic regression，OCLR）机器学习方法提取了多能干细胞及其分化子代细胞的转录组学和表观遗传学特征，利用该OCLR方法，能够识别以前未发现的与去分化致瘤状态（dedifferentiated oncogenic state）相关的一些生物学机制。肿瘤微环境分析显示癌干性（cancer stemness）与免疫检查点表达和浸润免疫细胞相关。去分化致瘤表型通常在转移性肿瘤中表现最为突出。应用干性指数（stemness index）结合单细胞数据揭示了肿瘤内分子异质性。干性指数还可以用来鉴定新的靶点和开发可能的针对肿瘤分化的靶向治疗方法。

五、干细胞龛

干细胞龛（niche）的假说是在20世纪70年代针对造血干细胞的特殊微环境提出来的。干细胞壁龛（stem cell niche）或干细胞微环境即小生态环境（简称"小生境"）是指干细胞的住地，也即干细胞周围的微环境，是支持干细胞的、特殊的微环境，其作用是滋养干细胞并保持干细胞稳态，包括围绕干细胞的一些基质细胞、细胞外基质（extracellular matrix，ECM）和可溶性分泌因子如生长因子、细胞因子、蛋白酶和激素等。龛包括来自间叶组织的细胞，如成纤维细胞（小肠、皮肤及毛囊）、成骨细胞（骨髓）等。血管内皮组成的血管床及基质也参与了这种特定微环境的形成。目前，对皮肤毛囊隆突（bulge）干细胞、小肠黏膜隐窝（crypt）干细胞、骨髓造血干细胞、神经干细胞相关龛的研究已有明显的进展，如造血干细胞的龛细胞是纺锤形状的N-cadherin[+]CD45[-]成骨细胞（简称SNO细胞）。

干细胞在龛内可以通过不对称分裂自我更新，维持干细胞数量并分化为器官内具有特定生理功能的细胞。正常干细胞的行为受干细胞龛的严格调控。龛既保护正常干细胞不受各种信号的干扰，同时又防止干细胞的过度增殖导致恶变，如当乳腺基质细胞发生PTEN缺失时可以通过影响干细胞微环境促进乳腺上皮干细胞（MaSC）的扩增。干细胞离开龛的保护，往往会走向分化、凋亡。此外，干细胞的分化可塑性也是由于干细胞在其局部微环境改变时具有改变其表型的能力。关于干细胞及其龛间相互的"时空对话"与信号通路可参考Moore等发表的综述。

从正常干细胞与其龛的关系，可以推测肿瘤干细胞的存活、增殖和分化像正常干细胞一样，受到其相应龛的支持与调控。然而，正常干细胞与肿瘤干细胞可能存在一定的区别，如两者与其龛之间的相互作用可能有所不同。正常干细胞龛一方面在成体组织中维持干细胞存续及抑制增殖与分化信号、防止恶变中起着重要作用，同时为组织再生过程中的干细胞分裂提供瞬时信号（transient signal）。增殖的抑制与启动的平衡是干细胞存续与组织再生保持恒态的关键；肿瘤干细胞由于在肿瘤长期的发生发展过程中积累了很多基因突变，而其龛则似乎是保护和支持肿瘤发生发展的必要结构与功能单元，现已发现血小板衍生生长因子（PDGF）、转化生长因子β1（TGF-β1）、肝细胞生长因子（HGF）、基质金属蛋白酶（MMP）等因子参与基质成纤维细胞与肿瘤之间的相互作用。干细胞龛对正常干细胞与肿瘤干细胞的研究均属于十分重要的领域，尤其是肿瘤干细胞和正常干细胞龛功能的异同，值得深入研究。

肿瘤干细胞受微环境的调控，具体可表现在以下三方面。

（一）抑制肿瘤发生

早期的研究如Mintz和Illmensee将胚胎癌细胞注入小鼠皮下产生畸胎癌，但同样细胞注入囊胚不产生肿瘤而产生正常的嵌合体小鼠。Janiesh研究小组将黑色素瘤细胞核移植至去核卵母细胞，体外培养至囊胚期，取出内细胞团建立ES细胞，再将其注入囊胚，也产生嵌合体小鼠，不过这些小鼠患肿瘤的比例增高。这些实验虽然不能直接证明干细胞龛能够抑制肿瘤的发生，但说明微环境的改变可以抑制肿瘤的形成。

（二）促进肿瘤发生

微环境改变可促进甚至启动肿瘤发生，一个明显的例子就是MMP的表达不合适时可使组织微环境的整体性丧失，最终导致肿瘤。又如，1型神经纤维瘤病是一种良性的施万细胞（Schwann细胞）肿瘤，患者出生时即为神经纤维素1（neurofibromin，NF1）抑瘤基因的杂合子。NF1编码GTP酶活化蛋白（GTPase-activating protein，GAP），可以负性调控Ras通路活性。在肿瘤周围的细胞也成为NF1基因的杂合子（NF1$^{+/-}$）的情况下，丢失两个等位基因（NF1$^{-/-}$）的施万细胞才形成神经纤维瘤。在中枢神经系统中，有NF1基因改变的儿童易患Ⅰ级星形胶质细胞瘤。动物模型实验显示，NF1基因的纯合性灭活（NF1$^{-/-}$）能促进星形胶质细胞体内外增殖能力，但是却不足以导致胶质瘤的产生。然而如果脑周围环境的小胶质细胞内存在NF1杂合性丢失（NF1$^{+/-}$），星形胶质细胞（NF1$^{-/-}$）可以形成视神经胶质瘤，因为小胶质细胞可以产生一些旁分泌因子（主要是透明质酸酶）促进星形胶质细胞（NF1$^{-/-}$）的增殖。缺氧可以导致乳腺癌干细胞的扩增。另有研究揭示了PTEN表达在脑转移肿瘤细胞和基质之间"协同进化"中的可塑性：独特的脑转移微环境通过星形胶质细胞分泌的外泌体miRNA抑制转移到脑内的人和小鼠肿瘤细胞内的PTEN表达，从而促进肿瘤转移性生长。这些均说明肿瘤周围环境在肿瘤的发生发展中起重要作用。

此外，肿瘤干细胞也受到其龛的调控。2017年，Shimokawa等通过注射他莫昔芬激活诱导型自杀基因诱导凋亡来消除Lgr5$^+$结肠癌干细胞。他们发现Lgr5$^+$结肠癌干细胞的选择性消除导致临时的肿瘤消退，但残余的其他KRT20$^+$非肿瘤干细胞可以发生去分化，转变为新的表达Lgr5的结肠癌干细胞，在这个过程中肿瘤干细胞龛扮演了重要的角色：被杀死的结肠癌干细胞将释放龛并允许分化的肿瘤细胞填充空间，成为新的结肠癌干细胞，

再次驱动肿瘤形成。

（三）促进化疗耐药

化疗不能有效清除肿瘤干细胞是肿瘤复发的根本原因，其机制众说纷纭。以往的研究主要集中探讨肿瘤干细胞的内在性机制，包括耐药基因的表达、细胞周期静止状态、表观遗传基因改变及亚克隆的遗传多样性获得等。近年来，随着对外在性因素（或肿瘤微环境）的初步研究，表明肿瘤微环境可为残留的肿瘤干细胞逃避化疗提供"避难所"。然而，肿瘤微环境的结构特征及保护肿瘤干细胞的机制尚不清楚。

段才闻等在人急性淋巴细胞白血病（ALL）异种移植小鼠模型中，发现白血病细胞的浸润逐渐改变正常骨髓微环境结构，化疗后残留白血病细胞置身于新形成的骨髓微环境（命名为NSM-niche）的包绕中。该NSM-niche是化疗后存留的白血病细胞分泌趋化因子和细胞因子募集、增殖及诱导间充质干细胞分化形成的。残留白血病细胞分泌的前体生长和分化因子15（pro-GDF15）在龛细胞表达的蛋白剪切酶Furin作用下加工为成熟GDF15（mGDF5），进而结合自身的TGF-β受体，激活Smad3信号通路介导NSM-niche和残留白血病细胞之间的保护作用。阻断GDF15的表达或封闭其功能，结合阿糖胞苷化疗，可以有效提高化疗药物的杀伤作用和白血病小鼠的生存时间。在白血病患者骨髓原代细胞移植小鼠模型中，发现化疗后骨髓出现NSM-niche，而且证实残留的白血病细胞次代移植后具有重建白血病的能力，说明残留的白血病细胞为白血病干细胞。关键是在临床白血病患者的骨髓活检切片中，找到了NSM-niche直接存在的证据，而且只存在于化疗部分缓解的病例中，说明NSM-niche的形成与化疗反应或预后相关。该研究首次发现在白血病（或肿瘤）早期化疗过程中，白血病干细胞（或肿瘤干细胞）形成一个动态演化微环境用以保护其免受化疗的损伤。

2018年，Su等发现肿瘤相关成纤维细胞（CAF）中的一类亚群CD10$^+$GPR77$^+$CAF可以通过分泌IL-6和IL-8调控肿瘤干细胞的干性并介导肿瘤（乳腺癌和肺癌）的增殖和化疗耐药。

六、干细胞和肿瘤干细胞的异质性

细胞间差异和异质性是干细胞群体固有的基本特性。自从肿瘤干细胞的概念提出以来，人们一直试图寻找一种通用的肿瘤干细胞靶向分子作为临床治疗的靶标。然而，越来越多的证据表明了肿瘤干细胞的异质性，表面抗原的不同预示了肿瘤干细胞的异质性。同时，肿瘤干细胞中存在不同信号调节通路发挥作用也进一步表明了肿瘤干细胞的异质性。如果我们对一群细胞进行组学分析，这些关键的信息就会被掩盖。

单细胞测序技术是近几年备受关注的强大工具，可以在同种干细胞中全面剖析细胞异质性，鉴定不同表型的细胞。利用该技术揭示出多能干细胞的变化远比以前所认识的要多得多。例如，Narsinh等比较了人类诱导多能干细胞（hiPSC）和人类多能胚胎干细胞（hESC）的异质性。他们发现相较于hESC，hiPSC中基因表达水平差异更大，分化缓慢且不一致，呈现了一种不稳定的多能状态。在干细胞群中单个细胞之间可以存在较大的差异，而干细胞多能状态中的许多微小波动可以影响干细胞将遵循的发育路径。

肿瘤干细胞也存在异质性。例如，在慢性髓细胞性白血病（CML）患者中应用靶向BCR-ABL的Smart-seq2（BCR-ABL tSS2）结合单细胞转录组测序分析发现同一患者中存在两种类型的肿瘤干细胞——BCR$^-$ABL$^-$CML-SC和BCR$^-$ABL$^+$CML-SC，二者之间及与正常HSC之间有明显的基因表达差异。BCR$^-$ABL$^-$CML-SC和BCR$^-$ABL$^+$CML-SC中都有明显的TGF-β和TNF-α通路失调。TGF-β和TNF-α通路的活化可维持CML-SC处于静息状态。单细胞技术还揭示BCR$^-$ABL$^-$CML-SC具有异质性。CML患者经酪氨酸激酶抑制剂（TKI）治疗后，反应不良的BCR$^-$ABL$^-$CML-SC中TGF-β和TNF-α表达更高，因而更大程度上处于静息状态。

柳素玲等发现，乳腺癌干细胞可以两种不同的状态存在，每种状态都在肿瘤播散中发挥作用。一类干细胞以一种称为上皮-间充质转换（EMT）的状态存在，主要为CD44$^+$CD24$^-$乳腺癌干细胞，这些干细胞呈现休眠状态，但是仍然很具侵略性，能够进入血液中并随血流到达身体的较远部位。一旦到达那些部位，干细胞就转变成为表现相反特性的第二种状态——间充质-上皮转换（MET），表现为乙醛脱氢酶（aldehyde dehydrogenase，ALDH）阳性乳腺癌干细胞。这些细胞能够生长和复制自己，产生新的肿瘤。需要这两种形式的乳腺癌干细胞才能导致乳腺癌在远处器官中进行转移和生长。

第二节　干细胞与癌变、转移

关于肿瘤发生有两种概念模型（图11-4），一种是随机模型，认为所有肿瘤细胞都有高度增殖的能力；另一种则是肿瘤发生的肿瘤干细胞假说，认为肿瘤组织与正常组织一样，是由处于各种分化等级的细胞组成的。其中，有一种在数量上占少数的干细胞样细胞，它具有无限的增殖能力和分化潜能，是肿瘤形成的起始细胞，能够通过分

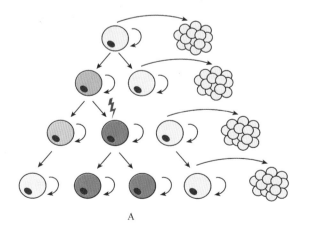
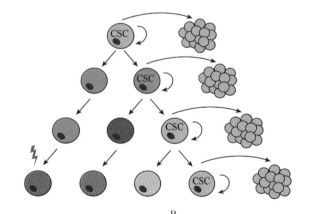

图11-4　肿瘤发生的两种概念模型

A. 随机模型；B. 肿瘤干细胞（CSC）模型

裂产生大量增殖能力有限的其他肿瘤细胞及增加自身细胞的数量，所以它在肿瘤的发生、发展、转移中起重要作用。这种细胞也就是所说的肿瘤干细胞。现在的研究更倾向于后一种模型。

一、肿瘤干细胞的起源

癌细胞来自正常细胞的恶变是公认的事实，但是正常细胞处于分化的哪一阶段能发生癌变是尚未解决的科学问题。原则上，终末分化的细胞很难发生癌变。分化程度越低的细胞理论上越易于癌变。所以，正常干细胞可能是最易发生恶变的起始细胞。最近有些实验研究证实，至少一部分正常干细胞在体内的特定环境下可直接转化为癌细胞，如 Houghton 等用异源性骨髓移植实验证实，在小鼠幽门螺杆菌长期感染合并胃溃疡小鼠模型中，用致死剂量的放射线完全破坏受体骨髓的情况下，移植的、供体的骨髓干细胞（可能是骨髓间充质干细胞）可直接恶性转化成癌细胞并形成胃癌；Serakinci 等将端粒酶逆转录酶基因转入人成体间充质干细胞（human mesenchymal stem cell，hMSC）中导致 hMSC 获得一系列恶性肿瘤的生物学特性，如接触抑制的消失、停泊非依赖性生长和动物体内100%（10/10）成瘤，说明 hMSC 可能是恶性转化的靶细胞；此外，动物实验表明，小鼠正常支气管肺泡上皮干细胞也可转化为肺腺癌。

癌变的干细胞起源假说早就被提出。该假说基于以下一些证据：①恶性肿瘤发生发展被公认是一个多阶段、多步骤、多基因参与的过程。相对于一般的成熟细胞，只有干细胞分裂慢，具有较长的寿命和无限增殖能力，可以允许多种遗传学和表遗传学改变的积累并传至后代，最终导致肿瘤的发生。②干细胞具有类似肿瘤细胞一样不断增殖的生物学特性，其次干细胞具有自我更新及分化的能力，在不断分裂过程中更有可能获得多次突变的机会而变成恶性增殖的肿瘤细胞。③大多数恶性肿瘤的发生部位往往也是组织干细胞富集区，如角膜癌位于角膜缘区，人类胶质瘤多位于侧室周围区域，实验诱发脑瘤往往位于侧室下区，即中枢神经干细胞富集区。此外，许多证据表明肝脏、肺、血液系统的干/祖细胞可能就是相应部位肿瘤组织中的肿瘤干细胞起源细胞。

④肿瘤细胞与正常干细胞具有许多相似的特性，表达相似的表面标志物，因此干细胞可能只需要更少的改变就能转变为肿瘤细胞。

肿瘤干细胞的来源目前还不是十分清楚。现在大多数人认为有可能来源于肿瘤发生组织中的3种细胞：正常干细胞、TA 细胞/祖细胞或已分化细胞。Bhatia 等研究发现白血病干细胞（leukemia stem cell，LSC）与造血干细胞有着相似的表面标志物，说明它们来源于造血干细胞。此外，肿瘤干细胞可以由 TA 细胞/祖细胞或成熟细胞发生基因突变，重新获得自我更新能力和分化潜能后形成。Weinberg 研究小组的结果表明肿瘤干细胞可以由肿瘤细胞发生 EMT 后形成，而曾益新研究小组则认为癌细胞中基因组不稳定性（genomic instability）增加可能诱发干细胞样癌细胞（stem-like cancer cell，SLCC）产生，尤其是在肿瘤复发阶段。Shimokawa 等的工作也证实了肿瘤干细胞具有可塑性。

二、干细胞与转移

肿瘤细胞在侵袭、播散、存活、增殖的转移过程中涉及一系列肿瘤与宿主之间的相互作用，肿瘤细胞必须克服宿主方面的免疫攻击、机械性或生物化学性不利影响等重重障碍才能达到在宿主体内的"适者生存"。恶性肿瘤细胞获得转移表型常常需要发生 EMT。

很多类型肿瘤组织中表达较高水平的 CXCR4 受体。对于某些肿瘤类型（包括胶质瘤、前列腺癌、胰腺癌和乳腺癌等），CXCR4 的表达可能是肿瘤干细胞的一个候选标志物。CXCR4 在肿瘤干细胞中的表达参与了肿瘤的治疗抵抗、复发、转移和不良临床结局。基质衍生因子1（stromal derived factor-1，SDF-1）-CXCR4 轴在肿瘤干细胞的转移中发挥着重要的作用。SDF-1 在淋巴结、肺、肝、骨等器官中高表达，而且炎症可以诱导 SDF-1 的表达，这可能是肿瘤常转移于淋巴结、肺、肝、骨等器官及炎症部位的重要原因之一。

肿瘤干细胞的转移与归巢和肿瘤转移的步骤基本相似，肿瘤转移可以形象地称为肿瘤干细胞的"归巢"，而且即使在肿瘤发生的早期阶段，肿瘤干细胞就可能发生转移，Brabletz 等称这种肿瘤干细胞为"迁移的癌干细胞"(migrating cancer stem cell)。

2017年,Melo等通过实验证实了肿瘤干细胞与转移密切相关。他们靶向去除了结肠癌干细胞(Lgr5$^+$)群体,研究这些干细胞在结肠癌肝转移中的作用。结果发现,Lgr5$^+$结肠癌干细胞是形成肝转移灶所必需的,清除Lgr5$^+$结肠癌干细胞群体可以使肝脏转移灶缩小甚至消失。

此外,Kaplan等研究发现,血管内皮生长因子受体1阳性造血祖细胞(VEGFR1$^+$ HPC)在肿瘤转移中可能具有决定性作用。他们发现:VEGFR1$^+$造血祖细胞首先在特定器官形成细胞簇,为瘤细胞准备了易于形成转移的微环境。利用VEGFR1抗体阻断或剔除VEGFR1$^+$造血祖细胞,则能够抑制预迁移器官造血祖细胞簇的形成与肿瘤转移。综合EMT、骨髓等在肿瘤转移中的重要作用,Gupta和Massagué提出了一个比较全面的肿瘤转移模式图。

肿瘤干细胞转移学说的提出为肿瘤转移的预防和治疗带来了新的思路及新的期望。在肿瘤干细胞转移的每一个步骤中,微环境都发生了相应的改变,使肿瘤干细胞能够顺利地发生迁移。如果能够清楚每一步骤中肿瘤干细胞和微环境之间的相互作用,就有可能有效地抑制或治疗肿瘤的转移。

第三节　肿瘤干细胞存在的证据

1994年人们首次发现血液系统的白血病干细胞,2003年首次发现实体瘤中也存在肿瘤干细胞。迄今为止,已经在白血病、乳腺癌、脑瘤、鼻咽癌、肺癌、室管膜瘤、前列腺癌、结肠癌、胰腺癌、黑色素瘤、肝癌、卵巢癌、视网膜母细胞瘤、肝母细胞瘤等肿瘤组织或实验动物模型或细胞系中发现了肿瘤干细胞的存在。下面以白血病干细胞、乳腺癌干细胞、脑瘤干细胞、鼻咽癌干细胞等为例介绍肿瘤组织中存在肿瘤干细胞的一些证据。

一、白血病干细胞

有关肿瘤干细胞存在的证据首先来自白血病

的研究。1994年,Lapidot等将一个与正常造血干细胞具有相同CD34$^+$CD38$^-$表型的白血病细胞亚群移植给NOD/SCID小鼠,发现此亚群细胞表现出干细胞样的自我更新和增殖能力,于是将此亚群细胞定义为SCID白血病激发细胞(SCID leukemia-initiating cell,SL-IC)。1997年,Bonnet等用实验证实了只有少数白血病干细胞(LSC)能形成白血病细胞集落,以及能够将AML移植到NOD/SCID小鼠体内。这些LSC(0.1%~1%)具有CD34$^+$CD38$^-$表型,与正常HSC或SCID再植细胞(SCID-repopulating cell)表面表型相同,提示HSC可能是转化为白血病的靶细胞。自此,LSC的存在被人们所公认。后来,我国科学家洪登礼等和Majeti等提出"前白血病干细胞"的概念,并证实白血病干细胞是从"前白血病干细胞"发展而来的。

调控LSC的分子机制尚不十分清楚,但是研究表明,NF-κB、干扰素调节因子-1(IRF-1)和死亡相关蛋白激酶(DAPK)、细胞膜酪氨酸激酶-3(FLT3)、PI3K等通路可能起重要作用。此外,涉及HSC自我更新的信号通路或基因(Wnt、Notch、Hox、Bmi-1、Hh等)均有可能参与LSC的自我更新,与白血病的发生有一定的关系。

Hosen等发现了一种新的AML干细胞表面分子CD96,它是免疫球蛋白(Ig)基因超家族的一员,而Hauswirth等发现AML干细胞主要存在于CD33$^+$细胞亚群中,而正常骨髓干细胞不表达CD33,提示CD33有望作为靶向清除白血病干细胞的新靶点。

正常HSC具有保护自身不受外界攻击的特征。LSC也有相似的特征,如处于静止期(Dean等发现约96%的CD34$^+$CD38$^-$CD123$^+$ LSC处于细胞分裂周期的G$_0$期,可避免受到常规细胞周期特异性药物的攻击),高表达ATP结合盒(ATP binding cassette,ABC)转运体,对药物和毒素耐受,对凋亡刺激因子耐受,这可能是白血病耐药、治疗后易复发的重要原因。

二、乳腺癌干细胞

2002年,Clarker等将人乳腺癌组织制成单细胞悬液,用流式细胞仪筛选出表达CD44、乳腺/

卵巢癌特异性标志物（B38.1）和ESA细胞，然后将其接种至NOD/SCID小鼠，结果成功长出肿瘤。2003年，Al-Hajj等首次分离和鉴定了致瘤性乳腺癌细胞。他们发现NOD/SCID鼠体内仅在$CD44^+CD24^{-/low}Lin^-$（ESA^+）癌细胞的注射部位长瘤，说明表达$CD44^+CD24^{-/low}Lin^-$（ESA^+）表面标志物的细胞亚群（占约2%）在乳腺癌中起着干细胞的作用，而且它们与早期多能上皮祖细胞有着相似的表型，后者也可表达ESA和CD44，提示$CD44^+CD24^{-/low}Lin^-$（ESA^+）乳腺癌细胞进行着与乳腺干细胞（mammary gland stem cell，MGSC）相似的自我更新和分化，所以又称乳腺癌干细胞。乳腺癌干细胞具有很强的成瘤性，而且经小鼠体内传代，其自我更新和成瘤能力不变，每代均可重新形成含干细胞和非干细胞表型的异质性细胞群体。

小鼠乳腺干细胞的标志物分子是$CD24^+CD49f^+CD45^-$，而小鼠乳腺癌干细胞的标志物分子与之相似，为$CD90^+CD24^+$或$CD90^+CD24^+CD49f^+CD45^-$（致瘤性更强的细胞亚群）。Cho等发现，仅仅50个$CD90^+CD24^+CD49f^+CD45^-$小鼠乳腺癌细胞接种到小鼠乳房脂肪垫就可以成瘤。

乳腺干细胞自我更新相关的一些信号通路或基因可能也参与乳腺癌干细胞的自我更新，如Wnt、Notch、Hh、Bmi-1、LIF/LIFR等。Yu等发现miRNA也可以调控乳腺癌干细胞的自我更新，该研究有助于以let7为代表的靶向药物的研发。

近来，Weinberg领导的研究小组发现，采用TGF-β处理或者转染Twist/Snail转录因子的方法诱导永生化人乳腺上皮细胞（HMLE）发生EMT后，细胞显示干细胞表型（$CD44^{high}/CD24^{low}$），而且处理后的细胞形成球囊的能力显著提高（>30倍），表现出乳腺上皮干细胞特征。此外，HMLER细胞（一种转化的人乳腺上皮细胞系，具有成瘤性）发生EMT后其TIC数量至少提高了100倍。他们的结果表明EMT与干细胞（包括肿瘤干细胞）的产生之间有直接的联系，EMT可能是产生干细胞的一个重要途径。

三、脑肿瘤干细胞

2003年，Singh等第一次确定在脑良性和恶性肿瘤中存在肿瘤干细胞。他们采用分离神经干细胞即神经球类似的方法，将多种脑肿瘤（包括星形细胞瘤、髓母细胞瘤、胶质母细胞瘤等）组织消化成单个细胞，采用无血清肿瘤球培养基（tumor sphere medium，TSM）进行培养，原代培养中有少数细胞长成克隆源性的神经球样结构，称为肿瘤球。由此推算肿瘤干细胞的比例为0.3%～25.1%。肿瘤球表达巢蛋白nestin和CD133（神经干细胞标志物，又称人AC133抗原）。$CD133^+$瘤细胞长成不贴壁的肿瘤球，增殖活性加强，细胞遗传学及光谱核型分析（SKY）有核型异常，分化形成的细胞表型与起源肿瘤即患者肿瘤的细胞表型相似。所以这种$CD133^+$细胞被称为脑肿瘤干细胞（BTSC）。Hemmati等也报道从儿童脑肿瘤中检测到肿瘤干细胞。Galli等将$CD133^+$细胞注射入小鼠颅内，在活体内产生了与原肿瘤类似的肿瘤。Singh等进一步采用类似方法从人脑瘤组织中分离$CD133^+$瘤细胞，移植至NOD/SCID小鼠脑内，证明100个$CD133^+$瘤细胞足以引起脑瘤，而10^5个$CD133^-$瘤细胞也不形成脑瘤，进一步支持BTSC假说，并从体内研究证实了BTSC的存在。

Kondo等报道大鼠C6胶质瘤细胞系中持续存在一小群肿瘤干细胞样细胞。他们采用流式细胞仪分离出C6细胞系中的侧群细胞（side population cell，SP细胞），发现SP细胞能产出SP和非SP（NSP）细胞，是恶性表型的"负责者"，具有肿瘤干细胞的特点。

Tunici等在小鼠体外培养的脑胶质瘤干细胞神经球中发现了PTEN的杂合性丢失，首次证明了PTEN很可能与脑肿瘤干细胞的发生发展有关。

Bozek等研究了编码组蛋白甲基转移酶的端粒沉默干扰因子-1样（DOT1L）基因在胶质母细胞瘤干细胞（GBM-BTSC）中的作用，发现DOT1L可能是GBM-BTSC干细胞特性和肿瘤进展的重要表观调节因子，抑制DOT1L可以降低脑肿瘤干细胞（BTSC）增殖率和存活率，提高BTSC原位异种移植小鼠的总体生存率。这些发现强调了表观遗传靶向治疗胶质母细胞瘤（GBM）的潜在临床意义。

BTSC具有与NSC相似的特性，如BTSC和NSC具有一些相同的信号通路，BTSC也表达一些NSC表面标志物，具有自我更新能力和向神经元、神经胶质细胞分化的多向分化能力，而且BTSC还充当着肿瘤激发细胞的角色，即以非常低的细胞密度接种BTSC于免疫缺陷小鼠的脑内，BTSC就可以形成新的脑肿瘤。BTSC的发现意味着在脑肿瘤中只有少量细胞能形成肿瘤。新近研究发现BSTC对放疗和替莫唑胺（temozolomide）等目前临床上常用的针对多形性胶质母细胞瘤的辅助治疗不敏感。因此这些治疗很难有效清除BSTC，容易导致肿瘤的复发，这迫切要求发现新的靶向BTSC的治疗手段。

四、鼻咽癌干细胞

人类鼻咽癌（nasopharyngeal carcinoma，NPC）是来源于鼻咽上皮细胞的恶性肿瘤。2007年，笔者小组根据成体干细胞可以被长久标记的特点，首次采用标记滞留细胞（label-retaining cell，LRC）的技术，发现在小鼠鼻咽部、舌及食管上皮中均存在LRC。为了进一步确定鼻咽癌组织中是否也存在具有干细胞特性的LRC，笔者小组采用BrdU对培养的鼻咽癌细胞5-8F、6-10B和TMNE进行连续性标记，再将肿瘤细胞接种于裸鼠背部皮下，间隔8周以后，检测肿瘤组织，具有标记滞留物的细胞为LRC。结果发现，在鼻咽癌细胞5-8F、6-10B和TMNE中均存在LRC（0.3%～0.4%），这些LRC可能代表了鼻咽癌干细胞。但是LRC是从功能上进行干细胞鉴定的一种方法，由于缺乏具体的表面标志物，因而难以分离纯化得到。

Wang等发现鼻咽癌细胞系中均有不同比例SP细胞（0.1%～6.8%）的存在。他们进一步对来源于CNE-2细胞系的SP细胞进行了系列研究，发现SP细胞具有很强的致瘤能力，其肿瘤形成能力比NSP细胞高出至少20倍。SP细胞对化疗药物盐酸米托蒽醌、顺铂、丝裂霉素C等都有不同程度的耐受，而这种广谱的耐药现象与ABCG2分子的表达相关。克隆诱导实验显示，NSP细胞在经过紫外线及丝裂霉素C的处理后都不同程度地出现了一小群SP细胞。这些数据表明非肿瘤干细胞的肿瘤细胞经过物理化学因素诱导刺激后可以产生具有肿瘤干细胞表型的细胞，从而为肿瘤干细胞的终末肿瘤细胞来源提供了一些实验依据。

Liang等采用多种不同的手段处理增加基因组不稳定性，然后检测不同癌细胞系中干细胞样癌细胞的比例。他们发现，紫外线、丝裂霉素C处理增加细胞基因组不稳定性后，CNE-2细胞中SP细胞数目及SKN-SH细胞中CD133阳性细胞数明显增加。值得关注的是，在同一患者体内复发性鼻咽癌组织中SP细胞数明显高于原发病灶中的SP细胞数。因此，他们推测基因组不稳定性可能是导致干细胞样癌细胞形成的另一种潜在机制。

与Weinberg研究小组的实验相似，Kong等研究发现EB病毒编码的LMP2A可以通过诱导EMT增加鼻咽癌细胞中SP细胞比例，揭示了EB病毒参与鼻咽癌发生、转移、复发的一个新机制。

第四节　肿瘤干细胞的分离和鉴定

肿瘤干细胞学说认为肿瘤干细胞与肿瘤的发生、转移、治疗密切相关，因此分离和鉴定肿瘤干细胞成为人们寻找肿瘤治疗方法的新突破口。此外，肿瘤干细胞分离分选、培养扩增是进行肿瘤干细胞特性研究的首要步骤。迄今为止，除了胶质瘤干细胞系有建系的报道之外，尚无其他肿瘤干细胞建系的报道，这限制了对肿瘤干细胞的深入研究。肿瘤干细胞培养与常规传代肿瘤细胞培养的最主要区别在于培养过程中必须使用干细胞分化抑制因子，以防止肿瘤干细胞在培养、扩增过程中分化，而这些分化抑制因子在不同来源的肿瘤干细胞的培养中不完全一致，需要实验摸索，这一点与正常成体干细胞在体外很难大量扩增并建系相似。有报道，可以采用添加了20% BIT、10ng/ml bFGF、10ng/ml EGF的DMEM/F12培养基以肿瘤球方式培养胶质瘤干细胞系（NCH-421K）。另外防止细胞污染也很重要。目前已有不少实验室利用相关技术报道了肿瘤干细胞的成功分离，但这并不意味着这些技术已经完全成为经典。

一、肿瘤干细胞分子标志物

当前研究肿瘤干细胞的思路之一是分析正常干细胞与肿瘤干细胞的相似性。主要采用两种手段结合不同的分子标志物进行肿瘤干细胞的分离和分选，一种是流式分选，另一种是磁式分选。

1. 流式分选 利用流式细胞仪技术进行细胞分选。通过利用干细胞表面一些膜蛋白（主要是一些白细胞分化抗原，即CD抗原，如CD117、CD133、CD34、CD44/CD24等）的某些成员的表达上调，另一些成员表达下调的特点，用一种或两种以上不同激发波长的荧光素标记的单克隆抗体标记单细胞悬液后，用FACS分选干细胞，如AML干细胞、脑瘤、乳腺癌、室管膜瘤、前列腺癌、胰腺癌等肿瘤干细胞的研究就是采用了这种方法。另一种是使用干细胞通用分子标记腺苷三磷酸结合盒转运蛋白G超家族成员2（ATP-binding cassette superfamily G member 2，ABCG2）/乳腺癌耐药蛋白1（breast cancer resistance protein 1，BCRP1）

进行干细胞分离。*ABCG2/BCRP1*基因在多种来源的干细胞膜表面都有表达，而在大多数成熟细胞中不表达。ABCG2/BCRP1高表达的细胞可高效外排DNA荧光染料Hoechst 33342，从而能用流式细胞仪分选出SP细胞。

2. 磁式分选 相对于流式分选，磁式分选成本较低。其原理是利用未标记的CD抗原等蛋白的单克隆抗体作为第一抗体与单细胞悬液孵育后，再用免疫磁珠（microbead）标记的第二抗体结合，这种特异性一抗、二抗标记的细胞悬液流过特制的永久磁铁的磁场时，可吸附在磁式分选柱内，再将磁式分选柱移开磁场，从柱内洗脱、收集干细胞。

已报道的代表性肿瘤干细胞标志物归纳见表11-1，尚有待进一步发现与验证。

表11-1 肿瘤干细胞标志物

肿瘤或细胞类别	肿瘤干细胞标志物	报道年度	报道人
急性髓细胞性白血病	CD34$^+$CD38$^-$	1994	Lapidot, et al
	CD34$^+$Thy1$^-$	1997	Blair, et al
	CD34$^+$CD38$^-$	1997	Bonnet, et al
	CD34$^+$c-kit$^-$	2000	Blair, et al
	CD133$^+$和（或）CD34$^+$	2005	Feller, et al
慢性髓细胞性白血病	Ph$^+$CD34$^+$CXCR4$^+$	2002	Peled, et al
乳腺癌	CD44$^+$CD24$^{-/low}$Lin$^-$（ESA$^+$）	2003	Al-Hajj, et al
脑瘤	CD133$^+$	2003	Singh, et al
前列腺癌	α2β1^{hi}CD133$^+$	2004	Richardson, et al
	CD44$^+$α2β1^{hi}CD133$^+$	2005	Collins, et al
	Sca-1$^+$	2005	Lawson DA, et al
胰腺癌	CD44$^+$CD24$^+$ESA$^+$	2007	Li, et al
结肠癌	CD133$^+$	2007	Ricci-Vitiani, et al
		2007	O'Brien CA, et al
	Lgr5$^+$	2009	Barker N, et al
室管膜瘤	CD133$^+$Nestin$^+$RC2$^+$BLBP$^+$	2005	Taylor, et al
恶性黑色素瘤	CD20$^+$	2005	Fang, et al
	CD133$^+$	2005	Frank, et al
转化多潜能干细胞	CD30$^+$	2006	Herszfeld, et al
小鼠肺腺癌	Sca-1$^+$CD45$^-$PECAM$^-$CD34$^+$	2005	Kim, et al

二、侧群细胞

除了前面所述利用细胞表面的分子标志物进行干细胞分选以外，利用干细胞对荧光染料的低摄取特性，进行SP细胞的分离纯化，是富集干细胞（包括肿瘤干细胞）的另一个简单、有效的策略。

近年来在永生化细胞系、肿瘤细胞系及肿瘤组织中分离得到了SP细胞，如前面所述的大鼠C6胶质瘤细胞系、鼻咽癌、肝癌、卵巢癌等肿瘤细胞系中分离得到不同比例的SP细胞。然而，Chiba等在HepG2和Huh6细胞系中没有检测到SP细胞，表明并非所有的肿瘤细胞系都存在SP细胞。

三、肿　瘤　球

肿瘤球是肿瘤干细胞在非贴壁培养的条件下不断增殖形成的多细胞集结体结构，在脑瘤、结肠癌、乳腺癌、恶性黑色素瘤等肿瘤干细胞的分离中得到了应用。

例如，采用分离神经干细胞即神经球的方法，可以从脑肿瘤中分离得到富含肿瘤干细胞的肿瘤球。将切下的肿瘤组织洗涤后，快速在含氧的人工脑脊髓液中机械剪切成小块组织，再用胶原酶等进行消化。采用无血清肿瘤球培养基TSM[无血清神经干细胞培养液，添加EGF、bFGF、LIF、神经元生存因子（neuronal survival factor，NSF）、N-乙酰半胱氨酸]，以一定的细胞密度（如3×10^6/6cm培养板）接种，可以采用lympholyte-M等试剂去除红细胞进行培养。经原代培养，肿瘤细胞中有少数细胞长成克隆源性的神经球样结构，称为肿瘤球，肿瘤球增殖活性很强。肿瘤球表达Nestin和CD133等神经干细胞标志物，而且研究发现CD133[+]瘤细胞能够长成不贴壁的肿瘤球。肿瘤球可进一步分化形成表达神经元和神经胶质细胞标志物的肿瘤细胞。

四、乙醛脱氢酶分析

一系列研究发现乙醛脱氢酶1（ALDH1）的活化程度可成为干细胞的一种特性，用于干细胞和肿瘤干细胞的分选和鉴定。

ALDEFLUOR™试剂盒广泛用于检测表达高水平ALDH1的人细胞。ALDEFLUOR™试剂盒检测缓冲液中含有ALDH1的底物BAAA和外流抑制剂。BAAA是一种带有荧光标记的无毒底物，可通过自由扩散进入具有完整细胞膜的活细胞。当存在ALDH1时，BAAA被转化为BODIPY™-氨基乙酸盐（BAA），带负电荷被保留在细胞内，产生荧光。荧光反应产物的产量与细胞中ALDH1的活性成正比，可使用流式分析仪进行检测。原则上，ALDH-明亮（ALDH[br]）的活细胞都可用细胞分选仪进行分离或者通过细胞分选进行进一步纯化和表型鉴定。针对ALDH1的特异性抑制剂——二乙氨基苯甲醛（DEAB）可用于背景荧光的对照。

目前已经确定ALDH1是许多不同类型的实体瘤中肿瘤干细胞中的可靠标志物（包括乳腺癌、头颈部肿瘤、肺癌、肝癌、胰腺癌、结肠癌、前列腺癌等），并与乳腺癌、结直肠癌、卵巢癌、前列腺癌、肺癌、胃癌等患者的预后不良有关。

五、分化能力、克隆形成和致瘤能力的检测

肿瘤干细胞与干细胞一样具有自我更新和分化潜能，它一方面能够维持肿瘤干细胞的数目，另一方面可以进行分化（尽管分化部分受阻）产生原发肿瘤组织内存在的各种异质性肿瘤细胞；此外，肿瘤干细胞还具有很强的克隆形成和致瘤能力。因此，不论哪种方法分离得到的肿瘤干细胞都必须对其体内外的分化能力、克隆形成（包括软琼脂克隆形成实验、平板克隆形成实验）和致瘤能力（分不同细胞数量接种组，观察相同数量的肿瘤干细胞和非干细胞原位或异位接种后相同时间内在免疫缺陷小鼠体内成瘤情况）等进行比较、鉴定，方能确定是否为肿瘤干细胞。

六、标记滞留细胞检测技术

标记滞留实验是在活体组织内对成体干细胞进行标记与检测的有效方法。通常使用的标记物有5-溴-2-脱氧尿苷（bromodeoxyuridine，BrdU）或氚标胸腺嘧啶核苷（[3]H-thymine deoxyribose，[3]H-TdR）等。在新生小鼠细胞分裂活跃时掺入氚标记的胸苷或胸苷类似物，在小鼠成年后滞留有标记物的细胞即是标记滞留细胞，即LRC。经一段长时期追踪后，LRC中的标记物将会保留于干细胞DNA中，而其他细胞中的标记物则会随着细胞的分裂逐渐减弱直至检测不到或者由于细胞的死亡而消失。

依据标记时间和次数，在活体组织内对干细胞的标记可分为连续标记和脉冲标记。连续标记方法有微泵植入、分次连续注射、喂食缓释胶囊和经饮水喂食等。脉冲标记即单次给予BrdU或[3]H-TdR标记，主要是通过静脉、腹腔或皮下注射进行标记。对LRC的标记大多是采用对新生小鼠组织进行连续或反复的标记。LRC的定位有助于识别干细胞龛并追踪短暂扩增细胞的迁移能力。

目前，已在多种上皮组织中对LRC进行了检

测，如小肠、口腔黏膜、角膜、皮肤、乳腺等。LRC标记的是干细胞，通常处于静息状态，分裂缓慢，表现为低分化细胞形态学特征，具有较强的克隆形成能力。在不同的组织中，LRC均有其特殊的位置，且位置相对固定。在不同的组织及不同的物种之间，LRC的数量是不同的，甚至在同一组织的不同状态下其LRC数量也是有所区别的。

第五节　肿瘤干细胞存在的理论意义及对治疗的影响

肿瘤干细胞的研究告诉人们，肿瘤中只有一小部分细胞具有持久的自我更新能力，其他肿瘤细胞的自我更新能力有限或没有，肿瘤干细胞是肿瘤复发的根源，治疗肿瘤必须消灭肿瘤干细胞。如果肿瘤的生长、转移和耐药的根源确实是由于少量的肿瘤干细胞，那么这就可以解释目前临床上治疗恶性肿瘤失败的原因。因为目前使用的治疗方法并不是针对肿瘤干细胞的，所以尽管它们可以使恶性肿瘤体积缩小甚至完全消退，但这些效果通常是暂时的，只要肿瘤干细胞没有被根除，那么剩下的肿瘤干细胞足以使肿瘤再生，导致肿瘤复发、转移。因此针对肿瘤干细胞的治疗可能效果更持久（有可能根治肿瘤），同时能阻止肿瘤的转移和解决肿瘤耐药的问题（图11-5）。

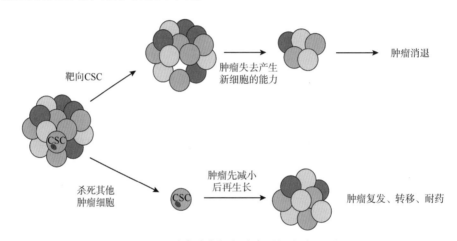

图 11-5　肿瘤治疗靶向肿瘤干细胞（CSC）

一、肿瘤干细胞与耐药性

耐药性（drug resistance）是肿瘤干细胞的特性之一，肿瘤干细胞的存在是导致肿瘤化疗失败的主要原因。正常情况下，多数耐药分子（主要是细胞膜上的流出泵ABC转运超家族）在营养吸收的器官组织（如肺、消化道）、代谢和排泄器官组织（肝、肾）等上皮细胞均有不同程度的表达，同时这些运输分子在维持体内的生理屏障（血脑屏障、血-脑脊髓液屏障、血睾屏障、胎盘屏障）中也具有重要作用。因此，这些ABC转运体具有调节吸收、营养分布、代谢、分泌和排泄外源毒性物质、药物、内源性脂类物质、多肽、核苷酸及固醇类等功能。目前已发现的人类ABC转运体包括多药耐药基因（multidrug resistance 1, MDR1）、ABCG2/BCRP1、P-糖蛋白、多药耐药相关蛋白1（multidrug-resistance-associated protein 1,

MRP1）、MRP2等。ABC转运体通过ATP水解提供的能量，将药物从细胞内泵出，保护细胞免受细胞毒损害。SP细胞泵出荧光染料的能力也是通过其细胞膜上的流出泵ABC转运超家族实现的，其中MDR1泵的作用可被药物维拉帕米阻断。目前临床上应用的多种化疗药对肿瘤非干细胞具有抑制或杀伤作用，却对肿瘤干细胞杀伤作用明显减弱，可能与肿瘤干细胞高表达ABC转运体有关。

*ABCG2*是许多干细胞的表达特征，并参与肿瘤细胞的多药抗性。另外还有两个ABC药物转运体基因*ABCB1*（编码P-糖蛋白）和*ABCC1*。这3个基因代表了在肿瘤细胞中主要的多药耐药基因。ABCG2蛋白在肿瘤发生、诊断、治疗中潜在的应用前景受到人们的关注，是目前研究常用的肿瘤干细胞耐药靶标。该领域的突破性研究进展有助于开发出新型肿瘤化疗策略。

经过化疗后复发的肿瘤往往产生多药耐药性。

一般认为肿瘤中的一些细胞获得了耐药的遗传改变，成为肿瘤中的优势群体。根据肿瘤干细胞观点，肿瘤干细胞本来就抗化疗，因为肿瘤干细胞属于分裂静止的慢周期细胞，DNA修复能力强，表达ABC转运体。化疗后至少有少部分肿瘤干细胞可以存活，导致肿瘤复发。实际上耐药的机制十分复杂，单独以干细胞本身内在的特性作为耐药的基础，可能把复杂的问题过分简单化。

二、肿瘤干细胞的靶向治疗

进行肿瘤干细胞的靶向治疗可考虑以下几个方向。

1. 针对ABC蛋白的靶向治疗 抑制ABCB1的第一代药物如维拉帕米（verapamil）、奎尼丁（quinidine）、环孢素（cyclosporine），治疗效果不肯定。第二代ABCB1抑制剂如biricodar（VX710）、valspodar（PSC833）、Tariquidar（XR9576）可以抑制某些有ABCB1活性的肿瘤，但在临床试验中效果有限。针对ABCG2的治疗，可以考虑：①ABCG2抑制剂。化疗前或化疗中使用ABCG2抑制剂或许可以消除肿瘤干细胞，其中依克立达（elacridar，GF120918）和他立喹达（tariquidar）的复合物（同时抑制ABCG2和ABCB1）已批准进入临床研究。其他一些ABCG2抑制剂（包括RNAi等）正在开发。②ABCG2抗体。抗ABCG2抗体和其他干细胞标志物的抗体或许可用以杀死肿瘤干细胞。这些抗体还可带上毒素或放射性同位素，用于诊断、治疗、发现肿瘤和转移，监控治疗反应或复发。

2. 针对ALDH1的靶向治疗 2019年，Chen等发现一种名为USP9X的酶可以与ALDH1A3蛋白结合，进而稳定胶质瘤干细胞干性，而采用USP9X特异性小分子抑制剂WP1130能够高效抑制ALDH1A3蛋白的去泛素化，导致ALDH1A3蛋白的降解，从而达到靶向治疗胶质瘤干细胞的目的。

3. 免疫治疗 激活患者的免疫细胞以对抗患者自身的癌细胞，从健康供体取得骨髓干细胞移植给患者。从患者取得纯化的肿瘤干细胞，经致死性照射后用来免疫患者或用来激活供体的抗肿瘤干细胞的免疫细胞。

4. 诱导肿瘤干细胞的分化或凋亡或干扰转移 由于干细胞的异常突变可能和细胞所处的微环境有关，那么也许可以设法通过改变微环境来诱导肿瘤干细胞分化或凋亡。例如，Postovit等发现恶性黑色素瘤细胞和乳腺癌细胞在人ES细胞处理的细胞外基质（hESC-conditioned matrix）或在含有Lefty蛋白的细胞外基质三维培养体系中进行培养时，其恶性表型和致瘤能力得到了有效抑制，并伴随着肿瘤细胞凋亡的增加。全反式维甲酸可诱导白血病干细胞分化。CD44的单抗H90可以阻碍LSC向龛转移，结果明显抑制了其转移的能力。

5. 利用正常干细胞靶向肿瘤干细胞 NSC具有惊人的迁移和趋向肿瘤的能力。Benedetti等的结果显示，NSC可以作为一个良好的载体用于实验性神经胶质细胞瘤动物模型的治疗。因此，将来可以考虑将NSC作为一个携带治疗基因的载体，利用其趋向肿瘤的能力而靶向多种类型的肿瘤干细胞，从而发挥其有效的靶向治疗作用。

6. 可针对肿瘤干细胞和正常干细胞表面分子及信号通路的不同之处 肿瘤干细胞与正常干细胞表面分子标志物存在一定差异（如LSC表达CD123，而HSC不表达CD123），可以利用这种差异进行肿瘤干细胞的靶向治疗。肿瘤干细胞信号转导通路的研究还很初步，对于正常干细胞和肿瘤干细胞中信号途径的异同及其功能性调节机制了解尚少。该领域的研究值得进一步深入，因为这些问题的解决将为临床有效治疗肿瘤，尤其对设计针对肿瘤干细胞的抗癌药物提供重要参考依据。

（1）干细胞抑制剂：干细胞的自我更新和存活需要一系列分子通过特异的细胞表面受体传送信息。一种潜在的干细胞抑制剂为cyclopamine，它是一种抑制Hedgehog-Patched信号传递蛋白Smoothened的化合物。抑制这种受体和信号分子也许能优先抑制肿瘤干细胞。

（2）PTEN：Yilmaz等研究表明，在鼠造血系统中PTEN缺陷对正常干细胞与肿瘤干细胞的增殖有不同的影响：*PTEN*敲除可以导致HSC的正常功能受到明显影响，而PTEN缺陷小鼠能够产生骨髓增生紊乱（myeloproliferative disorder，MPD）及白血病（说明PTEN缺陷后有利于LSC增殖）。因此，利用LSC和HSC对PTEN的依赖性不同，可以采用mTOR抑制剂雷帕霉素选择性清除LSC，从而治疗白血病，这在动物模型中已经展示了良好的治疗效果。这也说明PTEN有望作为白血病干细胞治疗的新靶点。相关研究目前正处于临床试验Ⅱ/Ⅲ期。

（3）BMP信号：Piccirillo等研究显示，BMP蛋白（尤其是BMP4）能有效抑制BTSC的增殖，促进其分化并降低其致瘤能力。

7. 针对肿瘤干细胞代谢的特殊性进行靶向治疗　人体肿瘤细胞的生长需要持续地依赖葡萄糖的供能，但是其代谢模式会从细胞呼吸的模式（有氧）转换成糖酵解（无氧或者有氧）的模式。2018年，Jones等研究发现了肿瘤干细胞的第三种代谢途径：可以在维持有氧模式的基础上，从糖代谢转换成蛋白质代谢。正常的人体细胞并不需要代谢蛋白质。这种差异可以被用来在不损伤正常细胞的情况下，靶向杀伤肿瘤干细胞。该策略（如使用venetoclax阻断细胞摄取氨基酸）在急性髓细胞性白血病的临床试验中显示出了有效性。

8. 肿瘤干细胞是化疗抗性的根源　这种抗性包括肿瘤细胞内在性抗性和外部性抗性。以乳腺癌为例，针对乳腺癌干细胞（BCSC）的靶向治疗研究包括：①靶向肿瘤细胞的信号通路。如靶向Notch通路的γ-分泌酶抑制剂已进入临床Ⅰ/Ⅱ期试验，靶向Hedgehog通路的口服Hedgehog抑制剂已进入临床Ⅰ期试验。②靶向肿瘤微环境。细胞因子信号转导在维持和促进CSC干性中发挥重要作用，其中IL-6和IL-8在BCSC的维持中起关键作用。抗炎试剂他汀类药物（statins）可降低乳腺癌风险。抗CXCR1（IL-8受体）抗体和小分子CXCR1/CXCR2抑制剂repetaxin在小鼠移植瘤中可以靶向BCSC，抑制肿瘤的生长和转移。③靶向CSC代谢。CD44⁺/EpCAM⁺ BCSC依赖于有氧糖酵解，FBP1的过表达可促进糖原异生、抑制糖酵解，降低乳腺癌细胞的肿瘤球的形成。Bcl-2蛋白是线粒体代谢的调节子，抑制Bcl-2蛋白导致氧化磷酸化的降低和CSC的减少。目前有希望和前景的针对BCSC的治疗方法总结见表11-2。

表 11-2　靶向乳腺癌干细胞的可能治疗方法

药物	作用靶标	临床试验
γ-分泌酶抑制剂		
MK-07S2	Notch	Ⅰ期
RO-4929097	Notch	Ⅱ期
MK-0752+多西他赛	Notch	Ⅰ/Ⅱ期
RO-4929097+来曲唑	Notch	Ⅰb期
OMP-52M51（Notch单克隆抗体）	Notch	Ⅰ期
Hedgehog通路抑制剂		
LDE-22	Smoothened（SMO）	Ⅰb期
TAK-441	Smoothened（SMO）	Ⅰ期
PI3K/Akt/mTOR抑制剂		
哌立福新（perifosine）	Akt抑制剂	Ⅱ期
MK-2206	Akt抑制剂	Ⅱ期
依维莫司+依西美坦	mTOR抑制剂	Ⅲ期
依维莫司+他莫昔芬	mTOR抑制剂	Ⅱ期
ALDH抑制剂		
甲磺酸苄托品（benztropine mesylate）	ALDH	临床前期
柠檬酸地普托品（deptropine citrate）	ALDH	临床前期
肿瘤微环境		
EZN-2968	HIF-1α mRNA	Ⅰ期
吖啶黄（acriflavine）	HIF-1二聚体	临床前期
棘霉素（echinomycin）	缺氧反应元件（HRE）	临床前期
repertaxin	CXCR1/CXCR2	Ⅰ期

续表

药物	作用靶标	临床试验
PD0332991	肿瘤相关成纤维细胞（CAF）	Ⅱ期
CSF-IR拮抗剂＋紫杉醇	肿瘤相关巨噬细胞（TAM）	临床前期
CD47抗体	巨噬细胞	Ⅰ期
地舒单抗（denosumab）	调节性T细胞（Treg细胞）	Ⅲ期
瑞马司他（rebimastat）	MMP	Ⅱ期
AMD3100（CXCR4拮抗剂）	SDF-1/CXCR4	临床前期
非苏木单抗（fresolimumab，GC-1008）	TGF-β	Ⅱ期
咪喹莫特（imiquimod，TLR7激动剂）	TLR7	Ⅱ期
PEGPH20	透明质酸	Ⅱ期
TH-302	缺氧	Ⅲ期
索拉非尼	VEGFR/PDGFR	批准
AMG337	MET激酶	临床前期
肿瘤代谢		
etomoxir	肉毒碱棕榈酰转移酶（carnitine palmitoyltransferase）	临床前期
VLX600（氧化磷酸化的铁螯合抑制剂）	线粒体氧化磷酸化	临床前期
盐霉素（salinomycin）	钠钾梯度（sodium potassium gradient）	临床前期
NK4	HGF/MET	临床前期
TVB-2G40	脂肪酸合成酶（FASN）	Ⅰ期
XCT790（雌激素相关受体ERRα反向激动剂）	ERRα/PGC1	临床前期
转运蛋白抑制剂		
MS-209	P-糖蛋白	Ⅲ期
9-deazapurine	P-糖蛋白+MRP1+BCRP1	临床前期

小　结

肿瘤干细胞是指肿瘤中少数具有干细胞性质的细胞，具有自我更新、多系分化和无限增殖潜能，是形成不同分化程度肿瘤细胞和肿瘤不断扩大的源泉，可能是肿瘤发生、转移、复发、耐药的根源。正常干细胞和肿瘤干细胞在许多方面存在相似性，但也有着本质的区别。肿瘤干细胞很可能起源于正常干细胞的突变。

随着干细胞研究的逐渐深入，肿瘤干细胞学说日益被接受和重视。目前已经在多种肿瘤组织和细胞系中证实了肿瘤干细胞的存在。肿瘤干细胞可以通过表面分子标志物筛选、SP细胞分选、ALDH活性检测、肿瘤球培养等多种方式进行分离。

肿瘤干细胞研究领域的突飞猛进为肿瘤的基础和临床研究开辟了新的道路。肿瘤干细胞的发现不仅对于阐明肿瘤的发病机制具有重要意义，而且对于肿瘤的治疗具有深远的意义。肿瘤治疗必须靶向肿瘤干细胞，针对肿瘤干细胞的治疗可能效果更持久。

（任彩萍）

参 考 文 献

Ayob AZ, Ramasamy TS, 2018. Cancer stem cells as key drivers of tumour progression. J Biomed Sci, 25(1): 20.

Chen ZX, Wang HW, Wang S, et al, 2019. USP9X deubiquitinates ALDH1A3 and maintains mesenchymal identity in glioblastoma stem cells. J Clin Invest, 129(5): 2043-2055.

Dey P, Rathod M, De A, 2019. Targeting stem cells in the realm of drug-resistant breast cancer. Breast Cancer, 11: 115-135.

Duan CW, Shi J, Chen J, et al, 2014. Leukemia propagating cells rebuild an evolving niche in response to therapy. Cancer

Cell, 25（6）: 778-793.

Jones CL, Stevens BM, D'Alessandro A, et al, 2019. Inhibition of amino acid metabolism selectively targets human leukemia stem cells. Cancer Cell, 35（2）: 333-335.

Liu SL, Cong Y, Wang D, et al, 2014. Breast cancer stem cells transition between epithelial and mesenchymal states reflective of their normal counterparts. Stem Cell Rep, 2（1）: 78-91.

Mani SA, Guo WJ, Liao MJ, et al, 2008. The epithelial-mesenchymal transition generates cells with properties of stem cells. Cell, 133（4）: 704-715.

Melo FDE, Kurtova AV, Harnoss, JM, et al, 2017. A distinct role for Lgr5[+] stem cells in primary and metastatic colon cancer. Nature, 543（7647）: 676-680.

Ruella M, Xu J, Barrett DM, et al, 2018. Induction of resistance to chimeric antigen receptor T cell therapy by transduction of a single leukemic B cell. Nat Med, 24（10）: 1499-1503.

Zhang HB, Ren CP, Yang XY, et al, 2007. Identification of label retaining cells in nasopharyngeal epithelia and nasopharyngeal carcinoma tissues. Histochem Cell Biol, 127（3）: 347-354.

第十二章

炎症与肿瘤

炎症（inflammation）促进肿瘤发生是一个古老而又新颖的课题，自1863年德国病理学家Rudolf Virchow提出"肿瘤可能源于慢性炎症"假说以来，"炎-癌"之说越来越被人们关注与认可。15%～20%的癌症发生归因于慢性感染或慢性炎症，该类肿瘤被称为炎症相关性肿瘤。实际上，与肿瘤密切相关的炎症其实质为非可控性炎症，触发并参与肿瘤的发生、发展、侵袭与转移等各个病理过程；而在肿瘤发生发展过程中，肿瘤细胞同样可通过旁分泌或其他方式调控非可控性炎症反应，以利于自身生长。目前已将慢性炎症归纳为肿瘤第七大生物学特征。在"炎-癌"过程中涉及众多分子和信号通路，错综复杂，对这些分子和机制的阐明将为癌症的预防和治疗提供新的线索和方法。

第一节　炎症的基本特征

一、炎症概念与原因

炎症（inflammation）是具有血管系统的活体组织对损伤因素（致炎因素）所致的损伤作出的以防御为主的反应，其中心环节是血管反应。外源性和内源性损伤因子可引起机体细胞和组织各种各样的损伤性变化，与此同时，机体的局部和全身也发生一系列复杂的反应，以局限和消灭损伤因子，清除和吸收坏死组织和细胞，并修复损伤，机体这种复杂的以防御为主的反应称为炎症。因此，炎症是损伤、抗损伤和修复的统一过程。但在一定情况下，炎症也可引起机体不同程度的损害。

凡是能引起组织和细胞损伤的因素都是致炎因素。致炎因素种类繁多，可归纳为以下几类：①生物性因素，是最常见和最重要的致炎性因素，如细菌、病毒和寄生虫等。由生物性因素所致的炎症又称感染（infection）。②物理性因素，如高温、低温、放射线和机械性创伤等。③化学性因素，包括外源性和内源性化学物质。外源性化学物质有强酸、强碱及芥子气等。内源性化学物质有坏死组织的分解产物，代谢产物如尿素等。④免疫性因素，机体免疫反应状态异常，可引起组织、细胞损伤，形成炎症。⑤心理性因素，心理障碍的个体可发生免疫功能及内分泌功能障碍而导致炎症性疾病的发生。⑥组织坏死，缺血或缺氧等原因引起的组织坏死是潜在的致炎因素，如在新鲜梗死灶边缘出现的出血充血带是炎症反应表现。⑦社会性因素，贫穷、落后的国家或地区炎症性疾病发病率高。

二、炎症的病理特征

炎症的基本病理变化包括变质（alteration）、渗出（exudation）和增生（proliferation）。一般而言，这三种病变在各种炎症过程中均存在，贯穿炎症过程的始终。但在不同的炎症中可以某个基本病变为主，通常急性炎症或炎症的早期以变质和渗出为主，慢性炎症或炎症后期以增生为主。变质、渗出和增生是相互联系的。一般说来变质是损伤性过程，而渗出和增生是抗损伤和修复过程。

（一）变质

炎症局部组织、细胞发生的变性和坏死称为变质。变质既可以发生于实质细胞，也可发生于间质细胞。实质细胞常出现的变质性变化包括细胞水肿、脂肪变性、凋亡、凝固性坏死和液化性坏死等。间质常出现的变质性变化包括黏液变性和纤维素样坏死等。变质由致病因子直接作用，或由血液循环障碍和免疫机制介导及炎症反应产物的间接作用引起。因此炎症反应的轻重一方面取决于致病因子的性质和强度，另一方面也取决于机体的反应状态。炎区组织不仅出现上述形态变化，还可出现一系列代谢变化。主要是分解代谢增强，导致局部组织酸中毒、组织渗透压升高和炎症介质的释放。这些变化又可促进渗出和增生。

（二）渗出

炎症局部组织血管内的液体和白细胞通过血管壁进入组织、体腔、体表和黏膜表面的过程称为渗出。所渗出的液体和细胞总称为渗出物或渗出液（exudate）。渗出物内含有较高的蛋白质和较多的细胞成分及其崩解产物，这些渗出的成分在炎症反应中具有重要的防御作用，对消除病原因子和有害物质起着积极作用。渗出是炎症最具特征性的变化，是炎症的核心，在局部发挥着重要的防御作用。

炎症渗出过程的中心环节是血管反应，主要表现为血流动力学改变（炎性充血）、血管通透性增加（炎性渗出）、液体渗出和细胞渗出（炎性浸润）。致炎因素作用于局部组织后，局部微循环很快发生血流动力学改变，血管壁通透性增高而导致炎性渗出。炎性渗出包含了液体渗出和白细胞渗出。液体渗出是指炎区血管内的液体通过血管壁渗出到血管外，炎症时渗出的液体称渗出液，其作用主要有稀释毒素，减轻毒素对局部的损伤作用；为局部浸润的白细胞带来营养物质和运走代谢产物；渗出物中含有抗体和补体，有利于消灭病原体；渗出物中的纤维素交织成网，可限制病原微生物的扩散和有利于白细胞吞噬消灭病原体；渗出物中的病原微生物和毒素随淋巴液到所属淋巴结，有利于产生细胞和体液免疫。但渗出液过多在局部产生压迫和阻塞作用。白细胞渗出是炎症反应最重要的表现，也是炎症反应最重要的特征。白细胞渗出是指血管内的白细胞游出到血管外的过程，其过程连续而复杂，包括白细胞边集（leukocytic margination）、附壁和游出等阶段，并在趋化因子的作用下运动到炎症灶，在局部发挥重要的防御作用（图12-1）。白细胞的附壁需在黏附分子的作用下黏附于血管内皮细胞。内皮细胞和白细胞表达的黏附分子包括选择素（selectin）、免疫球蛋白超家族分子和整合素类分子（表12-1）。游出的白细胞称炎症细胞，组织内有炎症细胞则称炎症细胞浸润。在炎症反应的不同阶段和不同的致炎因子作用下，游出的白细胞种类有所不同（图12-2）。白细胞在局部发挥着吞噬作用、免疫作用和组织损伤作用。发挥吞噬作用的细胞主要为中性粒细胞和单核巨噬细胞，中

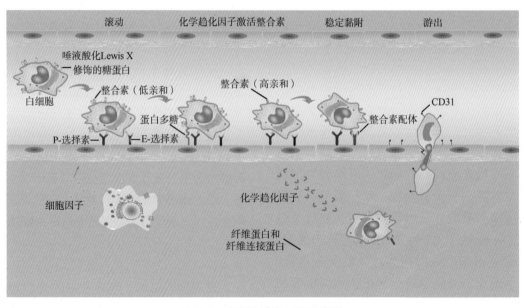

图12-1 白细胞渗出过程示意图

表 12-1 内皮细胞和白细胞表达的黏附分子及其作用

内皮细胞表达的黏附分子	白细胞表达的黏附分子	主要作用
P-选择素	唾液酸化 Lewis X	滚动（中性粒细胞、单核细胞、T 细胞）
E-选择素	唾液酸化 Lewis X	滚动和黏附（中性粒细胞、单核细胞、T 细胞）
含糖细胞黏附分子（GlyCAM-1）、CD34	L-选择素	滚动（中性粒细胞、单核细胞）
细胞间黏附分子-1（ICAM-1）	LFA-1 和 MAC-1 整合素	黏附、俘获、游出（中性粒细胞、单核细胞、淋巴细胞）
血管细胞黏附分子-1（VCAM-1）	VLA-4 整合素	黏附（嗜酸性粒细胞、单核细胞、淋巴细胞）

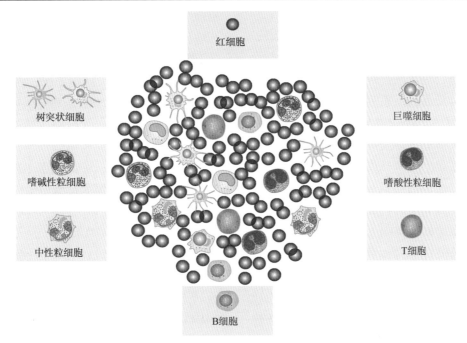

图 12-2 白细胞种类

性粒细胞和单核巨噬细胞可吞噬和降解细菌、免疫复合物和坏死组织碎片，构成炎症反应的主要防御环节。发挥免疫作用的细胞主要为单核巨噬细胞、淋巴细胞、浆细胞和树突状细胞（dendritic cell，DC）。抗原进入机体后，巨噬细胞和树突状细胞将其吞噬处理，再把抗原提呈给 T 细胞和 B 细胞，免疫活化的淋巴细胞分别产生淋巴因子或抗体，发挥着杀伤病原生物体的作用。白细胞也可通过释放蛋白水解酶、化学介质和氧自由基等，引起组织损伤并加重原始致炎因子的损伤作用。

（1）中性粒细胞：具有很强的运动能力和较强的吞噬能力，是机体清除和杀灭病原体的主要炎症细胞。炎区以中性粒细胞为主，临床上常表现为急性炎症或化脓性炎症。

（2）单核巨噬细胞：炎区的巨噬细胞来自血液或组织内。具有强大的吞噬能力，能吞噬中性粒细胞所不能吞噬的病原体、异物和较大的组织碎片。炎区以单核巨噬细胞为主，临床上常表现

为急性炎症后期、慢性炎症、非化脓性炎或病毒性感染。单核巨噬细胞可因吞噬物质的不同而发生形态演化，形成多种细胞，如上皮样细胞、泡沫细胞、多核巨噬细胞等。

（3）嗜酸性粒细胞：运动能力较弱，可吞噬抗原抗体复合物。炎区以嗜酸性粒细胞为主，临床上常表现为变态反应性炎症（如哮喘、过敏性鼻炎、药物过敏等）或寄生虫感染。

（4）淋巴细胞和浆细胞：淋巴细胞运动能力弱，无吞噬能力。炎症时发挥细胞免疫和体液免疫作用。炎区以淋巴细胞、浆细胞为主，临床上常表现为慢性炎症、病毒感染。

（5）嗜碱性粒细胞和肥大细胞：炎区以该细胞为主，临床上常表现为变态反应性炎症。

（三）增生

炎区单位面积内细胞数目增多，包括实质细胞和间质细胞的增生。实质细胞的增生如鼻黏膜

上皮细胞和腺体的增生，慢性肝炎中肝细胞的增生。间质细胞的增生包括巨噬细胞、内皮细胞和成纤维细胞，成纤维细胞增生可产生大量胶原纤维。实质细胞和间质细胞的增生与相应生长因子的作用有关。

三、炎症介质

炎症的病理过程中除了某些致炎因子，如细菌及代谢产物可直接损伤血管内皮细胞导致血管壁通透性增高外，多数致炎因子不能直接引起局部血管反应，而是通过一系列内源性化学活性物质的介导来实现的。这些参与和介导炎症发生、发展的化学活性物质称为炎症介质（inflammatory mediator）。炎症介质可来自血浆和细胞，来自血浆的炎症介质以前体的形式存在，需经蛋白酶水解才能激活。炎症介质的特点：①多数炎症介质通过与靶细胞表面的受体结合发挥其生物活性作用，然而某些炎症介质直接有酶活性或者可介导氧化损伤；②炎症介质作用于细胞可进一步引起靶细胞产生次级炎症介质，使初级炎症介质的作用放大或抵消；③炎症介质可作用于一种或多种靶细胞，对不同的细胞和组织作用不同；④炎症介质激活或分泌到细胞外后其半衰期十分短暂，很快衰变、被酶降解灭活或被拮抗分子抑制或清除；⑤炎症介质是被精细调控的。炎症介质除介导炎症反应外，还可促进细胞增殖，在肿瘤的发生发展过程中发挥重要作用。

（一）细胞释放的炎症介质

1. 血管活性胺　包括组胺和 5-羟色胺（serotonin，5-HT）。组胺主要存在于肥大细胞和嗜碱性粒细胞的颗粒中，也存在于血小板内。肥大细胞释放组胺的现象称为脱颗粒。当组织受到损伤时，可激活肥大细胞表面的卵磷脂酶或蛋白酶，作用于肥大细胞使其脱颗粒而释放组胺。引起组胺释放的刺激包括：①引起损伤的冷、热等物理因子；②免疫反应，即抗原结合于肥大细胞表面的 IgE 相互作用时，可使肥大细胞释放颗粒；③补体片段，如过敏毒素（anaphylatoxin），即 C3a 和 C5a；④白细胞来源的组胺释放蛋白；⑤某些神经肽，如 P 物质。5-HT 主要存在于血小板和

内皮细胞。胶原纤维、凝血酶、ADP、免疫复合物、血小板活化因子（PAF）可促进 5-HT 释放。5-HT 的作用与组胺相似。

2. 花生四烯酸代谢产物　花生四烯酸是二十碳不饱和脂肪酸，存在于细胞膜磷脂内。在炎症刺激因子和炎症介质的作用下，激活磷脂酶，使花生四烯酸（arachidonic acid，AA）通过环氧合酶或脂加氧酶途径分别产生前列腺素（PG）和白三烯（leukotriene，LT）。

前列腺素是 AA 通过环氧合酶途径生成的代谢产物。由肥大细胞、巨噬细胞、内皮细胞等产生，包 括 PGE_2、PGD_2、PGF_{2a}、PGI_2、TxA_2 等，参与炎症的全身反应和血管反应。TxA_2 主要由血小板产生，使血小板聚集和血管收缩。而 PGI_2 主要由血管内皮细胞产生，可抑制血小板聚集和使血管扩张。PGD_2 主要由肥大细胞产生，而产生 PGE_2 和 PGF_{2a} 的细胞种类较多。PG 还可引起炎症发热和疼痛。

白三烯是 AA 通过脂加氧酶途径产生的，AA 首先转化为 5-羟基花生四烯酸（5HETE），然后再转化为白三烯 LTB_4、LTC_4、LTD_4、TDE_4 等。5HETE 是中性粒细胞的趋化因子。LTB_4 是中性粒细胞的趋化因子和白细胞功能反应（黏附于内皮细胞，产生氧自由基和释放溶酶体酶）的激活因子。LTC_4、LTD_4、LTE_4 可引起明显血管收缩、支气管痉挛和静脉血管通透性增加。

脂氧素（lipoxin，LX）是一种新发现的花生四烯酸活性代谢产物，具有抑制和促进炎症的双重作用。在中性粒细胞所产生的 LTA_4 基础上，血小板在 12-脂加氧酶的作用下可产生 LXA_4 和 LXB_4。LX 抑制中性粒细胞的趋化反应和黏附，但可促进单核细胞的黏附。LXA_4 刺激血管扩张和抵消 LTC_4 引起的血管收缩。LX 可能是 LT 内源性负调节因子。

3. 白细胞产物　致炎因子激活中性粒细胞和单核细胞后可释放活性氧代谢产物（如氧自由基）和溶酶体酶，可成为炎症介质，促进炎症反应和破坏组织。

（1）活性氧代谢产物：白细胞接触了微生物、趋化因子、免疫复合物或发生吞噬作用后，会向细胞外释放氧自由基，包括超氧阴离子、过氧化氢和羟自由基。其作用主要包括三个方面：①损

伤血管内皮细胞导致血管通透性增加。②灭活抗蛋白酶（如可灭活α1-抗胰蛋白酶），导致蛋白酶活性增加，可破坏组织结构成分，如弹力纤维。③损伤红细胞或其他实质细胞。

（2）中性粒细胞溶酶体成分：中性粒细胞和单核细胞可通过胞质内溶酶体颗粒的释放引起炎症反应。溶酶体颗粒含有多种酶，如酸性水解酶、中性蛋白酶、溶菌酶等。酸性水解酶在吞噬溶酶体内降解细菌及其碎片。中性蛋白酶包括弹力蛋白酶、胶原酶和组织蛋白酶，可降解各种细胞外成分，包括胶原纤维、基底膜、纤维索、弹力蛋白和软骨基质等。中性蛋白酶还能直接降解C3和C5而产生C3a和C5a，并促进激肽原产生缓激肽样多肽。

4. 细胞因子与趋化因子　细胞因子（cytokine，CK）是免疫原、丝裂原或其他刺激剂诱导多种细胞产生的低分子量可溶性蛋白质，具有调节天然免疫和获得性免疫、血细胞生成、细胞生长及损伤组织修复等多种功能。细胞因子可被分为白细胞介素、干扰素、肿瘤坏死因子超家族、集落刺激因子、趋化因子、生长因子等。在炎症过程中产生的细胞因子可分为五类：①调节淋巴细胞激活、增殖和分化的细胞因子，如IL-2和IL-4可促进淋巴细胞增殖，IL-10和TGF-β是免疫反应的负调节因子；②调节自然免疫，如TNF-α、IL-1β、IFN-α、IFN-β和IL-6；③激活巨噬细胞的细胞因子，包括IFN-γ、TNF-α、TNF-β、IL-5、IL-10、IL-12；④对各种炎症细胞的趋化因子，详见下文；⑤刺激造血的细胞因子，包括IL-3、IL-7、粒细胞-巨噬细胞集落刺激因子（GM-CSF）、巨噬细胞集落刺激因子（M-CSF）、粒细胞集落刺激因子（G-CSF）和干细胞生长因子。

趋化因子（chemokine）是一组小分子碱性蛋白质，主要功能是能够趋化细胞定向移动。趋化因子及其受体的相互作用，可以参与多种生理功能，如细胞的生长、发育、分化、凋亡和分布等，在病理过程中也具有重要作用，如炎症反应、病原体感染、创伤修复及肿瘤形成和转移等。按照一级肽结构特点，其N端半胱氨酸残基的位置和数目可将趋化因子分为4个亚族：CC、CXC、C和

CX3C（C为半胱氨酸，X为任意氨基酸）。四类趋化因子结构相似性较高，氨基酸序列具有一定的同源性。大多数趋化因子属于CC和CXC两个亚家族，其中CC亚族有28个成员（CCL1-CCL28），主要对中性粒细胞、单核细胞、肥大细胞、树突状细胞、NK细胞、T细胞和B细胞等具有强大的趋化活性。CXC亚族有17个成员（CXCL1-CXCL17），CXC亚族主要作用于中性粒细胞。

5. 血小板激活因子（platelet activating factor，PAF）　由嗜碱性粒细胞、血小板、中性粒细胞、单核巨噬细胞和血管内皮细胞产生，可分为分泌型和细胞膜结合型。除了激活血小板外，PAF也可引起血管、支气管收缩。PAF还可引起白细胞与内皮细胞黏附，促进白细胞化学趋化和白细胞脱颗粒。人工合成的PAF受体的拮抗剂可抑制炎症反应。

6. 一氧化氮（NO）　可由许多细胞产生。NO可引起小血管扩张，抑制血小板黏附、激活、聚集和脱颗粒，抑制肥大细胞引起的炎症反应，是白细胞向炎症灶集中的抑制因子。由一氧化氮合酶产生的活性产物有杀灭病原体的活性，NO与活性氧产物反应可产生多种杀灭病原微生物的代谢产物，在宿主防御反应过程中NO产生增加，在实验动物模型中，灭活诱导型一氧化氮合酶可使病原微生物复制增加。因此，NO被认为是调控炎症反应的内源性因子。

7. 神经肽P物质　存在于肺和胃肠的神经纤维中，可传导疼痛，引起血管扩张和血管通透性增加。

（二）体液中的炎症介质

血浆中存在三种相互关联的系统：激肽、补体及凝血系统，是重要的炎症介质（图12-3）。

1. 激肽系统　激肽系统激活的最终产物是缓激肽（bradykinin），后者可引起细动脉扩张、内皮细胞收缩、细静脉通透性增加，以及血管以外的平滑肌收缩，并可引起疼痛。缓激肽还可激活XII因子，后者使前激肽释放酶转变成激肽释放酶，进一步促进缓激肽的产生，同时激肽释放酶又是XII因子强有力的激活因子。缓激肽很快被血浆和组织内的激肽酶灭活，其作用主要局限在血管通透性增加的早期。

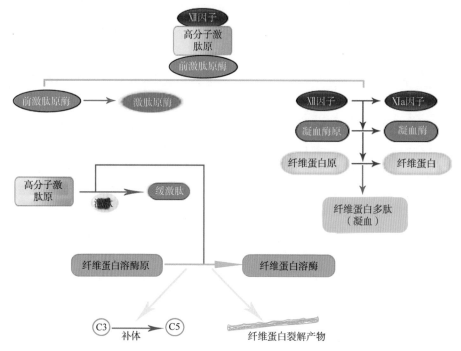

图12-3   激肽、凝血、纤维蛋白溶解及补体的相互作用

2. 补体系统   由20种蛋白质组成，是机体抵抗病原微生物的天然和获得性免疫的重要因子，具有增加血管通透性、化学趋化和调理素化作用。补体在血液中以不激活的形式存在，可通过经典途径（抗原抗体复合物）、替代途径（病原微生物表面分子，如内毒素或脂多糖）和凝集素途径激活。炎症时补体C3和C5的激活最为重要，是重要的炎症介质。

3. 凝血系统   各种损伤因素可使XII因子激活，其激活不仅能启动激肽系统，而且能启动凝血系统和纤维蛋白溶解系统。凝血系统激活后产生凝血酶（thrombin），其通过结合于血小板、血管内皮细胞、平滑肌细胞和许多其他细胞的蛋白酶激活受体（protease-actived receptor，PAR），促进白细胞招募和一系列炎症反应，具体反应包括引起P-选择素的重新分布；促进趋化因子的产生，刺激与白细胞整合素结合的血管内皮细胞黏附分子的产生；促进前列腺素、PAF和NO产生；使血管内皮细胞变形。

4. 纤维蛋白溶解系统   纤维蛋白溶解系统的激活使纤溶酶原转化为纤溶酶（plasmin），该物质可降解C3产生C3a，降解纤维蛋白产生纤维蛋白降解产物，其作用使血管扩张、充血，血管壁通透性增加。另外，纤维蛋白降解所产生的纤维蛋白降解产物，也可使血管通透性增加。

主要炎症介质的作用小结于表12-2。

表12-2   常见炎症介质的主要作用

功能	炎症介质种类
血管扩张	组胺、缓激肽、PGE$_2$、PGD$_2$、PGF$_2$、PGI$_2$、NO
血管通透性升高	组胺、缓激肽、C3a、C5a、LTC$_4$、LTD$_4$、LTE$_4$、PAF、活性氧代谢产物、P物质、血小板激活因子
趋化作用	C5a、LTB$_4$、细菌产物、中性粒细胞阳离子蛋白、细胞因子（如IL-8）
发热	PG、细胞因子（IL-1、IL-6、和TNF等）
疼痛	PG、缓激肽
组织损伤	细胞因子、补体片段、溶酶体酶、NO、氧自由基等

第二节   炎症与肿瘤的关系

炎症与肿瘤发生发展的关系是一个古老的科学问题，早在1863年，德国著名病理学家Rudolf Virchow就证实了肿瘤组织中有大量的白细胞浸润，从而提出肿瘤起源于慢性炎症这一假说。流行病学资料表明，15%～20%的肿瘤发生归因于环境等因素导致的慢性感染和炎症，许多触发慢性炎症的因素增加了患肿瘤的风险。这些因素包括微生物感染、自身免疫性疾病、寄生虫感染和不明原因的炎症性疾病。目前已将慢性炎症作为恶性肿瘤的第七大生物学特征，而该类肿瘤被称为炎症相关性肿瘤。

一、非可控性炎症与肿瘤

炎症反应涉及宿主对病原体感染或机体对各种组织损伤产生的一系列复杂应答事件，通过机体微环境中多种细胞和因子的相互作用，调控机体多种生理与病理信号网络。炎症对肿瘤的发生发展过程表现出高度的两面性，一般情况下，炎性因素（如感染或组织损伤）消除后，炎症反应随即终结，之后转变成为一种高度活跃、精细调控的平衡状态，这种炎症称为"可控性炎症"（resolving inflammation）。可控性炎症不仅可以保护机体，清除感染和损伤，也可以通过诱导损伤细胞的凋亡，避免受损细胞累积而最终诱变为恶性肿瘤。但是，在某些因素的存在下，如持续或低强度的刺激、靶组织处于长期或过度变态反应时，炎症无法从抗感染、修复组织损伤模式转变成为稳定的平衡状态，导致炎症反应持续进行或处于潜伏状态，这种炎症被称为"非可控性炎症"（nonresolving inflammation），常以慢性炎症

的形式存在，可由多种因素引起，而这种非可控性炎症可以表现出完全不同的组织学形式，可以在被感染器官的不同位置相继或者同时存在。炎症长期不愈可破坏组织、激发坏疽，最终可导致动脉粥样硬化、慢性阻塞性肺疾病（COPD）、肺结核、肥胖、多发性硬化、哮喘、炎症性肠病、类风湿关节炎等多种慢性疾病，甚至诱导肿瘤的发生，并在肿瘤发病进程和转归中起到重要作用（图12-4）。在肿瘤发生发展中，根据非可控性炎症的来源大致可将其归为四种类型。第1型：慢性炎症（chronic inflammation）、感染性和自身免疫性炎症，如持续存在的幽门螺杆菌感染与胃癌、黏膜相关淋巴组织（MALT）淋巴瘤密切相关，EBV感染与鼻咽癌相关（表12-3）。第2型：环境-饮食引起的炎症（inflammation caused by environmental and dietary exposure），如空气中的石棉纤维、$PM_{2.5}$会显著增加间皮瘤发生的风险，长期吸入硅粉尘、吸烟及支气管哮喘引起的慢性炎症会诱发肺癌，肥胖所致的慢性炎症促进肝癌发生。第3型：肿瘤治疗引起的炎症（therapy-induced inflammation）。肿瘤治疗导致癌组织大范围坏死而激发炎症反应（类似于伤口愈合反应），

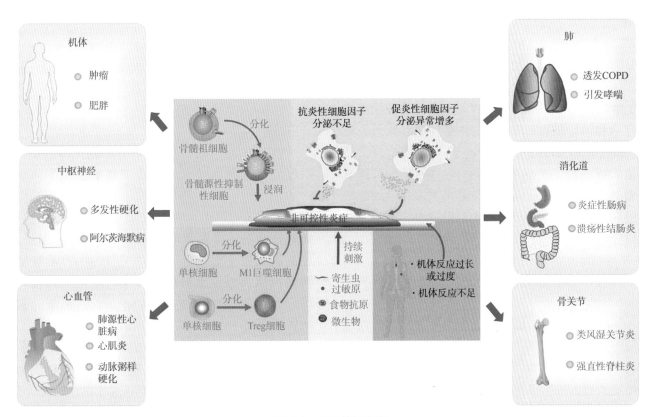

图12-4　非可控性炎症

表 12-3　肿瘤相关的慢性炎症及促炎因素

病理特征	相关肿瘤	发病因素
肿瘤相关的慢性炎症		
石棉肺、硅肺	间皮瘤、肺癌	石棉纤维、二氧化硅颗粒
支气管炎	肺癌	二氧化硅、石棉、吸烟、亚硝胺、过氧化物
膀胱炎	膀胱癌	导尿管长期留置
扁平苔藓牙龈炎	口腔鳞状细胞癌	
炎症性肠病、克罗恩病、慢性溃疡性结肠炎	结肠癌	
硬化性苔藓	外阴鳞状细胞癌	
慢性胰腺炎、遗传性胰腺炎	胰腺癌	酗酒、胰蛋白酶原基因突变
反流性食管炎、巴雷特食管	食管癌	胃酸
涎腺炎	涎腺肿瘤	
干燥综合征、桥本甲状腺炎	MALT 淋巴瘤	
皮肤炎症	黑色素瘤	紫外线
肿瘤相关的感染因素		
后睾吸虫胆管炎	胆管肉瘤	猫后睾吸虫、胆汁酸
慢性胆囊炎	胆囊癌	细菌、胆囊结石
胃炎/溃疡	胃癌、MALT 淋巴瘤	幽门螺杆菌
肝炎	肝癌	乙肝病毒和（或）丙肝病毒
单核细胞增多症	B 细胞非霍奇金淋巴瘤	EB 病毒
	伯基特淋巴瘤	
艾滋病	非霍奇金淋巴瘤、鳞状细胞癌、卡波西肉瘤	人类免疫缺陷病毒、人疱疹病毒 8 型
骨髓炎	鼻窦引流中的皮肤癌	细菌感染
盆腔炎、慢性宫颈炎	卵巢癌、宫颈癌	淋病、衣原体、人乳头瘤病毒
慢性膀胱炎	膀胱癌、肝癌、直肠癌、脾滤泡淋巴瘤	血吸虫病

引自 Nature. 2002；420（6917）：860-867。

激活炎症细胞分泌细胞因子，而这些细胞因子的活化一方面可将肿瘤抗原提呈给免疫细胞，激发抗肿瘤的免疫反应；另一方面它又促进肿瘤细胞存活和治疗抵抗。第 4 型：肿瘤自身引发的炎症（tumor-associated inflammation）。肿瘤发生后，活化的癌基因（如 Myc、Ras 家族、Ret 等）可调节瘤细胞自分泌炎症因子，以募集更多炎症细胞的浸润，使炎症反应级联放大，促进血管新生，重构肿瘤微环境，促进肿瘤生长、侵袭与转移。

二、炎症是肿瘤微环境的重要组成

肿瘤微环境，即肿瘤细胞产生和生活的内环境，其中不仅包括了肿瘤细胞本身，还含有众多的免疫和炎症细胞，主要包括巨噬细胞、中性粒细胞、肥大细胞及它们释放出的细胞因子、趋化因子、血管生长因子和基质降解酶等，这些一并构成了炎性肿瘤微环境，对肿瘤的生长和侵袭十分有利。

（一）肿瘤组织中炎症细胞的组成

肿瘤细胞可以分泌各种各样的趋化因子吸引白细胞。进展期肿瘤中炎症细胞可包括不同的白细胞群体，如中性粒细胞、树突状细胞、巨噬细胞、嗜酸性粒细胞、肥大细胞及淋巴细胞。所有这些细胞可以产生一系列相关的细胞因子、细胞毒介质（如活性氧物质）、丝氨酸/半胱氨酸蛋白酶、金属蛋白酶和膜穿孔物质，以及可溶性的细胞杀伤介质（如 TNF-α、白细胞介素和干扰素）。

单核细胞在 GM-CSF 和 IL-4 的共同作用下分化成树突状细胞，树突状细胞迁移至炎症的周边组织，在此捕获抗体，成熟后迁移至淋巴结激活 T 细胞。来源于肿瘤细胞的细胞因子如 IL-6 和 CSF-1

刺激髓样前体细胞向巨噬细胞表型分化，然而肿瘤细胞浸润的树突状细胞常处于未成熟状态，缺乏刺激T细胞活化的能力。

肿瘤相关巨噬细胞（tumor-associated macrophage，TAM）是肿瘤组织中最主要的浸润细胞，TAM来源于单核细胞，并由单核细胞趋化因子吸引积聚于肿瘤组织中。巨噬细胞可以分为两种类型：M1型即经典活化的巨噬细胞（classically activated macrophage，caMphi），M2型即替代性活化的巨噬细胞（alternatively activated macrophage，aaMphi）。不同活化表型的巨噬细胞所起的作用完全不同：M1型巨噬细胞以一氧化氮合酶（iNOS）为其筛选分子标志物，具有高抗原提呈能力和杀伤细菌及肿瘤细胞的能力，被认为是"好"的巨噬细胞，而M2型巨噬细胞则以甘露糖受体（CD163）为其筛选分子标志物，表现为低的抗原提呈能力，主要参与细胞生长、血管生成、免疫抑制等过程，被认为是"坏"的巨噬细胞。研究显示肿瘤组织中的TAM是一把双刃剑，既表现促肿瘤活性，又表现抗肿瘤活性。目前已明确肿瘤组织中主要以M2型巨噬细胞为主，在一定条件下M1与M2表型细胞可以相互转变，TAM主要通过分泌促炎性因子、释放活性氧、抑制抗肿瘤免疫等途径促进肿瘤细胞生长、侵袭与转移，在炎症相关性肿瘤发生发展中起关键性作用。

巨噬细胞不是炎症细胞中唯一具有促肿瘤生长的细胞，中性粒细胞、肥大细胞、嗜酸性粒细胞及活化的淋巴细胞都可能通过释放细胞蛋白酶、促血管生成因子和趋化因子来影响肿瘤细胞的恶性表型。

（二）细胞因子与肿瘤

炎症反应过程中炎症细胞产生多种细胞因子影响肿瘤的发生发展。这些细胞因子包括TNF-α、TRAIL、IL-6、IL-17、IL-12、IL-23、IL-10和TGF-β等，它们促进或抑制肿瘤的发生发展。

1. TNF-α 在慢性炎症性疾病中的重要性已得到充分证明，而且许多研究表明TNF-α具有促进肿瘤生长的作用。肿瘤微环境中由瘤细胞或炎症细胞产生的TNF-α，通过诱导产生NF-κB依赖的抗凋亡分子促进瘤细胞的存活。在石棉引起的人恶性间皮瘤中，巨噬细胞吞噬石棉后释放TNF-α；

TNF-α促进细胞存活，因而降低石棉引起的细胞毒性，增加石棉损伤的间皮细胞数量，但这些间皮细胞易发生恶性转化。TNF-α也被认为通过产生DNA毒性分子如NO、ROS引起DNA损伤，从而促进肿瘤的发生。TNF-α遗传多态性增加TNF-α的产生，导致患多发性骨髓瘤、膀胱癌、肝细胞癌、胃癌、乳腺癌的风险增加，并提示多种血液恶性肿瘤预后不佳。TNF-α的其他作用还包括抑制T细胞应答和抑制活化的巨噬细胞的细胞毒性，削弱机体的免疫监视作用，从而促进肿瘤的演进、血管形成和转移。

2. TRAIL TNF超家族成员TRAIL能结合5种不同的受体，其中两种是死亡受体DR4和DR5，其胞质部分具有死亡结构域，传递caspase依赖的凋亡信号通路。TRAIL主要由T细胞、NK细胞产生，是抗肿瘤免疫的主要介质。不像TNF-α，TRAIL可诱导多种肿瘤细胞的凋亡，但是它对正常细胞的损伤也不容忽视。无论是在实验诱导的还是自发产生的肿瘤中，TRAIL缺陷型小鼠和抗体中和TRAIL的小鼠其肿瘤易感性均增加，因此表明内源性TRAIL在肿瘤免疫监视中起重要作用。当T细胞有TRAIL缺陷时，宿主抗肿瘤的效应将大大削弱。然而，并非所有的瘤细胞都对TRAIL敏感，TNF-α活化的NF-κB及其他生存因子有助于肿瘤细胞抵制TRAIL介导的细胞毒性作用。因此，要想完全发挥TRAIL的抗肿瘤作用，需要抑制或中和能活化NF-κB的细胞因子（如TNF-α）的作用。

3. IL-6 是一种多效性炎症因子，被认为是促生长和抗凋亡的关键因子。IL-6受体复合物是异源二聚体，由IL-6Rα和糖蛋白130（gp130）组成，后者负责信号传递。活化gp130通过JAK1途径使STAT蛋白STAT1、STAT3磷酸化。IL-6的信号转导主要由STAT3完成，其作用主要是促进恶性细胞增殖和生存，相反STAT1则抑制肿瘤的生长。JAK介导STAT酪氨酸磷酸化，使得信号分子聚合，激活核转录因子，启动特异靶基因的表达。大多数IL-6的靶基因加速细胞周期和抑制细胞凋亡，表明IL-6在肿瘤形成中起重要作用。

除了经典的IL-6信号通路，可溶性IL-6（sIL-6）活化的IL-6信号通路在结肠癌的发展中也非常关键。结肠癌中，屏蔽腺癌细胞释放的可溶性IL-6受体（sIL-6R）有利于T细胞的存活，促进T细胞产生更多的IL-6。这些研究表明，IL-6的拮抗剂也许可以应用于结肠炎相关结直肠癌（CAC）的预防和治疗。目前研究进一步发现了新的IL-6信号途径。多发性骨髓瘤细胞表达高水平的IL-6Rα，如果这些细胞处于含IL-6的环境中，IL-6Rα及IGF1受体将积聚到细胞的脂质筏，促进两个受体形成异源多聚体，并诱导JAK非依赖的、可能最终由IGF1受体介导的Akt活化。这种受体之间的信号相互交流可能提供了另外一种JAK非依赖的IL-6信号转导途径，从而促进肿瘤细胞的存活。

4. IL-17 目前，一种产生IL-17的新T细胞亚类Th17细胞被证实在炎症应答中发挥重要作用。IL-17的产生依赖于IL-23活化STAT3途径。IL-17通过与IL-17受体相互作用活化NF-κB，诱导免疫细胞在外周组织聚集。IL-17也诱导产生许多炎症因子，包括TNF-α、IL-6、IL-1β，表明IL-17具有局限炎症或放大炎症的作用。而且来源于Th17细胞的TNF-α和IL-6不仅促进Th17细胞的发育，而且与IL-17协同作用，增加炎症介质的产生。研究显示，高表达IL-17的宫颈癌、非小细胞肺癌（NSCLC）细胞被接种于免疫正常的小鼠后，具有较强的促肿瘤形成能力。IL-17的促癌作用主要归因于它的促血管形成活性。

5. IL-12和IL-23 属于IL-12异源二聚体促炎细胞因子家族成员，分别由IL-12p40/IL-12p35、IL-12p40/IL-23p19亚基组成，主要由活化的抗原提呈细胞（APC）、辅助细胞如树突状细胞（DC）和吞噬细胞产生。这些细胞因子的受体也是异源二聚体，IL-12结合IL-12Rβ1-IL-12Rβ2异源二聚体，IL-23结合IL-12β1-IL-23R异源二聚体。IL-12、IL-23的受体主要由T细胞、NK细胞、NKT细胞表达；单核细胞、巨噬细胞和DC也表达一定水平的IL-23受体。IL-12、IL-23能活化TYK2、JAK2、STAT1、STAT3、STAT4、STAT5；其中IL-12活化STAT4的效率最高，而IL-23优先活化STAT3。目前研究表明，尽管IL-12、IL-23受体的亚基和信号分子相似，但IL-12、IL-23通过不同的免疫途径在肿瘤发展中表现出不同的作用。

内源性IL-12在宿主抗肿瘤免疫中发挥重要作用，IL-12能抑制肿瘤的形成，缩小肿瘤的体积，其机制主要通过活化Th1启动细胞毒性T细胞（CTL）介导的获得性免疫应答。未活化的Th细胞产生的

IFN-γ也有助于IL-12的抗肿瘤作用。然而，IL-12严重的毒副作用限制了它在肿瘤治疗中的应用。

IL-23促进记忆T细胞的增殖，活化的T细胞产生IFN-γ和IL-12；IL-23也能诱导IL-17的产生，启动IL-17介导的应答，促进终末期炎症反应。此外，IL-23可能以自分泌的形式诱导巨噬细胞产生TNF-α，诱导DC产生IL-12。研究发现，IL-23促肿瘤生长的同时，也上调MMP-9，促进血管形成，减少CD8$^+$ T细胞聚集至肿瘤组织。因此，IL-23介导的炎症过程可能有助于形成肿瘤发生发展的微环境。

6. IL-10 活化STAT3的另一种细胞因子是IL-10，与IL-6相反，IL-10具有免疫抑制和抗炎的作用。IL-10通过一种未知的机制抑制NF-κB，从而抑制炎症因子TNF-α、IL-6、IL-12的产生。因此不难理解IL-10能够抑制肿瘤的发展和演进。IL-10$^{-/-}$鼠中，当感染肠道细菌如*H.hepaticus*后，更易患结肠炎和结肠炎相关结直肠癌。对新生的IL-10$^{-/-}$鼠，以外源性IL-10处理，不会出现任何形式的肠炎和结肠炎相关结直肠癌。

目前的研究着重于IL-10依赖的抗肿瘤效应与CD4$^+$CD25$^+$ Treg细胞的关系。在RAG缺陷型小鼠（没有淋巴细胞）中，感染*H. hepaticus*引发结肠炎和结肠腺癌，而野生型小鼠*H. hepaticus*的感染并未引起这一病理变化，这表明IL-10阻止结肠炎的发生需要淋巴细胞参与。据此，将野生型Treg细胞过继转移到RAG$^{-/-}$小鼠中，阻止*H. hepaticus*诱导结肠癌的发生。同样，将无*H. hepaticus*感染的IL-10$^{-/-}$小鼠的Treg细胞过继转移到RAG$^{-/-}$宿主，证实Treg细胞释放的IL-10对维持黏膜免疫稳定、抑制炎症性肠病、非典型增生、结肠癌是必需的。此外，IL-10可通过调节凋亡和抑制血管形成而促进肿瘤消退。IL-10抑制肿瘤生长的机制之一是调节MHC-Ⅰ类分子的表达，从而激活和提高NK细胞介导的溶解肿瘤细胞作用，而对肿瘤间质细胞的抑制作用被认为是IL-10抑制肿瘤血管形成的机制。

尽管IL-10常表现为抗肿瘤作用，但它的生物学作用并不如此简单，IL-10也可能促进肿瘤的进展，这与它活化STAT3的能力一致。例如，自分泌或旁分泌的IL-10在肿瘤的增殖和存活中起重要作用。首先它可通过活化STAT3而上调抗凋亡基因*Bcl-2*或*Bcl-X*表达，抑制肿瘤细胞的凋亡。另

外，肿瘤细胞和TAM表达的IL-10促进伯基特淋巴瘤的发展，这一作用被认为是通过产生TNF家族成员BAFF来实现的，BAFF能促进B细胞和淋巴细胞的存活。在B-16黑色素瘤模型中，转染IL-10的肿瘤更易形成新生血管，加快肿瘤生长。此外，IL-10对获得性免疫应答的抑制也被认为是肿瘤免疫逃逸机制之一。

总而言之，IL-10在肿瘤发生发展中具有非常复杂的作用，既表现出抗肿瘤的作用，又表现出促肿瘤的作用。IL-10这种十分矛盾的作用，可能由于IL-10在肿瘤微环境中与不同的细胞因子发生相互作用。为了充分了解IL-10的促肿瘤生长和抗肿瘤免疫作用，需要对IL-10信号通路有更好的认识。

7. TGF-β　与IL-10相似，TGF-β不仅是一个强有力的多方面的免疫抑制因子和抗炎因子，也是调节Treg细胞增殖及其功能的重要因子。TGF-β信号通路主要活化SMAD转录因子，也可活化MAPK。在人结肠癌中Ⅱ型TGF-β受体（TGF-βRⅡ）常发生突变，这种突变导致TGF-β信号通路的失活，而TGF-β具有强烈的抑制结肠上皮细胞增生的功能。这一突变发生在腺瘤向癌转变的过程中或更晚期阶段，这表明TGF-β的肿瘤抑制作用在结肠癌形成的后期阶段十分关键。TGF-β除了直接抑制结肠上皮细胞的增生外，还通过抑制T细胞的免疫应答发挥抗炎作用，TGF-β也参与Treg细胞介导的免疫抑制作用。在结肠中SMAD3是介导TGF-β抗炎和免疫抑制作用的关键分子。

尽管TGF-β具有抗炎和抑制早期肿瘤生长的作用，但TGF-β也可能促进肿瘤的发展。在鼠皮肤癌模型中证实癌细胞常分泌过量的TGF-β促进上皮-间充质转换、癌细胞的浸润和转移。此外，TGF-β引起肿瘤微环境的改变，有利于肿瘤血管形成，抑制CD8$^+$ T细胞应答，从而促进肿瘤发展。总而言之，TGF-β对肿瘤的抑制与促进的复杂作用可能与肿瘤的类型和肿瘤的阶段有关。

（三）趋化因子与肿瘤

尽管趋化因子的趋化活性可延伸至所有类型的细胞包括人类肿瘤细胞，但其最初是作为可溶性细胞因子调节炎症过程中白细胞的定向移动而得名。在T细胞和NK细胞缺乏的实验动物中接种肿瘤细胞，可出现典型的炎症细胞浸润，这可能源于肿瘤细胞或者诱导邻近宿主细胞产生的趋化因子。现已证实趋化因子及其受体家族在肿瘤组织，特别在侵袭性边缘部位产生了显著的改变。而且趋化因子除了调节细胞聚集以外，还直接作用于瘤细胞及肿瘤间质细胞。

1. 趋化因子调节肿瘤的生长　许多肿瘤细胞不仅通过调节趋化因子的表达招募炎症细胞，而且利用趋化因子促进肿瘤自身的生长和发展。黑色素瘤是一个最好的例子，其通过自分泌趋化因子GROα/CXCL1、GROβ/CXCL2、GROγ/CXCL3和IL-8/CXCL8等控制肿瘤的生长。体外阻断GROα或其受体CXCR2，可抑制黑色素瘤的增殖。而过表达GROα、β、γ在许多肿瘤细胞中增加瘤细胞克隆形成能力及裸鼠致瘤能力。CXCR2的其他配体通过自分泌作用促进胰腺癌、头颈部肿瘤和非小细胞肺癌的生长。在小鼠模型中，EANA-78/CXCL5影响肿瘤的生长、血管形成和凋亡。CC类趋化因子巨噬细胞炎症趋化因子3α（MIP-3α/CCL20）在胰腺癌细胞和浸润于肿瘤周边的巨噬细胞中高表达，MIP-3α/CCL20增加TAM移动的同时刺激肿瘤细胞的生长。

2. 趋化因子调节血管生成　趋化因子可影响血管生成，或通过对内皮细胞的趋化作用引起血管内皮细胞增殖、毛细血管形成而促进血管生成；或通过抑制多种促血管生成因子的活性而发挥抑制血管生成的作用。拥有3个氨基酸结构（谷氨酸-亮氨酸-精氨酸，ELR）的CXC类趋化因子普遍被认为具有促血管生成作用，并能够刺激内皮细胞的趋化移动，而不具有ELR结构的趋化因子如PF-4/CXCR4、MIG/CXCL9 和IP-10/CXCL10具有血管稳定活性。ELR阳性的CXC类配体主要结合至CXCR2并低水平结合至CXCR1，而ELR阴性的CXC配体结合至CXCR3、CXCR4和CXCR5。目前，尽管趋化因子的血管稳定和血管生成效应是否通过直接作用实现还不是十分清楚，但是这两者之间的平衡能够影响肿瘤细胞生理学行为的改变，已普遍被认可。

3. 趋化因子和肿瘤转移　具有转移能力的恶性细胞可以侵袭至异位的组织、血管和淋巴管中，并能在其中生存。同时这种细胞可以转移至远处并在此增殖。对于恶性细胞转移至有利于其生长的特殊微环境或器官的机制是否是由局部微环境中的趋化性因子捕获或吸引特殊类型的恶性细胞引起的，尚存在一些争论。利用小鼠模型的研究显示乳腺癌的转移至少部分是由趋化因子SDF-1/CXCL12与其受体CXCR4相互作用介导的。CXCL12是一个相当独特的趋化因子，在许多器官组织中表达CXCL12，它在乳腺癌转移的靶器官中表达特别高；体外实验证明CXCL12诱导恶性乳腺癌细胞的趋化移动；而乳腺癌转移的靶器官（骨髓、肝脏、肺和淋巴结）蛋白抽取物，在体外具有趋化乳腺癌细胞的能力，其趋化活性可以被拮抗CXCR4的中和抗体所阻断。CXCR4与肿瘤转移的相关性不仅仅限于乳腺癌；CXCR4还表达于许多其他的肿瘤细胞（如前列腺癌、B细胞淋巴瘤、星形胶质瘤、慢性淋巴细胞白血病），这些细胞对于CXCL12具有很好的趋化反应。大规模的研究显示趋化因子参与了多种类型肿瘤的转移，如黑色素瘤转移至肺、前列腺癌转移至肺、神经母细胞瘤转移至骨髓等。

（四）肿瘤细胞与白细胞的黏附作用

肿瘤细胞不仅利用炎症细胞分泌的营养因子，同时还利用黏附分子、趋化因子和受体来促进其迁移，扩散至远处。有证据表明白细胞回巢的机制也同样适用于肿瘤沿血流和淋巴扩散的过程。选择素通常识别血管黏液素类含唾液酸化的路易斯抗原（Sialyl Lewis X，SLeX）糖蛋白的黏附受体，从而促进白细胞沿血管向前滚动。许多上皮肿瘤的转移与肿瘤产生含SLeX的黏液素有关。在E/P-选择素缺陷小鼠中，表达SLeX的黑色素瘤细胞形成的肺转移结节显著减少。P-选择素的缺陷，抑制肿瘤的生长和转移，并且用P-选择素受体拮抗多肽处理的小鼠肿瘤体积明显减小。在免疫缺陷小鼠模型中P-选择素通过介导血小板与肿瘤细胞表面黏液素的相互作用（一个能被干扰素阻断的过程）来促进肿瘤的转移。表达于中性粒细胞、单核细胞和（或）NK细胞的L-选择素也能促进肿瘤的转移。转移过程涉及肿瘤-血小板-白细胞栓子的形成及其与远处器官血管床的相互作用。此外，肿瘤细胞表达的L-选择素有利于肿瘤细胞向淋巴结的转移。

（五）炎症小体与肿瘤

炎症小体（inflammasome）也称炎性小体，是由胞质内模式识别受体（PRR）参与组装的多聚蛋白复合物，是天然免疫系统的重要组成部分。炎症小体一般均含有凋亡相关微粒蛋白（apoptosis-associated speck-like protein containing CARD，ASC）、caspase及一种NOD样受体（NOD-like receptor，NLR）家族蛋白（如NLRP1）或HIN200家族蛋白（如AIM2）。目前已知的炎症小体包括模式识别传感器（NLR家族、AIM2、IFI16）、适配器（ASC）、caspase-1前体和促炎性细胞因子（IL-1β前体和IL-18）。其中人类的22种NLR家族蛋白分子有14种为NLRP（NLRP1～NLRP14）。炎症小体能够识别病原体相关分子模式（pathogen-associated molecular pattern，PAMP）或者宿主来源的DAMP，招募和激活促炎症蛋白酶caspase-1的活化。活化的caspase-1切割IL-1β和IL-18的前体，产生相应的成熟细胞因子。炎症小体的活化还能够诱导细胞焦亡（pyroptosis）。由于炎症小体可被多种病原体及内源性或外源性危险信号激活，因此其在急慢性呼吸系统炎性反应、疟疾、肾脏疾病和肿瘤等多种疾病中发挥着重要作用。

非可控性炎症与肿瘤的发生发展密切相关。炎症小体作为炎症反应的核心环节，对肿瘤的发生有促进和抑制的双重作用。一方面，炎症小体通过NLRP3/caspase轴释放大量的IL-1β和IL-18等炎性细胞因子，促进肿瘤发生。由于IL-1具有多效性，可介导促进转移的基因如金属蛋白酶、内皮附着因子和趋化因子及血管内皮生长因子等表达，从而加速肿瘤的生长及转移。炎症小体促进IL-1β家族成熟和释放，诱导肿瘤前体细胞凋亡，从而发挥抑制肿瘤的作用。ASC作为炎症小体的一个重要组成成分，促进浸润的免疫细胞产生促炎因子，从而有利于癌症的发展。在NLR家族中，研究最为透彻的是NLRP3。NLRP3具有明显的促癌活性，可促进癌细胞增殖及诱导天然免疫细胞凋亡。NLRP3的表达（或活性）是肿瘤患者不良预后的生物标志物，同时在肿瘤患者血浆中可以检测到较高水平的IL-1β和IL-18。在致癌物诱导的小鼠肉瘤和转移性黑色素瘤模型中，NLRP3会抑制NK细胞与T细胞介导的抗肿瘤免疫，其机制可能是NLRP3炎症小体的活性产物IL-1β可招募免疫抑制细胞如骨髓源性抑制性细胞（myeloid-derived suppressor cell，MDSC）和Treg细胞。吸入环境污染物如石棉和二氧化硅所致的肺纤维化及肺癌，与巨噬细胞/单核细胞吞噬石棉或二氧化硅颗粒产生活性氧（ROS），ROS激活NLRP3炎症小体有关。NLRP3还可通过促进免疫抑制的MDSC招募而降低DC介导的抗肿瘤作用。尽管有许多临床及实验证据表明NLRP3有促进肿瘤的作用，但是NLRP3在癌症中的具体作用存在争议。在葡聚糖硫酸钠（dextran sodium sulfate，DSS）-氧化偶氮甲烷（azoxymethane，AOM）诱导的小鼠结肠癌模型中，*NLRP3*敲除小鼠患结肠癌的易感性及结肠息肉的数量增加，这表明NLRP3在结肠癌形成的过程中起到了抑制肿瘤的作用。总而言之，炎症小体在肿瘤等人类疾病或其他动物模型中的具体作用还有待进一步研究。

第三节　炎症在肿瘤发生发展中的作用与机制

　　非可控性炎症不仅诱发肿瘤的发生，而且还可促进肿瘤的发展。产生非可控性炎症时，除各种炎症细胞外，还存在诸如细胞因子、生长因子、趋化因子、活性氧、活性氮、基质金属蛋白酶（MMP）等大量炎症介质的释放，而这些因素在肿瘤的不同发展阶段，包括细胞恶性转化，肿瘤的始动、演进及侵袭转移等方面发挥重要作用：①促进肿瘤细胞的增殖与发展；②促进新血管生成和新陈代谢，增加血管通透性；③募集和驯化更多免疫细胞并分泌多种细胞因子，介导肿瘤细胞免疫逃逸；④改变肿瘤对于激素和化疗药物的反应；⑤诱导MMP的产生，从而促进肿瘤细胞的浸润、转移等。非可控性炎症促进肿瘤发生发展过程的作用机制非常复杂，涉及众多基因、蛋白质及代谢小分子、编码与非编码RNA，以及表观遗传学等生物分子元件作为"网络节点"，并通过众多信号通路，如NF-κB、STAT3、Toll样受体等信号通路，彼此间发生交互作用，形成复杂、多维和动态的调控网络，连接"炎-癌"转变，并决定着非可控性炎症与肿瘤发生发展间的复杂生物学行为与表征，介导炎症相关性肿瘤的发生发展。目前概括为两条途径连接着炎症与肿瘤（图12-5）：一条是外源性途径，即慢性炎症和感染增加患癌风险，促进肿瘤发生发展（如炎性肠病）；另一条是内源途径，即基因（如癌基因和抑癌基因）发生遗传变异导致炎症和肿瘤形成。

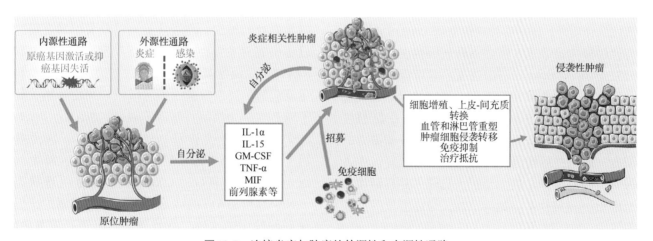

图12-5　连接炎症与肿瘤的外源性和内源性通路

一、炎症与肿瘤的始动

　　机体受到损伤或病原体入侵时，激活免疫系统并诱导产生大量的炎症细胞，分泌多种细胞因子（如趋化因子、黏附分子等），在局部形成引发肿瘤的微环境。正常情况下，在组织损伤造成的伤口中，组织再生时会促进细胞增殖，当再生完成时，细胞增殖减少，炎症减弱，炎症表现为可控状态。事实上，可控性炎症在一定程度上具有抗肿瘤效应。然而，当诱发炎症的因素持续存在时，炎症反应会发展为以单核细胞浸润为主的慢性炎症，炎症细胞通过分泌炎症因子、趋化因子、黏附分子等各种细胞因子与细胞外基质形成新的微环境，炎症表现为非可控状态。从本质上来讲肿瘤是一种基因病。破坏细胞基因的稳定性是炎症促进肿瘤启动的一个重要机制。在非可控性炎症微环境中，炎症细胞尤其是巨噬细胞释放大量的活性氧和活性氮介质，诱导DNA损伤和基因组不稳定性，增加基因突变发生的频率，导致细胞瘤基因激活、抑瘤基因失活，诱发细胞恶性转化及持续增殖并失控，最终启动肿瘤发生。此外，癌基因的不稳定和突变导致了基因的多态性，有利于形成一个可以选择性增殖、侵犯远处组织、逃避宿主防御的基因组的异源性总体，助力肿瘤的启动。而肿瘤发生一旦启动，炎症微环境瞬即转变为炎性肿瘤微环境，并通过多种方式促进肿瘤生长、侵袭与转移。

在肿瘤细胞中，活性氧和活性氮介质通过使原癌基因的 *MSH2/MSH6* 启动子失活，下调或沉默错配修复（MMR）蛋白，增加整个基因组DNA复制错误的累积；活性氧造成肿瘤细胞与炎症上皮细胞中抑癌基因 *p53* 的失活和原癌基因 *Ras* 的活化；NO诱导的DNA甲基转移酶的上调作用，引起大量胞嘧啶发生甲基化，导致包括P16INK4α和E-cadherin在内的肿瘤抑制基因失活；除活性氧和活性氮介质外，胞嘧啶核苷脱氨酶（AID）在多种恶性肿瘤中高表达，诱导多种基因的突变，包括 *p53*、*c-Myc*、*Bcl-6* 的基因突变。非可控性炎症和介质也可以影响某些瘤基因、抑瘤基因的表观遗传学修饰。在上述因素的反复作用下，DNA修复功能出现异常，从而形成具有发展成肿瘤潜力的细胞，而这些肿瘤潜力细胞受到肿瘤微环境中各种介质的持续诱导进一步扩大克隆，并逐渐增加基因组不稳定性和细胞异型性，最终形成肿瘤细胞而启动肿瘤的发生。

此外，炎症细胞分泌的促炎因子在肿瘤发生发展过程中同样可受肿瘤细胞的直接调控，并反过来影响肿瘤生长。在肿瘤发生后，活化的癌基因（如Myc、Ras家族、Ret等）可调节瘤细胞自分泌炎症因子以募集更多炎症细胞的浸润，使炎症反应级联放大，加重肿瘤微环境的炎症反应，并促进肿瘤的生长、侵袭与转移。这也就揭示了

在所有或至少大多数肿瘤微环境中为何存在大量非可控性炎症细胞和炎症介质，甚至包括那些与炎症看似无明显关联的肿瘤，如乳腺癌等。作为触发和维持肿瘤生长的关键基因之一的 *Myc* 基因在绝大部分肿瘤中异常高表达，其激活除调控细胞自主无限增殖外，还可明显调控炎症细胞浸润、炎症介质等细胞因子的分泌，重塑肿瘤炎症微环境，有利于肿瘤发生发展。此外，肿瘤抑制基因也可调节炎症介质的释放。例如，抑癌基因 *VHL*（von Hippel-Lindau）可与NF-κB发生交互作用，共同调控TNF-α等促炎因子、趋化因子受体的表达，促进肿瘤生长与转移。

二、炎症与肿瘤的演进

基因突变对肿瘤的启动是不可或缺的，但就肿瘤发展演变的整个过程而言，只有基因突变是远远不够的。肿瘤的发展依赖于恶性细胞和炎症细胞之间的相互作用，主要体现在活化NF-κB和STAT3信号通路。NF-κB和STAT3在绝大多数癌症中都是被激活的，相当于"非经典的癌基因"，它们的激活不是源于基因突变，而是源于邻近细胞产生的信号刺激。此外，细菌和病毒感染也可以活化NF-κB和STAT3信号通路。研究表明，作为转录因子的NF-κB和STAT3是细胞信号转导途径的枢纽，在炎症促进癌症发生和发展的过程中起着关键性作用。炎症刺激活化NF-κB和STAT3可以调控多种基因的转录与表达，包括参与免疫应答、炎症反应、细胞增殖和凋亡等相关分子或基因，如抗凋亡基因（c-IAP、Bcl-XL、Bcl-2、c-FLIP）、促增殖基因（cyclin、c-Myc），应激基因（SOD2、HSP70）、趋化因子、促血管新生的因子（VEGF、bFGF、CXCL12）。正常生理状态下NF-κB和STAT3的活化是受到严格控制的，但在多种肿瘤中这种控制被破坏，出现异常激活，并调控大量有利于肿瘤自身生长的相关基因表达。而且NF-κB和STAT3信号通路存在明显的交互作用，相互影响对方的激活。在非可控性炎症状态，炎症细胞生成大量的炎症介质来促进肿瘤的侵袭和转移，NF-κB和STAT3能激活Snail、ZEB、Twist等转录因子，诱导上皮-间充质转换（epithelial-mesenehymal transition，EMT）；TGF-β、IL-1、

TNF-α、IL-6等细胞因子也能直接激发EMT。而EMT不仅是恶性肿瘤发生转移的关键步骤，又可进一步维持和扩大炎症反应。目前，大量研究已证实肿瘤干细胞是肿瘤耐药、复发和转移的根源，而慢性炎症对于肿瘤干细胞的调控已成为肿瘤研究的新领域。由慢性炎症引起的氧化应激和缺氧反应不仅可以调控肿瘤细胞的增殖、代谢及分化，同样也可以调控肿瘤干细胞的自我更新能力。其机制与肿瘤炎症微环境中IL-6、IL-8、TNF-α、TGF-β等炎症因子和生长因子激活肿瘤干细胞内NF-κB、STAT3信号通路关系密切，进而维持肿瘤干细胞的自我更新能力，并促进肿瘤的生长和转移。因此，NF-κB和STAT3信号通路间的这种复杂关系也正好说明NF-κB/STAT3信号轴是肿瘤发生发展的关键。NF-κB和STAT3信号通路常以正反馈形式调控肿瘤细胞的存活、增殖、生长、血管新生、侵袭、运动、趋化及肿瘤干性表型的维持等过程（图12-6）。此外，肿瘤的存活与效应T细胞和体液免疫反应的抑制有关，炎症可介导肿瘤逃避免疫监视。

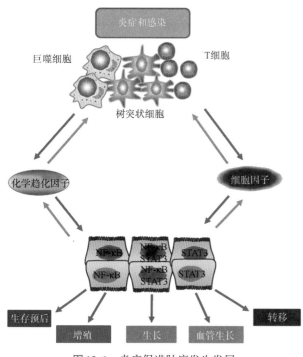

图12-6　炎症促进肿瘤发生发展

胞内诱导型环氧合酶2（COX-2）在炎症反应中起着重要的作用，是调控炎症反应的关键酶之一。在COX-2的转录起始上游区含有NF-κB等转录因子的结合位点，而这些转录因子大部分都通过炎性刺激或致癌过程参与调控COX-2表达上调，COX-2的上调使得突变细胞的生存时间延长，便于后续遗传改变的积累，从而增加致瘤性。环境致癌物暴露活化早期的NF-κB，可导致早期相对低水平的TNF-α和COX-2表达，而炎症反应又可激活NF-κB，进而持续激活与肿瘤发生相关基因的表达。在小鼠肝癌模型中，二甲基亚硝胺（dimethylnitrosamine，DEN）所致的肝细胞坏死可致局部IL-1α水平升高，并可进一步活化NF-κB，从而增加IL-6等细胞因子的释放，促进STAT3介导的肝细胞代偿性增生及肿瘤发生发展。腭、肺及鼻咽上皮克隆（palate，lung and nasal epithelium clone，PLUNC）蛋白家族成员SPLUNC1和LPLUNC1，不仅可通过杀菌/渗透增强蛋白（bactericidal/permeability-increasing protein，BPI）结构域抑制EB病毒（Epstein-Barr virus，EBV）等致癌微生物对鼻咽上皮的侵袭发挥免疫防御功能，而且可通过抑制IL-6等炎症因子的分泌和NF-κB、STAT3等炎症相关通路的激活，阻止鼻咽部的慢性炎症反应及鼻咽上皮的恶性转化。此外，肿瘤相关巨噬细胞（TAM）通过释放基质金属蛋白酶（MMP）来降解细胞外基质和基底膜，这在肿瘤的浸润和转移中起至关重要的作用。

总之，在肿瘤的发生、发展过程中，肿瘤干细胞、基质细胞和炎症细胞共同形成了复杂的调控网络，涉及基因、非编码RNA、蛋白质和代谢小分子等众多"节点"，并相互影响构成复杂的"信号网络"，其中NF-κB和STAT3就是最为重要的节点分子。

第四节　Toll样受体与肿瘤的发生发展

Toll样受体（Toll-like receptor，TLR）是一类单一的、非催化的、具有较高同源性的模式识别受体，不仅在天然免疫中发挥了重要作用，而且还是连接天然免疫和获得性免疫的桥梁。近年来的研究发现，Toll样受体在非可控性炎症相关肿瘤的发生发展中发挥了重要作用，如促进肿瘤炎症微环境形成、肿瘤免疫浸润、介导肿瘤耐药与免疫逃逸等作用。TLR信号通路激活所诱导的非可控性炎症微环境在非可控性炎症相关肿瘤发生发展过程中的重要作用，也提示抗炎治疗可能成为未来肿瘤系统治疗的重要组成部分。如今已有越来越多的TLR激动剂用于肿瘤的免疫治疗，提升了以TLR为靶点的抗肿瘤治疗潜能。

一、TLR的生物学特性

TLR的研究始于昆虫，最初的研究表明其功能与胚胎发育中背腹极性的形成有关，随后研究发现TLR在昆虫的抗真菌天然免疫反应中发挥重要作用。TLR是一类单一的、非催化的、具有较高同源性的跨膜蛋白，广泛表达于多种免疫细胞和非免疫细胞表面，如TLR在自然杀伤（NK）细胞、巨噬细胞、树突状细胞（DC）、B细胞等多种免疫细胞和一些非免疫细胞如成纤维细胞、上皮细胞中都有表达。一些TLR（TLR1、TLR2、TLR4、TLR5、TLR6）表达在细胞表面，而另外一些TLR

（TLR3、TLR7、TLR8、TLR9）则几乎完全表达于细胞浆膜，如内含体膜。实际上，TLR的表达是动态变化的，在病原微生物、细胞因子的作用下及在应激状况下其表达将迅速发生改变。目前已在哺乳动物中发现13种不同的TLR，命名为TLR1～TLR13；而在人类中已确定11种具有功能的TLR，即hTLR1～hTLR11，详见表12-4。TLR家族是一个物种进化中的保守家族，由胞外区、跨膜区和胞内区三部分组成，TLR属Ⅰ型跨膜糖蛋白，其胞内区含有和IL-1受体（interleukin 1 receptor，IL-1R）相同的结构域，即Toll/IL-1R（TIR）结构域，因此TLR与IL-1R又同属于Toll/1L-1R超家族。TLR可识别多种病原体相关分子模式（pathogen-associated molecular pattern，PAMP），同时可以激活抗原提呈细胞（antigen-presenting cell，APC），引起机体的免疫应答和炎症反应。因此，TLR是连接天然免疫与获得性免疫的重要桥梁。

表12-4 人类TLR家族

TLR家族	基因定位	主要组织细胞分布	PAMP配体
TLR1	4q14	各类免疫细胞	膜孔蛋白、肽聚糖、糖脂、非典型脂多糖
TLR2	4q32	各类免疫细胞、成纤维细胞等	革兰氏阳性菌的脂磷壁酸、脂蛋白、PGN、酵母多糖、细菌的HSP60等
TLR3	4q35	DC	病毒双链RNA、聚肌胞苷酸
TLR4	9q32—q33	各类免疫细胞，正常上皮细胞、脂肪细胞等	脂多糖及保守类脂A结构、活结核杆菌的某些成分及内源性的HSP60、HSP70等
TLR5	1q33.3—q42	各类免疫细胞	鞭毛蛋白
TLR6	4q14	多种细胞	肽聚糖和脂肽
TLR7	Xp22	肺、胎盘、脾脏等组织细胞	病毒ssRNA、合成的核酸类似物（抗病毒药）
TLR8	Xp22	肺组织细胞、外周血白细胞等	病毒ssRNA、合成的核酸类似物（抗病毒药）
TLR9	3p21.3	DC、B细胞等	细菌非甲基化CpGDNA
TLR10	4p14	淋巴样组织、肠上皮细胞和巨噬细胞等	单核细胞性李斯特菌（Listeria monocytogene）
TLR11	—	肾上皮细胞和膀胱上皮细胞	Profilin样分子

二、TLR信号通路及其在肿瘤细胞中的表达

TLR在天然免疫系统中发挥重要作用，特别是在对外源性病原体的免疫应答中，TLR识别特异性病原相关分子，即细菌、病毒、真菌和寄生虫中高度保守的组成成分。此外，内源性配体也可活化TLR。大多数TLR信号转导通过一个共同的信号途径——MyD88依赖的途径，因为它们拥

有一个共同的胞内结构域即TIR。TLR活化后，通过TIR-TIR相互作用，受体的胞内结构域招募连接蛋白MyD88，导致下游的核转录因子NF-κB（早期NF-KB的活化）和MAPK信号通路的激活（如ERK-CREB途径、JNK-AP-1途径、p38途径）。这一信号级联反应启动细胞因子和趋化因子的产生，从而诱导炎症应答和细胞增殖。大多数关于TLR的报道集中在TLR在免疫细胞中的表达及其功能研究。然而，目前TLR在肿瘤细胞中的表达及功

能、TLR与肿瘤发生发展的关系已成为一个非常热门的领域。研究报道小鼠肿瘤细胞表达TLR4，LPS可活化肿瘤细胞上的TLR4，使得肿瘤细胞逃避宿主的免疫监视作用。有研究发现人上皮性卵巢癌（EOC）细胞普遍表达TLR4，LPS可诱导活化TLR4/MyD88，引起细胞增殖、细胞因子/趋化因子的表达增加。在鼻咽癌、胃癌细胞和肺癌细胞中同样有TLR的表达，并被LPS诱导活化，进而引起细胞增殖和炎性因子分泌的增加。此外，单核细胞性李斯特菌可通过TLR2促进肿瘤的生长。体外实验模型研究发现抗李斯特菌的疫苗抑制H22肿瘤细胞的生长，而注射李斯特菌促进肿瘤细胞的生长。这主要是李斯特菌激活肿瘤细胞中TLR2起的作用，在TLR2阳性肿瘤细胞中，注射热灭活的李斯特菌增加瘤细胞中NF-κB的活化，而这一过程并未出现在TLR2阴性细胞中。

三、TLR与炎症肿瘤微环境、肿瘤免疫浸润

肿瘤的炎症微环境构成了肿瘤赖以生长的支架和屏障，有利于肿瘤的发生发展。有学者认为调变微环境较消灭肿瘤更有意义。作为在多种肿瘤组织中广泛表达的TLR，被激活后可以诱导大量的细胞黏附分子、趋化因子、血管促进因子等因子的表达，TLR是诱发肿瘤炎症微环境形成和促进肿瘤发生发展的重要因素。例如，在人卵巢粒层细胞瘤细胞系功能性表达TLR4，经配体LPS作用后引起了Iκβ的降解和NF-κB的激活及TNF-α的转录激活，有利于肿瘤微环境的形成及肿瘤的发生和转移。利用TLR9拮抗剂（CpG-ODN）分别刺激皮下、大脑、眼睛的肿瘤组织后，研究发现在相应的肿瘤微环境中B细胞的促炎因子分泌明显减少，提示TLR9可作为肿瘤治疗的潜在靶点。近年以TLR作为调控肿瘤炎症微环境的药物作用靶点，借此调节靶点活性来治疗和改善某些炎症性疾病和肿瘤已成为新的研究方向。

肿瘤组织中免疫浸润是一个普遍现象。浸润的白细胞如中性粒细胞、肿瘤相关巨噬细胞（TAM）、树突状细胞、嗜酸性粒细胞、肥大细胞和淋巴细胞，位于肿瘤部位及其支持性间质中，

形成了有益于肿瘤发生发展的炎症微环境。研究认为肿瘤细胞坏死的出现与不良预后相关，而肿瘤坏死中心代表免疫浸润的起始部位，免疫细胞从这些部位迁徙到肿瘤的其他部位。例如，在卵巢癌中，白细胞标志物CD45染色程度代表肿瘤细胞周围和肿瘤基质中炎症浸润的程度。坏死的肿瘤细胞被认为是巨噬细胞迁移和分化的刺激因子之一，而死亡细胞释放的多种细胞因子可能是免疫细胞，尤其是巨噬细胞潜在的刺激因子。因此，死亡细胞也能激活炎症过程，同感染一样，死亡细胞的产物需要被免疫细胞或肿瘤细胞识别，从而激活炎症反应。这个过程基本可划分为三个阶段。①吸引聚集：肿瘤细胞通过产生趋化因子（MCP-1、GROα和IL-8）吸引免疫细胞至肿瘤微环境中。②引导：肿瘤细胞通过分泌细胞因子调节免疫细胞的分化（IL-6、TNF-α和MIF），使免疫细胞向有利于肿瘤发展的方向转变。③应答：在肿瘤微环境中，分化的免疫细胞产生细胞因子、激素和生长因子，促进肿瘤生长并诱导免疫耐受。在这三个阶段中，肿瘤细胞表达TLR是主要的因素。肿瘤细胞通过TLR2或TLR4识别微生物和细胞碎片，TLR激活后促进趋化因子和细胞因子（MCP-1和IL-6）的产生和分泌，这些因子作为介质调节免疫细胞的迁移、分化和功能。

四、TLR介导肿瘤耐药与免疫逃逸

凋亡或程序性死亡是大多数抗肿瘤治疗包括化疗、放疗和免疫治疗的关键机制。炎症诱导的化疗耐药被证明与肿瘤细胞中NF-κB的过度活化有关。经证实活化的NF-κB诱导上调抗凋亡蛋白如c-FLIP和XIAP，抑制促凋亡蛋白Bax、caspase-9等的表达。这些细胞分子事件可能共同导致肿瘤耐药，其决定因素取决于诱导肿瘤细胞NF-κB活化的因子。TNF-α是诱导因子之一，诱导NF-κB早期阶段的活化；而肿瘤细胞中的TLR是活化NF-κB的另一重要途径。在Ⅰ型卵巢癌细胞中具有功能性TLR-MyD88通路，用TLR4配体如LPS或紫杉醇治疗，上调两个重要的细胞存活调节因子XIAP和磷酸化Akt的表达，促进肿瘤细胞的存活，抑制肿瘤细胞的凋亡。同样，激活肺癌细

胞TLR2诱导MAPK和NF-κB的活化，从而促进肿瘤细胞的存活。组织修复过程中释放的分子是激活TLR导致细胞增殖和存活效应的一种重要激动剂，组织修复过程依赖于TLR4-MyD88信号途径。体外研究表明，LPS加快创伤愈合，在肠道损伤的应答中TLR4-MyD88信号通路对维持肠上皮细胞稳定性非常重要，在*TLR4*和*MyD88*敲除小鼠中代偿性增生减弱、细胞凋亡增加。同样，在急性肺损伤的小鼠模型中，损伤细胞释放的透明质酸激活TLR2/TLR4-MyD88-NF-κB信号通路保护上皮细胞，避免凋亡。

死亡细胞通过激活免疫细胞上TLR和MyD88触发炎症反应，这一过程称作"无菌性炎症反应"。正常组织更新和化疗反应中产生的死亡细胞对肿瘤细胞上表达的TLR可能存在同样的炎症反应。实验证明，坏死或凋亡细胞释放的某些分子是TLR的配体，因此在肿瘤细胞表达功能性TLR-MyD88的条件下，坏死或凋亡细胞所释放的分子可能激活TLR-MyD88信号通路，引起NF-κB的活化，从而促进肿瘤的生长并抑制其凋亡，因而可以说坏死或凋亡的细胞及其释放的各种分子形成了有利于肿瘤发展的微环境。许多证据表明，联合使用针对细胞周期各个阶段的多种化疗药物能够引起原发肿瘤的消退（敏感细胞的死亡），然而伴随其后的是肿瘤的迅速复发，而且复发的肿瘤更具侵袭性。这种现象可以解释为诱导肿瘤组织中部分细胞的死亡，能够激活经治疗后存活下来的肿瘤细胞上的TLR，从而介导无菌性炎症反应，并在肿瘤中触发一个促肿瘤生长的"组织修复"过程。

肿瘤相关的非可控性炎症环境可以帮助初始肿瘤细胞获取特异性抗免疫能力。TLR信号通路激活所诱导的非可控性炎症微环境在非可控性炎症相关肿瘤发生发展过程中具有重要作用。在此过程中，TLR可增加肿瘤细胞的免疫逃逸能力。例如，慢性淋巴细胞白血病（CLL）就可通过细胞表达TLR9抑制机体的免疫反应，进而促进肿瘤免疫逃逸的发生。成熟的树突状细胞能激活肿瘤免疫反应，而肿瘤细胞能够通过TLR及其配体阻止肿瘤微环境中浆树突状细胞（pDC）的成熟，使其发挥免疫抑制和耐受的作用，这是诱导肿瘤

免疫逃逸的一个新机制。EB病毒感染pDC并激活其表面的TLR时，不仅可以抑制pDC的成熟，而且可上调T细胞抑制分子B7-H1和ICOS-L的表达，抑制T细胞免疫反应，从而极大地增加肿瘤免疫逃逸的风险。目前，新的免疫治疗策略旨在打破免疫耐受并激发抗肿瘤免疫，增强机体免疫监视，启动和维持肿瘤休眠等，最终达到治疗肿瘤的目的，而通过抑制TLR介导的肿瘤免疫逃逸无疑是肿瘤免疫治疗的一个重要方向。

第五节 靶向炎-癌链的潜在应用

肿瘤治疗仍是当今世界范围内的难点问题，非可控性炎症参与了肿瘤发生发展的全过程，提示它在肿瘤的防治中具有重要的价值，肿瘤微环境中的炎症细胞和炎症介质可以作为肿瘤预防和治疗的新靶点，临床上广泛使用的抗炎药物正逐渐成为肿瘤预防和治疗的有力工具。目前，广为接受的具有促瘤效应的炎症因子如TNF-α、IL-6、IL-1β是非常好的肿瘤治疗靶点。炎症微环境不像肿瘤细胞一样发生了多次突变，靶向炎症微环境不容易产生耐药，因此炎症微环境是一个比较理想的靶点。然而在大多数情况下，抗炎治疗必须同其他传统的化疗药物联合使用，单独使用是无法完成治疗肿瘤的使命的。靶向炎症的抗瘤治疗主要有这几个途径：①抑制介导炎症信号通路相关生长因子的转录；②中和趋化因子和细胞因子；③调节肿瘤治疗过程中的炎症反应；④调节肿瘤治疗过程中的免疫反应；⑤选择性抑制促瘤的细胞因子而不影响抗瘤的细胞因子。

一、抗炎为肿瘤预防与治疗提供新思路

炎症在肿瘤发展过程中的重要性，最好的证据来源于长期使用阿司匹林和非甾体抗炎药（NSAID）与癌症危险性之间的相关性研究。数据显示，长期使用这些药物将降低40%～50%的结肠癌患病危险性，并可以预防肺癌、食管癌和胃癌的发生。NSAID抑制COX-1和COX-2的能力与它的抑癌作用相关。COX-2将花生四烯酸转化为前列

腺素，而前列腺素在损伤的组织中诱导炎症反应。阿司匹林通过乙酰化作用和不可逆灭活COX-1和COX-2而非选择性抑制血小板功能，阻止血小板合成前列腺素、内过氧化物和血栓素A_2。其他的NSAID，如氟比洛芬因其抑制血小板的聚集，具有很强的抗转移作用。但是NASID也可以不通过抑制COX活性而直接发挥生物学效应，一些缺乏COX抑制功能的NASID也可抑制结肠癌的发生。有关的机制涉及促进细胞色素c从线粒体释放及随后caspase-9和caspase-3的活化，从而诱导细胞凋亡和（或）干扰细胞周期、减少化学致癌物的活化，以及激活机体免疫监视作用等。

炎性细胞因子TNF-α是炎症反应中一个关键的下游介质，在肿瘤发生的早期事件中起十分重要的作用。TNF-α具有调节细胞因子、趋化因子、黏附分子、金属蛋白酶和促血管生成活性物质等级联反应的能力。因而，TNF介导的炎症反应促进了肿瘤的发生发展，TNF阻断抗体在炎症性疾病中具有显著疗效，它也可能用于肿瘤的治疗。Ⅰ期临床试验显示，TNF-α抑制剂依那西普（etanercept）治疗复发性卵巢癌患者，有33%（6/18）的患者肿瘤稳定期延长了22～40周，显示了其临床应用的潜在价值。

二、靶向TLR信号的肿瘤免疫治疗

病原微生物的产物早已被认为具有潜在的治疗应用价值。事实上早有研究者将沙门菌属和链球菌属灭活制备的"毒素"，辅以佐剂（如Freund佐剂）免疫治疗多种恶性肿瘤患者。目前通过研究TLR和病原体相关分子模式（TLR配体）阐明了这一经典的免疫治疗策略的基本机制。激活抗原提呈细胞上的TLR，诱导抗原提呈细胞的成熟，促进趋化因子和其他细胞因子的分泌，辅助获得性免疫应答。因而TLR是联系天然免疫和获得性免疫的桥梁。

临床证据表明，以TLR为靶点对多种临床适应证具有治疗潜能。已应用的抗肿瘤药物，包括

卡介苗的细胞壁骨架蛋白（BCG-CWS）和咪喹莫特，分别用于治疗膀胱癌和基底细胞癌，BCG-CWS和咪喹莫特通过激活TLR发挥作用；前者激活TLR2和TLR4，后者激活TLR7（表12-5）。此外，许多应用TLR激动剂作为免疫佐剂治疗肿瘤的研究正处于临床前、临床试验阶段。其中以CpGODN作为免疫佐剂活化TLR9的研究最多，CpGODN具有增强疫苗免疫原性的效果。其他的TLR配体也具有治疗潜能。在有关脂多糖（TLR4激动剂）的临床试验中，以脂多糖为佐剂，HER2/neu肽加树突状细胞的疫苗用于治疗HER2/neu过表达的进展性乳腺原位癌，能够使T细胞对HER2/neu持续敏感。

以诱导和激活肿瘤特异性CTL为基础的细胞免疫应答，原则上能够清除肿瘤甚至转移瘤。CTL的细胞毒作用由多种机制介导：①通过释放细胞因子IFN-γ和TNF-α直接杀伤；②通过CTL上表达的FasL与靶细胞上的Fas相互作用诱导凋亡；③通过分泌穿孔素和颗粒酶到细胞间隙直接杀伤。以微生物的产物作为佐剂可增强抗肿瘤免疫应答。目前认为这些佐剂通过激活TLR信号通路，刺激天然免疫和获得性免疫应答，增强宿主的抗肿瘤免疫。

尽管较多数据表明TLR激动剂具有治疗肿瘤的效果，然而一些关键点到目前为止仍未解决。一方面，TLR激动剂的免疫激活作用可能引起脾DC亚群产生吲哚胺2, 3-双加氧酶，降解效应T细胞所需的色氨酸，因此激活TLR可能会抑制抗肿瘤免疫甚至促进肿瘤的生长。另一方面，有研究报道TLR激动剂具有抑制调节性T细胞的功能，阻止调节性T细胞削弱抗肿瘤免疫应答。此外，以TLR激动剂作为免疫佐剂的试验研究表明，TLR激动剂能够显著增强和加速T细胞、B细胞的免疫应答。尽管对于服用TLR激动剂是否诱导系统性自身免疫性疾病目前尚无定论，但不能排除这种可能性的存在，即活化T细胞或B细胞可能同时攻击自身。TLR何种程度的激活可以克服肿瘤细胞逃避疫苗诱导的机体抗肿瘤免疫目前也不清楚，有待进一步探讨。

表 12-5　TLR 作为药物靶点在非可控性肿瘤治疗中的应用

肿瘤	相关非可控性炎症特征	激动剂	靶点 TLR
黑色素瘤	非可控性皮肤炎	BCG-CWS	TLR2、TLR4
		hiltonol	TLR3
		瑞喹莫德（resiquimod）	TLR7、TLR8
		IPH 3102	TLR3
		852A	TLR7
胰腺癌	非可控性胰腺炎、遗传性胰腺炎	hiltonol	TLR3
膀胱癌	非可控性膀胱炎	TMX-101	TLR7
		BCG-CWS	TLR2、TLR4、TLR9
		SMP-105	TLR2
胆管肉瘤	非可控性后睾吸虫胆管炎	咪喹莫特	TLR7
非霍奇金淋巴瘤	艾滋病	LPS	TLR4
		ISS1018+利妥昔单抗	TLR9
肺癌	非可控性支气管炎	Stimuvax	TLR4
		IMO-2055+贝伐珠单抗和厄洛替尼	TLR9
结直肠癌	非可控性溃疡性结肠炎	MGN-1703	TLR9
		Stimuvax	TLR4
宫颈癌	非可控性宫颈炎	MPLA+ Cervarix	TLR4
前列腺癌	非可控性前列腺炎	Stimuvax	TLR4
		MGN-1706	TLR9
乳腺癌	非可控性乳腺炎	阿托莫德（agatolimod）+曲妥珠单抗	TLR9
		CPG-7909+曲妥珠单抗	TLR9
		咪喹莫特	TLR7
		Stimuvax	TLR4

小　结

炎症促进肿瘤发生发展的全过程，肿瘤的发生和发展也依赖于炎症的刺激。在肿瘤发展的早期，炎症微环境表现为强烈的促肿瘤作用，形成有利于肿瘤发展的微环境、增加基因组的不稳定性并促进血管新生。在肿瘤进展的晚期，炎症细胞及其分泌的炎症因子促进肿瘤的侵袭和转移。因此，适时消除和控制炎症，对肿瘤防治具有重要的积极意义。然而，由于肿瘤形成的机制相当复杂，如是什么机制将炎症的慢性愈合过程转为肿瘤的前期，如何对这样的机制进行有效干预，如何改变肿瘤微环境（改变局部免疫抑制环境，减少 ROS/RNS 的形成，针对特殊细胞因子的治疗）等一系列问题仍有待进一步阐释，致使未来的研究任重而道远。

（廖前进　马　健）

参 考 文 献

Concetti J，Wilson CL，2018. NFKB1 and cancer：friend or foe？Cells，7（9）：133.

Conroy H，Marshall NA，Mills KHG，2008. TLR ligand suppression or enhancement of Treg cells？A double-edged sword in immunity to tumors. Oncogene，27（2）：168-180.

Coussens LM，Werb Z，2002. Inflammation and cancer. Nature，420（6917）：860-867.

Fukata M，Abreu MT，2008. Role of Toll-like receptors in gastrointestinal malignancies. Oncogene，27（2）：234-243.

Huang B，Zhao J，Unkeless JC，et al，2008. TLR signaling by tumor and immune cells：a double-edged sword. Oncogene，27（2）：218-224.

Krieg AM, 2008. Toll-like receptor 9（TLR9）agonists in the treatment of cancer. Oncogene, 27（2）: 161-167.

Lin WW, Karin M, 2007. A cytokine-mediated link between innate immunity, inflammation, and cancer. J Clin Invest, 117（5）: 1175-1183.

Moss SF, Blaser MJ, 2005. Mechanisms of disease: inflammation and the origins of cancer. Nat Clin Pract Oncol, 2（2）: 90-97.

Nathan C, Ding A, 2010. Nonresolving inflammation. Cell, 140（6）: 871-882.

Roses RE, Xu M, Koski GK, et al, 2008. Radiation therapy and Toll-like receptor signaling: implications for the treatment of cancer. Oncogene, 27（2）: 200-207.

Schön MP, Schön M, 2008. TLR7 and TLR8 as targets in cancer therapy. Oncogene, 27（2）: 190-199.

Spaner DE, Foley R, Galipeau J, et al, 2008. Obstacles to effective Toll-like receptor agonist therapy for hematologic malignancies. Oncogene, 27（2）: 208-217.

Tan TT, Coussens LM, 2007. Humoral immunity, inflammation and cancer. Curr Opin Immunol, 19（2）: 209-216.

Taniguchi K, Karin M, 2018. NF-κb, inflammation, immunity and cancer: coming of age. Nat Rev Immunol, 18（5）: 309-324.

Tsan MF, 2006. Toll-like receptors, inflammation and cancer. Semin Cancer Biol, 2006, 16（1）: 32-37.

Yu H, Pardoll D, Jove R, 2009. STATs in cancer inflammation and immunity: a leading role for STAT3. Nat Rev Cancer, 9（11）: 798-809.

第十三章

肿瘤微环境

肿瘤的发生是一个多阶段的过程，在这个过程中，体细胞基因突变积累。基因突变可能源于DNA复制错误，也可能源于细胞损伤。突变的积累使正常细胞发生恶性转化。然而，突变与肿瘤发生之间的联系似乎很复杂。人们观察到肿瘤具有异质性，只有一小部分细胞能够克隆生长。肿瘤细胞的异质性可以通过多种方式产生。人们提出了两种理论来解释这种异质性：外在因素和内在因素。有研究者提出肿瘤的异质性是由克隆进化产生的。克隆进化理论是指肿瘤内部的肿瘤细胞随时间获得各种变异，逐步自然选择留下最适合、最具侵袭性的细胞。进化论总是被用来理解癌症是如何发展及异质性是如何产生的。癌症的发生被看作是一个进化的过程，是由当前的环境需求和突变的表型表现之间的匹配决定的。本章将重点讨论恶性转化细胞与微环境在肿瘤发生发展中不断适应匹配的过程。

肿瘤微环境是肿瘤细胞生活的环境，参与肿瘤细胞的特征形成，包括持续的增殖信号、逃避生长抑制、逃避免疫破坏、激活肿瘤细胞侵袭转移、抵抗细胞凋亡及参与肿瘤细胞的能量代谢重编程等。以前对于肿瘤的研究集中在肿瘤细胞本身，研究肿瘤细胞的自主性特征。而研究者早就发现，肿瘤可以被看成是一个由多种细胞和组织组成的"非法"的"器官"，除了肿瘤细胞，还有众多成分复杂的细胞和分子组成肿瘤微环境。本章将重点讲述肿瘤细胞与微环境中基质细胞的交互作用及它们在肿瘤发生发展过程中的共进化过程。

第一节　肿瘤微环境的组成

肿瘤微环境由细胞成分和非细胞成分组成。细胞成分主要由造血系来源和间质系来源的细胞组成，包括内皮细胞、成纤维细胞、周细胞、免疫细胞等（图13-1）。非细胞成分，即细胞外基质（extracellular matrix，ECM）由三类成分组成，纤维结构蛋白、细胞黏附分子（cellular adhesive molecule，CAM）及蛋白聚糖（proteoglycan）。除此之外，其他的分泌性细胞蛋白，包括细胞因子、趋化因子、外泌体等也存在于ECM，对于肿瘤的发生发展发挥重要的作用。

一、非细胞成分

ECM是肿瘤微环境的主要结构成分，是一个高度动态的结构，是肿瘤细胞及其微环境中其他细胞的物理"龛"和生化"龛"。在肿瘤微环境中，异常的ECM的动态变化是由于ECM的合成和分解之间的平衡被破坏及基质重塑酶的表达异常。肿瘤相关的ECM与正常的ECM在结构组成和生化性质上都不一致。

（一）纤维结构蛋白

纤维结构蛋白主要包括胶原蛋白和层粘连蛋白。胶原蛋白、层粘连蛋白和蛋白聚糖形成基底膜，其是上皮组织下的一层，为富含纤维结缔组织，将上皮细胞、内皮细胞与基质成分分离（图13-2）。基底膜组成和结构通常在癌症中发生改变，肿瘤细胞生长增殖突破基底膜，形成浸润性肿瘤。基底膜由基底层（basal lamina）及网状板（reticular lamina）组合而成。两者以固定纤维（anchoring fibril）（Ⅶ型胶原蛋白）和纤维蛋白原紧密结合。基底层又可以再分为两层，较清澈且较靠近上皮的称为透明层（lamina lucida），较致密且较靠近联结组织的称为致密层（lamina densa）。致密层由基底膜聚糖（perlecan）构成，厚度为30～70nm，上下有Ⅳ型胶原蛋白构成纤维（平均直径约30nm）所组成的网状组织（厚0.1～0.2nm）加以固定。胶原蛋白是一类蛋白质家族，已至少发现了30余种胶原蛋白链的编码

基因，可以形成28种以上的胶原蛋白分子，根据其结构，可以分为纤维胶原、基膜胶原、微纤维胶原、锚定胶原、六边网状胶原、非纤维胶原、跨膜胶原等。最丰富的胶原是纤维胶原，存在于间质组织中。根据它们在体内的分布和功能特点，可以将胶原分成间质胶原、基底膜胶原和细胞外胶原。基底膜胶原蛋白通常是指Ⅳ型胶原蛋白；细胞外胶原蛋白通常指Ⅴ型胶原蛋白，在结缔组织中大量存在。在肿瘤细胞中，纤维胶原Ⅰ/Ⅲ占主导地位，而Ⅰ型和Ⅲ型胶原的比例是由肿瘤类型及肿瘤的分期和组织特异性因素决定的。

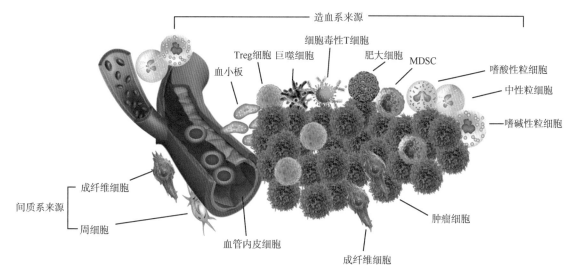

图13-1　肿瘤微环境的细胞成分

细胞成分主要由造血系来源和间质系来源的细胞组成，包括内皮细胞、成纤维细胞、周细胞、免疫细胞等

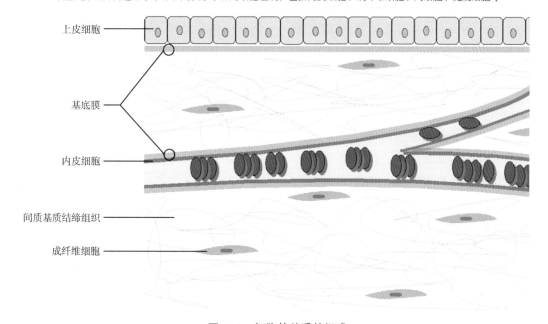

图13-2　细胞外基质的组成

细胞可以通过与胶原蛋白结合，直接或间接黏附在胶原基质上。直接结合通过胶原蛋白受体，如整合素α1β1、α2β1、α10β1和α11β1等发生。间接结合通过胶原整合素桥连分子（COLINBRI）实现，与整合素如α5β1、αvβ1、αvβ3和αvβ5结合。胶原蛋白的组成、翻译后修饰，包括交联等，在调节基质硬度、肿瘤生长、肿瘤侵袭和转移中发挥作用。

（二）细胞黏附分子

细胞黏附在肿瘤的发生发展中发挥重要的作用，介导肿瘤细胞的运动和增殖。一旦肿瘤细胞进入循环，与内皮细胞的稳定附着是跨内皮细胞迁移的必要条件。细胞黏附分子主要有五类：钙黏素（cadherin）家族、免疫球蛋白超家族（IgG superfamily）、选择素家族（selectin）、黏蛋白（mucin）和整合素（integrin）家族。细胞黏附分子介导同型细胞及异型细胞之间的黏附。黏附分子以受体-配体结合的形式发挥作用，使细胞与细胞间、细胞与基质间发生黏附，参与细胞的伸展和运动、细胞的活化和信号转导、细胞的增殖与分化，是免疫应答、炎症发生、凝血、肿瘤转移及创伤愈合等一系列重要生理和病理过程的分子基础。

1. 钙黏素家族　钙黏素为细胞表面的单次跨膜糖蛋白，常以同源二聚体的形式存在。目前已鉴定了多种钙黏素，其中E-钙黏素（E-cadherin）的研究最为广泛。E-cadherin主要存在于上皮细胞，介导上皮细胞与上皮细胞之间的黏附，其功能依赖钙离子。钙黏素通过不同的连接蛋白质与胞内的细胞骨架成分相连，如E-cadherin通过α-、β-、γ-连锁蛋白（catenin）及黏着斑蛋白（vinculin）、锚蛋白、α辅肌动蛋白等与肌动蛋白纤维相连。大部分细胞需要黏附在胞外基质上才能存活，一旦脱离细胞外基质则会发生细胞凋亡。肿瘤细胞具有停泊非依赖性生长的特性。在很多上皮细胞癌，尤其是侵袭性的肿瘤细胞中可以发现E-cadherin的表达下调或活性丧失。E-cadherin的表达和活性受到多种因素的调控。Rb、c-Myc等能转录激活E-cadherin；Snail和Slug等能转录抑制E-cadherin。*E-cadherin*的启动子CpG岛的高甲基化是调控其表达的重要机制。蛋白翻译后的修饰也是E-cadherin表达的重要方式。P120-catenin可以抑制clathrin介导的E-cadherin的内吞，稳定细胞膜表面的E-cadherin；而E-cadherin/β-catenin复合体的酪氨酸磷酸化可以促进E-cadherin的内吞，使β-catenin从复合体上脱离，转移入核，调控基因的表达。除了上皮细胞与上皮细胞之间的同型细胞黏附，E-cadherin还可以和其他细胞进行异型间细胞黏附。E-cadherin胞外区可与抑制性受体KLRG1结合，该受体在CD4[+] T细胞亚群包括调节性T细胞亚群和CD8[+] T细胞亚群和成熟的NK细胞表达。KLRG1的激活导致NK细胞毒性的降低和CD8[+] T细胞增殖的减少，表明E-cadherin可能具有抑制淋巴细胞功能的能力。此外，KLRG1-E-cadherin相互作用导致E-cadherin磷酸化和下游信号转导，导致炎性细胞因子的产生减少。

2. 整合素家族　整合素（integrin）是一种介导细胞和细胞外基质之间连接的跨膜受体。整合素是由α（120～185kDa）和β（90～110kDa）两个亚单位形成的异源二聚体。迄今已发现18种α亚单位和9种β亚单位。它们按不同的组合构成20余种整合素。整合素的配体有纤维连接蛋白、卵黄蛋白、胶原和层粘连蛋白。整合素依赖于细胞外基质的组成而发挥生理或病理作用。整合素是白细胞游出、血小板凝集、发育过程和创伤愈合中的关键因素。另外，某些细胞只有通过黏附才能发生增殖，若整合素介导的细胞与细胞外基质黏附发生障碍，则可导致细胞凋亡。整合素参与肿瘤发生发展过程中的增殖、侵袭、免疫反应、血管生成等多个过程。

与白细胞一样，整合素对循环肿瘤细胞的扣留、黏附和渗出发挥重要的作用。肿瘤细胞表达α3β1和α6β1，介导肿瘤细胞锚定在基底膜的层粘连蛋白，伸出伪足，突破基底膜；肿瘤细胞表达talin 1，激活整合素，与血管内皮细胞的纤维连接蛋白结合，同时内皮细胞也表达整合素α5β1，与肿瘤细胞神经素（NRP）结合；肿瘤细胞表达α3β1和α6β1同样介导肿瘤细胞突破血管基底膜，渗出到组织间液。血小板、肿瘤细胞和纤维蛋白聚集成团，招募纤维连接蛋白，肿瘤细胞αvβ3被激活，肿瘤细胞渗出（图13-3）。

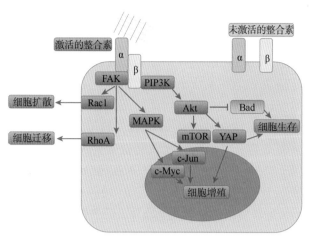

图13-3 细胞外基质重塑对肿瘤细胞的影响

在转移过程中，最重要的步骤是肿瘤细胞在远处部位归巢和定植。归巢是肿瘤细胞通过黏附作用主动穿过血/内皮屏障的快速过程。整合素是异源二聚体跨膜受体，通过与细胞外基质配体结合，与细胞内的肌动蛋白细胞骨架结合。细胞通过整合素与配体表达的时空模式感知和响应环境。整合素的改变，包括下游效应器的异常表达和激活，与癌症的发生有关。由于剪应力，大多数循环肿瘤细胞在循环中死亡。活化的αvβ3通过与白细胞和血小板结合，可使循环肿瘤细胞免受剪应力。当循环中的肿瘤细胞到达远处的器官时，整合素-配体相互作用帮助肿瘤细胞定植到转移环境中。肿瘤细胞的侵袭在很大程度上依赖于整合素介导的肿瘤细胞与细胞外基质的黏附。肿瘤细胞的整合素α5β3不仅通过黏附于骨髓中的骨桥蛋白、纤维连接蛋白和血栓素等，帮助肿瘤细胞进入骨髓中，而且还可以作为物理锚，使转移的肿瘤细胞黏附在骨髓中。肿瘤细胞的侵袭可以看作单个细胞的迁移或集体细胞的迁移，这两种迁移都依赖于E-cadherin诱导的细胞连接减弱的下调。E-cadherin介导的黏附连接和整合素介导的细胞基质接触之间的平衡决定了转移过程。

二、细胞成分

（一）肿瘤相关成纤维细胞

在多数情况下，成纤维细胞是在肿瘤基质中占优势的一种细胞类型。在肿瘤微环境发挥作用的成纤维细胞与健康组织中的成纤维细胞有显著的区别，被称为肿瘤相关成纤维细胞（cancer-associated fibroblast，CAF）。CAF的增殖速度明显快于正常组织成纤维细胞，大量分泌各种细胞外基质成分，如Ⅳ型胶原蛋白等来影响细胞外基质组成。CAF还产生生长因子和趋化因子，促进肿瘤细胞的生长、血管生成和治疗抵抗，也通过招募免疫抑制细胞，影响T细胞的细胞毒性作用。

既往的研究认为，CAF以大量表达α-平滑肌肌动蛋白（α-SMA）和血小板衍生生长因子受体α（PDGFRα）为特征。正常的成纤维细胞较少表达α-SMA，因此肿瘤相关成纤维细胞又被称为肌成纤维细胞（myofibroblast）。肌成纤维细胞在组织修复过程中大量增加，在慢性炎症的过程中可能造成病理性的纤维化。在CAF中，细胞因子、与细胞外基质重塑相关的基因、与肿瘤进展相关的基因表达增加。有研究探索了乳腺癌相关成纤维细胞与正常乳腺成纤维细胞转录组学差异，证实CAF中反映旁分泌或细胞内信号及细胞间基质相互作用的基因上调。在另一项研究中，CAF相关基因被整合到一个经定量PCR（qPCR）验证的31个基因集中。

越来越多的研究表明，CAF是一群复杂的、异质性的细胞群。肿瘤相关成纤维细胞前体细胞根据所处环境的不同可以获得不同的表型和性质。单细胞测序研究证实了CAF基因表达和基因结构的复杂性。在多种肿瘤中，CAF表现出某些一致的基因表达特征，如非特异性的间质分子标志物Vim和Sparc在大部分CAF中表达。对于每一群特异性的CAF，定义特异性的分子标志物和功能特征也很重要。有研究在乳腺癌的动物模型中定义了一群独特的EpCAM⁻/CD45⁻/CD31⁻/NG2⁻基质细胞，这群细胞由骨髓迁移至肿瘤原位和肺转移灶，分化成CAF。这群细胞并不产生细胞外基质，而是刺激血管生成。CAF有多种来源，有研究认为其来源包括组织原位静息的成纤维细胞、肝星状细胞、骨髓来源间充质干细胞、脂肪细胞、间质细胞、内皮细胞等。但是这些研究结果多半来自于体外细胞培养和移植实验，还需要更多的实验证实。不同来源的激活的成纤维细胞导致表型的异质性。有研究基于TCGA数据库评估了CAF与胰腺腺癌（pancreatic adenocarcinoma，PAAD）恶性表型之间的关系。该研究发现CAF的标志物分子ACTA2、FAP、PDGFRα/β和S100A4的表达比配对的正常组织成纤维细胞明显增高。

（二）内皮细胞

内皮细胞（endothelial cell，EC）也称血管内皮细胞，通常指衬于心、血管和淋巴管内表面的单层扁平上皮细胞，它形成血管的内壁。内皮细胞在血管和淋巴管的发育及功能中发挥重要的作用。内皮细胞的增生和转化导致了病理性的血管生成或淋巴管生成，或者血管功能的紊乱。肿瘤内皮细胞与正常内皮细胞相比有很大的不同。肿瘤内皮细胞有独特的基因表达特征，形成的血管分支过多，渗透性增加。此外，肿瘤内皮细胞与免疫细胞如T细胞和巨噬细胞的异常交互作用促进了炎症微环境的形成，破坏免疫监视，促进肿瘤的进展。循环内皮祖细胞（endothelial progenitor cell，EPC）是血管内皮细胞的前体细胞，亦称为成血管细胞（angioblast），在生理或病理因素刺激下，可从骨髓动员到外周血参与损伤血管的修复。EPC是一群具有游走特性，能进一步增殖分化的幼稚内皮细胞，缺乏成熟内皮细胞的特征性表型，不能形成管腔样结构。其功能主要为参与缺血组织的血管发生和血管损伤后的修复。

（三）周细胞

周细胞（pericyte）又称Rouget细胞或壁细胞，是一种排列在全身毛细血管和静脉的细胞，包围在内皮细胞周围。周细胞镶嵌于基膜中，具有收缩功能，通过直接物理接触和旁分泌信号与内皮细胞进行细胞通信。周细胞是一群异质性的细胞，缺乏特异性的分子标志物。目前，除了通过分布和表型来定义周细胞，还有一些非特异性的标志物用来定义周细胞。周细胞与平滑肌细胞有共同的特征，如表达相关的分子标志物α-SMA，内含肌动蛋白丝、肌球蛋白等，周细胞被认为是血管平滑肌细胞的祖细胞。除了α-SMA，还有一些其他的分子在周细胞表达，如PDGFRβ。

周细胞广泛分布于毛细血管周围，不连续地覆盖内皮细胞，对于血管生成、血管平衡、微血管稳定发挥重要的作用。周细胞通过α-SMA控制细胞的直径大小，从而控制血管的血流量。周细胞支持内皮细胞生存，调节血流，在组织修复

和再生中也发挥作用。周细胞分泌大量的促血管生成因子和生长因子，如bFGF、VEGF、Ang-1、HGF、PDGF-BB等。周细胞还可以产生多种细胞外基质分子和基质金属蛋白酶等，上调黏附分子的表达，调控血管壁内部的细胞外基质，促进炎症细胞活性和血管生成。脂多糖（LPS）可以刺激周细胞分泌一氧化氮及其他的促炎因子和趋化因子。同时LPS还可以促进周细胞分泌抗炎因子，如IL-10、IL-13。周细胞分泌IL-10和IL-4被认为可以帮助肿瘤细胞逃避免疫监视，促进肿瘤的进展。

（四）免疫细胞

人们很早就发现在肿瘤组织有免疫细胞的浸润。但是到20世纪90年代晚期，才有越来越多的证据表明免疫细胞在肿瘤组织中的浸润并不能阻止肿瘤的进展，反而促进肿瘤进展，从而提出肿瘤部位存在"慢性炎症"的概念。不同于"急性炎症"中免疫细胞清除病原微生物后消失，"慢性炎症"中的免疫细胞持续存在，不断释放促瘤信号，促进肿瘤的进展。肿瘤部位的免疫细胞包括T细胞、B细胞、巨噬细胞、肥大细胞、中性粒细胞等这些在急性炎症中也存在的细胞，同时也包括各种部分分化的前体细胞，如MDSC及部分分化的造血干细胞和间充质干细胞。

来自天然免疫系统（如巨噬细胞和中性粒细胞）和获得性免疫系统（如T和B细胞）的免疫细胞是肿瘤微环境中重要的细胞成分。大量证据表明肿瘤微环境可以通过改变这些免疫细胞的极化/激活状态来协同和破坏这些免疫细胞功能，促进肿瘤的进展。一般来说，免疫细胞极化命名中的"1"表示抗肿瘤表型，而"2"表示促肿瘤特性。例如，辅助性T细胞（Th细胞）调节细胞毒性T细胞（CTL）的活化和增殖。Th1细胞能对肿瘤细胞产生直接的细胞毒性作用，负责CTL的激活和持续活化。而Th2细胞激活体液反应（即B细胞激活而不是CTL激活）产生无效抗体，并抑制Th1反应，抑制CTL的活化。巨噬细胞也至少有两种极化形式：M1型和M2型。M1型巨噬细胞分泌炎症细胞因子，激活Th1获得性免疫反应，进而杀死肿瘤细胞。相反，肿瘤相关巨噬细胞（TAM）浸润的肿瘤通常是M2型巨噬细胞，分泌免疫抑制细胞因子和刺激Th2反应，从而抑制促进肿瘤生长的

Th1反应。M2型巨噬细胞还分泌各种蛋白酶及促肿瘤细胞侵袭和转移的血管生成因子。与巨噬细胞相似，最近有研究表明中性粒细胞也有N1型和N2型极化。N1型具有更高的细胞毒性活性，对抗肿瘤细胞并分泌更多的免疫激活细胞因子/趋化因子，结果表明，TGF-β在肿瘤微环境内可招募N2型中性粒细胞，促进免疫抑制，进而促进肿瘤的进展。

（五）脂肪细胞

脂肪细胞在多种癌症类型的肿瘤微环境中很丰富，如乳腺癌、卵巢癌、前列腺癌和肝癌等。脂肪细胞分为白色脂肪细胞和棕色脂肪细胞。肥胖症是以脂肪细胞扩张和肥大为特征的疾病，与某些类型癌症的发病率密切相关，包括乳腺癌、结直肠癌和胰腺导管癌等。肥胖不仅影响癌症的发病率，还影响药物治疗结果。但是肥胖与癌症的关系是复杂的，体重指数（BMI）可能会正性或负性影响癌症的进展。脂肪组织定位的重要性及整体的肥胖是癌症发展的危险因素。脂肪细胞分泌因子统称为脂肪细胞因子（adipocytokine），包括瘦素（leptin）、TNF-α、脂联素（adiponectin）、内脂素、抵抗素、IL-6等。脂肪细胞产生的脂肪因子和激素参与了癌症的进展。值得重视的是，与非肥胖者的脂肪细胞相比，肥胖者脂肪细胞提供更多的脂肪酸（FA），癌细胞增加了脂肪酸β氧化产生的能量，促进肿瘤生长和转移。瘦素是一种由 Ob 基因编码的16kDa蛋白质，主要产生于白色脂肪组织，其表达与体重呈正相关。然而，瘦素的产生也受到多种因子的调控，如胰岛素、TNF-α、糖皮质激素、性激素、前列腺素和缺氧等。瘦素与受体结合之后，激活多种信号通路，如JAK/STAT、MAPK、PI3K、AMPK和IRS途径，在肿瘤细胞的增殖、迁移和侵袭中发挥作用，因此将其定义为一种促癌因子。瘦素除了直接作用于肿瘤细胞外，还能刺激巨噬细胞炎性细胞因子（如IL-6、TNF-α）的产生。另外，瘦素被证明调节内皮细胞增殖，促进前列腺癌和结直肠癌的血管生成。

（六）骨髓来源间充质干细胞

骨髓来源间充质干细胞（bone marrow mesen-chymal stem cell）是来源于中胚层的具有多向分化潜能的干细胞，具有分化成骨、软骨、脂肪、肌腱、肌细胞的能力。间充质干细胞在组织工程与再生医学方面具有广泛的应用前景。而越来越多的研究表明间充质干细胞在多种病理生理过程中扮演着重要的角色。肿瘤组织中发现大量的间充质干细胞，骨髓来源的间充质干细胞可以定向迁移到肿瘤部位，是肿瘤微环境的重要组成成分，有研究将其称为肿瘤基质干细胞（cancer stromal stem cell）。肿瘤基质干细胞与肿瘤细胞和肿瘤其他基质细胞发生相互作用，影响肿瘤细胞的生物学行为。有研究报道间充质干细胞是肿瘤基质中肿瘤相关成纤维细胞、肌成纤维细胞、周细胞的前体细胞。多项研究表明肿瘤基质的间充质干细胞通过多种机制促进肿瘤细胞的增殖和转移能力，包括分泌细胞因子、促进肿瘤血管生成、自身分化、抑制T细胞功能等。肿瘤基质干细胞通过形成"转移前龛"（pre-metastatic niche）促进肿瘤远处转移的机制越来越受到重视。

（七）组织特异性基质细胞

在某些组织存在着组织特异性的基质细胞，如肝星状细胞（hepatic stellate cell，HSC）、胰腺星状细胞（pancreatic stellate cell，PSC）等。HSC占肝脏细胞总数的15%，存在于Disse腔中，呈梭形或多边形，其细长的突起向外延伸环绕在血窦内皮细胞外面。在正常肝脏中，星状细胞处于静止状态，不表达α-SMA，增殖活性低，合成胶原能力低，其主要功能是贮存视黄醛类。HSC是肝脏细胞外基质的主要来源。当肝脏受到炎症或机械刺激等损伤时，HSC被激活，其表型由静止型转变为激活型。激活的HSC迁移并聚集到损伤部位，表达α-SMA，分泌大量的细胞外基质蛋白、促炎因子、趋化因子、TGF-β、TNF-α、PDGF和IGF1等生长因子。激活的HSC通过增生和分泌细胞外基质参与肝纤维化的形成和肝内结构的重建。激活的HSC与细胞外的其他基质细胞如间充质干细胞之间存在着交互作用。有研究表明肝脏的巨噬细胞库普弗细胞和激活的HSC产生肝生长因子（hepatocyte growth factor，HGF），诱导间充质干细胞分化成肝细胞样细胞。激活的HSC可以促进肝癌的进展，与成纤维细胞类似，HSC激活并转化为肌成纤维细胞样细胞（MFC）。

胰腺星状细胞（pancreatic stellate cell，PaSC/PSC）是一种肌成纤维细胞样的细胞。和HSC相同，胰腺星状细胞也分为静息态和激活态两种状态。胰腺星状细胞位于胰腺的外分泌区。在激活状态时，胰腺星状细胞会迁移至受损区域，并参与组织修复，分泌一些构成细胞外基质的组分。已有证据表明胰腺星状细胞与胰腺炎和胰腺癌的发生有关。

三、其他成分

（一）细胞因子、生长因子和趋化因子

肿瘤微环境中的细胞成分分泌大量的细胞因子、生长因子、趋化因子及分泌性的细胞基质蛋白。

炎症在肿瘤发生发展中的作用越来越受到重视。炎症是机体对病原微生物入侵和组织损伤的一种反应，其作用是促进修复和清除病原微生物。但是，当炎症不能被控制而持续存在时，可能促进细胞恶性转化及肿瘤的进展。免疫细胞及基质细胞在慢性炎症的环境下合成细胞因子，控制细胞的增殖、生存、迁移等。细胞因子可以分为促炎因子和抗炎因子。越来越多的证据表明肿瘤的发生发展与其慢性的炎症过程相关。免疫细胞浸润肿瘤组织，表达细胞因子、趋化因子和生长因子，构建炎性微环境。细胞因子TNF-α或者IL-6、IL-11激活一些转录因子，如NF-κB、STAT3等，启动下游的信号通路，促进肿瘤细胞的生长和生存。NF-κB信号激活促进生长因子的表达，促进肿瘤的进展。

细胞外基质中重要的生长因子包括bFGF、PDGF、VEGF、TGF-β等。TGF-β超家族包括TGF-β和BMP亚家族。TGF-β能调控细胞的增殖和正常成纤维细胞的恶性转化。TGF-β也是免疫平衡和免疫耐受的关键调节分子，可以调控很多免疫细胞包括T细胞、Treg细胞、NK细胞和树突状细胞等的产生和功能。TGF-β对于上皮细胞的生长具有抑制功能，所以TGF-β以前被认为是肿瘤抑制因子。但是TGF-β在多种肿瘤中能通过诱导EMT促进血管生成，从而促进肿瘤的进展。因此TGF-β具有肿瘤抑制和肿瘤促进双重作用。TGF-β可以通过招募单核细胞，释放刺激血管生成的细胞因子。此外，TGF-β还可以刺激基质金属蛋白酶MMP-2和MMP-9的表达，提高肿瘤细胞的迁移能力。TGF-β与TGF-βRⅠ和TGF-βRⅡ结合，导致TGF-RⅠ和TGF-RⅡ四聚体形成，启动信号通路。两种受体和配体的结合，使受体磷酸化，从而磷酸化下游Smad2和Smad3。磷酸化的Smad2/3与Smad4形成二聚体或者三聚体，转移至核内。在核内，Smad复合物与转录因子交互作用，启动靶基因的转录，影响细胞的生长、迁移等。

趋化因子是一个可溶性细胞因子家族，可以趋化细胞，尤其是肿瘤细胞和免疫细胞的迁移。趋化因子也在细胞的增殖、分化和生存中发挥作用。趋化因子被分为四个主要亚家族：CXC、CC、CX3C和XC。这些趋化因子通过与趋化因子受体相互作用来发挥其生物学效应。CCL1-CCR8轴被认为是肿瘤细胞淋巴结转移的关键检查点。淋巴结淋巴窦产生CCL1，可以招募CCR8[+]的肿瘤细胞向淋巴结的迁移，促进转移的发展。阻断CCR8或CCL1可抑制肿瘤细胞向淋巴管内皮细胞的迁移。CXCR4是目前大多数癌症中最常见的趋化因子受体，其配体CXCL12的表达在肺、肝、淋巴结等转移部位最高，在脑中的表达水平较低。CXCL12-CXCR4轴对于许多癌症的肺转移、肝转移和淋巴结转移也特别重要。CXC趋化因子通过与内皮细胞受体相互作用参与血管生成。CXCL5和CXCL8通过与其受体CXCR1和CXCR2相互作用，发挥强大的促血管生成作用。阻断CXCL8可导致肿瘤新生血管的显著减少。CX3CL1（fractalkine）是一种多功能的炎症细胞因子，其受体是CX3CR1。CX3CL1的膜蛋白形式发挥黏附分子的作用；当被切割形成可溶性形式时，CX3CL1主要发挥趋化因子的作用。CX3CL2是细胞毒性T细胞介导的免疫反应的关键调节因子。表达CX3CL1的免疫细胞通过CX3CL1/CX3CR1轴发挥促炎作用。

（二）细胞基质蛋白

细胞基质蛋白包括SPARC、TSP-1、OPN、生腱蛋白（tenascin）等由基质细胞（主要是成纤维细胞及肿瘤细胞）分泌。SPARC（secreted protien, acidic and rich in cysteine）又称骨结合蛋白或BM-40，是一种多功能钙结合基质细胞糖蛋白，是多种肿

瘤的细胞外基质的组成成分，参与组织重塑、形态发生和骨矿化。SPARC可由组织内皮细胞、成纤维细胞、内皮细胞、成骨细胞等产生，在胰腺组织中主要由胰腺星状细胞分泌。SPARC能结合细胞外基质中的胶原蛋白、玻连蛋白（vitronectin）及生长因子PDGF、bFGF、VEGF等。SPARC可以调节纤维连接蛋白和层粘连蛋白的分泌，间接影响细胞的黏附和迁移。SPARC还降低了多种生长因子的活性，包括PDGF、VEGF和bFGF。此外，其通过金属蛋白酶调节基质重塑，以及抑制细胞G_1至S期细胞周期进展的能力，表明SPARC可能直接参与肿瘤进展抑制。然而在某些研究中，SPARC可以被描述为一种促癌和促转移蛋白。此外，SPARC的高表达可能作为人类乳腺癌的预后标志物。SPARC与前列腺癌转移有关，因为在骨转移部位发现了高水平的SPARC，这可能与SPARC的骨基质重塑功能相关。因此，SPARC在肿瘤生长和进展中的具体作用与特定的肿瘤微环境相关。

TSP-1是一种450kDa的三聚体糖蛋白，参与多种过程，包括细胞黏附、细胞迁移和血管生成。TSP-1分子的复杂性和受体的多样性使得TSP-1的研究变得困难，尤其是在血管生成和肿瘤进展方面，常常导致相互矛盾的结果。TSP-1在某些肿瘤中被证明是血管生成和肿瘤进展的有效抑制剂，通过对血管生成的抑制可以保持肿瘤细胞的休眠状态。TSP-1通过调节多种蛋白水解酶家族，包括基质金属蛋白酶（MMP），抑制肿瘤细胞的侵袭转移。

四、肿瘤微环境基质重塑

细胞外基质重塑是发育、损伤修复及维持正常器官稳态（organ hemeostasis）的关键。然而异常的、失控的过度基质重塑促进组织纤维化及肿瘤发生和进展。

成纤维细胞是基质中的主要细胞成分，在肿瘤细胞的影响下，被活化成CAF。CAF激活了部分平滑肌细胞分化的程序，细胞形态变化，有更多的长突起，表达肌球蛋白，增殖能力增强，细胞外基质蛋白的分泌能力增加，包括Ⅲ型、Ⅴ型胶原蛋白，基质金属蛋白酶和生长因子等。肿瘤

基质硬度被认为能够影响肿瘤的生长。胶原蛋白是肿瘤间质的主要成分，在基质硬度上发挥重要的作用。基质细胞分泌的赖氨酰氧化酶（lysyl oxidase）在癌前病变组织中增加胶原蛋白的线性化和胶原蛋白的交联，增加组织硬度。赖氨酰氧化酶可以由不同类型的基质细胞产生。此外，赖氨酰氧化酶在转移微环境和肿瘤转移中的作用也受到了广泛关注。这些研究表明，赖氨酰氧化酶在预转移部位沉积并交联基底膜Ⅳ型胶原蛋白。除胶原蛋白外，转移前龛基质的重要成分还包括骨膜蛋白、纤维连接蛋白、EDA和tenascin-C等。

除了基质细胞分泌的细胞外基质成分的变化，肿瘤组织中高度畸形的血管使血管内静水压增大，渗漏的血管使血管内成分大量渗入细胞间隙。细胞外基质重塑使得组织硬度增加，可达到1200kPa的压强。组织硬度增加不仅直接通过物理作用，使肿瘤细胞发生外形变化，而且影响肿瘤细胞的基因转录。整合素、caveolin-1、RhoA、Rab21和YAP信号在其中发挥作用。在密度更高、硬度更高的基质（约44kPa）中，与密度较低的软基质（约25kPa）相比，小鼠乳腺上皮细胞表现出更具侵袭性的表型。机械微环境可能通过刺激促进肿瘤细胞生存或侵袭的细胞内信号通路导致恶性转化。基质硬度增加可调节上皮细胞表型，通过FAK-ERK信号促进细胞黏附。跨膜细胞黏附蛋白，主要是整合素连接细胞外基质与细胞骨架。细胞外基质刚性导致整合素-细胞骨架连接增强。除了在细胞黏附中的作用外，整合素作为信号受体在细胞内信号事件中也具有激活作用。α和β亚基异源二聚体的不同导致整合素的功能和分子多样性。整合素聚集后，许多信号转导途径，如Raf-ERK/MAPK、PI3K-Akt、NF-κB和c-Jun被激活。此外，机械应力可以通过由SUN1/2蛋白组成的LINC复合物（核骨架和细胞骨架的连接物）从细胞骨架传递到细胞核，并调节细胞黏附、迁移相关基因表达。

与基质胶原蛋白沉积相对应，某些细胞外的分子参与基质的降解。这些降解分子包括基质金属蛋白酶（MMP），内糖苷酶、组织丝氨酸蛋白酶包括纤溶酶原激活物、尿激酶、凝血酶等。MMP具有多种功能，除了降解细胞外基质，也降解肿

瘤微环境中的其他蛋白，如生长因子、细胞因子等。例如，肿瘤细胞分泌MMP-7，能降解细胞外基质，破坏基底膜，切割E-cadherin，破坏上皮性肿瘤细胞之间的连接，导致EMT。MMP在微环境中以酶原的形式存在，需要其他的MMP分子或者相关分子的激活。因此，MMP的高表达有时候不能解释其活性。

第二节　肿瘤微环境的特征

一、缺　氧

缺氧是实体瘤的常见特征，是肿瘤微环境的一个重要标志。血管中携带的氧气向组织弥散的距离为1～2mm，如果没有血管的形成，组织就会产生缺氧的区域，而且缺氧的程度随着与血管距离的增加而增加。比较大气中氧浓度的21%左右，在大部分的正常组织中氧浓度在4%～8%，我们将正常的生理常氧（normoxia）定义在4%～8%。每一个组织氧分压的范围根据需要各有不同，因此很难对缺氧有一个普遍的定义。对缺氧的功能定义一般为氧气的输送不能达到组织需要的状态。肿瘤中的缺氧区域是氧气的供给和消耗之间的不平衡造成的，一般将肿瘤的缺氧定义在小于1%～5%。肿瘤细胞快速增长，超过了血管内皮细胞增长延伸的速度，使肿瘤组织产生缺氧的区域。在实体肿瘤的中心部位可以达到绝对缺氧，氧含量低至0。

肿瘤组织缺氧直接影响到肿瘤细胞和肿瘤微环境的组成、结构及细胞的基因转录水平。缺氧诱导因子（HIF）是缺氧条件下的核心调控因子。细胞缺氧导致HIF的稳定。VHL介导HIF的泛素化降解。氧含量正常时，脯氨酰羟化酶（PHD）羟化HIF-α的脯氨酸，与VHL结合。VHL会识别并泛素化降解HIF-1α。而在缺氧的条件下，或者在VHL突变时，PHD无活性，HIF-α聚集，与HIF-β亚基形成聚合体，激活下游的靶基因。HIF-α家族包括三个分子HIF-1α、HIF-2α和HIF-3α。HIF-1α广泛表达，HIF-2α在特定的细胞类型表达，包括内皮细胞、胶质细胞、心肌细胞、肾纤维细胞、肝细胞等。目前认为HIF-3α可能是HIF-1α和HIF-2α的显性负性调节因子。HIF-1α和HIF-2α在各种肿瘤中都有发现，HIF-1α的高表达与多种肿瘤较差的预后相关，HIF-2α多与肝细胞癌、黑色素瘤、卵巢癌和非小细胞肺癌相关。HIF-1α通过结合靶基因上的缺氧应答元件（hypoxia-responsive element，HRE）5'RCGTG3'，转录调控很多的下游基因，参与糖酵解、血管生成、增殖、迁移等过程。

缺氧对于VEGF-A的基因表达发挥重要的调控作用。VEGF-A的启动子具有缺氧应答元件，而VEGF-B的启动子缺乏HIF-1的结合位点，不受到缺氧的诱导，这可能是VEGF-B在肿瘤血管生成中作用较小的原因。缺氧对于VEGF-C和VEGF-D的调控还不太明确。

缺氧改变肿瘤细胞的能量代谢。缺氧条件下，细胞通过封闭氧依赖性的线粒体反应，迫使葡萄糖通过无氧呼吸的方式代谢，或者通过HIF诱导的丙酮酸脱氢酶激酶（PDK）和乳酸脱氢酶（LDH），将丙酮酸从线粒体反应转移到乳酸生产上。HIF是糖代谢的调控因子，调控众多参与代谢的因子，包括Glut-1、Glut-3、LDH-A、PDK、碳酸酐酶（carbonic anhydrase）IX等。缺氧对于碳酸酐酶IX的调控是肿瘤细胞对于缺氧及相关细胞外酸化的一种适应性机制。

缺氧促进肿瘤细胞发生自噬，哺乳动物线粒体自噬受体Bnip3和Nix受到HIF-1α的调控，在缺氧的条件下表达增高。自噬受体FUNDC1在缺氧条件下发生去磷酸化，使得其和LC3的作用增加，从而促进了自噬的发生。

缺氧能增加细胞外腺苷（adenosine）及相关的信号转导。细胞外的ATP通过细胞表面的核苷酸酶CD39和CD73将ATP、ADP、AMP转化成腺苷。在缺氧时，HIF上调CD73和腺苷受体（如A2AR和A2BR），腺苷信号转导增强。肿瘤微环境的腺苷主要通过A2AR，参与肿瘤免疫反应。腺苷抑制NK和CD8$^+$ T细胞的细胞毒性效应，抑制Th1 CD4$^+$ T细胞反应，使肿瘤发生免疫逃逸。腺苷使髓样细胞极化，生成M2巨噬细胞和耐受性树突状细胞（DC）。此外，腺苷可增强Treg细胞和MDSC的增殖，从而进一步影响T效应细胞的增殖和功能。腺苷还可以使血管内皮细胞增殖，因此大多数证据表明腺苷对肿瘤存活有利。

肿瘤干细胞被认为与缺氧有密切的关系。有研究表明，缺氧能抑制肿瘤细胞的分化，维持肿瘤干细胞的干性状态。缺氧可以直接调控Oct4、Sox2、c-Myc的表达。缺氧可以促进NK细胞免疫逃避，缺氧及缺血-再灌注促进基因组不稳定性。

二、高度的血管生成

1971年Judah Folkman在《新英格兰医学杂志》发表文章，认为抑制肿瘤内血管的生长可以延长肿瘤的休眠期，提高患者的生存率。他认为肿瘤微环境不是被动旁观者，而是主动参与者。许多病理学家使用微血管密度或血管增生作为确定肿瘤侵袭性的生物标志物。

肿瘤细胞的生存依赖循环系统携带的营养和氧气，以及循环系统清除代谢废物。快速生长的肿瘤细胞使得实体肿瘤内部，尤其是中心部位出现高度的缺氧。缺氧的肿瘤细胞和基质细胞大量分泌血管生成因子（VEGF），刺激血管生成。肿瘤细胞的生长、休眠肿瘤细胞的复苏都高度依赖于血管生成。新生成的血管高度畸形、扭曲，而且高度渗漏，进一步加重组织微环境的缺氧。

（一）出芽式血管生成

血管生成（angiogenesis）是指从已有的毛细血管或毛细血管后静脉发展形成新的血管。血管生成是一个复杂的过程，主要包括四个阶段：第一步，原有的毛细血管后微静脉基底膜局部降解，产生一个缺口；第二步，血管内皮细胞向相邻的肿瘤细胞和基质延伸运动；第三步，内皮细胞增殖，内皮细胞"茎"形成；第四步，茎环完成，新生的基底膜结构形成，管腔形成。

最近有研究发现了一种在血管前沿的内皮细胞，称为顶端细胞或尖细胞（tip cell）。这些尖细胞类似于轴突的生长锥，能对趋化因子和排斥性导向信号作出反应。内皮尖细胞伸展出许多伪足，延伸至其外环境并调节毛细血管出芽的伸展。内皮尖细胞表达VEGFR2，是VEGF的高亲和力的受体。尖细胞的伪足在VEGF的引导下延伸。在尖细胞后面形成的管状内皮细胞，称为茎细胞（stalk cell）。这两种类型的内皮细胞对于VEGF信号产生不同的反应，茎细胞能增殖，尖细胞增殖能力较弱，主要起延伸迁移的作用。

（二）血管新生

在正常成人生理条件下，一旦血管网络建立，内皮细胞基本保持静息状态，只在某些生理和病理条件下出现血管新生（neovascularization）。不同于血管生成是建立在已有的血管内皮细胞，血管新生来自于循环内皮细胞（circulating endothelial cell，CEC）或内皮祖细胞（endothelial progenitor cell，EPC）。一般认为CEC或EPC来源于骨髓，由造血干细胞分化而来。VEGF是维持造血干细胞生存的重要因子。骨髓来源的VEGFR2⁺EPC在肿瘤来源的VEGF的作用下被招募到早期无血管肿瘤部位，有助于肿瘤的新生血管形成。EPC也作用于血管破坏剂后血管的反弹。化疗可以快速诱导EPC的迁移和随后的肿瘤归巢。EPC还被证明可以分泌促血管生成因子，包括VEGF和PDGF，表明除了稳定新生血管，EPC还在肿瘤生长的早期通过旁分泌机制参与血管的招募。

（三）套叠式血管生成

套叠式血管生成（intussusceptive angiogenesis，IA）是通过间质柱状结构插入已有血管的内腔，导致原有血管腔的分割和新生血管的形成。套叠式血管生成是已有细胞的重排。可以在没有内皮细胞增殖的情况下使血管数目增加。毛细血管伸展到管腔内，把单个血管分成两个，一般分为四步：①两个相对的血管壁建立一个接触区；②内皮细胞连接重排，双层血管穿孔，使生长因子和细胞渗透到管腔；③在两个血管中间形成一个核心区，核心区充满了周细胞和肌成纤维细胞；④核心区形成。

（四）VEGF家族与血管生成

第一个确定的血管生成因子——VEGF及其受体VEGFR2是抗癌药物的靶点，广泛应用于癌症患者的治疗。VEGF是血管和淋巴管发育的主要调节者，在生理和病理条件下促进血管生成。VEGF家族成员包括VEGF-A、VEGF-B、VEGF-C、VEGF-D和胎盘样生长因子（PlGF，又被称为PGF）。*VEGF-A*基因的选择性剪接产生了不同的亚型：VEGF121、VEGF145、VEGF148、

VEGF165、VEGF183、VEGF189、VEGF206等。VEGF165是最常见的亚型,具有肝素结合序列。VEGF121和VEGF165是驱动肿瘤血管生长的主要成员。缺氧、多种细胞因子、生长因子及癌基因、抑癌基因调节VEGF的表达。VEGF与其受体VEGFR1、VEGFR2、VEGFR3结合,与其他的共受体NRP-1、NRP-2、整合素或血管内皮钙黏素(vascular endothelial-cadherin)等相互作用,启动下游信号通路,促进血管的通透性及内皮细胞的生长和迁移。VEGF同样也是造血干细胞(HSC)的重要生长因子,促进EPC从骨髓迁移到远处部位,促进血管新生。除了HIF-1可以调控VEGF的表达,其他的生长因子和细胞因子,包括EGF、PDGF、FGF、IGF1、TGF-β、HGF、IL-1β和IL-6

也能上调VEGF的表达。

VEGF首先被命名为血管渗透因子(vascular permeability factor),是主要的血管渗透性的诱导因子。血管渗透性增加导致血管中的血浆蛋白渗漏,包括纤维原(fibrinogen)和其他凝结蛋白,导致血管外纤维蛋白沉积,延缓了细胞间隙液体的回流,将正常的抗血管生成的基质转换成异常的促血管生成基质。VEGF是一个比较弱的内皮细胞促细胞分裂素,它促进内皮细胞增殖主要是依靠酪氨酸激酶受体VEGFR2激活下游MAPK通路。VEGF诱导基质金属蛋白酶、胶原酶、丝氨酸蛋白酶的表达,导致基底膜的降解,是内皮细胞迁移的必需步骤。VEGF通过激活PI3K-Akt通路,上调抗凋亡蛋白Bcl-2表达,抑制内皮细胞凋亡(图13-4)。

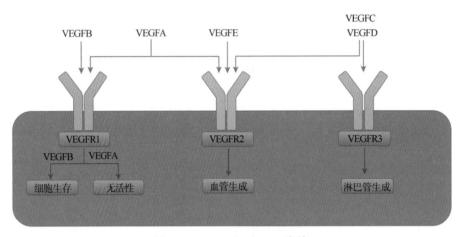

图13-4　VEGF和VEGFR家族

(五)血管生成素/Tie-2信号转导通路

第二个主要生长因子信号系统血管生成素(angiopoietin,Ang)/Tie-2信号转导通路,是一个作用于后期血管的成熟和稳定阶段的血管生成调节通路。在这个家族中有若干成员,包括血管生成素1-4(Ang-1~Ang-4)。Ang-1和Ang-2与一个高度特异的内皮细胞相关受体酪氨酸激酶Tie-2结合。Ang-1是内皮细胞的稳定因子,也就是说,它增强了内皮细胞的存活和周细胞覆盖。它并不是真正传统意义上的"促血管生成"因子,因为它并不能促进血管内皮细胞增殖。事实上,在肿瘤细胞中外源性高表达Ang-1,这个"维稳"的效果,抑制了肿瘤的生长。相反,Ang-2使内皮细胞不稳定。Ang-2在癌症的血管生成中起着重要作用。Ang-2在血管生成中的作用通常被认为是Ang-1的

拮抗剂,可抑制Ang-1的Tie-2信号转导,这对血管成熟和稳定至关重要。Ang-2与另一种重要的血管生成因子VEGFA协同调节血管生成。新的证据表明在人类癌症发展过程中,Ang-2在血管生成的生理过程和肿瘤细胞侵袭表型中的作用非常复杂。Ang-2的上调与各种类型的人类癌症的恶性相关。Ang-2在各种类型人类肿瘤细胞系中的过表达增强了小鼠的肿瘤血管生成和生长。然而也有研究表明即使没有VEGF抑制,Ang-2也可通过损害肿瘤血管的周细胞覆盖,诱导大量肿瘤血管消退,同时改善存活的肿瘤血管的灌注,显著抑制肿瘤的血管生成。

(六)Eph家族与血管生成

Eph受体是酪氨酸受体激酶家族中成员最多的受体,至少包含14个成员,其配体为ephrin,迄

今已报道了8种ephrin受体。根据结构同源性和结合特异性，Eph受体及其配体可大致分为两个亚类A和B。像其他酪氨酸受体激酶一样，它们通过配体诱导的激酶结构域激活将信号从细胞外部转导到内部。然而，Eph受体也具有特征。它们通常不与可溶性配体结合，而通常必须通过膜附着激活其受体，与邻近细胞上表面配体（ephrin）相互作用来介导接触相关的细胞间通信，形成的连接称为并邻连接。Eph受体-ephrin复合物发出双向信号，影响表达受体（正向信号）和ephrin（反向信号）的细胞。

多项研究发现了Eph家族在血管生成中的作用，尤其是参与动脉和静脉交界的血管边界形成。在血管发育的早期阶段，配体和受体可能在连续毛细管段壁内的相邻动脉和静脉细胞之间发挥作用。它们也可能在一条血管中的动脉细胞与相邻血管段的静脉细胞相互作用。肿瘤源性因子和缺氧会引起血管内皮细胞中几类Eph受体和ephrin上调。有研究证明TNF-α、VEGF-A和缺氧诱导因子HIF-2α在培养的内皮细胞中会上调ephrin-A1。VEGF通过Notch途径上调内皮细胞ephrin-B2的表达，而剪切力似乎通过诱导内皮祖细胞的分化而降低内皮祖细胞中ephrin-B2的表达。此外，ephrin-B2在周细胞和血管平滑肌细胞中表达。EPHA2/ephrin-A1和EPHB4/ephrin-B2在肿瘤血管中的表达已得到最广泛的证实，其他Eph受体和ephrin也存在于肿瘤脉管系统中。Eph受体通过调节Rho家族GTP酶控制细胞之间的排斥。EphA2正向信号转导可通过激活Rac1来促进血管内皮细胞反应。ephrin-B可以与包含PDZ结构域蛋白交互作用，这种相互作用通过启动VEGFR内吞促进血管生成和淋巴管生成。在发育过程中，EPHB4和ephrin-B2分别在静脉和动脉的内皮细胞中表达，并能实现动静脉分离和血管重塑。

三、酸性微环境

肿瘤微环境呈酸性可以归因于缺氧的影响和肿瘤细胞的代谢特征。在氧气供应充足的条件下，有氧呼吸有利于细胞能量学，这种现象称为巴斯德效应（Pasteur effect）。巴斯德效应是腺苷核苷酸、氧化还原反应和转录因子协同作用的结果，更有利于产生二氧化碳，而不是乳酸。肿瘤细胞在HIF积累及转录因子的调控下，并不产生巴斯德效应，而是表现出Warburg效应。Warburg效应是指在正常氧分压条件下，肿瘤细胞仍旧依赖糖酵解来供能，在这个过程中肿瘤细胞大量摄取葡萄糖，生成乳酸，而细胞三羧酸循环途径产生的能量减少。尽管这个过程相对于氧化代谢而言产生ATP的效率低得多，但葡萄糖优先产生乳酸，以及将各种糖酵解中间体分流到合成途径中。Warburg效应的持续性依赖于乳酸的产生，比有氧呼吸高7倍。除了Warburg效应，肿瘤部位的缺氧增加了乳酸的产生。乳酸的大量产生造成了肿瘤微环境的酸性特征。有研究报道肿瘤组织的pH大约在6.9，而在某些报道中pH可低至6.0。

酸性的细胞外环境对于正常的细胞是致命的，然而对于肿瘤细胞的生长具有促进作用。肿瘤细胞通过两个机制调节酸性肿瘤微环境下的生存：更有效的排酸机制和摄取碳酸氢盐。胞内H^+通过液泡型ATP酶（V-ATPase）、MCT和Na^+/H^+逆向转运蛋白（NHE）等转入胞外。肿瘤细胞将胞内的酸排出，保护胞内的细胞器。对于细胞外H^+敏感的G蛋白偶联受体OGR1和G2A，在肿瘤细胞将细胞外的酸化转化为增殖的信号。碳酸酐酶Ⅸ（CA9）的活性在pH6.5时达到高峰，CA9催化胞外二氧化碳和水，产生HCO_3^-和H^+，并配合其他转运蛋白如NBC1将HCO_3^-输入细胞，中和分子内的H^+，使肿瘤细胞维持胞内弱碱性、胞外弱酸性。

酸性的肿瘤微环境通过多种机制包括上调血管生成因子和蛋白酶、增加肿瘤细胞的侵袭、破坏免疫细胞功能等促进肿瘤的进展。而且酸性的肿瘤微环境还影响抗肿瘤药物的摄取，调节肿瘤细胞对于治疗的效果。较低的pH能激活IP3通路，促进钙离子从细胞内释放，激活MEK/ERK通路。细胞外的酸化也促进CA9的转录。

第三节 不断进化的肿瘤微环境

肿瘤是一个复杂的、适应性的、动态的系统，由肿瘤细胞和不断变化的微环境相互作用而形成。

肿瘤的各组成成分在时间和空间上进行多尺度的相互作用，形成一个开放的系统。在恶性转化细胞和恶性肿瘤微环境之间的关系存在着多向的、多次的选择和适应关系。突变积累的恶性转化细胞的生存关键取决于它们所处的环境。恶性转化高风险的微环境与衰老、纤维化和肥胖有关。

一、癌变前龛

（一）衰老

机体衰老是癌症的最大危险因素。癌症发病率在50岁后以近似指数级上升，部分原因是随着时间的推移癌基因突变的累积。细胞衰老是一种不可逆转的生长停滞状态。先前认为衰老细胞在功能上与凋亡细胞相似。然而，衰老细胞在其基因表达模式上显示出明显的不同。组织微环境是年龄相关性肿瘤发生的主要原因。衰老相关的分泌表型（senescence-associated secretory phenotype，SASP；senescence-messaging secretome，SMS）为衰老细胞赋予了多种功能。SMS根据细胞环境的不同有很大的不同。一方面，SMS有助于组织修复，但另一方面，SMS对正常组织结构和功能造成极大损害，促进附近细胞的恶性表型。SMS可分为以下三大类：可溶性因子（白细胞介素、趋化因子和生长因子）、蛋白酶和分泌性不可溶成分。这些SMS随着年龄的增长而积累，可能改变组织微环境，促进慢性炎症性疾病或肿瘤的发生。最显著的可溶性因子是IL-1和IL-6。循环中的IL-1和IL-6促进多种慢性退行性疾病和癌症。在没有炎症的情况下，循环中几乎检测不出IL-6。然而，随着年龄的增长，即使没有炎症迹象，血清IL-6也会被检测到。IL-6可能参与了几种常见疾病的发病机制，包括淋巴瘤、骨质疏松症和阿尔茨海默病。衰老成纤维细胞也表达IL-8、GROα、GROβ、MCP-2、MCP-4、MCP-3、MCP-1、MIP-3α、MIP-1α、CCL-1、IGFBP、GCSF、GM-CSF。除了可溶性信号细胞因子和生长因子外，衰老细胞还分泌增加的MMP和其他分子，如ROS、一氧化氮和转运离子。衰老的组织细胞也能在转移部位形成促进肿瘤细胞生长的微环境。

（二）纤维化

成纤维细胞在各种癌症中，以不同的比例存在着，在很多情况下构成肿瘤基质中占有优势的一个细胞群。癌症基质中的成纤维细胞包括至少两种独特的细胞类型：①跟正常成纤维细胞相似的、产生用于支持大多数正常上皮细胞结构基础的细胞；②肌成纤维细胞，其生物作用和特性显著区别于那些广泛分布的组织成纤维细胞。肌成纤维细胞特异性表达α-SMA。它们在健康的组织中较为少见，尽管某些组织如肝脏和胰腺，包含着大量表达α-SMA的细胞。肌成纤维细胞在伤口处瞬时大量增加，在慢性炎症处也可以发现。尽管有助于组织修复，但肌成纤维细胞在慢性炎症时促进了病理性纤维化，这些病理性纤维化可以在肺、肾和肝脏等组织中观察到。

病理性纤维化是创伤愈合过程中细胞外基质沉积紊乱所引起的。纤维化疾病包括特发性肺纤维化（IPF）、硅肺、石棉肺、缺血性心脏病、肝硬化、脾脏纤维增生等。长期以来，人们一直认为纤维化与癌变有关。在某些方面，肿瘤可以被视为含有肿瘤细胞的纤维化器官。如果没有肿瘤间质的平行扩张，肿瘤就无法发展。成纤维细胞参与组织重塑和修复。生理性成纤维细胞维持基质内稳态。病理性纤维化总是从炎症反应开始，其特征是病理性成纤维细胞和僵硬的细胞外基质。转化生长因子-β（transforming growth factor-β，TGF-β）是最主要的促生长因子，可导致成纤维细胞分泌胶原和纤维连接蛋白，使成纤维细胞向肌成纤维细胞转化。TGF-β还激活其他基质细胞，如肝星状细胞产生纤维连接蛋白（FN）。

细胞外基质刚性增加是细胞行为的重要决定因素。基质刚性影响细胞形态、细胞迁移和细胞生长。当感觉到力时，细胞通过肌动蛋白细胞骨架的活性变化作出反应。细胞外基质的刚性调节YAP/TAZ的定位和活性。上皮-间充质转换（EMT）过程已知会导致处于更具侵袭性状态的细胞表型改变。机械应力通过物理力和生化信号诱导EMT。机械应力以依赖于β-catenin的方式诱导Twist表达。

（三）肥胖

越来越多的证据表明肥胖与癌症发病率和死亡率的增加有关。肥胖与2型糖尿病、高脂血症、高血压和心脑血管疾病密切相关。肥胖正迅速取代烟草成为癌症的主要可预防原因。肥胖通过影响能量失衡（包括胰岛素抵抗、激素信号转导改变和高循环水平的促炎介质）在系统或局部上促进癌症的发生和发展。脂肪组织被认为是人体最大的内分泌器官，产生脂肪因子、细胞因子和参与新陈代谢及免疫调节的趋化因子。雌激素、胰岛素、胰岛素样生长因子-1（IGF1）和脂肪因子信号通路之间的交互作用在癌症的发展中起着重要作用。肥胖与胰岛素抵抗关系密切，与多种癌症的预后不良相关。脂肪因子包括瘦素和脂联素是由脂肪细胞产生的激素。关于脂联素在癌症发展中的作用，有相互矛盾的数据。循环血浆脂联素浓度与恶性肿瘤风险增加呈负相关。乳腺癌、前列腺癌、胃癌等患者脂联素水平降低。脂联素通过抑制STAT3、PI3K/Akt、Wnt信号转导抑制肿瘤细胞增殖和促进肿瘤细胞凋亡。然而，脂联素增加与肺癌和肝癌的风险增加有关。有研究报道脂联素通过增强神经酰胺分解代谢，形成抗凋亡代谢物S1P，促进肿瘤细胞增殖。瘦素及其受体OB-R通过激活JAK/STAT、PI3K/Akt和胞外信号调节激酶（ERK）参与多种恶性肿瘤的发生。瘦素增加TNF-α、IL-6、VEGF和HIF-1α的表达，提高肿瘤细胞抗凋亡、血管生成和耐受缺氧能力，有利于肿瘤的进展和转移。此外，由脂肪细胞产生的循环中的促炎症介质如C反应蛋白（CRP）、TNF-α、IL-6、IL-8在局部和系统上促进肿瘤的发生发展。肥胖诱导的间质纤维化通过改变乳腺细胞外基质促进乳腺肿瘤的发生，促进化疗药物的耐药。肥胖增加了乳腺脂肪组织中局部肌成纤维细胞的含量，这些基质变化通过增强间质细胞外基质的硬度增加了恶性潜能。

二、转移前龛

当肿瘤细胞从原发性肿瘤部位脱离并通过血流或淋巴管转移到身体的其他部位时，就会发生转移，约90%的癌症死亡是由转移引起的。早期的理论认为转移是一个有序的按解剖部位扩散的过程。Fisher假说提出远处复发是否发生是从肿瘤发生开始就预先确定的。临床上也注意到肿瘤转移与原发肿瘤大小无关。循环肿瘤细胞可在多种癌症中检测到。然而，转移在很大程度上是一个低效的过程，大多数循环肿瘤细胞无法形成转移灶。研究人员已经在无转移器官中发现了休眠的肿瘤细胞。30%的早期（Ⅰ～Ⅲ期）乳腺癌患者检测到播散性肿瘤细胞，然而，播散性肿瘤细胞的患者并没有都发展成转移性疾病。1889年，Stephen Paget指出转移并非随机发生。他发表在《柳叶刀》上的研究提出了"种子-土壤"学说，认为不同癌症在选择远处转移器官时，表现出组织趋向性，取决于"种子"（肿瘤细胞）对于"土壤"（远处器官）的依赖。2005年有研究提出了"转移前龛"（pre-metastatic niche）形成的理论，支持了"种子-土壤"学说，该理论认为适合肿瘤细胞生长的宽松环境总是在肿瘤细胞到达之前形成，这被称为"转移前龛"。该研究认为转移前龛的形成是肿瘤转移的起始步骤，在肿瘤细胞转移到远处器官前，肿瘤细胞就能够通过"遥控"形成"转移前龛"来为随后抵达的肿瘤细胞培育"生长土壤"。肿瘤源性分泌因子（TDSF）是在转移部位创造支持性微环境的关键。来自原发肿瘤细胞的趋化因子或细胞因子对远处器官重新编程，有助于建立转移前龛。大量文献强调了肿瘤细胞或基质细胞外泌体在微环境重编程中的作用。外泌体30～100nm的膜囊泡，由晚期内体向内出芽形成。外泌体包含细胞因子、转录因子、生长因子和其他生物活性分子，如miRNA、lncRNA等。它们参与细胞间的通信，重塑靶器官的微环境，帮助形成转移前龛。外泌体广泛分布于各种人体体液中，如血浆/血清、唾液、母乳、脑脊液和尿液等。富含肿瘤特异性miRNA、lncRNA的外泌体可作为肿瘤进展的生物标志物。

转移前龛由基质细胞、血管系统、其他支持细胞和细胞外基质的异质性混合物组成。一旦"转移前龛"形成，转移器官局部的微环境就被炎症因子等改变，"龛"提供了一系列的细胞因子、生长因子、黏附分子来支持抵达后的肿瘤细胞黏附和存活。具有高度迁移性的BMDC包括造血祖细胞、间充质干细胞、内皮祖细胞，是转移前龛的主要成分。研究证实了VEGFR1阳性的骨髓来源的造血前体细胞在肿瘤细胞到达之前，即在远处部位形成了一个适应肿瘤细胞生长的环境，趋化并支持随后抵达的肿瘤细胞在远处部位定植生长，形成转移灶。肿瘤微环境下的骨髓来源的间充质干细胞迁移能力增强，也先于肿瘤细胞归巢到骨髓，在骨髓部位促进MDSC的形成，形成一个免疫抑制的微环境，并分泌趋化因子，趋化肿瘤细胞到达骨髓，形成骨转移灶（图13-5）。

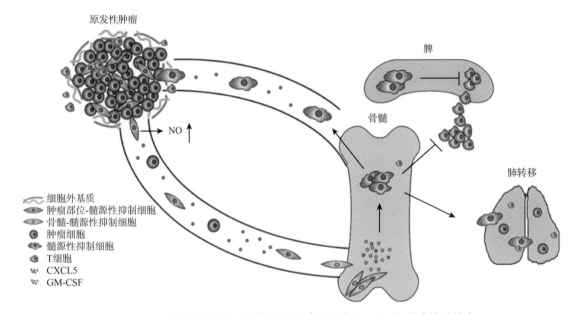

图 13-5　肿瘤微环境中的骨髓来源间充质干细胞（BMSC）形成转移前龛

肿瘤微环境中的骨髓来源间充质干细胞迁移能力增强，也先于肿瘤细胞归巢到骨髓，在骨髓部位促进MDSC的形成，形成一个免疫抑制的微环境，并分泌趋化因子，趋化肿瘤细胞到达骨髓，形成骨转移灶。引自 Cell Death Dis. 2019；10（12）：941

与原发性肿瘤微环境类似，目前的研究表明转移前龛具有六个特征，包括免疫抑制、炎症、高度血管生成和血管通透性、活跃的淋巴管生成、组织特异性和高重编程效率。血管网络的形成对肿瘤细胞的增殖和扩散具有重要意义。稳定的微血管形成一个"休眠微环境"。维持体内平衡的因素，如内皮源性血小板反应素-1，可诱导肿瘤细胞持续静止。当血管开始发芽时，新的尖细胞延伸，分泌细胞因子，将休眠的肿瘤细胞转化为转移性激活的肿瘤细胞。免疫系统在细胞转化的早期识别并清除肿瘤细胞。肿瘤免疫编辑的过程包括以下三个关键阶段：监视、平衡和逃逸。骨髓源性抑制性细胞（MDSC）和调节性T细胞（Treg细胞）是免疫抑制细胞的主要成分。这些抑制细胞通过分泌炎性和免疫抑制性细胞因子来改变微环境以促进转移，如抑制T细胞增殖和活化的代谢酶（包括IDO和精氨酸酶）及诱导免疫耐受的

配体（如FasL、PD-1、CTLA-4和B7）的高表达。肿瘤细胞产生的外泌体也被认为促进Treg细胞和MDSC的形成。待转移部位的Gr1$^+$CD11b$^+$MDSC等抑制性免疫细胞群增加了区域性炎性细胞因子，如S100A8和S100A9，它们促进了转移性播散。S100A8和S100A9表达的原发性肿瘤诱导也被证明通过TLR4将Mac1$^+$髓样细胞招募到转移前龛。

在肿瘤细胞的转移中，很多研究表明了其组织特异性，如乳腺癌多转移至肺、肝和骨髓；肺癌多转移至脑、肾上腺和骨髓。肿瘤细胞转移的组织特异性也体现了"种子-土壤"学说。肿瘤细胞归巢到二级器官是由细胞因子、趋化因子及其受体调节的。趋化因子如CXCL12已经被证明在过度表达CXCR4的肿瘤细胞的定向运动中起着驱动作用。表达高水平基质细胞衍生因子-1（SDF-1α/CXCL12）的肺、骨、肝、脑和区域淋巴结是表达CXCR4的乳腺肿瘤细胞最常见的居住地（图13-6）。

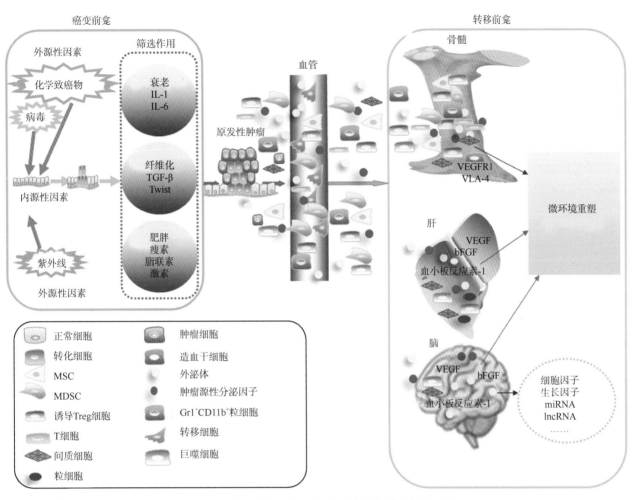

图 13-6　微环境在癌变前龛和转移前龛形成中的作用

引自 Int J Biol Sci. 2019；15（1）：105-113

第四节　肿瘤微环境靶向治疗

一、血管生成抑制剂

目前研发了多种针对血管生成的药物，包括抗 VEGF 的单克隆抗体、靶向 VEGFR 酪氨酸激酶受体、内源性的血管生成抑制剂等。抗血管生成治疗对恶性肿瘤治疗的作用在某些肿瘤中得到了证实，如转移性结直肠癌和乳腺癌。

抗 VEGF 单克隆抗体贝伐珠单抗（bevacizumab）是一种人源化的鼠来源的单克隆抗体。完全的人来源的抗体可能通过基因工程的方式获得。贝伐珠单抗与氟尿嘧啶合用是 FDA 认证的转移性结直肠癌的一线治疗方式。作为单药使用，也有一些 Ⅱ 期临床试验证实可以延长转移性结直肠癌和晚期乳腺癌患者的生存期。

已被 FDA 批准的 VEGFR 酪氨酸激酶抑制剂包括索拉非尼（sorafenib）、舒尼替尼（sunitinib）和帕唑帕尼（pazopanib）。某些药物可以同时靶向其他结构类似的受体酪氨酸激酶，包括 PDGF-α/β、c-kit、flt-3、CSF-1R 等。小分子激酶抑制剂往往能引起大肿瘤的消退，也可能与其靶向多个受体有关，同时靶向肿瘤细胞的受体酪氨酸激酶、周细胞的 PDGF 受体，这种多靶向作用增加了这类药物的疗效。

另一大类抗血管生成的方法是利用重组基因工程蛋白作为内源性的血管生成抑制剂。已有一些 Ⅰ 期临床试验在评估这类药物，如内皮抑素、血管抑素及 TSP-1 肽类似物。总体来说，这类药物尚未在临床试验中获得明显的疗效。

有研究表明肿瘤组织中内皮细胞的基因表达谱和正常的内皮细胞有差异，这些差异表达的分子可能成为潜在的治疗靶点。有研究定义了25个基因在肿瘤组织内皮细胞中比正常内皮细胞中表达明显增高，主要是细胞表面蛋白、细胞外基质蛋白，如Ⅳ型胶原蛋白等。PKC-β蛋白激酶的激活在肿瘤血管生成中发挥重要的作用。针对PKC-β的抑制剂恩扎妥林（enzastaurin）目前在多种肿瘤中显示了治疗的潜力。组蛋白脱乙酰酶抑制剂他地那兰（tacedinaline）也具有抗血管生成的活性。正在进行针对整合素的抗体和抑制剂抗血管生成治疗及抗转移活性的试验。伊瑞西珠（etaracizumab）是人源化的αvβ3单克隆抗体，能通过诱导新形成的内皮细胞凋亡来阻断肿瘤血管生成。

二、抗酸性微环境治疗

酸性肿瘤微环境被认为是侵袭性肿瘤细胞表型的特征。有研究希望能恢复碱性的微环境，而去除肿瘤细胞在酸性环境中的生存优势。此外，提高pH，也能在化疗过程中减少弱碱性化疗药物，如表柔比星的离子化，增加化疗药物渗入细胞内。使用碳酸氢盐碱化血液的方法曾被试用于癌症的治疗。一个更特异性的治疗是应用pH调节的运输分子或者酶作为靶点。目前，有3种针对酸性微环境的治疗方法被认为是可行的：H^+泵抑制、单羧酸（乳酸）转运体抑制、碳酸酐酶抑制。

质子泵抑制剂（PPI）被广泛地应用于酸性环境相关疾病的治疗，如反流性食管炎、消化性溃疡等。肿瘤组织中液泡膜-ATP酶（vacuolar membrane-ATPa，V-ATPase）表达过量或活性增高是形成肿瘤酸性微环境的重要原因之一。PPI可以通过抑制V-ATP酶，阻碍H^+的转运，改善组织酸性微环境。用干扰RNA抑制V-ATP酶活性可减少转移，其药理抑制作用已被证明可改善实体瘤对化疗的反应，并促进B细胞瘤细胞的死亡。

目前在高等脊椎动物（包括人类）体内已发现15种碳酸酐酶，碳酸酐酶Ⅸ和碳酸酐酶Ⅻ与肿瘤密切相关。碳酸酐酶的主要抑制剂为磺胺类。目前，用于临床的磺胺类碳酸酐酶抑制剂主要有6种：乙酰唑胺（acetazolamide）、醋甲唑胺（methazolamide）、双氯非那胺（diclofenamide）、依索唑胺（ethoxzolamide）、多佐胺（dorzolamide）和布林佐胺（brinzolamide）。广谱的碳酸酐酶抑制剂乙酰唑胺可以抑制肿瘤的生长。碳酸酐酶Ⅸ抑制剂有更强大的抗肿瘤活性。碳酸酐酶Ⅸ和碳酸酐酶Ⅻ可能成为肿瘤治疗的靶点。

三、抗炎治疗

流行病学研究表明服用阿司匹林的人群比未服用人群结直肠癌的发生率和死亡率显著降低。阿司匹林是一种非甾体抗炎药（non-steroidal anti-inflammatory drug，NSAID）。这些结果表明炎症与肿瘤的发生发展密切相关。NSAID的靶分子是前列腺素合成的限速酶COX-1和COX-2。

四、靶向腺苷受体信号的治疗

肿瘤的免疫治疗是目前研究的热点，在临床上取得了重要的进展。细胞外的腺苷具有免疫抑制作用，靶向腺苷的治疗已经用于改善肿瘤免疫治疗效果的研究。有研究表明腺苷受体A2AR的缺失小鼠表现出强大的抗肿瘤效应，由此启发了多种靶向腺苷相关信号的治疗性研究。目前已经开发了针对腺苷相关信号的多种小分子抑制剂和抗体，并在临床试验中显示出针对不同肿瘤的效果。以腺苷相关信号为靶向的研究，主要针对促进腺苷形成的酶CD73和CD39，以及细胞表面的腺苷受体A2AR。靶向CD73在多种癌症中显示出激活NK细胞和T细胞反应，从而抑制肿瘤细胞的生长和转移。双重阻断CD73和A2AR显示出更强的抗肿瘤活性，这可能是因为在A2AR缺陷的小鼠中CD73的表达增加了，由此显示CD73逃避T细胞抗肿瘤应答的作用。

A2AR对于T细胞和NK细胞具有免疫抑制作用，针对A2AR途径的免疫疗法与免疫检查点抑制剂和过继性细胞疗法的合用显示了强大的抗肿瘤潜力。T细胞激活和PD-1受体的封闭提高了A2AR的表达，使得这些细胞对于腺苷介导的抑制更加敏感。如前所示，CD73在肿瘤细胞表面的表达使细胞产生了抗PD-1治疗的抗性。因此通过抑制CD73或A2AR合并PD-1的封闭使抗肿瘤T细胞反应增强。有研究表明A2AR缺失的T细胞可以更好地穿透进入缺氧的肿瘤部位。

A2AR拮抗剂或抗CD73抗体与化疗药物的联用也显示出巨大的协同效应。有研究表明化疗使腺苷相关反应活性增加，如蒽环类化疗药物诱导肿瘤细胞CD73的表达。HIF在吉西他滨或紫杉醇的化疗中表达增加，从而增加了CD73和PD-L1的表达，通过抑制HIF或者阻断CD73，可以显著增强化疗的抗肿瘤效果。

（向娟娟）

参 考 文 献

Adams RH, Wilkinson GA, Weiss C, et al, 1999. Roles of ephrinB ligands and EphB receptors in cardiovascular development: demarcation of arterial/venous domains, vascular morphogenesis, and sprouting angiogenesis. Genes Dev, 13（3）, 295-306.

Aumailley M, Gayraud B, 1998. Structure and biological activity of the extracellular matrix. J Mol Med（Berl）, 76（3-4）: 253-265.

Bakhshandeh S, Werner C, Fratzl P, et al, 2022. Microenvironment-mediated cancer dormancy: insights from metastability theory. Proc Natl Acad Sci U S A, 119（1）: e2111046118.

Balducci L, 2005. Epidemiology of cancer and aging. J Oncol Manag, 14（2）: 47-50.

Bartoschek M, Oskolkov N, Bocci M, et al, 2018. Spatially and functionally distinct subclasses of breast cancer-associated fibroblasts revealed by single cell RNA sequencing. Nat Commun, 9（1）: 5150.

Bianconi D, Unseld M, Prager GW, 2016. Integrins in the Spotlight of Cancer. Int J Mol Sci, 17（12）: 2037.

Cho EJ, Yu SJ, Kim K, et al, 2019. Carbonic anhydrase-Ⅸ inhibition enhances the efficacy of hexokinase Ⅱ inhibitor for hepatocellular carcinoma in a murine model. J Bioenerg Biomembr, 51（2）: 121-129.

Coussens LM, Werb Z, 2002. Inflammation and cancer. Nature, 420（6917）: 860-867.

de Beco S, Gueudry C, Amblard F, et al, 2009. Endocytosis is required for E-cadherin redistribution at mature adherens junctions. Proc Natl Acad Sci U S A, 106（17）: 7010-7015.

De Palma M, Biziato D, Petrova TV, 2017. Microenvironmental regulation of tumour angiogenesis. Nat Rev Cancer, 17（8）: 457-474.

Egeblad M, Nakasone ES, Werb Z, 2010. Tumors as organs: complex tissues that interface with the entire organism. Dev Cell, 18（6）: 884-901.

Emami Nejad A, Najafgholian S, Rostami A, et al, 2021. The role of hypoxia in the tumor microenvironment and development of cancer stem cell: a novel approach to developing treatment. Cancer Cell Int, 21（1）: 62.

Hanahan D, Weinberg RA, 2011. Hallmarks of cancer: the next generation. Cell, 144（5）: 646-674.

Iyengar NM, Hudis CA, Dannenberg AJ, 2015. Obesity and cancer: local and systemic mechanisms. Annu Rev Med, 66: 297-309.

Kaplan RN, Riba RD, Zacharoulis S, et al, 2005. VEGFR1-positive haematopoietic bone marrow progenitors initiate the pre-metastatic niche. Nature, 438（7069）: 820-827.

Katayama Y, Uchino J, Chihara Y, et al, 2019. Tumor neovascularization and developments in therapeutics. Cancers（Basel）, 11（3）: 316.

Lal N, Puri K, Rodrigues B, 2018. Vascular endothelial growth factor B and its signaling. Front Cardiovasc Med, 5: 39.

Magee JA, Piskounova E, Morrison SJ, 2012. Cancer stem cells: impact, heterogeneity, and uncertainty. Cancer Cell, 21（3）: 283-296.

McCormack PL, Keam SJ, 2008. Bevacizumab: a review of its use in metastatic colorectal cancer. Drugs, 68（4）: 487-506.

McGranahan N, Swanton C, 2017. Clonal heterogeneity and tumor evolution: past, present, and the future. Cell, 168（4）: 613-628.

Muller A, Homey B, Soto H, et al, 2001. Involvement of chemokine receptors in breast cancer metastasis. Nature, 410（6824）: 50-56.

Nepali K, Liou JP, 2021. Recent developments in epigenetic cancer therapeutics: clinical advancement and emerging trends. J Biomed Sci, 28（1）: 27.

Nowell PC, 1976. The clonal evolution of tumor cell populations. Science, 194（4260）: 23-28.

Ohta A, Gorelik E, Prasad SJ, et al, 2006. A2A adenosine receptor protects tumors from antitumor T cells. Proc Natl Acad Sci U S A, 103（35）: 13132-13137.

Pastorekova S, Gillies RJ, 2019. The role of carbonic anhydrase Ⅸ in cancer development: links to hypoxia, acidosis, and beyond. Cancer Metastasis Rev, 38（1-2）: 65-77.

Peinado H, Zhang H, Matei IR, et al, 2017. Pre-metastatic niches: organ-specific homes for metastases. Nat Rev Cancer, 17（5）: 302-317.

Piersma B, Hayward MK, Weaver VM, 2020. Fibrosis and cancer: a strained relationship. Biochim Biophys Acta Rev Cancer, 1873（2）: 188356.

Rosshart S, Hofmann M, Schweier O, et al, 2008. Interaction of KLRG1 with E-cadherin: new functional and structural insights. Eur J Immunol, 38（12）: 3354-3364.

Sai BQ, Dai YF, Fan SQ, et al, 2019. Cancer-educated mesenchymal stem cells promote the survival of cancer cells at primary and distant metastatic sites via the expansion of bone marrow-derived-pmn-mdscs. Cell Death Dis，10（12）：941.

Schwartz MA，2010. Integrins and extracellular matrix in mechanotransduction. Cold Spring Harb Perspect Biol，2（12）：a005066.

Shimokawa T，Seike M，Soeno C，et al，2012. Enzastaurin has anti-tumour effects in lung cancers with overexpressed jak pathway molecules. Br J Cancer，106（5）：867-875.

Wilhelm SM，Adnane L，Newell P，et al，2008. Preclinical overview of sorafenib，a multikinase inhibitor that targets both Raf and VEGF and PDGF receptor tyrosine kinase signaling. Mol Cancer Ther，7（10）：3129-3140.

Wong RSY，2019. Role of nonsteroidal anti-inflammatory drugs（NSAIDs）in cancer prevention and cancer promotion. Adv Pharmacol Sci，2019：3418975.

Yancopoulos GD，Klagsbrun M，Folkman J. 1998. Vasculogenesis，angiogenesis，and growth factors：ephrins enter the fray at the border. Cell，93（5）：661-664.

Zeltz C，Orgel J，Gullberg D，2014. Molecular composition and function of integrin-based collagen glues-introducing COLINBRIs. Biochim Biophys Acta，1840（8）：2533-2548.

Zhang XN，Xiang JJ，2019. Remodeling the microenvironment before occurrence and metastasis of cancer. Int J Biol Sci，15（1）：105-113.

第十四章

肿瘤免疫

20世纪初，Ehrlich首先提出机体能保护自己，建立了肿瘤免疫的概念。20世纪50年代，Prehn和Klein等采用近交系小鼠研究化学致癌剂诱发的肿瘤时，发现肿瘤表面存在特异性移植抗原，机体的免疫系统能识别它们，并对它们产生免疫应答，从而使免疫学在肿瘤诊断和治疗中的作用受到重视。20世纪70年代，Burnet提出"免疫监视"理论，认为机体的免疫系统能够通过细胞免疫机制识别并清除癌变的异常细胞。如果此种免疫监视功能不足或缺如，就可能形成肿瘤。20世纪80年代中后期，随着分子生物学和免疫学的迅速发展和交叉渗透，对肿瘤抗原的性质及其提呈过程、抗体的抗肿瘤免疫机制等有了新的认识，这些都推动了肿瘤免疫学的发展。

免疫系统对肿瘤存在特异性和非特异性应答，其机制十分复杂，涉及多种免疫细胞及其分泌的产物，包括T细胞、NK细胞、巨噬细胞等免疫细胞介导的特异或非特异的细胞免疫，抗体介导的体液免疫及补体、细胞因子的抗肿瘤作用。尽管机体有如此多样的抗肿瘤免疫效应，但肿瘤仍可在体内发生、发展，且随着其进展，反过来可抑制机体的免疫功能。随着对肿瘤与免疫系统相互作用研究的深入，人们对肿瘤生物学特性的了解将更加全面，这就为肿瘤的免疫治疗提供了理论依据。特别需要指出的是，肿瘤免疫治疗在近10年得到飞速发展，已经成为肿瘤治疗的一个重要分支。

第一节　肿瘤抗原

肿瘤抗原是细胞在癌变过程中出现的新抗原

及过度表达的抗原物质的总称。它们大多属于蛋白质（包括糖蛋白、蛋白聚糖、糖脂、多肽），通常呈异质性表达。肿瘤抗原成分复杂，其产生的分子机制如下：①细胞转化（transformation）、癌变过程中产生新的蛋白分子，最常见的原因是细胞发生基因突变；②抗原合成过程的某些环节发生异常（如糖基化异常导致蛋白质特殊降解产物的产生）；③正常蛋白质分子（指没有发生基因突变）结构发生改变；④隐蔽的自身抗原分子暴露；⑤膜蛋白分子的异常聚集；⑥胚胎抗原或分化抗原的异常、异位表达；⑦某些蛋白质分子的翻译后修饰障碍；⑧外源性基因（如病毒基因）的表达；⑨某些基因产物尤其是信号转导分子的过度表达。

一、肿瘤特异性抗原

肿瘤特异性抗原（tumor specific antigen，TSA）是指仅表达于某种肿瘤细胞表面而不表达于正常细胞表面的新抗原。此类抗原可存在于不同个体同一组织类型的肿瘤中，如人黑色素瘤基因编码的黑色素瘤特异性抗原可存在于不同个体的黑色素瘤细胞，但正常黑色素细胞不表达。也可为不同组织学类型的肿瘤所共有，如RAS基因突变的蛋白产物可出现于多种肿瘤类型。物理或化学因素诱生的肿瘤抗原、病毒诱导的肿瘤抗原及自发性肿瘤抗原多属此类。肿瘤特异性抗原的特异性强，是肿瘤免疫诊断、治疗的有效靶点。

（一）基因突变导致的肿瘤特异性抗原

肿瘤细胞中存在大量的基因突变，突变频率排名靠前的基因包括*TP53*、*KRAS*、*EGFR*、*ATM*、

BRCA1、*PTEN*等。这些突变基因所编码的蛋白，可以在细胞内被降解为肽段，作为肿瘤特异性抗原被MHC- I 类分子提呈给相应的T细胞，分化成细胞毒性T细胞（cytotoxic T cell，CTL）。肿瘤细胞中发生的染色体异位所产生的融合基因所编码的融合蛋白，也属于肿瘤特异性抗原。例如，9号染色体上 *C-ABL*（*ABL*）的一部分异位到22号染色体BCR基因处，产生一个融合基因 *BCR-ABL*，其编码的蛋白属于全新的蛋白，仅在癌细胞中表达，是T细胞能够识别的特异性肿瘤抗原。

（二）理化致癌因素导致的肿瘤特异性抗原

机体受到化学致癌剂或物理辐射等作用，某些基因发生突变而表达新抗原（如MUM-1抗原和p53等）。其特点是免疫原性弱、特异性强、高度异质性。同一种化学致癌剂或物理辐射诱发的肿瘤，在不同种系、同种系的不同个体，甚至是同一个体的不同部位，其免疫原性各异。

（三）病毒感染导致的肿瘤特异性抗原

肿瘤可由病毒感染引起，如EB病毒与B细胞淋巴瘤和鼻咽癌的发生密切相关；人乳头瘤病毒与宫颈癌的发生密切相关。从这些病毒感染诱发的肿瘤细胞中，可检出病毒相关的肿瘤转化基因或病毒癌基因（*v-oncogene*）及其相应的编码蛋白。这类肿瘤抗原与化学、物理因素诱发突变的肿瘤抗原不同，无种系、个体和器官特异性，且具有较强的免疫原性。

（四）正常静止基因表达的肿瘤特异性抗原

除人的正常睾丸细胞外，有些基因在正常组织中不表达，但是在肿瘤组织中高表达，其编码的蛋白能够被T细胞所识别，又被称为癌-睾丸抗原（cancer-testis antigen，CTA）。

黑色素瘤抗原基因（melanoma-associated antigen gene，MAGE）家族成员是从黑色素瘤组织中发现并分离出的人类肿瘤特异性抗原。MAGE家族中的A、B、C三个亚家族具有独特的表达特征：①除了睾丸组织和胎盘组织外，在正常组织中几乎不表达；②可表达于以恶性黑色素瘤为主的多

种组织学来源的肿瘤组织中。研究发现，除了肾细胞癌和髓细胞性白血病以外，人类半数以上的各种组织类型的肿瘤均表达至少一种 *MAGE* 基因。而MAGE-D、E、F亚家族在多种肿瘤组织和正常组织中均有不同程度的表达。

NY-ESO-1最初是从食管癌中鉴定出来的，目前在肿瘤免疫治疗中应用较多，它具有高度的免疫原性，既能引起体液免疫反应，也能引起细胞免疫反应。*NY-ESO-1*抗原基因家族具有以下特点：①基因均定位于染色体Xq28；②基因序列具有一定的相似性，特别是编码C端疏水氨基酸的序列；③三者享有一致的基因组构成及保守的内含子和外显子连接顺序。

二、肿瘤相关抗原

肿瘤相关抗原（tumor associated antigen，TAA）指既存在于肿瘤组织或细胞，也存在于正常组织或细胞的抗原物质，只是其在肿瘤细胞的表达量远超过正常细胞，仅表现为量的变化而无严格的肿瘤特异性，也称为共同肿瘤抗原。胚胎抗原、分化抗原等均属于此类。表14-1对常见的肿瘤抗原进行了介绍。

（一）分化抗原

分化抗原是机体器官和细胞在分化过程中的不同阶段表达的正常分子。恶性肿瘤细胞通常停留在细胞分化的某个幼稚阶段，其形态和功能类似于未分化的胚胎细胞，故肿瘤细胞可表达其他正常组织的分化抗原，如胃癌细胞可表达ABO血型抗原，或表达该组织自身的胚胎期分化抗原。Melan-A、gp100和tyrosinase等属于此类抗原。这些在肿瘤组织中异常表达的分化抗原，可以被T细胞识别。

（二）胚胎抗原

胚胎抗原是在胚胎发育阶段由胚胎组织产生的正常成分，在胚胎发育的后期减少，出生后逐渐消失，或仅存留极微量。当细胞恶性变时，此类抗原可重新合成。胚胎抗原可分为两种，一种是分泌性抗原，由肿瘤细胞产生和释放，如肝细胞癌变时产生的甲胎蛋白（AFP）；另一种是与肿瘤细胞膜有关的抗原，疏松地结合在细胞膜表面，

易脱落，如结肠癌细胞产生的癌胚抗原（CEA）。由于个体发育过程中对此类抗原已形成免疫耐受，故难以诱导机体产生针对胚胎抗原的杀瘤效应。但肿瘤胚胎抗原为肿瘤免疫诊断提供了有效标志物。通过检测肿瘤患者血清中AFP和CEA的水平，分别有助于肝癌和结肠癌的诊断。

（三）原癌基因高表达的抗原

组织细胞发生癌变后，多种信号转导分子的表达量远高于正常细胞。这些信号分子可以是正常蛋白，也可以是突变蛋白。这类抗原包括 *Ras*、*c-Myc* 等原癌基因产物。这些过度表达的原癌基因所编码的蛋白能够被T细胞识别，在患者体内能检测出相应的抗体。如HER2/neu属于原癌基因编码的跨膜蛋白，在人类乳腺癌、卵巢癌组织中过表达，是乳腺癌、卵巢癌重要的肿瘤抗原，也是重要的诊断、治疗靶点。

（四）过量表达的糖脂和糖蛋白抗原

一些肿瘤细胞膜结构改变，表达的糖脂、糖蛋白过量或结构异常，包括神经节苷脂、血型抗原、黏蛋白等。结构异常主要指蛋白或脂类表面糖基成分变化、O糖苷键连接的碳水化合物分子侧链异常、隐蔽性多肽或脂类的暴露。这类抗原包括卵巢癌的CA-125、CA-129等糖蛋白，乳腺癌的MUC1，脑肿瘤和黑色素瘤的GM2、GD2。

表14-1 常见的肿瘤抗原

	肿瘤相关抗原			肿瘤特异性抗原	
	分化抗原	过表达的抗原	癌 - 睾丸抗原	肿瘤病毒抗原	突变基因抗原（新抗原）
描述	表达于肿瘤细胞和正常细胞，来源于同一组织	低表达于正常细胞，高表达于肿瘤细胞	只表达于生殖细胞，异常表达于肿瘤细胞	正常细胞无，由致瘤病毒产生	正常细胞无，由基因突变产生
	受制于中枢耐受，机体免疫系统不识别该类抗原			不受制于中枢耐受，机体免疫系统能识别该类抗原	
表达的肿瘤类型	MART-1、gp100（黑色素瘤）	HER2/neu（乳腺、卵巢癌、肾癌）	MAGE-3（黑色素瘤、膀胱癌）	HPV的癌蛋白E6、E7（HPV相关的头颈部肿瘤、妇科肿瘤）	*p53*、*Ras* 突变（发生于多种肿瘤）
	PSA、PAP（前列腺癌）	MUC1（肺癌、乳腺癌）	NY-ESO1（黑色素瘤、卵巢癌）	乙肝病毒的癌蛋白（肝癌）	BCR-ABL融合蛋白（白血病）
靶向肿瘤抗原的代表性肿瘤疫苗	前列腺癌：Sipuleucel-T；自体同源的树突状细胞疫苗，针对PAP	高表达HER2/neu的乳腺癌、胃癌：曲妥珠单抗是针对HER2/neu的单抗，与化疗联用	非小细胞肺癌：针对MAGE-3的疫苗MAGRIT黑色素瘤、肉瘤：过继性自体来源的T细胞治疗（转染NYESO1 TCR）	HPV相关的宫颈癌：VGX-3100疫苗；针对HPV的E6和E7蛋白	黑色素瘤：RNA疫苗针对突变肽段；针对新抗原的疫苗

三、肿瘤抗原的鉴定方法

（一）CTL筛选法

1991年，Boon小组创立了体外特异性CTL克隆筛选人类肿瘤抗原的方法。其大致步骤如下。①肿瘤特异性CTL克隆的获得：将患者外周血淋巴细胞和自体肿瘤细胞混合共同培养，淋巴细胞经肿瘤抗原刺激而增殖分化为可特异杀伤肿瘤细胞的CTL，然后通过有限稀释法得到针对该肿瘤组织的CTL克隆；②肿瘤抗原基因的分离与鉴定：建立肿瘤细胞cDNA文库，然后将cDNA文库的cDNA转染相应HLA表型细胞，用特异性CTL克隆筛选得到转化细胞，通过检测CTL杀伤效应或TNF-α等细胞因子的分泌鉴别阳性克隆，进而从中分离并鉴定出肿瘤抗原基因；③肿瘤抗原中CTL识别多肽的鉴定：将上述编码该肿瘤抗原的cDNA酶切成小片段，再与相应 *HLA* 基因共同转染真核细胞，用特异CTL筛选出阳性克隆和阴性克隆，比较转染的cDNA酶切片段序列，初步推测出可能的肿瘤抗原肽序列，再合成相应的抗原肽，将其与表达相应 HLA 分子的细胞共同孵育作为靶细胞，通过特异性 CTL 介导的细胞毒性实验鉴定出可被特异 CTL 识别的肿瘤抗原多肽；④分析该基因在正常组织和肿瘤组织中的表达情况。通过采用上述方法，Boon 小组在一个黑色素瘤患者的瘤组织中鉴定出第一个人类 T 细胞识别的肿瘤抗原MAGE-1。

（二）重组 cDNA 表达文库的血清学分析

重组 cDNA 表达文库的血清学分析（serological analysis of recombinant cDNA expression library，SEREX），将分子克隆技术和利用患者自体血清对肿瘤细胞的自体分型技术融为一体，不仅可以检测抗体反应，而且能在抗原与患者自体血清反应的基础上，直接从分子水平确定具有免疫原性的肿瘤蛋白质（抗原）。其流程主要是以新鲜肿瘤组织或细胞样本构建 cDNA 文库并连接入噬菌体表达载体，以重组的噬菌体转染大肠杆菌，将细菌表达的重组蛋白转移至硝酸纤维素膜上，与稀释后的患者自体血清共孵育，用酶联特异性抗人 IgG 二抗识别与高滴度血清抗体反应的克隆，阳性克隆随后亚克隆化，分离出单个插入片段，并确定此插入 cDNA 的核苷酸序列，在相应的数据库中进行比对，了解其染色体定位和推测可能的功能及作用，最后分析该基因的组织表达谱（图 14-1）。

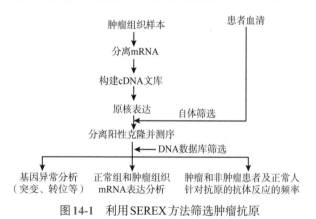

图 14-1　利用 SEREX 方法筛选肿瘤抗原

（三）多肽洗脱法

多肽洗脱法是建立在生物化学方法基础上的一种肿瘤抗原筛选方法。这种方法直接用酸处理肿瘤细胞，使得细胞表面与 MHC 分子结合的天然抗原肽被洗脱下来，随后用高效液相色谱分离纯

化得到若干种多肽。分别对这些多肽进行肽结合实验和 CTL 介导的细胞毒性实验，筛选出合适的抗原多肽。目前利用该法筛选出的肿瘤抗原多肽包括 P946（源于 Pmel17/gp100）、P939（源于 MART-1/Melan-A）等。

（四）cDNA 示差分析技术

cDNA 示差分析技术是一种利用 PCR 和减数杂交来鉴定两种细胞内 mRNA 差异的技术。cDNA 示差分析技术利用双链 DNA 模板在 PCR 时呈指数扩增，而单链 DNA 模板为线性扩增的原理，先用常见的限制性内切酶将实验组与对照组消化成平均长度为 256bp 的 cDNA 片段，再用 PCR 技术使两组的 cDNA 片段富集，随后进行 3 次差减杂交去除共有基因，最后扩增实验组中的特异表达的基因。利用该方法可分离出组织特异性抗原、CTA、过表达抗原。

（五）表位预测法

表位预测法根据相应蛋白质来源的多肽和 MHC 结合力来筛选特定 T 细胞的候选多肽表位，并利用多肽特异性 T 细胞来确定其免疫原性。其优点是利用正常人而不是肿瘤患者的 T 细胞作为筛选工具，所以可能发现新的 T 细胞表位。通过表位预测法已经鉴定出许多 T 细胞表位如 HER2/neu、PSA、CEA 等。

（六）组合肽库技术

组合肽库技术用 RMAS 或 T2 等抗原提呈缺陷细胞作为靶细胞，负载特定长度的随机多肽，然后在体外通过检测它们刺激 T 细胞活化的效应，筛选未知肿瘤抗原的 T 细胞表位。此法可得到在功能上类似或超过天然表位肽的功能模拟肽，又称模拟表位。

蛋白质组学技术可以高通量地筛选肿瘤不同发展阶段表达的各种蛋白质，尤其是组织与体液中所含有的与肿瘤相关的低丰度蛋白，有可能发现大量有诊断价值的肿瘤抗原和肿瘤标志物。一些潜在的肿瘤抗原相继被发现，如与舌癌相关的鳞状细胞癌抗原-1（SCCA-1）、与乳腺癌相关的 RS/DJ-1 等。

第二节 机体抗肿瘤免疫效应机制

机体抗肿瘤免疫的机制包括细胞免疫和体液免疫两种机制（图14-2），这两种机制不是孤立存在或单独发挥作用的，它们相互协作共同杀伤、抑制肿瘤细胞。一般认为，细胞免疫是抗肿瘤免疫的主要方式，体液免疫通常仅在某些情况下起协同作用。对于免疫原性强的肿瘤，特异性免疫应答（指体液免疫和细胞免疫）是主要的，而对于免疫原性弱的肿瘤，非特异性免疫应答（包括但不限于γδT细胞、NK细胞、巨噬细胞、中性粒细胞等）可能具有重要的意义。

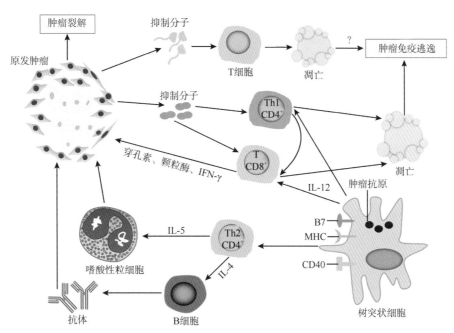

图14-2 机体抗肿瘤免疫机制简介

机体对肿瘤的免疫反应可分为两类：细胞免疫反应（主要涉及CD4$^+$ Th1和CD8$^+$ T细胞）和体液免疫反应（主要涉及CD4$^+$ Th2和B细胞），它们在多个方面影响肿瘤生长。肿瘤特异性的CD8$^+$ T细胞可以被吞噬了肿瘤抗原的抗原提呈细胞释放的IL-12激活，这些提呈细胞表面表达B7和CD40分子，是T细胞激活所需的信号分子。这些CD8$^+$ T细胞可直接杀伤肿瘤细胞。CD4$^+$ Th1细胞通过分泌IFN-γ促进CD8$^+$ T细胞活化。CD4$^+$ Th2细胞通过分泌IL-4而活化B细胞，促进后者分泌针对肿瘤抗原的抗体。Th2细胞可抑制Th1细胞介导的反应，同时也可通过分泌IL-5激活嗜酸性粒细胞，后者有助于抑制肿瘤细胞。CD8$^+$和CD4$^+$ T细胞皆分泌IFN-γ（一种Th1细胞因子），使得肿瘤细胞对CD8$^+$ T细胞敏感，同时也可激活其他免疫细胞，有助于摧毁肿瘤。T细胞利用两条通路杀伤肿瘤细胞：死亡受体通路和颗粒外分泌通路（后者主要指分泌穿孔素和颗粒酶）。肿瘤细胞通过分泌免疫抑制性细胞因子和可溶性的抑制分子来逃避抗肿瘤免疫反应，这些分子可诱导T细胞发生凋亡。更多信息请参考Nature Reviews Cancer. 2005；5（1）：29-41

一、体液免疫机制

抗肿瘤抗体可通过以下几种方式发挥作用。

1. 激活补体系统溶解肿瘤细胞 IgM和IgG（如IgG1、IgG3）抗体与肿瘤细胞表面抗原结合后，抗体变构并暴露补体结合部位，活化补体级联反应，溶解肿瘤细胞，即补体依赖的细胞毒性（complement dependent cytotoxicity，CDC）。

2. 抗体依赖性细胞介导的细胞毒作用 IgG类抗肿瘤抗体的Fab段特异性结合肿瘤细胞表面抗原；它的Fc段则可与NK细胞、巨噬细胞和中性粒细胞表面的FcγR结合，导致这些细胞释放多种效应分子（如TNF-α等）杀伤肿瘤细胞，即抗体依赖性细胞介导的细胞毒作用（antibody-dependent cell-mediated cytotoxicity，ADCC）。

3. 抗体的调理作用 抗肿瘤抗体与吞噬细胞表面FcγR结合，增强吞噬细胞的吞噬功能。此外，抗肿瘤抗体与肿瘤抗原结合能活化补体，借助所产生的C3b与吞噬细胞表面CR1结合，促进其吞噬作用。

4. 抗体封闭肿瘤细胞上的某些受体 抗体可通过封闭肿瘤细胞表面某些受体影响肿瘤细胞的生物学行为。例如，某些抗肿瘤抗原P185的抗体能与瘤细胞表面P185结合，抑制肿瘤细胞增殖；转铁蛋白可促进某些肿瘤细胞的生长，其抗体可通过封闭转铁蛋白受体，阻碍其功能，从而抑制肿瘤细胞的生长。

5. 抗体干扰肿瘤细胞黏附作用　某些抗体可阻断肿瘤细胞表面黏附分子与血管内皮细胞或其他细胞表面的黏附分子配体结合，从而阻止肿瘤细胞生长、黏附和转移。

6. 其他机制　抗肿瘤抗体可与相应肿瘤抗原结合而形成免疫复合物，其中IgG Fc段可与抗原提呈细胞（APC）表面FcγR结合，从而富集抗原，有利于抗原提呈细胞向T细胞提呈肿瘤抗原。此外，抗肿瘤抗体的独特型抗体（第二抗体）可发挥"内影像组"作用，模拟肿瘤抗原而激发和维持机体的抗肿瘤免疫。

二、细胞免疫机制

细胞免疫比体液免疫在抗肿瘤效应中发挥着更重要的作用。除了T细胞、NK细胞、巨噬细胞等几种起主要作用的效应细胞外，目前认为中性粒细胞、嗜酸性粒细胞也参与了抗肿瘤作用。此外，树突状细胞（DC）作为一种专职的抗原提呈细胞，在机体抗肿瘤免疫中也发挥重要作用。

（一）T细胞

1. αβT细胞　在机体抗肿瘤过程中，αβT细胞介导的免疫应答反应起主要作用。其识别肿瘤抗原受MHC限制，包括MHC-Ⅰ类抗原限制的CD8+细胞毒性T细胞（CTL）和MHC-Ⅱ类抗原限制的CD4+辅助性T细胞（Th细胞）。若要诱导、激活T细胞介导的抗肿瘤免疫反应，肿瘤抗原须在细胞内被加工处理成肿瘤抗原肽，然后与MHC-Ⅰ类分子结合共表达于肿瘤细胞表面，从而被CD8+T细胞识别。或者先从肿瘤细胞上脱落下来，然后由抗原提呈细胞摄取，加工成多肽分子，再由细胞表面的MHC-Ⅱ类抗原分子提呈给CD4+Th细胞。激活T细胞需要双重信号刺激：T细胞抗原受体与肿瘤抗原肽-MHC分子复合物结合后，提供T细胞活化的第一信号；由抗原提呈细胞上的某些分子如细胞间黏附分子（ICAM）、淋巴细胞功能相关抗原3（LFA-3）、血管细胞黏附分子（VCAM-1）、B7等与T细胞上相应的受体结合，提供T细胞活化的第二信号。在提供T细胞活化第二信号的膜分子中，B7可与T细胞表面的相应受体CD28/CTLA-4结合，起到与抗原共同刺激T细胞的作用。某些肿瘤细胞虽可表达MHC-Ⅰ类抗原分子，但缺乏B7分子，故不能有效激活T细胞介导的抗肿瘤免疫。CD8+CTL杀伤肿瘤细胞的机制：一是通过其表面FasL分子结合肿瘤细胞表面Fas分子，启动肿瘤细胞的死亡信号通路；二是通过颗粒胞吐分泌效应分子（穿孔素、颗粒酶、淋巴毒素、TNF-α等），使肿瘤细胞裂解、凋亡。CD4+T细胞活化后，可分泌IL-2、IL-4、IL-5、IL-6、IFN-γ和TNF-α等多种细胞因子增强CTL的功能，并可激活巨噬细胞或其他抗原提呈细胞，从而参与抗肿瘤作用。其中IL-2为CTL活化所必需；IL-2和IFN-γ能够激活和增强CTL、NK细胞和巨噬细胞的杀瘤效应；IFN-γ还可以促进肿瘤细胞表达MHC-Ⅰ类分子，有助于肿瘤抗原提呈和激活CTL；TNF-α能直接杀伤肿瘤细胞；IL-2、IL-4、IL-5和IL-6等可促进B细胞活化、增殖、分化和分泌抗体。另外，体内还存在CD4+CTL，也具有直接杀伤肿瘤细胞的作用。此外，B细胞的活化需要CD4+Th细胞提供协助信号。图14-3简介了控制T细胞活化的第一、第二、第三信号。

2. γδT细胞　尽管αβT细胞和γδT细胞有着共同的起源，但两者在分化发育、分布及识别抗原特性等方面均存在差异：αβT细胞是获得性免疫应答的主要执行者，而γδT细胞参与构成免疫系统的第一道防线，主要在天然免疫应答中发挥作用。γδT细胞在正常人外周血淋巴细胞中仅占1%～10%，但在肠道、呼吸道和泌尿生殖道黏膜组织中可达20%～50%。γδT细胞在抗肿瘤免疫治疗中具有独特的作用，它主要以MHC非限制性方式识别抗原；其抗原识别谱广泛，如肽类、非肽类、醇类等，并且可识别αβT细胞所不能识别的抗原，因此在功能上可作为αβT细胞免疫监视的重要补充；此外，γδTIL（肿瘤浸润T细胞）表达Fc受体，在TCR-CD3复合体的表达和（或）组装有缺陷时，仍可传递信号，这是αβT细胞所不具备的。γδT细胞杀伤肿瘤细胞的机制与αβT细胞相同，可通过释放颗粒酶、穿孔素直接裂解靶细胞，还可通过分泌细胞因子如IFN-γ、TNF-α等间接杀伤肿瘤细胞，亦可通过其表面FasL分子结合肿瘤细胞表面Fas分子，启动肿瘤细胞的死亡信号通路。

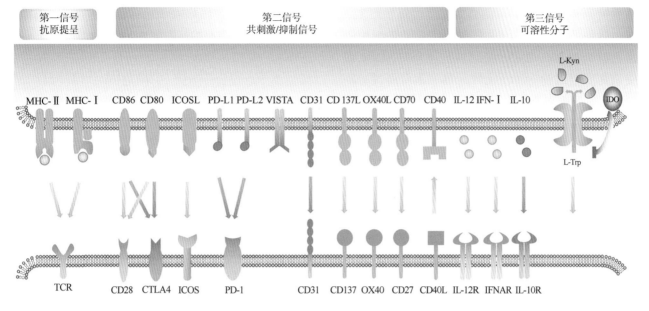

图14-3 控制T细胞活化的第一、第二、第三信号

树突状细胞在T细胞活化过程中发挥关键作用，向T细胞提呈抗原（与MHC-Ⅰ或-Ⅱ类分子结合）。但是仅有这个第一信号是远远不够的，它还需要第二信号——共刺激信号（红色的箭头和受体），而共抑制信号（蓝色箭头和受体）则起到负调控的作用。第三信号（一些可溶性分子，如IL-12、Ⅰ型干扰素）进一步放大T细胞活化效应。更多信息请参考Nat Rev Immunol. 2020；20（1）：7-24.

（二）NK细胞

NK细胞属于天然免疫细胞，它不需要预先致敏即能杀伤肿瘤细胞，其杀伤作用无肿瘤特异性和MHC限制性。NK细胞是一类在肿瘤早期起作用的效应细胞，是机体抗肿瘤的第一道防线。其主要通过诱导靶细胞凋亡、释放效应细胞因子、ADCC等途径杀伤肿瘤细胞。NK细胞的识别和杀伤主要通过两种膜表面受体，即活化性受体（KAR）和抑制性受体（KIR）之间的平衡来实现。NK细胞的激活受靶细胞MHC-Ⅰ类分子表达水平的影响，因为MHC-Ⅰ类分子是KIR的配体，两者相互作用产生的抑制性信号可抑制NK细胞激活。由于肿瘤细胞MHC-Ⅰ类分子表达缺失或低下，缺乏抑制信号，导致NK细胞激活，发挥杀伤效应。此外，肿瘤细胞表面某些糖类配体可与NK细胞表面KAR结合，使NK细胞活化并发挥细胞毒效应。NK细胞表面可表达FasL，且分泌细胞毒性蛋白，通过类似于CTL的机制杀伤肿瘤细胞。

（三）自然杀伤性T细胞

自然杀伤性T细胞（nature killer T cell，NKT细胞）的表面既表达T细胞标志物如CD3、TCRαβ，又表达NK细胞的标志物如NK1.1、CD16、CD122等，它是联系天然免疫和获得性免疫的桥梁之一。NKT细胞只能识别由CD1d分子提呈的特异性糖脂类分子，而不能识别由MHC分子提呈的多肽。经活化，NKT细胞既可直接作为抗肿瘤效应细胞发挥杀伤作用，又可以通过激活其他免疫效应细胞如NK细胞而间接实现抗肿瘤作用。经IL-12或α-GalCer活化的NKT细胞对多种肿瘤细胞具有显著的杀伤作用。NKT细胞主要通过Fas/FasL途径、穿孔素途径及TNF-α发挥其细胞毒作用。活化后的NKT细胞还可以分泌大量的IL-4、IFN-γ、GM-CSF、IL-13及其他细胞因子和趋化因子。

NKT细胞在肿瘤免疫中是一把"双刃剑"。在某些情况下，NKT细胞下调机体的免疫监视功能，导致肿瘤的发生。NKT细胞对免疫反应的作用是促进还是抑制，与NKT细胞活化时微环境中所存在的细胞因子类型、抗原提呈细胞提呈给NKT细胞抗原信号的强弱等有关。

（四）巨噬细胞

巨噬细胞在抗肿瘤免疫中不仅作为提呈抗原的抗原提呈细胞，也是参与杀伤肿瘤的效应细胞。巨噬细胞杀伤肿瘤细胞的机制有以下几方面：①活化的巨噬细胞与肿瘤细胞结合后，通过释放溶细胞酶直接杀伤肿瘤细胞；②吞噬肿瘤细胞或肿瘤抗原抗体复合物，经加工处理后提呈给T细胞，激发特异性T细胞免疫应答；③巨噬细胞表面上有Fc受体，可通过特异性抗体介导ADCC效应杀伤肿瘤细胞；④活化的巨噬细胞可通过分泌TNF-α等细胞毒性因子直接杀伤肿瘤细胞，还可通过释放细胞因子如IL-1等，刺激T细胞增殖分化，增强NK细胞活性。

（五）中性粒细胞

中性粒细胞在循环系统中的含量很高，发挥重要的外周巡逻监视作用。其胞质颗粒中含多种蛋白水解酶、过氧化物酶及抗菌肽，可直接吞噬和消化细菌。新生的中性粒细胞能够产生若干种细胞毒性介质，包括ROS、蛋白酶、膜孔因子和杀伤细胞的可溶性介质，如IL-1和TNF-α。此外，中性粒细胞还可以通过ADCC效应杀伤肿瘤细胞。动物实验发现，IL-2、IL-4、IL-10、IL-12、TNF-α注射均能引起快速和有效的中性粒细胞抗肿瘤活性。临床应用G-CSF治疗肿瘤的过程中，发现G-CSF可提高中性粒细胞对胶质细胞瘤、卵巢癌和乳腺癌的抗肿瘤作用。另外，中性粒细胞的潜在作用表现在应用重组IL-12治疗进展性黑色素瘤和肾癌的患者中，对治疗有反应的患者可产生大量的中性粒细胞氧化剂，这种氧化剂被认为是抗肿瘤的武器之一。

（六）嗜酸性粒细胞

嗜酸性粒细胞由骨髓干细胞增殖、分化并在骨髓内成熟。成熟的嗜酸性粒细胞进入血液，在肠道及呼吸道固有结缔组织中尤为多见，主要介导抗寄生虫感染和超敏反应。嗜酸性粒细胞在多种肿瘤组织浸润，在肿瘤患者外周血中数量增多，具有抗肿瘤活性。将肿瘤细胞移植到小鼠高嗜酸性粒细胞组织局部，发现嗜酸性粒细胞可以抑制肿瘤生长和破坏肿瘤细胞。嗜酸性粒细胞通过Fas/FasL途径、释放穿孔素和颗粒酶B等杀伤和溶解肿瘤细胞，或通过释放某些活性介质间接抑制肿瘤生长。嗜酸性粒细胞还可以作为抗原提呈细胞将抗原提呈给T细胞，并表达多种协同刺激分子，促进T细胞活化。嗜酸性粒细胞自身可以产生一系列的细胞因子，如IL-3、IL-4、IL-5、IL10、IL-12、GM-CSF、TNF-α等参与免疫调节。此外，嗜酸性粒细胞及分泌的细胞因子还可以通过调节肿瘤细胞黏附分子表达而抑制肿瘤的转移。

三、补体与细胞因子

（一）补体

肿瘤细胞能分泌IL-6、C反应蛋白等炎症介质，这些介质可激活补体甘露糖结合凝集素（MBL）途径，从而溶解肿瘤细胞。

（二）细胞因子

由免疫效应细胞和相关细胞如成纤维细胞和内皮细胞产生的具有重要生物活性的细胞调节蛋白，统称为细胞因子。这些细胞因子在介导机体抗肿瘤免疫反应过程中发挥重要的作用。

1. 主要通过调节免疫功能发挥抗肿瘤作用的细胞因子　包括IL-2、IL-12、IFN-γ等。IL-2能促进T细胞的增殖及B细胞的增殖和分化，诱导淋巴因子激活的杀伤细胞（lymphokine-activated killer cell，LAK细胞）生成，促进NK细胞增殖，增强NK细胞的杀伤能力。IL-12由吞噬细胞、B细胞和其他抗原提呈细胞产生，能够通过增强NK细胞和LAK细胞的细胞毒活性，促进特异性细胞毒性淋巴细胞反应，诱导NK细胞和T细胞分泌IFN-γ而发挥抗肿瘤作用。IFN-γ主要通过调节机体的免疫功能来发挥作用。IFN-γ可促进MHC-Ⅰ类分子的表达，增强NK细胞的活性，并可以通过诱导凋亡来发挥抗肿瘤作用。

2. 主要通过直接抗肿瘤作用发挥功能的细胞因子　包括IL-4、IFN-α、IFN-β、TNF-α等。IL-4是由Th细胞分泌的，主要对T细胞起作用。它可以促进淋巴细胞的生长，刺激胸腺细胞增殖、分化为细胞毒性T细胞。在肾癌和黑色素瘤细胞株中，已观察到IL-4直接抗肿瘤增殖的作用。IFN-α、IFN-β主要通过抑制肿瘤细胞增殖和分化，促进部分恶性细胞表型的逆转而发挥抗肿瘤作用。IFN-α、IFN-β在临床上对各类肿瘤都有作用，而以血液系统恶性肿瘤最为显著。TNF-α来源于巨噬细胞和淋巴细胞，对肿瘤具有直接溶解作用，在体内引起肿瘤坏死，使肿瘤体积缩小甚至消失。另外，TNF-α还能增强NK细胞活性、刺激T细胞增殖。

第三节　肿瘤免疫逃逸机制

肿瘤细胞可通过多种机制逃避机体的免疫攻击。这些逃逸的机制并不是孤立存在的，同一肿瘤可有多重免疫逃逸方式，不同肿瘤、肿瘤的不同分化阶段，其免疫逃逸的方式亦不相同。

一、免疫编辑理论

免疫系统对肿瘤发生发展具有"双刃剑"作用，免疫编辑理论较好地解释了机体免疫系统与肿瘤的相互作用关系。肿瘤免疫编辑是一个动态发展的过程，主要分为三个阶段：清除期（elimination）、均衡期（equilibrium）、逃逸期（escape）（图14-4）。

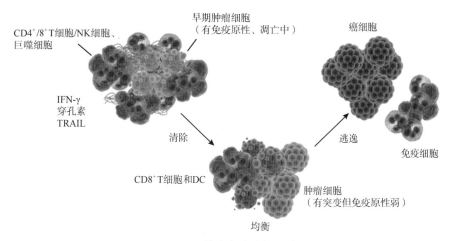

图14-4　肿瘤免疫编辑理论

肿瘤免疫编辑理论涉及三个阶段。最开始是免疫清除阶段，效应免疫细胞能够有效清除早期肿瘤细胞，包括诱导凋亡或吞噬。在免疫均衡阶段，CD8⁺ T细胞和DC与肿瘤细胞维持相对平衡的稳态。这时的肿瘤细胞有少量突变，但是免疫原性较弱。在免疫逃逸阶段，免疫细胞不识别肿瘤细胞，肿瘤细胞得以大量增殖。在免疫清除阶段，免疫系统处于优势，有效控制恶性增生；在免疫均衡阶段，免疫系统与肿瘤细胞处于一个相对平衡的状态；而在免疫逃逸阶段，肿瘤细胞逃脱了免疫系统的监视、限制，无限增殖

清除期反映了传统理论中的免疫系统对肿瘤发生发展的监视、抵御作用。均衡期指经历了清除期之后，由于多种因素导致免疫系统无法清除肿瘤细胞，"敌我双方"处于相对平衡的状态。肿瘤细胞在此期隐匿性生长。逃逸期是指肿瘤细胞克服了免疫系统的束缚，进入了快速增殖的阶段。在持续的免疫压力下，肿瘤细胞基因组不稳定性的特征得以体现，各种变异发生。免疫原性较强的克隆被清除，免疫原性低或者缺乏免疫原性的克隆迅速扩增。这个阶段，一方面是肿瘤细胞对机体的免疫监视作出了适应性调整，另一方面肿瘤细胞会"教育"免疫微环境，化敌为友，创造出有利于肿瘤细胞生长的免疫微环境。T细胞耗竭（T cell exhaustion）是指T细胞持续暴露于炎症或抗原信号下，而处于功能疲惫的一种状态，T细胞的增殖和记忆能力逐渐降低，表达多个抑制性受体。这一现象体现了机体免疫系统的动态性，也从一个侧面较好地印证了免疫编辑理论。

肿瘤免疫领域，早期的概念是"免疫监视"（immune surveillance）理论，认为机体免疫系统可以发挥监视作用，识别并清除任何表达新抗原的"非己"成分或突变细胞，以保持机体内环境的稳态。当机体免疫功能低下时，无法有效鉴别、清除"非己"成分或突变细胞，则可能发生肿瘤。该理论只强调了免疫系统对于肿瘤的负调控作用，比较片面。近年来，"免疫编辑"理论逐渐占据主流位置。该理论展示了一个动态发展的双向过程，更有利于我们去理解肿瘤免疫机制。

二、肿瘤细胞的免疫原性降低

（一）肿瘤细胞 MHC 分子的表达异常

在肿瘤免疫过程中，T细胞的免疫功能起关键作用。可溶性肿瘤抗原被抗原提呈细胞摄入，加工成短肽，然后经MHC-Ⅱ类分子提呈而激活CD4⁺ T细胞，通过分泌细胞因子促进CD8⁺ T细胞的特异杀伤作用。某些肿瘤细胞MHC-Ⅰ类分子表达缺陷或降低，同时可异常表达非经典MHC-Ⅰ

类分子，如HLA-G、HLA-E等。经典MHC-Ⅰ类分子缺失可导致抗原提呈障碍，影响肿瘤特异性CTL活化和抗肿瘤效应；NK细胞表面抑制性受体（KIR）识别肿瘤细胞表面异常表达的非经典MHC-Ⅰ类分子，从而启动抑制性信号。人类肿瘤组织普遍存在着MHC-Ⅰ类分子表达下调的现象，该变化为T细胞对肿瘤细胞免疫选择的结果。在进展期的肿瘤细胞，MHC-Ⅰ类分子表型和免疫原性变得不易被免疫系统识别。

（二）肿瘤抗原的加工、处理和提呈障碍

某些肿瘤细胞不能将MHC-Ⅰ类分子-抗原肽复合物转移至癌细胞表面；某些肿瘤细胞内LMP1、LMP2和TAP表达低下。LMP和TAP是肿瘤抗原加工过程中的重要成分，肿瘤细胞遗传不稳定性可造成 LMP 和 TAP 基因突变或缺失。上述情况均可导致肿瘤抗原的加工、处理和提呈障碍，使肿瘤细胞逃逸机体免疫机制的攻击。恶性转移性肿瘤LMP和TAP丢失频率比原发肿瘤灶明显增高。

（三）肿瘤细胞表面的协同刺激分子及黏附分子表达下降

T细胞激活除了需要通过TCR识别MHC分子提呈抗原肽产生的第一信号外，还需要协同刺激信号，如通过CD28与B7分子和某些黏附分子相互作用。B7与CD28结合后，可以产生T细胞趋化因子，上调IL-2受体，并增加IL-2 mRNA的转录，促进T细胞活化增殖；增强T细胞的敏感性；介导CTL对靶细胞的效应功能；介导T细胞-B细胞间的黏附，促进体液免疫应答等。许多肿瘤细胞往往缺乏B7分子，因此不能为CTL提供协同刺激信号。ICAM-1是一种细胞膜表面糖蛋白，它和淋巴细胞功能相关抗原1（LFA-1）的结合与T细胞的功能密切相关，包括T细胞介导的肿瘤细胞杀伤和Th细胞效应等。肿瘤细胞表面ICAM-1表达明显减少，而且许多抗原提呈细胞，如单核巨噬细胞表面ICAM-1的表达也减少。ICAM-1存在两种形式，一种是膜结合形式，另一种是可溶性的形式。可溶性的ICAM-1（sICAM-1）来源于肿瘤细胞表面ICAM-1的脱落。在肿瘤细胞中，sICAM-1增加可抑制膜结合形式ICAM-1与LFA-1的结合，从而对细胞表面的ICAM-1起到"屏蔽"的作用，影响

ICAM-1与表达LFA-1阳性的淋巴细胞结合。这也是肿瘤细胞逃避免疫监视的机制之一。

（四）肿瘤细胞的抗原性弱及抗原调变

大多数肿瘤抗原的免疫原性很弱，不能诱发有效的抗肿瘤免疫应答。另外，宿主对肿瘤抗原的免疫应答导致肿瘤细胞表面抗原减少或丢失，导致肿瘤细胞不被免疫系统识别，得以逃避宿主的免疫攻击，这种现象称为抗原调变（antigen modulation）。抗原调变在生长快速的肿瘤普遍存在，可由细胞内化作用或抗原抗体复合物脱落所致。肿瘤细胞之间存在免疫原性的差异，免疫原性强的可诱导机体的抗肿瘤免疫反应而被清除；免疫原性弱的则可能逃避机体的免疫监视，获得增殖机会，这种现象称为免疫选择（immunoselection）。经过不断进化、选择，免疫原性弱的肿瘤细胞越来越多。

（五）肿瘤细胞抗原的"封闭"或"覆盖"

肿瘤细胞表面的抗原可被某些非特异性成分（如唾液黏蛋白等）覆盖，或被封闭性因子"封闭"，从而干扰免疫细胞对肿瘤抗原的识别和杀伤。这些封闭因子可能是以下几种：①封闭抗体，可与肿瘤细胞膜抗原结合，并封闭它；②可溶性肿瘤抗原，可与淋巴细胞表面特异性抗原识别受体结合；③抗原抗体复合物，可与肿瘤细胞表面的肿瘤抗原结合，还可通过其抗原成分封闭免疫细胞表面的抗原识别受体。

（六）肿瘤细胞的"漏逸"和"免疫刺激"

体内仅出现少量肿瘤细胞时，可诱导产生免疫刺激效应，促进肿瘤细胞增殖。而当肿瘤迅速生长时，机体免疫系统无足够能力清除大量肿瘤细胞，即发生肿瘤"漏逸"（sneaking through）。

（七）肿瘤抗原诱发免疫耐受

肿瘤细胞在宿主内长期存在和不断增殖的过程中，其肿瘤抗原可作用于处在不同分化阶段的抗原特异性淋巴细胞，其中处于幼稚阶段的淋巴细胞接触肿瘤抗原后即可被诱发免疫耐受。肿瘤抗原可以诱发特异性免疫耐受，其结果是促进肿瘤生长。例如，母鼠可以将鼠乳腺癌病毒传给小

鼠，被病毒感染的小鼠成年后易发生乳腺癌；但如果将乳腺癌细胞移植给同系未感染该病毒的小鼠，则癌细胞被排斥。在另外的实验中，将SV40 T抗原基因与其他不相关基因分别转染小鼠后，再用SV40病毒感染，发现转染了SV40 T抗原基因的小鼠多数发生肺癌，而转染其他基因者则不发生。

（八）肿瘤细胞分泌免疫抑制性因子

肿瘤细胞能自发分泌多种免疫抑制性细胞因子，如TGF-β、VEGF、IL-10等。这些细胞因子可抑制T细胞的分化、促进Th1-Th2平衡向Th2偏移，并下调T细胞黏附和共刺激分子的表达，诱导对肿瘤免疫特异性CTL的耐受（表14-2）。免疫特异性细胞因子还通过下调编码穿孔素和颗粒酶B基因表达而抑制CTL的产生。现已确认人类肿瘤细胞系和新鲜的肿瘤细胞能分泌肿瘤生长因子，如造血系统肿瘤骨髓瘤、毛细胞白血病、上皮来源的肿瘤可分泌IL-6。此外，一些抗肿瘤细胞因子在肿瘤免疫逃逸过程中也发挥作用。TNF-α在低浓度时具有抗瘤作用，但在较高浓度下却促进肿瘤生长。IFN-γ能通过上调肿瘤细胞HLA- I 类分子的表达而对抗抑制NK细胞的抗肿瘤作用。

表14-2　免疫抑制因子的作用

免疫效应	TGF-β	IL-10	VEGF
抑制T细胞增殖	+	−	+
抑制CTL的分化	+	+	+
抑制细胞因子产生	+	+	+
诱导T细胞无能	+	−	−
下调细胞毒活性	+	+	−
促使Th1-Th2平衡向Th2偏移	+	+	−
下调黏附分子表达和共刺激信号	+	+	−
抵抗CTL介导的细胞裂解作用	−	−	−

注：+表示有作用；−表示无作用。

三、免疫系统被抑制

（一）Fas/FasL 系统异常

肿瘤细胞及微环境中免疫细胞的Fas/FasL系统异常，是肿瘤能够逃逸免疫系统攻击的机制之一。某些肿瘤细胞表面表达FasL，但是不表达Fas；T细胞表面一般都表达Fas和FasL。当T细胞攻击肿瘤细胞时，Fas与FasL结合。由于肿瘤细胞不表达Fas，结果凋亡的不是肿瘤细胞，而是淋巴细胞，从而有助于肿瘤细胞的免疫逃逸。

（二）效应 T 细胞功能异常

T细胞通过TCR识别MHC提呈的抗原肽，产生特异性免疫应答。参与T细胞内信号转导的重要成分，包括CD3分子 ζ 链、Src家族PTK（Lck和Fyn）和Syk家族PTK（ZAP-70）。近来发现，肿瘤患者瘤灶和外周血中的肿瘤浸润淋巴细胞中的T细胞信号转导分子，发生表型改变或表达水平下降，引起T细胞成熟障碍和免疫功能低下，使肿瘤抗原特异性T细胞激活受阻。而且，缺陷的T细胞极易受到破坏，最终造成机体细胞免疫和体液免疫无法发挥有效抗肿瘤作用。

（三）调节性 T 细胞

调节性T细胞（Treg细胞）是1999年发现的一群具有免疫抑制功能的T细胞亚群，它起源于淋巴样干细胞，可分为自然Treg细胞和诱导性Treg细胞。自然Treg细胞在胸腺发育而成，通过细胞接触方式发挥抑制作用，占CD4[+] T细胞种群的5%～15%。它能抑制T细胞增殖、细胞因子分泌和抗原提呈细胞的功能。这类Treg细胞由TGF-β诱导，转录因子Foxp3是其标志物分子。诱导性Treg细胞在外周经抗原激发而产生，通过分泌抑制性细胞因子（IL-10、TGF-β）发挥抑制作用。它主要通过TGF-β、IFN-γ诱导产生。

肿瘤患者体内常出现Treg细胞比例上调，Treg细胞常富集于肿瘤组织中，其增高程度往往与肿瘤患者的不良预后相关。肿瘤组织中存在高比例Treg细胞的原因可能有两个：①肿瘤细胞分泌趋化因子（如CCL22），将胸腺的Treg细胞吸引到肿瘤组织中；②肿瘤微环境中的某些因子（主要是TGF-β、COX-2、PGE$_2$）促进CD4[+]CD25[−]细胞转化为CD4[+]CD25[+] T细胞（即Treg细胞）。这提示Treg细胞比例上调可能是肿瘤细胞主动调节的结果。

Treg细胞发挥抑制肿瘤免疫应答的可能机制：诱导抗原提呈细胞表达B7-H4，后者可与T细胞表面的相应受体结合，抑制T细胞增殖；分泌抑制性的细胞因子IL-10、IL-35、TGF-β，对抗原提呈细胞和T细胞表面的分子（MHC、CD80、CD86）

起到抑制作用，并抑制IL-12分泌；分泌穿孔素和颗粒酶，直接杀伤T细胞、抗原提呈细胞、NK细胞；抑制T细胞代谢，Treg细胞表达IL-2受体，可竞争结合常规T细胞所需的IL-2，间接抑制T细胞增殖；Treg细胞介导的cAMP可通过缝隙连接进入靶细胞，抑制常规T细胞增殖和细胞因子分泌；Treg细胞可通过诱导抗原提呈细胞高表达吲哚胺-2,3-双加氧酶（IDO）影响T细胞增殖。

（四）调节性B细胞

调节性B细胞（Breg细胞）是一类由B细胞分化而来，具有免疫抑制作用的B细胞亚群。它是B细胞发挥肿瘤免疫抑制作用的主要形式。诱导肿瘤微环境中Breg细胞产生的因素主要是微环境中的细胞因子，包括白三烯B_4、IL-21、IL-18、TGF-β。肿瘤细胞与B细胞间的接触也是诱导因素。肿瘤细胞表面的CD40L分子与B细胞表面的CD40结合，激活CD40L-CD40通路，从而诱导B细胞向Breg细胞分化。Breg细胞主要通过分泌抑制性因子IL-10、TGF-β、IL-35等发挥免疫抑制作用。

（五）骨髓源性抑制性细胞

骨髓源性抑制性细胞（myeloid-derived suppressor cell，MDSC）是一群存在于荷瘤小鼠及肿瘤患者体内具有免疫抑制功能、髓系来源的异质性细胞群体，包括未成熟的粒细胞、巨噬细胞和树突状细胞。在肿瘤、炎症或病原感染等病理条件下，髓系细胞异常增殖而产生MDSC并且发生聚集，此时MDSC具备很强的抑制T细胞反应的能力，对机体免疫反应发挥负向调控作用。在正常情况下，MDSC主要分布在小鼠骨髓。当肿瘤发生时，在荷瘤小鼠体内MDSC主要集中于肿瘤组织、骨髓和淋巴器官；而对于肿瘤患者，MDSC则主要集中在外周血中，其含量比健康个体高出10倍。小鼠MDSC特征性地表达$CD11b^+Gr1^+$。人类MDSC的细胞表面标志物存在广泛多样性，比较复杂。MDSC的两大主要亚群Mo-MDSC和G-MDSC，除了拥有不同的表面标志物及免疫抑制途径外，在其他方面也存在不同。

肿瘤发生发展过程中释放的大量细胞因子、生长因子、趋化因子都可以诱导MDSC产生，招募MDSC到肿瘤部位，如VEGF、IL-6、GM-CSF、IL-10、TGF-β、S100A8、S100A9等。

MDSC负调控肿瘤免疫的主要机制：MDSC分泌Arg-1、ROS、iNOS，这三者是MDSC发挥T细胞抑制功能的"主力军"；MDSC分泌TGF-β、PGE_2，抑制T细胞免疫应答；MDSC直接或间接抑制树突状细胞的分化、发育、成熟，诱导其发生免疫耐受，抑制树突状细胞的抗原提呈功能。MDSC抑制$CD8^+$T细胞产生IFN-γ，这种抑制作用依赖其表面MHC分子的表达。此外，MDSC对于NK细胞功能具有抑制作用，对巨噬细胞则是抑制其抗原提呈功能，促进免疫耐受。

活性氧（ROS）由细胞内线粒体和各种氧化酶类产生，过氧化氢是ROS的一种普遍形式，能够抑制T细胞活化。一氧化氮合酶（NOS）催化L-精氨酸产生一氧化氮和L-瓜氨酸，一氧化氮可阻断IL-2的信号转导途径，从而抑制T细胞增殖、活化。精氨酸酶-1（Arg-1）和NOS可协同作用导致过氧化亚硝酸盐的产生，抑制T细胞功能。Arg-1催化L-精氨酸转化成L-鸟氨酸，降低L-精氨酸水平，导致T细胞CD3ξ链的表达下调；L-鸟氨酸是体内多胺合成的关键分子，后者可刺激肿瘤细胞生长。

（六）肿瘤相关巨噬细胞

肿瘤微环境中浸润有丰富的巨噬细胞，称为肿瘤相关巨噬细胞。肿瘤相关巨噬细胞不仅没有抗肿瘤作用，还促进肿瘤发生发展，抑制肿瘤免疫应答。肿瘤相关巨噬细胞分泌多种细胞因子（EGF、EGFR、PDGF、TGF-β1、bFGF），刺激肿瘤细胞生长。肿瘤相关巨噬细胞分泌TGF-β1、bFGF、PDGF、Ang-1、IL-1、IL-8，促进肿瘤部位的血管新生。肿瘤相关巨噬细胞分泌丝氨酸蛋白酶、MMP、组织蛋白酶，作用于细胞之间的连接，破坏基底膜，促进肿瘤侵袭、转移。肿瘤相关巨噬细胞分泌高浓度的IL-10、TGF-β1、PGE，抑制T细胞激活、增殖，下调NK细胞等免疫细胞的活性。

（七）免疫检查点分子

前文已经提到，T细胞的激活需要两种信号，一是T细胞表面的T细胞受体（TCR）识别MHC分子-抗原肽复合物，二是辅助信号（来自抗原提呈细胞表面的某些分子与T细胞表面的分子结合）。第二类信号里既有共刺激信号，促进T细胞增殖，也有共抑制信号，抑制T细胞增殖，起到维持动态

平衡的作用。共抑制信号中最重要的是CTLA-4和PD-1，它们也被称为免疫检查点分子。图14-5简介了CTLA-4和PD-1免疫抑制通路的代表性机制。

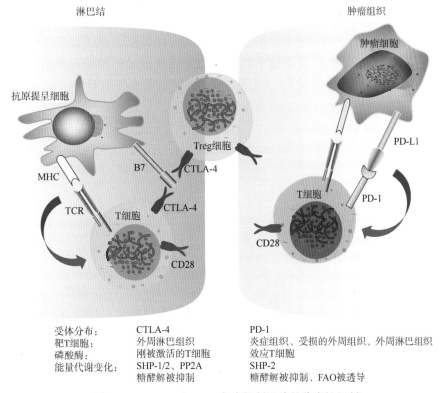

受体分布： CTLA-4　　　　　　　　　　PD-1
靶T细胞： 外周淋巴组织　　　　　　　炎症组织、受损的外周组织、外周淋巴组织
磷酸酶： 刚被激活的T细胞　　　　　　效应T细胞
能量代谢变化： SHP-1/2、PP2A　　　　　SHP-2
糖酵解被抑制　　　　　　　糖酵解被抑制、FAO被透导

图14-5　CTLA-4和PD-1免疫抑制通路的代表性机制
两通路的功能性差异可以在四个层面进行解释：表达水平和分布模式、在T细胞活化过程中的表达动力学、下游通路中的磷酸酶、能量代谢效应。
更多信息请参考Cancer Cell. 2018; 33（4）: 581-598

CTLA-4亦被称为CD152，是T细胞表面的受体之一。T细胞活化的必要条件之一是抗原提呈细胞表面的B7复合体与T细胞表面的CD28受体结合；但是CTLA-4相较CD28对B7复合物具有更高的亲和力，能竞争性阻止CD28与B7结合，从而抑制T细胞活化。

PD-1是一种Ⅰ型跨膜蛋白，表达于T细胞、B细胞、NK细胞、Treg细胞、抗原提呈细胞的表面，其配体PD-L1属于B7家族，表达于内皮细胞、上皮细胞（含肿瘤细胞）等多种细胞表面。PD-1的抑制功能由蛋白酪氨酸磷酸酶SHP-2介导，PD-1与其配体PD-L1结合后会使TCR下游的信号分子去磷酸化，从而抑制T细胞增殖。靶向CTLA-4、PD-1或PD-L1的抗体已经广泛用于肿瘤治疗。

T细胞免疫球蛋白黏蛋白3（TIM-3）是另外

一种免疫检查点分子，是一种Ⅰ型跨膜蛋白，属于Ig超家族成员，表达于T细胞表面，它一旦与肿瘤细胞上相应配体（如Gal-9）结合，可激活下游信号通路，从而诱导T细胞的"失能"或凋亡。TIM-3可以和另一种表达在活化T细胞并参与T细胞抑制的分子CEACAM-1组成异源二聚体，发挥免疫抑制功能。TIM-3抑制剂目前也在抗肿瘤免疫治疗中崭露头角。

淋巴细胞活化基因3（LAG-3）是一种广泛表达于活化T细胞、B细胞、NK细胞和pDC表面的免疫检查点分子，其配体是纤维蛋白原相关蛋白（FGL）1。LAG-3又被称为CD223，属于Ig超家族成员。T细胞被激活后，IL-2、IL-7、IL-12可上调LAG-3表达水平，后者竞争性与MHC-Ⅱ类分子结合，对TCR信号起到负调控作用。FGL1-LAG-3相互作用是独立于B7-H1/PD-1通路的另一条肿瘤

免疫逃逸通路。肿瘤微环境中的淋巴细胞常表达LAG-3，从而可起到抑制肿瘤免疫的作用。

TIGIT是一个抑制性受体，在NK细胞高表达，靶向TIGIT的检查点免疫治疗能够逆转NK细胞的功能耗竭，增强NK细胞介导的抗肿瘤免疫应答，有效抑制小鼠肿瘤生长，延长荷瘤小鼠生存。

随着学科发展，另有一批免疫检查点分子被陆续鉴定出来，如IDO、VISTA、B7/H3、BTLA等。针对它们的抑制剂成为肿瘤免疫治疗的开发热点。

（八）吲哚胺 -2, 3- 双加氧酶

吲哚胺 -2, 3- 双加氧酶（indoleamine-2, 3-dioxygenase，IDO）是细胞内一种含亚铁血红素的酶，是肝脏以外唯一可催化色氨酸分子中吲哚环氧化裂解、沿犬尿酸途径进行分解代谢的限速酶。IDO表达增强后，最直接的结果是消耗局部的色氨酸，使幼稚T细胞不能分化为细胞毒性效应T细胞。此外，IDO可以诱导在肿瘤细胞免疫中发挥主要作用的Th1细胞凋亡。因此肿瘤细胞可以通过表达IDO来阻断T细胞周期进展及诱导Th1细胞凋亡，最终诱导抗原特异性的T细胞免疫耐受。IDO产生上述功能的机制如下。①色氨酸耗竭机制：T细胞增殖中的G_1期中期对色氨酸缺乏非常敏感，IDO过度表达后必然导致色氨酸缺乏，从而抑制T细胞增殖。②色氨酸毒性代谢产物L-犬尿酸和吡啶甲酸可以直接抑制活化T细胞的功能，甚至诱导T细胞凋亡。这种抑制具有选择性，仅对正经历活化的T细胞产生抑制，而对静息T细胞无明显影响。③IDO还可能通过诱导调节性T细胞的增殖来抑制活化T细胞的免疫功能。

第四节　肿瘤免疫治疗

肿瘤免疫治疗是一类通过激活患者自身的免疫系统来治疗肿瘤的方法。这是继手术、放疗、化疗之后，肿瘤治疗的第四种策略。近年来，肿瘤免疫治疗的发展非常迅速。第一代为缺乏靶向性的LAK细胞、细胞因子活化的杀伤细胞（CIK细胞）治疗。第二代是DC-CIK细胞治疗，它同时输入DC，赋予CIK细胞一定的靶向性。第三代是CAR-T细胞治疗技术，给肿瘤患者的T细胞加入能识别肿瘤细胞、激活T细胞的嵌合载体CAR。第四代是免疫检查点抑制剂。此外，肿瘤疫苗、溶瘤病毒也成为肿瘤免疫治疗的重要分支。

也可以将肿瘤免疫治疗分为主动免疫治疗和被动免疫治疗。前者是激发肿瘤患者机体的抗肿瘤免疫能力；后者是向患者体内输入具有抗肿瘤活性的细胞或细胞因子。

一、肿瘤的主动免疫治疗

（一）非特异性的主动免疫治疗

1. 非特异性刺激因子　用刺激因子激发机体的免疫系统，增强机体的抗肿瘤免疫能力，从而达到杀伤或抑制肿瘤细胞增殖的目的。TLR家族通过激活免疫细胞参与机体的免疫保护，其中TLR9与抗肿瘤免疫应答有关。CpG ODN是TLR9激动剂，可活化天然免疫反应和过继性免疫反应。CpG ODN是人工合成的含有未甲基化CpG基序的寡脱氧核苷酸。它能模拟原核生物DNA刺激机体的免疫系统，激活多种免疫细胞，产生多种细胞因子，有诱导激活抗肿瘤免疫应答的能力。CpG ODN可作为单独的治疗药物杀伤肿瘤，也可以与其他免疫疗法共同应用。其他常用的刺激因子还包括卡介苗、短小棒状杆菌、左旋咪唑等。这类非特异性刺激因子常与其他疗法合用，促进天然免疫和获得性免疫。

环磷酰胺、吉西他滨、多柔比星、紫杉醇、氟尿嘧啶等药物可诱导肿瘤细胞死亡，伴随组织坏死，大量死亡信号释放，能活化免疫细胞，促进肿瘤抗原交叉提呈，提高免疫效应细胞与靶细胞的比值。

2. 细胞因子　可激发宿主对肿瘤的免疫反应，细胞因子联合化疗、放疗或手术治疗可提高治疗效果。随着分子生物学和基因工程技术的发展，重组细胞因子融合蛋白治疗肿瘤和细胞因子基因治疗肿瘤技术将为细胞因子治疗肿瘤开辟新的途径。

（1）白细胞介素（IL）：目前已经上市的白细胞介素产品包括IL-2、IL-15、IL-11制剂。IL-2可以增强机体对不同免疫原、病原体及肿瘤的免疫反应性，促进T细胞的增殖及B细胞的增殖和分

化，诱导LAK细胞生成，促进NK细胞增殖，增强NK细胞的杀伤能力。IL-2对某些肿瘤有一定疗效，但由于往往会引起多系统毒性，其临床应用受到一定限制。目前需要研究的问题是选择最佳的给药途径，既能增强疗效，又减少其毒性。IL-15与IL-2有着相似的作用，能刺激CTL增殖；刺激外周血T细胞；体外诱导CTL和LAK细胞，其肿瘤治疗指数明显高于IL-2。IL-15可能是治疗实体瘤，尤其是抑制对IL-2有抗性的广谱实体瘤生长的有效候选因子。IL-11由纤维细胞、上皮细胞和软骨细胞等基质细胞受刺激产生，是重要的造血调节因子，刺激巨核系、红系和粒系造血。IL-11是肿瘤患者放疗后首选的升血小板药物，与GM-CSF联合应用同时可起到升高白细胞计数的作用，有利于肿瘤患者放、化疗的进行。

（2）干扰素（IFN）：已知有IFN-α、IFN-β、IFN-γ三种，是一组结构功能紧密相关的糖蛋白分子。IFN-α由白细胞产生；IFN-β主要由成纤维细胞产生；IFN-γ是T细胞受T细胞丝裂原、特异性抗原及IL-2刺激而产生。IFN-α与化疗联合应用可提高疗效，与其他细胞因子联合应用，如IFN-α加IL-2、TNF-α加IFN，或IFN-α与IFN-β或IFN-γ联合应用有协同作用。IFN与IL-2联合可促进抗肿瘤效应，通过刺激非特异性免疫细胞（NK细胞、LAK细胞）或特异性免疫T细胞，或增加MHC分子或肿瘤抗原在肿瘤靶细胞上的表达，有利于识别和杀伤肿瘤细胞。但从干扰素的临床应用效果看，IFN-α仅对有限的肿瘤有抗癌作用，缓慢生长及分化较好的肿瘤对干扰素敏感，IFN-α对肿瘤较小的患者疗效较好，而对实体瘤疗效大多较差。

（3）肿瘤坏死因子（TNF）：包括来源于巨噬细胞的TNF-α和来自淋巴细胞的TNF-β。目前重组的人类TNF已成功地在体内外显示抗肿瘤活性。TNF最大的特点是能专一杀伤肿瘤细胞而不损伤正常细胞。其抗肿瘤机制：①直接溶解和抑制增殖作用；②选择性破坏肿瘤新血管系统，导致肿瘤组织出血坏死；③诱导的肿瘤局部炎症反应对肿瘤坏死亦有作用；④增强炎症局部单核巨噬系统活性，增强NK细胞、巨噬细胞的细胞毒性，诱导IL-1的合成和Fc受体的表达。然而，大多数临床试验都由于TNF-α带来的全身性毒性而告失败。

由于副作用，如低血压、血管渗漏、发热和神经毒性，多数情况下都不能达到有效的抗肿瘤剂量。

（4）集落刺激因子（CSF）：是一类刺激各类造血干细胞生长和分化的因子，包括G-CSF、M-CSF、GM-CSF、促红细胞生成素（EPO）、血小板生成素（TPO）、SCF。目前，G-CSF、GM-CSF、EPO已作为药品进入市场，主要用于化疗所致的严重粒细胞减少、红细胞减少等。

（5）重组细胞因子融合蛋白：是一类利用基因工程的方法将编码细胞因子和其他有特定功能的蛋白分子基因序列连接并表达相应蛋白质融合产物。其结构特点：将细胞因子功能活性域与其他分子的活性域融合，各组分可发挥协同作用，使融合蛋白的生物学活性较各单体大大增强。按生物学功能的不同，重组细胞因子融合蛋白可分为细胞因子与抗体的融合蛋白、细胞因子与毒素的融合蛋白、不同细胞因子的融合蛋白、细胞因子与细胞因子受体的融合蛋白，以及细胞因子与其他分子的融合蛋白。例如，一种抗CD30抗体和IL-12的融合蛋白能诱导IFN-γ的分泌及NK细胞介导的霍奇金淋巴瘤细胞的溶解。白喉毒素IL-2的融合蛋白（DAB$_{389}$IL-2）在皮肤T细胞瘤的临床试验中单独使用显示出显著的治疗效果。

（6）细胞因子基因治疗：到目前为止，大多数细胞因子的治疗试验都低于预期，主要困难之一是细胞因子很难在患者体内达到治疗剂量而又不产生过度的细胞毒性。新出现的基因治疗方法可能只在肿瘤局部持续产生高浓度的、治疗性的免疫刺激性细胞因子，而不刺激细胞因子整体水平的提高，不造成明显可见的细胞毒性，因此引起人们极大的兴趣。细胞因子基因导入的主要方式：①直接注射基因治疗载体到肿瘤组织及其边缘；②把在体外细胞因子基因修改过的自体的或异源的成纤维细胞、干细胞、免疫效应细胞或其他类型正常细胞植入肿瘤组织或边缘区；③用体外修饰过的自体或同种异体的经辐射杀死的肿瘤细胞作为疫苗。各种免疫刺激细胞因子基因被导入经处理的肿瘤细胞，作为疫苗注射进癌症患者体内。多种细胞因子基因被用于临床前和临床试验，包括IL-2、IFN-α、IFN-β、IFN-γ、IL-12、IL-15、GM-CSF和TNF-α。

（二）特异性的主动免疫治疗

1. 肿瘤疫苗　原理是利用肿瘤细胞或肿瘤抗原物质制备成不同形式的疫苗注入患者体内，通过激活患者自身免疫系统达到清除或控制肿瘤的目的。Corixa公司开发的黑色素瘤疫苗Melacine和AVAX公司开发的黑色素瘤疫苗M-wax分别在加拿大和澳大利亚上市。大多数肿瘤疫苗的研究还停留在实验室或 I / II 期临床研究阶段。

（1）肿瘤细胞疫苗（全细胞疫苗）：是以自身肿瘤组织经过研磨、照射、药物灭活等方法处理加佐剂后制成的疫苗。这种疫苗临床上已试用于多种实体瘤，有一定疗效。GM-CSF基因修饰的肿瘤细胞疫苗称为 GVAX 疫苗。GVAX疫苗在体内可分泌GM-CSF，增加局部炎性反应，募集粒细胞、巨噬细胞和DC 等浸润，激活T细胞依赖的抗肿瘤免疫应答。GVAX Pancreas疫苗适用于胰腺癌（ II 期临床试验），它来自于异体胰腺癌细胞，经基因修饰产生GM-CSF，进而刺激机体免疫系统发挥抗肿瘤作用。全细胞疫苗 Hyper Acute Pancreas（Algenpantucel-L）由两种人胰腺癌细胞系（HAPa-1 和HAPa-2）组成，利用基因工程使其高表达α-半乳糖苷酶（Gal）。人体内含有高水平的抗 Gal 抗体。抗Gal 抗体与α-Gal 表位结合后通过激活CDC 作用来破坏裂解表达α-Gal的细胞，以此诱导人体内超急性移植排斥反应。Algenpantucel-L利用这种排斥反应来增强抗原提呈细胞对肿瘤抗原的摄取，并迁移到区域淋巴结以活化CD4$^+$和CD8$^+$ T细胞。

DC疫苗属全细胞疫苗范畴。肿瘤患者体内的DC存在活化或成熟缺陷，无法有效启动免疫应答。因此，将装载有肿瘤相关抗原的自体DC在体外培育，制备成DC疫苗再回输到患者体内，是一种激发强烈免疫应答的有效策略。DCVax-prostate就是一种装载了前列腺特异性膜抗原（PSMA）肽的自体DC疫苗，适应证为晚期去势抵抗性前列腺癌。Sipuleucel-T（Provenge）于2010年4月获批上市。Provenge表达一种重组融合蛋白，能够产生前列腺酸性磷酸酶（prostatic acid phosphatase，PAP）和GM-CSF，适用于无症状或症状轻微的转移性去势抵抗性前列腺癌。该药提取患者自体外周血单核细胞，转染PAP抗原，体外培养后回输到患者体内，激发针对前列腺癌细胞的特异性免疫反应。

（2）肿瘤抗原肽疫苗：约有超过2000种的肿瘤抗原被成功分离，包括HER2/neu、MUC1、NY-ESO-1等。已证实肿瘤抗原需在抗原提呈细胞内降解成为短肽，以肽-MHC-TCR复合物的形式才能被T细胞识别，这就为肿瘤抗原肽疫苗的研究奠定了理论基础。此外，由于TCR表位预测方法的不断改进，更多TCR识别的表位得以鉴定，这也为基于T细胞表位的多肽疫苗研制开辟了广阔的空间。人工合成的肿瘤抗原肽不需要抗原提呈细胞的加工处理，能直接与MHC- I 类分子结合成复合物，与TCR结合从而活化T细胞。然而由于合成肽分子量小，免疫原性较低，半衰期短，容易引起机体免疫耐受，因此临床应用受到限制。为增强其免疫原性，可将多种肿瘤抗原肽串联，或将肿瘤抗原肽与其他大分子载体或IL-2等细胞因子偶联，也可将肿瘤抗原肽与DC共育，使多肽片段富集在DC上。

GV1001是一种多肽疫苗，表达端粒酶（TERT）。TERT是一种理想的肿瘤相关抗原。不仅可以激活CD4$^+$和CD8$^+$ T细胞，还能诱导hTERT特异性的CTL激活。GV1001是表达hTERT亚基第611～626位氨基酸的16肽疫苗，主要用于胰腺癌的治疗。GV1001联合吉西他滨/卡培他滨治疗晚期胰腺癌患者的临床试验在进行中。

热休克蛋白（HSP）具备加工处理抗原肽、激活APC等多种免疫学功能。从肿瘤组织中提取的HSP-肽复合物结合了多种肿瘤抗原，用它进行免疫可活化多个CTL克隆，从而产生杀伤一种肿瘤内所有肿瘤细胞的可能，克服了目前肿瘤免疫疗法难以解决的抗原多变性及细胞异质性等困难。而且，激活产生的CTL具有长效记忆性。此外，HSP同种内不具多态性，HSP-肽复合物同种内相互应用是可行的，解决了现行肿瘤疫苗研制过程中MHC- I 类抗原限制性的问题。

（3）病毒抗原疫苗：某些肿瘤与病毒感染具有高相关性，如人乳头瘤病毒（HPV）与宫颈癌、EB病毒与鼻咽癌。因此，通过接种诱导癌症发生的病毒疫苗，可以降低相关肿瘤的发病率。最著名的是HPV疫苗，接种HPV疫苗预防宫颈癌已经被广泛接受，其是全球最畅销的肿瘤疫苗。

（4）核酸疫苗：DNA和mRNA疫苗正被开发成为编码抗原蛋白和提供佐剂功能的一种手段。

双链和非甲基化的富含CG的质粒DNA会刺激天然免疫系统，提供内置的免疫佐剂。DNA疫苗可像病毒感染一样进入细胞，利用宿主蛋白翻译系统生成靶抗原，作为一种内生免疫原可同时诱导体液和细胞免疫应答。在临床试验中，DNA疫苗已用于多种癌症，包括黑色素瘤、乳腺癌、大肠癌、前列腺癌和宫颈癌。DNA疫苗的接种方式主要包括直接肌内注射、基因枪接种和电穿孔仪接种。

相比DNA疫苗需要进入细胞核，mRNA疫苗仅需进入细胞质即可实现靶抗原的表达，因此理论上更为安全。mRNA疫苗不会插入基因突变，可以被正常细胞降解，通过调节序列修饰和递送载体可以改变其半衰期等。裸露的mRNA很容易被胞外核糖核酸酶催化降解，因此很多载体被用于增加mRNA摄取。一旦mRNA进入胞质，细胞翻译机制就能在其引导下组装氨基酸序列，进行翻译后修饰并恰当地折叠形成功能性蛋白质。mRNA的这些药理特性使其在疫苗疗法领域具有无可比拟的优势。外源mRNA能在体内产生免疫刺激，因为它能被细胞表面、核内体或胞质的免疫应答受体识别。mRNA疫苗的接种方式主要包括利用载体（如DC、病毒载体、鱼精蛋白、微质粒载体）将mRNA注入体内、直接将mRNA注入体内（常用皮内注射或肌内注射方法）及物理递送方法（电基因枪、电穿孔法等）。

核酸疫苗可以设计成靶向肿瘤细胞选择性表达的相关抗原，如生长因子等，也可以靶向恶性肿瘤细胞突变产生的特有抗原。针对癌症的mRNA疫苗一般起治疗作用，而不是传统的预防作用，目的是促使细胞介导的应答，如典型的T细胞应答，从而达到清除或者减少肿瘤细胞的目的。

Prostvac-VF疫苗是由两种不同重组病毒载体组成的异源性初免/加强方案。两种载体都含有前列腺特异性抗原（PSA）和三联T细胞共刺激分子（B7.1、ICAM-1和LFA-3）。这两种载体分别是牛痘病毒和鸡痘病毒，前者可刺激机体产生初始免疫反应，后者则用于增强并维持这种针对PSA的免疫反应。

VGX-3100是一种DNA疫苗，该疫苗通过电穿孔法（一种伴随注射的小型电脉冲）向患者细胞内插入一段合成质粒DNA，其所编码的特异性蛋白能够激活免疫系统，以HPV-16和HPV-18的E6、E7蛋白作为靶点攻击HPV感染细胞，促使癌症消退，能够改善宫颈上皮内瘤变患者的组织病理学表现。

（5）抗独特型抗体作为疫苗：独特型-抗独特型网络的理论显示，以人的抗肿瘤抗原抗体（Ab1）免疫动物，Ab1上的独特型决定簇可作为抗原表位刺激动物机体产生抗独特型抗体（Ab2）。抗独特型抗体Ab2共有α、β、γ、δ四种亚型，其中β型能有效模拟肿瘤抗原的三维结构，诱导机体产生针对外部抗原（即肿瘤抗原）的特异性免疫反应，故可成为疫苗，即抗独特型疫苗。

抗独特型疫苗的优点主要在于：不含有病毒等传染性致癌性物质，危险性相对较小；可在体外大量制备；不与宿主组织发生交叉反应。因此，在如今肿瘤特异性抗原尚不十分明确的情况下，它不失为一种有效的治疗途径。但是目前临床所使用的Ab2多为鼠源性，是异种蛋白，能激发人体免疫系统产生人抗鼠抗体（HAMA），中和并产生毒性免疫复合物，降低疗效，因此研究者已经开始进行基因工程抗独特型疫苗的研究。

2. 溶瘤病毒（oncolytic virus，OV） 是一类天然的或经改造后获得具有靶向杀伤癌细胞能力的病毒。它具有精准靶向、高效杀伤和安全性好等特点。第一个具有选择性杀伤肿瘤细胞的溶瘤病毒是基因工程1型单纯疱疹病毒（HSV1），此后，腺病毒（adenovirus）、水疱性口炎病毒（VSV）、麻疹病毒（MV）、痘苗病毒（VV）等先后经过改造获得肿瘤杀伤能力而进入临床试验。也有一些天然具有肿瘤靶向性的病毒被发现、研究并进入临床试验，如天然甲病毒M1、呼肠孤病毒、新城疫病毒。第一个被批准上市的溶瘤病毒是由HSV1改造成的T-Vec，被用于恶性黑色素瘤的治疗。

溶瘤病毒的作用机制：选择性地在肿瘤组织中复制，对正常细胞无杀伤作用。肿瘤细胞与正常细胞相比，其代谢活性改变，抗病毒反应通路缺陷，Ras-MAPK和Wnt等通路异常活化，这些都是溶瘤病毒在肿瘤组织中富集的关键因素。溶瘤病毒与化疗药物如顺铂、氟尿嘧啶联用，可提高化疗药物的疗效和敏感性。

溶瘤病毒可参与肿瘤免疫治疗各个阶段：①直接裂解肿瘤细胞，释放肿瘤抗原和炎症因子，诱发机体的抗肿瘤免疫反应；②表达外源治疗基因，招募淋巴细胞到肿瘤组织；③通过交叉提呈被感染的肿瘤细胞作为新抗原，促使机体产生特异性抗肿瘤免疫反应，进而杀伤远端未被病毒感染的肿瘤细胞。

溶瘤病毒也面临一些挑战，如脱靶效应引起的不良反应；给药途径还有待优化；病毒改造还存在一定的安全风险。图14-6介绍了溶瘤病毒的作用机制。

表14-3总结了目前已经上市的肿瘤免疫治疗药物。

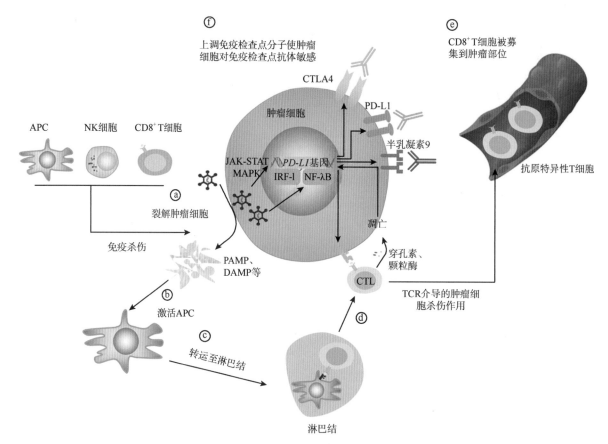

图14-6　溶瘤病毒的抗肿瘤机制

溶瘤病毒是肿瘤治疗的一个重要的、具有多样性的平台，它的抗肿瘤主要机制：ⓐ溶瘤病毒通过免疫原性的细胞死亡方式直接杀死肿瘤细胞，释放可溶性的肿瘤相关抗原、病原体相关分子模式（PAMP）、损伤相关分子模式（DAMP）。ⓑ这些分子招募抗原提呈细胞（APC如天然淋巴细胞、BATF3⁺树突状细胞）到病毒感染部位。BATF3⁺DC吞噬可溶性肿瘤抗原，再迁移到附近的淋巴结，启动T细胞介导的获得性免疫。ⓒ病毒介导的IFN-Ⅰ、趋化因子释放，导致抗原提呈信号增强，包括MHC-Ⅰ类分子表达升高，招募更多肿瘤特异性的CD8⁺T细胞。ⓓ这些细胞毒性T细胞（CTL）识别并杀死肿瘤细胞。ⓔCTL亦可攻击发生远处转移的肿瘤细胞。ⓕ具有"双刃剑"特征的干扰素，可诱导肿瘤细胞高表达免疫检查点分子PD-L1、CTLA-3、半乳集素9，这些肿瘤对免疫检查点抑制剂的反应更加敏感（作为溶瘤病毒治疗的后继治疗）。更多信息请参考Nat Rev Immunol. 2018；18（8）：498-513

表14-3　常用的肿瘤免疫治疗药物

名称	类型	已获准使用的肿瘤类型	批准时间
免疫检查点抑制剂			
伊匹木单抗（ipilimumab）	CTLA-4单抗	黑色素瘤[a]	2011
帕博利珠单抗（pembrolizumab）	PD-1单抗	黑色素瘤[a]、非小细胞肺癌、霍奇金淋巴瘤、晚期胃癌、微卫星不稳定性的肿瘤、头颈部肿瘤、晚期尿路上皮性膀胱癌	2014

续表

名称	类型	已获准使用的肿瘤类型	批准时间
纳武利尤单抗（nivolumab）	PD-1单抗	黑色素瘤[a]、膀胱癌、霍奇金淋巴瘤、结直肠癌、肝细胞癌、非小细胞肺癌、肾癌、头颈部/尿路上皮性的鳞状细胞癌	2014
阿替利珠单抗（atezolizumab）	PD-L1单抗	尿路上皮性肿瘤[a]、非小细胞肺癌	2016
阿维鲁单抗（avelumab）	PD-L1单抗	梅克尔细胞癌[a]、尿路上皮性肿瘤	2017
德瓦鲁单抗（durvalumab）	PD-L1单抗	尿路上皮性肿瘤[a]、非小细胞肺癌	2017
促进淋巴细胞增殖的细胞因子			
重组人干扰素α-2b	重组IFN-α2b蛋白	毛细胞白血病[a]、黑色素瘤、滤泡性淋巴瘤、艾滋病相关的卡波西肉瘤	1986
重组人干扰素α-2a	重组IFN-α2a蛋白	毛细胞白血病[a]、慢性粒细胞白血病、艾滋病相关的卡波西肉瘤	1986
阿地白介素（aldesleukin）	重组IL-2蛋白	黑色素瘤[a]、肾癌	1992
咪喹莫特（imiquimod）	刺激TNF、IL-12和IFN-γ产生	基底细胞癌	2004
过继性T细胞治疗			
tisagenlecleucel	CD19特异性CAR-T细胞	B细胞急性淋巴细胞白血病[a]、非霍奇金淋巴瘤	2017
axicabtagene ciloleucel	CD19特异性CAR-T细胞	大B细胞淋巴瘤	2017
肿瘤疫苗			
sipuleucel-T	重组人源性PAP-GM-CSF蛋白激活的自体外周血细胞	前列腺癌[a]	2010
BCG	牛型结核分枝杆菌	膀胱癌	1990
溶瘤病毒			
talimogene laherparepvec（T-Vec）	基因工程修饰的HSV1型病毒，可在肿瘤内部扩增，产生GM-CSF	黑色素瘤[a]	2015
双特异性抗体			
博纳吐单抗（blinatumomab）	CD19和CD3双特异性抗体	B细胞急性淋巴细胞白血病[a]	2014

a为最先获批的肿瘤类型。

二、肿瘤的被动免疫治疗

（一）过继性免疫疗法

肿瘤过继免疫疗法是取对肿瘤有免疫力的供者淋巴细胞转输给肿瘤患者，或取患者自身的免疫细胞在体外活化、增殖后，再转输入患者体内，使其在患者体内发挥肿瘤作用。过继免疫疗法的效应细胞包括CTL、NK细胞、巨噬细胞、LAK细胞、肿瘤浸润淋巴细胞及CIK细胞等。

1. LAK细胞　经IL-2体外刺激后，外周血单个核细胞中的部分细胞，可被特异性活化、扩增，并具有杀伤肿瘤细胞的作用，这些细胞即为LAK细胞。LAK细胞是一群异质性细胞，LAK细胞的主要效应细胞为IL-2活化的NK细胞。体外实验表明，除对白血病有效外，LAK细胞对动物和人的

恶性黑色素瘤、肾癌、非霍奇金淋巴瘤、肺癌及结直肠癌也有一定的效果。然而，受到体外可扩增效率的限制及化疗对淋巴细胞的影响，LAK细胞在体内的抗肿瘤效果不理想。

2. 肿瘤浸润淋巴细胞（tumor-infiltration lymphocytes，TIL）　浸润于实体肿瘤内和周围淋巴结中，一般已经被肿瘤抗原致敏，具有特异性抗肿瘤作用。TIL是一群异质性细胞，从实体肿瘤组织中分离得到，经体外IL-2培养后可获得比LAK细胞更强的杀伤活性。CTL是TIL细胞的主要成分，其杀瘤作用主要靠释放IL-2、穿孔素、TNF-α等。

3. 抗CD3单克隆抗体激活的杀伤细胞（CD3AK细胞）　是由抗CD3单克隆抗体和IL-2共同激活诱导的抗肿瘤细胞，与LAK细胞及TIL相

比，CD3AK 细胞具有扩增能力强、体外存活时间较长、细胞毒活性高、分泌淋巴因子的能力强和体内外抗肿瘤效果显著等优点。其特点：①直接杀伤肿瘤细胞；②CD3 非特异激活的淋巴细胞介导的 MHC 非限制性溶瘤作用；③CD3 单抗通过识别 T 细胞表面的 TCR/CD3 复合体引起细胞因子（如 IL-2、IFN-γ 等）产生而杀伤肿瘤细胞；④诱导肿瘤细胞凋亡。

4. 细胞因子活化的杀伤细胞（cytokine-induced kill cell，CIK 细胞）　将人外周血单个核细胞在体外用多种细胞因子或单抗（如抗 CD3 单抗、IL-2、IFN-γ 及 IL-1α 等）共同培养一段时间后获得的，具有 MHC 限制性杀瘤活性的一群异质细胞。与 LAK 细胞不同，CIK 细胞发挥抗肿瘤作用的效应细胞主要是 $CD3^+CD56^+$ NKT 细胞和 $CD8^+CD56^-$ T 细胞。CIK 细胞具有独特的优势，包括增殖速度快、杀瘤活性高、杀瘤谱广、对多重耐药肿瘤细胞敏感、杀瘤活性不受环孢素和 FK506 等免疫抑制剂的影响、对正常骨髓造血前体细胞毒性小，以及能抵抗肿瘤细胞引发的效应细胞 Fas/FasL 凋亡等。

5. CAR-T 细胞　是目前肿瘤免疫治疗领域最热门的细胞治疗手段。它是使用患者自身的 T 细胞，对其进行嵌合抗原受体修饰，体外扩增之后回输到患者体内以对抗肿瘤的一种治疗方式。一般是利用病毒载体感染 T 细胞以达到修饰的效果，该载体（即所谓的 CAR）包含识别肿瘤抗原的抗体可变区（scFv）、胞外铰链区、跨膜区、胞内信号区。第一代 CAR 的信号域仅包含 CD3ζ，疗效有限；而第二代和第三代 CAR 增加了共刺激受体的一个或两个细胞内信号域，如 CD28、ICOS、CD134 等。这些共刺激模块有效增加 CAR-T 细胞的细胞溶解能力、增殖和其他功能。第四代 CAR 是将细胞免疫因子 IL-12 添加到第二代结构的基础上而产生的，通过增强 T 细胞活化能力并吸引免疫细胞消除目标中的癌细胞。

CAR-T 细胞相比于未经改造的 T 细胞，具有三大优势：①识别肿瘤抗原不受 MHC 分子的限制；②由于具有免疫受体酪氨酸激活基序（ITAM）和共刺激分子的胞内段，CAR-T 细胞识别肿瘤抗原后增殖和产生细胞因子的能力更强；③既能识别蛋白类抗原，也能识别糖脂类抗原，

能更加广谱地杀伤肿瘤细胞；④能够产生肿瘤抗原特异的记忆 T 细胞。

CAR-T 细胞在血液肿瘤治疗中（主要靶分子分别是 CD19、CD20、CD22）取得突破性进展，获得很大成功，但是在实体肿瘤治疗中，进展缓慢，疗效欠佳。CAR-T 细胞治疗的不良反应主要来自于 T 细胞活化、杀伤过程中释放大量细胞因子，即"炎症因子风暴"。CAR-T 细胞治疗费用高昂。CAR-T 细胞治疗后可能会出现肿瘤细胞表面抗原被转移到 CAR-T 细胞表面，好像 CAR-T 细胞吞并了这些抗原，称为胞啃作用（trogocytosis）。一旦 CAR-T 细胞表面存在肿瘤抗原，就可能导致 CAR-T 细胞之间相互攻击，从而导致 T 细胞耗竭、活性降低。此外，插入 T 细胞中的外源 DNA 片段有致瘤风险。图 14-7 简介了过继性 T 细胞免疫疗法。

（二）抗体导向的疗法

1. 免疫检查点抗体　针对免疫检查点的抑制性抗体成为近年来肿瘤免疫治疗中最大的亮点，呈"井喷"态势。

（1）靶向 CTLA-4：2011 年 3 月第一个靶向 CTLA-4 的单克隆抗体伊匹木单抗（ipilimumab）上市，用于治疗转移性成人晚期恶性黑色素瘤。此外，还有曲美单抗（tremelimumab）、AGEN1884 陆续上市。目前主要适应证包括黑色素瘤、Ⅲ 期肺癌、肾癌、前列腺癌、头颈部肿瘤、胃癌、Ⅱ 期宫颈癌、结直肠癌、胰腺癌、卵巢癌、尿路上皮癌等。伊匹木单抗单用疗效有限，副作用较大，一般建议联合用药。

（2）靶向 PD-1：靶向 PD-1 的抗体药物主要有帕博利珠单抗（pembrolizumab）、纳武利尤单抗（nivolumab）、Pidilizumab、PDR001、MEDI0680。其中帕博利珠单抗于 2014 年 4 月上市，用于治疗黑色素瘤、非小细胞肺癌、头颈部鳞状细胞癌、经典霍奇金淋巴瘤、Ⅲ 期胃癌、肺癌、尿路上皮癌、结直肠癌、Ⅱ 期胰腺癌、恶性胶质瘤等。帕博利珠单抗比伊匹木单抗的疗效好，安全性也更好。纳武利尤单抗也是一种全人源性 IgG4 型抗 PD-1 单克隆抗体，于 2014 年 12 月上市。纳武利尤单抗和伊匹木单抗联合应用被批准成为黑色素瘤治疗的一线用药。

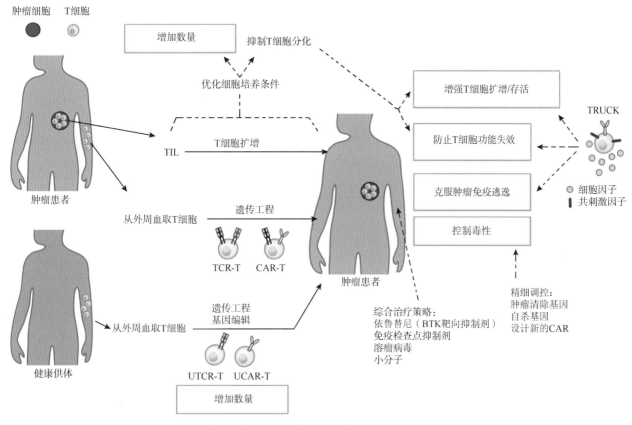

图14-7 过继性T细胞免疫疗法

肿瘤特异性的T细胞可以从肿瘤组织中分离到，或者从外周血T细胞中经过遗传工程改造获得。为了清除肿瘤细胞，输入的治疗性T细胞需要接近肿瘤细胞、增殖，并在"恶劣"的肿瘤微环境中存活。图中列出了一些常用的研究策略以克服治疗性T细胞所面临的挑战。TIL，肿瘤浸润淋巴细胞；TRUCK，T细胞导向的通用型细胞因子介导的杀伤作用；UCAR-T，通用型CAR-T；UTCR-T，通用型TCR-T

（3）靶向PD-L1：靶向PD-L1的抗体药物主要有德瓦鲁单抗（durvalumab）、阿替利珠单抗（atezolizumab）、LY3300054、KN035等。用于治疗尿路上皮癌、非小细胞肺癌、Ⅲ期头颈部肿瘤、肺癌、Ⅱ期结直肠癌、恶性胶质瘤等。阿替利珠单抗是一种全人源性IgG4型抗PD-L1单克隆抗体，于2016年10月被批准用于治疗经铂类药物化疗后进展的转移性非小细胞肺癌。

大量的临床研究表明，PD-1抗体对晚期黑色素瘤的应答率只有28%左右，即使联合使用CTLA-4抗体，应答率也仅为40%。这与肿瘤免疫逃逸机制的复杂性密切相关。

免疫检查点抗体产生的毒副作用不容忽视。由于CTLA-4和PD-1信号通路在免疫系统中发挥重要的负调控作用，因此，免疫检查点抗体的使用必然会导致自身免疫相关的不良反应，如免疫相关肺炎、结肠炎、肝炎、肾炎、皮炎等，还有心脏、消化系统不良反应。两者在抑制免疫反应及抗肿瘤反应中的机制有所不同，CTLA-4在免疫反应的早期调节T细胞的增殖，主要位于淋巴结；而PD-1在免疫反应的晚期抑制T细胞，主要位于外周组织。因而，CTLA-4信号通路抑制剂往往比PD-1信号通路抑制剂具有更大的副作用。在临床治疗中如何平衡用药剂量与最大限度降低自身免疫毒性仍需摸索。

在免疫检查点抗体的临床使用中，如何预测患者对治疗的反应性成为一个研究热点，目前预测标准仍不够完善，即药物的适应证尚不够精细，以致同种药物在同种肿瘤患者中只对部分人有效，这主要是源于个体差异及肿瘤异质性。目前常用的预测标志物包括免疫组织化学检测PD-L1的表达水平，通过测序获得肿瘤细胞中的基因突变负荷，此外，肠道微生物组的改变也可能影响患者的反应性。

免疫检查点抗体的疗效评价与传统化疗药物、放疗不同。传统的实体瘤临床疗效评价标准（response evaluation criteria in solid tumor，RECIST）或许低估了免疫检查点抗体的疗效，专家们推荐采用免疫相关反应标准（immune-related response criteria，irRC）。

2. 单克隆抗体药物 以抗体为基础的免疫治疗具有高度的特异性和专一性，特异性抗体除了可以直接启动生长抑制信号或诱导凋亡，或者间接激活宿主防御机制而发挥抗肿瘤作用外，还可以有效携带毒素、放射性核素、化疗药物等各种"武器"到达靶位置发挥作用。根据所用的杀伤分子的性质不同，可分为以下几种：①放射免疫治疗，是将高能放射性核素与单克隆抗体连接，可将放射性核素带至瘤灶；②抗体导向化学疗法，抗肿瘤药物与单抗通过化学交联组成的偶联物，可以将药物导向肿瘤部位，常用的有甲氨蝶呤、多柔比星等；③免疫毒素疗法，将毒素与单克隆抗体相连，制备的免疫毒素对肿瘤细胞有特异性的强杀伤活性。常用的毒素有两类：一类是植物毒素，包括蓖麻籽毒素、相思子毒素、苦瓜毒素等；另一类是细胞毒素，包括白喉毒素、铜绿假单胞菌外毒素。目前被美国FDA批准用于临床治疗的单抗主要是应用DNA重组技术所得到的人鼠嵌合抗体和人源化抗体（表14-4）。

此外，抗体还可通过封闭某些抑制性效应分子来达到治疗肿瘤的目的。如何消除肿瘤患者Treg细胞的负面影响已成为肿瘤治疗中的一个不容忽视的问题。CD25、CTLA-4、CCR4均是Treg细胞重要的表面标志物，针对这些分子的特异性抗体通过与之结合，封闭这些抑制性效应分子，从而消除Treg细胞的免疫抑制作用。

一个比较大的进展是人源化抗体替代鼠源性抗体，通过基因工程技术对鼠源性抗体进行改造，置换掉鼠源性的非抗原结合部分。人源化抗体极大地降低了人抗鼠抗体反应（HAMA），降低了风险。

双特异性抗体是指两价抗体中的Fab段能够与不同的抗原结合，如抗CD16和CD3的双特异性抗体，一方面是激活NK细胞和T细胞，另一方面是通过抗肿瘤抗原的Fab段特异性结合肿瘤细胞，发挥桥梁作用，将NK细胞、T细胞与肿瘤细胞"拉拢"起来，提高局部的免疫细胞浓度。表14-4总结了目前已经上市的肿瘤靶向抗体药物。

表14-4 已上市的肿瘤靶向抗体药物

药物名称	靶点	类型	适应证
曲妥珠单抗（trastuzumab，Herceptin）	HER2	人源化抗体	HER2高表达的乳腺癌，以及HER2强表达的卵巢癌、前列腺癌、胰腺癌、非小细胞肺癌等
帕尼单抗（panitumumab，ABX-EGF）	EGFR	人源化抗体	肾癌、前列腺癌、胰腺癌等
西妥昔单抗（cetuximab，Erbitux）	EGFR	人源化抗体	标准化疗方案无效且EGFR阳性的转移性结直肠癌，以及胃癌、鼻咽癌
贝伐珠单抗（bevacizumab，Avastin）	VEGF	人源化抗体	临床治疗进展期或转移性结直肠癌，以及胃癌、非小细胞肺癌、胰腺癌
利妥昔单抗（rituximab，Mabthera）	CD20	人源化抗体	B细胞淋巴瘤，主要用于复发或难治性低度恶性B细胞淋巴瘤，也用于中高度恶性B细胞淋巴瘤
替伊莫单抗（ibritumomab，Zevalin）	CD20	人源化抗体+^{90}Y（钇）	临床利妥昔单抗无效的晚期B细胞淋巴瘤，以及复发的B细胞淋巴瘤
托西莫单抗（tositumaomab，Bexxar）	CD20	人源化抗体+^{131}I（碘）	B细胞淋巴瘤
吉妥珠单抗（gemtuzumab，Mylotary）	CD33	人源化抗体+卡奇霉素	CD33阳性的急性髓细胞性白血病（AML）
阿仑单抗（alemtuzumab MabCampath，Campath）	CD52	人源化抗体	烷化剂或氟达拉滨无效的B细胞慢性淋巴细胞白血病

（三）基因治疗

1993年美国FDA给出的基因治疗的定义是"基于修饰活细胞遗传物质而进行的医学干预"。我国国家食品药品监督管理局于2003年将其定义为"以改变细胞遗传物质为基础的医学治疗"。实质上基因治疗就是一种以预防和治疗疾病为目的的人类基因转移技术，是以改变人的遗传物质为基础的生物医学治疗。目前68%的基因治疗集中在肿瘤治疗方面。

肿瘤的免疫基因治疗是肿瘤基因治疗策略中研究最多的，具体方法有细胞因子基因治疗、肿瘤抗原基因瘤苗、MHC基因治疗、共刺激分子基因治疗、基因导向酶解药物前体治疗、自杀基因治疗、药物增敏基因治疗、肿瘤耐药基因治疗等。前两类已经在前面叙述过，这里只介绍后面几种方法。

1. MHC基因治疗 肿瘤细胞表面往往缺乏MHC-Ⅰ类抗原表达，可逃避机体免疫系统的监视作用。而肿瘤的MHC基因治疗正是将同种MHC基因转移至肿瘤细胞，提高其MHC抗原的表达，增强机体免疫系统识别和杀伤肿瘤的能力。但是MHC基因治疗存在的问题是MHC目的基因与肿瘤细胞基因型的匹配，即不同种的肿瘤细胞所针对的MHC抗原也不同，因此在进行肿瘤的MHC基因治疗前，应根据不同基因型的肿瘤来选择有效的MHC目的基因，或通过基因联合应用进行有效的治疗。

2. 共刺激分子基因治疗 许多肿瘤细胞缺乏共刺激分子，故不能有效提呈抗原。若能使缺乏共刺激信号的肿瘤细胞表面表达共刺激分子，将有可能成为诱导体内抗肿瘤免疫反应的有效途径。自从发现B7分子以来，多个实验室将该基因转染至肿瘤细胞，发现肿瘤细胞中有效表达B7分子可明显降低其在体内的致瘤性，但共刺激作用的发挥必须有第一信号的存在。

3. 基因导向酶解药物前体治疗（gene-directed enzyme prodrug therapy，GDEPT） 是利用肿瘤细胞和正常细胞之间基因表达的差异，使某一酶基因仅在肿瘤细胞转录表达，以增加肿瘤基因治疗破坏细胞的特异性。例如，用编码酪氨酸激酶的基因启动子靶向黑色素瘤细胞，用 *CEA* 基因启动子靶向胃肠上皮起源的肿瘤细胞，用上皮黏蛋白-1（*MUC1*）基因启动子靶向乳腺癌细胞等。

4. 自杀基因治疗 是将编码某一敏感型因子的基因转入肿瘤细胞，使该细胞对某种原本无毒或低毒的药物产生特异的敏感性而死亡。多数自杀基因治疗研究是通过编码病毒或细菌的酶来介导药物敏感性的，即肿瘤细胞产生的酶把药物的无活性形式转变成毒性代谢产物，从而抑制核酸合成。常用的自杀基因有单纯疱疹病毒胸苷激酶（*HSV-TK*）基因、大肠杆菌胞嘧啶基因等。

5. 药物增敏基因治疗 是将外源基因插入肿瘤细胞后，改变肿瘤细胞对药物的敏感性，如将钙调蛋白基因转入癌细胞，利用其癌细胞多重耐药的逆转作用，使癌细胞对化疗药物的敏感性明显提高。

6. 肿瘤耐药基因治疗 传统化疗对正常组织，特别是造血系统有较大毒性，常造成白细胞和血小板减少。一些耐药基因的表达可以有效抵抗化学药物的毒性，将这些基因转移到造血干细胞中再输回人体，可以显著提高造血系统对化疗的耐药性，因而便于加大化疗剂量，在不造成白细胞或血小板下降的同时，最大限度地杀灭肿瘤细胞。目前，肿瘤耐药基因治疗的方案是转入 *MDR1* 基因、*DHFR* 基因、*MGMT* 基因等；或者联合使用两种或两种以上耐药基因转入造血干细胞，使造血干细胞获得广谱抗药性；或使用耐药基因的突变体，以获得比野生型更有效的骨髓保护作用。

值得注意的是，虽然目前肿瘤基因治疗是基因治疗研究的热点，但是基因治疗作为肿瘤治疗的手段尚不成熟。首先肿瘤的发生涉及很多基因的改变，很难想象只针对个别基因进行基因治疗就能彻底治愈肿瘤。另外，目前基因转移系统的效率尚不能达到肿瘤治疗的临床要求，由病毒复制所带来的安全性问题仍未解决。

小　结

免疫系统与肿瘤的发生发展密切相关。细胞在癌变的过程中异常表达的肿瘤抗原是肿瘤免疫诊断的核心，而机体的各种抗肿瘤免疫机制是肿瘤免疫治疗的理论依据。机体抗肿瘤作用以细胞免疫机制为主，各种免疫细胞在抗肿瘤免疫中发挥了重要的作用，抗体、补体、细胞因子也是肿瘤免疫的效应分子。尽管机体具有抗肿瘤免疫机制，但肿瘤细胞也可通过多种机制逃避免疫攻击，最终使肿瘤在体内发生发展，甚至抑制机体的免疫功能。所以肿瘤免疫学的任务就是利用肿瘤抗原、细胞免疫机制、体液免疫机制这些理论知识，结合飞速发展的生物医学技术，特别是基因工程技术、抗体技术，来对患者的免疫系统进行干预，用各种方法扭转机体的免疫状态，激活机体的抗肿瘤免疫效应，以达到治疗肿瘤的目的。肿瘤免疫治疗已经成为肿瘤治疗的一种重要手段。

（马　健　李官成）

参 考 文 献

曹雪涛，2005. 肿瘤免疫//曹雪涛，何维. 医学免疫学. 第3版. 北京：人民卫生出版社.

Bommareddy PK, Shettigar M, Kaufman HL, 2018. Integrating oncolytic viruses in combination cancer immunotherapy. Nat Rev Immunol, 18（8）：498-513.

Capitini CM, Fry TJ, Mackall CL, 2009. Cytokines as adjuvants for vaccine and cellular therapies for cancer. Am J Immunol, 5（3）：65-83.

Demaria O, Cornen S, Daëron M, et al, 2019. Harnessing innate immunity in cancer therapy. Nature, 574（7776）：45-56.

Dougan M, Dranoff G, Dougan SK, 2019. Cancer immunotherapy：beyond checkpoint blockade. Annu Rev Cancer Biol, 3：55-75.

Dunn BK, Wagner PD, Anderson D, et al, 2010. Molecular markers for early detection. Semin Oncol, 37（3）：224-242.

Gallimore AM, Simon AK, 2008. Positive and negative influences of regulatory T cells on tumour immunity. Oncogene, 27（45）：5886-5893.

Guedan S, Ruella M, June CH, 2019. Emerging cellular therapies for cancer. Annu Rev Immunol, 37：145-171.

Kim R, Emi M, Tanabe K, 2007. Cancer immunoediting from immune surveillance to immune escape. Immunology, 121（1）：1-14.

Lazar GA, Desjarlais JR, Jacinto J, et al, 2007. A molecular immunology approach to antibody humanization and functional optimization. Mol Immunol, 44（8）：1986-1998.

Luo C, Wang JJ, Li YH, et al, 2010. Immunogenicity and efficacy of a DNA vaccine encoding a human anti-idiotype single chain antibody against nasopharyngeal carcinoma. Vaccine, 28（15）：2769-2774.

Mantovani A, Romero P, Palucka AK, et al, 2008. Tumour immunity：effector response to tumour and role of the microenvironment. Lancet, 371（9614）：771-783.

Raja J, Ludwig JM, Gettinger SN, et al, 2018. Oncolytic virus immunotherapy：future prospects for oncology. J Immunother Cancer, 6（1）：140.

Reboulet RA, Hennies CM, Garcia Z, et al, 2010. Prolonged antigen storage endows merocytic dendritic cells with enhanced capacity to prime anti-tumor responses in tumor-bearing mice. J Immunol, 185（6）：3337-3347.

Reschner A, Hubert P, Delvenne P, et al, 2008. Innate lymphocyte and dendritic cell cross-talk：a key factor in the regulation of the immune response. Clin Exp Immunol, 152（2）：219-226.

Sashchenko LP, Dukhanina EA, Shatalov YV, et al, 2007. Cytotoxic T lymphocytes carrying a pattern recognition protein tag7 can detect evasive, HLA-negative but Hsp70-exposing tumor cells, thereby ensuring FasL/Fas-mediated contact killing. Blood, 110（6）：1997-2004.

Shu J, He XJ, Li GC, 2006. Construction of cDNA library from NPC tissue and screening of antigenic genes. Cell Mol Immunol, 3（1）：53-57.

Slezak SL, Worschech A, Wang E, et al, 2010. Analysis of vaccine-induced T cells in humans with cancer. Adv Exp Med Biol, 684：178-188.

Topalian SL, Taube JM, Pardoll DM, 2020. Neoadjuvant checkpoint blockade for cancer immunotherapy. Science, 367（6477）：eaax0182.

Varmus H, 2006. The new era in cancer research. Science, 312（5777）：1162-1165.

van der Bruggen P, Traversari C, Chomez P, et al, 1991. A gene encoding an antigen recognized by cytolytic T lymphocytes on a human melanoma. Science, 254（5038）：1643-1647.

Wculek SK, Cueto FJ, Mujal AM, et al, 2020. Dendritic cells in cancer immunology and immunotherapy. Nat Rev Immunol, 20：7-24.

Tong YQ, Zhang ZJ, Liu B, et al, 2008. Autoantibodies as potential biomarkers of nasopharyngeal carcinoma. Proteomics, 8（15）：3185-3193.

Zappasodi R, Merghoub T, Wolchok JD, 2018. Emerging concepts for immune checkpoint blockade-based combination therapies. Cancer Cell, 33（4）：581-598.

第十五章

肿瘤代谢

肿瘤是异质的多细胞相互作用整体，这决定了其代谢模式具有高度异质性并且与肿瘤微环境相互作用等特征。肿瘤代谢模式非单一、孤立存在。研究表明，肿瘤细胞本身的代谢改变和肿瘤微环境中相关细胞的代谢变化为肿瘤细胞的生长和恶性进展创造了有利条件。肿瘤细胞能量来源的多样性、代谢调控的灵活性，确保了肿瘤细胞在生长、增殖、侵袭和转移过程中免受血运等因素的限制。肿瘤内不同细胞群体之间通过代谢偶联实现相互调控，同时免疫系统活性受到抑制，为其创造了一个非常有利的生长环境。

第一节 肿瘤的代谢特征

一、肿瘤的合成代谢

快速增殖的肿瘤细胞需要消耗大量能量进行各种合成代谢，为其快速生长提供蛋白质、核酸及脂质等生物分子。其中，高速糖酵解、谷氨酰胺代谢及脂肪酸合成，是肿瘤细胞维持其旺盛合成代谢的关键环节。糖酵解途径可提供葡糖-6-磷酸、果糖-6-磷酸和甘油醛-3-磷酸等前体物质用于氨基酸、核酸及脂质等物质的合成。在增殖时，柠檬酸、草酰乙酸和α-酮戊二酸等三羧酸循环（tricarboxylic acid cycle，TCA循环）的中间产物可用于合成各种非必需氨基酸和脂质。在谷氨酰胺酶作用下，谷氨酰胺可产生谷氨酸，然后再转换为α-酮戊二酸进入TCA循环，对TCA循环进行回补反应，维持其平衡。该过程中产生的烟酰胺腺嘌呤二核苷酸（nicotinamide adenine dinucleotide，NADH）和还原型黄素腺嘌呤二核苷酸（reduced flavine adenine dinucleotide，FADH2）

可为氨基酸、核酸和脂质合成提供重要的辅酶因子（图15-1）。

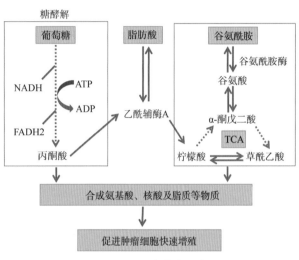

图15-1 肿瘤代谢通路

细胞代谢主要受哺乳动物雷帕霉素靶蛋白敏感型复合体1（mTORC1）信号通路及AMP激活的蛋白激酶（AMPK）信号通路调节，从而决定营养物质是进行合成（生长方向）还是分解（产能方向）。当细胞所获能量充足时，mTORC1信号通路被激活，进而促进糖酵解、谷氨酰胺代谢及核酸合成，激活胆固醇调节元件结合蛋白-1（SREBP-1）信号通路、增加脂质的合成，抑制细胞自噬，从而促进细胞代谢进入合成状态。当细胞的营养物质供给及细胞内ATP/AMP比例下降时，AMPK信号通路被激活，进而促进氧化磷酸化、各种分解反应和自噬，抑制SREBP-1激活和糖酵解，以确保细胞获得可维持其基本需求的能源。促进合成代谢的mTORC1信号通路在肿瘤细胞中处于异常激活状态，而促进分解代谢的AMPK信号通路处于抑制状态，从而促使肿瘤细胞代谢模式向合成方向偏转，最终达到快速增殖的目的。

二、肿瘤的能量代谢

对于正常细胞，在氧气充足的条件下，葡萄糖被细胞摄取后，首先在胞质中通过糖酵解转化为丙酮酸，此过程产生2分子ATP。随后，胞质中产生的丙酮酸进入线粒体并彻底氧化分解为水和二氧化碳，同时产生ATP。在氧气不充足的条件下，多数丙酮酸在乳酸脱氢酶作用下被转化为乳酸，使得相对较少的丙酮酸进入到耗氧量大的线粒体中。无限制地快速增殖是肿瘤细胞最重要的生物学特征之一。为满足其快速分裂、增殖和生长所需的大量能量及营养物质，肿瘤细胞常表现出其独特的能量代谢方式。即使在氧气充足的条件下，肿瘤细胞仍偏好于采用糖酵解方式进行葡萄糖代谢，而不是以产生ATP更多的线粒体氧化磷酸化方式。这种代谢方式称为有氧糖酵解，也称为Warburg效应（Warburg effect），是肿瘤细胞区别于正常细胞的一个主要特征。其可能原因：①相比较而言，糖酵解途径比氧化磷酸化途径产生ATP的速度更快，能最大限度并快速满足肿瘤细胞快速分裂、生长的需求，因此肿瘤细胞采用这条并不"经济"的糖酵解路径作为其主要的能量来源。②有氧酵解代谢终产物为乳酸，胞内乳酸能为蛋白质、核酸等生物分子的合成提供物质基础，同时胞内乳酸排出胞外、营造肿瘤细胞生长的局部酸性环境，也有利于肿瘤细胞对周围组织的浸润性生长、侵袭和迁移。③有氧糖酵解还可以激活磷酸戊糖途径（pentose phosphate pathway，PPP），导致胞内还原型烟酰胺腺嘌呤二核苷酸磷酸（NADPH）和谷胱甘肽（GSH）的增加。NADPH和GSH增加有利于肿瘤细胞对抗氧化损伤，同时还可以降低一些化疗药物的治疗效果。

研究表明肿瘤细胞通过分布在细胞膜上的葡萄糖转运蛋白（glucose transporter，GLUT）将细胞外葡萄糖转运到细胞内，在己糖激酶、磷酸葡萄糖异构酶和磷酸果糖激酶等糖酵解酶作用下，产生ATP，经多步骤代谢后产物为丙酮酸。在肿瘤组织缺氧区域，丙酮酸在乳酸脱氢酶的作用下产生大量乳酸，乳酸通过细胞膜上单羧基转运体分泌到细胞外并在局部堆积，形成肿瘤生长所需的局部酸性环境。此微环境有利于肿瘤细胞向其周围组织侵袭。同时，研究还发现乏氧区细胞产生的乳酸能够被富氧区肿瘤细胞收集，通过糖异生合成葡萄糖，供乏氧区肿瘤细胞使用，实现富氧区和乏氧区细胞之间的能量循环。乳酸也可以进入血液循环，到达肝脏后可以通过糖异生最终生成肝糖原或血糖，构成乳酸循环。肿瘤富氧区域中的癌细胞也具备与正常细胞相同的三羧酸循环能量代谢途径，即代谢产物丙酮酸通过细胞膜上的葡萄糖转运蛋白进入线粒体内进行氧化脱羧，生成乙酰辅酶A，最后经三羧酸循环氧化呼吸链进行能量代谢。

三、肿瘤代谢的异质性

肿瘤细胞代谢模式的改变往往是为满足其快速生长和增殖的需要，进而导致对生物原料和能量的需求增加，但具体的实现方式各不相同，无论是代谢途径还是代谢底物，均存在明显的多样性。这种代谢异质性的根源在于：肿瘤是一种多基因复杂疾病，其遗传背景的异质性决定了肿瘤代谢途径及其调控方式的多样性；此外，肿瘤在生长及治疗过程中可能产生不同的遗传变异，也会导致不同代谢特性的出现。

肿瘤细胞代谢调控相关基因的异质性主要体现在以下方面：①调控基因数量多、性质多样：目前已证实 *Akt1*、*PI3K*、*c-Myc*、*p53*、*k-Ras*、*Met*、*LKB1*、*mTORC1*、*AMPK* 等数十种基因可以调控肿瘤细胞代谢。根据在肿瘤中的作用，它们中既有 *p53*、*PTEN* 和 *LKB1* 等抑癌基因，也有 *Akt* 和 *c-Myc* 等癌基因。根据其表达产物的功能，它们中有 AMPK、Akt 和 LKB1 等蛋白磷酸化激酶，有 p53、STAT3、c-Myc 和 HIF-1α 等转录因子，有 SIRT4 等组蛋白去乙酰化酶，有 k-Ras 等 GTPase，也有 IGF-1 等生长因子。②代谢调控靶点和方式的多样性：在肿瘤细胞代谢调控中，mTORC1-HIF1α 是接受上游调控信号并发挥相应生物学效应的主要信号轴，但它不是调控肿瘤细胞代谢的唯一方式。例如，癌基因 *Akt1* 可通过磷酸化FOXO3a，下调结节性硬化复合物-1（tuberous sclerosis complex 1，TSC1）表达；或直接磷酸化TSC2，解除TSC1/2对mTORC1的抑制，激活mTORC1-HIF1α信号轴，促进糖酵解相关基因的表达，从而间接调控肿瘤细胞糖代谢。同时，Akt1还可以直接磷酸化己糖激酶和磷酸果糖激酶-2等代谢酶活性，增强糖酵解。抑癌基因*p53*和*LKB1*可以通过上调PTEN表达和磷酸化AMPK来抑制mTORC1-HIF1α的活性，达到间接抑制有氧糖酵解的目的。它们也可以通过直接调控己糖激酶2（hexokinase 2，HK2）、凋亡调节因子和SCO2B的表达，抑制有氧糖酵解过程，促进氧化磷酸化。③相同的代谢调控信号具有组织特异性，即它在不同组织类型中的作用是不同的：由于不同组织的基因表达谱存在差异，某一特定的调控信号在不同组织中的生物学效应不一定相同。例如，在*Myc*诱发的小鼠肿瘤模型中，小鼠肝脏肿瘤组织的葡萄糖代谢增强，同时谷氨酰胺代谢也增强；但在肺脏肿瘤组织中仅有谷氨酰胺代谢的增强，葡萄糖代谢未发现明显变化。

第二节　肿瘤代谢的异常表现

一、肿瘤细胞的有氧糖酵解

快速生长和增殖的肿瘤细胞，需要更快捷的方式获取能量。因此，有氧糖酵解是肿瘤细胞能量代谢方式的必然选择。研究发现，在产生ATP的速率方面，糖酵解明显高于线粒体氧化磷酸化过程。与正常细胞相比，肿瘤细胞葡萄糖摄取量是正常细胞的10倍。在同等条件下，肿瘤细胞摄取的13个葡萄糖分子中1个被氧化磷酸化而12个进行糖酵解，可以看出肿瘤细胞糖酵解活跃。维持肿瘤细胞的快速增殖需要大量的ATP，有氧糖酵解途径在短时间内将葡萄糖转化为ATP的速度并不逊于有氧呼吸。这种低效但快捷的ATP产生方式，能够很好地满足肿瘤细胞快速增殖等生命活动的需要。与此同时，快速增殖的肿瘤细胞需要大量的生物分子（如核酸、氨基酸和脂肪酸等）作为肿瘤新生的物质基础。通过三羧酸循环和电子传递链，氧化磷酸化能够完全将葡萄糖氧化成二氧化碳和水。因此，这种葡萄糖的代谢方式无法将葡萄糖的碳架用于新的生物分子合成，而这些生物分子是肿瘤细胞快速增殖所必需的。而有氧糖酵解可为肿瘤细胞的合成代谢提供相对丰富的底物，如核糖（用于核酸合成）、甘油（用于脂

类合成）、柠檬酸（用于脂类合成）和非必需氨基酸（用于脂类合成）等。此外，氧化磷酸化的减弱能够降低线粒体呼吸链的电子传递，减少活性氧（ROS）的产生，削弱ROS对肿瘤细胞的毒性作用。

与正常分化细胞相比，肿瘤细胞有其不同的能量代谢表型。肿瘤细胞较少利用氧化磷酸化进行产能，常通过糖酵解途径消耗更多的葡萄糖，并产生大量的乳酸。肿瘤细胞这种高糖酵解能量代谢表型与癌基因的异常活化、抑癌基因的失活、线粒体DNA的突变及微环境的适用性改变等有关，但其具体分子机制目前尚不明确。

二、肿瘤细胞的线粒体功能障碍

对于肿瘤细胞能量代谢转化的最早的解释是Warburg在1956年作出的推论。他认为肿瘤细胞线粒体的某些功能出现不可逆的损伤，才导致了细胞能量缺乏及对糖酵解过程的依赖。研究表明，在一些肿瘤细胞中确实存在不同程度的线粒体功能的不可逆损伤，如与正常乳腺细胞相比，乳腺癌细胞中呼吸链复合物Ⅲ的活性明显降低。这些现象是对Warburg最初的推论的有力支持。引起线粒体功能损伤的原因有很多，如线粒体数量减少、电子传递链功能缺陷、线粒体DNA变异和能量代谢相关酶类的异常表达等。

然而，在过去几十年的研究进程中，关于这个问题出现了很多截然不同的观点。越来越多的研究表明，导致肿瘤细胞高糖酵解的主要原因并不是线粒体功能受损，而是肿瘤细胞根据微环境的改变及自身基因的调控，选择性地抑制其线粒体氧化磷酸化水平，并以高速活跃的糖酵解作为能量代谢的主要渠道。通过特定酶抑制剂（如乳酸脱氢酶抑制剂）可以减缓有氧糖酵解过程中丙酮酸向乳酸的转换，这种转化减少后，其线粒体氧化磷酸化水平又会得到恢复，说明线粒体仍然保持着功能的完整性，只是特定状态下的"休眠"。在某些情况下，肿瘤细胞的氧化磷酸化功能甚至还高于正常细胞。因此，无论是保持糖酵解与有氧呼吸共存的状态，还是抑制线粒体氧化磷酸化，都是肿瘤细胞为了更好地适应其生存环境、维持其快速生长所作出的最有利选择。

三、肿瘤细胞的脂代谢异常

脂类是人体内重要的储能物质,除了有能量供应和能量储存的功能外,其他作用包括:①脂类是细胞膜的主要组成成分,细胞膜主要由磷脂和胆固醇构成,脂类代谢的改变会影响细胞膜的合成及细胞增殖;②脂类参与细胞的生命活动,脂类及其中间代谢产物参与细胞信号转导、炎症和信号调节等,并与细胞增殖、细胞黏附等过程密切相关。

乙酰辅酶A羧化酶(acetyl-CoA carboxylase,ACC)羧化乙酰辅酶A形成丙二酰辅酶A,是脂肪酸(fatty acid,FA)从头合成的关键步骤,是此过程的关键酶。FA从头合成增强,是肿瘤细胞代谢另一个重要的改变。大多数成人的正常细胞在合成新的脂质时优先利用外源性的脂肪酸,而处在癌前病变或肿瘤状态的细胞,无论细胞外的脂质水平如何,都进行着十分活跃的胞内脂肪酸合成。脂肪酸合成过程中所需要的氢由NADPH提供,所以肿瘤细胞氧化还原电势常通过增强脂肪酸合成来平衡。由此可知,肿瘤细胞葡萄糖代谢与其脂质合成的增强密切相关。

四、肿瘤细胞的谷氨酰胺代谢异常

肿瘤细胞能量代谢的另一个特点是消耗大量的谷氨酰胺。谷氨酰胺虽然属于非必需氨基酸,但在某种程度上对快速增殖的肿瘤细胞来说却是"必需"的,是肿瘤细胞重要的生物能量底物与氮供体。谷氨酰胺参与细胞合成代谢主要有以下方式:①谷氨酰胺去氨基反应通常分为两步,经谷氨酰胺酶水解成谷氨酸和氨是关键一步,其水解产物谷氨酸与半胱氨酸和甘氨酸结合形成谷胱甘肽,参与细胞的抗氧化应激并保护细胞膜的完整性。②经谷氨酸脱氢酶催化,谷氨酸可转变成α-酮戊二酸,可继续作为三羧酸循环底物为肿瘤细胞提供中间代谢产物并持续供能,同时参与非必需氨基酸合成,回补糖代谢的缺口。③谷氨酸还能通过L-氨基酸转运载体-1(L-type amino acid transporter-1,LAT1)与胞外亮氨酸交换,进入细胞内的亮氨酸激活雷帕霉素信号通路,促进肿瘤细胞的糖酵解。研究发现,谷氨酰胺作为能量来源仅见于某些并非所有肿瘤细胞。

许多恶性肿瘤对谷氨酰胺的消耗和利用速度远高于其他氨基酸,并产生高依赖性,称为谷氨酰胺成瘾。在快速增殖的细胞中,谷氨酰胺是很重要的回补底物。草酰乙酸通过与乙酰辅酶A缩合产生柠檬酸,葡萄糖和谷氨酰胺分别是乙酰辅酶A和草酰乙酸的重要来源。通过促进柠檬酸的合成,谷氨酰胺可以维持脂质的重新合成。谷氨酰胺以柠檬酸的形式将在葡萄糖中获得的乙酰辅酶A从线粒体中转运到胞质内,谷氨酰胺代谢也可以为脂质的合成提供乙酰辅酶A。谷氨酰胺代谢的另外一个重要作用是为谷胱甘肽的生成提供前体,而谷胱甘肽可以维持细胞内的氧化还原平衡,因此,肿瘤细胞中氧化还原的平衡由谷氨酰胺代谢直接参与调节。

五、肿瘤的代谢共生

肿瘤组织常处于缺氧、酸性条件及营养物质缺乏的微环境中,随着肿瘤代谢研究的不断深入,越来越多的研究者开始质疑单一糖酵解的方式是否能合理解释肿瘤细胞和肿瘤组织在复杂微环境下的增殖与生存。除了有氧糖酵解外,氧化磷酸化在肿瘤细胞中的作用也备受研究者的关注。后续越来越多的研究发现并非所有的肿瘤细胞中均存在Warburg效应,肿瘤细胞的代谢存在明显的多样性,部分细胞表现为糖酵解方式产能,另外一部分细胞表现为氧化磷酸化方式产能,两类细胞能够通过乳酸穿梭机制相互协调,和谐共处,即代谢共生(图15-2)。

乳酸作为肿瘤细胞内广泛存在的代谢产物,它在肿瘤细胞中的再利用也已备受关注。体外实验证明,肿瘤细胞的能量代谢方式在正常培养条件和高乳酸培养条件下存在差异。正常培养条件下,肿瘤细胞以有氧糖酵解方式为其供能,是典型的Warburg效应细胞。在高乳酸培养条件下,一部分肿瘤细胞的氧化磷酸化途径明显增强,形成一种非Warburg效应的细胞。由于培养条件的改变,肿瘤细胞可以从Warburg型向非Warburg型转变。由此提示,肿瘤微环境的改变使肿瘤细胞具有了双重代谢特征。还有研究发现,肿瘤组织中不仅存在Warburg效应细胞,同时还存在非

Warburg效应细胞，这些非Warburg效应细胞同样具备成瘤能力。已有研究结果显示胃癌、结肠癌、胰腺癌、乳腺癌、卵巢癌、肺癌、前列腺癌、头颈部肿瘤中均存在代谢共生现象（图15-2）。

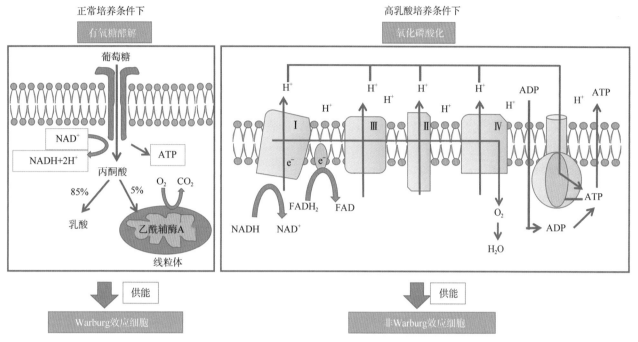

图15-2 肿瘤细胞代谢共生

随着对肿瘤细胞代谢共生的进一步认识，人们发现肿瘤细胞的代谢共生及能量代谢的改变不仅局限于乳酸的转运和再利用，还可以通过三羧酸循环充分利用胞内的谷氨酸盐，为肿瘤生长提供所需能量。因此广义上讲，肿瘤的代谢共生和能量代谢的改变是基于满足肿瘤细胞能量需求和快速增殖的一类应答机制，同时也是肿瘤细胞应对其生存环境改变的一种代谢适应性体现。

第三节 肿瘤代谢重编程及调控机制

处于快速增殖期的肿瘤细胞和绝大多数正常细胞的代谢要求不同，肿瘤细胞为了满足其快速增殖的需求，必须调整其代谢行为，尽可能将可获取的养分转化为生物质能。因此，肿瘤细胞必须在ATP产生、还原当量提供及生物大分子合成之间达到平衡。事实上，肿瘤细胞代谢的复杂性远远超出了Warburg最初的推测。为维持基因转录等基本的生命活动，正常细胞以及处于静止期的细胞主要通过分解代谢将其获取的营养物质分解，获得所需能量。与正常细胞相比较，肿瘤细胞不仅需要必需的能量储备用以维持自身存活和基本生命活动，同时还需要大量的生物原材料用于自身快速的细胞分裂和增殖活动。细胞代谢异常是肿瘤发生发展过程中的核心问题之一，这已得到越来越多的证据支持。肿瘤细胞的代谢异常表现为整个细胞代谢网络颠覆性的改变，为非单一代谢通路的简单调整。肿瘤细胞进行代谢重编程的目的在于让有限的营养物质、中间代谢产物进入其生物合成所需的途径，支持其增殖过程中相对旺盛的合成代谢。

一、癌基因、抑癌基因及其信号通路对肿瘤代谢的调控

（一）癌基因的异常活化

研究证实Warburg效应的关键元件主要有葡萄糖消耗增加、氧化磷酸化减少及伴随的乳酸生成，

这些也是癌基因活化的显著特征。

Myc是多效转录因子和多功能癌蛋白。在有氧环境中，活化的Myc可诱导糖酵解途径中己糖激酶（hexokinase，HK）、丙酮酸激酶M2型（PKM2）、GLUT-1等关键酶的表达，促进细胞进行有氧糖酵解。己糖激酶2（HK2）是糖酵解第一个关键酶，研究显示抑制HK2可以恢复多形胶质细胞瘤细胞的有氧呼吸。相反，如果外源性HK2表达增加，将会加快多形胶质细胞瘤细胞的增殖和产生多药耐药。PKM2是诱导肿瘤细胞优先选择有氧糖酵解的关键酶。中药连翘中的有效成分能诱导肿瘤细胞的PKM2向PKM1转变，促使细胞有氧糖酵解能力逐渐丧失。敲除PKM2基因后，甲状腺肿瘤细胞糖摄取能力降低，其ATP和乳酸产量下降。

作为连接胞外信号和胞内应答效应的信号分子，PI3K在肿瘤的发生、发展、治疗及转归中发挥重要作用。PI3K活化后，磷酸化AKT并激活AKT；活化后的AKT进一步激活mTOR和磷酸化HK、磷酸果糖激酶（PFK）等关键酶解酶；MTOR还可以通过诱导HIF-1的表达促进细胞的糖酵解水平。放疗耐受的人肿瘤细胞中Akt较放疗敏感细胞中的表达上调，其乳酸分泌及GLUT表达都上调；使用糖酵解抑制剂2-脱氧-D-葡萄糖处理放疗耐受细胞株可以使其对放射治疗变敏感。

KRas是RAS基因家族的成员，编码参与肿瘤发生、增殖、迁移，以及血管生成相关的KRAS蛋白。沉默胰管腺癌细胞中的突变癌基因KRAS后，细胞主要依赖于氧化磷酸化；而未沉默突变癌基因KRAS的胰管腺癌细胞主要依赖于有氧糖酵解。癌基因KRAS活化可提高胰管腺癌细胞的有氧糖酵解能力。沉默胰腺导管腺癌细胞中的突变癌基因KRAS主要依赖于氧化磷酸化，而沉默胰腺导管腺癌细胞中的非突变癌基因KRAS主要依赖于有氧糖酵解。

（二）抑癌基因的失活

不仅只有癌基因参与细胞能量代谢的调控，抑癌基因（p53、LKB1、PML、PTEN、TSC1/TSC2等）功能失活，也可通过mTOR信号通路促进HIF-1α的转录和翻译，进而诱导代谢相关的基因表达，最终引起肿瘤细胞能量代谢模式的改变。

肿瘤抑制蛋白p53在调节糖酵解和线粒体呼吸之间的平衡中起着重要作用。TIGAR（TP53诱导的糖酵解和凋亡调控因子）具有活化糖酵解功能，而p53能够靶向结合TIGAR，通过抑制其转录从而降低肿瘤细胞的有氧糖酵解，p53失活会导致有氧糖酵解上调。TRIM24可抑制p53的功能，在乳腺上皮细胞中可诱导有氧糖酵解，促进糖代谢重构，诱导乳腺癌的发生。在低氧条件下，p53的作用靶点RRAD被阻断，p53抑制肿瘤细胞糖酵解的功能丧失。

二、微环境改变对肿瘤代谢的调控

肿瘤组织具有异常复杂的微环境和异质性。肿瘤微环境的改变可以引起肿瘤细胞代谢方式的改变，如缺氧、乳酸含量的变化及营养物质的缺乏都会影响肿瘤的代谢途径。肿瘤细胞具有较强能力去适应不利于细胞生长的微环境，并进行快速增殖。肿瘤细胞的这种适应性是通过改变代谢方式来实现的。

（一）缺氧对肿瘤代谢的影响

肿瘤组织中分布着粗细不一的血管，那些距离血管较远的区域含氧量较低，肿瘤细胞处于缺氧状态，而靠近血管的区域氧含量较高，肿瘤细胞处于氧气供给相对正常的状态。肿瘤细胞的快速增殖，使得处于肿瘤组织内部的细胞常处于相对缺氧状态。缺氧是肿瘤的一种病理状态，也是肿瘤组织的主要特征之一。

通过对肿瘤细胞在缺氧微环境中应答机制的研究，人们揭示了在缺氧条件下其线粒体膜周围电子的转运方式，同时还发现脯氨酰羟化酶结合结构域的活化可以维持细胞在缺氧条件下线粒体膜电位，使得电子完成传递。缺氧诱导因子-1α（HIF-1α）在人和哺乳动物细胞中普遍存在，在正常氧条件下也可以表达，但合成的HIF-1α蛋白很快会被细胞内氧依赖性泛素蛋白酶降解，只有在缺氧条件下HIF-1α蛋白才可稳定存在。HIF-1α通过调控多种靶基因表达以逃避或适应相对低氧环境，调控肿瘤细胞的能量代谢、生长及转移。HIF-1α还可以调控血管内皮生长因子的表达水平，促进肿瘤组织中血管的生成。低氧条件不仅诱导

HIF-1α表达水平的增加，同时还启动剪接因子B亚基-1分子开关，激活果糖激酶，导致体内果糖的过度消耗和相关疾病发生。肿瘤细胞一般处于一种普遍缺氧的状态，其中HIF-1α在维持肿瘤细胞能量代谢调控及生存方面具有关键作用。

（二）酸性环境对肿瘤代谢的影响

肿瘤组织中细胞所处微环境多呈酸性，酸性微环境也一度被认为是肿瘤细胞的特征之一。早期的研究发现提供肿瘤细胞能量的主要方式为糖酵解，而乳酸是糖酵解的主要产物。当时科学家认为乳酸是一种酸性的有害物质，肿瘤细胞为了生存和快速增殖需要将其转运到细胞外，从而降低对肿瘤细胞的不利影响。肿瘤细胞中L-乳酸的含量大于5mmol/L、pH小于7.35时会导致乳酸中毒。后来的研究发现，肿瘤细胞的代谢变化与乳酸的存在密切相关。机体运动模式的改变（如增加运动）会影响肿瘤细胞代谢类型的选择，推测这种代谢类型的改变与乳酸的代谢有关。与正常运动小鼠相比，运动增加小鼠的单羧酸转运蛋白1（MCT1）表达减少、乳酸脱氢酶B（LDH-B）表达增加。肿瘤组织中MCT1和LDH-B的表达受雌激素相关受体α配体的调控，从而降低肿瘤细胞中乳酸的代谢水平，影响肿瘤细胞的生存。乳酸脱氢酶是乳酸代谢的关键酶之一，在肿瘤形成、肿瘤成瘤性维持中发挥关键作用。因此，肿瘤所处的酸性微环境会改变肿瘤细胞能量代谢的方式，影响肿瘤细胞的生存。

（三）营养物质缺乏的微环境对肿瘤代谢的影响

营养物质缺乏现象在肿瘤组织中普遍存在。在增殖过程中，肿瘤细胞对葡萄糖、脂肪酸及谷氨酰胺的消耗明显增强。葡萄糖是肿瘤细胞主要的能源物质。研究表明，肿瘤细胞中葡萄糖的含量相对较低，如结肠癌细胞中葡萄糖的含量为（123±43）nmol/g，仅为正常结肠细胞葡萄糖含量的1/10左右；胃癌细胞中葡萄糖的含量为（424±131）nmol/g，是正常胃上皮细胞葡萄糖含量的1/3左右。细胞内合成嘌呤的主要氮源是谷氨酰胺，谷氨酰胺还可以转变成多种非必需氨基酸。在增殖过程中，肿瘤细胞需要消耗大量的谷氨酰胺。因此，谷氨酰胺是肿瘤细胞增殖所必需的。质谱技术分析显示在肾细胞癌中谷氨酰胺通路活动频繁。通过肾细胞癌小鼠模型，研究者发现抑制谷氨酰胺通路可抑制肾癌细胞生长，由此推测谷氨酰胺是肾癌细胞生存所依赖的营养物质。不仅如此，研究还发现，脂肪合成增强也是肿瘤细胞代谢的重要特征之一，是早期细胞癌变与肿瘤细胞恶化的一个标志性特征。其中，脂肪酸合成酶的表达变化在肿瘤的发生与发展、增殖与转移过程中扮演着重要角色。

与正常组织相比，肿瘤组织中的营养物质含量偏低，但为了满足肿瘤细胞的快速增殖需求，肿瘤组织会通过改变肿瘤细胞的代谢方式，使营养物质维持在可以满足其增殖需求的浓度范围。用不同浓度的葡萄糖处理后，子宫内膜癌细胞的增殖速率和细胞内信号通路活化状态出现差异。在低葡萄糖浓度下（如1mmol/L），子宫内膜癌细胞会激活caspase-3蛋白，使得细胞停留在G_0/G_1期，而在高葡萄糖浓度下（如25mmol/L），则会激活AMPK、mTOR及MAPK等多种信号途径，促进细胞快速增殖。由此可见，高浓度的葡萄糖能促进细胞增殖。肿瘤细胞为保证其快速增殖，需要维持一定的葡萄糖浓度。肿瘤细胞大多处于一个营养相对缺乏的微环境中，但其增殖速度远超正常细胞，原因之一在于肿瘤细胞对微环境中营养物质的摄取率会远高于正常细胞。不同微环境下，肿瘤组织中可存在多种代谢方式共存的肿瘤细胞，无论是氧化磷酸化还是糖酵解都尽可能多地利用细胞外的营养物质，维持高的能量水平，供肿瘤细胞快速增殖。细胞能量代谢方式的改变也是细胞适应不同生存环境的适应性表现。

三、代谢酶的表达异常

肿瘤细胞常处于缺氧的微环境中，而缺氧会导致缺氧诱导因子（HIF）的表达增强。细胞内HIF的累积可以进一步提高其靶基因（如葡萄糖转运蛋白、磷酸甘油酸激酶和血管内皮生长因子）的转录和表达水平，进而促进肿瘤细胞对葡萄糖的摄取。此外，癌基因MYC可以上调肿瘤细胞中谷氨酰胺转运蛋白ASCT2和SN2的表达水平，促进对谷氨酰胺的利用。癌基因MYC也可以通过调控mRNA的剪接成熟过程来影响细胞代谢，主要是通过上调转录因子PTB、hnRNPA1、hnRNPA2的表达水平，进而影响丙酮酸激酶的剪接，提高细胞PKM2/PKM1的比例，最终促进肿瘤细胞对葡萄糖的摄取和生物大分子的合成。

代谢酶自身的突变会导致其功能变化，不能正常执行催化功能，甚至产生新的酶活性。异柠檬酸脱氢酶在脑胶质瘤和白血病中存在着高频率突变，而且突变形式绝大多数为点突变，并特异性地发生在IDH催化中心的某些氨基酸残基。这些特殊的突变往往会赋予IDH新的活性，导致致癌代谢物羟戊二酸[R(2)-2-hydroxyglutarate，2-HG]的产生和累积，进而引起细胞DNA和组蛋白甲基化异常，促进肿瘤发生。2-HG的积累也会通过抑制琥珀酸脱氢酶的活性导致线粒体蛋白被高度琥珀酰化，从而促进肿瘤细胞增殖。此外，线粒体代谢酶延胡索酸酶和琥珀酸脱氢酶（succinate dehydrogenase，SDH）在副神经节瘤中也存在突变。这些突变会抑制延胡索酸酶和琥珀酸脱氢酶的活性，导致细胞表观遗传学状态发生改变。

翻译后修饰包括磷酸化、乙酰化、泛素化、糖基化和甲基化等方式，是调控代谢酶活性的重要机制之一。磷酸化等翻译后修饰可以通过调节代谢酶活性或调节代谢调控蛋白的活性、亚细胞定位及稳定性等多种机制，引起细胞内代谢的改变，促进能量产生和生物大分子的合成。

在肺癌中，成纤维细胞生长因子受体FGFR1介导PKM2蛋白的105位酪氨酸发生磷酸化，同时抑制PKM2与果糖-1,6-二磷酸酶（fructose-1,6-bisphosphatase，FBP）的结合，进而影响PKM2四聚体（有活性）的形成。在肿瘤细胞中，PKM2蛋白的105位酪氨酸磷酸化广泛存在，并促进细胞增殖。此外，肺癌细胞PKM2蛋白的第305位赖氨酸乙酰化会抑制PKM2的活性，同时增强PKM2与分子伴侣HSC70的结合能力，进而促进其依赖于溶酶体的降解过程，最终通过自噬方式抑制PKM2的活性，促进肺癌细胞在机体内的生长。柠檬酸裂解酶（ACLY）是脂质合成过程中的关键酶，同样受乙酰化修饰。有趣的是，ACLY在K540、K546和K554三个赖氨酸残基上均存在乙酰化修饰。这些位点发生乙酰化修饰后，ACLY泛素化

将会被阻止，抑制ACLY的降解。肿瘤中的ACLY处于高乙酰化状态，会导致肿瘤细胞中ACLY的累积，从而促进脂肪酸合成过程。磷酸戊糖途径的关键酶G6PD受O连接的N-乙酰氨基葡萄糖基团修饰，值得注意的是，缺氧条件下该修饰水平显著增强。糖基化修饰可以增强葡萄糖-6-磷酸脱氢酶（G6PD）的活性及磷酸戊糖途经（PPP）的代谢流速，为核苷酸和脂类的合成提供所需的前体物质，同时为肿瘤细胞对抗氧化压力提供还原力。另外，在多种肿瘤细胞中，磷酸果糖激酶（phosphofructokinase，PFK）存在甲基化修饰，该修饰可以通过抑制果糖-2,6-二磷酸酶同工酶3（PFKFB3）的泛素化增强其稳定性，并将葡萄糖转送至磷酸戊糖途径，增强肿瘤细胞抵抗氧化压力的能力，促进肿瘤细胞的存活。

四、非编码RNA的调控异常

非编码RNA（non-coding RNA）是指不编码蛋白质的RNA，包括miRNA、tRNA、rRNA、snRNA、snoRNA等多种已知功能的RNA，还包括未知功能的RNA。其中，miRNA广泛存在于真核生物中，是一类有18～24个核苷酸的非编码小RNA分子。它在基因转录后水平调节基因的表达与翻译，与细胞增殖、免疫及机体应激等基本生物学过程密切相关。许多miRNA在肿瘤中表达异常，而且参与肿瘤的发生和发展过程。非编码RNA（如miRNA、lncRNA等）对肿瘤代谢的重要蛋白、信号通路或代谢酶的异常调控也会促进肿瘤代谢改变。有研究表明，MYC可以诱导肿瘤细胞谷氨酰胺酶的表达，同时，MYC可以通过下调miR-23a、miR-23b的表达，削弱或解除miR-23a、miR-23b对GLS表达的抑制作用，最终增强肿瘤细胞利用谷氨酰胺的效率。

五、其　　他

其他因素也可引起肿瘤细胞糖酵解表型改变。慢性炎症是肿瘤发生的重要因素，某些炎症因子可促进乳腺癌细胞糖酵解，而miR-155则可作为炎症与糖酵解之间的中转分子参与调控。除了炎性通路，小分子miRNA如lin28/let-7调节轴转录后调

控代谢酶PDK1，从而对肿瘤代谢进行重编程，促进糖酵解的发生。另外，lncRNA如UCA1通过提高HK-2表达从而增强膀胱癌细胞糖酵解能力。研究还发现，脂肪水解缺陷能加剧结直肠癌有氧糖酵解过程并促进肿瘤恶性特征，这与其中脂滴相关的ABHD5基因缺失有关。某些信号通路如Wnt信号通路活化可驱使结肠癌细胞糖酵解并促进癌细胞增殖，这依赖于Wnt下游靶标PDK1的激活。

综上所述，微环境诱导及抑癌基因失活、癌基因异常活化、代谢酶异常等因素的协同作用，可驱动肿瘤细胞代谢模式由氧化磷酸化向糖酵解转变，并使细胞内代谢调控网络变构，使肿瘤细胞在独特的微环境中获得存活和增殖的优势。

第四节　肿瘤代谢异常与肿瘤发生发展

一、肿瘤生长与转移的代谢基础

肿瘤发生、发展的过程中，为适应肿瘤细胞生长与转移的需求，需要有新生物质的不断合成及能量的持续供应。目前研究多集中于探讨原发肿瘤浸润生长的代谢方式，对于原发病灶生长过程中细胞代谢变化规律的报道并不多见。已有研究表明，采用有氧糖酵解方式是肿瘤细胞能量代谢的主要特征，糖酵解代谢方式的增强可能是肿瘤细胞浸润生长的重要特征之一。同一种肿瘤中，糖酵解和氧化磷酸化两种代谢方式可以同时存在、相互协调，产生代谢共生的作用。另外，肿瘤间质细胞的代谢方式对肿瘤的浸润生长同样具有重要的作用。除此之外，越来越多的证据表明肿瘤细胞一旦离开原发病灶进入血液循环系统，就会发生许多不同于原发病灶的代谢改变，以利于自身转移后的生存。另有研究表明，肿瘤细胞的代谢方式对转移后的器官选择性具有决定性作用。与此同时，器官的代谢方式也可能影响肿瘤细胞的定植转移。因此，肿瘤发生、发展也是一个代谢不断变化的过程。

在过去的研究中，科学家发现：为了更好地

适应肿瘤生长环境中氧气供给的波动、提供肿瘤生长分裂所需的原材料、抵抗氧化应激，以及创造利于自己存活和转移的微环境，肿瘤细胞必须改变其原来的代谢模式，即启动Warburg效应。事实上，肿瘤细胞代谢方式的改变与肿瘤发生、发展的各个阶段密不可分。突破端粒的复制限制、自给自足的生长信号、重编细胞内基因的表达、抵御细胞凋亡、免疫逃逸的实现，以及血管新生的增强等都会不同程度地影响肿瘤细胞代谢方式与水平。换言之，肿瘤的发生、发展过程促进了其代谢方式和水平的改变。

随着肿瘤生物学相关研究技术的发展，肿瘤细胞代谢异常先于肿瘤发生、发展的理论也在实验中逐步得到了证实。研究表明，葡萄糖缺乏能促进KRAS野生型的细胞获得KRAS的突变及其信号通路分子的突变，首次证实细胞代谢异常可以引起原癌基因突变。在动物体内采用^{13}C标记的丙酮酸分子影像技术探讨代谢改变与肿瘤发生的相关研究结果也表明糖酵解的代谢改变先于c-Myc诱导的肿瘤形成和消退。还有研究显示，2-羟基戊二酸可竞争性抑制多种α-酮戊二酸依赖的双加氧酶活性进而诱发癌症。这些前沿的实验数据凸显了细胞代谢异常在肿瘤发生、发展、治疗和预后中的重要作用，具有重要的临床应用价值，同时也完善了细胞代谢异常与肿瘤的发生、发展互为因果的机制。

二、细胞代谢异常与肿瘤浸润生长

原发肿瘤的浸润生长离不开糖酵解。糖酵解不仅可以为肿瘤细胞早期的快速增殖提供ATP，同时，该过程中的中间代谢产物，如蛋白质、脂类和核酸等物质也是细胞分裂与增殖的重要原料。此外，糖酵解过程中的低pH、乏氧等条件也是肿瘤细胞浸润生长所需的重要微环境。在糖酵解途径中，其限速酶丙酮酸激酶M2型（PKM2）在多种肿瘤中高表达，往往与高效的糖利用和乳酸生成相关。已有研究发现，乳腺癌细胞代谢过程中产生的活性氧可通过直接氧化PKM2蛋白的Cys358而降低PKM2活性，而PKM2的氧化失活又通过间接激活磷酸戊糖途径来减少活性氧的产生。这种代谢反馈机制使得肿瘤细胞能够保持活性氧水平的动态平衡，从而比正常细胞具有更强的氧化应激抵抗能力。

越来越多的研究表明氧化磷酸化同样是肿瘤细胞重要的代谢方式之一。肿瘤线粒体DNA含量可作为一个反映线粒体氧化磷酸化功能的指标。在乳腺癌中，肿瘤线粒体DNA含量，同TNM分期一样，可以作为乳腺癌患者一个独立的预后因素。原发肿瘤的浸润生长与线粒体的氧化磷酸化之间有密切的联系。线粒体氧化磷酸化作用是肿瘤浸润生长的另外一个重要代谢特征。

糖酵解与氧化磷酸化可以同时存在于一种肿瘤中，二者相互协调，可以产生代谢共生的作用。另外，在肿瘤发生、发展的过程中，糖酵解与氧化磷酸化的作用也不是一成不变的，二者可能随着组织微环境的变化而发生相应的改变。例如，当肿瘤生长到一定阶段，会形成组织内乏氧的微环境，乏氧状态下肿瘤的氧化磷酸化作用会减弱，糖酵解作用加强。另外，随着肿瘤的不断生长，肿瘤细胞大量摄取葡萄糖，会形成组织内低糖的微环境，低糖条件下，肿瘤细胞糖酵解作用减弱，而氧化磷酸化作用则会相应地增强。

此外，肿瘤间质中的脂肪细胞可以促进肿瘤细胞的浸润与生长。在卵巢癌中，肿瘤间质中的脂肪细胞可以直接将能量转移给卵巢癌细胞，供卵巢癌细胞的浸润和生长。肿瘤间质中的免疫细胞和炎症细胞也可以参与肿瘤细胞的浸润生长。因此，肿瘤的浸润生长是由多因素代谢所共同调节的，代谢是肿瘤浸润生长的基础。

三、细胞代谢异常与肿瘤远处转移

正常的上皮细胞具有黏附依赖性，其存活依赖于细胞与细胞外基质间的信号传递，称为锚定依赖。正常上皮细胞脱离细胞外基质进入血液后，会因细胞糖转运降低、ATP合成减少等因素而发生凋亡，这种现象被称为细胞的失巢凋亡。不同于正常的上皮细胞，肿瘤细胞脱离基底膜后不但不会发生凋亡，而且会继续生长与转移，这种现象被称为肿瘤细胞的失巢凋亡抵抗。

肿瘤细胞可以通过多种不同机制产生凋亡抵抗。脱离细胞外基质的正常乳腺上皮细胞糖摄取明显降低、ATP生成减少，但是当ERBB2信号通路发生改变时，细胞的糖摄取会明显增加，ATP的合成也明显升高，提示ERBB2信号通路的改变可以重塑糖转运的异常。而ERBB2基因的改变是乳腺癌、胃癌、肺癌等许多实体瘤中最常见的基因改变类型。因此，肿瘤细胞可能会通过相应基因改变来重塑糖转运能力。还有研究发现，当乳腺癌细胞进入循环系统后，氧化磷酸化的水平较原发病灶的水平明显增高。众所周知，氧化磷酸化在相同条件下比糖酵解会生成更多的ATP。因此，脱离细胞外基质的肿瘤细胞可能会通过提高细胞氧化磷酸化的水平来抵抗因ATP生成不足而发生的细胞凋亡。已经证实，谷氨酰胺可以经丝氨酸、甘氨酸代谢通路生成ATP。谷氨酰胺-丝氨酸-甘氨酸信号通路的增强是肿瘤细胞转移后代谢重塑的另一种机制。总之，肿瘤细胞脱离细胞外基质、进入循环系统后，会发生系列的代谢改变（代谢重塑），以满足自身生存的需求（表15-1）。

表15-1 肿瘤原发病灶细胞与转移后细胞的代谢变化

特点	原发肿瘤细胞	转移肿瘤细胞
糖转运	不受影响	转运缺陷重塑
糖利用	糖酵解	呼吸链
谷氨酰胺代谢	NADPH产生，三羧酸循环	肌酸合成ATP
过氧化物	线粒体超极化合成降低	合成增加
结果	生物合成	ATP合成增加

肿瘤细胞不同的代谢类型也影响了特异的器官转移部位。有研究发现乳腺癌细胞发生肺、肝、骨、脑转移后，其细胞代谢存在明显差异。利用4T1乳腺癌小鼠移植瘤动物模型进一步将肺、肝、骨等不同部位的转移瘤进行糖酵解或氧化磷酸化相关基因分析发现，以氧化磷酸化为主要代谢类型的肿瘤细胞容易转移到骨和肺部，而以糖酵解为主要代谢类型的肿瘤细胞更容易转移至肝脏。这充分说明肿瘤细胞的代谢类型影响其发生转移的器官选择性。

定植后的肿瘤细胞可以利用周围微环境中的代谢产物进行生物合成以利于自身继续生长，如肿瘤细胞脑转移后可以利用脑细胞产生的乳酸通过三羧酸循环的形式供能，以适应脑中特异的微环境。肝脏转移的结肠癌细胞可以利用肝细胞代谢产物进行代谢重编程，以助于肿瘤细胞在肝脏的继续增殖、发育。此外，肿瘤细胞还可以通过对所转移器官的代谢产生相应的影响，以利于转移细胞的自身生长。研究发现，乳腺癌细胞衍生的外泌体能够抑制转移器官中星形胶质细胞和成纤维细胞的糖摄取，保证自身糖摄取，以促进转移癌细胞生长。由此可见，肿瘤细胞也会影响器官的代谢，反过来，转移器官的代谢对肿瘤细胞的定植转移有重要的作用，二者相辅相成，互相促进。

总之，代谢是肿瘤浸润生长与远处转移的基础，肿瘤是一种代谢性疾病。肿瘤细胞的生长与转移离不开代谢。肿瘤细胞在发生、发展过程中，不同时期具有不同的代谢特点。深入研究肿瘤发生、发展的代谢规律，寻找肿瘤浸润生长与转移代谢相关的标志物对今后肿瘤代谢研究、肿瘤的早期诊断、寻找新的治疗靶点和预后评估等都具有重要的意义。

第五节　基于代谢异常的靶向治疗新策略

肿瘤细胞的代谢重编程提供了药物治疗的潜在靶点，许多靶向代谢酶的药物已经在临床使用了数十年。

有氧糖酵解与氧化磷酸化代谢的不平等共生，决定了联合药物治疗的必要性。尽管肿瘤细胞多为有氧糖酵解表型，但体内外实验均证明，有氧糖酵解和氧化磷酸化共存几乎普遍存在。因此，单独抑制糖酵解疗效有限，更何况少数氧化磷酸化表型的细胞可能为肿瘤干细胞。在抑制黑色素瘤细胞生长中，有氧糖酵解抑制剂利托那韦和氧化磷酸化抑制剂二甲双胍表现出了明显的协同作用。此外，肿瘤代谢底物多样性和互补性，限制了抑制单一代谢底物摄取治疗方式的效果。葡萄糖是肿瘤细胞代谢的首选底物，但在葡萄糖缺乏时，肿瘤细胞也可以通过摄取谷氨酰胺和丝氨酸等其他底物进行代谢补偿。因此，同其他类型药物联合使用有助于提高其治疗效果。目前，Glut1抑制剂双氢青蒿素和根皮素分别与2-脱氧-*D*-葡萄糖和柔红霉素（柔毛霉素）联用，在抑制肿瘤生长、诱导细胞凋亡方面均表现出比单独使用更好的疗效。

低氧和低pH是肿瘤微环境的两大特征，也是导致肿瘤耐药、放疗抵抗的重要原因。酸性环境将降低肿瘤细胞对弱碱性化疗药物的吸收，从而降低其抗肿瘤活性。因此，逆转肿瘤低氧和酸性环境，将有助于提高肿瘤细胞对放化疗的敏感性。由此可见，靶向肿瘤微环境可提高化疗药物疗效。

肿瘤代谢既是一个动态的细胞反应网络，又是一个复杂的基因调控网络。肿瘤细胞通常利用多种代谢途径开启它们的生长程序，其中某一条或某几条代谢途径遭破坏，肿瘤细胞便会开启某一条或某几条信号通路来弥补。因此，靶向肿瘤代谢、夺取肿瘤细胞的能量或原材料、切断肿瘤细胞的能量供应可能成为肿瘤治疗强有力的手段。

尽管快速增殖的正常细胞与癌细胞在代谢方面存在许多相似之处，但针对肿瘤细胞特有的代谢改变设计开发出靶向药物从而用于临床治疗，一直是肿瘤代谢研究的目标和追求。肿瘤细胞代谢异常已经成为肿瘤研究领域的共识，希望通过解析肿瘤细胞代谢改变的重要特征及其分子机制，研制出针对特定代谢通路或特定代谢酶的高效抗肿瘤药物，为肿瘤治疗提供新的方向。

（周艳宏）

参考文献

Adeva-Andany M，López-Ojén M，Funcasta-Calderón R，et al，2014. Comprehensive review on lactate metabolism in human health. Mitochondrion，17：76-100.

Bellance N，Benard G，Furt F，et al，2009. Bioenergetics of lung tumors：alteration of mitochondrial biogenesis and respiratory capacity. Int J Biochem Cell Biol，41（12）：2566-2577.

Biswas SK，2015. Metabolic reprogramming of immune cells in cancer progression. Immunity，43（3）：435-449.

Cairns RA，Harris IS，Mak TW，2011. Regulation of cancer cell metabolism. Nat Rev Cancer，11（2）：85-95.

Cantor JR，Sabatini DM，2012. Cancer cell metabolism：one hallmark，many faces. Cancer Discov，2（10）：881-898.

Chaneton B，Gottlieb E，2012. Rocking cell metabolism：revised functions of the key glycolytic regulator PKM2 in cancer. Trends in Biochem Sci，37（8）：309-316.

Cheong H，Klionsky DJ，2015. mTORC1　maintains

metabolic balance. Cell Res, 25（10）：1085-1086.

Currie E, Schulze A, Zechner R, et al, 2013. Cellular fatty acid metabolism and cancer. Cell Metab, 18（2）：153-161.

De Berardinis RJ, Cheng T, 2010. Q's next：the diverse functions of glutamine in metabolism, cell biology and cancer. Oncogene, 29（3）：313-324.

De Berardinis RJ, Lum JJ, Hatzivassiliou G, et al, 2008. The biology of cancer：metabolic reprogramming fuels cell growth and proliferation. Cell Metab, 7（1）：11-20.

De Berardinis RJ, Mancuso A, Daikhin E, et al, 2007. Beyond aerobic glycolysis：transformed cells can engage in glutamine metabolism that exceeds the requirement for protein and nucleotide synthesis. Proc Natl Acad Sci U S A, 104（49）：19345-19350.

Du Plessis SS, Agarwal A, Mohanty G, et al, 2015. Oxidative phosphorylation versus glycolysis：what fuel do spermatozoa use? Asian J Androl, 17（2）：230-235.

Fallone F, Britton S, Nieto L, et al, 2013. ATR controls cellular adaptation to hypoxia through positive regulation of hypoxia-inducible factor 1（HIF-1）expression. Oncogene, 32（37）：4387-4396.

Grüning NM, Rinnerthaler M, Bluemlein K, et al, 2011. Pyruvate kinase triggers a metabolic feedback loop that controls redox metabolism in respiring cells. Cell Metab, 14（3）：415-427.

Guo Q, Li XW, Zhou WX, et al, 2021. Sequentially triggered bacterial outer membrane vesicles for macrophage metabolism modulation and tumor metastasis suppression. ACS Nano, 15（8）：13826-13838.

Han JJ, Zhang L, Guo H, et al, 2015. Glucose promotes cell proliferation, glucose uptake and invasion in endometrial cancer cells via AMPK/mTOR/S6 and MAPK signaling. Gynecol Oncol, 138（3）：668-675.

Helmlinger G, Yuan F, Dellian M, et al, 1997. Interstitial pH and pO_2 gradients in solid tumors in vivo：high-resolution measurements reveal a lack of correlation. Nat Med, 3（2）：177-182.

Hensley CT, Faubert B, Yuan Q, et al, 2016. Metabolic heterogeneity in human lung tumors. Cell, 164（4）：681-694.

Hirayama A, Kami K, Sugimoto M, et al, 2009. Quantitative metabolome profiling of colon and stomach cancer microenvironment by capillary electrophoresis time-of-flight mass spectrometry. Cancer Res, 69（11）：4918-4925.

Hu S, Balakrishnan A, Bok RA, et al, 2011. ^{13}C-pyruvate imaging reveals alterations in glycolysis that precede c-MYC-induced tumor formation and regression. Cell Metab, 14（1）：131-142.

Jones RG, Thompson CB, 2009. Tumor suppressors and cell metabolism：a recipe for cancer growth. Genes Dev, 23（5）：537-548.

Kianercy A, Veltri R, Pienta KJ, 2014. Critical transitions in a game theoretic model of tumour metabolism. Interface Focus, 4（4）：20140014.

Lau AN, Vander Heiden MG, 2020. Metabolism in the tumor microenvironment. Ann Rev Cancer Biol, 4（1）：17-40.

Le A, Stine ZE, Nguyen C, et al, 2014. Tumorigenicity of hypoxic respiring cancer cells revealed by a hypoxia-cell cycle dual reporter. Proc Natl Acad Sci U S A, 111（34）：12486-12491.

Lisanti MP, Martinez-Outschoorn UE, Sotgia F, 2013. Oncogenes induce the cancer-associated fibroblast phenotype：metabolic symbiosis and "fibroblast addiction" are new therapeutic targets for drug discovery. Cell Cycle, 12（17）：2723-2732.

Lunt SY, Vander Heiden MG, 2011. Aerobic glycolysis：meeting the metabolic requirements of cell proliferation. Annu Rev Cell Dev Biol, 27：441-464.

Mar N, Vredenburgh JJ, Wasser JS, 2015. Targeting HER2 in the treatment of non-small cell lung cancer. Lung Cancer, 87（3）：220-225.

Martinez-Outschoorn U, Sotgia F, Lisanti MP, 2014. Tumor microenvironment and metabolic synergy in breast cancers：critical importance of mitochondrial fuels and function. Semin Oncol, 41（2）：195-216.

Mirtschink P, Krishnan J, Grimm F, et al, 2015. HIF-driven SF_3B_1 induces KHK-C to enforce fructolysis and heart disease. Nature, 522（7557）：444-449.

Moreno-Sánchez R, Rodríguez-Enríquez S, Marín-Hernández A, et al, 2007. Energy metabolism in tumor cells. Febs J, 274（6）：1393-1418.

Nieman KM, Kenny HA, Penicka CV, et al, 2011. Adipocytes promote ovarian cancer metastasis and provide energy for rapid tumor growth. Nat Med, 17（11）：1498-1503.

Owens KM, Kulawiec M, Desouki MM, et al, 2011. Impaired oxphos complex Ⅲ in breast cancer. PLoS One, 6（8）：e23846.

Peng G, Liu Y. 2015. Hypoxia-inducible factors in cancer stem cells and inflammation. Trends Pharmacol Sci, 36（6）：374-383.

Romero IL, Mukherjee A, Kenny HA, et al, 2015. Molecular pathways：trafficking of metabolic resources in the tumor microenvironment. Clin Cancer Res, 21（4）：680-686.

Shanware NP, Bray K, Abraham RT, 2013. The PI3K, metabolic, and autophagy networks: interactive partners in cellular health and disease. Annu Rev Pharmacol Toxicol, 53: 89-106.

Shroff EH, Eberlin LS, Dang VM, et al, 2015. MYC oncogene overexpression drives renal cell carcinoma in a mouse model through glutamine metabolism. Proc Natl Acad Sci U S A, 112(21): 6539-6544.

Smolková K, Plecitá-Hlavatá L, Bellance N, et al, 2011. Waves of gene regulation suppress and then restore oxidative phosphorylation in cancer cells. Int J Biochem Cell Biol, 43(7): 950-968.

Takahashi E, Sato M, 2014. Anaerobic respiration sustains mitochondrial membrane potential in a prolyl hydroxylase pathway-activated cancer cell line in a hypoxic microenvironment. Am J Physiol Cell Physiol, 306(4): 334-342.

Villar VH, Merhi F, Djavaheri-Mergny M, et al, 2015. Glutaminolysis and autophagy in cancer. Autophagy, 11(8): 1198-1208.

Walsh AJ, Cook RS, Manning HC, et al, 2013. Optical metabolic imaging identifies glycolytic levels, subtypes, and early-treatment response in breast cancer. Cancer Res, 73(20): 6164-6174.

Weber GF, 2016. Time and circumstances: cancer cell metabolism at various stages of disease progression. Front Oncol, 6(12): 257.

Yao XM, Li W, Fang D, et al, 2021. Emerging roles of energy metabolism in ferroptosis regulation of tumor cells. Adv Sci(Weinh), 8(22): e2100997.

第十六章

微生物组学与肿瘤

在人的体表及体内都存在着数量庞大的微生物，包括真核微生物、细菌、古生菌和病毒。这些存在于人体表及体内的所有微生物的总和，被称为人体微生物组。人体微生物的体积和质量都很小，仅为人体重的1%～3%，而人体微生物的总量约为人体细胞总量的10倍，人体微生物所编码基因的数量约为人类编码基因数的1000倍，所以人体微生物组基因组也被誉为人类的第二基因组。

人体微生物在与宿主长期共存、协同进化的过程中逐步形成，并一直和宿主保持动态平衡，其中微生物的主要功能涉及物质代谢、生态屏障、免疫调节和宿主防护等，这对于维持人的健康发挥着重要的作用。诺贝尔奖获得者Joshua Lederberg曾将人体及其所有的微生物统一看作一个整体，即超级生物体（superorganism）。根据功能作用，可将人体微生物划分为共生菌、益生菌和致病菌。

通常情况下，体内微生物通常会被忽视，但近年来越来越多的研究表明定植在人体的微生物群体能够和宿主发生相互作用，并且参与宿主的健康保护，和许多疾病的发生与发展有关。人体所携带的微生物组成差异、微生物的基因差异及微生物和人体之间的相互作用差异，这些都会直接或间接影响人体的健康状况。也就是说，癌症的发生除与宿主本身遗传信息缺陷密切相关外，还与其所携带的微生物有着很大的关系，即人体微生物可以起到诱癌和促癌的作用。

第一节　微生物组研究计划

21世纪以来，生命科学的发展日新月异，人类探索生命奥秘和寻求可持续发展的需求更加迫切，而生命科学的深入研究也逐步与其他基础科学如物理、化学、计算机科学进行交叉融合，并逐步诞生了基因组学、转录组学、蛋白质组学、代谢组学等多组学研究。将一个生物体视为一个复杂的生态体系，将整个生态体系视为一个有机整体开展研究，已成为当今生命科学的重要特点。微生物组学就是在这样的蓬勃发展、技术更新换代的背景下产生而发展的，其快速发展并逐步应用于人体健康、生态环境、工农业生产等方面，在人类技术进步和经济发展过程中产生了巨大影响，现已成为全球先进技术国家所高度重视并竞相发展的关键科学与技术学科之一。

一、微生物组的定义

微生物是指无法肉眼辨别的微小生物，它们的分布范围最广、生物量最大，且生物多样性也最为丰富，其主要的特点就是"微小"。显微镜技术的发明与发展打破了微生物对"微"的限制，使得研究人员能够观察微生物的基本形态，这是微生物学研究的重要前提。另一项促进微生物学发展的重要技术是微生物的培养技术。通过提供一个特定的营养环境条件，将单细胞微生物培养为多细胞微生物群落，使得科研人员能够深入地研究微生物的生理、生化、遗传、代谢、致病性等生物特征。同时，该培养技术展示了微生物与培养环境之间的相互作用关系。各种各样的微生物栖生在不同的生态环境中或宿主内（包括人、动物、植物等），形成一个个微生物群系（microbiota）；微生物群系又与环境和宿主间存在着广泛而复杂的相互作用，形成多种形式的复杂生态体系。

20世纪中后期，生物学家发现在实验室培养和研究的微生物，仅占自然界中所有微生物的极小的比例，自然界中绝大多数的微生物属于"未培养微生物"。例如，在沿用了上百年的处理生活污水产生的活性污泥中，"未培养微生物"占据85%以上；海洋和陆地中99%以上的微生物目前仍无法培养。生物学家一直以来将"未培养微生物"比喻为宇宙中的暗物质，以激发人们探索超乎想象的微生物世界，促进了微生物培养技术、单细胞/单分子技术、微流控技术、免培养技术、成像技术、高通量测序等的发展。然而，对于"未培养微生物"的生物学特性与功能及其生态学的特性与功能，则有赖于第三次技术突破，即宏基因组（元基因组）测序技术的开发与应用。当前，对微生物的研究已经跳出了细胞和生化这两个主要的"框架"，进入了遗传和基因组的层次。例如，发现和鉴定一种"未培养微生物"，可以通过其基因组的完整性及与现有微生物基因组的同源性来确定。另外，对微生物功能的认识已经跳出"纯培养"的限制而进入微生物菌群的层次，甚至可以将菌群的宏基因组与其生态环境整合研究。上述两个层次的突破，指向了微生物学发展史上一个重要概念，即微生物组（microbiome）。

微生物组是指在特定环境或生态系统中的所有的微生物及其遗传信息，其内涵还包括所有微生物与环境间的相互作用。微生物组学（microbiomics）即以微生物组为目标，深入研究其结构与功能、内部群体间和与周围环境的相互作用的学科。

二、国际微生物组研究计划

近年来，随着微生物组学测序技术和研究方法的发展及肠道微生物与人体疾病间的关联研究的逐渐深入，微生物组学日益得到广泛关注。美国的一批处在学科前沿的科学家提出开展"联合微生物组研究项目（Unified Microbiome Initiative，UMI）"的建议，提议将科学家和来自政府以及私立机构和基金会的代表组织到一起，一同研究地球微生物生态系统。在此基础上，来自德国、中国、美国的科学家进一步呼吁建立国际微生物组研究计划（International Microbiome Initiative，IMI），希望能够得到全世界的资助机构和基金会的支持，保证在不同国家和研究领域能够共享标准，并且实现对已有的微生物组研究计划的整合。在现代生命科学领域，微生物组学与精准医学和脑科学被认为是21世纪上半叶最受瞩目的三大科学计划。

2007年底，美国国立卫生研究院（NIH）宣布正式开启人类微生物组计划（Human Microbiome Project，HMP；https://www.hmpdacc.org/），旨在通过描绘人体微生物组图谱，促进科研人员对微生物与人体健康间相互作用的理解。在该项目的第一阶段（HMP1，2008～2012年），通过16S rRNA测序和宏基因组测序完成了对300个健康个体在不同部位（包括鼻腔、口腔、皮肤、胃肠道和泌尿生殖道）微生物群落的描绘。在项目的第二阶段（iHMP，Integrative Human Microbiome Project Consortium），基于多组学技术的整合应用，构建微生物组与宿主的整合数据集，为研究人类微生物组与宿主的相互关系提供了新思路。

2010年，地球微生物组计划（EMP，http://www.earthmicrobiome.org/）正式启动，旨在从世界范围内收集约20万份样本，范围涵盖自然环境（如土地、海水、水域等）和人工环境（如城市污水处理反应器等），以全面系统地获取有关地球生态系统的微生物种群、数量、分布、构造和功能等数据，为科研人员提出和验证科学假说，认知和把握当今和未来的地球生态环境的变化。在整个计划的开展过程中，已经基本实现了系统完善的微生物组学研究方法。其间，科研人员已完成对南美洲中西部的大草原土壤、俄罗斯西伯利亚永久冻土、美国墨西哥湾深海沉积物等自然环境中的微生物群体资料的收集与研究，揭示了上述自然环境中的微生物的特性，以及调控和影响这些环境中微生物群体的演化过程、有机物转化和对环境变化的响应，并发现人类行为对自然环境和微生物生态系统都造成了极大的影响。

三、中国微生物组计划

2017年10月，为促进我国在人体微生物组研究领域的发展，以及人体微生物组在后续的医疗健康领域的产品开发和临床应用，由微生物组创新创业者协会和深圳国家基因库联合发起的中国肠道宏基因组计划正式成立。该项目计划包括心血管类疾病微生物组计划、肿瘤免疫微生物组计划、非酒精性脂肪肝微生物组计划、风湿病微生物组计划、肠炎微生物组计划、2型糖尿病微生物组计划、自闭症微生物组计划、婴幼儿湿疹微生物组计划、中药干预微生物组计划。该计划第一期（2017～2020年）开展与肠道菌群相关的百种疾病的宏基因组研究，每个疾病队列包含一千例样本，完成至少1PB的宏基因组数据产出。

2017年12月，中国科学院微生物组计划正式启动，该项目由中科院微生物研究所主导，包括中科院上海生命科学研究院、中科院生物物理研究所、中科院昆明动物研究所、中科院生态环境研究中心、中科院青岛生物能源与过程研究所，以及北京协和医院等14家单位共同参与。该项目下设5个课题：人体肠道微生物组、家养动物肠道微生物组、活性污泥微生物组的功能网络解析与调节机制，创建微生物组功能解析技术与计算方法学，建设中国微生物组数据库与资源库。

第二节　微生物组学研究方法

采用生物技术在实验室中研究的微生物，仅占自然界中微生物总数的不足1%，而不可培养微生物则占99%以上。因为微生物所栖息的环境一般都具有多样性和复杂性，这也已经成为对微生物资源利用的一种限制性因素。

随着高通量测序技术及生物信息学研究的进展，目前对有害微生物组学的主要研究方式是通过避开传统微生物纯培养过程，直接建立微生物的宏基因组文库，同时利用二代序列检测方法及基因组学的科研策略来深入地研究环境样品中微生物的成分及在群落中的功能等。按照不同的检测序列，可分为16S rDNA/18S rDNA/ITS测序方法、宏基因组测序及宏转录组测序方法。

一、16S rDNA/18S rDNA/ITS测序

16S rDNA是编码原核生物核小体亚基的基因，长度约为1542bp，它是目前最常见的原核微生物种类识别的分子标记。与之相似，18S rDNA和ITS也是对真核微生物种类识别的分子标记。当前，Roche 454平台已被广泛用作环境样本的16S rDNA/18S rDNA/ITS测序技术，主要是由于Roche

454平台的平均读段较长（约400bp），可较好地规避因读段短而难以有效比对的问题。

16S rDNA序列或16S rRNA基因，其全长可分为9个可变区和10个保守区。其保守区序列能够反映物种间的亲缘关联，而可变区序列则反映物种间的差异性，可用于微生物物种鉴定。16S rDNA的9个可变区段可被记为V1～V9，基于16S rDNA基因的V3～V1、V2～V4、V4、V3～V6、V9等不同区段进行引物设计，经PCR技术扩增后通过Roche 454焦磷酸测序技术仪完成高通量测序；随后基于测序结果进行生物信息学数据分析，注释样本中原核微生物物种的组成及统计其丰度分布情况。具体的研究步骤通常包括：序列提取、质量控制、相似序列聚类分析（operational taxonomic unit，OTU）、种属分类、alpha和beta多样性分析等（图16-1）。其中，OTU是16S rDNA序列分析的关键控制点，仅可将微生物注释到科水平或属水平，而不能精确鉴定到种水平。同时，其他物种的"身份特征"基因并不可直接测序，加之微生物间存在基因的水平转移及存在众多的未知菌株，这些都极大地限制了科研人员对未知微生物的发现和进一步研究。

二、宏基因组学

（一）宏基因组学的概念及其发展简史

宏基因组这一研究范畴，首先在1998年由美籍威斯康星大学植物病理学部的Handelsman教授等提出，他们把自然环境中的基因组结构集在某种程度上作为一个基因体来进行研究，而其中的"宏"（meta-）则有着更高的细胞组织构造和动态变化的意义。后来，来自伯克利学院的Kevin Chen和Lior Pachter，把宏基因组定义为"应用现代基因组学的技术直接研究自然状态下的微生物有机群落，而不需要在实验室中分离单一的菌株"的学科。

为了探究人类健康和疾病与微生物群落之间的相互关系，科研人员提出人体微生物组（human microbiome）的概念，即人体所携带的所有微生物的总和，这里的宏基因组（metagenome）则是指在某一特定环境和体系中的所有微生物的基因组集合。它规避了微生物分离和纯培养的问题，极大地拓宽了科研人员对人体微生物组的研究与探索，已成为现代基因工程一个新的发展方向和研究热点。

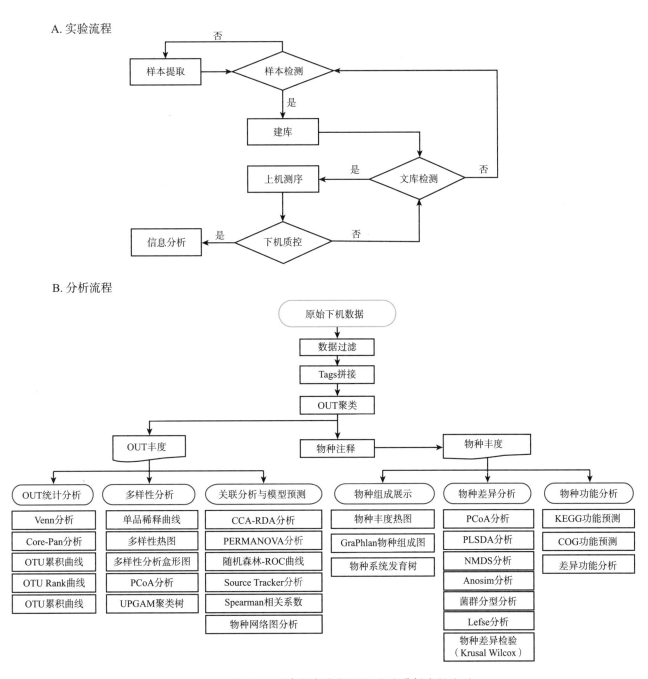

图 16-1　16S rDNA 测序的实验流程（A）和分析流程（B）

（二）宏基因组学的研究方法

宏基因组测序技术是指利用鸟枪法将环境中收集到的所有微生物基因组打断，并通过新一代高通量测序技术（NGS）完成序列测定的技术。该技术可减少 PCR 引物扩增所带来的偏差，并且在测序获取菌群分类的同时，也采集了菌群功能基因信息。

宏基因组测序数据的生物信息学分析步骤包括：下机质控、序列组装（亦可不组装，直接比对目标数据库）、序列比对与微生物注释（门、纲、目、科、属、种的分类信息及其丰度）、物种的多样性比较（PCoA 分析、聚类分析、筛选与样品分组显著相关的因子）、分析基因组分（前噬菌体预测、可转座元件、基因预测）、基因功能注释（通过比对 KEGG、EggNOG、CAZy 等数据库，分析微生物的代谢通路和主要化合物活性酶）、抗生素耐药组的比对分析等。具体的分析流程如图 16-2 所示。

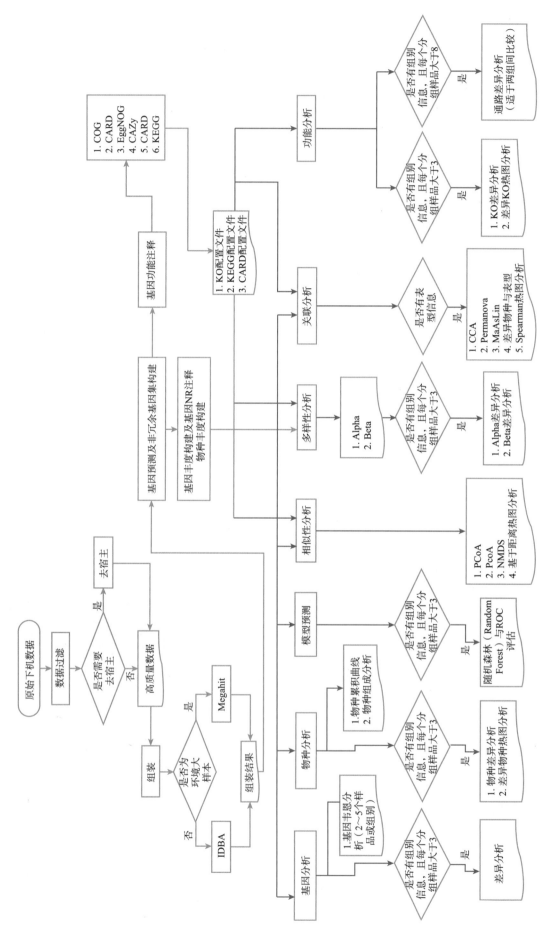

图16-2 宏基因组测序数据的分析流程

相对于16S rDNA定序，宏基因组测序在微生物组研究过程中对菌群的分辨率更好；另外，宏基因组测序技术也有助于发现微生物群的功能基因信息。不过，宏基因组测序也存在技术限制：常规的序列相似度注释基因功能，对于某些基因而言是不准确的；存在一些序列无法匹配到数据库中序列，尤其在病毒组的研究中，有多达80%的序列无法找到匹配；对于低丰度菌种的微生物基因组序列，宏基因组测序难以将其组装拼接完整。

三、宏转录组学

（一）宏转录组学的概念

1997年，Velculescu等首先提出转录组学的概念，即特定细胞在某一环境状态下全部转录基因的总和。宏转录组则是指在某一定时期的特殊环境下所有微生物的全部转录基因的总和，即以该环境状态下所有的RNA为研究对象。与宏基因组测序技术比较，宏转录组测序技术可在转录水平上更深入地研究复杂微生物种群演变过程，能更好地发现新型功能基因。

（二）宏转录组学的研究策略

下一代测序（next-generation sequencing，NGT）是挖掘环境样品中微生物资源的测序技术，该技术可用来分析不同样品中已知或未知的微生物转录组序列。在新一代研究技术中，cDNA-AFLP、微阵列和焦磷酸测序是较为常见的研究策略。

cDNA-AFLP技术结合了反转录聚合酶链反应（RT-PCR）和扩增片段长度多态性（amplified fragment length polymorphism，AFLP）技术，其基本原理是以纯化的mRNA为模板，反转录合成cDNA。用识别序列分别为6bp和4bp的两种限制性内切酶酶切双链cDNA，酶切片段与人工接头连接后，利用与接头序列互补的引物进行预扩增和选择性扩增，扩增产物通过聚丙烯酰胺凝胶电泳显示。该技术可以有效地分析单个样品中一些生物进程的基因表达情况，具有较高的灵敏度和特异性，在没有经过测序的情况下还可以对未知的

一个基因组或多个基因组进行研究，能检测低表达基因和区别同源基因。

从1995年Schena等发明微阵列技术开始，该技术作为一项强大的基因检测技术，已经逐步被广泛应用到宏转录组学的研究中，特别是其中的寡核苷酸微列阵技术，由于其特异性高、便于构建等优点，可能成为微生物宏转录组学研究的重要方法。

焦磷酸测序法是一项技术较简单的高通量序列分析，主要特点为适合大样品量的快速测定，无须进行电泳、无须序列荧光标记等。在宏转录组学的研究中，焦磷酸测序技术运用较广泛。

（三）宏转录组学在医学中的应用

在微生物组学的研究中，宏转录组技术在挖掘新功能基因和新活性酶上的能力远高于宏基因组技术。例如，通过提取样本中乳酸菌总RNA，运用乳酸菌功能基因微阵列芯片技术进行宏转录组学研究，通过构建基因表达网络发现很多功能序列所编码的蛋白质参与糖类代谢、氨基酸代谢等不同生理生化反应，且研究发现不同样品不同发酵时间的基因转录水平所产生的编码序列存有差异，对于进一步研究乳酸菌生理代谢等活动具有重要意义。

（四）宏转录组学的研究意义及局限

宏基因组学能直观表达实时环境中基因的表达状态，不仅可用于微生物资源的开发和利用，而且也为未培养微生物的研究提供了新的思路。目前宏转录组学的研究工作还处于初级阶段，仍存在许多问题，其中包括：由于微生物群落及其栖息环境的多样性和复杂性，微生物的相似基因在不同群体或环境中的转录动态存在差异；微生物的RNA半衰期较短且与蛋白质的相关性低。另外，宏转录组学的研究存在一定的局限性，如RNA在抽提过程中较难去除腐殖质，因此开发更有效的生物信息学软件对宏转录组学研究也非常重要。

四、宏代谢组学

（一）宏代谢组学的概念

代谢组学（metabonomics）是继基因组学、转

录组学、蛋白质组学研究之后的又一新兴学科，主要是研究一个生物体系在受刺激或扰动后的所有小分子代谢物的变化情况，而宏代谢组学则主要是研究生物系统内所有来自微生物的小分子代谢物的变化情况。与基因组学、转录组学和蛋白质组学比较，代谢组学研究具备以下优势：①任何基因组和蛋白质水平层面的细微改变，都会在代谢组水平扩大；②代谢物的种类远小于基因组和蛋白质的数量；③代谢物的种类在各个样品中基本一致。

（二）宏代谢组学的研究方法

与传统代谢组学研发技术平台相比，宏代谢组学研究的基本过程包括样品制备、代谢产物的检测分析和鉴定、数据分析与模型建立。由于来自微生物的代谢物种类较多，目前可用的成分检测和数据分析的方法多样，研究人员需要根据不同的研究目标，选择不同的样品制备方式和不同的分离鉴定手段，以及不同的数据分析方法。

1. 微生物代谢样品的制备　微生物的代谢样品制备，通常包括微生物培养、淬灭、代谢物的提取。根据研究对象、目的以及所应用的数据分析技术手段的不同，所需要的样本抽取方法与预处理方式迥异，尚不存在一种普适性的标准化方式。

2. 代谢产物的分离鉴定　代谢组的定量胞内外代谢物的分析方法要求灵敏度高、高通量和无偏向性。在分析细胞内外的代谢物时，一般依据样品的化学特点和实验目的，选用适当的分离鉴定方法。目前比较常见的样品分离鉴定方法有气相色谱与质谱联用（GC-MS）、液相色谱与质谱联用（LC-MS）、毛细管电泳与质谱联用（CE-MS）及磁共振（NMR）。

3. 数据分析　在代谢组的数据分析过程中，一般都是依据所检测到的代谢物信息进行两类（如基因突变前后的响应）或多类（如不同表型间代谢产物）的判别分组，以及生物标志物的识别。但因为生物样本的成分复杂，在获得研究样本的原始图谱时，首先需要对数据进行归一化和滤噪等预处理，以消除干扰因素和保留有用信息。主要包括以下过程：①获取色谱分离后的有效代谢物峰及峰面积；②根据其保留时间及质谱图等信息鉴别有效峰所代表的代谢物；③根据有效代谢物信息建立代谢网络模型。

（三）现状与展望

由于大多数的代谢物种类都复杂而多变，微生物代谢组学研究的每个步骤都面临着不同的问题。例如，对于代谢组学研究中的淬灭和提取工艺，尚无普适的方法，仍然需要通过多种萃取工艺技术互补。在分离技术方面，微生物样本的代谢物复杂性要求分离技术的灵敏度、分辨率、动态范围和通量都更高，将多种分离技术结合、从多个角度和多个层次进行全组分深入研究，并设法呈现和解析各种谱峰特征，是当前微生物代谢组学研究工作的新趋势。在数据挖掘领域方面，怎样从大量的代谢产物中找到特殊的生物标志物（尤其是低丰度的标志物）是当前微生物代谢组学研究的关键和难题。另外，目前还没有一个通用的代谢物数据库，在一定程度上也限制了各种分离技术在代谢组学研究领域中的应用，功能完善的代谢产物数据库的构建及代谢组学研究的标准化等问题越来越受到关注。

当前，代谢组学研究正处在快速发展期，并逐渐成为科学研究的热点。而随着科学研究的开展，代谢组学研究在整个微生物组学研究中已经起到了越来越重要的作用，这将有助于科学家更加深入地理解微生物生态系统中的各种复杂的相互作用关系。这种将高通量、高分辨率的分析技术与生物信息学相整合的方式，在研究微生物代谢层面上提供了独特视角。同时，将微生物代谢组学、基因组学、转录组学和蛋白质组学整合分析并相互验证，必将是微生物组学研究的重要发展方向（图16-3）。

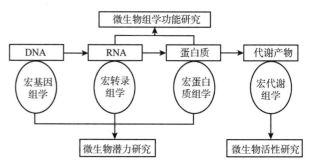

图16-3　基于"多组学"的微生物组学功能研究

五、微生物组学相关数据库及整合

RDP（Ribosomal Database Project，http://rdp.cme.msu.edu/index.jsp）数据库提供核糖体相关的数据和服务，包括在线数据分析、比对、16S rRNA序列注释。新版本RDP（Release 11.4）发表于2015年5月26日，共收录了3 224 600条16S rRNA序列、108 901条真菌28S rRNA序列，为当前最大的数据库。另外，RDP数据库还提供了16S rRNA序列比对、分析、构建进化树、物种分析和多功能基因分析等数据功能。

Greengenes数据库是由Lawrence Berkeley National Laboratory构建的16S rRNA序列数据库。其最新版本为13.8，是对版本13.5的序列分类修正，版本13.5总共收录16S rRNA序列1 262 986条。Greengenes可以用Export工具实现对数据的过滤，输出定制的数据库。Greengenes提供比对工具NAST，可进行多序列比对，提供在线Trim处理，可以根据质量值修剪FASTA格式数据文件。此外，网站的Probe工具提供16S rRNA区域探针或引物的设计功能。

SILVA由德国马普研究所Ribocon主持，它提供全面、高质量的可比对的小亚基（如16S/18S，SSU），以及大亚基（23S/28S，LSU）的rRNA序列，用于微生物、古生菌及真菌分析（https://www.arb-silva.de/）。最新版本123（2015.07.23）有超过700万个SSU序列、80多万个LSU序列。

NR数据库是美国NCBI中的一种非冗余蛋白数据库系统。它包含从GeneBank核酸序列翻译而来的非冗余序列，并且收录了其他蛋白数据库的非冗余序列，包括RefSeq、PDB、SwissProt、PIR和PRF。截至2015年4月26日，NR数据库共收录的序列数为65 519 838条，其中属于微生物（细菌、古生菌、病毒、真菌）的序列数目为52 375 954条，这些序列构成NR子库NR_meta库。

KEGG（Kyoto Encyclopedia of Genes and Genomes）是一种通过从已完成测序的生物基因组中所获得的基因组目录，将细胞、物种与生态系统联结起来并人工建立的一个信息库，它是基于一种可计算形式捕捉和组织实验得到的知识而形成的系统功能知识库。KEGG拥有强大的图像可视化系统，利用图像可以直接显示众多的代谢通路和不同代谢通路之间的关系。根据生物系统信息、基因组信息、代谢信息和健康信息，KEGG目前可分为17个主要的数据库。其中，KEGG PATHWAY数据库整合当前在分子互动网络（如通道、联合体）的信息；KEGG GENES/SSDB/KO数据库提供关于在基因组计划中发现的基因和蛋白质的相关信息；KEGG COMPOUND/GLYCAN/REACTION数据库提供生化复合物及反应方面的信息。

EggNOG（Evolutionary Genealogy of Genes：Non-supervised Orthologous Groups）是欧洲分子生物学实验室EMBL构建的一个基因组直系同源蛋白簇及其功能注释的数据库。截至4.1版本，EggNOG数据库中共包含2031个物种基因组序列、9.6M的蛋白质序列和190K的直系同源簇。

第三节　微生物与肿瘤发生

所有的高等动物都伴有复杂的微生态系统，其中最主要的组分是细菌，也包括古生菌、病毒、真菌和原生动物。人体所有器官的黏膜表面几乎都附着有微生物，绝大部分的微生物都存在于肠道中，人体的肠道中大约存在10^{14}个细菌，其数量是人体细胞总数的10倍，其编码基因是人基因数量的1000倍。在正常情况下，肠道内不同的微生物菌群动态平衡、相互制约，共同维持肠道的微生态平衡，它们参与人体的消化、代谢、免疫调节、能量转化，以及维护肠黏膜防御等功能。自2007年美国首次提出人类微生物组计划（HMP）之后，肠道微生物组研究就成了一大研究热点。大量研究已表明，肠道微生态的紊乱失衡是多种慢性疾病发生发展的重要原因。肠道微生态紊乱失衡，通常是指肠道菌群的结构和丰度发生改变，益生菌下调而致病菌失调。导致肠道微生态紊乱失衡的常见原因包括：与生活方式有关因素，如饮食结构、运动、服用抗生素、卫生习惯等；与人体本身相关的因素，如免疫功能异常、慢性炎症、人体代谢内分泌失衡等。近十年来，越来越多的研究证实，上述造成肠道微生态紊乱失衡的因素，也是促进癌症发生和发展的高危因素，尤其是饮食、肥胖、慢性炎症对癌症的促进作用已经有了大量的研究和报道，越来越多的科学家研究并报道了肠道微生态在肿瘤发生发展过程中发挥重要作用；在多种治疗癌症的手段中，良好的肠道微生态是提高治疗疗效所不可或缺的条件。

在当前对人类微生物组和癌症的相关研究中，幽门螺杆菌已被世界卫生组织及全球癌症研究机构首批列入人类最高致癌风险菌种。幽门螺杆菌感染是人类胃腺癌目前已知的最大威胁因素，并且该菌还是人类肝癌、食管癌、结直肠癌等的危险因素。另外，在感染肠伤寒后患者身体长时间带有伤寒球菌，可引起胆囊癌的发生；聚酮合酶基因阳性大肠杆菌感染可诱发宿主结直肠癌发病，并且该菌还与乳腺癌、膀胱癌、肾细胞癌等有关；在口腔内的具核梭杆菌还是结直肠癌、胰腺癌等的发病原因，而牙龈卟啉单胞菌已被证明与口腔鳞癌、消化道癌或胰腺癌的发病有关；肠杆菌属、拟杆菌属、肠球菌属的微生物，是引起人体各脏器恶性肿瘤发生的重要"凶手"之一。

一、微生物组与结直肠癌

（一）肠道微生物与结直肠癌的发生

据世界卫生组织统计，全球每年新发大肠癌逾百万，且每年因结直肠癌（colorectal cancer，CRC）而死亡的人数高达50万人。随着我国居民生活水平提高、生活方式西化及膳食结构的改变，结直肠癌的发病率也逐年升高；虽然外科根治范围扩大、放化疗技术提高及临床设备也有所改善，但结直肠癌患者的总生存率却未见明显提高。其主要原因：一方面为早期发现并治疗的患者比率没有大幅提高；另一方面则是外科手术的局限、放疗不够灵敏与化疗容易引起耐药性，以及对复发转移缺少有效治疗手段等。也就是说，结直肠癌的防治、早期识别和增强效果变得至关重要。

结直肠癌的发生是宿主与环境等多种因素联合作用的结果。近年来的研究指出，人类与其体内生存的肠道微生物之间存在着不可分割的关系。肠道微生物本身及其代谢产物不仅广泛参与人体的许多基本生理代谢活动，调节人体健康，更在膳食和宿主中间起到了重要的桥梁作用。反之，宿主本身的健康状态也会直接调控肠道微生物的组成及其丰度的变化，宿主肠道菌群中的特征微生物对宿主的健康状况也具有重要的指示作用。

环境因素在很大程度上影响结直肠癌的发生和发展。人体表面受到持续的来自外界环境的刺激，如感染、外伤、饮食因素、种系突变等均可能破坏机体的黏膜屏障。在大多数情况下，被破坏的肠道黏膜屏障会被迅速修复，恢复正常的肠道菌群稳态。但在少数情况下，受损的宿主黏膜屏障或菌群稳态无法修复，导致屏障持续被破坏、肠道菌群动态失衡，最终诱发肿瘤形成。某些微生物已被证明可显著增加CRC的患病风险，但当前还没有明确的CRC相关的菌群结构被确认。

2016年Flemer等于*Gut*上发表论文，文中分析了59位CRC患者、21位肠息肉患者、56位健康人对照的粪便和肠道黏膜样品，发现CRC患者肠菌可以根据丰度的不同分为四组（mucosal-associated bacterial co-abundance groups，CAGs），类似之前研究所提出的"Enterotypes"的概念。其中，拟杆菌群1（Bacteroidetes Cluster 1）和厚壁菌群1（Firmicutes Cluster 1）在CRC黏膜中丰度减少，而拟杆菌群2（Bacteroidetes Cluster 2）、厚壁菌簇2（Firmicutes Cluster 2）、病原集群（Pathogen Cluster）和集群普氏菌（Prevotella Cluster）在CRC黏膜中丰度增加。CRC相关的CAGs不同程度地与宿主免疫炎症相关基因的表达相关。CRC患者中黏膜定植的微生物群的改变并不限于癌性组织区域，与肿瘤组织距离不同的部位的微生物组成也不尽相同。CRC相关性微生物簇变化在不同程度上与肠黏膜基因的图谱变化有关。同时，该研究通过比较黏膜肠道微生物与粪便中微生物菌群发现，后者只部分反映了结肠癌患者黏膜定植的微生物菌群。

肠道微生物组在维持宿主正常生理功能中发挥重要作用，一旦其组成和功能发生变化，将会导致肠道慢性炎症反应，甚至诱导肿瘤的发生。在人体微生物组与肿瘤的相关性研究中，以肠道微生物组-肠道肿瘤研究为先驱的项目已经取得大量成果。

（二）肠道微生物在结直肠癌发生发展中的机制

肠道微生物影响肿瘤的发生发展、肿瘤治疗应答的效果及肿瘤相关并发症，主要是通过以下三大类机制。

1. 肠道微生物产生的毒力因子诱导结直肠癌发生　在生物进化过程中，部分肠道微生物得到了毒力因子，这种毒力因子一般具有侵袭力和毒性，因而产生了致病性。首先，在结直肠癌患者消化道中存在大量的具核梭杆菌，它们可以透过表面上的黏附素FadA黏附，在结肠上皮细胞中活化β-catenin和Wnt通道，因而上调致炎基因的表达和下调T细胞介导的获得性免疫应答。类似地，与结直肠癌感染有关的其他肠道微生物，如大肠杆菌感染也可能通过黏附素Afa和Eae入侵结肠上皮细胞，并激活类似的信号通路。

另外，某些肠道微生物所生成的肠毒素也可能诱发结直肠癌的形成。脆弱类杆菌属能产生脆弱类杆菌毒素（*Bacteroides fragilis* toxin，BFT），是一种潜在的可以促发结直肠癌的毒素。BFT还能激活Wnt/β-catenin的NF-κB通道，从而促使肠上皮细胞增殖，诱导炎症介质的形成，最后导致结直肠癌的形成。Boleij等最近也报道了*BFT*基因是结直肠癌的风险因素，尤其与晚期结直肠癌关系更密切。许多肠道微生物还可以产生有基因毒性的毒素，诱导DNA的损伤，干扰宿主的细胞周期和凋亡。其中，细胞致死性肿胀毒素（cytolethal distending toxin，CDT）和聚酮肽基因毒素（如colibactin）能直接损伤DNA，导致宿主细胞基因组的不稳定。大多数参与结直肠癌发生的肠道微生物属于革兰氏阴性菌，都可以产生CDT。肠道微生物能够利用CDTA和CDTC与宿主细胞相互作用，使得细胞中的CDTB能在迁移到细胞核后，作为脱氧核苷酸酶破坏宿主细胞的染色体DNA。

2. 肠道菌群通过影响炎症微环境诱导结直肠癌发生　宿主肠道菌群失调后宿主的条件致病菌上调，肠上皮黏液透过性增强，从而导致肠道微生物位移，进而启动宿主的先天免疫，诱导炎症细胞产生大量的炎症因子，并与微生物的有害代谢物共同形成消化道中的炎症微环境。长期且反复的慢性炎症反应，易于诱发肠道上皮细胞突变，

诱导宿主的肿瘤发生。目前，有关肠道菌群促进炎症诱发结直肠癌发生的主要研究有以下两种学说：Alpha-Bug学说和Driver-Passenger学说。

以肠毒素脆弱类杆菌（enteroto-xigenic *Bacteroides fragilis*，ETBF）为例介绍Alpha-Bug模式：ETBF在结直肠黏膜表层定植并释放BFT，从而改变结直肠上皮细胞的结构和黏膜免疫，进而促成结直肠癌的产生。研究结果表明，BFT的主要作用是快速改变结直肠上皮细胞的分子结构和功能，包括破坏其具有阻止结直肠恶性肿瘤生长作用的蛋白质分子，如肿瘤抑制蛋白和上皮钙黏素。上皮钙黏素的分解提高了肠道上皮细胞的渗透性，这可能是肿瘤发生的开始。此外，BFT可活化转录因子NF-κB，促使结直肠上皮细胞增殖和炎症细胞因子的产生。即Alpha-Bug学说指出，ETBF直接引起宿主的结直肠黏膜细胞出现癌前病变，而发生改变的肠道黏膜细胞在免疫功能及肠道菌群结构上的改变，又进一步促进了结直肠癌的发生。

Driver-Passenger学说则认为Driver微生物是潜在引发肿瘤产生的肠道微生物，而Passenger微生物则是先前在肠管中已经存在的微生物。Driver-Passenger学说指出，首先是Driver微生物在结直肠黏膜上的长期定植，引起肠道黏膜的持续炎症反应，并促使结直肠上皮细胞的增殖和DNA染色体的损伤，从而引发结直肠黏膜的癌前病变。然后由于DNA染色体损伤的长期积累，结直肠上皮细胞发生突变，进而从腺瘤样变逐渐发展为腺癌样变。益生菌是否能够调控结直肠恶性肿瘤发生，以及Passenger微生物是否推动了结直肠恶性肿瘤的发展，都有待进一步的科学研究。总之，Driver微生物和Passenger微生物与结直肠肿瘤间有不同的联系，在结直肠肿瘤的发生发展中有各自不同的作用。

3. 肠道菌群功能失调导致细胞代谢改变，从而引起结直肠癌的发病　当宿主的肠道菌群失调后，肠道中部分微生物的代谢能力发生变化，而结直肠癌的发生和微生物代谢的改变也密切相关。研究结果表明，结直肠癌和肠息肉患者的缬氨酸、亮氨酸、异亮氨酸、谷氨酸盐、酪氨酸的丰度较健康对照组大幅增高，而甲胺水平则显著低于健康对照。Chan等研究发现脂质、聚乙二醇、葡萄

糖在结直肠癌患者的黏膜层中显著低于正常结直肠黏膜组织，而含胆碱化合物、甘氨酸、乳酸盐、牛磺酸、磷酸氨基乙醇、鲨肌醇和磷酸胆碱在结直肠癌患者的黏膜组织中的含量则更高。

另外，宿主肠道菌群失调后，某些消化道厌氧微生物产生大量的代谢酶，这些酶作用于底物（如胆汁酸、脂肪酸等）并产生致癌物质，进而诱导宿主发生结直肠癌。近年来国内外文献显示，微生物代谢产生的致癌毒物包括硫化氢、活性氧（ROS）、次级胆汁酸等。有调查研究证实，在结肠癌患者体内的硫化氢浓度显著高于健康对照组；而结肠癌患者的结肠组织对硫化氢的解毒能力又降低。硫化氢能够诱发结肠癌的发生，一般是通过使宿主肠上皮细胞染色体 DNA 损伤、产生自由基、结肠黏膜炎症反应、结肠黏膜细胞过度增殖，同时抑制细胞色素氧化酶、丁酸盐、黏液合成和 DNA 甲基化。另外，ROS 氧化损伤并持续诱导宿主细胞 DNA 突变，这也是引起结直肠癌发生的主要原因之一，而 ROS 还能够诱发宿主结直肠癌的侵袭与扩散。高水平的次级胆汁酸也早已被证明与人类结直肠癌高发有关。某些肠道菌能够代谢初级胆汁酸而形成次级胆汁酸，尤其在高脂饮食下，梭菌属微生物通过 7α- 脱羟基作用产生次级胆汁酸；而次级胆汁酸可影响细胞有丝分裂，从而诱发细胞的 DNA 损伤，同时诱发 ROS 的形成，进而提高结直肠癌的发生风险。

（三）肠道菌群在结直肠癌预防及治疗中的作用

肠道微生态调节制剂（如益生菌、合生元）有助于降低患肠癌的风险。有研究证实，乳酸菌能够改善肠炎患者的肠道菌群结构、调节肠道内环境，从而降低结直肠癌的患病风险。长期摄入含有乳酸菌的食品亦可减少结直肠癌的发病危险性。也就是说，人的肠道中除了有"坏"的菌群外，还存在一些"好"的菌群，它们非但不是致癌因素，反而还具有抗癌的作用，能够在肿瘤的防治过程中发挥重要的作用。

流行病学调查和基础研究资料表明，益生菌的抗肿瘤作用主要是与调节肠道菌群、提高机体免疫能力、直接抑制肿瘤相关分子有关。通过给予大鼠长双歧杆菌的体内实验发现，结肠的癌前病变（隐窝异常病灶）率降低 25%～50%，说明益生菌具有良好的抗肿瘤作用。另一项给予结肠癌患者和多发性结肠息肉切除患者使用合生元、乳杆菌 LGG 和双歧杆菌 BB12 的研究发现，患者粪便中的保加利亚杆菌和乳酸菌数量增加、产气荚膜梭菌数量下降，可导致患者外周血单核细胞和活化的辅助性 T 细胞 IL-2 的分泌减少、结肠癌患者 IFN-γ 的分泌增加。同时，体外研究也表明益生菌可以抑制结肠癌细胞的增殖、凋亡和黏附等恶性生物学行为。乳酸菌产生的聚磷酸酯可诱导结肠癌细胞凋亡，聚醇素芽孢杆菌能够黏附在结肠腺癌细胞表面，剂量依赖性地抑制结肠癌细胞的增殖，青春双歧杆菌可以抑制 HT-29、SW480、Caco2 三种结肠癌细胞的增殖，改变细胞形态。

不同的益生菌具有不同的抑制结直肠癌发生的机制。有研究证实益生菌能与致畸诱变剂结合，通过生物转化实现解毒功能，这些解毒功能主要是得益于益生菌表面的肽聚糖、多糖及分泌的糖蛋白。同时，益生菌还可以降低宿主的炎症反应，进而预防结直肠癌的发生。研究还发现柔嫩梭菌能产生一种疏水性的微生物抗炎分子，从而下调结肠上皮细胞的 NF-κB 通路，达到预防结肠炎发生的功效。同时，益生菌群还可以减少消化道中致癌物及致癌代谢产物的形成，进而预防结直肠癌的发生。例如，研究表明鼠李糖乳杆菌一方面可以结合 1-甲基-3-硝基-1-亚硝基胍，达到抗肿瘤和抗基因毒性作用；另一方面还能够通过降低肠道中葡萄糖醛酸酶和葡萄糖苷酶水平从而减少肠道有毒致癌物的产生，达到降低患癌率的目的。益生菌还能够通过调节免疫系统而抑制结直肠癌的进展。研究表明，同时给予实验小鼠丁酸梭菌和 1, 2-二甲肼盐酸盐后，小鼠的肿瘤发生率下调。其中，丁酸梭菌的抗肿瘤机制包括 Th2 和 Th17 细胞减少，抑制 CD4$^+$ 和 CD8$^+$ T 淋巴细胞也减少，肿瘤细胞周期进展被阻断，NF-κB、IL-22 等炎症因子的分泌下调从而促进肿瘤细胞的凋亡等。

益生菌不仅能通过产生抗炎因子来延伸免疫刺激功能，还能分泌抗氧化、抗癌化合物短链脂肪酸来提高肠道屏障功能。研究发现，环氧合酶-2 可以促进肿瘤血管的生成，而益生菌通过降低环氧合酶-2的表达抑制结直肠癌的发生。益生菌还能改变肠道菌群的结构，预防结直肠癌的发生。研究表明，在1, 2-二甲肼诱导的小鼠肠道中，芽孢杆菌数量增加，偶氮还原酶增加，促进了结直肠癌的发生，而单独给予小鼠唾液乳杆菌后，普氏菌属数量增加、丁酸盐增加，进而预防结直肠癌的发生。Sivan等发现益生菌可以增加抗程序性死亡配体-1药物的抗肿瘤效应。

二、微生物组与肝癌

肝癌是人类当前常见的恶性肿瘤之一，尤其出现于亚洲、非洲和欧洲南部地区，其发病率位居全球肿瘤疾病的第7位，病死率高居第3位。当前，肝癌的发病成因和分子机制还不清楚，一般认为肝癌的发生由多种且复杂的原因联合引起，其中乙型肝炎病毒（HBV）和丙型肝炎病毒（HCV）感染、肝硬化、脂肪型肝病等与肝癌发病均有关联。尤其有研究指出，肝癌的发生可能与肠道菌群失调有着很大的关系。

（一）肠道微生物与肝癌的发生

肠道菌群对肝癌的发生和发展均有重要的影响。已知肝脏是肠道微生态的首个下游器官，肠道菌群及其代谢产物可通过门静脉对肝脏产生影响。有研究发现，在肝癌和肝硬化患者的血清中，脂多糖（LPS）水平有不同程度的增加，这提示肠道菌群失衡与肝癌肝硬化相伴随；在进一步的研究中证实由化学致癌物诱导大鼠肝癌发生和发展的过程中，实验大鼠伴有持续的肠道菌群失衡、菌群结构发生明显的改变、肠道黏膜被破坏和肠道通透性增加。在给予低剂量抗生素后或肠上皮黏膜损伤时，实验大鼠的胃肠道微生态失调，进而加速了肝癌的发展进程，这主要与肠内微生物菌群失调后的促炎性细胞因子如IL-6表达升高、NF-κB活性增加、Stat3磷酸化，或LPS升高后激活TLR信号通道有关。另一项研究表明，肠道微生态失衡促进肝癌发生发展主要与不断加重的慢性炎症，以及鞭毛蛋白、肽聚糖、LPS、TLR4信号调控网络的激活（促进肿瘤细胞增殖并抑制其凋亡）有关，而给予益生菌则能够减轻这些效应。近年来，科学家进一步发现，以往发现的肥胖或高脂饮食对肝癌的促进作用其实是由肥胖引起的肠道微生态失衡所致，肠道菌群失衡后能更有效地促进机体吸收与储存能量物质，并产生更多的脱氧胆酸，通过活化TLR4信号通路及增加衰老相关分泌组学表达（IL-6、Gro-α、CXCL9、Desmin、53BP1、P21、P16和γH2AX）促进肝癌的发生发展。由此可见，在多种促进肝癌发生发展的因素中，肠道菌群均起到了决定性的作用，目前通过调节肠道菌群可以多途径有效地减少肝癌发生与发展，这一观念正被越来越多的科学家所接受。

（二）肠道菌群失衡在肝癌发生发展中的机制

有研究表明，病毒性肝炎是最常见的引起肝癌产生的原因之一，同时也是亚洲和撒哈拉以南非洲地区肝癌发生的主要原因。有证据表明，HBV和HCV可以加速患者肝硬化的发展而最终导致肝癌发生，而肠道菌群可能导致病毒性肝炎及相关并发症的发生。Sandler等在一项回顾性研究中发现，HBV或HCV感染患者的肝脏疾病的严重程度与肠道菌群移位等有关联。

1. 肠道菌群移位促进肝癌的发生发展　在一般情况下，人体肠道内定植的微生物是抵御致病菌的主要防护屏障，屏障被破坏后会导致肠黏膜的渗透性上调，从而导致肠道内的微生物发生转移的风险提高。当肠道菌群失调后，菌群发挥屏障防护的功能减弱，导致肠道中潜在的病原体定植和侵入。Cirera等研究并探讨了肝硬化发生的风险因素和受细菌感染的患者的发病机制，结果表明肠道菌群移位多发生于晚期肝病的背景下，导致肝硬化和多种并发症的发生，如自发性菌血症和自发性细菌性腹膜炎。在晚期肝硬化患者中，肠道微生物会移位至肠系膜淋巴结，经肠道选择性的净化，下降至非肝硬化的水平。也有证据表明，肠道菌群可能促进小鼠肝脏纤维化，而肠道菌群移位的增加也可能与化学诱导的肝纤维化有关。

目前发现肠道菌群移位的主要机制：①肝脏功能异常，库普弗细胞的清除能力大为降低，导致进入门静脉系统的细菌及内毒素不能被及时清除；②门静脉压力骤升引发肠道黏膜出现水肿，肠黏膜通透性增高；③门静脉与体循环分流，导致门静脉中的细菌和内毒素不经过肝脏而直接进入体循环血液中。肝癌患者普遍存在门静脉高压，即肠黏膜通透性增高，肠道有效血循环障碍，长期处于缺血、缺氧状态，诱导黄嘌呤氧化酶的激活，产生大量自由基，肠黏膜遭受损伤，导致肠道机械屏障功能降低。另外，肝癌患者还伴随肠道黏膜的免疫屏障功能受损，这些功能异常均促进了肠内细菌的移位。

2. 肠道菌群失衡激活 TLR4 导致肝癌的发生
Toll 样感受器（Toll-like receptor，TLR）扮演了一个链接天然免疫与获得性免疫的重要角色。当人体的物理屏障（如肌肤、黏膜等）遭到微生物破坏时，TLR 将对这些微生物进行识别并激活机体产生免疫应答。其中，肝脏内的库普弗细胞、肝星状细胞（HSC）和肝细胞均表达 TLR4，而 TLR4 的配体主要是肠道菌群的代谢产物脂多糖（LPS），LPS 是引起肝炎发生和发展的一项重要原因。在肝炎病毒引起的肝脏疾病小鼠模型中，无菌小鼠免受肝脏疾病的侵扰，普通小鼠则受到了抗生素或 TLR4 拮抗剂多黏菌素 B 的保护。由此可见，HBV 和 HCV 可能促进肝脏疾病的机制在某种程度上是通过肠道菌群调节的。

目前国内外已有研究证实 TLR4 在肝癌的发生发展中有重要的作用。Yu 等的研究首次全面阐述了肠源性 LPS 在肝癌发生中的作用。其研究发现肠道灭菌和 TLR4 的消耗可以降低肝癌肿瘤的发生率并抑制肿瘤的生长。而 Zhang 等在其研究中证实，由化学致癌剂二乙基亚硝胺（DEN）诱导的大鼠肝癌模型中 LPS 水平明显高于正常大鼠组。

3. 肠源性内毒素促进肝癌的发生 革兰氏阴性菌的菌体中含大量的毒性物质，称为内毒素，其中 LPS 是最常见的内毒素。由于肝癌患者肠道菌群失调，肠道内的益生菌群失去优势，而劣势菌群肆意繁殖。肝癌患者的肝脏清除功能发生障碍，不能将过量的内毒素清除，使内毒素进入体循环，形成肠源性内毒素血症，损伤肝细胞，甚至致死。肠源性内毒素血症不仅会加重已形成的肝脏损害，还会诱发全身性代谢及血流动力学紊乱，形成一个不断加重肝脏疾病的恶性循环。有证据表明，肝功能异常的恶性程度与 LPS 和细菌物质的水平有关。在肝硬化患者中，LPS 的水平

升高，导致肝细胞损伤、肝纤维化、肝硬化甚至肝细胞癌。血液中高浓度的 LPS 和细菌物质会导致肝细胞损伤，从而导致肝纤维化的加剧。内毒素致肝损伤的机制极其复杂：LPS 通过激活肝库普弗细胞产生过量的细胞因子，直接对肝细胞造成损害，并且作用于内皮细胞引起微循环异常，使循环中 LPS 水平骤增。LPS 可以引起多种炎症因子的分泌，如 TNF-α、IL-6、TGF-β 等，而这些炎症因子在 LPS 引起的肝脏病变中扮演重要角色。

4. 菌群失调相关的胆汁酸代谢促进肝癌的发生 肝脏分泌初级胆汁酸，并临时存储在胆囊内，当胆汁酸释放到肠道中时可协助脂肪类食物和维生素的消化；释放到小肠内的胆汁酸会被重新吸收并通过肝脏重新被利用。在此期间，某些肠道细菌会将初级胆汁酸代谢为次级胆汁酸，但次级胆汁酸对人体是有毒的，可能会造成肝脏损伤：常见如脱氧胆酸（deoxycholic acid，DCA）会导致肝细胞的 DNA 染色体断裂，引发肝细胞老化，老化的肝细胞促进癌变蛋白的分泌，进而诱导肝癌发生。Ohtani 等研究发现：肥胖的肝癌小鼠中靠近肝细胞癌结节的肝星状细胞 P21WAF1/CIP1 表达上调，而 P21WAF1/CIP1 是一种细胞衰老的重要诱导剂，因此认为 DCA 诱导衰老肝星状细胞可以促使肝癌发生。鉴于 IL-1β 是一种重要的 SASP，Ohtani 等进一步使用 RNA 干扰技术选择性关闭肝星状细胞 IL-1β 基因的表达，发现肝细胞 DNA 损伤和细胞周期停滞程度没有改变，但 SASP 相关蛋白表达下调，肝癌发生显著减少。这意味着 SASP 在肥胖小鼠肝癌发展过程中起着关键作用，其机制则涉及衰老肝星状细胞通过 SASP 促进肝癌发展。

通常存在于人体消化道内的 DCA 在低水平时并不会造成危害，水平过高时则会导致肠道菌群紊乱；而紊乱的菌群不仅能加重肥胖，也会促进人体肝癌发生。Yoshimoto 等使用低浓度化学致癌物二甲基苯并蒽诱导小鼠，正常饮食的小鼠均没有发生肝癌，但所有高脂饮食小鼠都发生肝癌；通过比较两组实验鼠的肠内细菌发现，肥胖鼠肠内的革兰氏阳性菌数量是质量正常鼠的 3000 倍以上。质量正常的实验鼠体内很少出现革兰氏阳性菌，而肥胖鼠肠内均可检测到高水平的 DCA。由此推断，DCA 是肥胖导致肝癌的一个重要因素。

双果糖酐Ⅲ（difructose anhydride Ⅲ，DFA Ⅲ）可以通过抑制胆汁酸合成过程中的关键酶（7α-羟化酶）阻断胆汁酸代谢途径中DCA的产生。使用DFA Ⅲ处理肥胖小鼠可显著降低其衰老肝星状细胞的数量，减缓肝癌发展；相反，用DCA长期作用于瘦鼠后可促进肝癌发展。实际上，和上述结果相一致，在没有严重纤维化的非酒精性脂肪性肝炎（non-alcoholic steatohepatitis，NASH）相关肝癌患者中也发现了肝星状细胞衰老和SASP表达升高的现象。这些结果都显示，由DCA诱发的衰老肝星状细胞能够推动肥胖与肝癌的出现与进展。

（三）消化道菌群在肝癌预防和诊治中的意义

近年来，国内关于肠菌群失调所致的肝病发生的探讨比较多，益生菌对肠产甲烷菌的控制或许成为预防肝癌发生的新途径。

1. 益生菌的调节作用　益生菌是一类活的微生物，在适当的剂量下可帮助宿主调节肠道菌群平衡、抑制有害菌群的生长，还可以抑制肠内内毒素的移位。肠道菌群种类和数量的改变不仅能调节宿主肠道菌群平衡、肠道炎症和黏膜屏障功能，还能显著改善宿主肝脏的硬化状况，预防肝癌的发生。

不同的益生菌都具有其特殊的保护作用。关于HBV和HCV感染者的肠道菌群研究结果表明，提高双歧杆菌和乳球菌的含量能够降低内毒素血症发生率。当益生菌应用于肝硬化患者时，益生菌菌株能够防止病原菌的繁殖、改善黏膜层、保护肠上皮细胞和减少细胞移位。极少有研究评估益生菌对黄曲霉毒素所致肝功能障碍和肝细胞毒性的影响。Liu等研究显示，益生菌填充剂能够减少黄曲霉毒素暴露浓度，从而减少了患肝癌的可能性。2015年，Marlicz等通过检测40例乙肝肝硬化患者的5个肠道微生物和4个炎症因子来阐述益生菌（地衣芽孢杆菌）对乙肝肝硬化患者的肠道菌群、肠道屏障功能及炎症因子的影响。结果表明，地衣芽孢杆菌既能促进乙肝肝硬化患者肠道菌群中双歧杆菌的增殖，使其数量明显增加，还降低了白色念珠菌的数量。同时，通过抑制肠黏膜上皮细胞的凋亡来增强肠道屏障功能，起到调

控TNF-α、IL-6等炎症因子表达的作用，可改善肝硬化患者的内毒素血症。Yin等研究表明，高剂量的乳杆菌LF41对健康小鼠具有显著提高肠道及肝脏固有免疫的作用；当正常小鼠经消化道处理后，发现回肠COX-2和IL-10、肝脏PGE2的表达水平明显上升，并且促进了LPS介导的肝脏IL-10的表达，使肝脏直接具备了对抗LPS诱导的肝损伤作用及TNF-α表达的能力，这是对现有的益生菌预防肝病模型的又一重要补充。

2. 改善肠道菌群失调　Lin等研究并阐述了肝癌细胞TLR4的功能，其TLR4的配体LPS通过活化COX-2/PGE2信号轴，启动了STAT3通道，从而引起了肝癌细胞的增殖。而阻断TLR4信号通道对肝癌的诊断也具有重大意义。肝癌，尤其合并肝硬化的患者往往因肠道菌群功能失调且对肠壁渗透性增加，当肠道菌群移位肝脏后，其代谢产物LPS可刺激原位肝细胞内的TLR4，从而促进炎症反应发生，这表明在临床肝癌治疗中，改善肠道菌群的失调状态或许可成为一个辅助诊断手段。

三、微生物组与肺癌

近年来，基于二代测序技术而发展的16S rRNA测序和宏基因组测序技术及生物信息学的迅速进展，人们才得以全面了解呼吸道微生物组的组成。不论是健康还是疾病状态下，下呼吸道都存在着各种各样的微生物群落，越来越多的研究表明微生物与呼吸系统疾病之间确实存在一定的关联。当前，肺癌与微生物的关联研究虽仍处于起步阶段，但越来越多的研究提示，包括呼吸道微生物在内的人体微生物组，在肺癌发生与发展中可能均存在动态变化，参与肺癌的发生与发展。微生物组学的研究将可能为肺部疾病的认识提供新的思路。

（一）正常的肺部微生态

一般情况下，胎肺是处于完全无菌状态，但在分娩后的肺黏膜表面很快就被来自外界环境和母体内的微生物群落所定植。顺产情况下的微生物大多来自于阴道和肠道，而剖宫产条件下的微生物则主要来自于皮肤。有研究表明，在胎儿各

个部位的菌落分布最初是一致的，而在出生数天至数周后，菌落逐渐分化并具有部位特异性。健康人体下呼吸道中存在固定菌群，在门水平和纲水平主要是以变形菌纲（Proteobacteria）、硬壁菌门（Firmicutes）、梭杆菌纲（Fusobacteria）和拟杆菌门（Bacteroidetes）为主；在属水平则以假单胞菌属（Pseudomonas）、链球菌属（Streptococcus）、普雷沃菌属（Prevotella）、韦荣球菌属（Veillonella）、嗜血菌属（Haemophilus）及奈瑟菌属（Neisseria）为主。Blainey等研究证实，健康人呼吸道内主要定植着厚壁菌门、拟杆菌门、变形菌门、放线菌门和梭杆菌门共五大菌门，它们分别占据53.14%、15.72%、12.48%、6.67%和5.27%的比例。而Charlson等研究发现，拟杆菌门的普雷沃菌科和厚壁菌门的链球菌科是呼吸道中的优势菌科。也就是说，菌落结构可能受基因、饮食、药物以及其他外界环境因素的影响，存在明显的个体间差异。尽管吸烟会影响口、咽部等上呼吸道的微生物组成，但对下呼吸道基本没有影响。

（二）微生物与肺癌的发生

1. 病毒　原发性肺淋巴上皮瘤样癌（lymphoepithelioma-like carcinoma，LELC）是肺大细胞癌的一种类型，主要好发于年轻、不吸烟的亚洲人群，无性别差异，其发病机制尚不清楚，可能与EB病毒感染有关。Burtler等于1998首次使用原位杂交技术，在一例华裔肺LELC患者中检测出了EB病毒DNA。为探究EB病毒与肺癌发病的关联，张雷等采集了87例经外科手术切除的包含肺癌和癌旁的石蜡包埋法组织，并利用聚合酶链反应及斑点杂交技术对EB病毒的拷贝数进行了测定，发现EB病毒在肺癌及癌旁中均有较高的感染率（59.8% vs. 44.8%）；但肺癌组织中高拷贝EB病毒阳性率明显高于癌旁（43.7% vs. 8%）。冯欣姝等发现肺癌患者血清中特异性IgG抗体和癌组织中的EB病毒含量均高于正常，且二者呈正相关。因此，高拷贝EB病毒可能赋予了肿瘤细胞一定的生长优势，使其成为优势细胞群，并呈现转化特征，在细胞的恶性转化中发挥了重要作用。随后更多的研究证实，亚洲地区肺LELC患者的EB病毒阳性率高，而其他地区或其他组织病理类型肺癌患者EB病毒检测常为阴性。可见EB病毒感染受到地域和组织类型的影响，EB病毒相关肺LELC的发生存在地域和人种的差异。目前体外细胞实验和动物模型尚未发现EB病毒具有感染人体肺组织细胞的能力，相关分子机制亦不甚明确。

HPV也可能是通过与整合素受体作用而侵入肺上皮，并整合进入宿主的DNA，进而整合基因E6/E7表达癌蛋白量增加，并且HPV还能降低P53基因的表达，从而参与肺癌的发生。另外，也有HPV通过参与FHIT基因缺失及染色体断裂、重排，导致肺癌发生的相关机制的报道。HPV可能参与了肺癌的发生，尤其是不吸烟的女性发生肺癌的重要危险因素。

2. 衣原体　自1997年衣原体作为主要致癌物质引发肺癌引起科学界重视以来，出现了许多有关的临床实践研究结果，但研究结论并不一致。Zhan等对上述研究进行了大量meta研究，其中共包括12项研究（4项前瞻性研究和8项回顾性研究），总共收录了2595例肺癌病例和2585例正常对照。研究表明，相比于对照组，衣原体肺炎患者的肺癌发病率显著较高，且衣原体的抗体滴度增加肺癌的风险增高。

3. 肠道菌群　肠道菌群不仅对局部胃肠黏膜有一定影响，同时也可以影响到身体整体，从而影响自身的炎症和免疫过程，其中毛细血管内皮生长因子A（vascular endothelial growth factor A，VEGFA）与新生毛细血管形成密切相关，为癌细胞生长发育提供了充足的需氧与营养保障，在肺癌患者中较常见；BAX基因是人类最关键的抗凋亡基因，它编码的BAX蛋白能与BCL-2生成异二聚体，从而使BCL-2发生阻抑性影响；而CDKN1B基因则能进行细胞周期调控，以抑制恶性肿瘤。Gui等对路易斯肺癌小鼠模型的研究发现，与单以顺铂化疗的肺癌组小鼠比较，当联用抗生素（万古霉素、氨苄西林、新霉素）损伤小鼠肠道稳态后，该组恶性肿瘤体积更大，存活期更短，而联合益生菌（乳酸杆菌）疗法的小鼠组恶性肿瘤体积较小，存活期也更长；更进一步的机制研究则表明，抗生素疗法可升高VEGFA的表达，降低BAX和CDKN1B的表达，进而降低了顺铂的抗肿瘤效果。同时，微生物组稳态产生了相应的免疫调节效应，益生菌治疗组小鼠中CD8$^+$ T细胞所表达γ干扰素（IFN-γ）、颗粒酶B（granzyme B，Gzm B）

及穿孔蛋白-1（perforin-1）均增多，抗肿瘤效果提高；而抗生素治疗组 IFN-γ、Gzm B、PRF1 表达均降低，对抗恶性肿瘤的效果明显降低。另外，肺中 γ 细胞诱导缺乏可能也是以抗生素治疗中小鼠免疫监视功能损害并引起肿瘤的主要机制。当加入正常的 γδT17 细胞或 IL-17 后，小鼠的免疫监视功能得以恢复。推测肠道菌群稳态及 γδT17 细胞免疫功能正常在抗肿瘤免疫反应中发挥着重要的作用。

（三）肠道菌对肺癌预后和治疗的影响

1. 化疗　对于中晚期非小细胞肺癌患者的治疗，首选是以铂类为基础的双药联合方案化疗。但铂类药物在充分发挥其预防癌症功能时，其不良反应也不可小觑，其主要症状是一定程度的消化道反应，如恶心、呕吐、泄泻等。陈晓慧教授等对非小细胞肺癌患者在用铂类药物处理前、后的消化道菌群进行比较，结果表明化疗后患者的双歧杆菌、乳球菌、柔嫩梭菌属和瘤胃球菌属等益生菌的数量明显下降，而条件致病菌如肺炎克雷伯菌的数量明显上升，这也说明铂类药品的使用可引起肠道菌群失调。Gui 等对肺癌小鼠模型开展的研究表明，相对于单用顺铂处理小鼠，将抗生素（如万古霉素）和顺铂联合处理的实验小鼠死亡率更高，而正常人的肠道菌群，如乳球菌可以提高顺铂的抗肿瘤效果，这很可能是通过升高 INF-γ 的水平来达到的。

对于中晚期小细胞肺癌患者的治疗，首选用药是伊立替康、依托泊苷及铂类等。Andrea 的实验结果表明，对实验小鼠进行伊立替康化疗并出现腹泻后，其粪便中的益生菌如双歧杆菌属、乳杆菌属的数量减少，大肠埃希菌、葡萄球菌和梭菌属的数量增加，而这 3 种上调的菌属均分泌 β-葡萄糖醛酸酶，这表明该药物的副作用可能与产 β-葡萄糖醛酸酶的微生物增加密切相关。

2. 免疫治疗　免疫治疗作为一个新型的肿瘤治疗手段，在近年来获得了巨大进展，与其有关的许多临床试验成果也已全面发展。其中，免疫检查点抑制剂（ICI）的研发成效显著，它可以特异性地阻断某一免疫检查点的信号通路，从而改善肿瘤微环境，甚至摧毁癌症细胞。根据近期发表的一系列相关临床研究数据：与常规化疗方案

比较，使用免疫检查点抑制剂的晚期非鳞非小细胞肺癌患者有着更好的总生存期和客观缓解率，这提示免疫治疗或许可成为晚期非鳞非小细胞肺癌患者的一线治疗新方法。Routy 等对接受了 PD-1 免疫检查点抑制剂疗法的癌症患者（如非小细胞肺癌患者）开展了肠道菌群研究，结果显示肠道菌群多样性更高的患者对药物更为敏感，肠道菌群异常是导致治疗失效的主要因素之一，且发现患者对治疗的反应情况可能与肠道内嗜黏蛋白艾克曼菌（*Akkermansia muciniphila*）的数量有关。对比在非小细胞肺癌患者中未接受和接受了抗生素药物治疗的患者的总体存活期，其中未接受抗生素药物治疗的患者存活期更长，这就表明抗生素药物的应用将会降低 PD-1 的临床治疗疗效。进一步的研究还表明，把对免疫治疗有直接响应者的肠道菌群移植到无菌小鼠体内，可明显改善小鼠的免疫检查点抑制剂抗肿瘤作用，移植到经抗生素处理过的小鼠体内也有相同的作用。另外，通过给粪菌移植无响应的实验小鼠喂食艾克曼菌，也有助于提高小鼠的免疫检查点抑制剂的抗肿瘤效果，这说明肠道菌群影响了免疫治疗的效果，而抗生素也可以通过改造肠道菌群来影响免疫治疗的有效性。

四、微生物组与血液系统恶性肿瘤

（一）肠道菌群与血液系统恶性肿瘤

血液系统方面的肿瘤，如淋巴癌、多发性骨髓瘤及急性白血病，除了某些早期或分型良好的类型以外，多数预后都较差，且患者在最后阶段往往因为抵抗力不足而导致感染死亡。由于肠道菌群是人类免疫过程的重要组成部分，它和血液系统恶性肿瘤之间的关联也值得探索。有研究显示：通过和健康人群的肠道菌群比较发现，血液恶性肿瘤患者体内具有数量较高的肠道埃希菌，条件致病菌如粪肠球菌、约氏不动杆菌、硫磺肠球菌等则在个别患者的肠道内上调，而益生菌如柔嫩梭菌下调或缺少，提示血液系统恶性肿瘤患者的肠道菌群失调，主要体现在条件致病菌的数量和种类增加，而益生菌的数量和种类减少。Montassier 等发现非霍奇金淋巴瘤患者化疗后，粪

便中的厚壁菌数量明显下降，而变形菌门数量则显著增多，这可能与化疗后胃肠道黏膜炎的发生相关。

研究表明，相比于健康对照，初诊多发性骨髓瘤患者的肠道菌群存在显著差异，尤其是肠杆菌科和链球菌属的氮源循环微生物（nitrogen-recycling bacteria）显著富集，短链脂肪酸生产菌（short-chain fatty acid-producing bacteria）显著缺少。将来自多发性骨髓瘤患者的粪菌移植给骨髓瘤模型鼠，模型鼠的肿瘤进程显著加快；当进一步移植氮源循环微生物代表菌肺炎克雷伯菌时，模型鼠的肿瘤进程显著加快；移植短链脂肪酸生产菌代表菌丁酸梭菌时，模型鼠的肿瘤进程显著放缓，这直接揭示了失调的肠道菌群对宿主多发性骨髓瘤进程的促进作用。

目前肠道微生物在血液系统恶性肿瘤中的研究主要与成人急性髓细胞性白血病或非霍奇金淋巴瘤，以及造血干细胞移植（HSCT）受者的免疫系统及其对感染的抵抗力有关。通过化疗和广谱抗生素破坏肠道微生物组可以促进单一菌群的富集，从而介导白血病患者的预后。

（二）肠道微生物对白血病患者预后治疗的影响

急性淋巴细胞白血病（ALL）是一种骨髓的恶性疾病。ALL患者的淋巴祖细胞也受到该疾病的影响，通常在诊断时可观察到免疫系统受损。ALL是美国儿童中最常见的白血病类型，占14岁以下儿童所有癌症的26%，占所有儿童白血病病例的75%。所有被诊断患有ALL的儿童和青少年将接受化疗作为其治疗计划的一部分，并且由于使用化学药物治疗，他们的健康可能会严重受损。化疗可以损害消化系统内层的健康细胞，并且通常在化疗的反应中诱导了胃肠道（GI）的紊乱。化疗和抗生素治疗会对宿主微生态系统产生不利影响，这些治疗的细胞毒性作用导致了额外的免疫抑制，可引起发热性中性粒细胞减少症的发作并且可能危及生命。此外，使用预防性和治疗性抗生素会破坏胃肠道微生物组的生态平衡。化疗造成的肠道微生物生态的破坏导致了呕吐、腹泻、便秘等反应。

越来越多的证据表明，胃肠道微生物组的成分可能会影响人体免疫系统并受其调节。受扰的胃肠道微生物组常与免疫能力下降、有害的代谢变化（如肥胖和营养不良）、胃肠道感染易感性和炎症综合征有关。同样，一些微生物组学研究已经检测到抗生素对个体微生物群的影响。这些研究表明，抗生素的使用可以暂时扰乱这种微生物群落，并在某些情况下永久性地扰乱。此外，化疗药物对肠道微生物组成也具有不利影响，通过比较化疗期间不同时间点化疗前后采集的样本，评估化疗期间儿童和青少年白血病患者微生物群结构的变化，结果表明免疫功能低下的儿童体内的微生物群与其健康的兄弟姐妹有很大不同。

在对血液恶性肿瘤患者实施同种异体造血干细胞移植（allo-HSCT）前，通常会通过化疗以达到对骨髓抑制的作用。化疗期间胃肠道黏膜炎和菌血症是最常见的并发症，并且也是患者死亡的一个重要因素。根据Jessica等的研究，在患者接受化疗期间，急性髓细胞性白血病患者的口腔和肠道菌群多样性均明显降低，其中占据主导地位的微生物种属大多为外来致病菌。另外，Montassier等对28名未使用抗生素的非霍奇金淋巴瘤患者进行化疗，结果发现患者的肠道菌群组成改变，粪便中的厚壁菌门、放线菌极度减少，变形菌门显著增多；在患者的胃肠道功能方面，核酸、能量、辅因子、维生素的代谢能力减弱，而糖代谢、外源物质生物代谢、信号转导则显示出增强趋势。有研究成果表明，菌群多样性与患者病死率有关，在治疗后患者中，肠道菌群多样性较低的患者病死率高达52%，而菌群多样性较高的患者病死率则低至8%。也就是说，化疗期间肠道菌群的平衡有益于改善患者的预后，以胃肠道菌群为靶点对血液肿瘤进行干预性治疗也将成为良好的研究方向。

在接受allo-HSCT治疗的患者中，治疗诱导的胃肠道（GIT）微生物组的变化与患者不良预后相关，最显著的是移植物抗宿主病（GvHD），然而，目前尚不清楚其具体内在关系。有研究深入探讨了allo-HSCT及其伴随治疗期间GIT微生物组的变化。使用16S和18S rRNA基因扩增子测序来解析16名接受allo-HSCT治疗的恶性血液病患者的GIT微生物组内的古生菌、细菌和真核微生物。结果发现allo-HSCT后GIT微生物组发生了重大转变，包括微生物的多样性显著减少。对从急性髓细胞性白血病患者allo-HSCT之前和之后收集的样品进行宏基因组和宏转录组学数据的综合分析，结果显示该患者出现了严重的GvHD，导致allo-HSCT治疗后9个月死亡。除了显著降低的微生物多样性之外，治疗后微生物组具备更高的抗生素抗性基因（ARG）的表达水平。结果表明，预防性抗生素给药可能对整体治疗结果产生不利影响。

肠道菌群失调已被认为是导致许多疾病发生和发展的重要因素之一，因此通常可以通过调整肠道菌群来防止某些疾病的发生和改善疾病的状况。另外，通过对比健康人群的肠道菌群来筛选某些疾病的菌群特征作为生物标志物，也将有利于疾病的早期诊断。

第四节 微生物组学与肿瘤诊疗

一、粪便银行与粪菌移植

（一）粪便银行

"粪便银行"是一个非营利的独立运作机构，主要承担粪便样品的检验和采集，通过健康检查评估50岁以下的健康人是否适合成为捐粪者，并向全美122家医院提供肠道微生物移植手术所需的粪菌样品。人类正常的消化系统和免疫系统运作都需要天然的肠道菌群维持平衡，但疾病和应用抗生素等因素都会损害人类在正常状况下的肠道菌群平衡，失调的肠道菌群也和许多疾病的发生与发展有着直接或间接的关系。例如，严重失调的肠道菌群会导致肠道容易遭受艰难梭状芽孢杆菌的侵袭，导致严重感染。目前虽然有许多抗生素可供临床使用，但患者的复发率仍高达20%。美国疾病控制与预防中心（CDC）表示，每年有多达50万美国人感染艰难梭状芽孢杆菌，该病症通常表现为发热、呕吐、腹胀和剧烈腹泻，每年导致大约1.4万人死亡。其中，医护人员和常年照护患者的护理人员更容易被感染。对于无法通过抗生素治疗的患者，则可以采集正常人体内所排出的大量有益菌，进行粪菌移植治疗。这种手术的治疗成本比抗生素治疗要低，粪菌移植可以说是有效又节省成本的好方法。

如今在全美的大医院及卫生系统都有独立的粪便存储部门，但许多独立经营的诊所及医院仍没有。"粪便银行"充分考虑到当前只能通过结肠镜或导管将粪便注入人体，过程较为痛苦，当前已研发出"粪菌胶囊"，患者仅需吞服胶囊即可实现粪菌移植，同时也解决了患者担心侵入性手术对身体带来不适的问题。

（二）粪菌移植

1. 粪菌移植的概念及历史经验 粪菌移植（fecal microbiota transplantation，FMT）是目前用于验证肠道微生物与人体疾病是否存在关联最直接的检验方法，近年来微生物组学也发展成为生物医学与临床医学领域的科研热点。肠道菌群移植又可分为整合菌群转移（FMT）和选择性菌群移植（SMT）。许多患者都在FMT疗法中受益，如艰难梭菌病毒感染、炎症性肠病、糖尿病、肿瘤、肝硬化以及肠-脑轴相关性病变等，良好的FMT临床效果也为"菌群-宿主"间相互作用在许多病变中的重要意义提供了关键证据。SMT则在精准医学中具有很好的发展潜力。

我国自古就有利用微生物治疗人体疾病的经验，这对于推动FMT标准化的发展及未来具有重要意义。FMT的发展史可追溯到中国东晋时期，由葛洪所著的"急诊医学"典籍《肘后备急方》中，就详细记述了利用粪便悬液处理危重病症的药方，病症主要涉及了食物中毒、瘟病和伤寒等。根据李时珍撰写的《本草纲目》中所记述，鲜活或发酵过的粪水可用来治疗伴随高热、食物中毒、脓疡、痰湿、滞食等，这也是中国传统医学中使用粪菌治疗记载得最全面的典籍。《重订通俗伤寒论》记载了使用粪便溶液或儿童粪便治疗严重腹泻的"伤寒"，可见这种疗法在中国现代老一辈专家中仍在用于治疗难治性疾病。此外，外文书籍中第一个记载FMT的是1958年Eiseman等的报道，FMT可用以治疗严重伪膜性肠炎。

20世纪微生物学家分离出许多株细菌并将它们作为益生菌使用。然而，使用单一菌株治疗的临床益处是有限的。尽管已有研究证明单一菌种在标准动物模型中的功效，但在预防和治疗人类疾病方面仍存在不足。使用微生物治疗疾病的概念正在从单一的菌株向整体菌群发展。现有临床治疗结果证明，患者在接受一次FMT治疗后再重复接受FMT治疗会有更好的临床疗效，这种治疗策略也被称作FMT升阶治疗方法（step-up FMT），是一种整合治疗学的概念。FMT升阶治疗方法，大致包括以下三个步骤：第一步是指1次FMT；第二步是指数次FMT（≥2）；第三步则是指当第一步和第二步完全失效后，对FMT联合常规药物治疗（如糖皮质激素、环孢素、抗TNF-α抗体、全肠内营养）。通常，每一步的效果都可在下阶段中得到提升，第三步之所以持续进行常规药物疗法，是因为肠道菌群重构改善了宿主的免疫力状况、肠道屏障能力及其对常规治疗药品的敏感度。该FMT升阶治疗策略适合于难治性炎症性肠病（IBD）、免疫细胞相关病变，包括重症或复杂的多致残性艰难梭菌感染（CDI），特别是对常规治疗药物无应答的患者。

现代FMT与古代FMT之间，最突出的方法学区别就是离心、冷冻储存和自动净化。但怎样有效贮存粪菌，一直是方法学上的挑战。在一个双盲实验中，对72位CDI患者肠镜下随机采取了新鲜、冷冻和冻干的粪菌疗法，结果表明在采用新鲜粪菌组的患者中治愈率最高（25/25，100%），在冻干组中最低（16/23，78%），而冰冻组临床的结果介于二者之间。由于在冷冻粪菌的过程中损失了部分微生物，从而削弱了对患者的治疗效果，所以在临床疗法中建议采用新鲜的粪菌进行FMT治疗，效果可能会更显著。

2. 利用粪菌移植治疗肿瘤的策略　近年来，更多的学者发现，在重组患者肠道微生物群后再进行免疫治疗、化疗和放疗将是有前景的癌症防治方案。一项新的研究发现，肠道菌群重建能够改善基于PD-1的抗肿瘤免疫治疗的疗效，表明FMT能够有助于对抗肿瘤。研究表明，转移性黑色素瘤患者对PD-L1治疗的临床反应，与肠道菌群的改变有关。对抗PD-L1治疗有反应的患者体内有丰富的菌种组成，如双歧杆菌、产气柯林斯菌和肠球菌等。将对治疗有反应的患者的粪菌移植给无菌小鼠，进行抗PD-L1治疗后发现有着更好的抑制肿瘤的作用、更强的T细胞效应。另一项研究也证明肿瘤患者在增强全身免疫力和调节肠道菌群结构后对PD-1免疫治疗反应更好，接受治疗有反应的患者的粪菌移植的无菌小鼠也是一样。

美国FDA根据一些注册实验通过了抗PD-1和抗PD-L1治疗的适应证。另一项研究表明，肠道菌群还能够影响CTLA-4免疫疗法的抗肿瘤反应。在临床实践中可以对微生物菌群进行重建，以提高其疗效，减少这些化合物的毒性负担。放射治疗对肠道菌群的影响，以及放射治疗后维持微生物平衡的临床意义逐渐受到重视。FMT还能够降低由辐射诱导的动物中毒，提高辐射小鼠的存活率。在此过程中，外周血白细胞计数、胃肠道功能和肠上皮完整性得到有效改善。以上人、动物实验和体外试验的研究表明，在调节癌症进展和药物反应方面，FMT升阶治疗策略是一个有前途的策略。在应用配方菌群移植的新时代，SMT治疗癌症的策略将与FMT升阶治疗策略相同。

二、微生态药物

更多的研究数据说明，除肿瘤对细胞基因结构和表观基因功能、宿主免疫反应及癌细胞对微生态的影响之外，宿主微生物组还能影响癌症干预的作用，并在其治疗反应上发挥关键作用。肠道微生物组组成成分和丰度的差异，不但能促发患者的局部免疫应答反应，而且能调节全身免疫并影响其恶变概率；另外，在肿瘤治疗过程中，不同的治疗手段都可能影响肠道菌群的组成和丰度，反之肠道菌群也可能影响到肿瘤治疗的效果。通过抗生素、益生菌及益生元改善肠道菌群的组成和丰度也是改善癌症治疗应该重视的领域。

（一）微生态药物的概念

微生态药物通常是指活菌制剂，它们能在宿主的胃肠道内定植、增殖，通过强化消化道内的益生菌群、抑制病原菌和条件致病菌的侵入，起到微生物间的拮抗作用，达到维护肠道菌群动态平衡、治疗疾病的目的，是安全可靠的微生态制剂。

（二）微生态药物的临床应用

微生态制剂目前是肠道疾病治疗的主要研发重点，尤其是益生菌，可以补偿机体所缺少的益生菌群，同时控制致病菌的增殖，进而保护胃肠道的微生态平衡。大量的国外研究成果已证实，微生态药物对结直肠癌有良好的预防和治疗效果。

（1）肠功能紊乱主要为泄泻和便秘，尤以腹泻较为普遍。儿童腹泻大多是由轮状病毒的侵染所致，微生态制剂可有效减轻腹泻的时间和次数，并减少排便量；儿童便秘患者也大多有消化道菌群的失调，微生态制剂可提高胃肠内的有益菌群，促进排便。例如，乳酸菌可降低肠道内的pH，酸性环境更易于排泄，而枯草杆菌所产生的副消化酶则可修复小肠消化吸收功能，从而恢复正常的肠蠕动。

（2）当患者免疫功能低下时，微生态药物能抑制并消除肠道中对人具有潜在危害的菌类，特别是在儿童黏膜免疫系统尚未建立完善时，它在抵抗感染方面发挥着重要作用。

（3）乳酸杆菌有利于钙、铁、维生素等营养元素的吸收，乳酸菌所产生的乳酸有利于促进铁、维生素D和钙的吸收，参与维生素B_1、B_6、B_{12}和叶酸的合成与吸收。

（4）服用抗生素会杀灭肠道中的健康菌群，可能会导致腹泻现象。微生态药物能抑制抗生素相关性腹泻，主要是通过抑制病原菌艰难梭状芽孢杆菌、恢复健康菌群，以达到治疗腹泻的目的。

（5）新生儿黄疸防治。口服微生态药物能快速补充机体所需有益菌，有利于造就肠道内酸性环境，维持正常肠蠕动，同时提高肠道对结合胆红素的排泄，从而减少胆红素的肝肠循环，促使肝细胞的功能恢复，增强肝结合胆红素的能力，加速由未结合胆红素向高结合胆红素的转移，从而促进黄疸缓解。

（6）消化性溃疡和慢性胃炎，常常是由幽门螺杆菌感染所致，目前临床上多进行"阿莫西林+克拉霉素+质子泵抑制剂+微生态药物"的联用，可有效防治和显著减轻幽门螺杆菌感染的症状，治疗所引起的不良反应少，患者的依从性高。

（7）微生态药物也可用于慢性反复发作性肠道炎症性疾病的治疗，尤其是对乳糖吸收不良所致急性腹泻的小儿，给予微生态药物后乳糖吸收增加，症状亦显著改善。

小　结

微生物组学是以研究微生物群体为目标，探究其功能和作用、群体之间的相互作用，以及与周围环境或宿主相互影响的科学，以通过调控微生物种群的增殖和新陈代谢活动，为人体健康和市场经济社会的可持续发展提供服务。近年来，随着对宏基因组测序和人类肠道微生物与疾病之间的相互作用研究的逐步深化与拓展，微生物组学研究也日益引起了国外专家与企业界人员的重视，人类微生物组计划（Human Microbiome Project，HMP）旨在通过描绘人体微生物组图谱，促进理解微生物对人体健康和疾病的影响。

肠道微生物群不但影响消化道恶性肿瘤的发生和发展，与其他种类的恶性肿瘤如血液肿瘤等也有着密切的联系，已成为癌症科研的研究热点。此外，肠道微生物也可作为肿瘤诊断的生物标志物。在肿瘤发生期间，均衡的消化道菌群微环境可以降低消化道来源的有害物质，保持胃肠黏膜完好，降低炎症反应；在肿瘤发生阶段，肠道微生物可促进自身形成强有力的免疫系统以抵御癌细胞，减少恶性肿瘤细胞生长和加速其凋亡；当采用化疗等免疫学方法处理恶性肿瘤后，肠道微生物是控制肿瘤免疫逃逸和提高治疗敏感性的关键因素。

虽然目前对人类微生物组与肿瘤发生发展的关联机制的研究已获得了许多突破，但上述工作的主要内容还仅限于描述性分析结果和对可能机制的理论推测，未来将进一步关注于与肿瘤有关的微生物组测序数据的深度分析和动物实验的应用验证，这将有助于人类对微生物组及其致癌机制的全面了解，从而为癌症的有效预防、早期诊断和治疗提供全新的方案和理论依据。

（周　文　简星星）

参 考 文 献

陈慧敏，房静远，2017. 微生物组学与肠道肿瘤. 生命科学，29（7）：636-643.

花蕾，警兆飞，靳家扬，等，2017. 肠道菌群调控炎症微环境在结肠癌中的作用及机制研究进展. 中国免疫学杂志，33（4）：625-629.

李可欣，马浩然，张男男，等，2018.肠道菌群在肝癌中的作用研究进展.实用医学杂志，34（9）：1575-1578.

刘冬祺，陈润泽，王东霞，等，2018.肠道菌群与肿瘤的相关性.中国微生态学杂志，30（7）：866-869.

刘双江，施文元，赵国屏，2017.中国微生物组计划：机遇与挑战.中国科学院院刊，32（3）：239-250.

鄢和新，秦晨捷，张会禄，等，2017.肠道微生态与肿瘤研究进展.生命科学，29（7）：631-635.

袁龙，赵盼，管静芝，2016.肠道微生物与结直肠癌发生发展关系的研究进展.传染病信息，29（5）：307-311.

张超蕾，周瑾洁，姜莉莉，等，2017.微生物组学及其应用研究进展.微生物学杂志，37（4）：75-81.

Bindels LB，Neyrinck AM，Salazar N，et al，2015. Non digestible oligosaccharides modulate the gut microbiota to control the development of leukemia and associated cachexia in mice. PLoS One，10（6）：e0131009.

Galloway‐Peña JR，Smith DP，Sahasrabhojane P，et al，2016. The role of the gastrointestinal microbiome in infectious complications during induction chemotherapy for acute myeloid leukemia. Cancer，122（14）：2186-2196.

Jian X，Zhu Y，Ouyang J，et al，2020. Alterations of gut microbiome accelerate multiple myeloma progression by increasing the relative abundances of nitrogen recycling bacteria. Microbiome，8：74.

Kaysen A，Heintz-Buschart A，Muller EEL，et al，2017. Integrated meta-omic analyses of the gastrointestinal tract microbiome in patients undergoing allogeneic hematopoietic stem cell transplantation. Transl Res，186：79-94.

Montassier E，Gastinne T，Vangay P，et al，2015. Chemotherapy-driven dysbiosis in the intestinal microbiome. Aliment Pharmacol Ther，42（5）：515-528.

Rajagopala SV，Yooseph S，Harkins DM，et al，2016. Gastrointestinal microbial populations can distinguish pediatric and adolescent acute lymphoblastic leukemia （ALL）at the time of disease diagnosis. BMC Genomics，17（1）：635.

Taur Y，Jenq RR，Perales MA，et al，2014. The effects of intestinal tract bacterial diversity on mortality following allogeneic hematopoietic stem cell transplantation. Blood，124（7）：1174-1182.

Wang Y，Yang Q，Zhu Y，et al，2022. Intestinal *Klebsiella pneumoniae* contributes to pneumonia by synthesizing glutamine in multiple myeloma. Cancers，14：4188.

第十七章

基因表达调控异常与肿瘤

人类基因组包含2万个左右的蛋白编码基因，它们的表达水平在发育的不同时期、机体的不同部位，面临不同刺激的情况下都有非常大的差异。基因的表达是一个高度有序、受到严格调控的过程，只有这样才能保证生物体能够正常发育，适应不同的环境。蛋白质功能紊乱是肿瘤发生发展的基本病理机制之一，蛋白质功能紊乱包括蛋白质的"质"和"量"的异常。本书第三~七章讲述了由化学、物理、遗传等因素引起的基因突变或由遗传因素引起的突变和基因多态性，造成编码蛋白质的氨基酸序列改变，导致蛋白质结构层面上"质"的变化，从而使正常细胞逐步恶变，最终引发肿瘤，本章则将着重讨论基因表达调控的异常导致蛋白质"量"的异常引发肿瘤的机制。

第一节　基因表达及其调控

一、基因的表达具有时空特异性

人类全基因组的DNA序列含有约30亿个碱基对，约有2万个蛋白编码基因，但在某一特定时期，特定的组织细胞中只有少数的基因处于激活状态，其余大多数基因则处于静息状态。也就是说，基因的表达具有时间特异性和空间特异性。时间特异性是指某些特定基因表达需要严格按特定的时间顺序发生，以适应细胞或个体特定分化、发育、生理或病理阶段的需要。空间特异性是指多细胞生物个体在某一特定生长发育阶段，同一基因在不同的细胞或组织器官中表达水平不同，从而导致特异性的蛋白质分布于不同的细胞

或组织器官，故又称为细胞特异性或组织特异性。人类基因组所包含的信息，正是通过不同基因在人体不同时空进行精准的表达调控，开放某些基因，关闭另一些基因，合成特异蛋白质，从而实现"预定"的、有序的、不可逆的分化和发育过程，并使生物的组织和器官在一定的环境条件范围内保持正常的生理功能，适应内外环境的改变。一旦调控失常，蛋白表达在时空上出现紊乱，就会导致包括肿瘤在内的一系列疾病的发生。肿瘤细胞中经常会出现一些在胚胎早期细胞中表达的蛋白，最常见的例子是肝癌细胞中表达胚胎时期的甲胎蛋白（alpha fetoprotein，AFP），目前它已成为原发性肝癌的常规检测指标之一。

二、基因表达调控是多层次的复杂过程

基因表达（gene expression）是指基因携带的遗传信息转变为可辨别的表型的整个过程，即从DNA转录成信使RNA，信使RNA翻译蛋白质，蛋白质被修饰、加工，转运到细胞内相应位置发挥作用，直至蛋白质降解的全过程，对这个过程的调节即为基因表达调控（regulation of gene expression）。

基因表达调控是一个高度有序的多级调控过程，涉及基因的转录前调控、转录水平的调控、蛋白质翻译水平调控及蛋白质翻译后水平等多个层面的调控，以上每个环节都可以是受调控的点，每个环节的异常改变都可以引起细胞内所表达蛋白质"量"的改变从而导致肿瘤发生，肿瘤发生发展过程中，细胞内基因表达异常是一个重要的病理特征。

同时，基因的表达调控又是一个复杂的网络，

基因与基因之间、基因与蛋白质之间存在复杂的相互调控关系，比如有些蛋白质本身就参与了调节其自身和其他基因的转录和翻译，一个基因表达异常，常可引起一大群基因的表达改变。因此，恶性肿瘤癌变过程中基因表达调控异常，最终将导致细胞内转录组和蛋白质组发生明显改变，详见"肿瘤转录组学"和"肿瘤蛋白质组学"章节。

第二节　基因表达的转录前调控

基因表达的转录前调控发生在染色体或DNA水平，包括染色质水平上的基因活化调节，染色体区段的丢失或扩增导致基因剂量的改变，DNA甲基化和组蛋白的修饰影响基因的转录活性，以及染色体易位导致易位点附近基因转录表达改变等。

一、染色质水平上的基因活化调节

基因转录前染色质结构发生的一系列重要变化是基因转录的前提，因此染色质的活化又称为转录前的基因调整（modulation）。非活化的染色质DNA不能被转录，其特点是以压缩40～50倍，包装成螺线管（solenoid）状态的间期核染色质纤维为基础，而活性染色质（active chromatin）则呈"开放"的伸展型结构。

在细胞中染色质的活性与非活性状态是可以逆转的，且存在着两者之间的过渡状态。如在NIH3T3细胞中研究原癌基因 *c-fos* 和 *c-myc* 的诱导表达时，发现在基因诱导转录的数十分钟或数小时期间内，正在转录的基因绝大部分都分布在伸展状态（即活性）染色质中，与细胞中相应mRNA前体的转录水平相平行，一旦转录终止，这些基因又重新分布到非活化的压缩状态中。

细胞内活性染色质在电子显微镜下表现为核小体串珠样结构消失，呈松散、裸露的链式构象，还表现为DNA酶Ⅰ（DNaseⅠ）敏感。细胞内活性基因区域内核小体结构基本消失，当用DNaseⅠ消化时，转录活性区的DNA片段能被微量的DNaseⅠ切断，对DNaseⅠ有超敏感特性。利用DNaseⅠ在活性基因部分形成特异性切口，

结合放射性或生物素标记的dUTP在切口部位的掺入和显示，是研究活性基因在染色体上的排列规律及其生物学特性的有力工具，也为恶性肿瘤中特定致病基因异常表达的研究及其在染色体上的定位提供了实验手段。

李桂源等对肿瘤染色体上DNaseⅠ敏感区位点和稳定性进行了探讨，发现DNaseⅠ敏感区有较高的染色体畸变发生率，同时细胞内染色体畸变几乎毫无例外地发生在对DNaseⅠ敏感的染色体区域，提出了"肿瘤始动部位"假说。

二、表观遗传学修饰影响基因的转录

真核生物基因表达受到表观遗传学修饰的调控，主要表现为DNA的甲基化、组蛋白的乙酰化和非编码小RNA的调控等。人类细胞内基因组中胞嘧啶核苷的嘧啶环5位甲基化并与其3′鸟嘌呤形成的mCpG约占细胞内全部CpG的70%，细胞内DNA甲基化与否对基因转录活性改变可达10^6倍，可见DNA甲基化调节是基因转录调控的非常重要的环节。而组蛋白乙酰化则影响染色质的结构，调节活性染色质和非活性染色质的转换。最近十来年的研究还发现非编码小RNA可影响肿瘤细胞基因转录后水平的调控，也能诱导DNA甲基化影响基因的表达。表观遗传学修饰在肿瘤发病过程中的具体机制详见"肿瘤表观遗传学"和"非编码RNA与肿瘤"章节。

三、基因剂量改变影响基因表达水平

肿瘤细胞存在高频率的染色体畸变，表现出异常的核型。染色体畸变包括染色体数目的变化和结构改变，染色体结构改变有缺失、扩增、易位、倒位等。染色体数目的变化（整条染色体的增加或减少）和染色体部分区段的缺失（deletion）或扩增（amplification）导致了染色体或区段中所含基因拷贝数变化，也称为基因剂量（gene dosage）的变化，从而引起基因表达水平改变。一般说来，基因拷贝数越多，其转录产物也会越多，例如癌基因拷贝数扩增导致癌基因表达升高，抑癌基因丢失导致抑癌基因表达缺失，这是肿瘤发生和发展的重要机制。

四、染色体易位和倒位影响附近基因的表达

染色体倒位是指一条染色体上同时出现两处断裂，中间的片段扭转180°重新连接起来；而一条染色体臂的一段接到另一条非同源染色体臂上则称为易位。染色体的易位和倒位可影响断裂部位附近的基因表达和结构的异常。

*c-Myc*基因是经典的癌基因，位于染色体8q24.21区段，*c-Myc*基因的过表达与多种肿瘤发生和发展有关。在伯基特淋巴瘤细胞中往往出现*c-Myc*基因位点与位于14、2、22号染色体的免疫球蛋白Ig基因IgH、Igκ、Igλ位点之间的易位，即*c-Myc*易位到Ig位点的高活性转录区，从而组成一个高转录活性的重排融合基因，使*c-Myc*表达增强，促进细胞恶变。又如*Bcl-2*基因是重要的凋亡抑制基因，位于染色体18q21.3区段，在白血病、淋巴瘤和多种实体瘤中都存在*Bcl-2*基因的过表达。在滤泡型淋巴瘤和部分B细胞淋巴瘤患者中发现由于14号染色体和18号染色体的易位t（14；18）（q32；q21），*Bcl-2*基因易位到编码免疫球蛋白重链基因IgH的增强子下游，引起*Bcl-2*基因的过表达。

第三节　基因表达的转录调控

多细胞真核生物每个细胞都携带着同样的基因组，包含同样的固有遗传信息，但不同器官组织的不同细胞表型千差万别，基因组DNA中遗传信息的选择性表达起了决定性的作用。基因转录是遗传信息传递过程中第一个具有高度选择性的环节，是生物体按照DNA的信息指令合成RNA的过程，更具体地说是以DNA分子为模板，在RNA聚合酶的催化下合成RNA的过程，在细胞不断"感知"环境的（或由于细胞接触带来的）各种变化，并对其作出特定方式应答中起着关键性的决定作用，近30年来一直是分子生物学的研究核心和热点课题之一。真核生物基因转录过程可分为转录的起始、转录链的延伸及转录终止3个阶段，其中转录的起始具有严格而精密的调控机制，是最为关键的步骤。

真核生物中存在3种RNA聚合酶，其中只有RNA聚合酶Ⅱ能够转录信使RNA（mRNA）前体，因此RNA聚合酶Ⅱ对真核生物基因表达起着至关重要的作用，但RNA聚合酶Ⅱ并不能单独发挥转录作用，它需要在细胞核内与基因表达调控有关的一些蛋白因子（如反式作用因子）帮助下，识别特定基因所处染色体区段上下游特定的DNA序列即顺式作用元件而启动和延伸mRNA前体的转录。也就是说，基因表达在转录水平的调控是由基因所处染色体区段上下游特定的DNA序列即顺式作用元件和细胞核内与基因表达调控有关的一些蛋白因子（反式作用因子）与RNA聚合酶Ⅱ相互作用完成的。不管是顺式作用元件序列发生突变、缺失或甲基化修饰改变导致不能被转录因子正确识别和结合，或者反式作用因子结构和功能改变，均可导致基因转录水平的异常。

一、顺式作用元件

真核基因参与转录调控的顺式作用元件（*cis*-acting element）是指对基因转录有调控作用的DNA序列，按功能可以分为启动子、增强子（enhancer）及沉默子（silencer）等，它们控制基因的转录起始和转录速率；若按照距离转录起始位点的远近则又可以区分为近端顺式元件和远端顺式元件。正常细胞癌变过程中，顺式作用元件的结构改变是其基因表达调控功能异常的重要机制。

（一）启动子

启动子（promoter）是真核细胞内RNA聚合酶Ⅱ结合并启动转录的DNA序列，位于基因转录起始位点及其5′上游100~200bp，由一组长度为7~20bp具有独立功能的DNA序列元件组成，是决定RNA聚合酶Ⅱ转录起始点和转录频率的关键元件。启动子一般由核心启动子和上游启动子两部分组成。

核心启动子（core promoter）是指RNA聚合酶起始转录所必需的最小的DNA序列，包括转录起始点（相当于mRNA的5′加帽位点，多自A或G起始）及其上游–25/–30bp处的富含TA的典型元件TATA盒。核心启动子单独起作用时只能确定

转录起始位点并产生基础水平的转录。

上游启动子元件（upstream promoter element, UPE）包括通常位于–70bp附近的CAAT盒和GC盒（GGGCGG）以及距转录起始点更远的上游元件，这些元件能与相应的蛋白因子结合，提高或改变转录效率。不同基因启动子由不同的上游启动子元件组成，就使得不同的基因表达分别有不同的调控，如白蛋白基因上游–64/–55bp处为肝细胞专一性表达的必要序列（HNF-1结合位点），它在脊椎动物进化中是保守的，此序列诱变后，含有HNF-1的肝细胞提取物在体外转录体系中的活性降低至原来的1/50（与脾提取物相当），即丧失了肝脏的组织特异性。

根据TATA盒和GC盒等元件的有无，启动子又可以分为典型启动子和不典型启动子等。

（二）增强子

增强子在真核细胞中是通过启动子来增强转录的一种远端顺式作用元件，能够显著提高其附近基因的转录效率，最早是在SV40病毒中发现的长约200bp的一段DNA，可使旁侧的基因转录提高100倍。SV40病毒基因增强子区有前后两个72bp的重复序列，其中的"核心"是GGTGTGGAAAG。随后在免疫球蛋白重链J与C基因间的内含子中发现了第一个真核基因的细胞增强子，表明真核细胞中也有远距离调控的增强子存在，该增强子具有细胞特异性，位于转录起始的"帽"点下游，其后在多种真核生物和原核生物中都发现了增强子。

增强子在真核细胞中一般跨度为100～200bp，它和启动子同样是由多个独立的、具有特征性的核苷酸序列所组成的。其基本的"核心"结构常由8～12bp的序列组成；可以有完整的或部分的回文结构，并以单拷贝或多拷贝串联的形式存在。一般认为彼此间隔50bp以内的各个独立序列至少有2～3个同时存在，就能有效地协同以促进转录活性。

增强子的作用有以下特点：增强子可位于基因的上游或下游，可以远距离起作用，通常可距离1～4kb，个别情况下离开所调控的基因30kb仍能发挥作用；增强子的作用与其序列的正反方向无关，将增强子方向倒置依然能起作用，而将启动子倒置就不能起作用，可见增强子与启动子是很不相同的；增强子的活性与其在DNA双螺旋结构中的空间方向性及一定蛋白因子的参与有关；增强子要有启动子才能发挥作用，没有启动子存在，增强子不能表现活性。但增强子对启动子没有严格的专一性，同一增强子可以影响不同类型启动子的转录。例如，当含有增强子的病毒基因组整合入宿主细胞基因组时，能够增强整合区附近宿主某些基因的转录；当增强子随某些染色体段落移位时，也能提高新位置周围基因的转录，使某些癌基因转录表达增强，比如前面提到的由于14号染色体和18号染色体的易位t（14；18）（q32；q21），14q32上的免疫球蛋白重链基因IgH的增强子转移到18q21区段*BCL-2*基因的上游，引起*BCL-2*基因的过表达，可能是肿瘤发生的因素之一；另外，增强子的作用机制虽然还不明确，但与其他顺式作用元件一样，必须与特定的蛋白因子结合后才能发挥增强转录的作用。增强子一般具有组织或细胞特异性，许多增强子只在某些细胞或组织中表现活性，是由这些细胞或组织中具有特异性蛋白因子所决定的。

根据其发挥功能的特点增强子可分为细胞特异性增强子和诱导性增强子。

（三）超级增强子

超级增强子（super-enhancer）作为一种基因调控元件，不同于普通增强子1kb以下（通常200～300bp）的跨度范围，超级增强子跨度范围通常可达8～20kb，具有更大范围的转录激活组蛋白修饰，以及更多的转录因子和辅助因子的结合位点，因而能募集更多转录调控蛋白，从而具有更强大的基因转录调控功能。由于其超强的基因表达调控能力，近年来的研究证实超级增强子参与了包括恶性肿瘤在内的多种人类疾病的发生发展，因而越来越受到重视。

（四）沉默子和终止子

沉默子（silencer）又称为衰减子，为抑制基因转录的DNA序列，它们与反式作用因子相互结合而起作用，同样不受距离和方向的限制，对异源基因表达也可起调控作用。沉默子在真核生物细胞中对成簇基因的选择性表达中起了重要的作用。

在基因末端往往有一段特定序列，具有使RNA聚合酶停止合成RNA并释放RNA链的功能，这段终止信号称为终止子（terminator），是基因尾部常见的一种保守序列。

二、反式作用因子

反式作用因子（*trans*-acting factor），又叫转录因子（transcription factor），是主要存在于真核生物的细胞核内的一类蛋白质，能直接或间接地识别或结合在启动子、启动子近侧元件和增强子等顺式元件中的特异靶序列上，通过与顺式作用元件和RNA聚合酶的相互作用，转录因子可使邻近基因开放（正调控）或关闭（负调控）从而达到对特定基因进行转录调控的目的。转录因子可以调控包括肿瘤在内的疾病相关基因转录水平，所以它可能成为潜在的治疗靶点。

（一）反式作用因子的结构特征

反式作用因子作为特异识别或结合DNA的细胞核内转录调控蛋白必定具有一些共同的特征，通过对多种反式因子的结构与功能分析研究发现，这类因子有一些共同特征：

（1）基本结构中至少包含3个功能域：DNA识别或DNA结合域、转录活化域及可用于结合其他调控蛋白的调节域。

（2）DNA识别或DNA结合域基本有三大类：螺旋/转折/螺旋（H/T/H）、锌指（zinc finger）结构以及通常包括亮氨酸拉链（leucine zipper）在内的螺旋/环/螺旋（H/L/H）结构。

（3）转录活化结构域内主要可有：带负电荷的α螺旋结构、富含谷氨酰胺或富含脯氨酸的结构以及其他不规则的含有双性α螺旋及其外的酸性氨基酸残基等。

（4）结合其他因子或调控蛋白的结构域：在调控元件中的回文结构及串联序列的存在表明反式作用因子二聚化可能是蛋白质与DNA作用的重要方式，而反式因子结构上的亮氨酸拉链和螺旋/环/螺旋等则是因子间同源或异源二聚化的主要基本结构。

（二）常见的反式作用因子家族

反式作用因子作为一类参与基因表达调控的核蛋白，其本身也是基因的产物。能参与基因表达调控的反式作用因子非常多，很多反式作用因子本身就是癌基因或者抑癌基因，或者具有癌基因或者抑癌基因的特点，它们本身能被细胞内多种信号通路所调控，有能通过调节下游关键靶分子的表达而调控靶分子参与的信号通路。根据这些蛋白本身结构上的相似性和识别顺式作用元件序列的相似性，人们将这些反式作用因子归入一定的基因家族，即反式作用因子家族。反式作用因子家族目前有很多，现列举几个和肿瘤相关的常见家族。

1. E2F家族 E2F最初作为一种转录因子而被发现，为腺病毒癌蛋白E1a所介导，E2启动子的转录激活所必需，故而命名为E2F（E2 factor）。E2F家族能识别的共有序列为TTT（C/G）GCGC（C/G），E2F家族蛋白对约1240种基因有转录激活或转录抑制作用，靶基因的作用涉及细胞周期调控（如cyclin E、cyclin A、cyclin D1、Cdc2、Cdc25A）、DNA复制（如DHFR、DNA聚合酶α、胸苷激酶、Cdc6、ORC1）、细胞生长、细胞分化、细胞凋亡（如Apaf1、p73、ARF）等多种细胞进程。

E2F通过口袋蛋白结合域与口袋蛋白结合并受其调节，最重要的口袋蛋白是pRB，为抑癌基因*RB*的产物。pRB与E2F的结合不改变E2F与DNA的结合，但是显著抑制其转录调节活性。当pRB被Cdk磷酸化后构型改变释放出E2F，使E2F获得活性。E2F还可以受另外两种pRB相关蛋白p107和p130的调节。

迄今为止，哺乳动物中已确定8个E2F家族成员，依据其结构特征、功能特性和家族内相互作用的不同可分为四个亚家族。第一个亚家族成员E2F1、E2F2、E2F3为激活性E2F，在细胞周期中周期性表达，受pRB调控，为细胞周期进入S期所必需。第二个亚家族成员E2F4和E2F5为抑制性E2F，表达水平在细胞周期中保持恒定，通过与染色质重构复合体结合而抑制相关基因转录，与细胞周期的抑制和分化有关，受p130和p107调节。第三个亚家族仅包括E2F6，它缺少转录激活域，因而不具有直接的转录调节功能，但保留了DNA结合域异二聚体形成域。第四个亚家族成员E2F7和E2F8缺少转录激活域，同时异二聚体形成域被另一个DNA结合域代替。E2F6～8虽然没有直接的转录激活或抑制作用，但可以显性负性方式阻断E2F1～5介导的靶基因的转录活化或抑制，构成家族内调节体系，从而间接发挥转录调节作用。

在大部分人类肿瘤细胞中均有发生控制E2F活性的通路异常，如 Rb 基因突变或失活、Cdk活性发生改变等，因此，E2F对肿瘤的作用已成为人们关心的热点。已有的研究显示E2F的作用会因细胞环境和表达水平不同。一方面转基因小鼠中E2F1过表达促使肿瘤发生，E2F1活性较低的小鼠中肿瘤生长较野生型小鼠缓慢，提示E2F具有原癌基因的特点。而另一方面，E2F1$^{-/-}$小鼠既表现出凋亡的缺失，又表现出肿瘤发生率的增加，显示了抑癌基因的特点。由于增殖失调和凋亡抑制是肿瘤细胞的两大特点，而E2F1既能驱使静止期细胞进入S期，又具有诱导凋亡的功能，因此E2F1兼具原癌基因和抑癌基因两种性质。

2. Forkhead Box家族　Forkhead Box（Fox）蛋白家族是一类DNA结合区具有翼状螺旋结构的转录因子，目前已知有17个亚族。Fox蛋白不仅能作为典型的转录因子通过招募共激活因子等调节基因转录，有些还能直接同凝聚染色质结合参与其重构，协同其他转录因子参与转录调节。PI3K-Akt/PKB、TGFβ-Smad和MAP激酶等多条信号通路都可以影响Fox蛋白的磷酸化水平，从而调节其活性。Fox蛋白在胚胎发育、细胞周期调控、糖类和脂类代谢、生物老化和免疫调节等多种生物学过程中发挥作用。

Fox蛋白是一类从酵母到人类都广泛存在的转录因子。1989年，Weigel等在果蝇中克隆了第一个Fox（fkh），发现其功能对胚胎正常发育至关重要，由于该蛋白定位于核内，他们认为它可能是一种转录调节因子。目前，根据DNA结合区的同源性，已在不同种属中证实了100多个Fox家族成员，分属于A～Q共17个亚族，用英文字母代表亚族，每个亚族内的蛋白用阿拉伯数字表示（如Fox D3）。其中，研究最多的是Fox O亚族，此外Fox A、Fox C、Fox L、Fox M、Fox P亚族也有较多研究。Fox家族蛋白功能涉及胚胎发育、细胞周

期调控、糖类和脂类代谢、生物老化、免疫调节等多种生物学过程，其突变和表达异常与发育畸形、代谢性疾病及肿瘤发生有关。

Fox蛋白活化前/后以单体形式与DNA结合，一般跨度为15～17bp，结合基序为5′-RYMAAYA-3′（R=A或G，Y=C或T，M=A或C）。Fox家族蛋白激活靶基因转录的方式与大多数转录因子一样，可以通过招募共激活因子以及与基础转录机器中的成分相互作用来激活转录，如FoxM1b可通过转录激活区中的LXL基序招募Cdk-cyclin复合物并与之结合，后者磷酸化FoxM1b的Thr596，进而使共激活因子p300/CBP结合上来，启动靶基因转录。Fox蛋白的活性可受磷酸化、乙酰化和蛋白酶水解调节，不同亚族的调节方式有所不同，其中磷酸化是最主要的调节方式。已知PI3K-Akt/PKB、TGFβ-Smad和MAPK等多条重要信号通路都可以影响Fox家族蛋白的磷酸化水平，从而调节其活性。

Fox家族中参与细胞凋亡和周期调控的最重要的一个亚群是FoxO亚族。在大多数情况下FoxO蛋白具有诱导细胞凋亡的作用，目前已知的机制可分为两方面：一是与凋亡诱导因子（FasL等）编码基因的启动子区结合，促进其表达，从而转导凋亡信号；二是调整Bcl-2家族中促凋亡和促存活成员之间的比例来间接诱导凋亡效应，如FoxO3a促进Bim表达，而FoxO4通过诱导Bcl-6来间接抑制Bcl-XL表达。在哺乳动物的增殖细胞（如成纤维细胞）中，FoxO亚族的主要作用不是促进凋亡而是抑制增殖。在NIH3T3细胞中，FoxO3a能与cyclin G2的启动子区结合，诱导其表达以维持细胞处于静止状态。FoxO还能诱导CDK抑制物p27KIP1表达，抑制CDK活性，从而阻止细胞从G₁期向S期转变。由于FoxO亚族具有G₁期阻滞、G₂期延迟、DNA修复和凋亡诱导作用，能抑制肿瘤细胞生长，因此，FoxO有望成为一个肿瘤基因治疗的靶点。

3. 类固醇激素受体超家族　包括糖皮质激素受体、性激素受体、甲状腺素受体、维A酸受体、维生素D₃受体，以及最近发现的类似于鸡卵清蛋白基因上游启动子转录因子（COUP-TF）受体的视网膜细胞多巴胺受体等。由于它们都是脂溶性的小分子，这类受体多不存在于细胞膜上，而是

定位于胞质或胞核内，它们都有共同的保守区，并有结合激素、结合DNA、结合细胞质内阻断蛋白（HSP90、HSP70）等以及二聚化的主要结构域，并具有锌指结构特征，是参与类固醇激素诱导、细胞分化、神经递质传递等重要生理功能的转录调控因子。

在第九章"肿瘤信号转导与调控"还介绍了NF-κB、AP-1和STAT等转录因子家族。

（三）转录因子的研究方法

在基因表达调控中，参与调控的转录因子是各种蛋白质，因此研究转录因子的一个主要内容就是研究蛋白质与DNA之间的相互作用。

1. 电泳迁移率改变分析（electrophoretic mobility shift assay，EMSA）　也称DNA迁移率变动试验，DNA在凝胶中的迁移率与相对分子质量及构型有关。裸露DNA与含有结合蛋白的DNA-蛋白质复合物电泳时，裸露DNA迁移率主要取决于DNA本身，DNA-蛋白质复合物由于体积较大而滞留在较后位置。将放射性同位素标记的DNA探针与细胞核抽提物一起孵育，然后在非变性条件下直接电泳，其放射自显影图像的密度及面积即可反映移位至核内与DNA结合的蛋白质的量，应用凝胶图像分析系统进行密度扫描，以扫描值反映蛋白质结合DNA的活性水平。该方法可以鉴定某种DNA结合蛋白以及这种蛋白与特异基因序列结合的能力。但由于许多转录调控蛋白有相同或相似的DNA结合位点，而且转录是涉及体内多种因素的复杂的网络调控过程，这种体外分析获得的结果不一定能真实地反映体内转录因子与DNA结合的状况。

2. DNA酶足迹分析法　由于基因转录时有转录因子结合在转录起始位点附近，因此在体外用DNA酶 I 降解启动子区（起始位点）附近的DNA时出现了被蛋白质保护而不被酶降解的空白"足迹"，这就是发现有DNA结合蛋白存在的最早证据和一直沿用至今的经典 DvNA 酶足迹分析实验。

凝胶阻滞试验可大致确定DNA序列中转录因子的结合位点，但却无法确定两者结合的准确部位，而DNA酶足迹分析是一种能够测定DNA结合蛋白的精确结合位点的技术，其原理是DNA与蛋白质结合后，结合DNA部位受到蛋白质保护，

使其结合位点免受 DNase I 的降解，因而在放射自显影图谱上，DNA梯度条带在相应于DNA结合蛋白的结合区中断，恰似蛋白质在DNA上留下足迹。

在此基础上发展起来的固相足迹法的原理是当含有蛋白质结合位点的DNA片段一端用生物素标记后，生物素和链霉抗生物素高度特异性的结合能快速有效地分离生物素标记的靶分子，从而使靶分子固定在包被有链霉抗生物素的磁珠上，其后DNA与蛋白质结合，DNase I 酶切均在DNA磁珠复合物上进行，由于DNA磁珠复合物可以通过磁架固定在离心管壁上，因此称为固相足迹法。与传统的 DNase I 足迹法相比，此方法不仅减少了对研究者的放射性损害，节省了时间，而且其过程可富集DNA结合蛋白，并且非特异结合的蛋白质能在洗涤过程中被淘汰掉，适用于未经纯化的核蛋白粗提物中DNA结合蛋白的研究。

3. 染色质免疫沉淀（chromatin immunoprecipitation，CHIP）　染色质免疫沉淀技术近几年被广泛用于研究体内转录调控因子与靶基因启动子上特异性核苷酸序列的结合，并已成为研究染色质水平基因表达调控的最有效的方法。基本原理是在活细胞状态下固定蛋白质DNA复合物，并将其随机切断为一定长度的染色质小片段，然后通过免疫学方法沉淀此复合体，特异性地富集目的蛋白结合的DNA片段，通过对目的片段的纯化与检测获得蛋白质与DNA相互作用的信息。

CHIP技术在其发展的早期仅仅用于研究核小体上的DNA和组蛋白的相互作用以及组蛋白的修饰，近几年CHIP技术既可用于检测活体细胞中与DNA序列特异性结合的转录因子或转录协同因子，又可用于寻找和识别与转录因子结合的靶基因。

同时，CHIP技术还可以广泛地与其他技术结合应用，如CHIP与DNA基因芯片结合（CHIP-chip），以及CHIP技术与新一代测序技术的结合（CHIP-Sequencing，CHIP-Seq）已经用于高通量筛选转录因子的靶基因以及分析靶基因在整个基因组中的分布情况。随着众多新靶基因的不断发现，人们对很多转录因子的功能有了进一步的认识，从而有助于我们了解基因表达的调控机制。

第四节　转录后水平的调控

RNase Ⅱ在顺式作用元件和反式作用因子的共同调控下，将DNA转录成了原始的转录产物——不均一核RNA（heterogeneous nuclear RNA，hnRNA），即mRNA的前体，hnRNA需经过5′加"帽"和3′酶切，加poly（A）尾，在经过剪接以后形成成熟的mRNA，编码蛋白质的外显子部分即连成一个连续的整条开放阅读框（open reading frame，ORF），通过核孔进入细胞质作为模板指导蛋白质翻译，完成其功能后最终被降解，这一系列的过程都属于基因转录后水平的调控。

关于hnRNA 5′加"帽"和3′加poly（A）尾过程研究得比较透彻，在分子生物学和生物化学教材中都有详尽的介绍，本节简要介绍前体RNA在细胞核内的剪接加工与成熟及mRNA的稳定性调控两个过程。

一、剪接异构体增加了疾病转录组学的复杂性

大部分真核生物的结构基因即编码蛋白质的基因是由若干个编码区（外显子）和非编码区（内含子）互相间隔而成，这些基因称为断裂基因（split gene）。mRNA前体的选择性剪接（alternative splicing）是基因表达的转录后调控的重要环节。mRNA前体的选择性剪接指从一个mRNA前体中通过不同的剪接方式（选择不同的剪接位点组合）产生不同的mRNA异构体的过程，剪接位点的识别可以跨越内含子的机制（内含子限定）或跨越外显子的机制（外显子限定）进行，即一个外显子或内含子是否出现在成熟的mRNA中是可以选择的。选择性剪接是真核细胞一种重要的mRNA转录后加工机制，也是基因表达多样性的重要表现形式之一。真核生物基因经转录后生成前体mRNA，前体mRNA选择性进行不同剪接位点的组合加工，产生相应的几种到几十种成熟mRNA异构体（isoform），表达出功能各异，甚至具有相互拮抗作用的蛋白质亚型，极大地增加了蛋白质的多样性和基因表达的复杂程度。选择性剪接可以发生在不同组织、不同发育时期或不同病理状态下的基因表达调控过程中，影响主要发育方向的决定，对细胞的分化、发育、生理功能发挥等都有重要意义。

在肿瘤发生发展过程中存在选择性剪接的调控，从选择性剪接涉及的基因分布格局分析，选择性剪接多发生在参与信号转导和表达调节等复杂过程的基因上，如受体、信号转导相关分子及转录因子等。因此，信号转导通路的紊乱、剪接体装配机器（spliceosome machinery）以及被剪接基因本身的变异均可以导致剪接异构体的形成，增加疾病转录组学的复杂性。

1. 调控剪接体信号通路的改变可以导致选择性剪接失调控　调控剪接的信号通路的改变可以导致异常的选择性剪接（图17-1A）。例如，MKK3/56-p38信号通路异常会影响异源性细胞核糖蛋白1（heterogeneous nuclear ribonucleoprotein 1，hnPNPA1）的细胞定位，hnRNPA1是剪接体的组成成分之一。hnRNPA1对富含丝/精氨酸（serine/arginine-rich，SR）蛋白的拮抗可以直接影响FGFR2等基因的可变剪接，产生FGFR2两个剪接异构体Ⅲb和Ⅲc。FGFR2的两个剪接异构体与成纤维细胞生长因子具有不同的亲和性，可以直接影响细胞的有丝分裂和分化。FGFR2剪接异构体比例的改变与膀胱癌等恶性肿瘤的进展密切相关。

2. 剪接体的变异可以导致异常的选择性剪接　在剪接过程中形成的剪接复合物称为剪接体。剪接复合物中任何一个组成成分的突变或多态性（如SNP）都可以影响剪接位点的选择，形成异常的剪接异构体（图17-1B）。例如，多嘧啶序列结合蛋白（polypyrimidine tract binding protein，PTB）是一种剪接因子，PTB与多嘧啶序列结合抑制内含子的选择性剪接。PTB本身至少有3个具有不同RNA识别活性的剪接异构体，可直接影响RNA剪接位点的选择。

3. 被剪接基因本身的变异　被剪接基因本身的变异，包括外显子和内含子序列以及增强子和抑制子序列的突变或多态性（如SNP）都可以影响剪接位点的选择（图17-1C）。与人类遗传学疾病相关的基因突变中，14%的点突变位于外显子和内含子连接处，导致RNA剪接异常。增强子或抑制子序列的突变或多态性同样可导致选择性剪接的缺陷，如突变影响的RNA剪接缺陷是Ⅰ型多

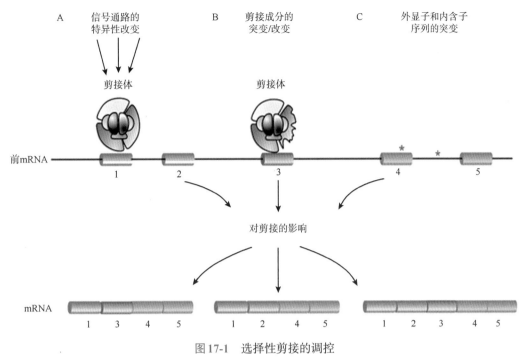

图 17-1　选择性剪接的调控

更多信息请参考 Bracco L，Kearsey J. Trends Biotechnol；21（8）：346-353

发性神经纤维瘤最常见的分子事件，其中50%的选择性剪接缺陷是由 NF1 基因增强子或抑制子序列的突变所致。

二、RNA的修饰

在基因组层面上有DNA的甲基化修饰和组蛋白的各种修饰可以影响基因的转录，DNA的甲基化修饰和组蛋白修饰属于表观遗传学的研究范围，具体机制详见"肿瘤表观遗传学"一章。除了DNA的甲基化修饰以外，近年来发现RNA在转录后也会发生各种修饰，从而影响RNA的结构和功能。研究RNA转录后修饰的新的分支学科"表观转录组学"已经成了近年来生物医学的前沿和热点。

目前已知的RNA修饰类型超过150种，研究得比较多的是RNA的甲基化修饰和乙酰化修饰。RNA的甲基化修饰，常见的有腺嘌呤第6位、第1位N原子上的甲基化（m6A、m1A），胞嘧啶第5位N原子上的甲基化（m5C），以及鸟嘌呤第7位N原子上的甲基化（m7G）等。RNA的乙酰化修饰常见的包括ac4C，即胞嘧啶第4位N原子上发生乙酰化修饰。这些修饰都由相应的酶催化，并被相应蛋白识别，从而影响RNA的结构和功能。下面我们以目前在肿瘤发病机制领域研究得最多的m6A为例，简述m6A对基因表达调控的影响。

早在20世纪70年代，科学家就在RNA中发现了m6A修饰，但一直由于技术制约其功能未能被很好地揭示。直到21世纪10年代，研究人员发现高达20%的人类mRNA发生了甲基化，超过5000种不同的mRNA分子包含m6A修饰。相关研究表明m6A修饰和mRNA的稳定性、剪接加工、翻译以及microRNA的加工有关。可以说m6A修饰几乎影响RNA代谢的每个步骤。

与其他生物大分子的化学修饰一样，RNA的m6A修饰也是动态的、可逆的，即RNA可以在甲基转移酶复合物（也称为writer）的催化下发生甲基化（m6A），也能被去甲基化酶（eraser）催化去除。尽管m6A修饰不会改变碱基互补配对规则，但是m6A修饰通过被不同的各种识别蛋白（reader）所识别，并由不同的识别蛋白影响靶RNA分子的命运，如RNA的稳定性、前体RNA的剪接、RNA的核转运及RNA的翻译，这些是m6A修饰发挥功能的主要途径（图17-2）。

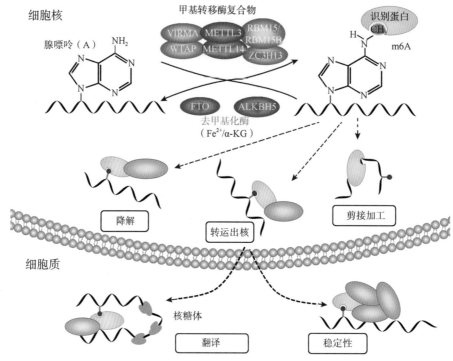

图 17-2　参与 RNA m6A 修饰的酶及 m6A 修饰对 mRNA 表达的影响

RNA甲基转移酶复合物由多个亚基组成，其中METTL3/14所形成的异源二聚体是该复合物的核心成员，其他辅助亚基包括WTAP、VIRMA（也称为KIAA1429）、RBM15/15B和ZC3H13等；METTL3是首先被发现的m6A甲基转移酶，其具有内部SAM结合结构域，可催化RNA腺嘌呤第6位N原子的甲基化（N6-methyladenosine）；METTL14不具有催化活性，但可以与METTL3形成稳定的复合物，在对m6A基序的识别中起关键作用。目前为止，在真核生物的细胞核内已经发现了两个m6A去甲基化酶：FTO和ALKBH5。

m6A的识别蛋白（reader）根据其包含结构域的不同可以分为三类，它们对m6A基序的识别机制不同，由此决定的RNA分子的命运也略有不同，包括降解（decay）、剪接加工（splicing）、转运出核（export），以及出核后改变如mRNA的翻译（translation）效率和稳定性（stability）等（图17-2）。

三、mRNA的稳定性

对于真核生物的mRNA来说，它的半衰期、丰度、基因表达与调控之间存在着非常重要的联系。mRNA的半衰期受内外因素影响而发生变化，mRNA半衰期的微弱变化可能在短时间内使mRNA的丰度发生1000倍甚至更大的变化。同时，mRNA水平的调节比其他调节机制更快捷、经济，如 c-fos 和 c-Jun 基因它们的mRNA不稳定，因此调节转录本的稳定性可能成为调节基因表达的主要机制之一。还有涉及分化和发育的基因主要受mRNA定位的选择性翻译而调控。因此，探索mRNA稳定性控制机制对于研究细胞生长、分化、肿瘤的发生以及抗体对各种应激的发生情况具有重要意义。现将参与调控mRNA稳定性的各种因素概述如下。

（一）真核生物 mRNA 的序列元件与 mRNA 稳定性

1. 5′帽结构　真核生物mRNA 5′帽结构的功用有2个：①保护5′端免受磷酸化酶和核酸酶的作用，从而使mRNA分子稳定；②提高在真核蛋白质合成体系中mRNA的翻译活性。研究表明，如果细胞内的脱帽酶被mRNA中的序列元件激活，则有可能导致mRNA的降解。因为在这种情况下，细胞中的5′→3′核酸外切酶，或者某种作用位点曾被帽结构及与其偶联的结合蛋白所屏蔽的核酸内切酶，此时便可乘虚而入，对失去帽结构的

mRNA进行降解。

2. 5′非翻译区（5′-UTR） 在5′非翻译区参与mRNA稳定性调控的研究中，引人关注的是对原癌基因的研究。正常的 *c-myc* 基因的mRNA不稳定，半衰期仅为0～15min。但突变的 *c-myc* 基因的mRNA被截短，它有正常的编码区、3′非翻译区及poly（A），却没有了通常的5′非翻译区。但这截短了的mRNA的半衰期却比正常的mRNA延长了3～5倍。正因为如此，淋巴细胞才有可能被诱发产生超量的c-Myc蛋白，从而使细胞异常增殖而导致癌变。

3. 编码区 真核基因的编码区同样也参与对mRNA稳定性的调节。现已在哺乳动物的 *c-myc* 基因的mRNA的编码区，检测到了一种可促使mRNA分子降解的序列元件，特称为不稳定子。在哺乳动物细胞 *c-fos* 基因的mRNA的编码区中也发现促使mRNA降解的序列元件，甚至已鉴定出一系列能识别这些不稳定性元件的结合蛋白。由上述可见，编码区序列对mRNA稳定性的调控，多与翻译过程直接相关。

4. 3′非翻译区（3′-UTR） 3′-UTR对mRNA稳定性起着重要作用。许多真核基因转录本的3′-UTR都可形成茎-环结构。普遍认为该结构具有促进mRNA稳定的作用，其主要依据：稳定的环结构既然能够阻碍反转录酶通过，则同样可望抵御3′→5′核酸外切酶的降解活性，从而在一定程度上加强了mRNA 3′端的屏蔽作用。典型例子是运铁蛋白受体mRNA上的铁效应元件。

5. poly（A）尾巴 poly（A）参与mRNA稳定性的调控，因为poly（A）尾巴缓冲了核酸外切酶对mRNA 3′方向的降解。这一观点基于诸多实验：细胞质中poly（A）尾巴的长度多随着mRNA滞留时间的延长而逐渐缩短，尤其是一些短寿命mRNA，如c-fos，其poly（A）的缩短异常迅速。许多不同的mRNA经poly（A）化后具有更高的化学稳定性；小鼠在渗透胁迫下抗利尿激素基因mRNA变得更稳定，伴随这种稳定的是poly（A）长度的增加。另一更直接的证据是，有人曾将一种很稳定的mRNA的poly（A）去除，结果其半衰期从原来的60h，下降到只有4～8h。不过，并非在poly（A）尾巴完全去除之后才开始进行3′→5′的核酸外切作用，而是poly（A）剩下不足10个A

时，mRNA便开始降解，因为其不足10个A的序列长度无法与poly（A）结合蛋白高度亲和，其屏蔽功效自然也就丧失。

（二）mRNA特异性结合蛋白与mRNA稳定性

1. 5′帽结合蛋白（cap-binding protein，CBP） 至今已发现两种CBP：一种存在于胞质中，即eIF4E；另一种是存在于细胞核内的蛋白质复合体，它的结构和功能尚不清楚，称为帽结合蛋白复合体（CBC）。eIF4E与m7GGDP结合的构象已被鉴定出来。eIF4E的α、β亚基组装成一个凹陷的臂，此臂由8个弯曲的β片层结构在3个长的α螺旋的基础上组成。它的基底面为凹面，其中有一条长窄的帽结合槽。在槽中有两个具有保守性的色氨酸侧链可以识别m7G，并将其夹在中间。鸟嘌呤可以通过3个氢键与槽中一个保守性的谷氨酸的主链和侧链识别、结合，还可以与另一个保守性的色氨酸以范德瓦耳斯力结合。这种结构可以解释eIF4E与mRNA 5′帽结构在翻译起始时怎样相互识别，也可以证明eIF4E与mRNA 5′帽结构结合后可以抑制Dcpl对5′帽结构的降解。

2. 编码区结合蛋白 在c-fos、c-Myc、c-Jun中存在着能识别编码区中mRNA稳定性调节元件的结合蛋白，可防止mRNA降解，而竞争RNA与这些蛋白的结合，可促进编码区暴露而易受核酸酶作用使得RNA降解。

3. 3′-UTR结合蛋白 在真核生物mRNA 3′-UTR序列结合蛋白中，最引人注意的是ARE结合蛋白。ELAV蛋白是现在已知对mRNA起稳定作用的ARE结合因子。此外，还发现CP1（hnRNP E1）和HuR可以通过与mRNA 3′-UTR中特定的序列结合，从而稳定mRNA。

4. poly（A）结合蛋白 目前研究最为深入的mRNA特异性结合蛋白当属poly（A）结合蛋白（PABP）。研究表明，poly（A）-PABP复合物是某些转录本维持稳定的必要成分，其作用是保护mRNA免受核酸酶降解。

（三）mRNA翻译产物与mRNA稳定性

有些mRNA的稳定性受自身翻译产物的调控，这是一种自主调控，如组蛋白基因是细胞周期依赖性的。在S期组蛋白mRNA达高峰期，以偶联新合成的DNA。一旦DNA复制减缓、终止，组蛋白基因的转录、翻译也随之减慢、停止，且已合成的mRNA迅速降解。实验证明，组蛋白mRNA的迅速降解是由DNA合成结束后余下的组蛋白所引发的。推测组蛋白结合于mRNA 3'端区域，从而使3'端对核酸酶变得更敏感。

另一自主调控的实例是细胞中微管蛋白mRNA的稳定性与微管蛋白单体的浓度密切相关，提高细胞内微管蛋白单体的浓度，可使与核糖体结合的微管蛋白mRNA稳定性急剧降低。

（四）其他因素与 mRNA 稳定性

除上述因素之外，mRNA稳定性还受到核酸酶、病毒、胞外因素以及非编码RNA的调控。

第五节　翻译及翻译后水平的调控

翻译是指组成蛋白质原料的各种氨基酸由其专一的tRNA携带和运送，在核糖体上按照mRNA模板提供的编码信息有序地相互结合，生成具有特定序列多肽链的过程，包括肽链合成的起始、延伸和终止三个阶段。其中，起始阶段是翻译水平调控的主要阶段，参加蛋白质翻译的各元件装配活力的改变是导致蛋白质翻译速率变化的主要因素。

翻译后水平的调控包括：①蛋白前体剪接加工成为成熟蛋白质，新生蛋白质的正确折叠，肽链中氨基酸的共价修饰如磷酸化、甲基化、酰基化等，这些都影响着蛋白质的"质"，直接影响着蛋白质功能的发挥；②新生蛋白质的分拣、定向运输、定位至特定的部位如细胞核、线粒体及其他细胞器或分泌至细胞外及体液中，通过体液循环输送至靶器官发挥功能等环节，都可影响蛋白质表达的空间特异性；③蛋白质的程序性降解控制蛋白质的寿命和表达水平，也是蛋白质翻译后的重要调控机制，直接影响蛋白质在细胞中的"量"。因此，蛋白质翻译后水平的调控失常同样可以引起蛋白质功能紊乱从而引发包括恶性肿瘤在内的一系列疾病。

一、翻译起始的调节

真核生物蛋白合成起始时，40S核糖体亚基及有关合成起始因子首先与mRNA模板近5'端处结合，然后向3'方向移行，发现AUG起始密码子时，与60S亚基形成80S起始复合物，启动蛋白质合成。mRNA分子中5'-UTR及起始密码子AUG附近的结构特征与起始作用的调控有着密切的关系。

1. 5'帽子 m^7GpppN 结构　mRNA的5'帽子的结构与mRNA的蛋白质合成速率之间关系密切，帽子结构是mRNA前体在细胞核内的稳定因素，也是mRNA在细胞质内的稳定因素，没有帽子的转录产物会很快被核酸酶降解；帽子可以促进蛋白质生物合成过程中起始复合物的形成，因此提高了翻译强度，没有5'帽子的基因以及用化学或酶学方法脱去帽子的mRNA，其翻译活性明显下降。

2. 起始密码子AUG的位置及其旁侧序列　起始密码子AUG的位置和其侧翼的序列对翻译的效率也有影响，这些因素主要是通过与调控蛋白、核糖体、RNA等的亲和性改变而影响到起始复合物的形成，以致影响到翻译的效率。

按蛋白质生物合成的滑动搜索模型，以真核mRNA为模板的翻译启动开始于最靠近其5'端第一个AUG密码子。当某些mRNA 5'端存在一个以上的AUG密码子时，其中只有一个AUG为主要可译框的翻译起始位点，存在于该起始AUG位点上游的其他AUG密码子往往会抑制其下游可译框的翻译效率，这表明了翻译起始调控中AUG位置的重要性。

同时AUG旁侧序列与翻译起始效率也有密切关系。1987年，Kozak通过对699种脊椎动物mRNA翻译起始密码子5'及3'端两侧核苷酸序列进行分析，提出了一个共有序列（consensus sequence），也称为Kozak序列，脊椎动物起始密码子及其旁侧共有序列为GCCGCCA/GCCAUGG，其中下划线表示的是起始密码子AUG，以起始密码子AUG的A碱基为+1位，"A/G"表示–3位为A或者G。该实验室对AUG起始密码子两侧的核苷酸进行了系统的突变实验，揭示了–3位的A和+4位的G对于AUG的起始识别有最显著的促进作用，若−3位不是A，则+4位的G对翻译起始是必需的。

3. 5′非翻译区 成熟的mRNA除了含有可与核蛋白体结合而翻译为氨基酸序列的编码区外，在翻译区前后还存在非翻译区。某些mRNA中非翻译区有时占mRNA总长度的一半以上。5′端非翻译区的长度也会影响到翻译的效率和起始的精确性，当此区长度在17～80nt时，体外翻译效率与其长度便成正比，此区高级结构和高GC含量对翻译的起始都有妨碍。

5′端非翻译区的二级结构影响到调控蛋白与帽结构的接近，阻碍40S前起始复合体的装配和在mRNA上的扫描，起负调控的作用。但若二级结构位于AUG的近下游（最佳距离为14nt），将会使移动的40S亚基停靠在AUG位点，增强起始反应。真核生物的系列翻译起始因子可使二级结构解链，使翻译复合体顺利通过原二级结构区，继续其肽链的延伸，而不会起阻碍作用。在这种情况下二级结构又起到了正调控的作用。

4. 翻译起始因子活性调节 蛋白质合成速率很大程度上取决于起始水平，通过磷酸化调节起始因子（eIF）活性对起始阶段有重要的控制作用。eIF磷酸化对蛋白质合成的调节在细胞增殖和分化过程中的作用越来越受到重视。经有丝分裂原及生长因子刺激的细胞中，eIF被快速磷酸化，蛋白质合成的速率也明显加快。一些致癌剂如佛波酯（phorbol ester），或瘤基因产物如V-Src、V-Ha-ras等也可以通过信号转导途径促进eIF的磷酸化，提示这些因素导致的细胞无控增殖与eIF持续处于高水平活化状态，与蛋白质生物合成失控密切相关。

二、蛋白质合成后的加工调控

成熟蛋白质由一条或多条肽链构成，复合蛋白则除了多肽链外，还有多种辅基，所以多肽链的合成结束，并不意味具有正常生理功能的蛋白质业已生成。许多蛋白质在肽链合成后，还需经一定的加工（processing）或修饰（modification）。由几条多肽链构成的蛋白质和带有辅基的蛋白质，其各个亚基必须互相聚合，并与辅基结合，才能成为完整的活性蛋白质分子。即使是一条多肽链构成的、不需加工或修饰的蛋白质，尚需经过一定折叠，才能形成正确的立体结构。

1. 新生肽链的折叠 蛋白质折叠的信息存在于肽链自身的氨基酸顺序之中，即蛋白质的高级结构由一级结构决定。蛋白质生物合成时，N端一旦出现，肽链折叠即已开始。其间常有折叠酶（foldase，包括蛋白质二硫键异构酶及脯氨酰顺反异构酶）或分子伴侣（molecular chaperone）的参与。

2. 蛋白质的加工和修饰 蛋白质的加工主要是蛋白质的切割，去除部分多肽序列，使蛋白质由非活性的前身产物变为有活性的蛋白质，如胰岛素、甲状旁腺素及生长激素等从非活性的前身物变成有活性的产物时需要去掉部分肽段。真核生物mRNA的翻译产物为单个多肽链，它有时也可以裂解成2条或更多的肽或蛋白质，因而真核生物某些mRNA的翻译产物具有多样性。同一翻译原始产物，因不同的特异的蛋白酶水解切割，产生不同的活性肽，可能也是基因表达调控的层次之一。有些蛋白质须经一定的修饰才能获得相应的活性，发挥正常的生理功能。常见的修饰有磷酸化、苏素化、硫酸化、糖基化、脂基化、酰基化、异戊烯化、生物素化、甲基化、硝基化、谷胱甘肽化，以及与蛋白质降解有关的泛素化等，详见本书第八章"肿瘤信号转导与调控"第一节"蛋白质翻译后修饰与信号调控"。

三、蛋白质降解

真核细胞内的蛋白质主要被两种不同的蛋白酶解系统所降解：溶酶体途径和泛素-蛋白酶体途径。通常情况下，细胞表面膜相关蛋白主要通过胞吞作用被细胞摄取后进入溶酶体进行降解。由溶酶体降解的蛋白质占细胞正常蛋白质的10%～20%，这种蛋白质降解没有底物特异性，没有严格的时间性，主要降解那些胞外的和跨膜蛋白质。另外大部分细胞内蛋白则是通过位于细胞膜表面、内质网和细胞核的泛素-蛋白酶体途径（ubiquitin proteasome pathway，UPP）降解。泛素化是细胞内一种重要的蛋白质转录后修饰方式，关于泛素化修饰及其调控网络详见第八章"肿瘤信号转导与调控"。

小 结

生物体内的基因表达是一个高度有序、受到精确调控的过程，是保证生物体正常发育、适应不同环境的基础，如果细胞内基因表达调控发生异常，则有可能使正常细胞逐步恶变，最终引发肿瘤。本章以基因表达的过程为主线，首先介绍了基因表达在基因组DNA水平（转录前）的调控，接着介绍了基因转录过程中的主要参与者顺式作用元件和反式作用因子的调控，然后介绍了转录后水平RNA加工与稳定性的调控，最后介绍了蛋白质水平的翻译及翻译后水平的调控，试图让我们对基因表达调控的每一个环节、每一个层面的调控因素有一个较全面的认识，并对每一个环节紊乱的致瘤机制有所了解。

（熊 炜 龚朝建）

参 考 文 献

李桂源，2010. 疾病的基因结构与表达异常 // 李桂源. 病理生理学. 2版. 北京：人民卫生出版社.

Cai J, Chen S, Yi M, et al, 2020. ΔNp63α is a super enhancer-enriched master factor controlling the basal-to-luminal differentiation transcriptional program and gene regulatory networks in nasopharyngeal carcinoma. Carcinogenesis, 41（9）：1282-1293.

Tan FH, Zhao MY, Xiong F, et al, 2021. N6-methyladenosine-dependent signalling in cancer progression and insights into cancer therapies. J Exp Clin Cancer Res, 40（1）：146.

第十八章

肿瘤基因组学

恶性肿瘤的发生发展是多因素、多步骤的复杂过程，其根本原因是人体内的正常细胞在各种内外因素的共同作用下，体细胞基因组分子改变，特别是关键基因（也称驱动基因）重要位点DNA发生了功能性突变，从而诱导正常细胞发生恶性转化（malignant transformation），也就是发生了癌变（carcinogenesis）。随着肿瘤细胞的进一步增殖，癌变细胞中的突变和基因组不稳定性会进一步累积，从而使肿瘤细胞进一步获得更多的恶性生物学表型。因此，恶性肿瘤本质是一种基因组疾病。

人类基因组计划的启动和实施，以及DNA测序技术的发展和进步，极大地推动了肿瘤学研究进展，使人们能够从基因组层面更深刻地了解肿瘤发病机制，肿瘤基因组学也就应运而生。

肿瘤基因组学（oncogenomics）是研究恶性肿瘤基因组的改变及其规律和临床应用的学科，是分子肿瘤学和基因组学交叉融合的产物。肿瘤基因组学的研究目标在于全面理解肿瘤在发生发展的各个时期（从正常组织、癌前病变到早期癌，再到进展期癌）的基因组层面的分子改变，例如从全基因组水平理解DNA的突变和染色体的重排，发现新的肿瘤启动基因，并为肿瘤的分子分型、个体化治疗提供新的靶点和策略。

本章主要从人类基因组计划的提出、肿瘤基因组的不稳定性特征及其产生原因，以及测序技术和数据库在肿瘤基因组研究中的应用等方面介绍肿瘤基因组学研究的主要过程和相关进展。

第一节 人类基因组计划及其对肿瘤研究的推动作用

1971年12月23日，美国总统尼克松签署了《国家癌症法案》（*National Cancer Act*），建立了专门的财政预算，并成立了国家癌症研究所（National Cancer Institute，NCI），计划集全国之力推进肿瘤研究，并提出了短期内消灭恶性肿瘤的目标。然而投入巨资研究了十多年后，科学家们认识到用当时偏重于单个基因研究的"零打碎敲"（piecemeal approach）的方法解析恶性肿瘤的发病机制，过于局限、进展太慢。1986年诺贝尔奖获得者雷纳托·杜尔贝科（Renato Dulbecco，因发现肿瘤病毒和细胞遗传物质之间的互作获得1975年诺贝尔生理学或医学奖）在*Science*上发表论文《癌症研究的转折点：人类基因组的全序列分析》，首次提出了从整体上研究和分析整个人类基因组及其序列，从而推动肿瘤研究的设想。

一、人类基因组计划的完成是科学史上划时代的大事

1990年10月1日"人类基因组计划"（Human Genome Project，HGP）启动，即计划在15年内投入至少30亿美元完成人类全基因组序列分析。人类基因组计划正式启动后英国、法国、德国、日本和中国先后加入了该计划，使其成了一个国际合作项目。2000年6月26日，人类基因组序列草图完成；2001年2月12日公布了人类基因组精细图谱及其初步分析结果；2006年5月18日人类基因组计划测序图谱基本完成，序列错误率低于万分之一，涵盖95%的常染色质区的水平，但仍然有约占人类基因组序列8%的高度重复且结构紧密的异染色质区未被测定，如端粒与中心粒区域。2022年3月22日，*Science*上刊载了6篇论文，宣布剩下的8%异染色质区域的测序完成，并校正了以往基因组图谱中的一些错误。至此，人类基因组完

整序列在人类基因组计划启动32年后才算最终完成。

二、人类基因组计划催生了一系列"组学"

人类基因组计划的实施和完成极大地推动了包括恶性肿瘤在内的生物医学研究的腾飞，并由此催生了基因组学（genomics）、转录组学（transcriptomics）、蛋白质组学（proteomics）、代谢组学（metabonomics）等一系列"组学"（-omics），使我们能通过高通量的技术手段，从整体水平考虑机体内各种生理或病理过程中全部或相当数量的基因及其产物的表达、结构和功能，基因及其产物之间的相互关系；从而阐明恶性肿瘤等人类疾病发生发展的分子机制，解析相关细胞信号转导通路，确定恶性肿瘤潜在治疗靶点并研发抗肿瘤药物，筛选可以用于恶性肿瘤筛查、诊断和预后的潜在生物标志物；利用多组学技术，还有助于形成个体化精准医疗平台。

三、人类基因组计划改变了疾病研究模式

通过人类基因组计划，科学家发现和鉴定了约2万个蛋白编码基因，其中一些"明星基因"受到包括肿瘤研究人员的广泛关注（如 *TP53*、*MYC*、*VEGFA*、*EGFR* 等），还发现和鉴定了数量远超过蛋白编码基因的"非编码"基因。人类基因组计划完成前，科学家认为基因组中蛋白编码区以外的大量序列是垃圾DNA（junk DNA），人类基因组序列完成后，科学家们曾一度将这些序列称为基因组的暗物质（dark matter of genome），即尽管功能未知，但似乎不是"垃圾"。以人类基因组的百科全书计划（the Encyclopedia of DNA Element，ENCODE）为契机，科学家进一步解析了这项人类基因组中非编码的功能序列，尽管它们不编码蛋白质，但可以转录出RNA（即非编码RNA）或者在基因表达调控中发挥重要作用（如启动子、增强子等），它们可以影响蛋白质的调控网络，在正常生理活动或疾病进程中发挥重要的作用。可以说人类基因组计划开启了一个揭示基因组非编码部分功能的新时代。

人类基因组计划也为药物开发铺平了道路。人类基因组计划完成前，药物的发现主要靠偶然，人类基因组计划完成后，几乎所有新获批的药物都有明确的蛋白质靶点。人类基因组计划及其后续的国际人类基因组单体型图计划（HapMap计划）和国际千人基因组计划等还致力于比较不同个体的基因组序列来确定染色体上共有的变异区域，包括一些罕见的基因变异，并利用这些基因组变异与人类健康、疾病以及对药物和环境因子的个体反应差异等开展关联分析，以寻找相关基因，从而开创了很多人类性状（包括恶性肿瘤）的全基因组关联研究分析（genome-wide association study，GWAS），以寻找复杂疾病的易感基因或易感位点。

四、人类基因组计划推动肿瘤研究与临床诊疗

人类基因组计划的启动和实施，特别是高通量测序技术的进步，极大地提高了人们对恶性肿瘤发病机制的认识，并从多个层面改变了肿瘤研究与临床诊疗。

（1）肿瘤基因组图谱正在重构肿瘤分类和分型，推动其从基于光学显微镜观察的组织病理学分型向基于基因突变谱和表达谱的分子分型转变。

（2）肿瘤特异性的DNA改变及其衍生产物（如RNA和蛋白质），可以作为高度灵敏的生物标志物，应用于肿瘤的早期筛查、早期诊断以及疗效监控等方面。

（3）肿瘤分子分型还可以帮助临床医生寻找针对肿瘤患者的最佳治疗方案，以进行个体化的精准诊疗。

（4）针对在肿瘤发生发展过程中发生改变的基因及其产物设计的靶向抗肿瘤药物获得成功，证明了体细胞突变是肿瘤治疗的很好的靶标；针对肿瘤基因组的分析还将鉴定出更多的靶点，针对这些靶点开展基础研究无疑将推动产生更多新的肿瘤治疗药物和方案。

第二节　肿瘤基因组不稳定性发生的机制

如前所述，恶性肿瘤本质上是一种遗传疾病，

是体细胞突变累积的结果。人的一生都暴露在各种致癌因素中（包括物理因素如辐射、紫外线，化学因素如各种致癌化合物，生物因素如各种致癌微生物），在这些内外因素的共同作用下，体细胞有可能发生突变。这也可以解释为什么家族遗传性肿瘤往往会在更早期发病，因为它们已经从父母那里遗传了可导致细胞癌变的突变基因。但是，发生突变的细胞其实也只有极少数能癌变，这是因为DNA突变往往是随机发生的，不是每个DNA位点的突变都可以导致肿瘤的发生。

一、乘客突变和驱动突变

由于人类基因组中用于编码蛋白质的蛋白基因编码区仅占全部基因组序列的约1%，因此绝大部分突变发生于基因间或内含子等非编码区域，只有很少一部分发生在蛋白编码区；发生在蛋白编码区的突变又有一部分不会影响该基因所翻译蛋白的序列（这种突变称为同义突变，synonymous mutation）。上述突变一般不会影响基因的表达或功能，也不会对细胞的生物学表型有明显影响，这些突变称为乘客突变（passenger mutation），就好比一辆公共汽车上的乘客，并不会对公共汽车的行驶有重要影响。然而，随着突变的累积，有的突变可能发生在重要癌基因或抑癌基因的蛋白编码区或关键的表达调控区域，影响了癌基因或抑癌基因的表达或蛋白质的结构和功能，从而使正常细胞获得癌细胞的恶性表型，即使正常细胞发生了恶性转化，这样的突变称为驱动突变（driver mutation，就好比公共汽车上的驾驶员），相应的基因则称为肿瘤发生发展的驱动基因。

恶性肿瘤的发生发展其实也是一个癌细胞的"进化"和"筛选"过程。肿瘤患者确诊时，其体内已经包含了数以亿计的癌细胞。随着DNA测序技术的发展，以及利用最新的测序技术对肿瘤组织进行大规模测序，获得了大量的肿瘤基因组全景图谱。在这些肿瘤基因组图谱中，发现了数千个以前认为和肿瘤发生没有任何联系却发生了体细胞突变的基因，这其中很多基因就有可能是乘客基因。仅有一小部分DNA的改变（包括突变）可以使细胞获得比其他细胞更大的选择优势，从而驱动肿瘤细胞的进化，这些基因就是肿瘤驱动基因。

鉴定驱动突变与乘客突变的意义重大，也是肿瘤基因组学研究中的一个重要问题。一般来说，如果一个基因在肿瘤组织中发生体细胞突变非常频繁，那么这个基因就有可能是驱动基因。例如，在多种肿瘤类型、多个肿瘤患者中鉴定出了如*TP53*、*KRAS*、*PTEN*和*PIK3CA*等基因中的突变，说明这些突变在肿瘤发生发展过程中经过了选择性压力，这些基因发生突变的肿瘤细胞得以存活或有更高的增殖潜能，因而这些突变在肿瘤组织中得以富集。当然，识别驱动突变最确凿的证据应当是通过分子和细胞生物学方法，包括利用模式生物或培养的细胞系，对候选的基因进行基因敲除、敲入或定点突变，并进行严格的功能研究。

二、肿瘤基因组不稳定性和异质性

正常细胞在驱动基因的作用下发生恶性转化，获得了一系列恶性生物学表型，包括抵抗细胞死亡（如凋亡）、获得无限增殖的潜能（有丝分裂）、驱动突变传递给子代细胞，并在这种不受控制的细胞有丝分裂过程中有可能产生和累积更多的突变，甚至出现大片段DNA变异，包括缺失、插入、重排、基因扩增，乃至染色体区段的改变，如重复、倒位、异位，或者整条染色体的减少、增加等。以上恶性肿瘤发生发展过程中这些遗传物质的改变统称为基因组不稳定性（genomic instability）。基因组不稳定性是肿瘤的十大特征（hallmarks of cancer）之一。恶性肿瘤由于基因组不稳定，更多的肿瘤相关基因表达异常，肿瘤细胞也进一步获得其他恶性表型（如免疫逃逸、血管生成、侵袭转移等），增殖为肉眼可见的肿瘤组织并通过转移散布全身。

目前，已有大量针对肿瘤发生过程中发生改变的分子设计靶向药物并获得成功，表明肿瘤的突变是肿瘤治疗良好的靶标；同时我们也应当看到肿瘤组织中不同细胞的突变是一个逐步累积的过程，肿瘤细胞的生长、增殖、逃避机体的免疫监控，最终发生侵袭、转移的过程，其实也是携带不同突变的肿瘤细胞的筛选"进化"过程，这也就导致了肿瘤组织中的不同细胞基因突变不完全相同，亦即存在"异质性"，这种异质性的存在，使得极少数肿瘤细胞能够耐受常规的化疗或放疗（放化疗抵抗），常规的靶向药物对这些细胞也没有效果，因此在肿瘤患者经过放化疗或靶向治疗后，尽管肿瘤组织明显缩小，甚至肉眼和影像学手段看不到肿瘤组织（完全缓解），这些残存肿瘤细胞还是会进一步增殖，表现为肿瘤的复发，且放化疗或靶向治疗往往对复发肿瘤无效，导致治疗失败。因此，恶性肿瘤复杂的基因组不稳定性和异质性，不仅增加了恶性肿瘤发病机制研究的难度，也给肿瘤临床治疗带来了很大的挑战。

第三节　肿瘤基因组不稳定性发生的原因

一、基因组不稳定性发生的原因：遗传因素和环境因素

1. 遗传因素　DNA复制和修复过程中的关键分子突变导致染色体不稳定性显著增加，造成全身多系统的损害和肿瘤易感性增加，是谓基因组不稳定综合征（genomic instability syndrome）。常见的这类综合征有共济失调毛细血管扩张症（ataxia telangiectasia，AT）、着色性干皮病、布卢姆综合征（Bloom syndrome）等。共济失调毛细血管扩张症由编码ATM蛋白激酶的基因发生突变所导致，是一种累及神经、血管、皮肤、单核巨噬细胞系统、内分泌的原发性免疫缺陷病。患者具有高度的基因组不稳定性，常见有同源14号染色体易位，以及14号染色体与7、8号或X染色体相互易位的现象。染色体断裂点多见于14q11—q12、7p13—p15和7q32—q35。

2. 环境因素　环境中的理化因子和细胞内代谢产物能引起细胞DNA损伤或表观遗传修饰改变，导致遗传性和遗传外毒性。

遗传毒性（genotoxicity）是指对基因组的损害能力，包括对细胞DNA直接或间接的损伤，其毒理效应主要表现为3个方面：致突变、致畸和致癌。遗传外毒性（epigenetic toxicity）是指无核苷酸序列变化的表观遗传修饰的改变，主要有两大

类的表观遗传修饰在决定基因的表达调控中起着重要作用：组蛋白的乙酰化和胞嘧啶的甲基化。

以上提到的理化因素包括内源性因素和外源性因素。内源性因素由细胞代谢的产物和DNA复制、重组过程中发生的常规性错误所导致，如正常代谢的副产物活性氧分子（自由基）和DNA的自发性损伤。外源性因素：①来自太阳的紫外线；②电离辐射；③烷化剂；④碱基类似物、修饰剂；⑤影响DNA甲基化的化学试剂，如丁酸、溴苯等。这些具有潜在致病性的内外环境中的理化因素导致各种形式的核苷酸改变、DNA链断裂和DNA表观遗传修饰改变，使基因组不稳定性增加。

二、基因组不稳定性发生的分子机制

1. DNA损伤与修复　人体由数万亿个细胞组成，每一个细胞每天都要遭受超过1万个DNA损伤。如果细胞无法修复这些损伤，那么它们将是灾难性的。人体在进化中形成了一套高效的DNA修复系统，修复系统对损伤的高效修复保证了细胞能正常增殖。但是，机体在修复时可能带有错误倾向的修复或细胞出现修复功能缺陷时，就会导致基因组不稳定性，而基因组不稳定性是癌变的核心特征之一。

肿瘤的发生都源自DNA序列的异常损伤，损伤形式主要包括DNA单链断裂、碱基加合物、碱基错配、DNA双链断裂（double-strand break，DSB）、复制叉停滞、链间交联。为了保持基因组结构的完整性，细胞通过多种方式去修复内外源因素导致的DNA损伤，包括直接修复、碱基切除修复、核苷酸切除修复、错配修复、同源重组修复和非同源末端连接修复等（图18-1）。其中，DNA双链断裂是最具有细胞毒性的损伤，而同源重组修复（homologous recombination repair，HRR）是DNA双链损伤修复中最重要和准确的修复方式。DNA损伤应答（DNA damage response，DDR）是维持基因组稳定性的重要因素，与之相关的蛋白质通常发挥许多独特的功能，其中一些因素既可以调节DNA修复和DNA损伤检查点（如ATM、53BP1），又可以控制多个DNA修复过程（如BRCA1）。下面介绍了几种常见的DNA损伤及其相应的修复机制。

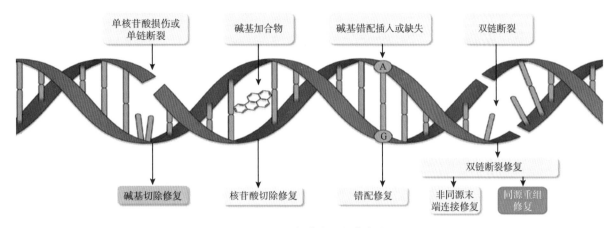

图18-1　DNA损伤主要的修复途径

（1）主要的DNA损伤修复途径

1）单链断裂：碱基切除修复（base excision repair，BER）可修复个别碱基或少于4nt碱基的损伤。DNA糖基化酶识别并切除损伤部位的碱基，得到无碱基位点，再被脱嘌呤嘧啶内切酶切除，引起单链断裂，断裂部位的5′端存在一个磷酸脱氧核糖，该部位被DNA聚合酶β切除，然后DNA聚合酶β再引入一个正常的核苷酸，最后通过Lig Ⅲ-XRCC1复合物将其连接得到正常的双链。

2）加合物：核苷酸切除修复（nucleotide excision repair，NER）是紫外线引起的DNA损伤修复的主要路径，可切除大片段的DNA损伤，一般紫外线引起的DNA损伤可以使胸腺嘧啶发生光化学反应产生四元环二聚体或者[6+4]加合物，一系列NER修复蛋白识别并且聚集到损伤部位，切断损伤部位附近的一小段核苷酸序列，然后在DNA聚合酶及连接酶作用下把缺失的部位补充起来得到正常双链。

3）碱基错配、插入、缺失：错配修复（mismatch repair）一般是修复DNA复制中产生的错误配对。以5′端损伤为例，MutSα结合错配部位并在ATP作用下发生滑动，滑动到RPA蛋白附近时，核酸外切酶EXO1阻止与其结合，阻止RPA蛋白的抑制作用，从而被激活，将含错配碱基对的一段序列切除，然后复制因子装载PCNA，帮助DNA聚合酶修复被切断的链，最后DNA连接酶将核苷酸连接到正常的双链。

4）双链断裂：细胞修复双链断裂（double strand break，DSB）有两种主要途径，即非同源末端连接（non-homologous end joining，NHEJ）和同源重组（homologous recombination，HR）。修复机制的选择取决于细胞周期的阶段，NHEJ一般是发生在G_0/G_1或G_1/S期，而HR主要发生在S/G_2期，并分别由各自通路中的关键蛋白53BP1（NHEJ）和BRCA1（HR）所介导。它们的相同之处在于，53BP1和BRCA1都需要同时结合在H2AK15ub（由泛素E3连接酶RNF168催化）和H4K20这两个位点而被招募到损伤位点；不同的是，53BP1结合H4K20位点需要携带甲基化修饰（H4K20me1和H4K20me2），而BRCA1则识别非甲基化的H4K20（H4K20me0），这种表观状态只会在DNA复制期间（G_1期）出现在新合成的组蛋白上。因此，HR和NHEJ通常各司其职，并在不同的细胞周期中各自发挥功能。Ku70-Ku80异源二聚体感应到DSB并招募DNA-PK，进而使多个因子磷酸化。此外，ATM还能磷酸化γ-H2AX和53BP1。RNF8和RNF168连接酶使组蛋白泛素化，导致53BP1积累到损伤部位，随后抑制DNA末端切除，促进NHEJ。断裂末端的重新连接是通过DNA合成并与XRCC4、Lig Ⅳ和XFL因子连接来实现的。HR发生在S/G_2期，MRN复合体（MRE11/RAD50/NBS1）能感应到DNA双链断裂并起始DNA损伤应答。MRN复合体吸收ATM激酶，进而磷酸化γ-H2AX、BRCA1和CtIP。CDK对CtIP的磷酸化促进了CtIP-BRCA1的相互作用和DNA到单链DNA（ssDNA）的末端加工。生成的ssDNA为RAD51提供了一个绑定的平台。RAD51被招募到ssDNA上产生突触前丝，侵入姐妹染色单体并形成dHJ（double Holiday Junction）（图18-2）。

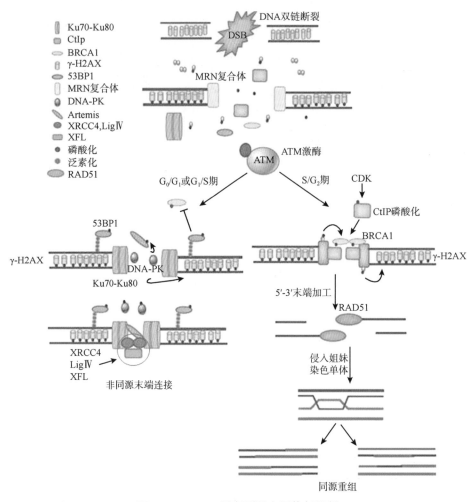

图 18-2 DNA 双链断裂的主要修复机制

（2）DNA 损伤修复缺陷将驱动肿瘤发生：DNA 损伤修复通路是肿瘤发病机制中的重要通路之一，DNA 损伤修复缺陷可驱动肿瘤发生。相较于正常组织，过度增生、增生异常及肿瘤组织中 DNA 损伤显著增多，增殖水平更高，p53 基因失活而驱动基因被激活，导致 DNA 复制压力增大、DNA 损伤，尤其是双链 DNA 损伤增加，一方面通过 ATM 和 ATR 等感知损伤，启动 DNA 损伤修复机制并激活抑癌基因 p53，诱导细胞凋亡；另一方面 DNA 损伤积累引起基因组的不稳定，诱发新的促进肿瘤发生的基因突变，最终使正常组织发展为肿瘤。

（3）DNA 损伤修复缺陷可以成为肿瘤靶向治疗的靶标：细胞对 DNA 损伤的反应，不仅决定着肿瘤的发生发展，也决定着肿瘤细胞对放化疗等诱导 DNA 损伤的敏感或耐受。放疗、拓扑异构酶抑制剂、烷化剂（如替莫唑胺）、DNA 链交联剂（如铂类、环磷酰胺）等治疗均可诱导不同形式的

DNA 损伤，并启动不同形式的 DNA 损伤修复。以下简要介绍各类治疗方法与 DNA 损伤修复缺陷的肿瘤之间作用的机制：

1）铂类：铂类药物的抗癌活性于 1965 年被发现，目前铂类抗癌药物主要包括卡铂、顺铂、奥沙利铂等。铂类药物与癌细胞的 DNA 可形成 DNA 链间交联体，从而抑制癌细胞 DNA 的复制和转录，其典型的化学结构类型包括铂类、丝裂霉素 C。

2）放疗：放射治疗的作用机制是诱导肿瘤细胞发生 DNA 的单、双链损伤。DNA 损伤修复相关蛋白的功能决定对放疗的敏感性，并且 DNA 损伤修复蛋白抑制剂能增强放疗的敏感性。

3）拓扑异构酶抑制剂：DNA 拓扑异构酶抑制剂也会导致 DNA 的单、双链损伤，并被 DNA 损伤修复机制所修复，如果存在 DNA 损伤修复缺陷，将增加 DNA 拓扑异构酶抑制剂的疗效。

4）PARP抑制剂：是一种靶向聚ADP核糖聚合酶（poly ADP-ribose polymerase）的抑制剂。它是第一种成功利用合成致死（synthetic lethality）概念获得批准在临床使用的抗癌药物。合成致死：当两种不同的基因或蛋白同时发生变化时会导致细胞死亡，而这两种基因或蛋白中如果只有一方异常则不会导致细胞死亡。PARP抑制剂的原理：携带 *BRCA1* 或 *BRCA2* 种系基因突变（germline mutation）的癌症患者体内的肿瘤细胞携带着特定的DNA修复缺陷，因此对同样能阻碍DNA修复的PARP抑制剂尤其敏感。PARP抑制剂的研发已经成为抗癌领域的一个热点，在卵巢癌及 *BRCA1/2* 变异的乳腺癌治疗中取得成功。

5）联合靶点：肿瘤细胞在低氧的环境下，会出现同源重组修复缺陷，从而提供了与抗新生血管等靶向药物有协同作用的可能。

在表观遗传学方面，包括组蛋白去乙酰化和DNA甲基转移等可以诱导同源重组修复蛋白表达沉默，造成DNA损伤修复缺陷，从而为放化疗增敏。

DDR过程会影响肿瘤对免疫检查点抑制剂的反应。例如，出现错配修复缺陷的细胞，会导致点突变和微卫星不稳定性的升高。这一特征会驱动肿瘤突变负荷（tumor mutation burden，TMB）和新抗原数目（neoantigen）的增加，导致肿瘤对免疫检查点抑制剂更为敏感。此外，DNA损伤将导致胞质内产生大量DNA片段，通过STING途径激活天然免疫系统，另外也将诱导肿瘤细胞PD-L1表达的增高。DNA损伤修复途径抑制剂与免疫检查点抑制剂的联合应用，一方面诱导大量DNA损伤，产生新生抗原；另一方面也通过抑制PD-1/PD-L1免疫逃逸途径，增强抗肿瘤免疫反应。DDR和抗肿瘤免疫之间的相互作用开启了肿瘤免疫的一个新领域。

总之，DNA损伤修复靶点与抗新生血管、免疫微环境及基因组表观修饰等途径紧密相关，有可能成为未来的治疗靶点，为联合治疗协同增效。

2. 反式作用因子：维持基因组稳定性 基因组不稳定性的抑制子，又称为反式作用因子（*trans*-acting factor），是生物细胞内存在的一类监控基因组不稳定性、维持基因组完整性的蛋白因子。该类抑制子进化上高度保守，其突变可导致基因组不稳定性增加。

（1）PI3KK家族成员：磷脂酰肌醇-3激酶样激酶（PI3KK）家族共有3个成员：DNA依赖性蛋白激酶催化亚单位（DNA-PKcs）、毛细血管共济失调突变基因（ATM）、Rad3相关蛋白（ATR）。PI3KK家族可通过调控下游多种关键分子的磷酸化来实现多项功能，是维持基因组稳定性的关键分子。

1）DNA-PKcs参与DNA双链断裂的非同源末端连接和重组，维持染色体端粒结构稳定。

2）ATM蛋白通过磷酸化细胞周期的相关蛋白来调控细胞周期检查点，还通过调整染色体的结构或改变组蛋白磷酸化 / 乙酰化状态使DNA损伤时同源重组蛋白能够进入DNA损伤点并参与同源重组（图18-3）。

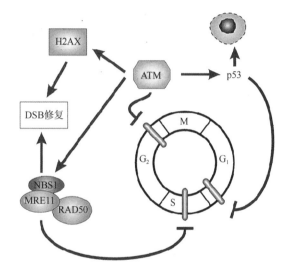

图18-3 ATM蛋白多途径维持基因组稳定性的简单示意图
右下圆圈为细胞周期示意图，3个短柱分别代表不同的细胞周期检查点。ATM蛋白通过磷酸化p53、MRN复合物（Mre11 / Rad50 / Nbs1）等相关蛋白来调控细胞周期，参与细胞凋亡；同时通过组蛋白修饰（H2AX）和相关通路进行DNA修复。更多信息请参考van Gent DC, et al. Nat Rev Genet；2001，2（3）：196-206

3）ATR基因突变与人体退行性疾病如Seckel综合征有关，该病临床表现与共济失调毛细血管扩张症相似。ATR蛋白参与调控细胞周期检查点，同时具有保护染色体脆性位点的功能。ATR功能缺失会引起染色体不稳定和普通脆性位点增多，导致染色体重排和基因扩增。

（2）S期检查点：细胞周期检查点在维持基因组稳定性中起着重要作用，特别是S期检查点。S期检查点的功能包括DNA损伤检测和复制检测（图18-4）。

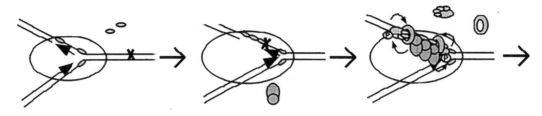

图18-4　ATR依赖途径检查点活化过程示意图

遇到DNA损伤时，复制叉停滞但保持稳定，RPA蛋白结合到DNA链上，在ATR-ATRIP、Rad17和Rad9蛋白复合物的参与下启动检查点反应

1）损伤检测：S期检查点对不同DNA损伤识别的途径不同，紫外线或苯并芘反式二醇环氧化物诱导的DNA损伤经ATR路径实现S期阻滞，而离子射线诱导的DNA损伤则经过ATM来调控。

2）复制检测：S期检查点一方面阻滞复制叉的前进，利于DNA的修复，另一方面稳定已组装的复制叉，防止复制叉的解体和破坏，使完成修复后DNA合成得以继续。在复制的压力下，复制的停顿和S期检查点活性的丧失可导致复制叉解体，形成单链DNA缺口或DNA双链断裂，增加基因组的不稳定性。

3. 顺式作用元件：促进基因组不稳定性　顺式作用元件（cis-acting element）是基因组内存在的一类促进基因组不稳定性的DNA序列，该类序列是基因组不稳定性发生的"热点"。这些基因组中非随机分布的热点包括了脆性位点、肿瘤相关断裂点等。

（1）脆性位点：脆性位点（fragile site）可分为罕见型脆性位点和普通型脆性位点。2007年人类基因组数据库统计，一共有30个罕见型脆性位点和89个普通型脆性位点。罕见型脆性位点在人群中发生频率小于5%，具有二核苷酸或三核苷酸的重复序列，在复制过程中容易诱导DNA的自发性断裂，影响邻近基因的表达。普通型脆性位点在常态下不会诱发DNA的自发断裂，但在DNA复制阻滞剂，如阿非迪霉素、溴脱氧尿苷（BrdU）和5-氮杂胞苷等诱导下产生DNA断裂。该类脆性位点的序列特征非常复杂，常具有数目高度可变的TA重复序列和端粒侧的重复Alu序列。

（2）肿瘤相关断裂点：染色体上肿瘤相关断裂点（tumor associate breakpoint）是一类非随机的与某些特定类型肿瘤有关的特异性位点。肿瘤相关断裂点断裂后的重组或重排可以形成一种新的、异常的DNA序列，构成某些肿瘤细胞中恒定出现的重排方式。

（3）脆性位点、肿瘤相关断裂点与癌基因、抑癌基因、miRNA位点具有较高的一致性：相关研究均证明脆性位点、肿瘤相关断裂点与癌基因、抑癌基因位点具有较高的重叠性。发生在脆性位点和肿瘤相关断裂点上的基因组不稳定性可促进癌基因的扩增和抑癌基因的失活。

c-Myc基因是经典的癌基因，c-Myc基因的过表达与多种肿瘤的发生、发展有关。100%的伯基特（Burkitt）淋巴瘤病例中有8号染色体与14、2、22号染色体的相互易位。c-Myc基因定位于染色体8q24，IgH、Igκ、Igλ链的基因位点分别在14q32、2p13和22q11，在Burkitt淋巴瘤细胞中往往出现c-Myc基因位点与Ig基因位点之间的易位，即c-Myc易位到Ig位点的高活性转录区，从而组成一个高转录活性的重排融合基因，使c-Myc表达增强，促进细胞恶变。

miRNA分子在染色体上的定位与脆性位点、肿瘤相关断裂点、癌基因和抑癌基因的位点存在较强的相关性。有学者分析了包含157个杂合性缺失（loss of heterozygosity，LOH）位点、37个染色体扩增区域、45个肿瘤相关断裂点和113个脆性位点的数据库。将已知186个miRNA分子的染色体定位与数据库中的相关位点进行比对，发现65个miRNA定位于LOH区域，15个位于染色体扩增区域，61个与脆性位点具有重叠性。

由于大部分miRNA定位于基因组不稳定热点区域，这些区域染色体的扩增、缺失或重排均可导致miRNA表达量的改变，进而促进疾病发生。实体肿瘤中，染色体14q32.3片段的高甲基化沉默miR-127的表达，引起Bcl-6基因的过表达，导致生发中心B细胞的抗凋亡活性增加。同样在实体瘤细胞，染色体7q23.2片段的扩增引起miR-21的过表达，使抑癌基因PTEN下调，增强了肿瘤细胞的生存和生长能力。在B淋巴细胞白血病中，8号和17号染色体的易位，使miR-142-MYC过表达，增强了B淋巴细胞的增殖和抗凋亡活性。

4. 染色体不稳定性与有丝分裂过程相关

（1）纺锤体检查点异常与染色体不稳定性：纺锤体检查点，即M期检查点，是动物细胞中高度保守的有丝分裂监督系统，确保染色体被均等而准确地分配到两个子代细胞。在有丝分裂过程中，姐妹染色单体由黏连蛋白复合物以拓扑结构的形式黏合在一起。从S期进入M期时，黏连蛋白环被SEPARIN蛋白水解酶降解，姐妹染色单体被正确地分离（图18-5）。

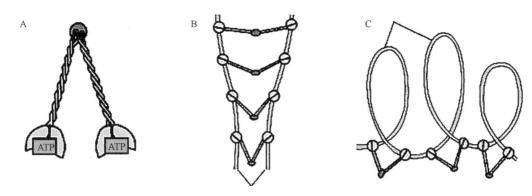

图18-5 黏连蛋白（cohesin）与姐妹染色单体连接示意图

A. 黏连蛋白复合物结构示意图，具有ATP和DNA结合结构域；B. 黏连蛋白复合物连接姐妹染色单体；C. 黏连蛋白复合物连接姐妹染色单体的拓扑结构

MAD和BUB蛋白是参与纺锤体检查点的最重要的分子。当染色体着丝粒与纺锤体微管未连接或异常连接时，纺锤体检查点诱导MAD1和BUB3蛋白复合物生成，阻止姐妹染色单体的分离，使细胞周期停滞在姐妹染色单体分离之前。若纺锤体检查点失去功能，则含有异常染色体的细胞仍然继续分裂，导致染色体不稳定性。

（2）中心体与染色体不稳定性：中心体（centrosome）是动物细胞内一个微小非膜性细胞器，由一对互相垂直的短筒状中心粒及中心粒周围物质构成。正常间期细胞只有一个中心体，位于细胞中心的胞核附近。细胞处于有丝分裂期时有两个中心体，分别位于纺锤体两极。在大多数肿瘤细胞，中心体异常（主要是中心体扩增）与染色体不稳定性之间存在明显的线性关系。过去人们一直认为染色体不稳定性产生的原因主要是中心体扩增导致多极纺锤体组装和非对称细胞分裂，进而引起染色体错误分离。现在人们发现，存在中心体扩增的癌细胞只是经历了一个过渡性的多极纺锤体阶段，最后还是形成双极纺锤体。在过渡性的多极纺锤体阶段，着丝粒与纺锤体微管发生广泛的异常连接，产生很多附着错误，从而增加了染色体错误分离的概率，导致了染色体不稳定性的发生。

5. 端粒及端粒酶的缺陷与基因组不稳定性相关 端粒（telomere）是位于细胞染色体末端的一种特殊结构，它包括端粒DNA序列（六核苷酸基序；TTAGGG重复序列）和端粒相关蛋白（端粒酶、TRF1、TRF2等）。端粒DNA及其特异性结合蛋白通过形成一个帽状结构防止染色体降解和末端融合，在维持基因组稳定方面具有重要作用。端粒长度的缩短和端粒特定结合蛋白的缺失都可以形成染色体末端融合，导致基因组不稳定性发生。

在每一次的细胞有丝分裂过程中，端粒每次缩短50～200个核苷酸，当缩短到一定程度后，激活细胞周期检查点，受损端粒被当作损伤DNA，导致细胞分裂停止。细胞增殖检查点受破坏的细胞中，不断缩短的异常端粒可导致染色体末端融合，形成后期桥，可能在任一位置断裂，导致染色体末端扩增、缺失或非交换易位。同时，在子代细胞中启动断裂-融合-桥（breakage-fusion-bridge，BFB）循环，这极大地促发了基因组不稳定性。

第四节 研究肿瘤基因组学的技术及数据库

肿瘤细胞有遗传物质不稳定的倾向，哪些驱

动基因在肿瘤的发生发展中发挥关键的作用，哪些乘客基因（passenger gene）只是伴随现象，如何锚定这些基因是亟待解决的问题。Dulbecco提出要么研究肿瘤细胞不同的克隆，找到关键基因，要么获得人类所有基因的信息，再阐明肿瘤发生发展的机制。他的这一想法最终导致了1990年人类基因组计划的正式启动。截至2022年3月20日，人类基因组计划的测序工作已经完成，产生了大量的数据、信息和有用的技术方法，给肿瘤研究带来了新的机遇。随着分子生物学技术和生物信息学的发展，一些研究肿瘤基因和表达的数据库不断更新迭代，高通量研究肿瘤基因组的技术也由基因芯片发展到了二代、三代测序技术，包括转录组测序、外显子组测序、非编码RNA测序、可变剪接测序、单细胞测序、表观遗传测序等，为肿瘤研究提供了一个多学科、多组学的综合平台，极大地促进了肿瘤分子机制的研究并为靶向治疗和分子标志物的筛选提供了依据。

一、癌症基因组解剖学计划

"癌症基因组解剖学计划"（Cancer Genome Anatomy Project，CGAP）是继人类基因组计划之后，于1997年由美国国立癌症研究院提出，其目的是收集和分析与癌症有关的遗传和基因组数据。

（一）癌症基因组解剖学的研究目标

CGAP的主要目标是建立一套遗传注释基因索引，也就是建立一套完整的基因及其变异目录，包括肿瘤基因索引（tumor gene index）和遗传注释索引（genetic annotation initiative）两部分。遗传注释基因索引的建立不仅有利于评价癌症的风险，而且可以根据遗传变化了解肿瘤的分子特征，确定肿瘤预防和治疗的策略。

1. 肿瘤基因索引　肿瘤基因索引是建立针对肿瘤不同病理类型和不同进展阶段的所有的表达基因的目录。它的建立首先是在EST（expressed sequence tag）的基础上寻找并发现基因，然后再对该基因进行注释。CGAP建立了多个cDNA文库，经过对文库中不同克隆的3′测序，获得大量EST数据，建立表达序列标签数据库，从而建立独特性基因簇并依此对基因进行分类（相似的基因序列成簇，每簇代表一个独特性表达的基因）。肿瘤基因索引利用dbEST数据库，建立了肿瘤不同进展阶段的表达基因的目录。

2. 遗传注释索引　遗传注释索引的目的是鉴定与肿瘤有关的基因遗传变异。

SNP是人类基因组中最普遍的变异形式，高通量地收集SNP信息有利于发现影响疾病易感性的遗传因子，鉴定与药物代谢有关的遗传变异。CGAP的目标是利用SNP提供一个广泛的基因差异目录以区别肿瘤细胞与正常细胞，旨在区分与鉴定和肿瘤相关的基因遗传变异。

（二）癌症基因组解剖学的研究内容

CGAP的主要研究内容是建立不同肿瘤类型和肿瘤不同演进阶段的基因表达数据库；整合世界范围内的科研资源，扩大数据库容量和保证数据质量，为所有癌症研究科研人员提供信息资源及技术和方法平台；寻找与肿瘤相关的基因、蛋白质及其他生物标志物。

1. 基因表达谱数据库的建立　每一种类型肿瘤都有其独特的分子特征，细胞内基因组成分的改变无疑会导致细胞内基因表达水平的变化。为了更好地了解恶性肿瘤的分子起源，CGAP的一个主要的研究内容是建立各种不同类型的肿瘤和肿瘤不同演进阶段（如正常、癌前病变、癌细胞）的基因表达数据库，为研究者描绘出完整的肿瘤细胞分子特征，包括表达序列标签（ESTs）数据库和基因表达的系列分析（SAGE）数据库。

2. 建立基因组学和肿瘤学研究的方法和技术平台　CGAP的一个关键任务就是把每个调查者发现的每种肿瘤和相应正常组织的差异表达数据进行整合，CGAP的官方网站为http://cgap.nci.nih.gov，网站首页包括染色体（chromosomes）、基因（gene）、生物学通路（biological pathways）和组织（tissues）。

CGAP工具可以帮助研究者灵活地使用各种数据库进行分析。比如，通过"Gene Library Summarizer"（GLS）工具，研究者可以获得一个独立的cDNA文库或一种cDNA文库（如乳腺癌文库）的全部基因表达资料。与GLS互补的工具是"cDNA×Profiler"，它可以鉴定两种cDNA文库之间基因表达的差异。此外，应用"Differential

Gene Expression Displayer"（DGED）工具可以显示两个cDNA文库之间或cDNA文库池（pools）的具有统计学意义的基因表达差异，它既可以显示癌与非癌之间的基因表达差异，也可以分析多个组织器官之间的复杂的基因表达差异。与DGED相连接的"Virtual Northern"工具可以鉴定特异性的基因在不同组织中的表达情况。

3. 肿瘤相关基因的克隆 根据"中心法则"中遗传信息的流向，克隆新的肿瘤相关基因的途径主要分为正向遗传学途径和反向遗传学途径。正向遗传学途径主要通过被克隆基因的产物或表现型突变进行，常见的方法如传统的功能克隆（functional cloning）、表型克隆（phonetypical cloning），包括递减杂交（substractive hybridization）、差异显示PCR（differential display PCR，DD-RT PCR）、差异显示分析（representational difference analysis，RDA）、抑制性消减杂交（SSH）等；而反向遗传学途径则是根据被克隆基因在染色体上的位置来实现，常见的有定位克隆（map-based cloning）与转座子标签（transposon tagging），在未知基因的功能信息又无适宜的相对表型用于表型克隆时，上述两种方法较为常用，同时随着现代生物信息学的发展，电子克隆（silicon cloning）的出现更为研究者提供了方便、迅捷的方法。

4. 肿瘤染色体畸变计划（Cancer Chromosome Aberration Project，CCAP） 绝大多数肿瘤均发生染色体畸变。染色体畸变包括结构变异如易位、扩增、缺失、倒位等，以及数目变异形成的多倍体、三体、单体和非整倍体等。鉴定染色体畸变有利于对肿瘤进行诊断、分类和治疗，还可与某种肿瘤进行连锁或关联分析，进而定位克隆肿瘤相关基因。CCAP详细说明了各种与肿瘤有关的染色体畸变，还提供了与临床组织病理信息相关的肿瘤染色体畸变的人类基因组BAC克隆库。

二、癌症基因组图谱

癌症基因组图谱（The Cancer Genome Atlas，TCGA，官网为https://portal.gdc.cancer.gov/）由美国国立癌症研究院（NCI）和国家人类基因组研究所（NHGRI）于2006年资助建立。该图谱是对33种最常见癌症形式中的11 000多种肿瘤的基因组

学进行分析，解析致癌的全过程，挖掘致癌途径，近年来已产生大量有价值的基因组、表观基因组、转录组和蛋白质组数据，可极大地帮助癌症研究者提高对癌症的预防、诊断和治疗。

（一）数据库内容

1. 临床数据 TCGA所收集公开的临床数据主要包括样本来源的病例信息及样本处理方式，这些数据以XML格式分患者保存，以及部分特殊病理标本的病理报告以PDF格式保存。临床数据中包括病例临床基本信息，如基本资料、治疗进程、临床分期、肿瘤病理及生存状况。

2. 分子数据

（1）TCGA数据库通过Sanger测序技术构建DNA测序数据，主要包括所有样本的基因组信息、SNP微阵列和部分样本的序列轨迹信息。

（2）拷贝数数据主要包括SNP微阵列、拷贝数微阵列和部分肿瘤样本的低通量、全基因组基因测序数据。

（3）甲基化数据信息主要包括部分样本的亚硫酸氢盐测序信息和全部样本的磁珠测序分析数据。可以对全基因组表观遗传学改变进行检测，还可以对甲基化和去甲基化修饰位点进行判断。

（4）mRNA表达数据主要包括全部样本的mRNA测序、全RNA测序数据以及微阵列分析数据。

（5）TCGA数据库还包含了蛋白表达的反相蛋白质阵列数据信息和对肿瘤样本MSI分析的数据。

3. 影像数据 TCGA数据库中还包括所有肿瘤样本的诊断图像、组织病理图像，以及部分样本的放射性影响分析图像（术前MRI、CT等）。

（二）数据库应用

1. 数据开放 TCGA的数据访问权限分为两种，公开的数据包括临床和人口数据、基因表达数据、拷贝数变异（CNA）数据、表观数据等，而需要授权的数据主要是一些个人特有数据，如原始的测序数据、单核苷酸多态性（single nucleotide polymorphism，SNP）数据等。

2. 下载途径 TCGA数据库提供的数据量大，一般需要专业的工具下载和处理，研究人员可以

直接访问TCGA数据库网站,使用其自带的GDC-Client进行下载,也可以利用编程语言R中的多种包如TCGA2STAT、RTCGA等进行下载。此外,还可以使用一些研究人员制作的第三方工具如TCGA-Assemble、cBioPortal、ForeBrowse、UCSC Xena等进行数据下载和初始化处理。官方的工具主要功能是查看和下载数据,只有非常简单的分析功能,而第三方工具则侧重于基于TCGA的数据进行分析。常用的分析包括生存分析、肿瘤患者和正常人的差异分析、组学数据和临床数据的相关性、GO富集分析、Pathway分析等。

3. TCGA与基因组学 单一类型数据研究方面,Jiang等对数据库中化疗敏感相关的约400例样本的肿瘤组织和正常组织外显子序列进行研究,发现以*BRCA1*分子突变为核心的调控通路与化疗敏感性有较高的相关性,随后通过一系列体外、体内实验验证后,确认了BRCA1分子缺失与三阴性乳腺癌的分型相关,而通过TCGA数据库对多种数据进行分析整合也在基因组学的研究进展中发挥了重要作用。Gibori等通过对TCGA数据库中胰腺癌的蛋白质阵列数据和miRNA测序数据进行分析,结合患者的生存情况找出与生存时间显著正相关的miRNA和显著负相关的蛋白质,分别为miR-34a和PLK1,为胰管腺癌的治疗提供了新思路。Berger等通过TCGA数据库对5种妇科肿瘤的2579例样本与其余多种肿瘤类型的数据进行分析处理,记录整理其中特有的基因组和表观基因组特征,包括细胞拷贝数差异、突变基因差异,以及多种非编码RNA如miRNA和lncRNA差异,再通过不同方式的聚类分析,将这5种妇科肿瘤类型区分出5个亚型,为未来妇科肿瘤的分型和诊断及进一步精准医疗作出了贡献。

三、国际癌症基因组联合计划

2008年6月,"国际癌症基因组联合计划"(International Cancer Genome Consortium,ICGC,官网为https://icgc.org/)启动,其目的就是要从全基因组学水平阐明肿瘤基因变异的规律,找出困扰人类的恶性肿瘤的致瘤基因元凶,为全面解析肿瘤生物学提供基础,继而诊断、治疗肿瘤这一"绝症"。该计划被认为是国际人类基因组计划完成之后,人类基因研究的新里程碑。

ICGC整合了癌症基因组图谱TCGA和桑格癌症基因组计划(Sanger Cancer Genome Project),是一个综合性肿瘤数据库,包含了亚洲、澳大利亚、欧洲、北美和南美17个行政区的89个项目,在基因组、表观基因组和转录组水平上对25 000多个癌症基因组进行系统研究,具有全面性、高分辨率和高质量的特点,实现了全球肿瘤数据的共享和互通。ICGC收集了50种不同癌症类型(或亚型)的肿瘤数据,其中包括基因异常表达、体细胞突变(单核苷酸突变和拷贝数变异)、表观遗传修饰、临床数据等。ICGC数据库整理了泛癌相关研究PCAWG项目。

1. 数据检索 可按文件、存储方式、数据类型、实验方案(常见的有RNA-Seq、miRNA-Seq、WGS等)、研究方式、文件类型、分析软件、数据是否公开进行筛选。在ICGC数据库内,可直接输入基因Symbol、Ensembl ID、突变位点、GO功能、药物等信息,或通过捐赠者模式(样本信息)、基因模式、突变模式进行高级检索,高级检索还可通过癌症种类、分子类型(编码基因、假基因、lincRNA、miRNA等)、复发情况、肿瘤分期、性别等条件缩小检索范围。可获取关于基因的各类信息,包括Symbol、全称、别称、基因类型、染色体位置及描述、基因参与的各类信号通路和功能以及基因的突变信息,发生该基因突变的肿瘤类型、捐赠者信息、项目信息、靶向药物信息、蛋白突变信息等。

2. 数据库内容

(1)项目信息:主要有肿瘤类型、肿瘤亚型、捐赠者数量、可用数据类型(SSM,普通体细胞突变;CNSM,拷贝数变异;StSM,结构性体细胞突变;SGV,种系改变;METH-A,甲基化芯片数据;METH-S,甲基化测序数据;EXP-A,表达谱芯片数据;EXP-S,表达谱测序数据;PEXP,蛋白表达数据;miRNA-S,miRNA测序数据;Exon,外显子融合信息)。

(2)捐赠者信息:捐赠者ID、性别、年龄、分期、生存时间(EI)、突变位点数量、基因数量。

(3)突变基因信息:基因名、基因全称、染色体位置、编码基因类型、TNM分期、具体的突变位点、位点对应的染色体位置及碱基改变、突变的类型、突变的结局、临床可能的致病性、临床证据等级及捐赠者的比例。

3. ICGC的在线分析工具

（1）富集分析：找出与提交的基因组相比具有统计学意义的相关通路。

（2）韦恩图：查找提交基因集合的交集或并集基因，该数据集只适用于编码基因。

（3）组间比较：上传组的生存分析，比较组间的性别、年龄、生存曲线、生存状态等特征。

（4）突变分析：显示上传组的基因变化如突变类型和突变频率等。

"国际癌症基因组联合计划"通过绘制完整的人类肿瘤基因图谱，不仅能逐一解开所有肿瘤的基因密码，更主要的是能让科学家针对特定种类的肿瘤，甚至肿瘤患者个体早日研究出新的抗癌药物。

四、测序技术的发展

从1977年第一代DNA测序技术（Sanger测序法）发展至今40多年时间，测序技术取得了相当大的发展，从第一代到第三代，测序读长从长到短，再从短到长。人类基因组计划耗费30亿美元和十几年的辛苦工作，终于在2021年获得了首个人体基因组的DNA测序结果。如今，我们只需在一天的时间里，花费一千美元就能获得多个基因组的"遗传密码"。测序技术的每一次变革，都对基因组研究、疾病医疗研究、药物研发等领域产生了巨大的推动作用。以下内容将主要介绍当前的测序技术以及它们的测序原理及应用（表18-1）。

表18-1 第一代、第二代、第三代测序技术优势和局限性比较

测序技术	读长	优势	局限性
第一代	300～1000bp	高准确度（99.99%），可对高重复序列进行测序	通量低，自动化水平差，难以进行大规模平行测序
第二代	2～150bp	很高的测序通量、较高的准确度，可精准定量	需PCR扩增，读长相对较短
第三代	1～300kb	单分子测序，超长读长，无须PCR扩增步骤，较高的准确度	通量相对较低，测序受DNA聚合酶活性影响，单碱基测序成本较高

（一）第一代测序

Sanger测序法是基于DNA合成反应的测序技术，又称为SBS（sequencing by synthesis）法、末端终止法。1975年Sanger提出，并于1977发表了第一个完整的生物体基因组序列。核心原理：由于双脱氧核苷酸（ddNTP）3′位置脱氧，在DNA的合成过程中不能形成磷酸二酯键，因此可以用来中断DNA合成，在4个DNA合成反应体系（ddATP、ddCTP、ddGTP和ddTTP）中分别加入一定比例带有放射性同位素标记的ddNTP，通过凝胶电泳和放射自显影，根据电泳条带的位置确定待测分子的DNA序列。在每个反应体系中，ddNTP相对于dNTP是很少的，所以只有部分新链在不同的位置特异性终止，最终就会得到一系列长度不一的序列。

（二）二代测序

二代测序（next-generation sequencing，NGS）又称为高通量测序（high-throughput sequencing），是基于PCR和基因芯片发展而来的DNA测序技术。

与一代测序相比，二代测序引入了可逆性终止末端，从而实现了边合成边测序。同时，二代测序在DNA的复制过程中通过捕捉碱基携带的特殊标记（一般为荧光分子）来确定DNA序列。二代测序主要有两个特点：①高通量：二代测序能一次对几十、几百万条DNA分子进行测序。②读长短：随着读长增长，基因簇复制的协同性降低，会导致测序质量下降，二代测序读长不超过600bp。因此，基因组、宏基因组需被打断成小片段再测序，测序完毕后再拼接。Illumina循环SBS法（cycle SBS）即SBRT（sequencing by reversible termination）的核心技术是DNA合成的可逆性末端循环，即3′-OH可逆性的修饰和去修饰。

（三）第三代测序

第三代测序技术与二代测序技术相比，最大

的特点是单分子测序，无须进行PCR扩增，在理论上可以测定无限长度的核酸序列，以单分子实时测序为代表。

第三代测序技术以PacBio公司的SMRT技术和Oxford Nanopore Technologies公司的纳米孔测序技术为代表。

SMRT芯片是一种带有很多ZMW孔的100nm厚的金属片，每个ZMW孔允许一条DNA模板进入，随后DNA聚合酶与模板结合，4种不同颜色荧光标记的dNTP随机进入检测区与模板匹配，匹配的碱基生成化学键的时间更长，因此通过统计4种荧光信号与时间的关系即可测定DNA模板序列。

Oxford Nanopore Technologies公司的纳米孔测序技术是单分子实时测序的新一代技术，主要是通过ssDNA或RNA模板分子通过纳米孔带来的"电信号"变化推测碱基组成，进行实时测序。基本原理：当纳米孔充满导电液时，两端加上一定电压，分子模板通过纳米孔生成可测量电流。纳米孔的直径只能容纳一个核苷酸，单链模板就会在电场作用下依次通过纳米孔而引起电流强度的变化，通过检测相应的电流峰判断碱基，实现实时测序。

（四）单细胞测序

1. 原理 传统的二代测序是提取了组织或细胞的混合RNA测序，所得结果是细胞转录组的平均数据。但肿瘤组织包括癌细胞以及其他细胞类型，因此传统的测序方法忽略了肿瘤样本中单细胞的独特表型和功能特征。为了解决这个问题，单细胞测序（single cell RNA-Seq）技术应运而生，它可以有效地从感兴趣的组织中分离出单细胞，将单个细胞裂解得到RNA，将其逆转录成cDNA，然后进行扩增，构建测序文库。

2. 应用 单细胞测序技术，即在单个细胞水平上对基因组、转录组、表观组进行高通量测序分析的一项新技术，单细胞基因组测序可被应用于检测基因组的稳定性和基因组的变异，能够反映细胞间的异质性，广泛用于各种肿瘤类型的研究，有助于开发更好的诊断和预后生物标志物，推动个性化治疗的发展。此外，在发育生物学、神经科学、微生物学等领域也发挥着重要作用。

（五）基因组测序助力个性化基因组分析

基因组测序技术的发展已经让不少患者获益良多，而且目前的测序价格已经足够便宜，这使得个人基因组测序可以在个性化精准医疗中顺利开展。例如，英国桑格研究所正在对罕见病患者和肿瘤患者进行个人基因组测序，有很多患者已经从中获益，诊断和治疗水平也获得了改善，科研人员也更多地了解到这些疾病的致病突变信息。对于癌症患者，全基因组测序或外显子组测序可以发现体细胞突变（只存在于肿瘤细胞中，在正常细胞里不存在的突变）和生殖细胞突变，从而寻找肿瘤易感基因和发现抗癌药的作用靶点，为个性化抗癌治疗提供必要的信息。例如，对多发腺瘤和结直肠癌的患者进行全基因组测序，发现POLE基因和POLD1基因（都是DNA聚合酶亚单位的基因）在患者体内发生了生殖系突变，且都是高外显率的结直肠癌易感基因。

一些癌症在早期的症状是不明显的，如宫颈癌在早期阶段会出现不寻常的阴道出血或完全没有症状，这使得早期筛查尤为重要。过去常用巴氏涂片试验检测异常的细胞，新的检测方法可以通过基因组测序发现高危HPV的DNA。而疫苗是长期降低癌症发病率的关键，通过研发针对这些高危HPV亚型或者新生抗原的疫苗，可以有效预防癌症的发生。

（六）肿瘤药物基因组学

肿瘤药物基因组学突变信息包括肿瘤细胞的体细胞突变和正常组织的种系突变，这些突变能对疾病的诊断、患者的预后及抗癌的疗效有所提示（这些突变也被称为肿瘤标志物），影响临床抗癌诊疗工作。药物基因组的研究重点是发现会对药物作用产生影响的遗传变异，这些遗传变异往往会对药代动力学如吸收、分布、代谢、清除等方面或药效学产生影响。通过对肿瘤的DNA进行分析，可以指导临床用药。例如，对于费城染色体阳性的急性淋巴细胞白血病（9号和22号染色体发生转位），过去的治疗方法为骨髓移植，而不会选择细胞毒性的抗癌药物进行治疗，现在我们可以选择用伊马替尼（imatinib）或ABL酪氨酸激酶抑制剂（ABL tyrosine kinase inhibitor）进行治疗。随着测序成本的降低，我们将发现更多的体细胞突变位点，为患者制订出成本低、效果最佳的抗癌治疗方案。例如，在约30%的结肠癌中都发现了 *KRAS* 基因的第12或13密码子突变，如果使用昂贵的表皮生长因子受体（epidermal growth factor receptor，EGFR）抗体进行治疗，不但不会取得理想的治疗效果，反而还会带来很多的毒性反应。*EGFR*、*BRAF*、*JAK2* 等基因发生突变的肺癌、黑色素瘤和骨髓增生性疾病往往对酪氨酸激酶抑制剂比较敏感。

肺癌最早的免疫疗法是吉非替尼（gefitinib），是EGFR信号蛋白的有效抑制剂。EGFR中的某些突变促进了肿瘤的侵略性增殖，当吉非替尼分别于2002年在日本、2003年在美国获得批准时，临床医生终于拥有了针对 *EGFR* 突变的武器。第二代抑制剂包括阿法替尼和达克替尼，则通过不可逆转地抑制EGFR来改善疗效。但是也会面临肿瘤耐药的问题，约60%的肺癌患者会出现T790M突变，这种突变会演变为药物的结合口袋，阻止药物发挥作用。T790M或其他突变产生的耐药性会导致癌症复发。2017年奥西替尼被开发，它不同于以往的药物，因为它可以结合促肿瘤的EGFR亚型——包括耐药的T790M突变。服用此药物的患者平均存活期为3年，与第一代EGFR药物相比，生存期延长了7个月，复发时间延长了一倍。KRAS蛋白也是肺癌治疗的靶点之一，但是难点在于，KRAS基本上是球形的，几乎没有与药物结合的空间。但在2013年，研究人员发现，有些KRAS蛋白呈一种特殊的囊袋结构，它形成于常见的突变体G12C中，大约11%的非小细胞肺癌中都有这种囊袋。针对这一"弱点"可以开发KRAS-G12C抑制剂。

（七）基因组学与免疫治疗

免疫检查点抑制剂（PD-1、PD-L1或CTLA4等免疫检查点的抗体或小分子化合物）在一些临床试验中取得了很好的疗效。在一项Ⅱ期临床试验中，使用2种检查点抑制剂联合用药（nivolumab/ipilimumab）对288例未经治疗的非小细胞肺癌晚期患者进行治疗，约30%的患者肿瘤缩小，而2%的患者肿瘤完全消失。此外，研究人员还比较了PD-L1和肿瘤中具有不同数量突变的患者的治疗反应。结果表明，PD-L1表达高的患者反应率为41%，治疗效果好，而PD-L1表达低的患者反应率仅为15%；对于每百万碱基对DNA中有10个或更多突变的患者，治疗反应率为44%，而突变少的患者反应率仅为12%。因此，应用基因组学测序技术可以分析患者的突变情况，预判及辅助免疫治疗。

小 结

肿瘤基因组学是以功能基因组为切入点，结构与功能并重，多学科交叉建立关键技术进行肿瘤相关的基因组研究的科学，是分子肿瘤学和基因组学相交融的产物，其目的在于全面理解肿瘤在发生发展的各个时期（从正常组织、癌前病变到早期癌，再到进展期癌）的分子改变。本章主要从肿瘤基因组的不稳定性特征、基因组不稳定的原因和机制、研究肿瘤基因组相关的技术和数据库等方面进行介绍。

肿瘤基因组不稳定性产生的分子机制主要表现为：①DNA损伤与修复是基因组不稳定性产生的分子基础；②维持基因组稳定性的反式作用因子和促进基因组不稳定性的顺式作用元件起着关键的作用；③中心体/纺锤体的异常是染色体不稳定形成的主要原因；④端粒/端粒酶的异常以及表观遗传学修饰的改变可引起基因组不稳定性。CGAP、TCGA、ICGC等数据库的开发和测序技术的发展促进了肿瘤分子机制的研究，并有助于靶向治疗和分子标志物的发现。癌基因与抑癌基因的突变或异常与肿瘤的发生发展密切相关，在不同的阶段存在不同的癌基因的激活和（或）抑癌基因的失活及其复杂的相互作用。

（熊 炜 范春梅）

参 考 文 献

Krizman DB，Wagner L，Lash A，et al，1999. Emmert-buck the cancer genome anatomy project：EST sequencing and the genetics of cancer progression. Neoplasia，1（2）：101-106.

Strausberg RL，Buetow KH，Greenhut SF，et al，2002. The cancer genome anatomy project：online resources to reveal the molecular signatures of cancer. Cancer Invest，20（7-8）：1038-1050.

第十九章

肿瘤转录组学

人体内有数百种类型的细胞，除了有极少数的碱基序列变化外，几乎每个正常细胞内都有一套相同的完整的基因组，但不同的细胞内会有不同的基因处在活跃或静止状态，从而指导合成不同的蛋白质并呈现不同的生理和病理表型。不同组织细胞类型、不同的生理和病理状态下，基因组转录出的RNA存在动态变化，翻译出的蛋白也是多种多样。为了揭示包括肿瘤在内的多种疾病发病分子机制，需要在结构基因组学的基础上进一步诠释基因组调控RNA表达和蛋白翻译规律的功能基因组学。转录组学是衔接结构基因组学和功能基因组学的关键研究领域，为此，本章将重点讲述转录组学特别是肿瘤转录组学的基本概念、常用技术平台、经典研究和应用展示及相关最新进展。

第一节 转录组和转录组学

一、转 录 组

（一）转录组的概念

以DNA为模板合成RNA的转录过程是基因表达的第一步，也是基因表达调控的关键环节。一个特定活细胞在某一功能状态下转录出来的所有转录本即所有RNA的总和称为转录组（transcriptome），也常被称为基因表达谱（gene expression profile）。

广义上来说，转录组是细胞中转录的全部RNA的总和，包括能指导翻译蛋白质的信使RNA（message RNA，mRNA）以及大量的非编码RNA（non-coding RNA，ncRNA），如tRNA、rRNA、miRNA、lncRNA、snRNA等。

（二）转录组的特征

转录组具有时空的特异性、状态的动态性和表达调控的复杂性。转录组不同于基因组，基因组是存在于细胞核内相对稳定的、单一的，即一个个体所有的细胞和组织共享一套基因组，而转录组虽然是在基因组指导下转录而成的，但不同细胞或同一细胞在不同的生长时期及生长环境下，其基因表达情况是不完全相同的，即转录组具有高度的时空特异性，这种不同，不仅仅表现为表达的基因种类和数目的差别，同一个基因在同一细胞不同时间的不同生理、病理状态下还存在表达量的高低之别，即动态性，同时由于mRNA剪接变异的存在，同一个基因在不同细胞状态下转录出的RNA前体，可以通过可变剪接产生数条、数十条甚至更多的异构体（isoform），即所谓的转录本（transcripts），使基因的表达产物更加多样化、复杂化，这也就是为什么我们在介绍转录组的概念时，特别强调转录组是一个特定活细胞在某一功能状态下转录出来的所有"转录本"的总和，而不说是特定细胞转录的所有"基因"的总和的原因。

二、转 录 组 学

转录组学（transcriptomics）是一门在整体水平上研究细胞中所有基因转录的情况，描述某个生物体特定的细胞或组织在某一时空状态下（如疾病状态）全部转录本的种类、结构和功能及其转录调控规律的学科，其目的在于提供构成生物体所有基因的表达调节系统全貌并推测全部蛋白质的功能、相互作用等信息，以实现对生物及细胞功能的详细解析,转录组学是研究细胞表型和功能的一个重要手段。肿瘤转录组学(cancer transcriptomics)是利用转录组学研究的技术和手段,研究不同病理类型肿瘤的发生发展不同阶段、肿瘤细胞及其对应的正常细胞,甚至还包括肿瘤细胞所处微环境中其他组织类型细胞的转录组表达变化和调控规律,以阐明肿瘤病因发病机制的肿瘤学和功能基因组学交叉产生的新兴学科。

由于转录组存在时空特异性,注定了转录组学的研究也必将要连续地、动态地进行。一方面,肿瘤组织和细胞在生存的不同时间系列(time series)功能基因组的转录效率或转录产物总和呈现出动态的变化规律,即我们研究的动态转录组学(dynamic transcriptomics);另一方面,组织细胞(肿瘤)的异质性也决定了不同部位或空间的细胞转录组呈现出差异的空间转录组学(spatial transcriptome)改变,由此衍生而来的时空转录组学的研究手段在近年来也得到了长足的发展。

第二节 肿瘤转录组学的主要任务

一、构建肿瘤全基因组表达谱

转录组学研究是以获得转录组数据为基础的,在介绍转录组的概念时,转录组就是考察所研究细胞或组织在特定条件下所有基因表达的情况,因此转录组也常被称为全基因组表达谱(whole genome gene expression profile)。因此,肿瘤转录组学的首要研究任务就是构建肿瘤相关组织的全基因组表达谱,得到要研究的肿瘤或对照细胞所有基因的表达水平或状态。

早期构建基因表达谱的技术主要有大规模的差异显示技术,如mRNA差异显示(mRNA differential display)、cDNA代表性差异分析(cDNA representational difference analysis)、抑制性消减杂交(suppression subtractive hybridization,SSH)等,随后基于杂交原理的芯片技术和基于序列分析的基因表达系列分析(serial analysis of gene expression,SAGE)及新一代测序技术催生的RNA-Seq等得到发展和广泛应用。其中,基因芯片技术是应用最广泛、最成熟的转录组学研究技术,可以快速、准确、

高通量地检测全基因组基因表达水平,而近年来基于新一代测序技术的RNA-Seq技术则不仅可以检测基因表达水平,还可以检测基因的不同剪接方式。下面主要介绍基因芯片技术和RNA-Seq技术的基本原理以及利用基因芯片技术构建全基因组表达谱的主要技术流程。

1. 基因芯片技术 基因芯片(gene chip)也称微阵列(microarray),借用了计算机芯片的集成化的特点,将寡核苷酸片段或基因片段(这些寡核苷酸片段或基因片段称为"探针")密集排列固定在固相载体(通常包括硅片、玻璃片、聚丙烯或尼龙膜等)上,形成微型的检测器件。基因芯片的技术雏形可追溯到20世纪70年代的Southern印迹法杂交技术,它第一次建立了克隆与杂交信号间一对一的对应关系,随后的Northern印迹法应用于RNA检测,而点杂交方法是Southern或Northern技术的进一步改进,可用于同时检测多个样品,点杂交技术可以说是最初级的基因芯片技术(图19-1)。而现在的基因芯片可同时、快速、准确地分析数以万计的基因信息。基因芯片通过其固定的"探针"可与放射标记物如^{32}P或荧光物如荧光素、丽丝胺等标记的目的材料中的RNA或cDNA相结合,通过放射自显影或激光共聚焦扫描后,获得杂交信号的强度及分布模式图,以此反映目的材料中有关基因表达强弱,是一种高产出的基因分析方法。基因芯片或微阵列技术以其无可比拟的信息量、高通量、准确地分析基因表达,是转录组学研究中最常用的技术。

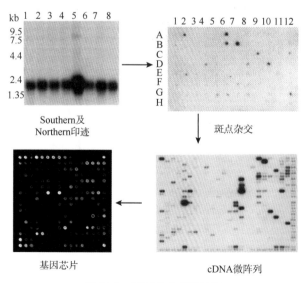

Southern及Northern印迹

斑点杂交

基因芯片

cDNA微阵列

图19-1 基因芯片发展过程

基因芯片技术的完善已使其广泛应用于肿瘤转录组学研究，产生了大量的基因表达谱信息。仅以美国国立生物信息中心（National Center for Biotechnology Information，NCBI）基因表达集合数据库（Gene Expression Omnibus，GEO）的统计，截至2021年2月，该数据库中已存储21 883种平台下的144 614个数据系列（series，一个数据系列可以理解为一组实验数据）共4 226 789份样品（samples）的表达谱数据，每一份样品的转录组数据通常包含少则几千、多则数万基因表达值。面对如此海量的数据信息，生物信息分析与数据挖掘技术对于我们理解和把握疾病转录组的变化规律起着至关重要的作用。

2. 构建肿瘤基因表达谱数据 利用基因芯片技术测量一个肿瘤样本成千上万的基因的表达水平，构建肿瘤基因表达谱，一般包括以下步骤：①特定类型、特定分化阶段瘤组织标本收集；②纯化目的瘤组织、瘤细胞；③瘤组织、细胞中RNA提取，对于部分稀少瘤组织由于RNA量相对较少，往往需要经过体外RNA线性扩增技术以增加其产量；④逆转录合成cDNA，用放射性同位素或荧光素标记；⑤将标记的cDNA与芯片杂交，洗涤；⑥对芯片进行扫描，利用图片分析软件获取基因芯片上每个点的荧光信号强度以代表每个基因表达水平。图19-2是一张基因芯片最后得到的扫描结果。

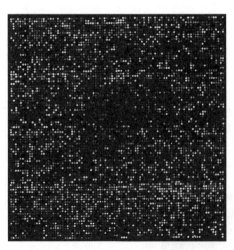

图19-2 基因芯片实验结果

在对转录组数据进行进一步分析前，首先要进行数据的预处理，尽最大可能去除实验误差，并使不同批次不同样品得到的数据有可比性，常用的预处理包括标准化和数据过滤与调整。

（1）标准化（normalization）：基因表达谱芯片实验中，各个芯片的绝对光密度值是不一样的，直接比较多个芯片表达的结果显然会导致错误的结论，因此在比较多个芯片实验时，必须减少或消除各个实验之间的差异。最常用的方法是芯片数据的标准化或归一化处理。标准化的方法包括用特定的对照基因或者称"看家基因"（housekeeping gene）法，或将各点光密度值或比值除以所有点的平均值，或附带一些参数如平均值等以作为该芯片的内部对照。但理想的标准化方法需要根据不同的实验平台进行有针对性的处理，特别是对于不同实验室间的芯片数据的比较。下面简要介绍"看家基因"法的基本原理。

"看家基因"法是比较常用的方法，该方法是选择一个通用基因或DNA片段作为对照基因固定在芯片上，杂交时将一定量的与之互补的荧光标记探针混合到杂交液中，这样可以将对照点信号与各样点信号比较，其比值便可消除各实验室的差异，从而达到归一化的目的。理想的对照基因应能在所有的实验中均得到可靠的信号，且重复性好，稳定性好，易于得到推广。图19-3是一组转录组数据标准化前后的结果，从对以上两图的比较可以看出，通过数据标准化，可以将每组数据总体表达值调整到同一水平。

（2）数据过滤与调整：除对转录组学数据进行标准化，使同一组实验不同批次不同样本之间数据具有可比性外，通常用到的其他预处理包括数据过滤（filtering）和对数转换（log transformation）、数据居中（centering）等调整（adjusting）。

数据过滤是指对转录组数据中不太可靠的数据进行剔除，并对在大部分样品中都不表达或者表达无差异的基因进行过滤，以减少这些背景噪声（noise）对实验结果的影响。

要对转录组数据进行对数转换的主要原因是让基因间的比值具有可比性，对数转换用得比较多的是以2为底进行转换。例如，一个基因在A、B、C三个样品的表达值假设为1、2和0.5，我们很容易看出样品A和B之间表达差异为2倍，A和C之间同样为2倍，只不过一个是表达升高，一个是

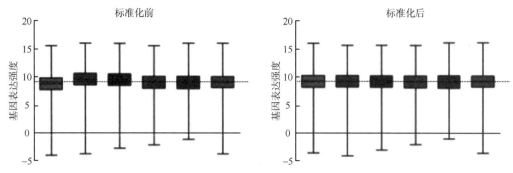

图19-3　转录组实验6个样品数据标准化前后基因表达水平比较

表达下降，但如果使用原始结果，A和B之间相差为1，而A和C之间相差为-0.5，并不好比较。进行以2为底的对数转换以后，A、B和C的表达值变为了0、+1和-1，A和B、A和C之间都相差1，数据之间就好比较了。数据居中处理同样也是为了让基因间的数据有可比性。

3. RNA-Seq技术简介　RNA-Seq又称为全转录组鸟枪法测序（whole transcriptome shotgun sequencing，WTSS），是随着新一代测序技术（next generation sequencing）的发展而建立起来的，旨在通过对一个样品全部的cDNA进行高覆盖度测序，以获得全基因组表达谱数据。由于新一代测序技术的出现，测序的通量激增，成本急剧下降，可以在一次反应中产生相当覆盖基因组数十倍的数据，用RNA-Seq技术不仅可以分析转录本的结构和表达水平，还能发现未知的转录本、稀有转录本以及由于染色体易位等原因产生的融合基因等，可精确地识别可变剪接位点及编码序列上的单核苷酸多态性（single nucleotide polymorphism，SNP），提供最全面的转录组信息。与基因芯片技术相比，RNA-Seq无须预先针对已知序列设计探针即可对任意物种的整体转录活动进行检测，由于是直接测定每个转录本片段序列，不仅可以达到单核苷酸分辨率的精确度，还不存在传统微阵列杂交的荧光模拟信号带来的交叉反应和背景噪声问题，具有信噪比高等优势，正成为研究基因表达和转录组的重要实验手段。

RNA-Seq技术目前常用的代表性的新一代测序技术平台有Illumina公司的Genome Analyzer、ABI公司的Solid Sequencing及罗氏公司的Life Sciences 454 Sequencing等，RNA-Seq的基本实验流程见图19-4。

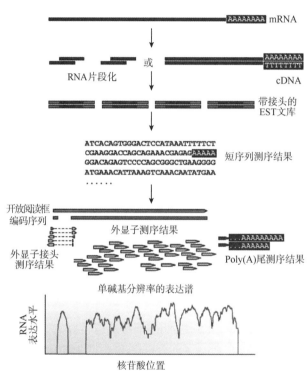

图19-4　RNA-Seq技术的基本实验流程

首先，用Poly（T）寡聚核苷酸从总RNA中抽取全部带Poly（A）尾的RNA，其中的主要部分就是编码基因所转录的mRNA；将所得RNA随机打断成片段，再用随机引物和逆转录酶从RNA片段合成cDNA片段；然后，对cDNA片段进行末端修复并连接测序接头（adapter），得到将用于测序的cDNA。在以上过程中，将RNA随机片段化和采用随机引物进行反转录，都是为了使所得cDNA片段较均匀地取自各个转录本。为提高测序效率，一般还需要用电泳切胶法获取长度范围在200bp左右的cDNA片段，再通过RCR扩增，得到最终的cDNA文库。在上述文库制备过程中，如果不是只抽取带Poly（A）尾的RNA，而是使用全部的 RNA，则 RNA-Seq 测得的就是细胞中的全部转录本；如果把带 Poly（A）尾的 RNA 过滤掉，也可以得到非编码的 RNA 转录本；如果从总 RNA 中只提取长度为 21～23 个碱基的 RNA，则得到全部的 miRNA（microRNA）转录本，相应的方法也称作 miRNA-Seq。样品制备最终得到的是双链 cDNA 文库，将 RNA-Seq 测序文库加入流动槽（flow cell）中的各通道（lane），在桥式 PCR 扩增后，就可以进行测序了。测序过程中，计算机软件同步地对荧光图像数据进行处理，通过分析荧光信号来确定被测碱基并给出质量评分；按照图像上的位置坐标，计算机程序将同一位置测得的碱基根据测序顺序连成读段（read）。获得 RNA-Seq 的原始数据后，如果检测的物种已有参考序列，一般首先会需要将所有测序读段通过序列映射定位到参考基因组上，这是所有后续处理和分析的基础。随后就可以通过进一步的数据分析技术进行基因表达水平评估、选择性剪接事件识别和剪接异构体表达水平推断、新基因的检测及多个样本 RNA-Seq 数据间的比较分析等。

二、肿瘤差异表达基因分析

在获得肿瘤全基因组表达谱后，肿瘤转录组学研究的下一个最基本的任务是进行肿瘤差异基因表达（difference gene expression）的分析，也就是获得在肿瘤与正常组织之间，以及不同临床分期或不同病理类型肿瘤之间存在明显差异的基因及其具体表达情况，因为对于在不同组织之间均不表达的或者表达水平没有变化的基因，显然不是肿瘤基因组学研究所重点关注的。这是常规也是最简单的分析手段，具体方法包括倍数分析、t 检验、方差分析等。

1. 倍数分析　是最早应用于基因表达谱数据分析的方法，该方法是通过对两个或两组样本间转录组数据中的基因表达的比值（ratio）从大到小排序，一般比值在 0.5～2.0 范围内的基因被认为不存在显著表达差异，该范围之外则认为基因的表达出现显著改变。由于实验条件不同，此阈值范围会根据可信区间有所调整。处理后得到的信息再根据不同要求以各种形式输出，如柱形图、饼形图、点图等。该方法的优点是需要的样本例

数少，节约研究成本，这种方法对于预实验或实验初筛是可行的。缺点是结论过于简单，很难发现更高层次功能的线索，除了有非常显著的倍数变化的基因外，其他变化小的基因的可靠性就值得怀疑了，此外倍数取值是任意的，而且可能是不恰当的，例如，假如以 2 倍为标准筛选差异表达基因，有可能没有 1 条入选，结果敏感性为 0，同样也可能出现很多差异表达基因，结果使人认为倍数筛选法是在盲目地推测。

2. t 检验（t-test）　差异基因表达分析的另一种方法是 t 检验，当 t 超过根据可信度选择的标准时，比较的两样本被认为存在着差异。但是 t 检验常常受到样本量的限制，由于肿瘤转录组学研究成本高昂，重复实验又很费时，小样本的表达谱实验是很常见的，但是小样本导致了不可信的变异估计。为了克服这种缺点，研究者提出了调节性 t 检验（regularized t-test），它是根据在基因表达水平和变异之间存在着相互关系，相似的基因表达水平有着相似的变异的经验，应用贝叶斯条件概率（贝叶斯定理）统计方法，通过检测同一张芯片临近的其他基因表达水平，可以对任何基因的变异程度估计进行弥补。

3. 方差分析（analysis of variance，ANOVA）　方差分析又称变异数分析或 F 检验，其目的是推断两组或多组资料的总体均数是否相同，检验两个或多个样本均数的差异是否有统计学意义。方差分析需要参照实验设计，能计算出哪些基因有统计差异，但它没有对哪些组之间有统计差异进行区分，比如用单因素方差分析对 A、B、C、D 四组进行分析，对于某一个基因，方差分析能够分析出 A 组与 B、C、D 组之间有差异，但是 B、C、D 之间无统计学意义。

4. 非参数分析（nonparametric analysis）　由于全基因组表达谱数据存在"噪声"干扰而且不满足正态分布假设，因此使用 t 检验等模型进行差异表达基因筛选的方法可能有风险。非参数检验并不要求数据满足特殊分布的假设，所以使用非参数方法对变量进行筛选虽然粗放，但还是可行的。目前用于转录组学数据分析的非参数方法除了传统的非参数 t 检验（nonparametric t-test）、秩和检验（Wilcoxon rank sun test）等外，一些新的非参数方法也应用于基因表达谱数据的分析中，

如经验贝叶斯法（empirical Bayes method）、芯片显著性分析（significance analysis of microarray, SAM）、混合模型法（mixture model method, MMM）等。参数法的缺点是分析数据有假设检验，比如改变样本中的变异可明显影响分析结果，对同样数据的转换（如对数转换），对其分析结果也有明显的影响。非参数方法对于这种情况的发生更有效，但是它对表达数据分析的敏感性不如参数方法。目前非参数分析使用较广泛的是SAM

分析法。

SAM软件，由Stanford大学编制，通过特异性t检验比较一群基因从而鉴定出表达改变有统计学意义的基因，每个基因都会根据它的表达与标准值的偏离程度得到一个分值，如果该分值显著高于阈值则表明该基因有意义，常根据FDR（false discovery rate）值来鉴定这些基因的百分率范围（图19-5）。

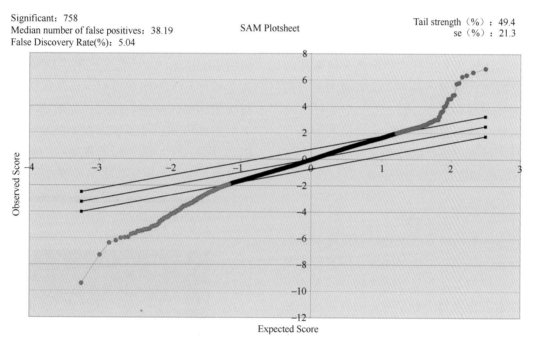

图 19-5　SAM软件分析肿瘤差异表达基因的结果截图

图中每个点代表一个基因，右上方红色的点代表肿瘤中表达上调基因，左下方绿色的点代表表达下调基因，中间一段黑色的点代表在肿瘤和正常中差异不显著的基因。图中三根黑色的斜线，上下两条代表显著性阈值，本次分析使用的阈值是FDR=5.04%

三、构建肿瘤相关组织的基因表达模式

由于肿瘤发生发展是一个多步骤多基因参与的复杂调控过程，基因与基因之间的关系错综复杂。同样，肿瘤样本与样本之间也存在明显的异质性，因此我们仅进行差异基因表达分析，获得一系列在肿瘤与正常样本之间，或者肿瘤样本不同组之间存在差异表达基因还是远远不够的。我们更希望能得到更深入的信息，比如差异表达基因中，是否有一些基因具有相似的表达模式？因为这些具有相似表达模式的基因可能具有共同的特征，如共同的调节元件、共有的生物功能，或者共同的细胞起源等。通常某一特定途径中的基

因或者受相同环境变化影响的基因应当是共调控的，并且具有相似的表达模式，而具有相似基因表达谱的肿瘤样本，可能具有相似的临床特征，比如病理分级分期及预后等。进行基因表达模式分析时用得最多的是对肿瘤转录组学数据进行基因和样本的聚类分析。

聚类分析（cluster analysis）是研究事物分类的一种方法，是在事物分类面貌还不清楚的情况下研究事物的分类。方法是直接比较样本中各指标之间的性质，将性质相近的归为一类，性质差别较大的归在另一类。对肿瘤转录组学数据进行聚类分析的主要任务就是确定具有相似表达模式的基因及具有相似表达谱的样本。通过聚类分析

可以对具有共同表达模式基因的调控途径和调控网络的研究给予启发。

对基因表达谱数据的聚类分析是以基因间的相似程度，或者说基因间的相似距离为基础的，距离越小，基因越相似；反之距离越远，基因间的相似性和关联性越小。相似性的选择和聚类方法的选择在聚类分析中都非常重要。相似性可以划分为三类：第一类是正相关，表示基因具有相似或者相同的功能和调控机制；第二类是负相关，表示基因相互抑制或者对下游通路起抑制性调控；第三类是基于交互（mutual）信息的相似性，这个相似性用来探索更复杂的关系。

肿瘤全基因组表达谱数据的聚类分析常用的有非监督聚类和监督聚类两种，也有将两种分析方法结合起来的混合聚类分析。假如分类还没有形成，非监督分析和聚类方法就是恰当的分析方法；假如分类已经存在，则监督分析和判别方法就比非监督分析和聚类方法效率更高。

（一）非监督聚类

芯片数据分析的核心问题是如何鉴定基因的共同表达模式，并把基因按共同表达模式分成不同的种类以提供对其生物机能及关联性的深入了解。这种探索完全未知的数据特征的方法是一种非监督的分析（unsupervised analysis）。

非监督聚类可以分为凝聚法和分裂法两种。凝聚法是将相似的向量聚集形成节点，再将节点进一步聚集，直至所有独立的向量和节点都聚为一类，形成一个单层的树为止，常用的算法有层积聚类法。常见的分裂法包括自组织映射分析方法、k均值聚类（k-means clustering）等。

1. 层级聚类 层级聚类（hierarchical cluster）可得到类似于进化分析的系统树图，具有相似表达谱的基因彼此临近，它们可能具有相似的功能。其主要思想是先将n个样本看成n类，计算类间的距离，再将相似性最高的两类合并为一个新类，得n–1类，再重新计算关系矩阵，不断重复这个过程直至所有的基因融合成为一个大类。根据合并新类时距离度量计算的不同主要有以下几类：平均连接聚类法（average linkage clustering）、完全连接聚类法（complete linkage clustering）、单连接聚类法（single linkage clustering）、加权配对组平

均法（weighted pair-group average）、组内聚类法（within-groups clustering）等。层级聚类易于使用，系统树图能提供一个关于数据结构的可视化结果。因为距离矩阵的不同，不同的层级聚类算法给出的结果略有不同。对于基因表达数据，平均连接聚类法一般能给出可接受的结果。

最初，由斯坦福大学的Michael Eisen开发了Windows平台免费芯片数据分析软件CLUSTER和TREEVIEW，TREEVIE对CLUSTER计算结果进行图形输出，芯片中的每个基因的表达比值用彩色方块表示，每一列代表样本或不同的实验条件，每一行代表一个基因，最终可以得到类似于进化树的系统树图，支的长短代表了基因的相似程度。这个软件易于使用且直观，已经成为芯片数据分析中使用最广泛的软件之一。图19-6列举了一个典型的肿瘤和正常组织层积聚类的结果，图中主体部分是一个个颜色深浅程度不一的红色或绿色小方格，每个小方格代表一个样本一个基因的表

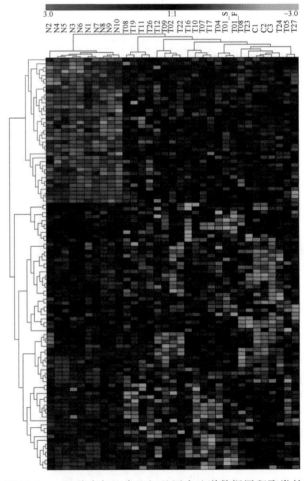

图19-6 一组肿瘤与正常组织基因表达谱数据层积聚类的结果

达情况，红色代表该基因高表达，绿色代表低表达。每一行代表一个基因在不同样本间的表达情况，每一列代表一个样本的不同基因的表达情况，图的上方有一个对样本进行聚类的树，左边则是对基因进行聚类得到的树。

层级聚类为代表的凝聚算法的缺点是有效性较低，而且其结果会受到向量顺序的影响，且无法更正在聚类过程中形成的任何不恰当的合并。

2. 自组织映射网络　自组织映射网络（self organization map，SOM）是基于神经网络的分裂聚类方法，它是基于表达向每一部分所定的参考向量间的相似性。在开始分析之前，通常要定义一种几何结构，一般是二维矩形或六角形格点结构，也可以是环或线等。首先给每个部分建立一个随机向量，再随机挑选一个基因，通过已选定的距离矩阵计算该基因最近的参考向量；然后调整这一参考向量使其与表达向量更相近，其他的参考向量也随之调整。这一过程不断迭代，参考向量的调整量减少，但相似程度的严格性不断提高。最终，参考向量收敛于一个固定值，基因也随之分为几个部分。SOM方法具有良好的计算性能，容易实现，执行速度快，它只靠输入网络模式本身的特征，自行进行修改和修正，受噪声影响小。基因最终分成几个部分与所定义的结构密切相关，但定义何种结构仍需猜测，或者通过其他法来确定。图19-7是一个预先定义3×3二维矩阵进行SOM聚类分析结果的例子。图19-7A为SOM聚类将基因根据其表达趋势的相似性分为了3×3共9种类型，图19-7B显示了其中一种分裂的基因表达具体的结果。

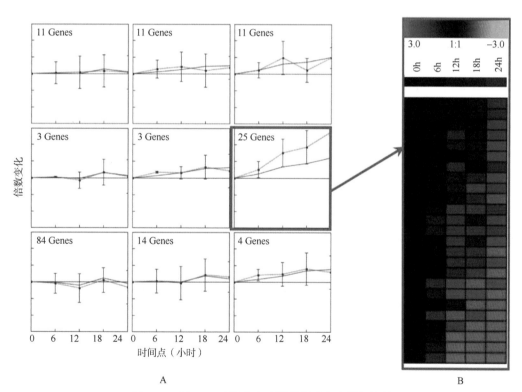

图 19-7　用SOM对肿瘤表达谱数据进行聚类的结果

3. k-means聚类法　k-means聚类法是一种分裂法。k-means聚类法是基于向量的表达模型将向量划分到固定的类中，其目的是建立一个向量组使组内向量相似性较高，而组间相似性较低，它是一种比较简单的算法。该法按用户输入的k值将数据集分成k簇，计算每簇的平均值。然后再随机选择一个数据点，将此数据点加入平均值与该点值最接近的簇，重新计算簇的平均值，重复上述步骤直至没有数据改变簇为止。但k-means和SOM的一个主要缺点是类别的数量必须预先确定，而实际情况下，类与类的边界通常并不清楚。

非监督聚类方法有两个局限：第一，聚类结

果要明确，就需分离度很好的数据。几乎所有现存的算法都是从互相区别的不重叠的类数据中产生同样的聚类，但是，如果类是扩散且互相渗透的，那么每种算法的结果将有所不同，为解释因不同算法使同样数据产生不同结果，必须注意判断不同的方式。对于肿瘤基础和临床研究人员来说，正确解释来自任一算法的聚类内容的实际结果是困难的（特别是边界），最终将需要经验、可信度，通过序列比较来指导聚类解释。第二个局限是上述所有非监督聚类方法所分析的仅是简单的一对一的关系，只是成对的线性比较，大大减少了发现表达类型关系的计算量，但忽视了生物系统多因素和非线性的特点。

4. 主成分分析　主成分分析（principal component analysis，PCA）是一种掌握事物主要矛盾的统计分析方法，它可以从多元事物中解析出主要影响因素，揭示事物的本质，简化复杂的问题。计算主成分的目的是将高维数据投影到较低维空间。给定 n 个变量的 m 个观察值，形成一个 $n \times m$ 的数据矩阵，n 通常比较大。对于一个由多个变量描述的复杂事物，人们难以认识，那么是否可以抓住事物的主要方面进行重点分析呢？如果事物的主要方面刚好体现在几个主要变量上，那么我们只需要将这几个变量分离出来，进行详细分析。但是，在一般情况下并不能直接找出这样的关键变量。这时我们可以用原有变量的线性组合来表示事物的主要方面，PCA就是这样一种分析方法。

在进行基因表达数据分析时，一个重要问题是确定每个实验数据是否是独立的，如果每次实验数据之间不是独立的，则会影响基因表达数据分析结果的准确性。对于肿瘤转录组学方法得到的基因表达数据，如果用PCA方法进行分析，可以将各个基因作为变量，也可以将实验条件作为变量。当将基因作为变量时，通过分析确定一组"主要基因元素"，它们能够很好地说明基因的特征，解释实验现象；当将实验条件作为变量时，通过分析确定一组"主要实验因素"，它们能够很好地刻画实验条件的特征，解释基因的行为。经过PCA分析，一个多变量的复杂问题被简化为低维空间的简单问题，可以利用这种简化方法作图，形象地表示和分析复杂问题。

（二）监督聚类

如果存在一些有关数据的先验信息或假设，如基因功能的种类、样本的分类如疾病状态等，监督聚类分析（supervised cluster analysis）将比非监督聚类方法更适合、更有效。

监督聚类是根据外部尺度来联系转录组数据，如对肿瘤的转录组数据进行监督聚类分析时，其中最常用的外部尺度是诊断特征，如存活时间、转移情况、对治疗的敏感性及临床分型等。这种方法是建立在已有的知识上并有改进现有知识的潜力，通过训练一种"分类器"来辨识与已知的共调控基因表达类型相似的新基因。常用的监督聚类的工具包括不同形式的线性判别分析（linear discrimination analysis）、最近相邻分类法（nearest-neighbor classifier）、决策树（decision tree）、支持向量机（support vector machine，SVM）和人工神经网络（artificial neural network，ANN）等，可用于建立模型，并用该模型预测特定样本的分型并发现分型的标志基因。

1. 线性判别分析　最简单的有监督聚类分析是线性判别分析。通过将选择的基因的表达值进行线性组合，构成线性判别函数，使类间差异与类内差异的比值最大，从而达到分类的目的。这种方法在非监督聚类方法中使用最简单，而且易于使用、直观，易于解释。

2. 支持向量机　如果已知某些基因具有一种功能，某些基因不具备这些功能，则这两类基因可以作为正反两个例子组成训练机，通过训练学习到每一类别的表达特征，从而得到正确的分类，进一步可以判断其他基因。通过这种方式，支持向量机不仅可以利用生物信息学习一个类别的表达特征然后把基因归到相应的组中，还可以鉴定出训练机中的外围基因或者分类不正确的基因。

支持向量机主要是通过寻找最佳的超平面来区分类别，但是真实的例子中往往很难找到超平面，为了解决这一问题，支持向量机采用了升高维度的方法。选择好的核心函数、参数和罚分标准通常很困难，不同的选择会得到不同的分类结果，这样需要不断提高核心函数复杂性直到产生适合的分类。

（三）聚类结果的验证

聚类方法作出的统计推断可能并不一定准确，在很多肿瘤转录组学的实际应用中，常使用两种或两种以上的聚类工具来相互验证所得结果的准确性，比如对同一数据采用不同的聚类方法，如层积聚类和 k-means 聚类，将所得到的类用一定的统计假设检验，判断相似的显著性，从而评判所得类的准确性。

在应用层积聚类的方法时，常会使用自举法（bootstrap）来判别所得到的聚类树的稳定性，即在用来聚类的基因中抽掉一条或者多条基因，然后将得到的树与原来的树进行比较，据此判断原有聚类结果的有效性和稳定性。

扰动法也是一个常用于验证聚类算法有效性或灵敏度的方法，即在基因表达数据中引入随机噪声因子，随机噪声因子的值可以从高斯白噪声中产生，或者从拟合原始基因表达数据的模型残差中获得；然后再根据引入噪声因子后的数据对聚类结果进行比较，将原来的聚类结果应用到此数据集中，以此来评价聚类的鲁棒性（robustness）。

另外，肿瘤转录组实验中，预留某一个或一部分样品（或个体）后进行交叉验证（cross validation）的方法，也是用于估计一个分类的准确度并从逻辑上避免过度拟合的问题的重要方法，这一方法能广泛用于有监督分类和小样本量时的情况。假定要聚类的样品（或个体）的分类属性已知，那么思想是：依次隐藏每个样品（或个体）用一种判别算法估计出该样本的分类属性后，把隐藏样本的分类属性与存留数据集中估计得到的预测分类属性进行比较来评价判别算法的预测能力。常用的方法有加权投票法（weighted voting）和 k 近邻算法（k-nearest neighbors）等。

微阵列实验中，预留某一个样本后进行交叉验证的方法可被用于估计一个分类的准确度，并且可避免数据的过度拟合的问题，广泛用于监督聚类和小样本的情况。假定要聚类的样本的分类属性已知，那么交叉验证的思想是：依次隐藏每个样品（或个体）的分类属性，用已建立的分类和判别模型估计出该样品（或个体）的分类属性后，把隐藏的样品（或个体）分类属性与存留数据集中估计得到的预测分类属性进行比较来评价判别算法的预测能力。算法一般假定基因是独立的，它们的精确度一般依赖于它们与每一类的表达水平怎样，主要的算法有两类：k-Nearest Neighbors 和 Weighted Voting。k-Nearest Neighbors 主要在于记忆一套测试样本（K），如果新的测试对象出现，它观察这套测试样本 K 成员，然后将新的测试对象放入与 K 个成员渐近的成员一起。Weighted Voting 假定每个基因都是独立的，给每个基因每类加不同的权（weight），那么获得最大数量的权的类即为预测类。

四、构建肿瘤转录组调控网络常用生物信息学工具

表达谱数据分析的另一个重点即为挖掘相关基因的生物学背景知识，以及基因的生物学知识与疾病/生命活动之间的相互联系。基因的生物学知识主要来源于各种公共数据库和文献库，另外应用目前已知全序列的模式生物（如酵母、结核分枝杆菌），人们已研制出加载有它们全基因的芯片，通过比较不同条件下（突变、基因敲除或设计时间系列等）表达谱的变化，可揭示基因功能和调控网络，相关数据也可以用来研究人类肿瘤转录组的数据。近 20 年，国际国内的研究机构和生物公司组织了大量人力物力开发了多种基于组学研究的网络数据库及其分析工具，在此将介绍肿瘤转录组学研究常用的集中公共数据库。

1. TCGA 肿瘤基因图谱项目（The Cancer Genome Atlas，TCGA），是主要由美国国家癌症研究所（National Cancer Institute，NCI）和美国国家人类基因组研究所（National Human Genome Research Institute，NHGRI）于 2006 年开始合作创立的多学科癌症大数据研究项目。该项目通过 12 年的时间收集、鉴定并分析全球严重威胁人类健康的 33 种恶性肿瘤超过 11 000 例癌症患者相关的各种组学数据，提供了一个大型的、免费的癌症研究参考数据库。该数据库主要包括各种平台来源的测序数据：RNA 测序、microRNA 测序、DNA 测序、SNP 平台测序、基于微阵列技术的 DNA 甲基化测序、反向微阵列（RPPA）等。数据库

内容涵盖了基因组、转录组、表观遗传、蛋白质组等各个组学数据，提供了一个全方位、多维度的大数据集。基于TCGA等公共数据库的挖掘是目前肿瘤研究的一个热点，研究者可使用TCGA的数据来和自己实际的数据进行比对从而达到相互印证的目的。该项目数据库的网址为https://www.cancer.gov/about-nci/organization/ccg/research/structural-genomics/tcga。官方提供了对应的数据入口Genomic Data Commons Data Portal，简称GDC（https://portal.gdc.cancer.gov/）。同时，还根据肿瘤研究的不同需求提供了很多来自世界各知名研究科研机构提供的第三方在线数据分析工具，包括The Cancer Imaging Archive（TCIA）、The Cancer Proteome Atlas Portal（TCPA）、cBioPortal for Cancer Genomics、Copy Number Portal、DeMixT等十余种。这些工具分析功能强大，限于篇幅，感兴趣的读者可以登录并尝试。

2. GEO数据库　全称为GENE EXPRESSION OMNIBUS，是由美国国立生物技术信息中心（NCBI）创建并维护的基因表达数据库，是整理和调取转录组数据的重要工具之一。它创建于2000年，在近20年的建立与维护过程中，其收录的高通量基因表达数据不断增加，目前已成为生物研究领域影响最为广泛、应用最为全面的高通量基因表达数据库。GEO数据库作为各种高通量实验数据的公共存储库包括基于各种商业和非商业基因芯片（微阵列）和测序平台的基因表达数据，收录涵盖mRNA、非编码RNA、基因组DNA和蛋白质丰度等组学数据。GEO数据库为生物、医学研究领域提供了具有高度灵活通用的功能基因组数据平台，使全世界的研究者可以发布、提交、储存并分享各自的高通量研究数据，同时也是转录组学研究的重要数据平台。世界上所有的科研工作者都可以免费将他们的基因表达谱高通量实验数据向该数据库提交存放，但前提是必须符合MIAME（Minimum Information About a Microarray Experiment）和MINSEQE（Minimum Information About a Next-generation Sequencing Experiment）指南的标准，即微阵列实验基本信息规范和新一代测序实验基本信息规范。GEO数据库在组织层面提供有五大架构，分别为平台（Platform）、样本（Sample）、系列（Series）、数据集（Dataset）和表达谱（Profile）。GEO数据库的架构模式严谨规范，并且极大地方便了想使用GEO数据来研究指定生物现象或疾病的研究者调取和查询指定类型疾病、处理实验条件等内容。

3. DAVID　DAVID是"Data for Annotation, Visualization, and Integrated Discovery"的缩写，也是一个转录组学数据在线分析软件，网址为https://david.ncifcrf.gov/，可对转录组学数据的基因功能进行全面注解，对基因进行批量功能检索，主要功能包括基因功能分类（特别是GO分类项），发现功能相关基因群，功能注释项聚类，图形化显示基因在Biocarta和KEGG PATHWAY中定位、2D显示相关基因与相关分类的关系，搜索其他未在检索基因列表中的功能相关基因，确定交互作用蛋白、匹配基因名称、联结基因与疾病相关性、突出显示蛋白功能域和结构域、定位基因相关文献和基因标识符转换等。

"Functional Annotation Clustering"是DAVID软件的一个重要功能，能利用新型算法计算各注释分类之间的相互关系，根据注释分类之间的共参与基因，将相同或不同来源的相似的、重复注释内容的功能注释分类聚成一组，可以减少相似重复分类的重复计算，直接富集相同或相似生物学意义的基因。根据GO分类中的BP和MF，BIOCARTA PATHWAY和KEGG数据库的"KEGG_COMPOUND"、"KEGG_PATHWAY"和"KEGG_REACTION"，对鼻咽癌相关差异表达基因分别进行"gene-enrichment analysis"，并将差异表达基因涉及的生物学功能进行"Functional Annotation Clustering"。

4. STRING　STRING在线软件（http://string.embl.de/）批量检索"Neighborhood, Gene Fusion, Co-occurrence, Co-expression, Experiments, Databases, Textmining"相关数据库，可视化获得基因/蛋白质之间相互关系，并输出基因关系图（图19-8）。

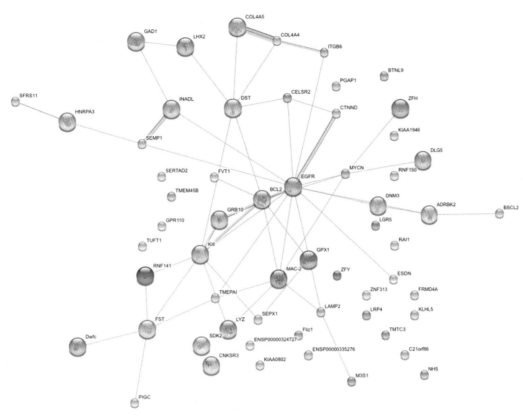

图 19-8　鼻咽癌中早期差异表达基因功能关系截图

5. GSEA　基因集富集分析（Gene Set Enrichment Analysis，GSEA）是麻省理工学院和哈佛大学的 Broad Institute 研究团队开发的一个针对全基因组表达谱芯片数据进行分析的工具，免费注册后即可进行下载和更新。GSEA 由 Java 语言和 R 语言编写，是目前基因表达谱分析中运用最为广泛而且成熟的生物信息分析工具之一。GSEA 最显著的特点就是在综合了现有的基因的定位、性质、功能、生物学意义等信息的基础上，构建了分子标签数据库（Molecular Signatures Database，MSigDB），在此数据库中首先将已知基因按照 C1 染色体位置（position）、C2 已建立的基因集（curate）、C3 模序（motif）、C4 肿瘤相关基因集（computational gene sets）和 C5：GO 基因集（gene ontology gene sets）进行分组归类，每个组下再进行细分，从而设置了多个功能基因子集。在对全基因组表达谱芯片杂交数据集进行分析时，首先确定分析的目的，即选择 MSigDB 中的一个或多个功能基因集进行分析，然后将经过标准化处理后的数据进行表达值大小的排序之后，比较这些基因与选择的功能基因集中基因的符合度，从而发现研究的基因表达谱数据是否在选定的功能基因集中有某种共同表达的趋势，进而根据一定的算法，给出富集分数。可以看出，GSEA 方法关注的不是有限几个发生显著改变的差异基因，而是关注这些检测基因的表达在定义的功能分组中是否有共同的表达趋势，是从另一个角度来解读生物学信息，以阐述其中的生物学意义，因此，越来越受到广大科研工作者的青睐。

五、不同阶段或时间序列肿瘤动态转录组与表达调控网络

肿瘤的发生发展是一个多步骤多因素参与的复杂调控过程，是许多微效累加基因和环境因素共同作用的结果，其性状变异呈现连续的数量级差改变。同时，肿瘤的发生发展也是一个连续的过程，在演进的每一个时间系列或者每一个不同演进阶段，肿瘤细胞的转录组都可能会发生较大的变化，而这种变化又将对肿瘤的进一步演进起到推波助澜的作用。因此，构建不同阶段或者不同时间序列肿瘤动态转录组并阐明其中的表达调

控网络，诠释肿瘤发病学的分子机制，是肿瘤转录组学研究的最终目标，也是最重要、最复杂的研究任务之一。

1. 不同时间序列肿瘤动态转录组学研究　针对肿瘤发生、发展的不同演进阶段，设计多个连续的时间点（time series）进行数据采集和进行内在动态变化规律的归纳将是研究的关键。基因表达、蛋白质翻译及翻译后修饰、表观遗传学调控等构成了错综复杂的基因调控网络。为了解不同阶段肿瘤转录组的动态表达规律，我们可以对多分组样本的差异基因进行表达模式分析，得到不

同类型的基因表达动态模式，并从中选取最具代表性的显著性表达模式，得到多分组差异基因，应用模糊聚类等机器学习方法筛选出影响样本变化的显著性基因表达模式，其所属基因的表达变化与疾病发生、发展变化具有显著性联系。最显著性的基因表达模式可能在同一生命过程中行使相同的功能。图19-9列举了20种频率最高的结直肠癌不同发病阶段基因动态模式，图19-10则是这20种基因动态模式中的一个代表性模式的基因表达结果。

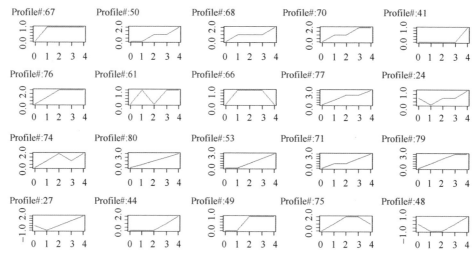

图19-9　结直肠癌不同发病阶段20种基因动态表达模式

图中0代表正常对照，1、2、3、4分别代表临床Ⅰ～Ⅳ期

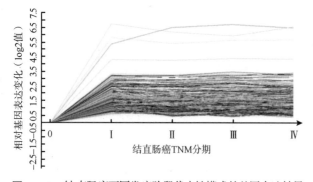

图19-10　结直肠癌不同发病阶段代表性模式的基因表达结果

2. 不同时间序列肿瘤转录因子活性谱研究转录组表达调控机制　转录因子在肿瘤转录组学调控中扮演着非常重要的角色。转录因子作为细胞信号通路的终端，整合了上游许多遗传分子改变（瘤基因活化和抑瘤基因失活）所传递的异常信

号，最终通过直接调控肿瘤相关基因的表达，使得细胞呈现恶性表型及异常的生物学行为，如失去正常分化的能力、增殖失控、获得侵袭和转移的能力。不同肿瘤存在着不同的基因表达谱，而且存在许多组织特异性的功能基因的变化，这些变化很可能在不同程度上决定了转录因子在不同肿瘤具有有别于其他肿瘤的活性变化规律及基因调控机制。因此，转录因子活性变化规律与肿瘤发生发展过程中的基因异常表达规律存在着密切的联系，且具有肿瘤组织或细胞特异性。转录因子芯片的出现为研究肿瘤不同发病阶段转录因子活性变化的动态变化规律提供了便利。图19-11是转录因子活性芯片的检测流程和一部分有显著改变的转录因子在鼻咽癌不同临床阶段的活性动态变化。

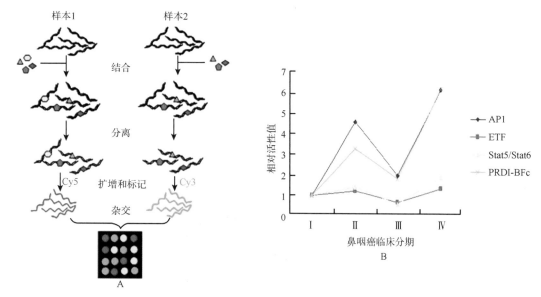

图 19-11　转录因子活性谱

A. 转录因子活性芯片的检测流程；B. 一部分转录因子在鼻咽癌不同临床阶段的活性动态变化

通过转录因子活性芯片了解肿瘤发展过程中转录因子动态表达和活性改变规律，厘清转录因子在基因调控中的具体作用以及转录因子之间相互作用，并结合相应的基因表达谱数据可以帮助我们更好地理解肿瘤转录组表达调控机制，精确地描绘庞大而又复杂的信号通路网络及其所汇聚的瘤基因转录因子将会揭示新的转录规律。

第三节　转录组学在肿瘤基础与临床研究中的应用

组学技术为人们提供了高通量、精确、灵敏、快速的检测手段，对探讨肿瘤发生发展中的基因开关及表达程度提供了强有力的支持，利用组学技术可获取肿瘤进展各期相关的基因表达数据。相较 DNA 基因组（突变、缺失、扩增、多态性）和蛋白质组（蛋白质丰度、蛋白质修饰），转录组的时空特异性更为显著，因此转录组学数据在肿瘤基础研究和临床应用中均具有非常重要的价值。

一、肿瘤的分子分型

现有的大多数疾病，尤其是肿瘤的分型主要以病理为主，病理学在肿瘤临床和基础研究中一直具有不可替代的重要作用。由于肿瘤是高度异质性的疾病，细胞形态相似的同一病理分型肿瘤病患可能由于其分子遗传学改变并不相同，从而导致对同一治疗方案的反应和预后并不一致。

转录组的研究可给每一个体提供一幅"分子肖像"（molecular pattern），通过对肿瘤临床表现和病理检测进行综合分析，建立肿瘤转录组或者肿瘤基因表达谱与临床表现间的内在联系。肿瘤的分子分型（molecular classification）是通过综合的分子分析技术，为疾病分类提供更多的信息，从而使疾病分类的基础从形态学转向以分子特征为主要依据的新分类体系（molecular pathology characteristics-based classification）。分子分型的最终目标是通过明确疾患个体的分子特征，选择适合于该个体特征的靶向性药物，以最小副作用达到最大疗效。目前肿瘤的分子分型研究进展较快，多种肿瘤的分子分型已经用于临床，指导诊断及治疗。

首先介绍经典的肿瘤转录组学的研究和应用范例。Alizadeh 等于 2000 年在 *Nature* 发表了一篇关于研究弥漫大 B 细胞淋巴瘤的论文，文中利用基因芯片和分层聚类发现了弥漫大 B 细胞淋巴瘤的新亚型，并找到了分子印章，提供了分型的标准。通过聚类，可以发现同为弥漫大 B 细胞淋巴瘤却明显地分成了两类（图 19-12），提示该病可能有亚型，再查病史，发现两者的死亡率相差 10 个百分点以上（图 19-13）。那么两者的不同到底

是怎样造成的呢？也就是说分型的依据是什么呢？他们再对基因聚类，这样很容易就找出了两类不

同的基因表达，这可以作为临床分型的依据。

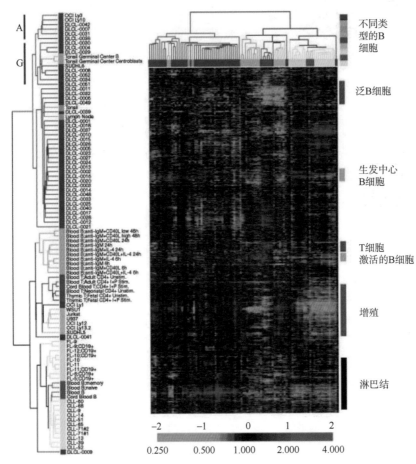

图 19-12　正常和淋巴瘤样本基因表达谱聚类结果

左边是样品列表及其基因表达谱相似性（聚类分析）结果，右边的彩图是这些样品转录组数据分析，图中每一行代表一个基因芯片上的 cDNA 克隆，每一列代表一个 mRNA 样品。从绿色到红色代表基因表达水平从弱到强。更多信息请参考 Nature. 2000；403（6769）：503-511

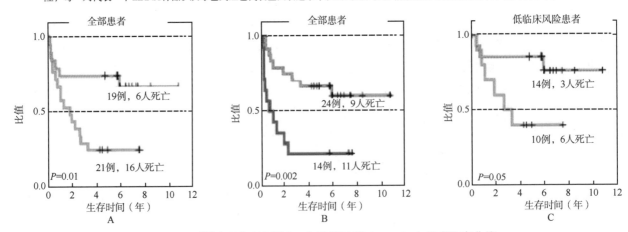

图 19-13　不同病理分型弥漫大 B 细胞淋巴瘤（DLBCL）患者生存曲线

A. 依据基因表达谱分类后不同病理类型患者的生存曲线；B. 根据国际预后指标（international prognostic index，IPI）将患者分为低风险和高风险两组，这两组患者的生存曲线；C. 根据 IPI 分类为低风险的患者用基因表达谱结果分类后不同组的生存结果。该结果提示对于 IPI 不能区分的患者，转录组结果仍然可以将其中的高风险患者区分开来。更多信息请参考 Nature. 2000；403（6769）：503-511

二、肿瘤的预后判断

肿瘤的预后判断对于肿瘤的临床治疗有着非常重要的指导价值。对高风险（high risk）患者进行筛查，不仅可以指导临床医生对这一部分患者采取特别严格的治疗方案以提高治疗的效果，同时也可以提醒患者进行更频繁的治疗后复查，尽早发现可能的复发和转移，延长生存时间。转录组学研究为肿瘤的预后判断提供了新的模型，已在多种肿瘤中得到应用，如van de Vijver等通过对295例乳腺癌患者进行转录组学分析，从中筛选到了70个基因与乳腺癌预后有关，用这70个基因建立的乳腺癌预后判断分子模型可以对乳腺癌患者进行预后分类（图19-14），该预后预测模型比当时标准的基于组织学的预后模型更为有效（图19-15）。

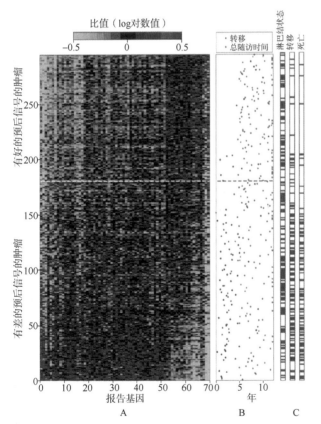

图19-14　用70个基因表达谱对295例乳腺癌患者进行预后判断

A. 图中每一行代表一个乳腺癌患者样品（一共295行，Y轴），每一列代表一个预后判断基因（共70个，X轴），红色代表mRNA高表达，绿色代表mRNA低表达。白色虚线将患者分为高危和低风险两类。B. 图中显示的是每个患者第一次远端转移的时间。C. 图中3列分别代表患者淋巴结转移、远处转移（有转移为蓝色，无转移为白色）及生存状况（死亡为蓝色，存活为白色）。更多信息请参考N Engl J Med. 2002；347（25）：1999-2009

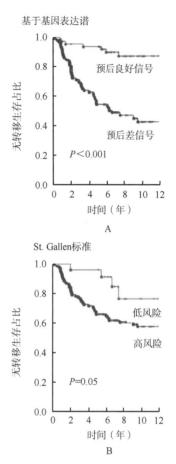

图19-15　基于70个基因建立的预后模型与传统预后模型的比较

A图为基因表达谱预测模型；B图为传统的St. Gallen模型。更多信息请参考N Engl J Med. 2002；347（25）：1999-2009

三、寻找肿瘤相关分子标志物

肿瘤转录组学研究极大地推进了新的肿瘤特异性标志的发现，并为临床肿瘤的防治及预后判断提供了可靠的科学支持。以前列腺癌为例，Dhanasekaran等通过对良性前列腺样本和癌变的前列腺组织进行转录组学分析（图19-16），发现良性前列腺样本和癌变的前列腺组织或细胞聚在不同的类中，前列腺癌的聚类分支中，转移的和未转移的肿瘤也组成了不同的亚类，B3和C1代表在转移和未转移的前列腺癌中表达都下调的基因，B6和B4分别代表在转移性前列腺癌中特异性表达上调和下调的基因。另外，从得到的大批差异表达的基因中选取出一些更有意义的基因，通过对这些基因的分析，确认了几个前列腺癌的标志基因，提示它们是癌症发生的调节子。

近几年最新的显微定位系统、原位测序技术、单细胞测序技术，使得转录组学的应用提升到"时空"三维水平成为可能，同时也为肿瘤异质性的问题作出非常直观、精确的呈现。Joakim Lundeberg等通过基于带有相对空间信息表形码的上亿个poly（T）寡核苷酸捕捉锚的芯片，与前列腺肿瘤组织切片直接接触并进行RNA逆转录，从而能够在6000多个不同病理区域的空间范围中测量数十个细胞的全转录组基因表达谱，该技术体现出了最新的空间转录组学的理念（图19-17）。

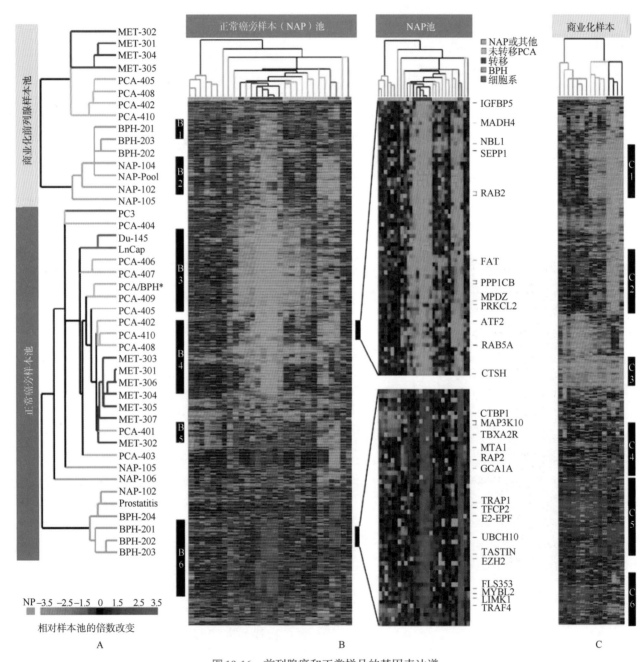

图19-16　前列腺癌和正常样品的基因表达谱

更多信息请参考Nature. 2001；412（6849）：822-826

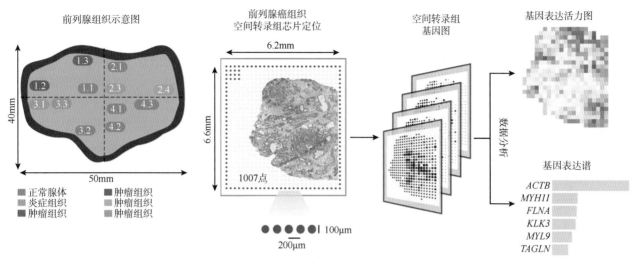

图19-17 前列腺癌组织的时空特异性转录组研究

更多信息请参考Nature Communication. 2018；9（1）：2419

研究者可以直观地分析病理切片中不同区域包括正常组织、间质细胞、腺体、免疫细胞和肿瘤细胞的转录本及其表达情况，对肿瘤发展过程的不同区域和空间进行准确的定位和表达分析，鉴定了一系列不同组织和细胞来源的特异性基因标志，充分体现了肿瘤发生发展过程中空间性和阶段性的特点。

四、大样本肿瘤转录组数据及其调控网络构建的综合应用

近年来，随着高通量技术应用的推广和成本的降低，各种高通量数据呈现指数级增长。根据肿瘤研究的需要，各大基因测序平台所产生的肿瘤基因组、转录组、蛋白质组等组学数据量愈发庞大，同时数据所包含的相关的临床、病理及预后信息也更加规范完整。由此，世界上各大研究团队通过最新的数据分析手段可以回溯、提取、整合并综合分析和构建大样本的组学数据。Uhlen等对17种主要的人类癌症的7932份样本的转录组（TCGA）和蛋白质组（HPA）数据进行系统整合，并对个体间和肿瘤间的变异进行模式分析（图19-18）。通过分析鉴定了不同肿瘤的预后相关基因及针对个体的代谢模型，并基于转录组和蛋白质组数据系统构建了人类肿瘤的病理图谱，可为肿瘤研究提供充分翔实的大数据支撑。

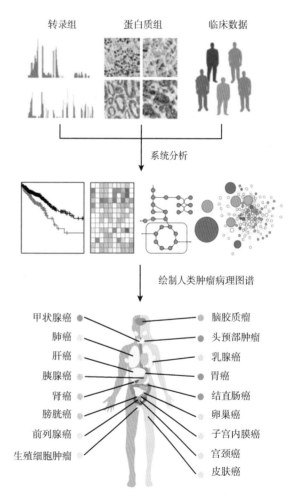

图19-18 泛癌研究的代表，对17种主要的人类癌症的7932份样本的转录组（TCGA）和蛋白质组（HPA）数据进行系统整合

更多信息请参考Science. 2017；357（6352）：eaan 2507

第四节 单细胞RNA测序

单细胞RNA测序（single-cell RNA sequencing, scRNA-Seq）技术是在单个细胞分辨率下对组织进行转录组的分析，可以比较各个细胞转录本之间的差异，以及发现罕见的细胞亚群，为恶性肿瘤的机制研究及治疗提供了前所未有的新的信息。自从2009年第一个单细胞RNA测序（scRNA-Seq）研究发表以来，单细胞RNA测序技术在肿瘤研究中取得了一系列重要发现。

一、单细胞RNA测序分析肿瘤发生发展的异质性

一个肿瘤组织样本以及不同患者之间的肿瘤的高度异质性是治疗失败的重要原因，深入了解肿瘤的每一个细胞的功能状态和识别细胞亚群的组成及其特征，对于癌症生物学和治疗策略的选择具有基本意义。

目前对癌症遗传学最广为接受的理论是体细胞突变累积，即肿瘤通过进化过程中积累体细胞突变而形成。这些随机发生的突变存在于不同基因组区域，其中少部分可能涉及重要的基因，导致体细胞的状态发生异常改变，如获得无限增殖能力、肿瘤血管生成等。这些突变的累积最终造成恶性细胞形成、侵袭和转移，诱导了肿瘤的多阶段发生。体细胞突变的形式主要包括碱基对取代、碱基的插入和缺失、染色体重排以及基因拷贝数改变等。单细胞RNA测序作为新一代测序技术，可获得恶性肿瘤发展各个阶段的转录组数据，并反推肿瘤基因组学或者遗传学和分子生物学特征，在肿瘤从癌前病变开始，到发育为浸润性肿瘤甚至转移瘤的过程中，都可以发挥重要作用。

以胰腺癌为例，胰腺导管腺癌作为恶性程度较高的肿瘤之一，其发生存在一个较长的转化过程，癌前病变可能提前数年发生。对部分发生胰腺上皮内瘤变等癌前病变的胰腺上皮细胞进行单细胞RNA测序，分析增殖、侵袭、转移相关基因发生的突变，评估恶性转化风险，为遏制肿瘤进一步的发展提供了可能。此外，单细胞转录组测序有可能量化分析胰腺癌细胞存在的转录状态，鉴别不同免疫细胞和非恶性细胞亚群，并结合已有临床数据进行分型，对于临床靶向治疗具有重要意义。

此外，大量的临床数据表明肿瘤转移是导致患者死亡的主要原因之一，并且恶性肿瘤细胞侵袭迁移能力的获得也是肿瘤发展过程中重要的一环，肿瘤转移表型包括从原发肿瘤转移、在血液或淋巴循环中存活、侵入远端组织和建立远端转移灶。肿瘤化疗过程中，部分细胞由于耐药，最终复发使治疗失败，通过单细胞RNA测序可以了解原发和复发肿瘤细胞的区别，洞悉引起肿瘤复发的细胞亚群、突变基因及驱动肿瘤生长的多种通路，对于肿瘤的治疗具有一定的指导策略。

二、单细胞RNA测序描绘肿瘤免疫微环境

在肿瘤的动态发展过程中，单个肿瘤细胞亚群不仅相互竞争与合作，并且与周围的免疫细胞紧密联系。单细胞测序研究证实，肿瘤组织由复杂的免疫成分构成：先天免疫细胞，如树突状细胞（DC）、未成熟树突状细胞（iDC）、活化树突状细胞（aDC）、嗜酸性粒细胞、中性粒细胞、肥大细胞、巨噬细胞、自然杀伤细胞；适应性免疫细胞，如辅助T细胞（Th1、Th2等）、Treg细胞、CD8$^+$ T细胞、中央记忆T细胞、滤泡辅助T细胞（Tfh和γδT等）。免疫异质性体现在肿瘤组织的免疫浸润程度和免疫细胞类型在不同肿瘤类型和不同分期的肿瘤患者之间有明显的个体差异性。

单细胞RNA测序技术可以很好地将肿瘤细胞与其他非肿瘤细胞（免疫细胞、淋巴细胞等）进行区分，将测序数据结合已知的细胞标记基因进行建模分析，或与已有的细胞基因表达数据库进行对比，进行肿瘤组织的细胞分型。单细胞RNA测序因具有更高的检测精度，可以对肿瘤细胞进行更细致的划分，特别是免疫细胞，不仅可以区分先天免疫细胞、适应性免疫细胞，包括辅助性T细胞、细胞毒性T细胞等类型，而且进一步发现了各类T细胞的不同亚型。所以，根据单细胞RNA测序结果，可以针对不同的肿瘤浸润免疫细胞分析其特有表征进行分子靶向治疗，为克服免疫抑制和恢复自然发生的免疫监视提供可能，使免疫疗法有望在癌症治疗中取得更好更广泛的临床治疗效果。

三、单细胞RNA测序分析肿瘤组织中的细胞间通信

在过去的几十年，随着肿瘤微环境与恶性表型相关研究的不断深入，人们对传统的以肿瘤细胞为中心的肿瘤治疗的观点进行了修改，恶性细胞与其局部微环境的相互作用为靶向治疗提供了新的方向。为了更好地对患者进行有效的靶向治疗，发现肿瘤组织可能存在的相互作用，我们需要更全面地了解肿瘤微环境中发生的细胞间相互作用，包括恶性细胞、非恶性细胞以及两者之间的细胞通信。单细胞RNA测序方法可用于表征肿瘤相关细胞类型的丰度和功能状态，也可用于检测细胞间通信，分析不同个体中细胞间相互作用与肿瘤微环境病理生理特征的关系，从而预测肿瘤的发展及预后，同时也为揭示肿瘤的细胞生态系统，以及单细胞基因组学如何应用于靶向治疗和免疫治疗提供启示和新思路。

对肿瘤异质性的研究表明，许多肿瘤行为需要依赖于癌细胞之间以及癌基质细胞之间的细胞间通信，实现各类细胞的互相影响，协同发挥其生理作用。其中很大一部分的细胞间通信通过分泌信号分子（配体）与其同源受体进行相互作用，如肿瘤细胞分泌的白介素等细胞因子可以募集巨噬细胞，VEGF的分泌刺激内皮细胞的迁移和增殖，促进肿瘤血管生成等。

经过数年的发展，单细胞RNA测序在技术和应用方面都取得了突破，这种功能强大的转录组测序工具极大地影响了肿瘤研究并为之作出了巨大贡献。研究者可以借助这一有力工具构建不同肿瘤不同细胞亚群的转录组数据库，了解其发生和进展机制，揭示不同肿瘤患者微环境中肿瘤内和肿瘤间异质性相关细胞亚群，分析免疫细胞浸润程度及肿瘤抗原表达等，使肿瘤研究水平获得进一步提升。

小　结

本章介绍了转录组与转录组学的基本概念及其研究和应用领域，着重讲述了肿瘤转录组学的五个主要的研究内容，即构建肿瘤相关细胞或组织的全基因组表达谱，进行差异基因表达分析，研究肿瘤相关组织的基因表达模式，构建肿瘤发生发展过程中的基因调控网络及其常用公共数据库工具，并通过发表在国际高水平期刊上的肿瘤转录组学研究的几个实例，介绍了转录组学在肿瘤分子分型、预后判断及肿瘤相关分子标志物筛选方面的应用；最后，简单介绍了最新的单细胞RNA测序技术及其在肿瘤研究中的应用。

（李夏雨　熊　炜）

参 考 文 献

李桂源，2011. 现代肿瘤学基础.北京：科学出版社.

Alizadeh AA，Eisen MB，Davis RE，et al，2000. Distinct types of diffuse large B-cell lymphoma identified by gene expression profiling. Nature，403（6769）：503-511.

Berglund E，Maaskola J，Schultz N，et al，2018. Spatial maps of prostate cancer transcriptomes reveal an unexplored landscape of heterogeneity. Nat Commun，9（1）：2419.

Dhanasekaran SM，Barrette TR，Ghosh D，et al，2001. Delineation of prognostic biomarkers in prostate cancer. Nature，412（6849）：822-826.

Uhlen M，Zhang C，Lee S，et al，2017. A pathology atlas of the human cancer transcriptome. Science，357（6352）：eaan2507.

van de Vijver MJ，He YD，et al，2002. A gene-expression signature as a predictor of survival in breast cancer. N Engl J Med，347（25）：1999-2009.

Wang Z，Gerstein M，Snyder M，2009. RNA-Seq：a revolutionary tool for transcriptomics. Nat Rev Genet，10（1）：57-63.

第二十章

肿瘤表观遗传学

自1939年Conrad Waddington首次提出"epigentics"的概念后，肿瘤的研究已经进入全新的表观遗传学（epigenetics）领域，肿瘤的发生、发展不仅取决于遗传因素，同时也受到表观遗传修饰的影响。为了更好地理解遗传和表观遗传机制在生物体的生理和病理变化中的调节作用，国际上陆续启动了系列研究项目，这些项目的研究推动了表观遗传学的快速发展，如DNA元素百科全书（Encyclopedia of DNA Elements，ENCODE，2003）、人类表观基因组计划（Human Epigenome Project，HEP，2003）、癌症基因组图谱（the Cancer Genome Atlas，TCGA，2006）、国际癌症基因组联盟（the International Cancer Genome Consortium，ICGC，2008）、国立卫生研究院的表观基因组学图谱绘图联盟（the National Institutes of Health Roadmap Epigenomics Mapping Consortium，2008）以及欧洲共同体倡议蓝图（the European Community Initiative BLUEPRINT，2011）。

过去20年，科学家对以DNA为模板的表观遗传调控机制进行了深入的研究。DNA甲基化、组蛋白修饰、染色质重塑和RNA介导的靶向性调节的异常等是癌症发生的重要生物学过程。肿瘤的发生是环境因素和遗传因素共同参与的多基因遗传和表观遗传共同起作用的结果（图20-1），表观

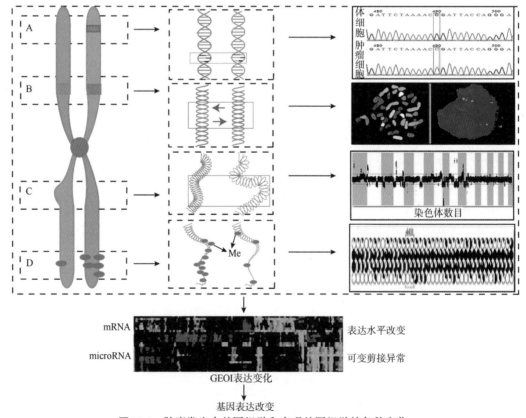

图 20-1　肿瘤发生中基因组学和表观基因组学的各种变化

A. DNA测序分析检测DNA序列的变化，如点突变；B. 荧光原位杂交（fluorescence in situ hybridization，FISH）检测基因组结构的改变，从图中可以看到两条染色体带的交换（蓝色和绿色）；C. 比较基因组杂交检测DNA拷贝数的变化；D. 染色质免疫沉淀和免疫沉淀的DNA微阵列分析DNA甲基化和染色质结构的变化。上述每一步变化均可引起基因或非编码RNA的表达水平的改变（这里指genetic elements of interest，GEOI），改变转录的剪接模式和基因的功能，最终导致包括肿瘤在内的疾病的发生

遗传学的改变贯穿于肿瘤发生、发展的整个过程。本章主要介绍表观遗传学调控的基本原理及其失调控导致肿瘤发生、发展的研究进展。对肿瘤表观遗传学的深入研究可以更加全面地阐明肿瘤发生、发展的癌变机制，对肿瘤的临床诊断、治疗和预防都具有十分重要的指导意义。

第一节　表观基因组学特征

"表观遗传学"一词被提出来之后，其确切的定义一直存在争议。直到2008年，冷泉港表观遗传学会议明确定义表观遗传学（epigenetics）的概念为"不改变DNA序列的染色质变化引起的稳定遗传表型"（stably heritable phenotype resulting from changes in a chromosome without alterations in the DNA sequence），即表观遗传学是研究不涉及DNA序列改变的基因表达和调控的可遗传变化，是研究从基因演绎为表型的过程和机制的一门新兴的医学遗传学分支。

表观基因组学（epigenomics）则是在基因组水平上对表观遗传学改变的研究。表观遗传学研究的内容几乎涉及基因表达调控的所有方面。在基因组中除DNA和RNA序列以外，还有许多调控基因的表观遗传信息，它们虽然本身不改变基因的序列，但是可以通过基因修饰，改变蛋白质与蛋白质、DNA和其他分子的相互作用，从而影响和调节遗传基因的功能和特性，因此，表观遗传学的主要研究内容：一是表观遗传学研究基因如何发挥其功能以及基因之间的相互作用关系；二是研究范畴仅涉及DNA序列之外的使基因表达模式发生改变并通过细胞分裂和增殖周期影响遗传，可使之在世代之间稳定传递的因素，如DNA甲基化和染色质构象等。

表观基因组学的基本特征在于它的复杂性和可塑性。随着全球蛋白质组学和基因组学技术的发展，人们对表观基因组学特征的认识也在不断地完善。新一代基因组测序技术（next-generation sequencing，NGS）结合染色质免疫沉淀（chromatin immunoprecipitation，ChIp）技术建立起来的ChIp-Seq检测平台为我们提供了很好的表观基因组综合图谱，包括核小体定位、染色质构象、转录因子结合位点、组蛋白定位和DNA修饰等。此外，NGS还揭示了大量的哺乳动物的转录组学信息，通过基因组测序，我们知道绝大部分基因组信息是转录的，非编码RNA可能在表观遗传调控中发挥了重要的支撑等基础性作用。

表观基因组的复杂性主要取决于DNA和组蛋白修饰途径的多样性。染色质是由DNA和组蛋白组成的大分子复合物，为整个基因组的包装提供了重要的组成支架。DNA和组蛋白的修饰主要由染色质修饰酶（writer）以高度协调的方式动态地放置和移除修饰基团，形成了表观基因组的可塑性。在哺乳动物细胞中，基因甲基化修饰、核小体重塑及系列组蛋白修饰均是呈动态变化的，这种动态调控的模式可以保证染色质的组装从而调控基因转录抑制与激活之间的平衡。目前的研究表明，至少含有4种不同的DNA修饰形式和16类组蛋白修饰形式。这些修饰可以通过改变核小体内部和核小体之间的非共价结合来改变染色质结构。同时，染色质内部还有很多含有能够特异性识别DNA和蛋白质修饰位点的特殊蛋白（reader），这些染色质"reader"可以招募不同的染色质修饰酶（writer）和重塑酶（eraser），这无形中又增加了表观基因组的复杂性（图20-2）。

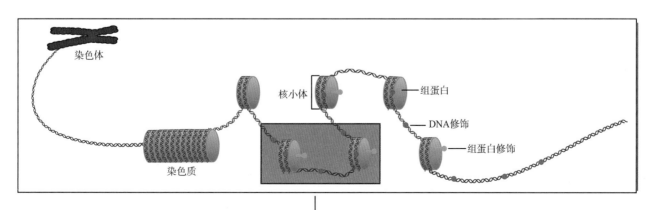

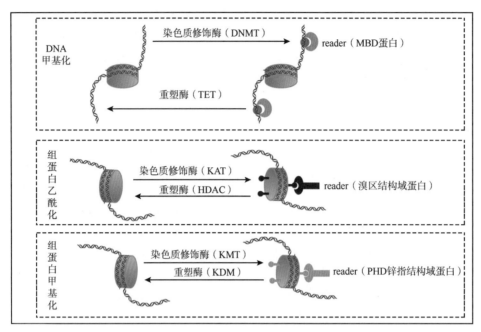

图20-2　染色质上共价修饰的调节

DNA 序列包裹在一个由 8 个组蛋白组成的核心周围，将基因组压缩成核小体，然后压缩成染色质和染色体。上图显示了组蛋白和 DNA 成分的共价修饰子集（红色圆圈），它们控制 DNA 对转录因子和其他调节剂的可及性。共价标记由染色质修饰酶（writer）建立，如组蛋白赖氨酸甲基转移酶（KMT）、组蛋白乙酰转移酶（HAT）和DNA甲基转移酶（DNMT）。这些修饰由 "reader" 解释，包括 DNA 上的甲基CpG结合域（MBD）蛋白和含有溴区结构域（bromodomain）与PHD锌指结构域（PHD finger-domain）的多种蛋白质。过去十年的相关研究进展表明，几乎所有的标记都可以通过重塑酶（eraser）去除，如组蛋白去甲基化酶（KDM）、组蛋白脱乙酰酶（HDAC）和DNA羟化酶（TET）家族。除了转录因子的核心作用外，这些酶之间的相互作用还通过调节对 DNA 序列的访问来帮助建立和维持细胞身份

第二节　肿瘤相关的表观遗传学途径

表观遗传主要通过DNA甲基化、组蛋白修饰（histone modification）、染色质重塑（chromatin remodeling）以及非编码RNA等4种调控方式来实现对基因表达的控制。表观遗传学改变在异常的克隆性增生和癌性增生的级联事件的起始中发挥着重要作用，异常的表观遗传修饰几乎存在于所有类型的人类肿瘤中。

一、DNA甲基化与肿瘤

DNA甲基化（DNA methylation）是最早发现的表观遗传修饰形式之一，存在于所有高等生物体中，在维持细胞正常功能、遗传印迹及胚胎发育过程中起着极其重要的作用。基因表达和DNA甲基化之间的相关性研究是最早将表观遗传学与肿瘤联系起来的事件。后续来自于国际癌症联盟（International Cancer Genome Consortium，ICGC）的研究结果进一步验证了肿瘤基因异常表达和甲基化修饰之间的关系（表20-1）。

表20-1　染色质修饰与肿瘤的相关性

	修饰酶（writer）			重塑酶（eraser）			识别（reader）		
	蛋白	突变类别	肿瘤	蛋白	突变类别	肿瘤	蛋白	突变类别	肿瘤
DNA甲基化	DNMT3A	M、F、N、S	AML、MDS、MPD	TET1	T	AML	/	/	/
	/	/	/	TET2	M、N、F	AML、MPD、MDS、CMML	/	/	/

续表

	修饰酶（writer）			重塑酶（eraser）			识别（reader）		
	蛋白	突变类别	肿瘤	蛋白	突变类别	肿瘤	蛋白	突变类别	肿瘤
组蛋白乙酰化	KAT3A（CBP）	T、N、F、M	AML、ALL、DLBCL、B-NHL、	/	/	/	BRD1	T	ALL
	KAT3B（P300）	T、N、F、M	AML、ALL、DLBCL、乳腺癌、结直肠癌	/	/	/	BRD3	T	中线癌
	KAT6A（MOZ）	T	AML、MDS	/	/	/	BRD4	T	中线癌
	KAT6B（MORF）	T	AML、平滑肌瘤	/	/	/	/	/	/
组蛋白甲基化	KMT2A（MLL1）	T、PTD	AML、ALL、TCC	KDM5A（JARID1A）	T	AML	TRIM33	T	乳头状甲状腺癌
	KMT2B（MLL2）	N、F、M	髓母细胞瘤、FL、肾细胞癌、DLBCL	KDM5C（JARID1C）	N、F、S	肾细胞癌	ING1	M、D	黑色素瘤、乳腺癌
	KMT2C（MLL3）	N	髓母细胞瘤、TCC	KDM6A（UTX）	N、F、S、D	AML、TCC、肾细胞癌、食管癌	ING4	D	头颈部鳞状细胞癌
	KMT3A（SETD2）	N、F、S、M	肾癌、乳腺癌	/	/	/	MSH6	N、F、M、S	结直肠癌
	KMT3B（NSD1）	T	AML	/	/	/	/	/	/
	KMT6（EZH2）	M	DLBCL、MPD、MDS	/	/	/	/	/	/

突变类别：M，错义突变；F，移码突变；N，无义突变；S，剪切位点突变；T，染色体移位；D，染色体缺失；PTD，部分串联复制。

肿瘤：AML，急性髓系白血病；ALL，急性淋系白血病；B-NHL，B细胞非霍奇金淋巴瘤；CMML，慢性粒单核细胞白血病；DLBCL，弥漫大B细胞淋巴瘤；FL，滤泡性淋巴瘤；MPD，骨髓增生性疾病；MDS，骨髓增生异常综合征；TCC，膀胱移行细胞癌。

1. DNA甲基化修饰　DNA最常见的甲基化修饰是CpG二核苷酸中胞嘧啶残基（5mC）上的5碳甲基共价修饰。DNA甲基化常发生于着丝粒、端粒、非活性X染色体和重复序列处。虽然肿瘤细胞中全基因组呈DNA低甲基化修饰状态，但启动子区的CpG岛的甲基化修饰状态依然是肿瘤中最常见的修饰形式。70%以上的哺乳动物细胞的基因的启动子区均含有CpG岛，CpG岛的甲基化在转录调控中扮演着重要的角色，通常在恶性肿瘤的转化中发生甲基化修饰的改变。NGS测序技术目前已经能够提供全基因组范围内的CpG甲基化修饰谱。经测序发现，有5%～10%在正常细胞中没有甲基化的CpG岛在各种肿瘤细胞中也出现了甲基化修饰的改变。这些研究提示，CpG岛启动子区的高甲基化修饰不仅能够影响蛋白编码的

基因表达，还会影响非编码RNA的转录，这些非编码RNA在肿瘤转化中也具有重要的作用。非常重要的是，全基因组DNA甲基化谱也揭示了在基因本身（gene body）和CpG "shores" 上均存在DNA甲基化修饰的改变。CpG "shores" 是指CpG岛的上下游保守序列均发生甲基化修饰改变的区域。许多主动转录的基因在基因体内具有高水平的DNA甲基化，这表明DNA甲基化的背景和空间分布在转录调控中至关重要。

目前的研究表明，真核生物中存在3种最常见的DNA甲基转移酶，即DNMT1、DNMT3A和DNAMT3B，此外还有DNMT5L等。DNMT1是一个维持甲基化转移酶，它可以识别DNA复制过程中的半甲基化DNA，然后甲基化新合成的CpG二核苷酸，此时，这个亲本链的伴侣链已经完全发

生了甲基化修饰。相反，DNMT3A和DNMT3B虽然可以使半甲基化的DNA继续甲基化，但其更主要的功能还是发挥从头甲基化修饰酶的作用，在胚胎发育过程中从头建立DNA甲基化。DNA发生甲基化后可以为甲基化结合蛋白（methyl-binding protein，MBD）提供重要的支撑平台，主要包括MBD1、MBD2、MBD3、MBD4和MeCP2。MBD是DNA甲基化和组蛋白修饰基因之间的重要的转换器。反过来，MBD又可以招募组蛋白修饰酶来进一步协调染色质模板化过程。这些DNA甲基化转移酶和MBD的体细胞突变与人类肿瘤的形成密切相关。肿瘤基因组测序发现在大约25%的急性髓系白血病患者中存在DNMT3A的突变，并且是杂合性突变，这些突变可以影响DNMT3A从头甲基化的催化活性，并与患者的预后密切相关。

2. DNA羟甲基化及其氧化衍生物　DNA甲基化是一种动态变化的染色质修饰形式，通过多潜能干细胞或分化细胞的高通量全基因组测序发现了DNA甲基化动态变化的自然属性。在胚胎发育早期的受精卵阶段或雄性的原核阶段，活化形式的DNA甲基化呈现出去甲基化状态。

TET（ten-eleven translocation）蛋白家族已被证明是哺乳动物的DNA羟化酶，可以将5mC催化为5hmC。TET家族蛋白的命名主要来自于t（10；11）（q22；q23）染色体易位，该基因主要是在急性髓系白血病患者中发现的MLL基因与TET1的易位融合。事实上，TET家族蛋白可以使5hmC进一步迭代氧化形成氧化衍生物，包括5-甲酰胞嘧啶（5-formylcytosine，5fC）和5-羧基胞嘧啶（5-carboxylcytosine，5caC）。

5hmC在转录调控中发挥着重要的作用：①在DNA甲基化和去甲基化的交替过程中发挥着重要的中间体的作用；②它们可以减弱或增强MBD蛋白的结合作用，可以通过改变染色质调节子的招募而影响基因组局部和整体的甲基化效应；③5hmC广泛分布于基因中，可以位于基因编码区，也可以存在于基因启动子区具有双相修饰基团标记的位置。此外，在基因间顺式作用元件的位点也发现了5hmC，这些顺式元件可能是增强子，也可能是绝缘子，因此，5hmC可以发挥基因转录活化的作用，也可以发挥基因转录抑制作用，

同样，TET蛋白既具有活化功能，也具有抑制功能。TET1的全基因组定位表明，TET1主要作用于富含CpG区域内的DNA中，并在富集了5mC和5hmC的区域内发挥催化作用。

早期的研究发现，在DNA羟化酶TET家族发挥催化活性的同时，也发现了在许多血液恶性肿瘤中TET2的复发突变。非常有趣的是，TET2基因敲除的小鼠表型表现为慢性粒单核细胞白血病（chronic myelomonocytic leukemia，CMML），这与TET2在CMML呈现高突变的特征非常一致。在临床上，TET2突变的急性髓系白血病患者的预后也较差。早期的研究显示，TET2突变是功能缺失性突变，这种突变导致了细胞内5hmC的水平下降，5mC的水平升高。TET2的突变也可以导致肿瘤细胞克隆的自我更新。

3. 肿瘤细胞中DNA甲基化的修饰　肿瘤表观遗传学异常以DNA甲基化模式的改变为主，常常表现为全基因组广泛的低甲基化（hypomethylation）和某些基因（如抑瘤基因）启动子CpG岛区的高甲基化（hypermethylation）共存于同一组织中。全基因组的低甲基化是肿瘤细胞的基本特征之一，低甲基化可以诱导原癌基因和转座子成分活化、基因的印迹丢失以及增加染色体的不稳定性，最终诱发肿瘤，如肺癌和结肠癌细胞DNA总体甲基化水平的降低就和K-ras等癌基因的激活有关。同时，在全基因组低甲基化的水平下，启动子区域CpG岛的高甲基化导致的抑癌基因转录沉默也备受关注，是肿瘤克隆性增生的重要表现，如在肾癌和视网膜母细胞瘤中VHL（Von-Hippel Landau）基因的沉默和前列腺癌中与DNA损伤修复有关的GSTP1基因的沉默，都可以被抑制DNA甲基转移酶的5-氮胞苷重新激活，表明DNA甲基化的异常是癌细胞中抑制肿瘤恶性生长的基因沉默的原因。启动子区CpG岛的高甲基化可以导致肿瘤抑制性基因的转录沉默，直接参与肿瘤的发生机制，是Knudson "二次打击" 经典假说的重要补充内容，已经成为肿瘤研究的新型生物学指标。

现已确定的DNA甲基化基因沉默主要有两种机制：①DNA甲基化抑制了转录因子和增强子阻断因子（enhancer-blocking element）如CTCF的结合；②如前所述，基因的高甲基化可以为MBD提

供招募组蛋白甲基化修饰的支撑，MBD可以选择性地与甲基化启动子结合形成复合物，阻断基因启动子与转录因子的结合部位。用去甲基化药物处理肿瘤细胞可以导致CpG岛的低甲基化，MBD蛋白释放，表达沉默的基因重新开始表达。例如，MeCP2是首先发现的MBD蛋白，MeCP2含有一个5′-甲基胞嘧CpG的结构功能域（它能通过与DNA双螺旋主沟接触，识别回文对称的甲基CpG）及一个抑制功能域（即转录抑制区，能与另一些调节蛋白结合）。启动子区甲基化的CpG与MBD蛋白特异性结合，后者再招募组蛋白脱乙酰酶（HDAC）形成复合物，结果使核心组蛋白尾区去乙酰化，形成更紧密的DNA包装，限制了转录因子到达它们结合部位的通道，抑制了甲基化的DNA转录。

二、组蛋白修饰与肿瘤

1964年，Allfrey V. 预言，组蛋白修饰可能在转录调控中发挥重要作用。组蛋白（H2A、H2B、H3、H4）是核小体的重要组成部分，是一种碱性蛋白，它有构成核小体的球形结构域和暴露在核小体表面的N端尾区，尾区特定的氨基酸残基经各种酶促反应可进行翻译后修饰，包括赖氨酸乙酰化、赖氨酸和精氨酸甲基化、丝氨酸和苏氨酸磷酸化、谷氨酸ADP核糖基化、赖氨酸泛素化等。

组蛋白修饰的多样性导致了它的复杂性，主要表现在：①大多数的组蛋白都存在双相修饰，既可以活化，也可以抑制，二者并不总是相互排斥，组蛋白修饰也不是一成不变的，而是动态变化的。一个或多个组蛋白修饰可以直接影响其他的组蛋白的修饰，这种现象称为"组蛋白相互作用"。②细胞内修饰组蛋白的酶缺少特异性，它们也存在一些非组蛋白的靶点。③许多染色质修饰子都具有"reader"的识别功能域，这些功能域可以帮助染色质的修饰子结合到基因组特定的区域，及时影响上游信号传递的信息。在"reader"结构域的结合口袋内的残基可以优选特定修饰状态，而结合口袋外的残基则来决定特异性的组蛋白修饰序列。这种结合允许具有相似"reader"结构域的蛋白能够锚定到不同的修饰残基上，或者是锚定到显示不同修饰状态的相同氨基酸上。例如，有些赖氨酸甲基的"reader"可以有效地聚集成赖氨酸二甲基化/三甲基化（Kme2/3），而其他的赖氨酸更倾向于单甲基化或者非甲基化，或者当有一些赖氨酸被乙酰化时，它们就去结合含有溴区结构域的蛋白。

1. 组蛋白乙酰化 赖氨酸残基的N-乙酰化是主要的组蛋白修饰形式，参与基因的转录，以及染色质结构和DNA修复。乙酰化可以中和赖氨酸的正电荷，减弱组蛋白和带负性电荷的DNA之间的静电作用。因此，一般来说，转录活跃的染色质部分富含乙酰化的组蛋白，组蛋白乙酰化选择性地使某些染色质区域的结构从紧密变得松散，开放某些基因的转录，增强其表达水平；组蛋白H3和H4的低乙酰化与异染色质和转录不活跃的染色质部位相关。ChIp-Seq分析已经证实了基因启动子、增强子和编码区的组蛋白乙酰化的广泛分布。

乙酰化也是动态的，可以被两个酶家族竞争性调控：一个是组蛋白/赖氨酸乙酰转移酶（histone/lysine acetyltransferase，KAT），一个是组蛋白脱乙酰酶。KAT有两个主要亚型：B型主要位于细胞质内，无组蛋白修饰；A型主要位于细胞核，又可以分为GNAT、MYST和CBP/p300家族。

KAT是第一个被发现的修饰组蛋白的酶。在肿瘤中这些酶也发挥了重要作用，如CBP主要和病毒癌蛋白E1A的转换部分结合。目前我们已经知道，在肿瘤中多数KAT都和病毒癌蛋白结合。在大多数实体和血液恶性肿瘤中存在包括KAT在内的重复的染色体易位（如MLL-CBP和MOZ-TIF2）或编码区突变（如CBP/p300）。此外，在有些癌症中也存在某些KAT的表达水平的改变，如白血病中的融合基因*MOZ-TIF2*，*MOZ-TIF2*的易位涉及MYST的家族成员。

由于KAT的底物非常丰富，它在乙酰化组蛋白的同时，也会将非组蛋白进行乙酰化，它们既可以是癌基因也可以是抑癌基因，如*MYC*、*p53*和*PTEN*。尽管KAT家族的不同分子之间只有少量同源结构域，但是开发KAT的抑制剂也面临着重重困难。近年来，天然KAT-I衍生物如姜黄素、腰果酸和藤黄酚的研究进展，以及新型化学探针的合成，有可能会实现对各种KAT的靶向治疗，并具有一定的特异性。

2. 组蛋白去乙酰化　组蛋白脱乙酰酶（histone deacetylases，HDAC）是一种能逆转赖氨酸乙酰化并恢复侧链上的正电荷的酶。目前共有18种HDAC被鉴定，根据序列同源性被分为四大类。Ⅰ类（HDAC1～3和HDAC8）和Ⅱ类（HDAC4～7和HDAC9～10）分别代表与酵母scRpd3和scHda1最密切相关的HDAC，而Ⅳ类仅包含一种酶HDAC11。Ⅰ、Ⅱ和Ⅳ类HDAC共享一个相关的催化机制，需要锌金属离子，但不涉及使用辅助因子。而Ⅲ类HDAC（sirtuin 1～7）与酵母scSir2同源，具有明显的NAD^+依赖性催化机制。与KAT类似，HDAC的底物既有组蛋白，又有非组蛋白。HDAC的底物特异性在很大程度上是依赖于它所结合的多亚基复合物的特异性，如Mi2/NuRD、Sin3A和Co-REST。

研究表明，在白血病中，PML-RARα、PLZF-RARα和AML1-ETO等嵌合融合蛋白能够招募HDAC来介导异常的基因沉默促进白血病的发生。HDAC还可以与BCL6等非嵌合体癌基因相互作用，*BCL6*的抑制活性由动态乙酰化控制。HDAC抑制剂能够逆转这些恶性肿瘤中的一些异常基因抑制，并诱导恶性细胞生长停滞、分化和凋亡。通过临床前验证，已经两种pan-HDAC抑制剂Vorinostat和Romidepsin最近获得了FDA的批准，临床用于皮肤T细胞淋巴瘤，然而，HDAC的多效性效应在分析组蛋白和非组蛋白的特异性效应方面仍然是一个巨大的挑战。

3. 组蛋白乙酰化"reader"　赖氨酸残基Nε乙酰化的主要"reader"是溴区结构域蛋白家族。含溴区结构域的家族蛋白共有40多种，它们通常发挥着染色质塑蛋白、组蛋白乙酰转移酶、组蛋白甲基转移酶和转录共激活因子的作用，其中许多蛋白质还包含几个进化上保守的染色质"reading"基序，如PHD结构域，它们可以识别不同的组蛋白翻译后修饰。最近的几项研究表明，有可能针对溴区结构域蛋白的BET家族（BRD2、BRD3、BRD4和BRDt）开发出具有高度特异性和化学特性的小分子。BET家族有一个共同的结构域，即氨基末端重复的溴区结构域，该结构域具有高度的序列保守性。BET蛋白在转录延长和细胞周期进展中起着重要作用。此外，反复移位与BRD3/4

和致命的NUT-midline癌相关的侵袭性密切相关。

靶向BET-溴区结构域是一种很有前途的癌症治疗途径。BET抑制剂最近被证明对NUT-midline和很多血液系统恶性肿瘤有很好的疗效。抑制BET可以抑制*MYC*基因的转录。*MYC*是细胞增殖和存活的主要调节因子，也是癌症中最常见的失调基因之一。在用RNAi或特异性BET抑制剂抑制BET后，*MYC*在多种恶性造血细胞系中的表达显著降低，包括MLL易位急性髓系白血病。尽管*MYC*在这些疾病中有着突出的作用，但BET应该不仅仅是通过*MYC*这个唯一的途径而发挥作用。因为有许多恶性细胞系过度表达MYC，但对BET抑制不发挥作用，MYC过表达不能挽救BET抑制诱导的细胞凋亡。BET抑制剂特异性地调节少量基因，抑制转录延长可能是其主要的作用方式。

4. 组蛋白甲基化　组蛋白在精氨酸、赖氨酸和组氨酸残基的侧链上可以甲基化。与乙酰化和磷酸化不同的甲基化不会改变分子的总电荷。赖氨酸可以是单甲基、二甲基或三甲基化修饰，也是组蛋白最常见的甲基化位点，而精氨酸残基可以是对称或不对称甲基化修饰。尽管各种组蛋白上的许多赖氨酸残基可以被甲基化，但研究得最多的是H3K4、H3K9、H3K27、H3K36、H3K79和H4K20。其中，H3K4、H3K36和H3K79通常与常染色质中的基因活化相关，而H3K9、H3K27和H4K20与基因组的异染色质区域相关。同一残基上不同的甲基化状态也可以有不同的定位。例如，H3K4me2/3通常跨越活性基因的转录起始点位（TSS），而H3K4me1则与活化的增强子相关。类似地，H3K9的单甲基化通常与基因的活化有关，而H3K9的三甲基化则与基因抑制有关。

含有SET结构域的赖氨酸甲基化的酶促因子具有甲基转移酶的活性。与组蛋白赖氨酸乙酰化酶（KAT）相比，组蛋白赖氨酸甲基转移酶（histone lysine methyltransferase，KMT）往往是高度特异性的酶，特异性针对某些赖氨酸残基。细胞遗传学研究和各种癌症基因组的NGS，已经证明在大量的KMT中反复出现易位和（或）编码突变，包括MMSET、EZH2和MLL家族成员

（表20-2）。

EZH2是PRC2复合物的催化成分，它主要负责H3K27的甲基化。早期的基因表达研究表明，*EZH2*是一个癌基因，它的过度表达是前列腺癌和乳腺癌的预后不良预后因子。NGS和肿瘤基因组的靶向测序证明在各种淋巴瘤和髓系肿瘤中发现*EZH2*存在编码突变，导致了*EZH2*可能既发挥癌基因的作用，也发挥抑癌基因的作用。例如，22%的弥漫大B细胞淋巴瘤患者中存在*EZH2*的杂合子错义突变，这一突变的功能特征表明，*EZH2*的SET结构域内的第641位的赖氨酸被酪氨酸替代（Y641），可以将H3K27me1转化为H3K27me2/3，赋予了EZH2更高的催化活性，此时，*EZH2*发挥的是癌基因的作用。相反，*EZH2*基因在髓系恶性肿瘤和T-ALL中通常发生功能缺失突变，导致患者预后不良，提示*EZH2*在这些细胞系中发挥抑癌作用。

5. 组蛋白去甲基化　最初认为组蛋白赖氨酸甲基化是一种高度稳定的非动力学修饰，随着研究的深入，人们鉴定了两类赖氨酸去甲基化酶。第一类赖氨酸去甲基化酶是LSD1（KDM1A），通过胺氧化反应与黄素腺嘌呤二核苷酸（FAD）作为共轭物去掉赖氨酸上的甲基基团。因为这类酶需要质子化氮去甲基化，它们仅限于赖氨酸一甲基化和二甲基化的去甲基化。第二类赖氨酸去甲基化酶被称为Jumonji去甲基酶。它们具有保守的JMJC结构域，通过氧化机制和自由基攻击起作用[涉及Fe（Ⅱ）和α-酮戊二酸]。与LSD1的去甲基化作用不同的是，Jumonji家族不需要氮原子上的自由电子对来启动催化作用，它们可以使所有三种甲基赖氨酸去甲基化。值得注意的是，由于这些酶的多亚基复合物特性，它们具有多靶特异性。例如，LSD1作为RE1沉默转录因子（Co-REST）复合物的一部分，可以通过发挥转录抑制子的作用使H3K4me1/2去甲基化，但当它与雄激素受体结合使H3K9me2去甲基化时，它的作用就与基因激活有关。到目前为止，已经在*KDM5A*（*JARID1A*）、*KDM5C*（*JARID1C*）和*KDM6A*（*UTX*）中发现了重复编码突变，尤其是*UTX*突变，在许多实体癌和血液癌中普遍存在（表20-2）。

表20-2　染色质重塑与肿瘤相关性

SWI/SNF 家族成员	突变类别	肿瘤
BRG1	N、M、F、D	肺癌、横纹肌瘤、髓母细胞瘤、乳腺癌、前列腺癌
BRM	N、M、F	头颈部鳞状细胞癌
ARID1A	N、M、F、T	子宫内膜癌、肾细胞癌、胃癌、乳腺癌、髓母细胞瘤
ARID1B	F、M、D	乳腺癌
ARID2	N、F、S	肝细胞癌
SNF5	D、N、F、S、T	横纹肌瘤、软骨肉瘤、脑膜瘤、脊索瘤
PBRM1	N、F、M、S	肾细胞癌、乳腺癌
BC27A	T、M	B细胞非霍奇金淋巴瘤、多发性骨髓瘤
BAF60A	M	乳腺癌

突变类别：M，错义突变；F，移码突变；N，无义突变；S，剪切位点突变；T，染色体易位；D，染色体缺失。

异柠檬酸脱氢酶-1（IDH1）和IDH2属于代谢酶，它们也属于Jumonji去甲基酶，通过酮戊二酸发挥作用。IDH1/2是烟酰胺腺嘌呤二核苷酸磷酸（NADP）-依赖酶，正常情况下，可催化异柠檬酸氧化脱羧为α-酮戊二酸。70%的继发性胶质母细胞瘤和一系列的髓系恶性肿瘤患者存在*IDH1*和*IDH2*的突变。负责IDH1和IDH2酶活性的位点突变可以导致NADPH依赖性α-KG转变为2-羟基戊二酸（2-HG）。因此，具有*IDH1/2*突变的恶性细胞中2-HG的含量要比正常细胞高出100倍。2-HG是α-KG依赖性双加氧酶的竞争性抑制剂。事实上，2-HG与JmjC结构域的催化核心具有相同的结合倾向。当2-HG水平在恶性细胞内积聚时，可以阻断Jumonji去甲基酶的去甲基化作用，随后导致组蛋白甲基化水平明显升高。

6. 组蛋白去甲基化"reader"　赖氨酸甲基化的各种状态导致赖氨酸物理化学特性的多样性，这些修饰状态是由含有不同特异性基序的蛋白质所识别的。从广义上讲，与甲基赖氨酸结合的芳香族可分为两大家族，即Royal Family[Tudor结构域、色素结构域和恶性脑瘤（MBT）结构域]和PHD锌指结构域。与溴区结构域蛋白家族一样，一些甲基赖氨酸的"reader"也与癌症有关。例如，色素结构域蛋白HP1的3个亚基在许多癌症中均有表达改变，但未发现突变。ING家族成员在黑色素瘤和乳腺癌等恶性肿瘤中发现了编码突变，此外还有特异性识别H3K4me3的PHD锌指结构域突变。在白血病中，NUP98与含有部分JARID1A或PHF23的PHD锌指结构域的融合可以被突变的PHD锌指结构域与H3K4me3的结合阻断。又如，融合蛋白与染色质结合可以抑制H3K27me3的蓄积，从而导致关键的造血癌基因如*HoxA9*、*Meis1*和*Pbx1*的持续表达。

7. 组蛋白磷酸化 丝氨酸、苏氨酸和酪氨酸残基的磷酸化存在于所有核心组蛋白和组蛋白变体上。磷酸化改变了蛋白质的电荷，影响其离子性质，并影响局部染色质环境的整体结构和功能。组蛋白磷酸化在细胞有丝分裂、凋亡、DNA修复、复制和转录中发挥着必不可少的作用。总的来说，核心组蛋白上的特异性组蛋白磷酸化要么参与基因转录调控，要么参与染色质凝集。

组蛋白磷酸化是一种高度动态的翻译后修饰，存在蛋白激酶和蛋白磷酸酶的竞争性作用。蛋白磷酸酶和蛋白激酶一样，对丝氨酸/苏氨酸残基或酪氨酸残基都有特异性，或具有双重特异性。许多激酶已经被证实是细胞内的信号转导子，也有一些激酶被证实在细胞核内发挥功能，参与组蛋白磷酸化。JAK2是一种非受体酪氨酸激酶，在血液恶性肿瘤中经常扩增或突变。在细胞核内，JAK2可以特异性磷酸化H3Y41，破坏染色质抑制因子HP1a与H3Y41的结合，从而激活造血癌基因如*Lmo2*的表达。*JAK2*突变影响核内组蛋白磷酸化修饰的机制已经在霍奇金淋巴瘤和原发性纵隔B细胞淋巴瘤中得到证实。

组蛋白磷酸酶是染色质生物学的组成部分，目前对这些酶在染色质中的作用及其在癌症中的潜在作用还知之甚少。

8. 组蛋白基因在癌症中的突变 研究表明，在多达1/3的儿童胶质母细胞瘤中存在组蛋白H3变体H3.3（H3F3A）和经典的组蛋白H3.1（HIST1H3B）的基因的体细胞突变。这些突变呈现为成簇的杂合性突变，因此它们主要导致组蛋白H3尾部两个关键残基（K27M，G34R/G34V）的氨基酸替换。由于突变破坏了关键的氨基酸残基，因此，这些突变可能对染色质结构和转录产生重要影响。K27M突变改变了这一关键残基的甲基化和乙酰化修饰能力。H3K27的翻译后修饰在常染色质和异染色质中具有不同的基因组分布，它们可以被不同的表观遗传"reader"所识别，然后导致不同的转录结果。同样，由于G34的突变比较接近H3K36，因此也会影响转录。同时，携带K27M和G34R/G34V突变的肿瘤具有不同的基因表达谱，而携带G34V突变的肿瘤显示H3K36me3的成倍增加。

三、染色质重构与肿瘤

真核生物DNA以核小体形式包装构成染色质，这就必然阻碍了转录复合物与DNA的结合，此时需要染色质重塑复合物（CRC）改变染色质结构，才能发生转录。这种从无转录活性的染色质构型，转变为有转录活性的染色质构型称为染色质重构（remodeling）。染色质重构使染色质结构发生一系列重要的变化，如染色质去凝集，核小体变成开放式的疏松结构，使转录因子更加接近并结合核小体DNA，从而调控基因转录等。

目前认为，染色质重构通过3种不同的方式来调控。

（1）通过ATP依赖型重建复合体途径催化。现已鉴定出许多人类ATP依赖型重建复合体，如SWI/SNF、RSC、CHRAC、NURF、ACF等。这些重建复合体通过共激活因子、转录因子以及重建复合体之间的相互作用调控靶基因的表达。有些共刺激因子可以结合并打开紧缩的染色质，改变DNA与核小体中心颗粒缠绕的途径，或改变核小体中心颗粒本身的结构，从而促进转录因子及RNA聚合酶与启动子结合，起始转录。

（2）重建染色质的另一方式是经组蛋白乙酰转移酶（HAT）修饰组蛋白。乙酰转移酶至组蛋白尾端的碱性氨基酸后，碱性组蛋白与酸性DNA之间的结合力将会降低。这一过程还需别的特异共激活因子的共同参与，而且ATP依赖型重建复合体与组蛋白乙酰转移酶总是以协同作用的方式重建染色质。染色质重构通常首先发生在增强子位点，再延伸扩展到基因的启动子位点，使RNA聚合酶等与启动子结合，转录RNA。另外，乙酰化的组蛋白也可在组蛋白去乙酰酶（HD）作用下除去乙酰基，恢复紧缩的染色质结构。

（3）重建染色质的第三种方式是染色体内募集的多样性的组蛋白变体，它们能改变组蛋白的稳定性，并调整被修饰的核心组蛋白。现已发现组蛋白H2A、H2B、H3和H1都存在多种变体。

除了以上3种主要机制之外，染色质重构和启动子DNA甲基化、组蛋白修饰紧密相连，任何一种组蛋白修饰组合或DNA甲基化修饰都将引起染色质构象的改变，并通过相关蛋白质因子募集转录共激活或共抑制因子，从而调控目的基因的表达。染色质重构在肿瘤发生中的作用机制相当复杂，尚需进一步深入研究。

核小体上的无数共价修饰为动态ATP依赖的染色质重塑提供了支架和环境。根据它们的生化活性和亚单位组成，哺乳动物的染色质重塑复合物大致可分为四大类：SWI/SNF家族，ISWI家族，NuRD/Mi-2/CHD家族和INO80家族。这些酶在进化上是保守的，都是利用ATP作为能量来进行组蛋白交换和驱动。每个家族都具有不同的结构域和不同的染色质"reader"基序[如SANT结构域、溴区结构域和克罗莫结构域（chromodomains）]，它们赋予了染色质重塑活动的区域和背景特异性。在恶性肿瘤中，来自不同染色质重塑的家族成员也可发生突变，如*SNF5*、*BRG1*和*MTA1*。全基因组测序表明，在一系列血液肿瘤和实体恶性肿瘤中也存在SWI/SNF复合物的高频突变，表明这些复合物的许多成员参与了癌症的发生和发展。很明显，SWI/SNF复合物具有多个谱系特异性亚基，并与组织特异性相互作用转录因子相互作用，调节分化。SWI/SNF成员中的突变可以通过影响干细胞自我更新和分化之间的平衡而促进细胞的恶性发展。也有研究表明，SWI/SNF复合物参与了肿瘤细胞周期进程、细胞运动和核激素信号转导。然而，尽管大量的信息表明SWI/SNF复合物与癌症有关，但目前我们还不知道它们导致的染色质重塑到底是归因于染色质结合异常，还是与ATP的酶活性失活有关。

四、非编码RNA与肿瘤

高通量全基因组测序表明，几乎整个基因组都会被转录，但是，只有约2%的基因组被翻译。大约98%的非编码RNA（ncRNA）对生物体的正常发育至关重要，非编码RNA的异常可能参与了肿瘤等疾病的发生和发展。这些非编码RNA可以分为线性非编码RNA和环状非编码RNA。线性非编码RNA按照核苷酸序列长度又可以分为小非编码RNA和长非编码RNA。小非编码RNA包括核仁RNA（snoRNA）、PIWI相互作用RNA（piRNA）、小干扰RNA（siRNA）和microRNA（miRNA）。小非编码RNA表现出跨物种之间的序列保守性，它们主要通过特异性碱基配对参与基因转录和转录后基因沉默。相反，长非编码RNA（lncRNA）的跨物种序列保守性较差，在转录调控中的作用机制更为多样。很明显，这些长非编码RNA可以作为各种染色质调节因子的分子伴侣或支架在染色质上发挥着关键的作用，它们的异常参与肿瘤的发生和发展。

HOXC簇是长非编码RNA在哺乳动物中研究最好的例子，其中，HOTAIR主要发挥着反式作用因子的作用。同时，染色质重塑复合物也与polycomb复合物存在相互作用和相互拮抗关系。HOTAIR作为一个分子支架靶向和协同PRC2复合物、LSD1，或者CoREST/REST复合物之间的相互作用。HOTAIR在乳腺癌和结肠癌中呈现异常表达。恶性肿瘤中HOTAIR的水平可以通过改变PCR2的含量促进肿瘤的侵袭。相对于HOTAIR，HOTTIP主要来自于哺乳动物的HOXA，它主要在5′HOXA基因的转录活化中发挥顺式作用元件的作用。HOTTIP通过形成染色质环接近*HOXA*基因的5′端，招募MLL1复合物释放H3K4me3进行转录。

识别RNA与蛋白质相互作用的分子机制是染色质研究的一个关键领域，因为这些相互作用的空间物理化学特性可能在未来有助于创新小分子作为癌症治疗的特定靶向性。

第三节　表观遗传学的应用

对于染色质结构、组蛋白修饰、DNA甲基化以及肿瘤表观遗传学改变的可逆性的深入研究，为人们提供了新的肿瘤的治疗方法和预防策略。异常的表观遗传学修饰可能成为肿瘤治疗的新靶点，同时异常DNA甲基化模式提供了强有力的作为风险评估标志物、敏感检测标志物以及肿瘤分级标志物的诊断应用。由于CpG岛的局部甲基化早于细胞的恶性增生，因此甲基化诊断可以用于肿瘤发生的早期预测，而且全基因组的低甲基化也随着肿瘤发生而出现，并且随着肿瘤恶性度的增加而显著，因此甲基化的检测也用于肿瘤的分级。Uhlmann等发现不同病理类型及不同恶性程度的神经胶质瘤细胞的7种肿瘤标志基因存在着不同程度的甲基化，因此甲基化的研究，为肿瘤的早期预测、分类、分级及预后评估提供了新的依据。

一、表观遗传修饰与肿瘤的分子诊断

（一）肿瘤的早期诊断

1. 肿瘤高危人群的风险筛查　DNA甲基化的异化可导致基因表达异常和基因组稳定性的降低，并能以半保守的方式高保真地传递到子代细胞的基因组中，从而促进肿瘤的发生和发展。检测DNA的异常甲基化，是目前应用的主要表观遗传学标志。与传统的诊断方法相比，甲基化检测具有早期、无创、快捷、高灵敏度等特点。而且，近年来，由于检测技术的不断进步，肿瘤DNA甲基化分子标志物除了能在肿瘤组织中检出外，在血浆和体液（如尿液、粪便、痰、唾液、支气管肺泡灌洗液、乳房抽吸液等）中同样也能检测到，几乎具有相同的肿瘤特异性甲基化异常的检出率。利用甲基化特异性聚合酶链反应（methylation-spetific PCR，MSP）方法分析所获得的肿瘤特异性甲基化谱式，有着定性、正性指标的优点，所分析的靶点区在正常和肿瘤样品中为甲基化状态相反，用MSP法能够从多达10^4个正常细胞中检测出1个肿瘤细胞，有着作为高危人群恶变倾向风险筛查的特异性和敏感性。目前，通过各种体液

或固态排泄物进行DNA甲基化谱式分析对肿瘤高危人群进行普查已被提上议事日程。许多恶性肿瘤的演进过程中存在癌前病变，如能从中检出具有恶变倾向的高危个体，及早诊治，将会改善临床结果。已有研究表明肺癌发病早期的轻度异型增生阶段，痰中脱落细胞中抑瘤基因p16INK4a启动子CpG岛可处于高甲基化状态，预警着肺癌的到来；溃疡性结肠炎伴不典型增生患者极易发生大肠癌，应用MSP法检测与细胞迁移、分化和癌变密切相关的E-Cadherin基因（*CDH1*）启动子的异常甲基化发现，在长期溃疡性结肠炎患者的不典型增生的活检标本中，*CDH1*的高甲基化发生率达93%，而无不典型增生者仅有6%。免疫组化证实了溃疡性结肠炎不典型增生标本仅有低水平的E-Cadherin的表达，可见*CDH1*基因启动子的甲基化，是筛查易患大肠癌的溃疡性结肠炎的高危人群的风险评估的生物学标志。此外，通过检测p15、MGMT、hmLH1异常甲基化，可以判断骨髓增生异常综合征（MDS）、黏膜白斑、结肠息肉患者是否存在恶变的潜能。

2. 肿瘤的早期诊断　细胞转化过程中的甲基化现象早于明显的恶性表型出现，癌相关基因的异常甲基化可以为肿瘤的早期诊断提供生物学标志，作为生物学标志检测早期肿瘤方面已有不少研究。大便标本中*SFRP2*甲基化的程度是诊断结肠癌最灵敏的标志。*MGMT*、*P73*、*RB1*、*P16INK4*、*RASSF1A*和*p16*启动子区CpG岛的高甲基化，被认为与胶质瘤的发生相关，定量测定血浆中*MGMT*、*P73*启动子的甲基化水平可以作为诊断胶质瘤状态的生物学指标。*p16*异常甲基化是NSCLC良好的早期诊断和随访的生物学标志。

（二）肿瘤的预后分析

由于个别肿瘤间存在不同的癌变遗传学途径、被甲基化灭活的相关基因也可能有所差异，这样就影响了癌细胞的恶性程度相对治疗的反应，最终改变癌症患者的预后。随着对甲基化与肿瘤发展相关性研究的不断深入，人们逐渐认识到甲基化改变与传统的预后指标之间存在密切联系。主要包括4个方面：①甲基化改变与肿瘤分级、分期有明显的相关性。如*RASSF1A*甲基化在低分化

肺癌中比在高分化中更常见，在结肠癌Dukes分期C和D的病例中CDKN2A、p16的甲基化率比分期A和B的高。②DNA异常甲基化可促进肿瘤的侵袭和转移。Ghee等研究了64例肝细胞癌中E-cadherin甲基化的情况，发现该基因的甲基化与血管浸润和肿瘤转移呈正相关，提示预后不良。此外，乳腺癌中cyclin D2、RAR-β、Twist、RASSF1A和HIN-1的甲基化改变与淋巴结、骨、脑、肺转移有关。③甲基化可作为肿瘤复发的独立预测因子。如前列腺癌术后，存在GSTP1和APC甲基化的患者复发率明显增高；死亡相关蛋白激酶基因（DPAK）的高甲基化是膀胱癌有效的预后指标，在55例膀胱癌患者中，高甲基化组24个月的复发率为88%，而阴性组仅为28%（P＜0.001）；根据hMLH1启动子的甲基化状态可判断恶性胶质瘤患者的预后。④甲基化影响患者生存期。肺癌中的HIC-1和p16，胃癌中的APC和E-cadherin，以及宫颈癌中的MYOD1、CDH1和CDH13有甲基化异常时，患者存活时间通常会缩短。DNA修复酶MGMT能除去鸟嘌呤上烷基加合物，成为对烷化剂抗癌药物产生耐药性的主要因素。在脑神经胶质瘤采用卡莫司汀（卡氮芥）治疗时，MGMT基因甲基化患者组较未甲基化组的反应较好，无瘤生存期较长。可见检测甲基化的改变有助于判断预后，进而为临床上的病情监控和预后评估提供依据。

（三）肿瘤的分子分型

目前肿瘤的分期和分型所参考的标准均是以临床、病理学和影像学信息为基础，仍处于经验性标准的阶段。但临床实践表明，同一病理类型和同一分期的肿瘤患者，对相同的化学物质、放射线和手术治疗，却有着完全不同的治疗反应和预后，这可能是由于不同个体肿瘤存在着高度异质性。如果能应用细胞、分子生物学等技术，在同一病理分类和临床分期的患者中可靠地区分出更接近本身遗传学特质的分子亚型，使治疗方案个体化，则有望进一步提高疗效和降低毒性反应。在一个癌细胞中，可有多种基因同时被异常甲基化，每种肿瘤都有其自身一套异常甲基化基因，

因而根据肿瘤特异的甲基化模式可以对肿瘤进行分子分型。Esteller等对15种常见原发性肿瘤中的抑瘤基因p16、p15、p14、p73、APC和BRCA1，DNA修复基因HMLH1、GSTP1和MGMT，以及肿瘤转移和侵袭相关基因CDH1、TIMP3和DAPK等12种肿瘤相关基因进行分析后发现，胃肠道肿瘤（如胃和结肠肿瘤）有一套特点相同的甲基化模式：p16、p14、MGMT、APC和HMLH1基因发生甲基化；而非消化道肿瘤（如肺部肿瘤、头颈部肿瘤）则有着与之不同的甲基化模式：p16、MGMT和DAPK发生甲基化，而无HMLH1或p14基因甲基化；乳腺癌和子宫颈癌也有相似的甲基化模式：BRCA1、GSTP1和p16基因发生甲基化。同时发现了某些基因异常甲基化具有肿瘤特异性，如BRCA1基因，只有在乳腺和卵巢癌中发生高甲基化；HMLH的高甲基化仅限于3种具有微卫星不稳定性的散发性的肿瘤如结直肠肿瘤、子宫内膜肿瘤和胃肿瘤；p73和p15的高甲基化仅见于恶性血液肿瘤，而在上皮细胞肿瘤中则无。此外，有研究者在45例胃癌患者中同时检测出p16、CDH1和RARB等3种基因启动子的甲基化状态，它们在胃癌中的高甲基化发生率分别为27%、58%和53%，结合临床病理分型分析发现，至少存在两种类型的启动子的甲基化，p16甲基化与肠型胃癌的发生密切相关，而CDH1和RARB的甲基化则关系到弥漫性胃癌的发生。

二、表观遗传修饰在肿瘤治疗中的应用

肿瘤抑制性基因启动子区的高甲基化、组蛋白的去乙酰化和染色质改型等表观遗传学改变引起基因沉默，参与肿瘤的形成。与突变或缺失等基因结构性变异的遗传学改变不同，表观遗传学修饰是一种可逆的改变。通过逆转启动子甲基化等表观遗传学改变，使沉默的基因重新表达已成为肿瘤治疗的新策略。迄今为止，已有许多药物被证明具有改变DNA甲基化模式或组蛋白修饰的功能，有些药物已经用于临床，部分药物正在进行临床试验（表20-3）。

表20-3　已获批准或正在进行临床试验的表观基因组靶向药物

分类	机制	药物名称	作用靶点	应用肿瘤	研发进程	研发公司
DNA甲基化抑制剂	抑制DNA甲基化（消除抑癌基因的高度甲基化状态）	阿扎胞苷	DNMT家族蛋白	MDS	EMA，FDA授权	Celgene Corporation
		地西他滨	DNMT	AML，MDS	EMA授权（AML）FDA授权（MDS）	Otsuka Pharmaceutical
		Guadecitabine	DNMT	AML	临床III期	Astex Pharmaceuticals
组蛋白去乙酰化抑制剂	抑制组蛋白蛋白去乙酰化（抑癌基因的转录、促进细胞周期阻断和凋亡）	贝利司他	HDAC I和II类	外周血T细胞淋巴瘤	FDA授权	Spectrum Pharmaceuticals
		帕比司他	HDAC I、II和IV类	多发性骨髓瘤	FDA授权	Novartis
		罗米地辛	HDAC I类	皮肤T细胞淋巴瘤	FDA授权	Celgene
		伏立诺他	HDAC I、II和IV类	皮肤T细胞淋巴瘤	FDA授权	Merck & Co.
		ACY-241	HDAC6	多发性骨髓瘤	临床I期	Acetylon Pharmaceuticals
		AR-42	HDAC I、II和IV类	血液系统恶性肿瘤	临床I期	Arno Therapeutics
		CUDC-907	HDAC I和II b类	实体系统肿瘤	临床I期	Curis
		CXD101	HDAC I类	实体肿瘤 血液系统恶性肿瘤	临床I期	Celleron Therapeutics
		Entinostat	HDAC I类	乳腺癌	临床III期	Syndax Pharmaceuticals
		吉维司他	HDAC I和II类	血液系统恶性肿瘤	临床II期	Italfarmaco
		莫西司他	HDAC I类	实体肿瘤 血液系统恶性肿瘤	临床II期	Mirati Therapeutics
		瑞诺司他	HDAC1、HDAC3、HDAC6	肝细胞癌	临床II期	4SC
		瑞考司他	HDAC6	实体肿瘤 血液系统恶性肿瘤	临床II期	Acetylon
BET蛋白抑制剂	抑制BET蛋白识别并结合组蛋白乙酰化位点（抑制癌基因信号通路）	阿贝司他	HDAC I、II和IV类	淋巴瘤	临床II期	Pharmacyclics
		CPI-0610	BET家族蛋白	血液系统恶性肿瘤	临床I期	Constellation Pharmaceuticals
		TEN-010	BET家族蛋白	AML，MDS 实体肿瘤	临床I期	Tensha Therapeutics
		BAY1238097	BET家族蛋白	实体肿瘤和淋巴瘤	临床I期	Bayer Corporation

续表

分类	机制	药物名称	作用靶点	应用肿瘤	研发进程	研发公司
BET蛋白抑制剂	抑制BET蛋白识别并结合组蛋白乙酰化位点（抑制癌基因信号通路）	OTX015	BET家族蛋白	血液系统恶性肿瘤	临床II期	Merck & Co.
		INCB054329	BET家族蛋白	白血病和实体肿瘤	临床II期	Incyte Corporation
		BMS-986158	BET家族蛋白	实体肿瘤	临床II期	Bristol-Myers Squibb
		FT-1101	BET家族蛋白	AML，MDS	临床I期	Forma Therapeutics
		GSK525762	BET家族蛋白	实体肿瘤	临床I期	GlaxoSmithKline（GSK）
				血液系统恶性肿瘤		
异柠檬酸脱氢酶抑制剂	促进DNA和组蛋白的去甲基化（抑制活化突变）	AG-881	IDH1，IDH2	IDH突变的恶性肿瘤	临床I期	Agios
		AG-120	IDH1	IDH1突变的恶性肿瘤	临床II期	Agios
		IDH305	IDH1	IDH1突变的恶性肿瘤	临床I期	Novartis
		AG221	IDH2	IDH2突变的恶性肿瘤	临床II期	Agios
EZH2抑制剂	阻断H3K27的甲基化（抑制活化突变，诱导凋亡）	CPI-1205	ENZH2	淋巴瘤	临床I期	Constellation
		他泽司他	ENZH2	淋巴瘤和肉瘤	临床II期	Epizyme
DOT1抑制剂	阻断H3K79的甲基化	EPZ-5676	DOT1L	MLL基因重排白血病	临床I期	Epizyme
赖氨酸特异性组蛋白去甲基化酶抑制剂	阻断H3K4和H3K9的去甲基化（促进抑癌基因的表达）	GSK2879552	SD1	AML，小细胞肺癌	临床II期	GSK

在临床试验中，以表观基因组为靶点的药物主要有两类：一类是以表观基因组为靶点的广谱的重编程药物，即基因组药物；一类是用于靶向治疗特定患者亚群的药物，即精准药物。在适当的药物剂量下，广谱和精准的重编程药物均可以与靶向的表观遗传调控蛋白发生精准的相互作用。

（一）广谱的重编程药物

广谱的重编程药物主要包括DNMT抑制剂（DNMTi）、组蛋白脱乙酰酶抑制剂（HDACi）和溴区结构域抑制剂与末端外基序蛋白（extraterminal motif proteins，iBETs）。这些药物倾向于改变大规模的基因表达，通常可以逆转肿瘤特异性基因表达的变化。

40多年前，DNMTi作为经典的抗癌药物已进入临床试验，但收效甚微。过去20年，随着DNA甲基化作用机制的不断深入，DNMTi药物又重新回到临床。临床研究表明，5-氮杂核苷药物氮杂胞苷（也叫5-氮杂胞苷；维达唑，Celgene）及其脱氧衍生物脱氧胞苷（又称5-氮杂-2′-脱氧胞苷；Dacogen，Otsuka）对15%以上的骨髓增生异常综合征（MDS）或AML患者有效，可以减少肿瘤细胞，改善血细胞数，提高患者的生存率。这些临床数据使得这两种药物获得美国FDA的批准。但是，DNMTi容易引起继发性耐药，而且在实体肿瘤中的作用不明显。

HDACi最初是在筛选白血病的分化诱导剂时被发现的。伏立诺他（vorinostat；Merck & Co.）、贝利司（belinostat；Spectrum Pharmaceuticals）和罗米地辛（romidepsin；Celgene）均已经被FDA批准用于皮肤癌或外周T细胞淋巴瘤。帕比司他（panobinostat；Novartis）也被FDA批准联合蛋白酶体抑制剂硼替佐米（velcade；Millennium Pharmaceuticals）治疗耐药多发性骨髓瘤，但是HDACi在其他恶性肿瘤的作用比较微弱。

iBETs可以可逆地与BET蛋白的溴区结构域结合，主要是针对含有溴区结构域蛋白4（BRD4）而设计。BRD4在某些癌症中是易位的，编码乙酰化组蛋白信号的"reader"，对于某些癌基因的高表达是非常重要的，比如MYC基因。有些iBETs的药物已经进入到了Ⅰ期临床研究。

（二）靶向治疗药物

针对肿瘤相关的表观遗传学途径中某些遗传缺陷设计的药物，也促进了表观遗传学药物的发展。H3K27组蛋白N-甲基转移酶EZH2在淋巴瘤中因为突变被活化，使用EZH2抑制剂可以选择性地杀灭这些突变的肿瘤细胞。IDH1和IDH2在胶质瘤和AML中的突变使得其代谢产物发生了改变，其中包括能够抑制DNA和组蛋白去甲基化的代谢产物也减少了，因此，二者在肿瘤中表现为高甲基化状态。用于治疗AML的第一代IDH抑制剂已经进入了Ⅰ期临床试验。研究也发现，并不是所有的IDH突变的细胞对IDH的抑制剂均敏感，这可能是因为异常的DNA甲基化的重编程削弱了药物的敏感性。肿瘤细胞中，异常的DNA甲基化是一种长时程的表观遗传记忆，因此，DNMT抑制剂的效果要优于IDH的抑制剂。以上广谱的和靶向性的药物均不是发挥直接的杀伤作用，而是通过其代谢方式发挥抑制肿瘤细胞的作用。

靶向表观遗传治疗的另外一个方面是合成杀伤法（synthetic lethality）。作用于H3K79 N-甲基转移酶DOT1L，在体外对MLL活化的白血病细胞的杀伤效果比较好，这类白血病也称混合线性白血病，或者称组蛋白-赖氨酸N-甲基转移酶2A（KMT2A）白血病；而作用于赖氨酸特异性组蛋白组甲基化酶（LSD1，也称KDM1A），在体外对有着特异性DNA甲基化模式的恶性肿瘤细胞的杀伤作用好。部分合成杀伤作用的表观遗传学靶向药物目前已经进入临床试验，临床前研究已经显示出对特异性细胞的杀伤作用，如LSD1的抑制剂对非小细胞肺癌的杀伤作用尤其明显。

总之，表观遗传治疗是一个非常有前景的领域，各种新的靶向表观遗传途径的药物还在陆续地被发现，包括针对重塑（writer）的药物（如G9A，也称EHMT2）、针对修饰（eraser）的药物（如JMJD3，也称KDM6B）和针对"reader"的药物（如MBD）等。

（三）联合治疗

由于肿瘤是一个复杂的多基因遗传和表观遗传共同作用的结果，因此，任何一种单一的针对表观遗传学途径的变异开发的药物其疗效都是有限的。因此，联合用药是治疗肿瘤常见的策略，如DNMTi联合HDACi、表观遗传学药物联合化疗药物、表观遗传学药物联合免疫治疗等。

尽管肿瘤表观基因组学的研究进展迅速，但仍有很多分子机制与人类肿瘤发生和演进的关系有待更加深入的研究。表观遗传学机制的进一步阐明将为了解肿瘤的各种特性、肿瘤的早期诊断和分子分型、肿瘤的个体化治疗等提供新的策略，具有重要的临床指导意义。

小　结

肿瘤表观遗传学是研究没有DNA序列变化的、可遗传的基因表达（活性）调控方式的改变，主要涉及DNA甲基化作用的改变和染色质组蛋白的修饰作用、染色质重塑及非编码RNA等调控方式的变化，从而通过引起肿瘤遗传学途径中基因的失能与获能，增加基因组不稳定、印迹丢失等，参与肿瘤的发生发展。肿瘤的发生是环境因素和遗传因素共同参与的多基因遗传和表观遗传共同起作用的结果。

肿瘤表观遗传学异常以DNA甲基化模式的改变为主，常表现为全基因组广泛的低甲基化和某些基因（如抑瘤基因）启动子CpG岛区的高甲基化共存于一种组织。除DNA甲基化修饰以外，细胞对外在刺激做出的每一个反应几乎都会涉及染色质结构的改变，这一改变是通过修饰组蛋白、变换组蛋白密码子实现的。

（武明花　邓　坤）

参考文献

Anastasiadou E, Jacob LS, Slack FJ, 2018. Non-coding RNA networks in cancer. Nat Rev Cancer, 18（1）: 5-18.

Campbell RM, Tummino PJ, 2014. Cancer epigenetics drug discovery and development: the challenge of hitting the mark. J Clin Invest, 124（1）: 64-69.

Dawson MA, Kouzarides T, 2012. Cancer epigenetics: from mechanism to therapy. Cell, 150（1）: 12-27.

Godino A, Jayanthi S, Cadet JL, et al, 2015. Epigenetic landscape of amphetamine and methamphetamine addiction in rodents. Epigenetics, 10（7）: 574-580.

Jones PA, 2014. At the tipping point for epigenetic therapies in cancer. J Clin Invest, 124（1）: 14-16.

Jones PA, Issa JPJ, Baylin S, 2016. Targeting the cancer epigenome for therapy. Nat Rev Genet, 17（10）: 630-641.

Jones PA, Ohtani H, Chakravarthy A, et al, 2019. Epigenetic therapy in immune-oncology. Nat Rev Cancer, 19（3）: 151-161.

Jung M, Gelato KA, Fernández-Montalván A, et al, 2015. Targeting BET bromodomains for cancer treatment. Epigenomics, 7（3）: 487-501.

Kulis M, Esteller M, 2010. DNA methylation and cancer. Adv Genet, 70: 27-56.

Lian YS, Meng LJ, Ding PG, et al, 2018. Epigenetic regulation of mage family in human cancer progression-DNA methylation, histone modification, and non-coding RNAs. Clin Epigenetics, 10（1）: 115.

Masliah-Planchon J, Bièche I, Guinebretière JM, et al, 2015. SWI/SNF chromatin remodeling and human malignancies. Annu Rev Pathol, 10: 145-171.

Montenegro MF, Sánchez-del-Campo L, Fernández-Pérez MP, et al, 2015. Targeting the epigenetic machinery of cancer cells. Oncogene, 34（2）: 135-143.

Nebbioso A, Tambaro FP, Dell' Aversana C, et al, 2018. Cancer epigenetics: moving forward. PLoS Genet, 14（6）: e1007362.

Peixoto P, Cartron PF, Serandou AA, et al, 2020. From 1957 to nowadays: a brief history of epigenetics. Int J Mol Sci, 21（20）: 7571.

Rasmussen KD, Helin K, 2016. Role of TET enzymes in DNA methylation, development, and cancer. Genes Dev, 30（7）: 733-750.

Saghafinia S, Mina M, Riggi N, et al, 2018. Pan-cancer landscape of aberrant DNA methylation across human tumors. Cell Rep, 25（4）: 1066-1080. e8.

Toh TB, Lim JJ, Chow EKH, 2017. Epigenetics in cancer stem cells. Mol Cancer, 16（1）: 29.

Walton EL, 2016. On the road to epigenetic therapy. Biomed J, 39（3）: 161-165.

Weisenberger DJ, 2014. Characterizing DNA methylation alterations from the cancer genome atlas. J Clin Invest, 124（1）: 17-23.

West AC, Johnstone RW, 2014. New and emerging HDAC inhibitors for cancer treatment. J Clin Invest, 124（1）: 30-39.

Zahnow CA, Topper M, Stone M, et al, 2016. Inhibitors of DNA methylation, histone deacetylation, and histone demethylation: a perfect combination for cancer therapy. Adv Cancer Res, 130: 55-111.

第二十一章

非编码 RNA 与肿瘤

非编码RNA（ncRNA）来源于基因组转录产物，通常被认为不具备蛋白编码功能，但在编码基因的表达调控及疾病发生发展中发挥重要作用。非编码RNA包含多种类型，分为看家非编码RNA和调控非编码RNA两大类。看家非编码RNA一般属于组成型表达，并且对细胞生存及其他基本功能是必需的，包括tRNA、rRNA、snRNA、snoRNA、tmRNA、hYRNA、RNase RP和端粒RNA等。调控非编码RNA通常在生物体组织发育和分化的某一特定阶段表达，或者在外界环境刺激下反应性表达，进而调控一系列生物学过程或疾病的发生。线性调控非编码RNA按照其大小主要分为两类，即短链非编码RNA（small non-coding RNA，sncRNA）和长链非编码RNA（long non-coding RNA，lncRNA）。环状RNA（circlar RNA，circRNA）是一种具有闭环结构的调控RNA，构成了一个"隐秘而未知的RNA平行宇宙"，绝大部分circRNA没有蛋白编码功能，但在生物体中发挥重要作用。miRNA、lncRNA、circRNA是近年来发现的调控非编码RNA，在肿瘤的发生发展和放化疗抵抗中发挥重要作用。本章将重点介绍miRNA、lncRNA和circRNA在肿瘤中的表达、功能、机制及临床应用前景。

第一节　非编码RNA的合成与调控原理

微小RNA（miRNA，microRNA）、长链非编码RNA（lncRNA）和环状RNA（circRNA）是三类重要的调控非编码RNA，通过调控靶基因的表达或者参与某个细胞生物学过程，从而在疾病的发生发展中发挥重要作用，是当前非编码RNA和肿瘤领域研究的前沿和热点。

一、miRNA的合成与调控原理

miRNA是近年来发现的一类单链小分子非编码RNA，由18～24个核苷酸组成，普遍存在于动物、植物、真菌等多细胞生物中，进化上高度保守。miRNA在生物体内的多样化调控途径中扮演着重要角色，参与了细胞周期、发育、分化、凋亡、分裂以及器官的发育等多个生物学过程。

（一）miRNA的生物合成

大多数miRNA是由基因编码而来，即存在自身的编码序列，又有一套独立的基因调控元件进行转录，但也有相当多的miRNA基因位于蛋白编码基因的内含子中，并与寄主蛋白编码基因共转录，然后再从这些蛋白编码基因的内含子中剪切出来。因此，miRNA基因的发现，丰富了基因的内涵，也打破了基因一定能编码蛋白的传统概念。

miRNA和蛋白编码基因一样，本身由编码miRNA的gDNA转录而来。从gDNA到成熟miRNA会经历一个复杂的过程，整体上包括如下几个步骤（图21-1）。

（1）初级转录产物的转录：miRNA编码基因（gDNA）在RNA聚合酶Ⅱ和Ⅲ等的作用下转录成miRNA基因的初级转录产物（primary miRNA，pri-miRNA）。这些pri-miRNA具有5′帽结构和多聚腺苷酸尾巴poly（A），长度可达几千个碱基。成熟miRNA序列通常仅位于构成发夹结构的其中一条链上。

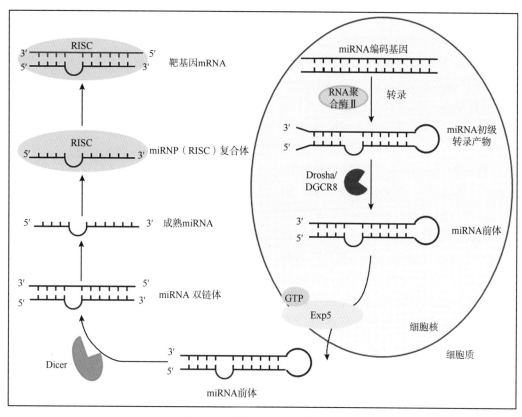

图 21-1　成熟 miRNA 的合成过程

（2）miRNA 前体的合成：在细胞核中，miRNA 基因的 pri-miRNA 被 Drosha（RNase Ⅲ）剪切为长 60~70 个核苷酸、5′端带有磷酸基团、3′端带有 2 个核苷酸突出且具有茎环结构的 miRNA 前体（precursor miRNA，pre-miRNA）。参与这一切割过程的是一个多蛋白质复合体，Drosha 是其中的重要成分，起到切割的作用；同时还存在一种双链 RNA 结合蛋白 Pasha。Pasha 在复合体中的具体功能还不清楚，但是它可能参与识别 miRNA 的初级转录产物，将它们集中到复合体中，有利于其被 Drosha 切割。

（3）miRNA 前体的转运：转运出核是 miRNA 成熟过程中必需的一步。这一过程是通过依赖 Ran-GTP/Exportin 5 的转运机制来完成的。在细胞核中，Ran-GTP 的浓度较高，Exportin 5（Exp5）就可以促进 pre-miRNA 从 Drosha 复合体中释放，并且与之结合，将其带到核外。动物的 pre-miRNA 需要胞质中的 Dicer 酶进行进一步加工，由于胞质中 Ran-GTP 的浓度较低，Exp5 释放 pre-miRNA，使之与 Dicer 结合进行下一步的切割。在运输过程中，miRNA 前体的 3′端突出将有利于其进入出核

途径。

（4）microRNA 的成熟：在动物细胞核中，Drosha 的切割产生了成熟 miRNA 的一端（3′端）。另一端的成熟是由胞质中另一类核糖核酸酶 Ⅲ Dicer 切割产生的。Dicer 参与 miRNA 的成熟过程与 RNA 干扰中产生双链 RNA 的过程很相似。首先 Dicer 识别 pre-miRNA 的双链部分，与茎环基部的 5′端被磷酸化、3′端有突出的结构和很高的亲和力。然后，茎环基部的两圈螺旋解开，Dicer 对两条链都进行切割，将前体的其余部分切掉，生成 5′端磷酸化、3′端有 2nt 突出的类似于 siRNA 的不完全配对的 RNA 双链中间体（miRNA duplex）。最后，在解旋酶作用下解链形成两条成熟的 miRNA。这些成熟的单链 miRNA 通过选择性结合至 RNA 诱导沉默复合物上（RISC），诱导靶基因 mRNA 降解或转录后抑制基因表达。

（二）miRNA 的调控原理

miRNA 主要通过转录后调节下游靶基因的表达，从而在生物体正常生命活动和疾病发生发展中发挥作用。根据 miRNA 与靶基因互补性的不

同，miRNA主要通过如下两种机制负性调控靶基因的表达：

（1）当miRNA与其靶基因mRNA的3′-UTR序列几乎完全配对时，miRNA通过诱导RNA介导的干扰途径，导致靶基因mRNA转录本在miRNA关联的多蛋白RNA介导的沉默复合物（miRISC）中被核酸酶剪切而降解。

（2）大多数miRNA的种子序列与靶基因不完全互补，因而不足以产生序列特异性切割；但在miRNA与Ago蛋白结合形成复合体后，能靶向mRNA进入胞质处理小体（P-bodies），通过三种机制抑制蛋白质合成：①诱导mRNA脱尾（poly A）和脱帽（m7G），启动mRNA降解；②通过Ago蛋白同翻译起始因子竞争与mRNA帽子的结合，从而阻碍功能性核糖体的装配，导致翻译起始抑制；③在翻译起始后，通过募集与多肽链降解相关的细胞因子，如肽酶、翻译后修饰酶等，使功能性核糖体脱离肽链，从而使得新合成的肽链迅速降解。

二、lncRNA的生物合成与调控原理

（一）lncRNA的生物合成

lncRNA是基因组DNA在RNA聚合酶Ⅱ或Ⅲ作用下的转录产物，是一种与mRNA结构相似但缺乏开放阅读编码框（ORF）的非编码RNA，大部分包含5′端m7G帽子结构和3′端poly（A）尾巴，主要分布在细胞核和细胞质中。在lncRNA的形成过程中，经历了转录、加工、转运和成熟等多个生物学过程。

lncRNA通常来源于基因组的结构元件，包括外显子、内含子、启动子、增强子、反义链及基因间序列，lncRNA所在基因组的位置与其功能发挥有一定的相关性。根据lncRNA所在基因组上相对于蛋白编码基因的位置将lncRNA分为反义lncRNA、正义lncRNA、内含子lncRNA、双向lncRNA、基因间lncRNA、启动子相关lncRNA和增强子相关lncRNA等7种类型（图21-2）。反义lncRNA是由蛋白编码基因的反义链转录，并与该基因的mRNA序列存在部分重叠的RNA分子，近年发现约70%的基因均存在反义lncRNA。正义

lncRNA是由位处相同链的蛋白编码基因的一个或多个外显子剪接形成，故又称为外显子lncRNA。内含子lncRNA是指来源于次级转录物的内含子区域，有时可能为mRNA前体序列。双向lncRNA是指其转录方向从启动子区沿两个相反的方向进行转录形成的lncRNA。基因间lncRNA是指编码lncRNA的基因位点独立分布于几个编码基因之间。启动子相关lncRNA位于基因的启动子区，增强子相关lncRNA位于基因的增强子区，启动子和增强子是控制基因表达的关键DNA元件，通常来源于这些调控元件的lncRNA长度在200～2000nt，属于中等长度的lncRNA，这些lncRNA在核RNA外泌体的作用下很容易降解，呈现快速的周转率，因而对其功能发挥是一个挑战。基于lncRNA类型和形成机制的不同，lncRNA上游调控机制非常复杂，包括表观修饰、转录调控、剪接加工、转运和稳定性等多个层面的调控。

（二）lncRNA的调控原理

lncRNA作为非编码RNA中一种重要类型，在基因的表达调控中发挥重要作用。基于lncRNA序列的来源和结构特点，它可以作为信号分子、诱饵分子、引导分子或支架分子，从以下三个层面实现对基因表达的调控或者功能发挥。

1. 表观遗传学调控   表观遗传学调控是基于基因核苷酸序列不发生改变的情况下，基因的表达发生可遗传的改变，包括基因组印记、X染色体失活、DNA甲基化、组蛋白修饰等多种类型。lncRNA参与的表观遗传学调控最早源于基因组印记及X染色体失活的研究，研究发现X染色体的失活依赖于其自身编码lncRNA Xist，Xist转录本从失活的X染色体上转录出来后，随之包裹在该染色体上，从而导致该染色体整体水平上的失活及基因表达的抑制。近年来的研究表明，lncRNA可通过多种途径参与基因组表观遗传学的调控，包括DNA甲基化、组蛋白修饰、染色质重构和miRNA失活等，从而在疾病的发生和发展中发挥重要作用。

2. 转录调控   lncRNA主要通过如下五种机制在转录水平实现对基因表达的调控。①lncRNA的转录能够干扰邻近基因的表达，例如，酵母中lncRNA *SRG1* 的转录会干扰其下游 *SER3* 基因的表

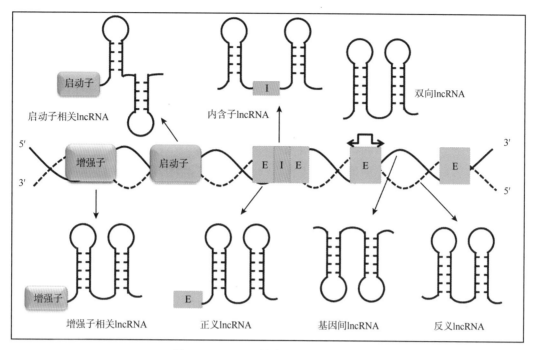

图 21-2　lncRNA 的类型及基因组来源

DNA 实线链代表正义链，虚线代表反义链，E 代表外显子，I 代表内含子。图中增强子、启动子、外显子和内含子等结构元件均来源于正义链

达。②通过结合或者封阻基因的启动子区域来干扰该基因的表达，例如，*DHFR* 上游的一个 lncRNA 能够和 *DHFR* 的启动子区域形成 RNA-DNA 螺旋结构，进而抑制转录因子 TFIID 与启动子区域的结合，从而抑制 *DHFR* 的表达。③通过与 RNA 结合蛋白互作，并将其定位到基因启动子区从而调控该基因的表达。④直接调节转录因子的活性，从而影响其调控基因的表达。⑤通过调节转录过程中相关酶的表达或活性来实现基因表达的调控。

3. 转录后调控　在 mRNA 的加工成熟过程中，细胞可通过多种不同的机制来调节基因表达的种类和数量，从而根据自身需要实现遗传信息的选择性表达。转录后调控包括 mRNA 前体（pre-mRNA）的选择性加工和剪接、mRNA 的 5′ 加帽和 3′ 加尾以及 miRNA 的调控等。近年来的研究发现，lncRNA 至少通过如下两种机制在基因的转录后调控中发挥重要作用。

（1）lncRNA 参与 pre-mRNA 的选择性加工和剪接：大多数真核生物的编码基因都是不连续的，内含子和编码序列会一同转录。因此，mRNA 的初级转录产物（pre-mRNA）分子量大、大小不均一，故亦称为不均一核 RNA（hnRNA）。pre-mRNA

经加工和选择性剪接，产生成熟的 mRNA 并释放到细胞质中成为蛋白质翻译的模板。在这个过程中，lncRNA 一方面可以介导功能性剪接蛋白对目标 pre-mRNA 的选择，另一方面 lncRNA 通过抑制 pre-mRNA 中某些功能性位点的剪切参与基因的转录后调控。例如，Zeb2 反义 lncRNA 能够和其母本基因 Zeb2 mRNA 内含子 5′ 剪切位点区形成双链结构，从而抑制该内含子的剪切，而该区域含有对于 Zeb2 蛋白表达所必需的核糖体结合位点，因而 Zeb2 反义 lncRNA 能通过这种方式提高 Zeb2 蛋白的表达。

（2）lncRNA 作为内源性竞争性 RNA（ceRNA）参与 miRNA 对靶基因的调控：miRNA 通常通过碱基互补或不完全互补的方式在转录后水平负性调控靶基因的表达，当 lncRNA 与 mRNA 存在相同的 miRNA 反应元件（MRE）时，lncRNA 则能作为 miRNA 海绵或竞争性内源性 RNA（ceRNA）吸附 miRNA，从而抑制该 miRNA 对下游靶基因的负性调控作用。细胞内 lncRNA 表达水平的高低及 MRE 的数量，直接影响到可与相应 mRNA 结合的 miRNA 数量，从而决定该 lncRNA 对 miRNA 自身及其对靶基因转录后调控的程度，许多 lncRNA 均可通过 miRNA 海绵或 ceRNA 机制在肿瘤和其他疾病的发生发展中发挥生物学功能。例如，lncRNA PTTG3P可以作为miR-383的海绵，通过上调miR-383的靶基因 *CCND1* 和 *PARP2* 的表达从而在肝癌的发生发展中发挥癌基因的功能。

4. 多肽编码功能　过去一般认为lncRNA不能被翻译成长的肽段或蛋白质。但是近年来的研究发现，lncRNA中存在多种短或小的ORF（sORFs或smORFs），能够编码小肽或蛋白质，并且还发现非编码基因或者UTR等非编码区域也包含smORFs，编码功能性小肽参与肌肉功能调控、调节细胞代谢，这就带来了lncRNA的蛋白编码新的功能。2011年，Ingolia等利用翻译组学证明lncRNA可以与翻译"机器"结合，具备编码潜力。2013年，Slavoff等通过多肽组学检测到机体内的大量小肽，其中部分来源于lncRNA，并进行了功能学验证。

三、circRNA的生物合成与调控原理

（一）circRNA的生物合成

circRNA是由mRNA前体（pre-mRNA）通过反向剪接形成，反向剪接与经典剪接共享剪接信号及剪接体，且与经典的RNA剪接具有竞争关系。根据circRNA剪接来源的不同，将其分为外显子环化形成的环状RNA（exonic circRNA，ecircRNA）、内含子环化形成的环状RNA（intronic circRNA，ciRNA）、外显子和内含子共同形成的环状RNA（exon-intron circRNA，EIciRNA）三种类型。circRNA的形成主要包括四种可能的机制。①套索驱动的环化机制，即在ecircRNA形成过程中，pre-mRNA发生了部分折叠，外显子就会随RNA的折叠出现跳跃现象，从而在被跨越部位形成包含部分内含子的外显子环状RNA中间体套索结构，随后套索内部进行进一步剪接，剔除内含子序列后形成circRNA。②内含子互补配对驱动的环化机制，即在环状RNA形成过程中，由于在形成circRNA的前体序列两侧内含子上存在反向互补序列，从而驱动了circRNA的形成。③内含子形成的circRNA，即来源于mRNA前体的部分内含子在剪接作用中形成套索结构，从而形成内含子来源的circRNA。④RNA结合蛋白驱动的环化机制，即RNA结合蛋白通过结合外显子侧翼的内含子序列，从而促进circRNA的形成（图21-3）。

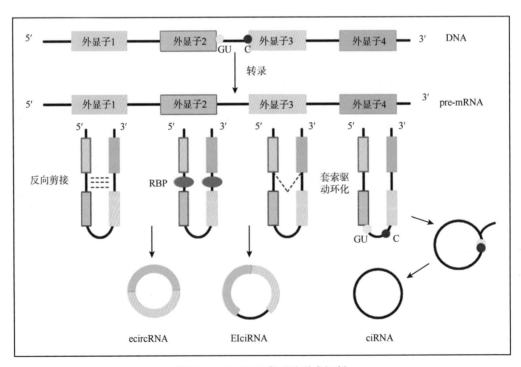

图21-3　circRNA类型及形成机制

（二）circRNA 的调控原理

基于 circRNA 的生物合成和结构特点，circRNA 可通过多种机制参与下游靶基因的调控或者直接以编码蛋白的方式在机体正常生命活动和疾病发生中发挥重要作用。

1. miRNA 海绵 由于一些 circRNA 上同时具有一个或多个 miRNA 结合位点（MRE），能通过竞争性结合 miRNA，从而抑制 miRNA 对靶基因的负性调控作用，因此，circRNA 被确定为竞争性内源性 RNA（ceRNA）的一种重要类型，主要见于外显子构成的 circRNA，如 ciRS-7、circRNA-ZNF19 及 circRNA-SRY 等。ciRS-7 是目前研究比较多的与脑发育相关的 circRNA，它是小脑退行性变相关蛋白 1（CDR1）编码基因的反义链的一个转录本。ciRS-7 具有超过 70 个 miR-7 结合位点，因而能够在神经组织中大量富集 miR-7，抑制 miR-7 对下游靶基因 *α-synuclein*、*UBE2A* 等的负性调控，从而参与帕金森病、AD 等脑发育相关疾病的发生发展。

2. 调控亲本基因的表达 circRNA 至少可通过两种机制调控其亲本基因的表达。

（1）竞争性调节亲本基因的剪接：由于 circRNA 序列与母本基因的 DNA 序列有重复，滞留在核内的 circRNA 能通过"负反馈回路调控"的方式与母本 DNA 形成 RNA:DNA 杂合链，从而阻断线性同源转录本的转录，导致可变剪接的发生，如 circMbl 和 circSEP3。

（2）促进亲本基因的转录：外显子-内含子 circRNA（EIciRNA）是 RNA 聚合酶 Ⅱ 相关的一类 circRNA，其结构为内含子循环包绕外显子；EIciRNA 能与 U1 核小核糖核蛋白（U1 snRNP）颗粒和 RNA 聚合酶 Ⅱ 相互作用，促进其亲本基因的转录。尽管大多数 circRNA 位于细胞质中，但是由内含子套索加工而来的 ciRNA 或从滞留内含子反向剪接产生的 EIciRNA 则被限制在细胞核内，这些 circRNA 能够直接与转录调控元件如 RNA 聚合酶 Ⅱ、snRNP 等结合调控母本基因的转录和表达。

3. 调节 RNA 结合蛋白 RNA 结合蛋白（RNA binding protein，RBP）在转录后基因表达的调节中发挥重要作用，包括 RNA 选择性剪接、维持 RNA 稳定、RNA 转运和翻译等，并参与细胞的增殖、分化、迁移、衰老、凋亡以及对氧化应激的细胞应答等生物学过程。有研究表明，circRNA 能够与 RNA 结合蛋白结合，从而在基因的转录后调控中发挥重要作用。例如，Memczak 等研究发现，ciRS-7 可以与 miRNA 效应物 AGO 蛋白结合；Jeck 等发现 circRNA 能与 RNA 聚合酶 Ⅱ 结合，从而充当 RNA 结合蛋白的"骨架"而结合多聚蛋白，且能通过增加 circRNA 转录的稳定性来增加其相互作用的稳定性。

4. 蛋白编码功能 circRNA 虽然属于非编码 RNA，但也有部分 circRNA 可被核糖体翻译并编码多肽，进而行使其生物学功能。由于 circRNA 缺乏经典蛋白质翻译所需的 5′ 端帽子结构（m7GPPPN）和 3′ 端 poly（A）尾巴，因而 circRNA 的翻译主要是以非帽依赖的翻译方式进行，主要包含三种方式：①通过内部核糖体进入位点（IRES）启动 mRNA 翻译；②通过 5′-UTR 中以 N6-甲基腺苷（m6A）形式存在的甲基化腺苷残基启动翻译；③类 IRES 活性启动 circRNA 翻译。

第二节 微小非编码 RNA 与肿瘤

一、恶性肿瘤 miRNA 的表达和合成异常

（一）恶性肿瘤 miRNA 的表达异常

人类 miRNA（microRNA）预测有 1700 个以上，这些 miRNA 共同构成了人类 miRNA 组。在正常组织中，绝大部分 miRNA 呈现高表达，通过转录后负性调控靶基因的表达或降低 mRNA 的稳定性，在维持正常细胞的生长、分裂、分化、凋亡和器官发育等生命活动过程中发挥重要功能。在肿瘤组织中，由于基因组不稳定性，机体在体内外环境因素的作用下，肿瘤组织中 miRNA 表达异常。在这些表达失常的 miRNA 中，有些 miRNA 的改变是关键的，会导致或阻止正常细胞的恶性转化，参与肿瘤的发生发展；有些 miRNA 的改变是非关键的，本身不影响肿瘤细胞的恶性生物学行为，但可能成为肿瘤的特征性或标志性改变。

由于现代分子生物学技术的发展，可采用高通量的 miRNA 芯片、qPCR 技术或 RNA-Seq 等技

术检测肿瘤组织和相应正常组织中差异miRNA表达谱。例如，Ciafre等比较了9例原发性胶质母细胞瘤与癌旁组织的miRNA表达谱，发现绝大部分瘤组织中有如下miRNA过表达：miR-10b、miR-130a、miR-221、miR-125b、miR-9-2、miR-21、miR-25和miR-123；而miR-128a、miR-181c、miR-181b和miR-181a在部分肿瘤组织中表达下调。这些结果表明，异常表达的miRNA可能参与了肿瘤的发生发展。

（二）恶性肿瘤 miRNA 的合成异常

在肿瘤组织中，miRNA整体水平表达下调，说明肿瘤组织中miRNA的合成和成熟过程中出现了某些异常。有研究发现，成熟miR-143和miR-145在结肠癌中明显下调，其miRNA前体pre-miR-143和pre-miR-145在肿瘤和正常组织中含量相似，表明miRNA前体到成熟miRNA的合成和成熟过程受到破坏，这些miRNA的合成异常与肿瘤的发生密切相关。

miRNA合成所涉及的蛋白机制非常复杂，其中所涉及的蛋白若发生改变，miRNA合成将受到巨大影响。Drosha和Dicer是成熟miRNA合成过程中两个关键性的RNase Ⅲ，分别负责pri-miRNA到pre-miRNA、pre-miRNA到成熟miRNA的切割，Drosha和Dicer表达和活性的异常将影响到成熟miRNA的加工合成。Karube等检测了67个非小细胞肺癌样本中的Dicer和Drosha的RNA表达水平，发现Dicer在肺癌中表达下降，与术后存活期密切相关。Lin RJ等在66例成神经细胞瘤中研究了miRNA、Drosha、Dicer的表达规律，发现miRNA在该类型肿瘤中整体表达下调，其中27个miRNA能够对肿瘤患者的预后进行评估；Dicer和Drosha在肿瘤晚期患者中表达下调，与预后密切相关。在体外培养细胞中，沉默Dicer或Drosha的表达，能够促进肿瘤细胞的生长。因此，Drosha和Dicer的表达或活性异常可能通过影响miRNA的生物合成参与肿瘤的发生。

二、恶性肿瘤miRNA的转录调控异常

从pri-miRNA的转录表达，到成熟miRNA的加工合成，再到miRNA生物学效应的发挥，经历了复杂的生物学过程，构成了一张复杂的调控网络。在恶性肿瘤的发生发展过程中，miRNA调控网络的异常是恶性肿瘤发生发展的重要分子机制。

（一）转录因子对 microRNA 初级转录产物的调控

在miRNA的上游分子事件中，大部分miRNA具有一套自己独立的顺式作用元件（启动子和增强子序列），受到上游一系列转录因子的调控。类似于蛋白编码基因的转录过程，这些转录因子通过与miRNA的顺式作用元件结合，调节miRNA在转录水平的表达。有一部分miRNA位于蛋白编码基因的内含子中，与寄主蛋白基因共转录，这一类miRNA的顺式作用元件和转录因子与相应蛋白编码基因一致。但结合miRNA的生物合成过程，miRNA转录水平的表达主要是初级转录产物（pri-miRNA）的表达，尚不能代替成熟miRNA的表达。pri-miRNA继续经历Dicer/Drosha剪切、核浆转运之后才能得到成熟miRNA。

（二）miRNA 对靶基因的调控

miRNA能够识别特定目标mRNA的3′-UTR，通过降低靶mRNA的稳定性或转录后抑制翻译过程而负性调控靶基因的表达。它们主要通过调节信号分子的表达参与细胞生长、发育、分化、代谢和肿瘤的发生。由于miRNA及其靶基因3′-UTR的结合位点并不是完全互补的，可以存在短的错配和G-U配对，因而很难通过简单的BLAST分析确定其靶基因类型。同时，单个miRNA靶基因的3′-UTR区具有多个miRNA结合位点，表明miRNA对靶基因的调控存在复杂的组合模式。在肿瘤的发生发展中，miRNA的表达异常，导致其下游致瘤性或抑瘤性靶基因发生表达改变，从而诱发肿瘤的发生发展。

三、miRNA在肿瘤恶性进程中的作用和机制

（一）恶性肿瘤相关性 miRNA

在正常组织中，miRNA正常转录、加工、结合到靶mRNA的互补位点，通过抑制蛋白翻译或

是改变mRNA的稳定性来抑制基因表达，从而使细胞生长、增殖、分化和死亡保持在一个正常的水平。但是，如果组织中某种或某些miRNA的表达失常，细胞内许多起重要作用的癌基因或抑癌基因就会受到异常调控而表达失常，从而导致肿瘤的发生。因此，miRNA可能以癌基因或抑癌基因角色通过负性调控下游抑瘤性或致瘤性靶基因的表达参与肿瘤的发生发展（图21-4）。

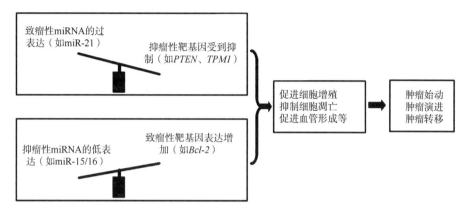

图 21-4　miRNA参与肿瘤的发生发展

1. 致瘤性miRNA　有些miRNA具有类似癌基因功能，与肿瘤发生发展呈正相关，这部分miRNA称为致瘤性miRNA（onco-miRNA），其过表达或持续活化将直接导致肿瘤的发生发展。因此，在内外环境因素的作用下，机体的某些组织或发育阶段中，这些miRNA的表达增加可能导致其下游某些具有抑癌基因功能的靶基因的表达下调或失活，从而导致肿瘤的发生。致瘤性miRNA基因的过度扩增、持续的启动子活性、miRNA加工效率的提高、miRNA稳定性的增加，均可能导致miRNA表达的增加。这些具有癌基因功能的miRNA通过影响肿瘤细胞的增殖、细胞周期、凋亡、侵袭转移和药物代谢等而增强肿瘤细胞的恶性生物学行为或导致正常细胞的恶性转化。迄今，很多具有癌基因功能的miRNA得以鉴定。

（1）miR-21：是一个定位于染色体脆性区域17q23.2、具有原癌基因活性的miRNA。miR-21在乳腺癌、肝癌、脑瘤等多种恶性肿瘤中表达显著上调，并与乳腺癌等肿瘤的恶性分级呈正相关。研究发现Stat3参与调控miR-21的转录。在恶性胶质瘤细胞中敲除miR-21后，caspase被活化，导致细胞凋亡率上升。敲除miR-21的肿瘤细胞株在小鼠体内的成瘤能力显著降低，进一步研究发现miR-21可能通过抑制其靶基因TPM1的表达而促进细胞的增殖。除了抑癌基因TPM1，还有多个

参与细胞增殖、凋亡和转移的基因被证实是miR-21的调控靶标，如miR-21通过负调控抑癌基因PTEN的表达，促进肝癌细胞的增殖和提高其侵袭能力；通过抑制PCD4 mRNA的翻译效率，抑制乳腺癌细胞MCF-7的增殖。

（2）miR-10b：定位于HOXD基因簇，是一个潜在的癌基因，在侵袭性乳腺癌细胞系SUM315和MDA-231以及50%（9/18）侵袭性乳腺癌活检组织中表达上调。在非侵袭性的乳腺癌细胞系（HMEC和SUM149）中，miR-10b的过表达能明显正性调节细胞的迁移和侵袭能力，促进小鼠移植瘤肿瘤细胞的增殖和血管生成，并最终导致80%（8/10）的实验组小鼠发生多处肿瘤肺部转移。HOXD10是miR-10b的一个直接靶基因，miR-10b的过表达能降低HOXD10的蛋白质表达水平，减少特征性的侵袭转移前体基因RHOC的表达。在miR-10b稳定表达的细胞系中，恢复HOXD10的表达能够逆转RHOC的表达水平，阻断miR-10b介导的细胞侵袭转移能力，说明miR-10b通过"miR-10b→HOXD10→RHOC→表型"途径发挥生物学效应。同时，转录因子Twist能够直接与miR-10b的启动子E-box 1区域结合，正性调控miR-10b的表达。因此，"Twist→miR-10b→HOXD10→RHOC→表型"的信号传递途径是乳腺癌侵袭转移的重要分子机制。

2. 抑瘤性miRNA　在miRNA（microRNA）家族中，有些miRNA具有类似抑癌基因功能，与肿瘤发生发展呈负相关，这部分miRNA称为抑瘤性miRNA（suppressor miRNA）。抑瘤性miRNA的表达下降或者缺失，可导致肿瘤的形成。抑瘤性miRNA的表达下降可能是由miRNA生物合成的任一步骤的异常造成的，这些抑瘤性miRNA的表达下调将导致某些具有癌基因功能的靶蛋白的过度表达，导致正常细胞的恶性转化，细胞的过度增殖，细胞凋亡减少，不能正常分化或者去分化，从而最终导致肿瘤的发生发展，说明这些miRNA可能通过发挥类似抑癌基因作用参与肿瘤的发生发展。下面举几个抑瘤性miRNA加以说明。

（1）let-7家族：Let-7是2000年由Reinhart等在线虫中发现，通过转录后调节lin-47和lin-51的表达进而控制线虫向成虫的转变。let-7家族成员与Ras具有遗传学上的相互作用，并且其表达是此消彼长。Ras的3′-UTR具有多个let-7家族的互补结合位点，通过报告基因分析法，发现含有Ras 3′-UTR报告基因载体的活性受到了let-7的抑制，而let-7的抑制剂可以逆转这一作用。同时，在人类肺癌及对应癌旁正常组织中，let-7和Ras的表达水平呈反向趋势，即let-7同源基因在肿瘤中表达下降，而Ras表达增加，说明Ras是Let-7的直接靶基因，受到let-7家族的负性调控。Ras蛋白是一个膜相关的GTPase信号蛋白，具有调节细胞生长、分化的功能，Ras是一个重要的癌基因。在人类基因组中存在12个由let-7同源基因家族编码的miRNA，可能起到抑癌基因作用。在肺癌、乳腺癌、子宫癌等恶性肿瘤中，let-7家族与这些肿瘤有关的脆性位点密切相关。

（2）miR-15/16：miR-15a和miR-16-1在白血病和淋巴瘤等恶性肿瘤中高表达，具有负性调控抗凋亡基因bcl-2表达的功能。因此这两个miRNA的缺失或下调导致bcl-2表达的升高，促进了白血病和淋巴瘤的发生。研究还发现，2例慢性淋巴细胞白血病（CLL）患者在miR-16-1前体的下游7个碱基中有一个C突变为T，这种突变导致miR-16-1的表达水平下降，进一步证明了miR-16-1具有抑癌基因的作用。同时，miR-16-1表达水平的下降出现在各种白血病中，而在其他组织来源的肿瘤中并不多见，说明了这个miRNA在免疫系统和B细胞分化中的重要作用。分析表明，超过65%的慢性淋巴细胞白血病患者在13q14的小于30kb的共同区域存在miR15/16-1基因的杂合和纯合型缺失，在近50%的外套细胞淋巴瘤、16%～40%的多发性骨髓瘤、约60%的前列腺癌中也检测到此区域的缺失，miR-15a和miR-16-1可能负性调控其共同靶基因bcl-2的表达而启动细胞凋亡，从而发挥抑瘤功能。因此，miR-15a和miR-16-1是具有抑瘤功能的miRNA。

3. 具有致瘤与抑瘤双重功能的miRNA　在miRNA基因家族中，有部分miRNA表现出双重功能，具有明显的组织或细胞特异性，即这些miRNA在某些组织或细胞类型中表现为类似癌基因的功能，在另外一些组织或细胞中又表现为抑癌基因的功能。例如，miR-125b在卵巢癌、口腔癌等肿瘤组织中表达下调，具有阻止细胞周期进程和细胞增殖、促进细胞凋亡的功能，表现为抑癌基因的功能；在前列腺癌、肺癌和急性淋巴细胞白血病等肿瘤组织中表达上调，通过负性调控其下游靶基因Bak1和（或）p53的表达而促进细胞增殖，抑制细胞凋亡，降低紫杉醇（paclitaxel，PTX）药物敏感性，表现为癌基因的功能。miR-29a和miR-17-92簇也同样具有组织或细胞特异性，在不同的组织或细胞类型中表现出癌基因或抑癌基因两种截然不同的功能。这些miRNA表现为双重功能，可能与miRNA靶基因的多样性及调控的复杂性密切相关。

（二）miRNA参与肿瘤恶性进程的分子机制

miRNA作为一类负性转录后调控因子，通过对靶基因的负性调控在信号转导通路的活性调节中发挥重要作用。RAS、PI3K/AKT、JAKs-STATs、Notch等是与肿瘤发生发展密切相关的信号通路，越来越多的证据表明，miRNA与肿瘤相关的信号转导通路密切相关。

（1）RAS通路：RAS家族属于小G蛋白介导的胞内信号转导途径分子，激活后可介导促进细胞增殖分化的信号转导，从而在肿瘤的发生发展中发挥重要作用。在RAS基因的3′-UTR包含多个let-7结合位点，let-7可能通过结合在RAS的

3′-UTR，进而负性调控其表达。在肺肿瘤组织中，let-7 呈低表达，而 RAS 蛋白水平则明显偏高；将 let-7 转染肺癌细胞系 A549 可导致集落数目减少 78.6%；证实 let-7 可负调节 RAS 信号转导通路而抑制肿瘤生长和生物学行为。在胰腺癌中，miR-96 表达下调或缺失，与癌基因 *KRas* 的表达呈负相关，并证实 *KRas* 是 miR-96 的直接靶分子。miR-96 通过阻止 *KRas* 的表达，抑制 Akt 信号，从而抑制肿瘤的生长和转移。p120RasGAP 是 miR-132 的直接靶分子，miR-132 的过表达能转录后调控 p120RasGAP 的表达水平，降低 Ras 的活性。同时，miR-132 具有促进细胞增殖、诱导血管生成的功能，是 Ras 通路中重要的调节分子。miR-143 和 miR-145 也参与了 G 蛋白介导的信号转导通路，其作用靶点可能正是与信号转导和基因表达有关的 RAF1 激酶、G 蛋白 γ7 等。因此，let-7、miR-96、miR-132、miR-143 和 miR-145 等参与了 G 蛋白介导的信号转导通路，通过转录后调控 RAS 通路中关键的靶分子的表达而影响 Ras 的活性，抑制肿瘤的发生发展。

（2）PI3K/AKT 通路：在大多数恶性肿瘤中，PI3K/AKT 信号通路处于激活状态，造成肿瘤细胞的大量增殖。*PTEN* 是一个非常重要的抑癌基因，*PTEN* 对 PI3K/AKT 途径有负调节作用，*PTEN* 的突变或缺失与细胞的恶性转化和肿瘤的进展密切相关。体外实验证实，miR-19a/b 可与 *PTEN* 基因 mRNA 的 3′-UTR 结合。在淋巴瘤中，miR-19 的过度表达与 PTEN 蛋白的表达下调密切相关，提示前者可能为激活 PI3K/AKT 信号通路提供了一种转化机制。在肌肉组织中，miR-486 通过其下游的直接靶分子 PTEN 和 Foxo1a 活化 PI3K/AKT 信号通路。同时，miR-486 受到 SAF/MRTF 的直接转录调控，并证实 MRTF-A 通过上调 miR-486 的表达水平促进 PI3K/AKT 信号通路的活化。

（3）JAK-STAT 通路：JAK 激酶是一种非受体型蛋白酪氨酸激酶，是由 JAK1、JAK2、JAK3 和 Tyk2 四个成员构成的一个家族。JAK 激酶家族分子的 C 端有两个紧密连接的酪氨酸激酶活性样结构域，即 KD（kinase domain）、KLD（kinase-like domain）。KD 具有酪氨酸激酶催化活性；KLD 为激酶样功能域，没有激酶活性，是 STAT 的结合部位。JAK-STAT 通路广泛地参与各种细胞因子的信号转导过程，JAK、STAT 的异常活化与肿瘤、白血病、心血管疾病等多种病理生理过程存在密切联系。炎症相关的白细胞介素 6（IL-6）对肿瘤生长具有促进作用，并通过促进细胞生存而抵抗化疗药物的治疗作用。在一些人类肿瘤中，IL-6 激活的生存信号涉及 STAT 或蛋白激酶 A 级联（protein kinase cascades）。Meng 等发现，IL-6 的过度表达可阻止细胞凋亡，增加 let-7a 的表达水平；let-7a 通过负性调控其靶基因神经纤维瘤 2（neurofibro-matosis-2，NF-2）的表达导致 Stat-3 磷酸化和活性全面增加，降低化疗药物（如 5-氟尿嘧啶、吉西他滨等）介导的细胞凋亡，从而揭示出 miRNA 在 "IL-6→let-7a→NF-2→STAT→表型" 信号转导途径中的作用。

（4）Notch 通路：Notch 跨膜受体家族由一组高度保守的蛋白质组成。该信号通路调节为数众多与肿瘤发生有关的细胞功能和微环境信号，涉及细胞增殖、凋亡、黏附、上皮-间充质转化以及血管发生等生物学过程。越来越多的证据显示，Notch 信号通路既具有致癌作用，也具有抑癌作用。近期研究表明，miRNA 在果蝇 Notch 信号通路中亦占据重要的位置。Yoo 等发现，LIN-12/Notch 信号通路直接涉及一个 miRNA 基因 miR-61，在线虫的发育中可促进 miR-61 在外阴前体细胞中的表达，进而抑制 *Vav* 癌基因同源物 Vav-1 的翻译，而 Vav-1 又能负调节 lin-12 基因的活性。这个环形的调控机制构成了一个正反馈环，有助于最大化促进 lin-12 的活性并持续激活 Notch 信号通路。可以推测，如果类似的机制存在于癌细胞中，上述正反馈环便可能触发并加速肿瘤发生。

四、miRNA 与肿瘤的诊断和治疗

由于 miRNA 在肿瘤多阶段发生过程中具有独特的表达特征和生物学功能，miRNA 在肿瘤的分子诊断和治疗中具有广泛应用前景。

（一）miRNA 与肿瘤的诊断

近年来的研究表明，miRNA 在肿瘤发生的不同阶段具有其特有的表达模式，在肿瘤组织、细胞和外周血中的表达具有显著的肿瘤相关性、组织特异性和表达稳定性，能够较好地反映肿瘤

发生的不同阶段和进程，符合肿瘤分子标志物的要求，有望成为肿瘤多阶段分子分型的理想分子靶标。

1. 肿瘤组织特异性表达标志物 由于在特定的器官或肿瘤发病的不同阶段存在独特的miRNA表达谱，证实miRNA在器官分化和肿瘤发生发展中发挥重要作用。目前，研究人员开始使用miRNA表达特征来对肿瘤进行分类，并且筛选对肿瘤进行预后评估的miRNA标志物。Lu等研究发现，相对较少的miRNA（约200个）表达谱可以对人类肿瘤进行分类。他们设计了一种基于微珠的流式细胞技术的新方法来研究miRNA在正常和肿瘤组织中的差异表达。通过对多种组织来源肿瘤组织miRNA表达谱进行归类，发现这些结果与肿瘤组织的胚胎来源一致。例如，内皮起源肿瘤，如直肠癌、肝癌、胰腺癌和胃癌等被分成一类，血液系统来源的肿瘤也被归为一类。但是16 000个蛋白编码基因的mRNA表达谱的聚类分析结果却不能将这些内皮来源的肿瘤聚为一类。因此，肿瘤的miRNA表达特征反映了其发育起源，这也与miRNA指导组织特异性发育功能相一致。不仅如此，许多课题组通过miRNA芯片技术系统研究了miRNA在胃癌、乳腺癌、结直肠癌、胰腺癌、肺癌、肝癌、白血病等肿瘤组织与其正常组织中的差异表达，构建了相应肿瘤组织与正常组织差异miRNA表达谱，筛选出了一些具有临床诊断价值的分子靶标。

miRNA非常稳定，可以从福尔马林固定的石蜡包埋的样品中分离出来，这使得miRNA特征性表达谱的建立成为可能。因此，基于miRNA在肿瘤组织中的表达特征，建立一个多种肿瘤的miRNA特征性表达谱，对于肿瘤的分子分型和临床诊断具有非常重要的意义。

2. 肿瘤血清标志物 血清的获得相对比较简单、对患者造成的创伤少，因此肿瘤血清标志物越来越受到广大医学研究者青睐。

miRNA在血浆和血清中非常稳定，它们被有效保护以避免接触RNases，在严酷的环境条件下仍能保持稳定，是一类理想的血清诊断标志物。第一个被发现的血清miRNA标志物是miR-21。Lawrie等证实，弥漫大B细胞淋巴瘤患者的血清miR-21水平很高，与淋巴瘤存活率呈负相关，是

一个淋巴瘤预后预测的理想分子靶标；在转移性前列腺癌患者的血清中，miR-141表达水平很高，对于确诊前列腺癌具有高度的敏感性和良好的特异性；miR-25和miR-223在肺癌患者的血清中存在高表达，可以作为非小细胞肺癌的标志物。这些研究结果表明，肿瘤相关的miRNA确实存在于血液中，但其进入血液的具体机制不甚明了，可能是肿瘤坏死和溶解，也可能是肿瘤细胞释放出miRNA到周围微环境的结果。但不管怎样，血清miRNA的测定是肿瘤临床分子诊断一个非常有前景的领域。

（二）miRNA与肿瘤的治疗

miRNA序列短，操控简单，基因药物容易导入到宿主体内，从而逆转肿瘤的恶性生物学行为，达到治疗肿瘤的目的。根据miRNA的生物学功能，可以从癌基因和抑癌基因的角度设计针对性药物对肿瘤进行治疗。

近年来，人工合成的反义寡聚核苷酸——抗miRNA寡聚核苷酸（AMOs）在灭活具有癌基因特性的miRNA表达、逆转肿瘤细胞恶性生物学行为等方面取得了很大的突破。临床上，我们可以针对具有癌基因功能的miRNA设计反义寡聚核苷酸，同时采用2′-O-甲基化或者锁核酸（LNA）等修饰增加反义寡核苷酸的稳定性，从而使miRNA失活。动物实验结果表明，使用antagomirs（与胆固醇偶联的AMOs）注射小鼠后，可以在小鼠的不同器官有效抑制靶miRNA活性，抑制肿瘤的生长和恶性生物学行为，因而有望成为一种理想的肿瘤治疗药物。

同样，有些miRNA具有抑癌基因的功能，过表达这些具有肿瘤抑制基因作用的miRNA（如let-7家族）也可以起到肿瘤治疗的作用。利用病毒或者脂质体可以瞬时引入大量具有抑癌基因的miRNA。这些技术可以保证在某些组织特异性的启动子控制之下表达pre-miRNA及其两侧序列，并且刺激内源性的miRNA加工，产生正确的miRNA，抑制特定基因表达。miRNA治疗从实验室到临床应用的过程中，还需要进一步发展和优化这些方法。但是，以miRNA为靶点的基因治疗研究无疑拓宽了人们对肿瘤治疗的思路，促进了人们对肿瘤治疗发生机制的了解。

第三节　长链非编码RNA与肿瘤

一、lncRNA在恶性肿瘤中的表达异常

人类lncRNA种类非常多，据最新版本的人类lncRNA数据库NCipedia显示，目前已注释的人类lncRNA编码基因达56 946个，转录本达127 802个；而TCGA数据库收录的肿瘤相关的lncRNA转录本达到27 670个。这些种类繁多的lncRNA共同构成了人类lncRNA组。在人类正常组织中，绝大部分lncRNA处于低、中丰度表达，以维持细胞正常生理和生命活动的需要。机体在体内外因素的作用下，某些lncRNA结构和表达的异常，可导致正常细胞的恶性转化及肿瘤的发生发展。

采用lncRNA芯片、qPCR或者RNA-Seq等技术均能快速检测肿瘤组织和相应正常组织中差异lncRNA表达谱。Zhou等通过lncRNA芯片技术研究了胰腺导管腺癌（PDAC）和相应匹配的非肿瘤组织中差异lncRNA表达谱，发现与非癌组织相比，2331个lncRNA在PDAC中显著上调，1641个显著下调，其中上调的lncRNA比下调的更多；并进一步采用qRT-PCR技术对其中部分lncRNA进行了验证，这些研究结果为PDAC的诊断和分子分型提供了实验依据。Zhang等通过结直肠癌（CRC）中lncRNA微阵列数据集的表达与预后相关性分析，构建了122例CRC患者的lncRNA表达谱，发现PEG3-AS1、LOC100505715、MINCR、DBH-AS1、LINC00664、FAM224A、LOC642852、LINC00662组成的8个lncRNA结合多变量Cox回归系数加权形成预后特征，形成两个OS显著不同的亚组，提示lncRNA可能是CRC预后的有效标志物。

二、恶性肿瘤lncRNA的转录调控异常

（一）恶性肿瘤相关lncRNA的上游调控

lncRNA在加工成熟过程中，经历了转录、剪接和稳定性调控等复杂过程。基于lncRNA的形成机制，恶性肿瘤中lncRNA的形成受到多方面的异常调控。

1. 转录调控的异常　lncRNA的异常表达与肿瘤的发生密切相关，很多lncRNA表达受特定的致瘤性或抑瘤性转录因子的调控，如转录因子Spl、TP63、p53、c-Myc和NF-κB等。Li等发现Spl可以激活lncRNA MALAT1的启动子，上调MALAT1的表达，敲除Spl会降低MALAT1表达，并能抑制肺癌A549细胞的生长和侵袭，提示Spl可以作为肺癌治疗的潜在靶点。同时，Xie等发现lncRNA LINC01503在食管癌和头颈鳞状细胞癌（ESCC）中高表达，与患者的生存预后呈负相关，其过表达能促进ESCC细胞的增殖、集落形成、迁移、侵袭，以及体内肿瘤的生长和转移；同时发现该lncRNA由一个超级增强子调控，转录因子TP63与LINC01503位点的超级增强子结合并激活其转录。

2. lncRNA的选择性剪接　lncRNA的选择性剪接是指剪除未成熟lncRNA中的内含子，并将外显子连接起来生成成熟lncRNA的过程。lncRNA通过选择性剪接可生成不同的转录本，在肿瘤发生和发展过程中发挥重要作用。NAGNAG选择性剪接在生命过程中起着重要作用，并且代表了一种高度适应性的基因转录翻译后调控系统。Sun等首次在lncRNA中发现31个NAGNAG选择性剪接位点，大部分含有NAGNAG受体的lncRNA外显子都比相应的蛋白编码基因的外显子要长，且GC的存在参与剪接位点的选择，提示lncRNA的选择性剪接很可能与GC含量及NAGNAG受体存在有关。例如，Yuan等发现剪切因子MBNL3可调控lncRNA-PXN-AS1的选择性剪接，产生2种不同的剪接异构体。当MBNL3存在时，lncRNA-PXN-AS1的第4外显子会留在成熟的非编码RNA中，命名为lncRNA-PXN-AS1-L，而敲除MBNL3后，第4外显子会被剪掉，命名为lncRNA-PXN-AS1-S。通过对这2个lncRNA的深入分析，发现PXN-AS1-L通过结合PXN mRNA的3′ UTR，保护了PXN mRNA免受miR-24-AGO2复合物降解，从而提高了PXN的表达丰度；与PXN-AS1-L相反，PXN-AS1-S则通过结合PXN mRNA的CDS区域，抑制了PXN mRNA的翻译延伸，从而降低PXN蛋白在体内的含量。因此，MBNL3通过lncRNA-PXN-AS1的选择性剪接增加了癌基因PXN的表达从而促进肝癌的发生发展。

3. 稳定性调控异常　稳定性调控是lncRNA表

达维持的重要机制，在肿瘤的发生发展中发挥重要作用，因而恶性肿瘤中lncRNA的稳定性调控异常是肿瘤发生和恶性进展的重要机制。Monika Hammerle等证实IGF2BPs家族为lncRNA HULC的特异性结合分子，其中IGF2BP1的表达缺失能增加HULC的稳态性，从而维持HULC在肿瘤中的高表达和癌基因功能的发挥，而IGF2BP2和IGF2BP3的表达缺失对HULC的稳定性没有明显影响。研究发现CNOT1蛋白是IGF2BP1的交互作用蛋白，也是人类CCR4-NOT腺苷化酶复合物的支架，后者是细胞质RNA降解机制的主要组成部分。IGF2BP1作为一个接头蛋白，可通过招募CCR4-NOT腺苷化酶复合物，启动lncRNA HULC的降解。

（二）恶性肿瘤相关 lncRNA 的下游调控机制

恶性肿瘤中表达异常的lncRNA可通过表观调控、转录调控、miRNA海绵、编码多肽等多种途径调节肿瘤相关基因的表达或关键生物学过程，从而在肿瘤的发生和发展中发挥重要作用。lncRNA功能的发挥始于其细胞定位，细胞核lncRNA的功能多涉及染色质相互作用、转录调节和RNA加工，而细胞质lncRNA可调控mRNA稳定性或翻译，并影响细胞的信号级联反应。

1. 通过表观修饰调节肿瘤相关靶基因的表达　表观修饰异常是肿瘤发生发展的重要分子机制，肿瘤相关性lncRNA可以通过甲基化修饰、组蛋白修饰等多种方式调控一些癌基因或抑癌基因的表达，从而参与肿瘤的发生发展。例如，Morris 等发现从抑癌基因*p21*反义链转录出的lncRNA可使正义链启动子区组蛋白H3K27发生甲基化，进而抑制*p21*的转录导致肿瘤的发生。同时，lncRNA能够招募DNA甲基转移酶Dnmt1、Dnmt3a、Dnmt3b等到其靶基因的启动子上，从而通过甲基化修饰，负性调控靶基因的表达而参与肿瘤的发生发展。此外，Wu等发现lncRNA DLX6-AS1在肝细胞癌（HCC）中表达上调，沉默DLX6-AS1表达能抑制肝癌干细胞（LCSC）成球能力、增殖、集落形成及体内肿瘤生长；在机制方面，发现DLX6-AS1下调可通过抑制CADM1启动子甲基化和STAT3信号通路失活而上

调CADM1，从而抑制LCSC的干细胞特性和肿瘤生长。

2. 通过转录水平调控肿瘤相关靶基因的表达　转录水平的调控异常是肿瘤发生发展的重要机制，在肿瘤的发生发展中，lncRNA主要通过4种机制参与靶基因的转录调控过程：①lncRNA通过与其下游靶基因的启动子区域结合，竞争性抑制转录因子与启动子的结合；②lncRNA通过与其下游靶基因的启动子结合，竞争性拮抗RNA聚合酶Ⅱ与靶基因启动子结合，从而抑制转录的启动过程；③ lncRNA结合或者吸附转录因子，从而拮抗转录因子与启动子的结合，进而调控靶基因的表达；④ lncRNA通过招募转录因子到靶基因启动子区域，从而参与靶基因的转录调控。例如，Gong等报道lncRNA HAND2-AS1能够招募转录因子E2F4到C16orf74启动子区，下调C16orf74的表达，从而通过靶向E2F4/C16orf74信号轴的调控，抑制宫颈癌的发生发展。

3. 通过转录后水平调控肿瘤相关靶基因的表达　lncRNA可以通过多种机制参与靶基因的转录后调控，包括选择性剪接、mRNA稳定性、蛋白翻译和蛋白稳定性调控等多个过程，从而在肿瘤的发生发展中发挥重要作用。

（1）选择性剪接：lncRNA在转录后水平可与其靶mNRA形成双链RNA复合物，以掩盖mRNA的主要顺式作用元件、含剪接位点等，从而调控肿瘤相关基因表达并参与肿瘤的发生发展。例如，lncRNA-Zeb2-AS能够和Zeb2的mRNA的一个内含子的5′端剪接位点形成双链，从而防止该内含子被剪切。该区域含有对于Zeb2蛋白表达所必需的核糖体结合位点，Zeb2-AS1通过这种方式抑制剪接并提高Zeb2蛋白的翻译，从而在间质发育中发挥作用。在一些肿瘤中发现lncRNA MALAT1参与募集pre-mRNA剪接因子至细胞核内的基因转录位点，调节pre-mRNA剪接，从而在肿瘤的发生发展中发挥作用。

（2）siRNA机制：某些反义链来源lncRNA通过与蛋白编码基因的转录本形成互补双链，并进一步在Dicer酶作用下产生内源性的siRNA，从而通过降低mRNA稳定性调控基因的表达。

（3）ceRNA机制：某些lncRNA可以充当miRNA海绵，通过拮抗miRNA对其下游靶基因的负性调

控作用，在转录后水平促进靶基因的表达，这是lncRNA在肿瘤中发挥作用的另一重要分子机制。目前大量文献报道了lncRNA作为miRNA海绵参与肿瘤发病的机制。例如，lncRNA MEG3通过与miR-127 结合而充当内源性miRNA海绵，ZEB1被证实为miR-127 的靶基因，因而lncRNA MEG3通过靶向miR-127/ZEB1信号轴的负性调控促进骨肉瘤细胞的体外生长和转移。同样，lncRNA PVT1在缺氧条件下能通过抑制miR-199a-5p/HIF-1α信号轴的活性，促进非小细胞肺癌细胞的增殖。

（4）编码多肽：lncRNA是一类长度大于200bp的非编码RNA，一直以来认为lncRNA不具备多肽/蛋白编码功能，其功能的发挥主要依赖其非编码或者在RNA水平发挥表观调控作用。近年来的研究表明，部分lncRNA具备多肽/蛋白编码功能，从而在肿瘤的发生发展中发挥作用。例如，晏光荣等发现lncRNA HOXB-AS3能编码53aa的多肽，通过调控*PKM*基因mRNA剪切和肿瘤代谢重编程，从而抑制结肠癌细胞的生长、克隆形成和侵袭转移。他们还发现lncRNA LINC00266-1能编码产生71aa多肽RBRP，该多肽是RNA m6A阅读分子IGF2BP1的调节亚基，能够调控m6A阅读分子对RNA m6A的识别，从而调控*c-Myc*等基因mRNA稳定性，从而促使肿瘤的发生发展。

三、lncRNA在肿瘤恶性进程中的作用和机制

lncRNA与恶性肿瘤的发生、发展、诊断和治疗有密切的关系，成为当今分子生物学最热门的前沿研究领域之一。

通过对lncRNA表达谱、生物学功能及机制的研究，发现许多lncRNA在一种或多类肿瘤中存在异常表达，并以"癌基因"或"抑癌基因"的角色在肿瘤的发生发展、侵袭、转移及肿瘤耐药中发挥重要功能。基于lncRNA在肿瘤中的表达特征及生物学功能，lncRNA分为两种类型，即致瘤性lncRNA和抑瘤性lncRNA。

1. 致瘤性lncRNA　在lncRNA家族中，有些lncRNA具有类似癌基因的功能，与肿瘤发生呈正相关，这部分lncRNA称为致瘤性lncRNA（onco-lncRNA），其过表达或持续活化将直接导致肿瘤的发生发展。因此，在内外环境因素的作用下，机体中的某些组织或是某一特定发育阶段，这些lncRNA的表达增加可能通过转录、转录后调控、翻译等多种机制导致其下游某些具有抑瘤功能的靶基因表达降低或具有癌基因功能的靶基因表达增加，从而导致肿瘤的发生。致瘤性lncRNA基因的过度扩增、持续的转录活化、稳定性增加等均可能导致致瘤性lncRNA表达的增加；反之，则导致其表达的降低。这些具有癌基因功能的lncRNA通过影响肿瘤细胞的增殖、细胞周期、凋亡、侵袭转移和药物代谢等而增强肿瘤细胞的恶性生物学行为或导致正常细胞的恶性转化。迄今，很多具有癌基因功能的lncRNA得以鉴定，如MALAT1、PVT1、HOTAIR、CCAT1、ANRIL、BANCR、EGFR-AS1、SNHG3等分别在不同类型或多种肿瘤中发挥癌基因功能。下面举2个lncRNA加以说明。

（1）lncRNA MALAT1：肺癌转移相关转录本1（metastasis-associated lung adenocarcinoma transcript 1，MALAT1）是2003年在非小细胞肺癌研究中发现的lncRNA，定位于染色体11q13.1区域。MALAT1广泛表达于哺乳动物正常组织，并在肺癌、乳腺癌、肝癌、胰腺癌、结直肠癌等恶性肿瘤中高表达，与肿瘤发生发展和临床分期及不良预后负相关。近年来的资料表明，MALAT1广泛参与了肿瘤的增殖、细胞周期、凋亡、侵袭、转移和多药耐药。例如，Li等发现MALAT1在非小细胞肺癌中高表达，可作为ceRNA吸附miR-204作用于Slug蛋白，从而通过MALAT1/miR-204/Slug信号轴促进肺癌的发生发展。Shen等发现肺癌脑转移患者中MALAT1的表达水平远高于没有脑转移患者，且与患者预后相关，沉默MALAT1的表达可通过阻止EMT进程抑制肺癌细胞的迁移和侵袭能力。在乳腺癌研究中，Xu等发现MALAT1的沉默表达可以通过PI3K/Akt途径调节EMT，进而抑制乳腺癌的恶性进展；Chou等证实MALAT1可以作为CDC42的ceRNA，通过吸附miR-1在乳腺癌中发挥促瘤作用；Jin等发现MALAT1也可通过miR-1/Slug通路诱发乳腺癌的侵袭和转移。基于上述研究，MALAT1有望成为肿瘤早期诊断、预后评估和治疗的潜在分子靶点。

（2）lncRNA PVT1：浆细胞瘤可变易位基因1（PVT1）是在鼠浆细胞瘤中发现的第一个lncRNA，因其经常参与鼠浆细胞瘤染色体易位而得名，PVT1编码基因定位于染色体8q24区域，包含1个脆性位点，编码长度1716nt。PVT1能通过参与双微体（DM）扩增、DM/HSR扩增及基因重排等方式形成新的融合基因，如*PVT1-MYC*、*PVT1-NDRG1*、*PVT1-EYA1*等；同时，在*PVT1*基因启动子区域包含2个c-MYC结合位点，c-MYC可通过这2个E-box调节*PVT1*的转录活性和表达。因此，PVT1介导的基因重排和上游调控是PVT1参与肿瘤发生发展的重要机制。PVT1在胃癌、非小细胞肺癌、宫颈癌及结直肠癌等多种肿瘤的组织和细胞株中均显著高表达，且其表达上调与恶性肿瘤的浸润深度、TMN分期及区域性淋巴结转移显著正相关，并证实在这些肿瘤中发挥癌基因功能。Northcott等发现PVT1在结直肠癌组织和细胞中高表达，并证实在有*PVT1-MYC*融合的结直肠癌细胞中，*MYC*通过PVT1启动子增强其自身的表达，形成一个正反馈环路，从而促进结直肠癌的发生发展。Wu等发现PVT1高表达与结直肠癌（CRC）患者的恶性进程和不良预后正相关，抑制PVT1表达能抑制CRC细胞的增殖、迁移和侵袭；并发现PVT1能作为miR-16-5p的海绵发挥ceRNA功能，从而通过miR-16-5p/VEGFA/VEGFR1/AKT信号轴在CRC中发挥癌基因功能，提示PVT1可作为CRC治疗的潜在分子靶点。

2. 抑瘤性lncRNA　在lncRNA家族中，有些lncRNA具有类似抑癌基因功能，与肿瘤发生发展和不良预后呈负相关，这部分lncRNA称为抑瘤性lncRNA，这些lncRNA的表达缺失或失活可能通过转录、转录后调控、翻译等多层面影响其下游关键靶基因（癌基因或抑癌基因）表达或直接通过其多肽编码功能影响肿瘤细胞的增殖、细胞周期、凋亡、侵袭转移和药物代谢等而抑制肿瘤细胞的恶性生物学行为或正常细胞的恶性转化。迄今，很多具有抑癌基因功能的lncRNA得以鉴定，例如MEG3、GAS5、FENDRR、BANCR、LEIGC、FER1L4等分别在不同类型或多种肿瘤中发挥抑癌基因功能。

（1）lncRNA MEG3：lncRNA MEG3（MEG3）定位于染色体14q32.3，包含10个外显子，编码长度为1600nt的长链非编码RNA，是一种母系表达的印迹基因。MEG3是第一个被发现有肿瘤抑制作用的lncRNA，MEG3表达于多种正常组织，特别在脑组织呈现高表达，然而在肿瘤组织及一些肿瘤细胞株中不表达，提示lncRNA MEG3可能具有抑癌基因的功能。同时，Zhang等发现MEG3与脑膜瘤的病理发生、临床进展相关，在正常脑膜细胞中高表达，而在大多数脑膜瘤组织或细胞株中不表达，MEG3低表达或缺失与肿瘤临床分期显著相关，并发现MEG3能抑制脑膜瘤细胞DNA合成及集落形成，促进p53的转录活化。在肝癌细胞中，Braconi等研究发现，与正常肝细胞相比，lncRNA MEG3在肝癌细胞中显著下调，过表达MEG3能显著抑制肝癌细胞的生长，诱导细胞凋亡。另有研究显示，MEG3过表达能抑制胶质瘤细胞增殖、诱导细胞凋亡，并且与*p53*基因的活化相关。此外，Liu等发现MEG3和SOX11在肝细胞癌（HCC）中低表达，而miR-9-5p高表达，并存在显著相关性；还发现MEG3通过ceRNA机制抑制miR-9-5p/SOX11信号轴活性，从而促进HCC细胞的凋亡，抑制肿瘤生长。

（2）lncRNA GAS5：lncRNA GAS5（GAS5）定位于染色体1p2.5，全长4087bp，由12个外显子及11个内含子组成，其中外显子虽然有较短的开放阅读框，但不具有编码蛋白质的能力，目前认为与肿瘤生长、血管重塑、炎症反应等多种生物行为相关。GAS5在大多数肿瘤如前列腺癌、胰腺癌、肾细胞癌、卵巢癌、宫颈癌、骨肉瘤等中呈低表达，作为抑癌基因参与肿瘤发生发展。例如，Gao等在胰腺癌PANC-1、BxPC-3细胞中证实GAS5表达下调，而miR-181c-5p表达上调；过表达GAS5明显抑制肿瘤细胞生长，而敲低GAS5显示出相反的结果；在机制上，发现miR-181c-5p可通过抑制Hippo信号通路促进胰腺癌细胞耐药，而GAS5通过负性调节miR-181c-5p，活化Hippo通路而抑制肿瘤细胞生长，增加耐药细胞对吉西他滨和5-FU的化疗敏感性。随着研究的深入，也有学者报道GAS5在某些肿瘤如食管癌、肝癌中呈高表达，GAS5通过抑制凋亡扮演致癌基因角色，这种看似矛盾的结果说明了GAS5调控机制的复杂性，可能与肿瘤类型、细胞系的背景及实验方法的选择等存在一定的关系。

四、lncRNA 与肿瘤的诊断和治疗

（一）lncRNA 与肿瘤的诊断

lncRNA 的表达往往比蛋白质有更高的组织和细胞特异性，并在不同的肿瘤类型及肿瘤发病的不同阶段呈现不同的表达模式，这些特征提示 lncRNA 可望成为肿瘤诊断的理想分子标志物。

1. 肿瘤组织特异性表达标志物　有研究者通过高通量测序或者特异性表达检测，发现部分 lncRNA 在某些肿瘤的组织和器官或肿瘤发病的不同阶段呈现异常表达，并表现出较高的组织特异性。例如，长链非编码 RNA PCAT-18 和 PCA3 在前列腺癌中特异性高表达；PTCSC3 和 AK023948 在正常甲状腺组织特异性高表达，在癌组织表达下调，其中 PTCSC3 可抑制甲状腺癌细胞的增殖、迁移和侵袭能力，表现出抑瘤特性；lncUSMycN、anti-NOS2A 和 NDM 29 在神经母细胞瘤组织中特异性表达上调；这些 lncRNA 有望成为肿瘤组织特异性的分子标志物，既能区分组织和器官类型，也能作为肿瘤诊断的分子标志物。但大部分 lncRNA 没有明显的组织特异性，可以在多种不同类型的肿瘤组织中表达失调，如 lncRNA HOTAIR 可导致多梳抑制复合物重新分布、染色体结构变化和表观遗传学改变，导致一些肿瘤抑制基因表达降低从而发挥癌基因功能；并发现 HOTAIR 在多种肿瘤中高表达，包括肝细胞癌、乳腺癌、结直肠癌、胃癌、膀胱癌、肾癌、食管癌、肺癌、卵巢癌等，因此，这些 lncRNA 不能作为肿瘤的特异性标志物，但有望作为肿瘤广谱性的标志物。同时，部分 lncRNA 与肿瘤的临床分期、转移、耐药和预后密切相关，有望作为肿瘤恶性进程、耐药和预后评价的分子标志物。例如，Li 等发现 lncRNA MALAT1 在肺癌中高表达，与肿瘤的大小、淋巴结转移和不良预后正相关。Shi 等发现 TGF-β 激活的 lncRNA ATB 与曲妥珠单抗的耐药有关，可以通过多种机制促进肿瘤细胞侵袭转移的过程。

2. 肿瘤血清标志物

（1）lncRNA 在血浆中的稳定性：作为一种理想的肿瘤标志物，既要具备高度特异性和敏感性，又要易于重复测定。越来越多的研究表明，lncRNA 能够在外周血或其他体液中稳定存在。lncRNA 是如何分泌入血液并稳定存在的机制目前还未完全了解。综合已有的研究分析，血液 lncRNA 的来源有以下 3 条途径：①来源于活细胞的主动分泌过程，其中比较多的是以外泌体（exosomes）和微泡（microvesicles）形式存在，从而避免了血液中的核糖核酸酶的降解；②来源于血液中循环肿瘤细胞（circulating tumor cell, CTC）或其他凋亡、坏死细胞；③部分 lncRNA 本身能在血浆或其他分泌物中稳定存在。因此，血液中 lncRNA 的来源及其稳定性特征为肿瘤的无创诊断提供了理论基础和实验依据。

（2）lncRNA 作为血或尿液标志物：自 lncRNA 被发现以来，人们通过定量 RT-PCR 技术在血浆、血清、尿液等人体体液中检测到 lncRNA。因此，血液 lncRNA 成为肿瘤标志物的新的关注焦点。较早发现的 lncRNA H19 与多种肿瘤有密切关系，在 32 对相互匹配的胃癌患者和健康人群的血液样本中检测发现，H19 显著地高表达于胃癌患者中，且和患者生存率等病理因素存在着较为明显的关系。Weber 等在 45 例非小细胞肺癌（NSCLC）患者和 25 例健康志愿者血液样本中检测 lncRNA MALAT1 的表达来确定其作为循环标志物的价值，结果发现 lncRNA MALAT1 在 NSCLC 患者中显著高表达，其 ROC 曲线下的面积（AUC）值为 0.79，这表明循环 MALAT1 作为 NSCLC 诊断的价值较高。Hessels 等研究者在前列腺癌患者的尿液沉渣中发现了前列腺癌相关的 lncRNA PCA3，并证实尿液中 PCA3 的测定对于前列腺癌的诊断，其特异性和敏感性均优于传统的血浆前列腺特异抗原（PSA）标志物，可应用于临床作为前列腺癌诊断的标志物，从而使患者免受前列腺穿刺、抽血等有创检查。目前，美国 FDA 已经批准了使用尿液中的 PCA3 作为前列腺癌的标志物。更多的 lncRNA 肿瘤标志物也在开发之中。

（二）lncRNA 与肿瘤的治疗

基于 lncRNA 在肿瘤中可分别作为癌基因和抑癌基因参与肿瘤的发生发展，因此，可以从致瘤性 lncRNA 和抑瘤性 lncRNA 两个角度来分别考虑 lncRNA 在肿瘤靶向治疗中的应用与转化。

1. 致瘤性lncRNA在肿瘤靶向治疗中的应用 致瘤性lncRNA在肿瘤活检组织中高表达，是肿瘤发生、发展和转移的重要驱动因素，靶向抑制其表达或诱导其功能性失活能逆转lncRNA对肿瘤恶性进程的促进作用，从而成为恶性肿瘤治疗的潜在分子靶点。

随着lncRNA结构信息及其功能基序的不断发现，设计或发现致瘤性lncRNA相关靶点的小分子抑制剂已成为现实。如甲基化抑制剂5-硫唑嘌呤-2′-脱氧胞苷（5-aza-dC）能够抑制*H19*基因ICR区的甲基化，下调*H19*基因表达。核酸药物siRNA的最新研究也为靶向lncRNA药物的研发指明了方向。siRNA作为调节剂抑制lncRNA靶点的相关药物研究已在进行。例如，siRNA-EphA2-DOPC（靶向EphA2）、TKM-080301（靶向PLK1）和CALAA-01（靶向RRM2）正在进行Ⅰ期临床研究；传统化疗药Atu027与siRNA药物siG12DLODER联用治疗前列腺癌晚期的研究已进入Ⅱ期临床试验。lncRNA的间接调节剂也是一个药物研发的新方向，如雌二醇可以通过调节雌激素受体诱导HOTAIR的反义转录本lncRNA表达升高，而HOTAIR的过表达会促使乳腺癌的进一步发展，因此运用雌激素受体抑制剂或雌二醇拮抗剂可以间接调节HOTAIR的表达，从而达到抗肿瘤治疗的作用。

2. 抑瘤性lncRNA在肿瘤靶向治疗中的应用 抑瘤性lncRNA通常在肿瘤活检组织中低表达，是肿瘤发生、发展和转移的重要抑制因素，通过过表达或诱导恢复其表达能逆转肿瘤细胞的恶性表型，从而成为恶性肿瘤治疗的潜在分子靶点。例如，lncRNA GAS5在NSCLC中发挥抑癌基因功能，靶向恢复其表达有望成为肺癌治疗的潜在分子靶点。针对抑瘤性lncRNA为靶点的肿瘤治疗，目前主要采取纳米颗粒或病毒介导的基因靶向表达技术，但由于靶向性、有效性及生物安全性等方面的限制，目前这方面的技术仍然处于探索研究阶段。

第四节 环状RNA与肿瘤

一、circRNA在肿瘤中表达异常

根据高通量测序分析和circRNA数据库的记录，目前在人类不同组织和细胞中发现的circRNA总数高达14万条，且在不同的组织、细胞和不同的疾病状态下，circRNA存在特定的表达模式和表达特异性。在肿瘤的发生发展过程中，circRNA也同样存在不同阶段特定的表达模式和表达特异性，这些表达模式构成了不同阶段和状态下差异circRNA表达谱，这些差异表达的circRNA在肿瘤的发生发展、耐药形成和转移复发中发挥重要作用，可能作为肿瘤的诊断、治疗、预后预测和分子分型的潜在分子靶标。Huang等应用基因芯片技术分别检测了肝癌及癌旁组织中circRNA的表达差异，发现与癌旁组织相比，肝癌组织中有226个cricRNA的表达有明显差异，其中189个上调，37个下调，并且进一步证实circRNA_100338与肝癌的TNM分期、血管侵袭和肺转移密切相关，可以作为乙肝相关肝癌预后评价的生物标志物。因此，深入探讨circRNA在肿瘤发病不同阶段中的表达模式和功能，有助于深化对肿瘤发生发展和耐药机制的理解，也是肿瘤诊断、治疗和预后评价分子标志物或治疗靶点筛选的重要策略。

二、恶性肿瘤circRNA的调控异常

（一）circRNA上游调控异常

从来源和产生方式上说，circRNA是基因的转录产物形成的mRNA前体经过非经典剪接方式反向拼接形成，包括外显子反向拼接和内含子反向拼接等。因此，circRNA的上游主要受到转录水平、剪接过程及稳定性等方面的调控。在恶性肿瘤的发病过程中，均检测到上述调控机制的异常。

1. 转录水平的调控异常 由于circRNA来源于基因转录产物形成的mRNA前体，因此其转录过程必然受到基因的顺式作用元件、反式作用因子及其他表观修饰等方面的调控。例如，Yang课题组发现circ-10720在肝癌组织和细胞中表达上调，与肝癌的临床分期和不良预后正相关，其沉默表达能够抑制肝癌细胞的增殖、迁移和EMT，从而在肝癌中被证实为一个重要的促转移circRNA；同时，发现转录因子Twist1能促进circ-10720 mRNA前体的转录进而促进circ-10720成熟体的形成，然后通过其吸附靶向Vimentin的miRNA，提高Vimentin表达量，从而促进肝癌肿瘤EMT和转移。随着circRNA研究的深入及生物

信息技术的发展，一系列 circRNA 相关的数据库相继研发成功。例如，TRCirc 数据库整合了 circBase 和 ENCODE 两个数据库信息，同时包含 ChIP-Seq、RNA-Seq 及 450K 甲基化芯片的数据集，可以研究和分析多种细胞的 circRNA 转录调控信息，包括肿瘤中 circRNA 转录调控的异常，这些异常也从一定程度上解释了肿瘤中 circRNA 转录异常的机制。

2. 剪接过程的调控异常　circRNA 来源于转录产物 mRNA 前体的异常剪接，在剪接体元件（spliceosome component）正常表达的情况下，绝大部分 RNA 前体经剪切后成为线性 mRNA，只有少量经过反向拼接成为 circRNA，从而维持细胞中线性 mRNA/circRNA 的稳态，其总量由 RNA 前体的多少来决定。因此，剪接体元件的异常会导致 circRNA 的生成增多，线性 mRNA 相应减少。近期研究发现，通过 RNA 干扰技术对剪接体元件如 SF3b1 等分子进行干扰后，*Laccase2*、*Uex*、*ps* 等基因产生的 circRNA 明显增多，而相应的线性 mRNA 减少。

3. 成环过程的调控异常　mRNA 前体的剪接是 circRNA 形成过程中非常重要的步骤，包括外显子的跳跃拼接和内含子的拼接等。研究发现，内含子 ALU 重复序列、成环外显子侧翼内含子反向互补配对序列（RCM）在外显子环化中发挥重要作用，并发现在双链 RNA 编辑酶 ADAR1 参与 RCM 介导的外显子成环过程中，敲低 ADAR1 后可显著上调 circRNA 的表达，支持内含子间 RCM 序列通过竞争性结合方式介导外显子环化模型。在肿瘤发生发展过程中，亦发现上述外显子调控因素的异常。例如，ADAR1 在肝癌中高表达，与肝癌的不良预后及雄激素受体（AR）的表达正相关，AR 能结合到 RNA 编辑酶 ADAR1 的启动子区上调 ADAR1 p110 的转录，并证实 circARSP91 是受 AR/ADAR1 调控且下调的 circRNA，可以在体外和体内抑制 HCC 肿瘤的生长。此外，RNA 解旋酶在 circRNA 形成过程中发挥重要作用。DHX9 是高丰度的核 RNA 螺旋酶，主要通过识别侧翼的反向互补序列如 Alu 序列等形成的 RNA 双链结构，促进其解螺旋，从而减少 circRNA 的形成。cSMARCA5 是一个产生于 *SMARCA5* 基因 15 号和 16 号外显子的环状 RNA，在肝癌等肿瘤中发挥抑

癌基因功能。Yu 等发现上调 DHX9 的表达能抑制 cSMARCA 的形成，导致 cSMARCA 表达量下降，最终促进 HCC 的生长和转移；对结合序列进行突变可以逆转 DHX9 对 cSMARCA5 的抑制作用。

（二）circRNA 下游调控异常

1. 通过 miRNA 的海绵作用改变靶基因的表达　circRNA 上存在系列 miRNA 反应元件（MRE），可与相应的 miRNA 竞争性结合，从而调控其下游靶基因的表达。因此，circRNA 可作为下游致瘤性或抑瘤性靶基因的竞争性内源性 RNA（ceRNA），在肿瘤的发生发展中发挥重要功能。近期研究表明，ciRS-7、circCCDC66、circHIPK3 和 circPVT1 等均可作为 miRNA 海绵在肿瘤中发挥抑瘤或致瘤功能。例如，ciRS-7 在肺癌、喉癌等肿瘤中高表达，与肿瘤的发生发展和不良预后正相关，且 ciRS-7 上包含 70 多个保守的 miRNA-7 结合位点，可通过其 ceRNA 功能促进致瘤性靶基因 *EGFR*、*CCNE1* 和 *PIK3CD* 等的表达从而促进非小细胞肺癌、喉癌等肿瘤的生长和转移。同样，致瘤性 circCCDC66 上分别包含 miR-33a-5p、miR-338-3p、miR-211-5p、miR-618 等 miRNA 结合位点，通过 ceRNA 机制调节 miR-33a-5p/KPNA4、miR-338-3p/PTP1B、miR-211-5p/PDK4、miR-618/BCL2 等信号轴的活性，从而相应促进非小细胞肺癌、骨肉瘤、甲状腺癌等的恶性进展及胃癌中顺铂介导的耐药形成。

2. 调节 RNA 结合蛋白　RNA 结合蛋白（RBP）是一类能与 RNA 结合并伴随 RNA 调控代谢全过程的蛋白质总称，在 RNA 选择性剪接、稳定性维持、转运和翻译等生物学过程中发挥重要作用，RBP 的表达和调控异常在肿瘤的发生发展和耐药形成中发挥重要作用。有些 circRNA 上含有一个或多个 RBP 结合位点，可作为蛋白分子的海绵体抑制 RBP 的稳定性或功能发挥，从而参与肿瘤的发生发展和耐药形成。例如，索拉非尼（sorafenib）是第一个 FDA 认证用于晚期肝细胞癌治疗的靶向药物，研究发现 circRNA-SORE 在 sorafenib 耐药的肝癌细胞中高表达，沉默 circRNA-SORE 表达能增加 sorafenib 对肝癌细胞的敏感性；在机制上，circRNA-SORE 通过其 Y-BOX 序列（CCAAT）与 RNA 结合蛋白 YBX1 竞争性结合，从而抑制 E3 泛素酶 PRP19 介导的 YBX1 蛋白降解，导致 YBX1 下

游靶基因如*AKT*、*Raf1*、*ERK*、*c-Myc*和*TGF-β1*等表达增加，并最终导致肝癌细胞对sorafenib耐药。circSMARCA5被证实在星形胶质细胞瘤活检组织中低表达，其过表达能抑制胶质瘤细胞的侵袭和迁移；在机制上，发现circSMARCA5能直接结合剪接因子SRSF1，导致包含SRSF3-Exon 4亚型剪接体的增加，再进一步通过与PTBP互作抑制胶质瘤细胞的侵袭和迁移。这些研究结果支持circSMARCA5通过抑制SRSF1/SRSF3/PTBP信号轴活性抑制胶质瘤细胞迁移和侵袭。

3. 通过与蛋白相互作用抑制翻译进程 circRNA与蛋白互作进而影响翻译过程是circRNA参与肿瘤发生的重要机制。研究发现，circPABPN1通过与RBP Hu抗原R（HuR）隔离，抑制核多聚A结合蛋白1（PABPN1）mRNA的翻译；circANRIL通过与Pescadillo同源物1（PES1）结合，抑制rRNA前处理和核糖体生物发生。另外一项研究表明，circRNA能够与核cGAS结合阻止它与自身DNA结合。

4. 作为蛋白质支架，促进酶与其底物的共域化 一些环状RNA，如circ-Amotl1和circFOXO3可以作为蛋白质支架，促进酶与其底物的共域化。circFoxo3上同时存在MDM2和p53的结合位点，circFoxo3能促使MDM2诱导的p53的泛素化，导致p53蛋白的整体降解。此外，环状RNA可能会将特定的蛋白质招募到特定的细胞位置，如来源于*FLI1*基因的circRNA，能特异性地与*FLI1*启动子区域结合，并招募去甲基酶TET1诱导该区域的去甲基化。

5. 编码多肽或蛋白质 circRNA缺乏5′帽结构和3′ Poly（A）尾巴，因而绝大部分circRNA缺乏经典的翻译功能；但近年来的研究发现部分circRNA可以通过内部核糖体进入位点（IRES）或通过5′-UTR中以N6-甲基腺苷（m6A）形式存在的甲基化腺苷残基启动翻译，从而表现出一定的编码功能。到目前为止，有多个circRNA被证实具有蛋白或多肽编码功能，并在肿瘤的发生发展中发挥重要作用，如circ-FBXW7、circ-AKT3、circ-SHPRH、circ-PINT、circ-β-catenin、circ-PPP1R12A等。

circ-FBXW7是由其母本基因*FBXW7*的3、4号外显子反向拼接形成的circRNA，并证实在多种肿瘤中发挥抑瘤功能。Yang等发现，circ-FBXW7

存在IRES，能编码21kDa蛋白，并发现circ-FBXW7在胶质瘤中抑瘤功能的发挥不是依赖其非编码功能，而是通过其编码蛋白与USP28蛋白结合，竞争性抑制USP28对c-Myc蛋白的去泛素化作用而降低c-Myc蛋白稳定性，从而在胶质瘤中发挥抑瘤功能。同样，circ-AKT3是由AKT3的第3～7外显子环化形成，主要定位在胞质。Xia等发现circ-AKT3包含IRES位点，能够编码长度为174aa的蛋白质，并证实该蛋白能够与AKT3竞争性结合PDK1激酶，阻止AKT3第Thr308位点的磷酸化活化，从而通过负性调控PI3K/Akt信号通路的活性抑制胶质母细胞瘤细胞的增殖和肿瘤生长。因此，circRNA编码功能为揭示circRNA参与肿瘤发生发展的机制提供了新的思路。

三、circRNA在肿瘤中的生物学功能及机制

许多circRNA在一种或多种肿瘤中存在异常表达，并以"癌基因或抑癌基因"的角色在肿瘤的发生发展、侵袭转移及肿瘤耐药中发挥重要功能。基于circRNA在肿瘤中的表达特征及生物学功能，circRNA分为两种类型，即致瘤性circRNA和抑瘤性circRNA，但是由于circRNA下游靶基因及作用机制的多样性和复杂性，部分circRNA可能存在双重功能，即在某些肿瘤类型或细胞系中呈现致瘤性circRNA功能，而在其他肿瘤类型中呈现抑瘤性circRNA功能。

（一）致瘤性 circRNA

在circRNA家族中，有些circRNA具有类似癌基因功能，与肿瘤发生呈正相关，这部分circRNA称为致瘤性circRNA（onco-circRNA），其过表达或持续活化将直接导致肿瘤的发生发展。因此，在内外环境因素的作用下，将导致这些circRNA在机体组织中异常表达或活化，这些circRNA的表达增加可能通过miRNA海绵、支架作用、转录活化或多肽编码功能等多种机制导致肿瘤的发生发展。这些具有癌基因功能的circRNA通过影响肿瘤细胞的增殖、细胞周期、凋亡、侵袭、转移和药物代谢等而增强肿瘤细胞的恶性生物学行为或导致正常细胞的恶性转化。迄今，很多具有癌基因功能

的 circRNA 得以鉴定，例如 ciRS-7、circ-ABCB10、circ-CCDC66、circFBLIM1 等，分别在不同类型或多种肿瘤中发挥癌基因功能。下面举 2 个 circRNA 加以说明。

1. ciRS-7 又称小脑变性相关蛋白 1 的反义核酸（CDT1as），是在肿瘤细胞中最早被发现能作为 miRNA 海绵来调控 miRNA 的 circRNA。ciRS-7 是从蛋白编码基因 *CDR1* 基因的反义转录本中剪切出来的，在恶性肿瘤细胞系如 HeLa 细胞中表达上调。ciRS-7 包含 70 多个 miR-7 的结合位点，可以通过 miRNA 海绵作用下调 miR-7 表达，从而促进其下游靶基因如 *EGFR*、*XIAP* 等的表达，促进肿瘤细胞的增殖、血管新生和转移。同时，ciRS-7 上亦包含 miR-671 结合位点，ciRS-7 与 miR-671 这两个分子的结合促发了 Aago2 介导的 ciRS-7 裂解，从而释放被吸收的 miR-7，提示 miR-671 能通过 ciRS-7 促进 miR-7 表达，从而抑制其下游靶基因及其介导的恶性表型。

2. circ-ABCB10 是近年来发现的一种新型的 circRNA。circ-ABCB10 在乳腺癌、骨肉瘤、口腔鳞癌、非小细胞肺癌和卵巢癌等多种肿瘤活检组织中高表达，与肿瘤的恶性进展及不良预后正相关，并通过 ceRNA 等机制发挥癌基因功能。例如，Liang 等发现 circ-ABCB10 在乳腺癌活检组织中表达上调，敲除 circ-ABCB10 表达能抑制细胞增殖、克隆形成和细胞周期 G_1/S 期进程，促进细胞凋亡。Yang 等发现 circ-ABCB10 缺失可促进乳腺癌细胞对紫杉醇（PTX）敏感性和凋亡，抑制 PTX 耐药的乳腺癌的侵袭和自噬；在机制上发现 circ-ABCB10 在乳腺癌细胞中可与 let-7a-5p 结合，且癌基因 *DUSP7* 被证实为 let-7a-5p 的直接靶基因。let-7a-5p 过表达导致乳腺癌细胞对 PTX 敏感，促进细胞凋亡和自噬，恢复 DUSP7 的表达，能逆转 let-7a-5p 的功效，说明 circ-ABCB10 可能通过 let-7a-5p/DUSP7 介导的 miRNA 海绵机制促进乳腺癌细胞对 PTX 耐药，促进乳腺癌细胞的增殖、生长和转移。

（二）抑瘤性 circRNA

在 circRNA 家族中，有些 circRNA 具有类似抑癌基因功能，与肿瘤发生发展和不良预后呈负相关，这部分 circRNA 称为抑瘤性 circRNA（suppressor-circRNA），其过表达或持续活化将抑制肿瘤的发生发展。这些 circRNA 可能通过 miRNA 海绵、支架作用、转录活化或多肽编码功能等多种机制抑制肿瘤的发生发展。这些具有抑癌基因功能的 circRNA 通过影响肿瘤细胞的增殖、细胞周期、凋亡、侵袭、转移和药物代谢等过程而抑制肿瘤细胞的恶性生物学行为。迄今，很多具有抑癌基因功能的 circRNA 得以鉴定，如 circ-ITCH、circ-FBXW7、hsa_circ_0005986 等分别在不同类型或多种肿瘤中发挥抑癌基因功能。

1. circ-ITCH 由其蛋白编码基因 *ITCH* 的多个外显子反向拼接而成，位于染色体 20q11.22，在黑色素瘤、骨肉瘤、前列腺癌、胃癌、卵巢癌、乳腺癌等多种肿瘤中表达下调，主要通过吸附多种致瘤性 miRNA 在肿瘤中发挥抑癌基因功能。Lin 等发现 circ-ITCH 在黑色素瘤组织中低表达，与葡萄糖转运蛋白 1（GLUT1）的表达负相关；过表达 circ-ITCH 能抑制 GLUT1 表达，抑制黑色素瘤细胞葡萄糖摄取和细胞增殖能力。Ren 等发现 circ-ITCH 在骨肉瘤组织和细胞中低表达，过表达 circ-ITCH 能促进骨肉瘤 MG63 和 Saos-2 细胞的凋亡，抑制细胞增殖、迁移和侵袭；并证实 circ-ITCH 能与 miR-22 直接结合、miR-22 能与 PTEN 直接结合，且过表达 circ-ITCH 能抑制 miR-22 表达，促进 PTEN 表达，抑制下游基因 p/t-PI3K、p/t-AKT 和 SP1 的表达；而恢复 miR-22 的表达能逆转 circ-ITCH 对骨肉瘤细胞增殖、迁移和侵袭的抑制能力，支持 circ-ITCH 通过负性调节 miR-22 介导 PTEN/PI3K/AKT 和 SP-1 的信号通路，抑制骨肉瘤细胞增殖、迁移和侵袭。Li 等发现 circ-ITCH 在食管癌中的表达显著低于癌旁组织，并证实 circ-ITCH 通过海绵吸附 miR-216b、miR-17、miR-214、miR-7 和 miR-128，间接提高 miRNA 靶基因 *ITCH* 的表达水平；而高表达的 ITCH 能够促进 Dvl2 的泛素化和降解，从而通过阻止 Wnt/β-catenin 信号通路抑制肿瘤细胞的增殖，说明 circ-ITCH 可通过其对 miRNA 的吸附能力抑制 Dvl2/Wnt/β-catenin 信号通路的活化，从而在食管癌中发挥抑癌基因功能。

2. circ-FBXW7 由蛋白编码基因 *FBXW7* 的外显子 3 和外显子 4 环化形成的，定位于染色体 4q31.3。FBXW7 是 F-box 家族成员，是泛素蛋白酶体途径介导的蛋白稳定性调控中重要的E3酶，在c-Myc蛋白稳定性调控中发挥重要作用。circ-FBXW7在结直肠癌、脑胶质瘤和乳腺癌等多种肿瘤组织中低表达，主要通过其miRNA海绵、多肽编码等机制在肿瘤中发挥抑癌基因功能。Lu等发现circ-FBXW7过表达能显著抑制结直肠癌细胞的增殖、迁移、侵袭和体内肿瘤生长能力；在机制上，沉默circ-FBXW7表达能上调NEK2和mTOR的mRNA和蛋白表达，降低PTEN的表达。这些研究结果支持circ-FBXW7通过NEK2、mTOR、PTEN信号通路抑制CRC恶性进程与转移。Yang等发现在circ-FBXW7中存在IRES，并证实circ-FBXW7能编码21kDa蛋白，命名为FBXW7-185aa；上调FBXW7-185aa能抑制胶质瘤细胞的增殖、细胞周期进程和体内肿瘤生长；在机制上，发现FBXW7-185aa通过拮抗USP28介导的c-Myc蛋白稳定性降低了c-Myc的半衰期，从而在胶质瘤中发挥抑癌功能；同时，发现circ-FBXW7在胶质瘤组织中表达下调，与胶质瘤的发生发展和不良预后负相关，提示circ-FBXW7表达下调可能是胶质瘤发生发展的重要分子机制。

（三）双重功能 circRNA

由于circRNA可以通过miRNA海绵、支架作用、多肽编码功能等多种机制在肿瘤的发生发展中发挥生物学功能，特别是circRNA所吸附的miRNA多样性、miRNA下游靶基因的多样性，以及不同类型肿瘤中特定的miRNA和基因表达模式，导致绝大部分circRNA可能在不同的肿瘤类型中发挥抑癌或致瘤双重的生物学效应，包括circRNA Foxo3、circMTO1等。

circ-Foxo3（circRNA Foxo3） 由Foxo3母基因编码，定位于染色体6q21。circ-Foxo3在不同的肿瘤类型中存在不同的表达模式，如circ-Foxo3在食管鳞状细胞癌、乳腺癌、膀胱癌等肿瘤中低表达，发挥抑癌性circRNA功能；在胃癌、前列腺癌、尿道癌等肿瘤中高表达，发挥致瘤性circRNA功能。Yao等发现circ-Foxo3在食管鳞状细胞癌（ESCC）活检组织和细胞中低表达，其过表达能抑制ESCC细胞的生长、迁移和侵袭；证实circ-Foxo3能吸附miR-23a并负性调控其表达，证实PTEN为miR-23a直接调控的靶基因，并

在转录后水平受到miR-23a的负性调控。这些研究结果提示circ-Foxo3通过靶向miR-23a/PTEN通路抑制食管癌的发生发展。但是，Tian等发现circ-Foxo3在体外增强了胃癌细胞的增殖和迁移，在体内促进了胃癌细胞的肿瘤生长，同时证实circ-Foxo3能通过特异性结合miR-143-3p来调控其靶基因USP44的表达，表明circ-Foxo3通过靶向miR-143-3p/USP44的调控促进胃癌细胞的增殖和迁移。

四、circRNA 与肿瘤的诊断和治疗

（一）circRNA 与肿瘤诊断

1. circRNA 作为肿瘤诊断标志物的优势 大量研究表明许多circRNA的表达不依赖于其亲本基因的线性mRNA表达，而是随着肿瘤的发生、发展、侵袭和转移等过程的进行而发生表达的改变。同时，在不同类型的肿瘤细胞、组织中，circRNA的种类和含量也不尽相同。基于circRNA在肿瘤中的结构、表达和功能特征，支持circRNA有望成为肿瘤早期诊断、恶性进程、预后评价及肿瘤组织特异性的分子诊断标志物。circRNA作为肿瘤诊断标志物存在一定的优势。

（1）circRNA广泛存在：生物界，从病毒、果蝇到包括人在内的多种原核及真核生物体内都有大量的circRNA存在，占母基因转录本的5%～10%，是比mRNA丰度更高的主要转录本，深度测序表明每8个基因中就有1个能够产生达到检测水平的circRNA，且circRNA的数目是线性mRNA的10倍以上。可以说，circRNA在生物体内无处不在，细胞质、细胞核、血清外泌体以及人类唾液中均发现了大量的circRNA。

（2）极高的稳定性：circRNA呈闭合环状，缺少3′端和5′ poly（A）尾巴，因此不易被RNA核酸外切酶R及脱支酶降解，具有极高的稳定性。circRNA来源于其线性mRNA的剪接产物，尽管circRNA与其线性mRNA相比在表达上不占优势，但是由于circRNA在细胞或组织中非常稳定，大多数半衰期在48h以上，circRNA在组织和细胞中不断累积达到可检测甚至超过其线性mRNA水平，这也解释了circRNA比mRNA丰度更高、类型更

多的原因，从而使得 circRNA 成为一种理想的潜在分子标志物。

（3）检测手段上的优势：由于 circRNA 本身是一种 RNA，可通过直接设计引物进行 PCR 检测 circRNA 在组织、细胞或外周血中的表达，具有非常好的敏感性和快捷性，同时亦可通过设计探针进行原位杂交检测 circRNA 在组织和细胞中的原位表达和亚细胞定位。为了有效区分 circRNA 及其同来源的线性 mRNA，在引物和探针设计过程中可以有针对性地进行设计，如设计反向引物进行反向 PCR 扩增、根据 circRNA 不同于其线性 mRNA 的序列特征设计特异性探针进行原位杂交等，从而实现 circRNA 检测的特异性。

2. 肿瘤组织特异性表达标志物 通过高通量测序或特异性表达检测，发现部分 circRNA 在某些肿瘤的组织和器官或肿瘤发病的不同阶段呈现异常表达，并表现出较高的组织特异性。多项研究检测了 circRNA 在肿瘤不同阶段活检组织中的表达及临床相关性，发现了一系列可用于不同类型肿瘤早期诊断和预后预测潜在分子标志物。例如，circRNA-100338 在肝细胞癌（HCC）组织中的表达显著高于癌旁组织，其表达水平与同时患有乙肝的 HCC 患者的低累计存活率及转移相关，可作为乙型肝炎相关的 HCC 诊断的有效生物标志物；ciRSG7 在结直肠癌活检组织中显著上调并成为总体存活率的独立影响因素，提示 ciRSG7 有望成为结直肠癌预后评估的分子标志物。鉴于 circRNA 在肿瘤诊断和预后预测中的潜在价值，目前已有大量的国家或国际发明专利公示或授权，但是距 circRNA 真正开发成诊断试剂盒并应用到临床的诊断还有一段漫长的距离。

3. 肿瘤血清标志物 外周血中存在 RNA 核酸内切酶（endonuclease），导致游离的 circRNA 在血清中不稳定，但是在血清外泌体中能检测到高丰度 circRNA 的表达。多种细胞在正常及病理状态下均可分泌外泌体，经多囊泡体外膜与细胞膜融合后释放到胞外基质中。circRNA 通过外泌体途径进入血液，其携带的组织细胞信息，可在外周血中检测出来，外周血 circRNA 含量受组织细胞内调控，可作为一种诊断标志物用于肿瘤等疾病的诊断。研究发现，至少有 1000 个 circRNA 存在于人血清外泌体中（exo-circRNA）以及超过 400 个

circRNA 存在于无细胞唾液中。例如，预后良好的胃癌患者血浆中 circ _002059 表达水平明显降低，且低表达的 circ_002059 与胃癌远处转移和 TNM 分期有关，表明 circ_002059 具有作为血清生物标志物的潜力。通过检测其外周血 circRNA，有望实现疾病的非侵入性检查，对不易获取病理组织的深部组织病变具有重要意义。

（二）circRNA 与肿瘤治疗

基于 circRNA 的结构特点及其在肿瘤发生、发展、侵袭和转移中的作用，circRNA 有望作为恶性肿瘤治疗的分子靶点应用到肿瘤的靶向治疗。例如，circNRIP1 在胃癌活检组织中高表达，与胃癌的发生发展和预后正相关，且 circNRIP1 能通过吸附 microRNA-149-5p 从而解除对 AKT1 的转录后抑制作用，促进 AKT1 的表达，从而通过活化 AKT/mTOR 信号通路促进胃癌的发生发展；另一方面，circNRIP1 还可以通过外泌体方式分泌被胃癌细胞摄取后，上调 EMT 标记蛋白水平，促进胃癌的侵袭和转移。因此，circNRIP1 在胃癌中发挥癌基因功能，有望成为胃癌治疗的分子靶点。前面讲到的 circ-FBXW7 被证实为多肿瘤中抑瘤性 circRNA，主要通过其 miRNA 海绵和蛋白编码功能（185aa）在结直肠癌、脑胶质瘤、乳腺癌等肿瘤中发挥抑癌基因功能。因此，通过设计小分子药物、反义寡核苷酸、核糖酶等方法作用于 circRNA，应当是未来药物研发的重要研究方向。

第五节 肿瘤中非编码 RNA 的互作机制

一、ceRNA 网络构成 RNA 相互作用的基础

竞争性内源性 RNA（competing endogenous RNA，ceRNA）是一种内源性 RNA 转录体，能与其他 RNA 转录体竞争相同的 miRNA，从而实现相互间的交流与调节。ceRNA 网络是泛指有 ceRNA 参与的整个调控网络，包括 ceRNA、mRNA 和 miRNA 等主要元件，其中 miRNA 处于网络的核心位置，ceRNA 和 mRNA 分别通过其特定的 miRNA 应答元件（miRNA response element，MRE）来竞

争结合miRNA。由于miRNA种类的多样性，绝大部分ceRNA和mRNA转录本均包含多个MRE，而这些MRE又能够与多个miRNA分子结合，从而组成了一个复杂的ceRNA调控网络。每个miRNA分子可以抑制数十甚至数百个转录本，因此围绕一个miRNA分子就能编织一个ceRNA网络。在这张ceRNA调控网络中，MRE可看作"RNA语言"的信使，不同RNA转录体之间可通过该信使调节各自的表达水平。

ceRNA调控网络具有以下特点：①不同组织、不同发育阶段或病理状态，ceRNA表达水平不同，这些都将影响到ceRNA的整体效能；②mRNA和miRNA之间的作用可能是双向的，因此一条mRNA的水平能够影响到其他mRNA的水平和活性；③RNA之间能够通过miRNA、mRNA反应元件（MRE）进行交流，RNA之间含有的相同MRE的数量越多，它们之间的交流就越"深入"；④RNA的3′UTR含有MRE，能够自身顺式调节RNA分子，也可能反式调节miRNA的水平，从而转录后调节其他RNA的表达；⑤在ceRNA调控网络中，ceRNA通过miRNA途径正性调控mRNA的表达，通常存在表达正相关和功能上的一致性。

各种类型的RNA分子，只要具有共同的MRE，就可以通过竞争性结合miRNA而相互调控，这些RNA分子互为ceRNA，因此ceRNA是一个功能层面的概念，与其是否具有蛋白编码功能或非编码功能无关，可以是具有蛋白编码功能的mRNA，也可以是非编码RNA。根据近年来的文献资料，ceRNA主要包含编码mRNA、假基因、lncRNA和circRNA四种类型，通过吸附miRNA从而解除对miRNA靶基因的调控，在肿瘤等疾病的发生发展中发挥作用。

二、lncRNA与miRNA互作参与肿瘤的发生发展

由于lncRNA上存在miRNA的应答元件（CRE），因此lncRNA可以通过ceRNA机制抑制miRNA水平，从而抑制miRNA对靶基因的负性调控作用；与此同时，lncRNA具有与mRNA相似的结构，miRNA也可通过转录后机制负性调控lncRNA的表达和活性，从而抑制lncRNA功能的

发挥。因此，lncRNA-miRNA互作是肿瘤发生发展的重要机制。

（一）miRNA作用于lncRNA调控肿瘤发生发展

许多lncRNA具有与mRNA相似的结构，因此miRNA可通过与作用于mRNA类似的机制负性调控lncRNA的表达和活性，从而在肿瘤的发生发展中发挥重要作用。例如，在肾癌组织和细胞中，lncRNA HOTAIR与miR-141的表达呈负相关，lncRNA HOTAIR高表达能够促进肾癌的发生发展，而miR-141能抑制肿瘤发生；同时，在HOTAIR上发现有miR-141的结合位点，miR-141可以通过碱基互补特异性结合HOTAIR上的MRE位点，导致Ago2复合物对HOTAIR的剪切并抑制其表达，从而抑制肾癌细胞的增殖和转移。此外，miRNA也可通过表观遗传学调控对lncRNA起正性调节作用。例如，miR-29、lncRNA MEG3在肝癌组织和细胞中低表达，能抑制肝癌细胞增殖和肿瘤生长，过表达miR-29a能通过抑制DNA甲基转移酶1和3（DNMT1和DNMT3）的表达，导致MEG3启动子区甲基化水平降低，从而增加MEG3在肝癌中的表达，说明miR-29a通过对MEG3甲基化依赖的组织特异性调控机制导致肝癌细胞的增殖和生长。

（二）lncRNA作用于miRNA调控肿瘤发生发展

由于lncRNA来源的多样性和结构的复杂性，lncRNA可以通过多种机制调控miRNA的表达和活性，从而在肿瘤的发生发展中发挥重要作用。lncRNA对miRNA发挥调控作用的具体机制主要包括如下3种：①lncRNA与miRNA形成二聚体，间接抑制miRNA与靶基因的结合；②lncRNA作为miRNA分子海绵，抑制miRNA的表达或活性；③lncRNA作为miRNA前体，促进miRNA的表达。

（三）lncRNA与miRNA的反馈调节参与肿瘤的发生发展

lncRNA与miRNA之间的调控存在双向性，lncRNA与miRNA之间调控平衡的打破在肿瘤的发生发展中发挥重要作用。在同一种肿瘤中，同一个miRNA与lncRNA之间的作用不仅是单向的，

还能形成特殊的反馈环。例如，在骨肉瘤细胞中，LINC00266-1一方面能通过miRNA海绵作用吸附miR-548c-3p，从而促进miR-548c-3p下游靶基因 *SMAD2* 的表达；另一方面，SMAD2作用转录因子能直接与LINC00266-1的启动子区域结合，正性调控LINC00266-1的表达；因而LINC00266-1/miR-548c-3p/SMAD2之间形成正反馈回路，从而促进骨肉瘤的发生发展。同样，在卵巢癌中，NOTCH3被证实为miR-1299的靶基因，并受到miR-1299的负性调控；lncRNA TUG1被证实为NOTCH3转录调控的靶基因；同时，TUG1能通过miRNA海绵机制负性调控miR-1299的表达；因而，miR-1299/NOTCH3/lncRNA TUG1之间也能形成双负反馈环路，并经证实在卵巢癌的发生发展中发挥重要作用。

三、circRNA 与 miRNA 互作参与肿瘤的发生发展

由于circRNA上存在miRNA的应答元件（CRE），因此circRNA可以通过ceRNA机制抑制miRNA水平，从而抑制miRNA对靶基因的负性调控作用；另一方面，circRNA具有与mRNA相似的结构，miRNA也可通过转录后机制负性调控circRNA的表达和活性，从而抑制circRNA功能的发挥。circRNA-miRNA互作是肿瘤发生发展的重要机制。

（一）circRNA 作用于 miRNA 调控肿瘤的发生发展

由于circRNA上存在比较多的miRNA结合位点，因而circRNA能作为比较理想的miRNA海绵，通过吸附并抑制miRNA表达或活性，在肿瘤的发生发展中发挥重要作用。如前面章节所述，ciRS-7包含70多个miR-7的结合位点，可以通过miRNA海绵作用下调miR-7表达，从而解除对下游靶基因 *EGFR*、*HOXB13*、*CCNE1*、*PIK3CD* 等的负性调控作用，从而在胰腺癌、食管癌、肺癌等肿瘤发生发展中发挥致瘤性circRNA功能。miRNA海绵也是circRNA作用于miRNA最常见的机制之一。

（二）miRNA 作用于 circRNA 调控肿瘤的发生发展

由于circRNA上存在miRNA结合位点，在miRNA与circRNA结合之后也可能对circRNA的表达产生顺式调控作用。例如，Pan等发现，在circRNA-Filip1l前体（pre-circRNA-Filip1l）上发现有miRNA-1224的结合位点，miRNA-1224能通过与pre-circRNA-Filip1l的结合，以Ago2蛋白依赖的方式负调控circRNA-Filip1l的剪接和表达，从而通过circRNA-Filip1l/Ubr5信号轴在慢性炎症所致的疼痛中发挥重要作用。由于circRNA属于circRNA，不同于线性的mRNA和lncRNA，miRNA作用于circRNA的这种调控机制目前报道有限，但随着研究的深入，相信未来会有文献报道miRNA-circRNA在肿瘤发生发展中的作用。

（三）circRNA 与 miRNA 的反馈调节参与肿瘤的发生发展

如前所述，circRNA可以通过分子海绵机制调控miRNA的表达或活性，miRNA下游的靶基因亦可以通过转录、稳定性、表观修饰等多种机制反馈调节circRNA的表达，因此在同一肿瘤细胞中，circRNA与miRNA之间还能形成特殊的反馈环，共同参与肿瘤的发生发展。例如，Zhang等发现circ-MTO1在肺腺癌（LUAD）中表达下调，与肺癌的临床进展和不良预后负相关，过表达circ-MTO1能抑制肺腺癌细胞增殖和生长；在机制上，发现circ-MTO1作为致瘤性miRNA miR-17的海绵，能通过抑制miR-17增加其靶基因 *QKI-5* 的表达，导致Notch信号通路失活，从而抑制LUAD的生长；同时，QKI-5是一种RNA结合蛋白，其表达增加能反过来促进circ-MTO1的表达。这些研究结果说明circ-MTO1能通过circ-MTO1/miR-17/QKI-5反馈环抑制LUAD的发生发展。

小　结

非编码RNA包含许多类型，其中miRNA、lncRNA和circRNA是三类非常重要的调控非编码RNA，并在肿瘤的恶性进展、放化疗抵抗中发

挥重要作用。大部分肿瘤相关miRNA、lncRNA和circRNA定位于染色体不稳定区域，受到表观修饰、转录、剪接、加工和稳定性等多个层面的调控，导致不同肿瘤类型、不同肿瘤发病阶段呈现差异性miRNA、lncRNA和circRNA表达，其中部分差异表达的非编码RNA在肿瘤的发生发展和放化疗抵抗中发挥重要作用，根据其在肿瘤发病中功能的不同，分为致瘤性miRNA/lncRNA/circRNA、抑瘤性miRNA/lncRNA/circRNA和双重功能miRNA/lncRNA/circRNA三大类。这些非编码RNA通过转录或转录后调控靶基因的表达，或者通过其编码功能（编码多肽或蛋白质）参与肿瘤的发生发展和放化疗抵抗。同时，miRNA、lncRNA、circRNA及其靶基因之间存在广泛的互作和调控关系，构成复杂的分子网络。基于这些非编码RNA在肿瘤中的表达和功能特征，部分miRNA、lncRNA和circRNA可能成为肿瘤诊断和治疗的重要分子靶点。

（周　鸣）

参考文献

李桂源，2011. 现代肿瘤学基础. 北京：科学出版社.

李桂源，武明花，2014. 非编码RNA与肿瘤. 北京：科学出版社.

刘欢妹，靖长友，张曙光，等，2019. 环状RNA在肿瘤领域中的研究进展. 癌症进展，17（22）：2612-2616.

吴易阳，李岭，2007. MicroRNA与肿瘤相关的信号转导通路. 遗传，29（12）：1419-1428.

余青雯，周留林，2017. 长链非编码RNA与肿瘤相关信号通路研究进展. 现代肿瘤学，25（23）：3905-3909.

郑乔安，陈玉华，陈晓铭，2019. 环状RNA在肿瘤发生和发展过程中的作用研究进展. 广东医科大学学报，37（3）：227-233.

周凡，庄诗美，2008. microRNA与肿瘤. 生命科学，20（2）：207-212.

Bartonicek N, Maag JL, Dinger ME, 2016. Long noncoding RNAs in cancer: mechanisms of action and technological advancements. Mol Cancer, 15（1）：43.

Calin1 GA, Croce CM, 2007. Chromosomal rearrangements and microRNAs: a new cancer link with clinical implications. J Clin Invest, 117（8）：2059-2066.

Cui QH, Yu ZB, Purisima EO, et al, 2006. Principles of microRNA regulation of a human cellular signaling network. Mol Syst Biol, 2：46.

Fang L, Du WW, Yang XL, et al, 2013. Versican 3′-untranslated region（3′-UTR）functions as a ceRNA in inducing the development of hepatocellular carcinoma by regulating miRNA activity. FASEB J, 27（3）：907-919.

Gong JL, Fan HY, Deng J, et al, 2020. LncRNA HAND2-AS1 represses cervical cancer progression by interaction with transcription factor E$_2$F$_4$ at the promoter of C16orf74. J Cell Mol Med, 24（11）：6015-6027.

Hammerle M, Gutschner T, Uckelmann H, et al, 2013. Posttranscriptional destabilization of the liver-specific long noncoding RNA HULC by the IGF2 mRNA-binding protein 1（IGF2BP1）. Hepatology, 58（5）：1703-1712.

Hermeking H, 2010. The miR-34 family in cancer and apoptosis. Cell Death Differ, 17（2）：193-199.

Huang JZ, Chen M, Chen D, et al, 2017. A peptide encoded by a putative lncRNA HOXB-AS3 suppresses colon cancer growth. Mol Cell, 68（1）：171-184.

Kristensen LS, Andersen MS, Stagsted LVW, et al, 2019. The biogenesis, biology and characterization of circular RNAs. Nat Rev Genet, 20（11）：675-691.

Lee RC, Feinbaum RL, Ambros V, 1993. The *C. elegans* heterochronic gene lin-4 encodes small RNAs with antisense complementarity to lin-14. Cell, 75（5）：843-854.

Liang DM, Tatomer DC, Luo Z, et al, 2017. The output of protein-coding genes shifts to circular RNAs when the pre-mRNA processing machinery is limiting. Mol Cell, 68（5）：940-954.

Ma L, Teruya-Feldstein J, Weinberg RA, 2007. Tumour invasion and metastasis initiated by microRNA-10b in breast cancer. Nature, 449（7163）：682-688.

Meng J, Chen S, Han JX, et al, 2018. Twist1 regulates vimentin through Cul2 circular RNA to promote EMT in hepatocellular carcinoma. Cancer Res, 78（15）：4150-4162.

Murakami Y, Yasuda T, Saigo K, et al, 2006. Comprehensive analysis of microRNA expression patterns in hepatocellular carcinoma and non-tumorous tissues. Oncogene, 25（17）：2537-2545.

Pan ZQ, Li GF, Sun ML, et al, 2019. MicroRNA-1224 splicing circularRNA-Filip1l in an Ago2-dependent manner regulates chronic inflammatory pain via targeting Ubr5. J Neurosci, 39（11）：2125-2143.

Pei YQ, Li KX, Lou XY, et al, 2020. MiR-1299/NOTCH3/TUG1 feedback loop contributes to the malignant proliferation of ovarian cancer. Oncol Rep, 44（2）：438-448.

Poliseno L, Salmena L, Zhang JW, et al, 2010. A coding-independent function of gene and pseudogene mRNAs regulates tumour biology. Nature, 465（7301）：1033-1038.

Reinhart BJ，Slack FJ，Basson M，et al，2000. The 21-nucleotide let-7 RNA regulates developmental timing in *Caenorhabditis elegans*. Nature，403（6772）：901-906.

Tang ZD，Li XC，Zhao JM，et al，2019. TRCirc：resource for transcriptional regulation information of circRNAs. Brief Bioinform，20（6）：2327-2333.

Wu H，Yang L，Chen LL. 2017. The diversity of long noncoding RNAs and their generation. Trends Genet，33（8）：540-552.

Xie JJ，Jiang YY，Jiang Y，et al，2018. Super-enhancer-driven long non-coding RNA LINC01503，regulated by TP63，is over-expressed and oncogenic in squamous cell carcinoma. Gastroenterology，154（8）：2137-2151.

Xu HY，Zhao GF，Zhang Y，et al，2019. Long non-coding RNA PAXIP1-AS1 facilitates cell invasion and angiogenesis of glioma by recruiting transcription factor ETS1 to upregulate KIF14 expression. J Exp Clin Cancer Res，38（1）：486.

Yang MC，Li Y，Padgett RW，2005. MicroRNAs：small regulators with a big impact. Cytokine Growth Factor Rev，16（4-5）：387-393.

Yang Y，Fan XJ，Mao MW，et al，2017. Extensive translation of circular RNAs driven by N-methyladenosine. Cell Res，27（5）：626-641.

Yang YB，Gao XY，Zhang ML，et al，2018. Novel role of FBXW7 circular RNA in repressing glioma tumorigenesis. J Natl Cancer Inst，110（3）：304-315.

Yu J，Xu QG，Wang ZG，et al，2018. Circular RNA cSMARCA5 inhibits growth and metastasis in hepatocellular carcinoma. J Hepatol，68（6）：1214-1227.

Zhang X，Wang S，Wang HX，et al，2019. Circular RNA circNRIP1 acts as a microRNA-149-5p sponge to promote gastric cancer progression via the AKT1/mTOR pathway. Mol Cancer，18（1）：20.

Zheng SG，Wan L，Ge DW，et al，2020. LINC00266-1/miR-548c-3p/SMAD2 feedback loop stimulates the development of osteosarcoma. Cell Death Dis，11（7）：576.

第二十二章

肿瘤蛋白质组学

第一节　蛋白质组学的概念及其发展史

人类基因组计划所提供的基因组数据冲击着生命科学的每一个学科，同时也给我们提供了极好的研究人类基因结构和功能以及人类疾病的材料和工具。基因是遗传信息的载体，要研究生命现象，诠释生命活动的规律，只揭示基因的结构是不够的，必须对基因组的编码产物——蛋白质组进行系统深入的研究。蛋白质组研究已成为当前人类基因尤其是重要功能基因争夺战的重要战场，为生命科学研究开辟了新的领域。

蛋白质组（proteome）的概念是澳大利亚学者Williams 和 Wilkins 于 1994 年首先提出，它源于蛋白质（protein）与基因组（genome）两个词的杂合，意指"基因组所表达的全部蛋白质（proteins expressed by a genome）"，是对应于一个基因组的所有蛋白质构成的整体，而不是局限于一个或几个蛋白质。由于同一基因组在不同细胞、不同组织中的表达情况各不相同，即使是同一细胞，在不同的发育阶段、不同的生理条件甚至不同的环境影响下，其蛋白质的存在状态也不相同。因此，蛋白质组是一个在空间和时间上动态变化着的整体。而蛋白质组学（proteomics）是指应用各种技术手段来研究蛋白质组的一门新兴科学，其目的是从整体的角度分析细胞内动态变化的蛋白质组成、表达水平与修饰状态，了解蛋白质之间的相互作用与联系，揭示蛋白质功能与生命活动规律。

自"蛋白质组"概念提出并开始从整体蛋白质水平研究生命现象以来，蛋白质组研究在国际上进展十分迅速，不论是基础理论，还是技术方法，都在不断地进步和完善。1996 年澳大利亚建立了世界上第一个蛋白质组研究中心（Australia Proteome Analysis Facility，APAF），得到了政府部门的大力支持。同年，丹麦、加拿大也先后成立了国家蛋白质组研究中心，随后美国、丹麦、瑞士、瑞典、英国、法国、意大利、日本和德国等也加入了蛋白质组研究行列。国际著名学府如哈佛大学、斯坦福大学、耶鲁大学、密歇根大学、华盛顿大学、欧洲分子生物学实验室、巴斯德研究所、瑞士联邦工业学院均跻身此类研究。美国国立癌症研究院（National Cancer Institute，NCI）投资数千万美元建立了肺、直肠、乳腺、卵巢肿瘤的蛋白质组数据库。NCI 和美国食品药品监督管理局共同投资数百万美元建立了癌症不同阶段的蛋白质组数据库。英国建立 3 个蛋白质组研究中心对已完成或即将完成全基因组测序的生物体进行蛋白质组研究。独立完成人类基因组测序的塞莱拉基因技术公司投资上亿美元独自启动了全面鉴定和分类汇总人类组织、细胞和体液中的蛋白质及其异构体，构建新一代的蛋白质表达数据库的工作，以帮助研究者更深入地了解细胞生理和病理过程，并为药物的开发选择靶分子。1997 年召开了第一次国际蛋白质组会议，预测 21 世纪生命科学的重心将从基因组学转移到蛋白质组学，为生命科学和医药学领域的研究带来新的生机。1998 年在美国旧金山召开了第二届国际蛋白质组会议，每年会召开蛋白质组的国际盛会。2001 年国际人类蛋白质组组织（HUPO）成立，同时提出了人类蛋白质组计划，并相继启动了人类血浆蛋白质组计划、人类肝脏蛋白质组计划、人类脑蛋白质组计划、人尿蛋白质组计划及蛋白质组学标准计划等几个重大国际合作项目。随着蛋白质组研究技术的成熟，在全球范围内启动人类蛋白质组计划已是科学发展的必然选择，"人类蛋白质组计划"是继"人类基因组计划"之后的大规模的国际性科技工程。2006年年初，美国NCI开始了一项为期5年、耗资1.04亿美元的临床蛋白质组肿瘤分析联盟项目。我国于1998年启动了蛋白质组研究，2002年首次牵头组织了人类肝脏蛋白质组计划这一重大国际合作项目，2003年成立了中国人类蛋白质组组织（CNHUPO），同年召开了首届中国蛋白质组学大会。2014年"中国人类蛋白质组计划"（CNHPP）这一科技部的重点项目正式开展，计划绘制包括心脏、肝脏、肺、肾脏等在内的10个重要人体器官的蛋白质组生理和病理图谱，旨在以中国重大疾病的防治需求为牵引，发展蛋白质组研究相关设备及关键技术，构建中国人类蛋白质组的"百科全书"。我国在肝癌、肺癌、乳腺癌、食管癌和胃癌蛋白质组研究方面取得了较大的进展。蛋白质科学及技术已经成为21世纪生命科学与生物技术的重要战略前沿，是生命科学突破与生物技术创新的必由之路，并且将成为生命科学与生物技术引领自然科学与技术的龙头。本章主要介绍基于质谱的蛋白质组研究方法及其在肿瘤研究中的应用。

第二节 蛋白质组研究方法

蛋白质组研究比基因组研究更复杂和困难。蛋白质的表达与结构随时间和空间动态变化，同时还伴有着复杂的翻译后修饰的动态变化。因此，发展高通量、高灵敏度、高准确性的蛋白质组分析技术是现在乃至相当一段时间内蛋白质组研究中的主要任务，分别用于前期的差异蛋白筛选以及后续的目标蛋白验证。随着质谱仪器的不断更新换代，蛋白质组学技术也在不断地革新，从最早的2D电泳技术到基于LC-MS/MS的蛋白定性；从蛋白质非标记定量（label-free）技术到iTRAQ/TMT标记定量技术以及时下备受推崇的DIA/SWATH、PRM/MRM和4D蛋白质组技术，每一次的技术革新都使得我们对生命功能的直接执行者——蛋白质的了解更为深入。

一、蛋白质组研究中的样品制备

蛋白质组研究中的样品制备通常采用细胞或组织中的总蛋白质。蛋白质制备的主要过程包括：组织细胞的破碎裂解，缓冲液的选择，蛋白质增溶溶解以破坏蛋白质与蛋白质分子之间以及蛋白质与非蛋白质之间的共价与非共价相互作用；蛋白质变性及还原；去除非蛋白质组分如核酸、脂类和盐等。在蛋白质抽提过程中，有几条共同的原则需要遵循：一是尽可能溶解全部蛋白质，打断蛋白质之间的非共价键结合，使样本中的蛋白质以分离的多肽链形式存在；二是避免蛋白质的修饰作用和蛋白质的降解作用；三是避免脂类、核酸，尤其是盐类等物质的干扰作用；四是纯化临床组织样本的蛋白质时一定要保持其组织细胞的纯净性，如肿瘤组织总是与血管、基质细胞等混杂。所以，对癌和癌旁组织或肿瘤与正常组织进行蛋白质差异比较时，建议采用激光捕获显微切割方法在显微镜下从组织切片中精确分离特定的细胞或细胞群。另外，根据实验研究的目的，可以利用流式分选的方法来获取特定的细胞群，如T细胞亚群、肥大细胞等。

蛋白质组样本具有高度的复杂性，高丰度蛋白与低丰度蛋白之间的数量差异可以达到10^{10}。而质谱是一种离子饱和性检测器，低丰度离子的信号很容易被高丰度离子抑制，从而无法检测到。因此在蛋白检测之前，需要采取多样化的分离策略来提高蛋白的鉴定量和通量。我们可以根据蛋白质的分子量和等电点来进行样本的预分离。最为常见的方法是利用SDS-PAGE进行蛋白质的分离，然后切取不同分子量的条带进行胶内酶解，获得肽段，再进行后续的质谱鉴定。双向凝胶电泳（two-dimensional electrophoresis，2-DE）在第一向是基于蛋白质的等电点进行分离，随后第二向则按蛋白分子量的不同用聚丙烯酰胺凝胶进行分离，从而将复杂蛋白混合物在二维平面上分开。基于凝胶的蛋白分离方法与常规分子生物实验高度兼容，并得到广泛应用，但有难以克服的缺点，如极酸、极碱性蛋白质，疏水性蛋白质，极大蛋白质，极小蛋白质，以及低丰度蛋白质用此种技术难以有效分离，而且此技术路线采用的胶内酶解过程也费时、费力，难以与质谱联用实现自动化。

为弥补凝胶电泳技术的缺陷，促进蛋白质组研究，发展了许多新型高分辨率、高通量、高峰容量的分离分析的非凝胶技术，如液相色谱法（liquid chromatography，LC）、毛细管电泳技术（capillary electrophoresis，CE）等得到发展并在蛋白质组研究中广泛应用。这些非凝胶技术的应用简化了蛋白质组研究步骤，又可与质谱联用实现自动化，是凝胶技术路线的有效补充。其中，液质联用技术（LC-MS/MS）是近几年来发展迅速的新方法。蛋白质混合物直接通过液相色谱分离以代替2-DE的分离，然后进入MS系统获得肽段分子量，再通过串联MS技术得到部分序列信息，最后通过计算机联网查询、鉴定蛋白质。Opiteck等首次报道多维色谱技术，该技术根据蛋白质的物理性质，即带电性及疏水性不同，用多维色谱分离多肽复合物。Link等利用LC-MS/MS方法对酵母80S核糖体的蛋白质进行分离鉴定，其含有的78个蛋白质中的71个得到准确分离和鉴定，而在相同条件下，2-DE只得到了56个蛋白质。2001年John Yates实验室开发了线上的多维蛋白质鉴定技术（MudPIT），将强阳离子交换（SCX）色谱和反相色谱（RPLC）结合，实现了基于溶液的在线分级的肽段洗脱直接连接质谱进行鉴定，使得蛋白质组学的通量和效率得到了提高，极大地促进了基础生物研究的发展。但是传统MudPIT最大的问题在于盐离子会大量进入质谱仪，导致仪器灵敏度和性能降低，乃至寿命缩短。2020年北京大学医学部精准医疗多组学研究中心黄超兰研究团队推出了PC-MudPIT法，采用完全正交二维分离的设计，使用两个平行的分析柱，通过位置和流路的切换，使得SCX洗脱完成并且分析柱上的盐冲洗干净后，分析柱移至离子源入口位置并接入RP洗脱流路进行下一步的分离，避免了盐离子对质谱分析的影响。

另外，根据实验研究的目的，我们还可以采用个性化的分离和富集手段。例如，利用流式分选的方法来获取特定的细胞群，如T细胞亚群、肥大细胞等，以及利用磷酸化或乙酰化抗体进行样本的富集，进行磷酸化蛋白质组或乙酰化蛋白质组的研究等。

二、蛋白质组研究中的样品分析鉴定

基于质谱的蛋白质鉴定技术的基本原理是肽段样品分子离子化后，在质量分析器中根据离子间质荷比（m/z）的差异来进行分离，随后在检测器进行数据的采集。肽段样品分子离子化的方法有多种，包括电子轰击电离、基质辅助激光解析电离、电喷雾电离、大气压化学电离等。电喷雾电离在蛋白质检测中最为常用，约翰·芬恩基于此项技术获得2002年诺贝尔化学奖。传统的离子分离在液相-质谱系统中主要是在保留时间（retention time）、质荷比（m/z）和离子强度（intensity）三个维度进行分离。2018年12月，蛋白质组学领域期刊*MCP*在线发表了德国马普生化研究所所长Matthias Mann教授的最新的研究成果。在上述三维分离的基础之上增加了离子淌度谱（ion mobility spectrometry，IMS）新维度的分离，构成了"4D蛋白质组学"。IMS可以将离子依据形状和截面进行分离，能够有效降低"混合谱图"的比例。研究者采用了100ng、50ng、10ng的HeLa细胞样品并在1小时、0.5小时条件下进行实验。结果显示，100ng、50ng、10ng的样品量在1小时的条件下分别可以鉴定到4513、4215、2723个蛋白。30分钟内10ng的HeLa细胞能够鉴定到2100个蛋白，而适当增大样品量和梯度时间则可实现单针检测超过6000个蛋白，这标志着蛋白质组学正式进入"4D新时代"。

蛋白质组学质谱检测的数据采集现有主流体系是数据依赖型（data-dependent acquisition，DDA）技术体系。DDA是基于鸟枪法（shotgun method）的原理，因为生物样品中蛋白质复杂程度极高，仪器不可能采集全部信号，因此只能在每一个检测循环中优先采集相对较强的信号。这种方法有两个局限性：第一，对于低强度的信号无法有效采集，限制了检测的灵敏度；第二，检测中"较高的信号"是一个相对的概念，不同样品甚至不同批次的上机不可避免地产生一定的随机性。近年来数据非依赖型采集（data-independent acquisition，DIA）模式获得了长足的发展。DIA模式是将质谱整个全扫描范围根据质荷比大小划分若干个窗口，对每个窗口区域中的所有肽段进行碎裂、检测，从而无差异地获得样本中所有离子的全部碎片信息。因此，与DDA技术相比，DIA定量技术具有的优势：①无歧视地获得所有肽段的信息，不会造成低丰度蛋白信息的丢失；②循环时间固定，扫描点数均匀，定量准确度高；③肽段的选择没有随机性，数据可以回溯，对于复杂蛋白样本，特别是低丰度蛋白更具优异的重现性等。

蛋白质组数据的解析需要通过各种算法分析工具（ProteoWizard、Mascot、X!Tandem、InterProphet等）将质谱分析获得的原始数据与已有数据库进行匹配，从而进行蛋白质的鉴定。瑞士的SwissProt拥有目前世界上最大、种类最多的蛋白质组数据库。丹麦、英国、美国等也都建立了各具特色的蛋白质组数据库。生物信息学的发展已给蛋白质组研究提供了更方便有效的计算机分析软件；特别值得注意的是，蛋白质质谱鉴定软件和算法发展迅速，如SwissProt、Rockefeller大学、UCSF等都有自主的搜索软件和数据管理系统。最近发展的质谱数据直接搜寻基因组数据库使得质谱数据可直接进行基因注释，判断复杂的拼接方式。基因组学的迅速推进，会为蛋白质组研究提供更多更全的数据库。另外，对肽序列标记的从头测序软件也十分引人注目。新版本的MaxQuant软件平台在特征提取、数据校准等很多模块中都做了大幅的调整以适配4D蛋白质组全新的数据格式，并提供了对4D特征数据同样适用的便捷式搜库解决方案。

第三节　定量蛋白质组学

研究不同生理和病理条件下细胞内蛋白质的含量和状态变化是蛋白质组学的核心内容。定量蛋白质组学，就是把一个基因组表达的全部蛋白质或一个复杂体系中所有的蛋白质进行精确的定量和鉴定。蛋白质组定量技术现在还面临很多难点：首先，对低丰度蛋白质检测的困难显然阻碍了对这些蛋白质的定量；其次，当蛋白质表达量差异很小，如在50%以下时，精确定量成为瓶颈；另外，生物体系中蛋白质表达瞬时变化的捕捉是样品制备中需要关注的问题。总之，蛋白质组定量技术的研究和应用还任重道远。目前定量蛋白

质组研究策略主要有基于双向凝胶电泳的定量蛋白质组学、非靶向定量蛋白质组学和靶向定量蛋白质组学。荧光差异显示双向电泳（F-2D-DIGE）是在传统双向凝胶电泳基础上发展起来的定量分析凝胶蛋白质点的新方法，通过对不同来源的样本进行多色荧光标记，可以在同一块凝胶上比较两种不同来源或不同处理的蛋白质组表达，能比较精确地在较宽的动态范围内对研究者感兴趣的蛋白质进行定量，因此成为一种有较好应用前景的定量蛋白质组学研究方法。对于具有相同离子化能力的蛋白质或多肽，可以通过比较质谱峰的强度（或峰面积）得到待比较蛋白质的相对量。

一、非靶向定量蛋白质组学

非靶向定量蛋白质组学定量技术包括非标记定量和稳定同位素标记定量。非标记（label-free）蛋白质组定量技术是一种不依赖于同位素标记的新型蛋白质定量技术。现有基于质谱的非标记定量技术主要有两种：一种是依据一级质谱相关的肽段峰强度（peak intensity）和峰面积（peak area）等信息进行蛋白定量；另一种是依据蛋白质对应肽段的二级质谱总数（spectral counts）进行定量。非标记定量技术依赖于数据算法的精准。新增的维度显著增强了匹配的特异性和定量的可靠性，并且在实际样品的检测中极大地改善了传统非标记定量中被广为诟病的肽段信息丢失的问题。开启4D对齐功能后的可定量蛋白平均每个样品增加了381个，在全部样品中都可定量的蛋白增加了约1000个。4D对齐的效果在血液这种蛋白含量跨度范围很大的样品中会更加明显，可定量蛋白数目增加了90%。

稳定同位素标记策略包括体内标记和体外标记方法。体内代谢标记定量的主流方法是细胞培养条件下稳定同位素标记技术（stable isotope labeling with amino acids in cell culture，SILAC）。其基本原理是利用含天然同位素（轻型）或稳定同位素（中性或重型）标记的必需氨基酸（主要是Lys和Arg）的培养基培养细胞，来标记细胞内新合成的蛋白质。细胞经5～6个倍增周期后，稳定同位素标记的氨基酸完全掺入到细胞新合成的

蛋白质中替代了原有氨基酸。不同标记细胞的裂解蛋白按细胞数或蛋白量等比例混合，经分离、纯化后进行质谱鉴定，根据一级质谱图中两个同位素肽段的面积比较进行相对定量。SILAC定量适用于活体培养细胞的分析，标记效率高，很适合检测极低水平的蛋白变化或蛋白翻译后修饰的变化。

稳定同位素标记策略体外标记方法的主流方法主要有iTRAQ（isobaric tag for relative absolute quantitation）和TMT（tandem mass tags）。这两种方法分别是由美国AB SCIEX公司和Thermo公司研发的多肽体外标记定量技术。标记试剂的结构由报告基团、中性平衡基团和反应基团三部分组成。所有标记试剂的各自报告基团和平衡基团的总重都是一致的，而反应基团能与赖氨酸ε氨基和所有肽链的氨基末端连接，可标记所有氨基酸。不同标记试剂与来源于不同样品胰酶消化后的肽段结合进入色谱分离。由于标记试剂是等量的，同一多肽在一级质谱检测时分子量完全相同，在二级质谱平衡基团发生中性丢失，报告基团产生不同质荷比（m/z）的报告离子，其信号强度分别代表该标记样品的表达量。因此，可根据报告离子的峰面积计算同一蛋白质同一肽段在不同样品间的比值，从而实现蛋白的相对定量。

二、靶向定量蛋白质组技术

靶向定量蛋白质组技术只选取和检测目标蛋白相关的信号，可以实现对目标蛋白定量的高特异性和高准确性。现有的目标蛋白定量一方面是基于抗体的蛋白质印迹（Western blotting）、ELISA等方法。这些方法的可靠性、灵敏度依赖于抗体的质量。对那些没有商业化的抗体的蛋白而言，无法用这些方法分析蛋白含量变化。另一方面是通过基因表达的变化来推测蛋白含量变化，但是mRNA和蛋白含量之间相关性并不强，导致结果经常出现偏差。

基于质谱技术出现了无须依赖抗体的目标蛋白定量方法选择反应监测技术/多重反应监测技术（selected/multiple reaction monitoring，SRM/MRM）。该技术利用三重四极杆质谱对某个蛋白的特异性的母子离子对进行分离与鉴定，依据

2～3个单独肽段（unique peptide）进行定量。一次实验可以实现几十个蛋白的鉴定与定量。该技术在2012年被 Nature Methods 评为年度技术之一。在SRM/MRM的基础上，基于四极杆质谱的高选择性以及Orbitrap的高分辨率、高精度特性出现了平行反应监测（parallel reaction monitoring，PRM）技术。该技术同样是通过特异性母子离子对的分离与鉴定来实现对特定蛋白的鉴定与定量，但是具有更高的分辨率和精度，在复杂背景下具有更优秀的抗干扰能力和检测灵敏度。

第四节　翻译后修饰蛋白质组学与蛋白质相互作用组学

蛋白质功能模式的研究是蛋白质组研究的最终目标，其主要研究目标是揭示蛋白质组成员间相互作用、相互协调的关系，并深入了解蛋白质结构与功能的相互关系，以及基因结构与蛋白质结构和功能的关系。蛋白质翻译后修饰和蛋白质-蛋白质相互作用的研究已成为蛋白质组学的重要部分。

蛋白质翻译后修饰包括糖基化、磷酸化、泛素化、SUMO化、甲基化、乙酰化、羧基化、焦谷氨酸化、蛋白质降解、S-硝酸化以及ADP核糖基化等二十多种，是蛋白质行使正常生理功能所必需的。有些修饰基团只出现在蛋白的N端，与氨基酸种类无关；有些却只出现在某几个氨基酸残基上，与氨基酸位置无关；还有些修饰现象既与氨基酸种类有关，又与其位置有关。蛋白质的翻译后修饰与其活性及功能状态有关，也与蛋白质所在细胞的种类和生命周期相关。完全理解特定蛋白质结构与功能的关系需要掌握多方面的信息，而不仅仅是它的氨基酸序列，翻译后修饰也是非常重要的信息。蛋白质的翻译后修饰使蛋白质的特性与功能呈指数级扩展。但是目前蛋白质翻译后修饰的研究面临着以下困难：第一，被翻译后修饰的蛋白质通常较少，因此修饰肽的检测需要高灵敏度的方法；第二，蛋白质翻译后修饰要求在确定其修饰位点和修饰数目的同时进行定量分析；第三，蛋白质多肽之间的键经常是脆弱的，很难找到一定的条件使得在修饰状态下进行

处理和电离；第四，已经有超过400种蛋白质翻译后修饰被发现，且所有可能修饰蛋白质序列的测定工作量是巨大的。

蛋白质翻译后修饰的研究在样本阶段一般要采取一定的富集策略，如利用磷酸化抗体或二氧化钛对磷酸化修饰肽段的富集，从而减少高丰度非修饰肽段对质谱扫描采集信息的干扰。鉴别修饰的基本原理是在二级质谱中不同的修饰基团发生中性丢失，产生不同质荷比的峰。我们既可以进行在不同生理病理条件下的不同修饰的蛋白质修饰谱分析，也可以针对某一蛋白的特征修饰位点进行鉴定，结合上述定量蛋白质组学的方法，还可以对不同状态下的蛋白质修饰状态改变进行比较，从而为机制和转化研究提供丰富的线索。

生命的基本过程就是不同功能蛋白质在时空上有序和协同作用的结果。越来越多的研究显示，细胞中绝大多数的酶和调控过程是以蛋白质复合体或多蛋白质网络协同作用实现的。另外，细胞信号转导及病原体感染和免疫反应等都是蛋白质相互识别和相互作用的结果。由于生命活动的过程与蛋白质的相互作用密不可分，因此，蛋白质相互作用的研究是功能蛋白质组学的重要内容。蛋白质相互作用研究方法主要有酵母双杂交系统、噬菌体表面显示、亲和层析偶联质谱、免疫共沉淀偶联质谱、生物传感器偶联质谱和串联亲和纯化偶联质谱等多种技术和方法。基于质谱分析，除了研究蛋白质与蛋白质之间的相互作用外，我们还可以研究RNA与蛋白质之间的相互作用。这些技术将会在研究真核生物细胞的蛋白质功能网络领域中发挥越来越重要的作用。

总之，蛋白质组研究在技术发展方面将出现多种技术并存、各有优势和局限的特点，而难以像基因组研究一样形成比较一致的方法。除了发展新方法外，更强调各种方法间的整合和互补，以适应不同蛋白质的不同特征。另外，蛋白质组学与其他学科的交叉也将日益显著和重要，这种交叉是新技术新方法的活水之源，特别是蛋白质组学与基因组学、生物信息学等领域的交叉所呈现出的系统生物学研究模式，将成为未来生命科学最令人激动的新前沿。

第五节　蛋白质组学在肿瘤研究中的应用

肿瘤是一种多基因疾病，同时也是一种蛋白质组疾病，采用蛋白质组学技术研究肿瘤发生发展过程中蛋白质种类、表达水平与修饰的改变，识别与肿瘤发生发展相关的蛋白质，不仅可揭示肿瘤发病机制，发现肿瘤的分子标志物和治疗靶标，还可以对肿瘤治疗药物的分子机制及耐药机制进行剖析。因此，以蛋白质组分析结果为核心，与基因组学、转录组学和代谢组学联合来多维度解析肿瘤发生发展过程的全貌，现在已成为肿瘤研究的热点和重点领域。

一、肿瘤的分子分型与标志物研究

1999年美国国立癌症研究院提出肿瘤分子分型的概念，即通过综合的分子分析技术，使肿瘤的分类基础由形态学转向以分子特征为基础的新的肿瘤分类系统。肿瘤分子分型能够判断患者的预后生存期，特定分型可以指导临床化疗和靶向治疗等方案的选择，关键差异表达蛋白的鉴定提供了新的药物开发靶点。随着国家蛋白质组学研究平台的发展，近几年来国内涌现了一大批代表性的成果，对多种肿瘤开展了以蛋白质组学为核心的多组学研究，全景式地深刻剖析了肿瘤内在分子变化，提出了新的肿瘤相关分子分型与标志物。

国内科学家利用蛋白质组学技术围绕肝癌开展了全方位的研究，研究成果于2019年分别在Nature和Cell杂志上发表。其中，第一项研究对101例早期肝细胞癌患者癌症组织及配对癌旁组织样本进行了定量蛋白质组和磷酸化蛋白质组学分析，根据差异蛋白聚类结果可以将早期肝细胞癌患者分成三种蛋白质组亚型（S-Ⅰ、S-Ⅱ、S-Ⅲ）。S-Ⅰ亚型的肝细胞癌患者仅需手术，要防止过度治疗；S-Ⅱ亚型的肝细胞癌患者则需要手术加其他辅助治疗，而S-Ⅲ亚型的肝细胞癌患者占入组人群的30%，术后发生复发转移的危险系数较高。进一步的研究发现在S-Ⅲ亚型的组织中胆固醇代谢通路发生了重编程。新发现将胆固醇转变成胆固醇酯储存的甾醇 O-酰基转移酶1（sterol O-acyltransferase 1，SOAT1）其表达水平与肝癌患者较差的预后呈密切正相关。SOAT1的小分子抑制剂阿伐麦布（avasimibe）在异种移植（PDX）模型中表现出良好的抗肿瘤效果，有望成为治疗预后较差肝细胞癌患者的新靶向药物。第二项研究对159例感染HBV的肝细胞癌和配对癌旁肝组织样本进行了蛋白质基因组研究，对整合分析基因突变、拷贝数变异、基因表达谱、蛋白质组及磷酸化蛋白质组等进行了多维度组学分析。结果发现根据蛋白质组数据可以将HBV相关HCC分为三个亚型，分别为代谢驱动型（metabolism subgroup，S-Mb）、微环境失调型（microenvironment dysregulated subgroup，S-Me）和增殖驱动型（proliferation subgroup，S-Pf），这三个亚型与基因组稳定性、癌栓有无、甲胎蛋白（alpha fetoprotein，AFP）丰度以及 RB1 和 TSC2 基因突变等特征显著相关，且三个亚型的临床预后显著不同，其中S-Mb的肿瘤中代谢相关蛋白（如 ACAT1、ADH1A、G6PC 和 PGM1 等）相对高表达，预后最好；S-Pf的肿瘤中增殖相关蛋白相对高表达（如 PARP1、TOP2A、PCNA 和 MKI-67 等），预后最差；S-Me的肿瘤中免疫、炎症和基质相关蛋白相对低表达（CD4、CD8A、S100A12、SPARC 和 ITGB3），其患者预后介于增殖驱动型与微环境失调型之间。进一步研究发现，参与脯氨酸合成的关键酶PYCR2在癌组织中高表达，且其表达越高患者预后越差。而参与肝脏氧化还原-解毒代谢功能的ADH1A蛋白在肝癌组织中低表达，且其表达越低患者预后越差。两者均为肝细胞癌潜在的临床预后分子标志物。

通过84对弥漫性胃癌样本进行蛋白质组分析，寻找到2538个癌和癌旁组织中差异性表达的蛋白。分析结果显示，弥漫性胃癌可以分为PX1～3三个亚型，其中PX3预后最差且对化疗不敏感，但是其免疫相关蛋白表达量较高，可能更适合于肿瘤免疫疗法。同时检测了276个肿瘤驱动基因的突变，发现183个基因能检出突变。但是有约13.7%（25/183）的基因虽然可以检测到突变，但在癌与癌旁中均未检测到其蛋白表达。这提示不能单独依靠基因组数据来进行肿瘤的分子分型基础和治疗预测靶标，对各种肿瘤进行蛋白质组学的检测

和分析迫在眉睫。三阴性乳腺癌患者的预后最差。国内科学家对465例三阴性乳腺癌标本展开了多组学研究，发现三阴性乳腺癌并不是传统认识中的单一类型，可以根据表面蛋白的不同特征，将其分为4个不同的亚型：免疫调节型（22.8%）、腔面雄激素受体型（21.5%）、基底样免疫抑制型（36.3%）、间质型（19.4%）。免疫调节型相对预后较好，具有高免疫原性，适合免疫治疗。腔面雄激素受体型 HER2 基因突变率明显高于其他亚型，细胞周期激活相关基因如 CDKN2A 突变频率高，适合内分泌治疗和针对 HER2 和 CDK4/6 的靶向治疗。基底样免疫抑制型预后差，具有高频的 BRCA1/2 胚系突变和基因组不稳定性、同源重组修复障碍，适合铂类及PARP抑制剂治疗。间质型预后差，肝细胞相关通路和血管生成相关通路活跃，可能适合抗肿瘤干细胞治疗和抗STAT3靶向治疗。

二、肿瘤的发病机制研究

表皮生长因子受体（EGFR）是肺腺癌（lung adenocarcinoma）最为常见的致癌突变。虽然已经针对EGFR开发了一系列的靶向药物，但是实际上我们并不清楚 EGFR 突变引起的酪氨酸磷酸化信号重塑是如何导致肿瘤发生的。研究者为了鉴定体内酪氨酸磷酸化信号的逐级转导，分别给实验组和对照组大鼠静脉注射EGF及生理盐水各处理5分钟后将肺组织取出进行全蛋白质组学测定、TiO_2 富集的苏氨酸/丝氨酸磷酸化蛋白质组学鉴定以及酪氨酸磷酸化抗体富集的酪氨酸磷酸化蛋白质组学鉴定。结果发现，88个酪氨酸磷酸化位点在EGF刺激之后磷酸化水平显著上升。进一步合成88条包含酪氨酸磷酸化位点的带生物素标记的"诱饵"肽段进行后续的相互作用蛋白质组学分析。最终，鉴定了11个关键蛋白复合体，绘制了共包含74个蛋白的EFG信号转导网络。此外，研究者发现 EGFR 的突变会导致下游复合体的改变，从而改变下游的信号转导通路。例如，EGFR P1091L会阻碍CRK复合体与EGFR的结合，取而代之的是SH2B1/SHIP2复合体，导致ERK和AKT信号持续激活，细胞具有更强的侵袭能力。蛋白质组学的综合研究解开了 EGFR 突变引起的酪氨

酸磷酸化信号重塑是如何促进肿瘤发生发展的明确机制。

去乙酰化酶SIRT1在肝细胞癌中表达量明显上调，促进肝细胞癌Hep3B细胞增殖。运用蛋白质组学技术研究人员发现SIRT1可影响到众多RNA m6A的相关调控蛋白表达，尤其是m6A去甲基化酶FTO的下调。结合乙酰化修饰蛋白质组学和系列实验证实SIRT1对SUMO-E3连接酶RANBP2去乙酰化促进了其稳定性，RANBP2可通过影响FTO的SUMO化修饰而导致FTO的降解，进而增加抑癌基因GNAO1等肝细胞癌相关基因的m6A修饰，导致肝细胞癌的发生发展。染色质结合蛋白CDYL具有巴豆酰化水合酶的活性，可以通过局部降低巴豆酰CoA浓度的方式来负调控组蛋白和其他蛋白的巴豆酰化修饰。使用SILAC的标记定量蛋白质技术分析比较了CDYL敲减和WT的HeLa细胞系中巴豆酰化修饰，共检测到了3734个蛋白上的14 311个巴豆酰化修饰位点，这些位点广泛参与了RNA剪接、蛋白质合成降解、DNA复制和修复、内吞作用、细胞间连接等多种生物学过程。进一步研究发现CDYL调控RPA1上的K88、K397和K595三个位点的巴豆酰化修饰，从而影响RPA1和单链DNA以及其他同源重组因子的结合，进而影响细胞在DNA损伤时的生存。

三、肿瘤治疗新靶点与耐药机制研究

胰腺导管腺癌（PDAC）是一种高度恶性的消化道肿瘤。胰腺星状细胞与胰腺癌细胞的旁分泌信息传递，是加剧肿瘤的发展、转移以及耐药性的重要因素。Shi Y等通过酪氨酸磷酸化蛋白质组、分泌蛋白质组以及免疫沉淀-质谱（IP-MS）等方法的综合研究，发现白血病抑制因子（LIF）是一个关键的旁分泌效应因子。在病理状态下，活化的胰腺星状细胞分泌出大量的LIF，与胰腺癌细胞上的膜受体结合后，显著地激活了下游的STAT3而促进肿瘤的发展。利用中和单克隆抗体阻断LIF后，胰腺癌细胞加速分化成侵袭性更小并且药物敏感性更高的细胞类型。同时，LIF在血液中的表达水平是监测胰腺导管腺癌病理发展和（或）治疗反应的极具潜力的生物标志物。多发性骨髓瘤（multiple myeloma，MM）是我国血液系统第

二位常见恶性肿瘤。蛋白酶体抑制剂（PI）是主要的治疗药物之一。近期研究者运用磷酸化蛋白质组学技术比较了在有或没有PI处理的情况下蛋白磷酸化修饰组的差异。环氧酮蛋白酶体抑制剂（carfilzomib，Cfz）处理多发性骨髓瘤细胞24小时后定量到5791个磷酸化位点。与处理前相比，pre-mRNA剪接相关的蛋白质中磷酸化普遍上调，包括异质核糖核蛋白（HNRNP）家族及SRSF剪接因子。剪接体靶向药物E7107与抑制剂Cfz联合用药可以明显提高对MM细胞的杀伤效果，为治疗骨髓瘤提供了新的策略。

高级别浆液性卵巢癌（HGSOC）治疗方式以肿瘤切除手术和卡铂/紫杉醇化疗相结合为主。80%的患者肿瘤会复发，但是也有15%左右的患者在初步诊断为晚期癌扩散后仍然无疾病生存超过10年。近期研究者运用定量蛋白质组学研究发现癌症睾丸抗原CT45在化疗敏感患者中的表达显著升高，且CT45高表达的患者无病生存期较长。进一步的磷酸化蛋白质组学与互作蛋白质组学分析发现CT45与蛋白质磷酸酶4（PP4）复合物结合，且降低了PP4磷酸酶活性，从而增加了DNA的损伤水平和对卡铂的敏感性。KRAS是人类肿瘤的重要驱动突变之一，近年来KRAS^{G12C}癌蛋白的共价抑制剂已经被陆续开发出来并进入临床试验评估。研究者运用TMT定量蛋白质组学对新开发KRAS^{G12C}抑制剂（ARS-1620）的耐药机制进行了全面的研究，比较了不同肿瘤细胞系（胰腺癌、肺癌）KRAS^{G12C}抑制剂处理24小时和7天的蛋白质组改变。蛋白质组学分析发现在24小时后磷酸戊糖途径和脂质代谢活跃、细胞因子信号转导和PI3K/AKT信号转导途径激活；而在7天后改变的主要通路有抗原呈递、对氧化应激的反应和溶酶体途径。基于蛋白质组学数据结合细胞实验，进一步筛选确定KRAS抑制剂与HSP90抑制剂（17-AAG）和细胞周期抑制剂（CDK4/6i）的联合使用能有效抑制细胞的生长，为临床前试验奠定了基础。

小　　结

国内外肿瘤蛋白质组研究正在蓬勃开展，并

取得了许多鼓舞人心的成果，其研究成果将为建立各种肿瘤的蛋白质组数据库、发现肿瘤相关蛋白质、分析肿瘤相关蛋白质的结构和功能及揭示其发生的分子机制提供依据，为寻找肿瘤标志物、肿瘤治疗和药物作用靶分子提供重要的、直接的线索，并通过合成相应的蛋白质和抗体或制备蛋白质芯片为肿瘤诊治服务等，这充分显示了蛋白质组学技术在肿瘤研究中巨大的应用前景。可以相信，蛋白质组学将在人类治疗肿瘤的事业中发挥越来越重要的作用，将为揭示肿瘤发病机制、肿瘤诊治和新药开发提供重要的理论基础。

（李　征）

参 考 文 献

陈主初，肖志强，2006. 疾病蛋白质组学. 北京：化学工业出版社.

Coscia F, Lengyel E, Duraiswamy J, et al, 2018. Multi-level proteomics identifies CT$_{45}$ as a chemosensitivity mediator and immunotherapy target in ovarian cancer. Cell, 175(1): 159-170.

Gao Q, Zhu HW, Dong LQ, et al, 2019. Integrated proteogenomic characterization of HBV-related hepatocellular carcinoma. Cell, 179(2): 561-577.

Ge S, Xia X, Ding C, et al, 2018. A proteomic landscape of diffuse-type gastric cancer. Nat Commun, 9(1): 1012.

Huang HH, Ferguson ID, Thornton AM, et al, 2020. Proteasome inhibitor-induced modulation reveals the spliceosome as a specific therapeutic vulnerability in multiple myeloma. Nat Commun, 11(1): 1931.

Jiang Y, Sun A, Zhao Y, et al, 2019. Proteomics identifies new therapeutic targets of early-stage hepatocellular carcinoma. Nature, 567(7747): 257-261.

Jiang YZ, Ma D, Suo C, et al, 2019. Genomic and transcriptomic landscape of triple-negative breast cancers: subtypes and treatment strategies. Cancer Cell, 35(3): 428-440.

Liu XM, Liu JY, Xiao W, et al, 2020. SIRT$_1$ regulates N^6-methyladenosine RNA modification in hepatocarcinogenesis by inducing RANBP$_2$-dependent FTO SUMOylation. Hepatology, 72(6): 2029-2050.

Lundby A, Franciosa G, Emdal KB, et al, 2019. Oncogenic mutations rewire signaling pathways by switching protein recruitment to phosphotyrosine sites. Cell, 179(2): 543-560.

Meier F, Brunner AD, Koch S, et al, 2018. Online parallel accumulation-serial fragmentation(PASEF)with a novel trapped ion mobility mass spectrometer. Mol Cell Proteomics, 17(12): 2534-2545.

Prianichnikov N, Koch H, Koch S, et al, 2020. Maxquant software for ion mobility enhanced shotgun proteomics. Mol Cell Proteomics, 19(6): 1058-1069.

Santana-Codina N, Chandhoke AS, Yu QJ, et al, 2020. Defining and targeting adaptations to oncogenic KRAS^{G12C} inhibition using quantitative temporal proteomics. Cell Rep, 30(13): 4584-4599.

Shi Y, Gao WN, Lytle NK, et al, 2019. Targeting LIF-mediated paracrine interaction for pancreatic cancer therapy and monitoring. Nature, 569(7754): 131-135.

Yu H, Bu C, Liu Y, et al, 2020. Global crotonylome reveals CDYL-regulated RPA$_1$ crotonylation in homologous recombination-mediated DNA repair. Sci Adv, 6(11): eaay4697.

Zeng M, Xiong Y, Safaee N, et al, 2020. Exploring targeted degradation strategy for oncogenic KRAS^{G12C}. Cell Chem Biol, 27(1): 19-31+e6.

第二十三章

肿 瘤 预 防

恶性肿瘤是一类严重危害人类生命健康的疾病。近年来，随着各种新技术的不断出现，肿瘤的诊断和治疗水平已有较大的提高，许多肿瘤已能在较早阶段得到及时诊断和治疗，特别是基因诊断和基因治疗技术的发展，为肿瘤的诊断和治疗开辟了新领域，指明了新方向，给肿瘤患者带来了新希望。对恶性肿瘤进行早期诊断和及时治疗虽有助于提高治愈率、降低死亡率，但无法从根本上预防肿瘤发生。因此，对恶性肿瘤的防治重点应着眼于预防。

第一节　肿瘤预防的一般理论

肿瘤流行病学和病因发病学知识已经清楚地表明，大多数人类恶性肿瘤是可以有效预防的。与其他疾病一样，肿瘤预防分为三级：一级预防，即肿瘤病因与发病学预防，是肿瘤尚未发生时针对其病因而采取的措施，也是预防、控制和消灭肿瘤的根本措施；二级预防，也叫"三早"预防，即肿瘤的早发现、早诊断和早治疗；三级预防，又称临床预防，可以防止伤残和促进功能恢复，提高患者的生存质量，延长患者寿命，降低其病死率（表23-1）。

表23-1　恶性肿瘤三级预防措施比较分析

项目	一级预防	二级预防	三级预防
定义	预防、控制恶性肿瘤发病相关危险因素和病因，提高防癌能力，防患于未然	早期发现、早期诊断、早期治疗，防患于开端	提高治疗率，提高患者生存质量，康复，镇痛
方法	疫苗接种，改变不良生活方式（戒烟、改善饮食）等	筛检普查，监测高危人群，提高早期诊断能力，根治癌前病患	研究合理治疗方案，进行康复指导，加强锻炼，合理饮食，镇痛
存在问题	许多恶性肿瘤的病因尚不清楚	投资较大，亚临床期较短，筛检方法不够敏感	缺乏有效治疗方案，各级医疗水平相差悬殊

一、一级预防

对于人类而言，癌症的发生通常是多种因素长期作用的结果，因此在制定肿瘤预防措施时必须考虑各种因素的综合作用。一级预防的主要目的是祛除病因，但目前引起恶性肿瘤的病因尚未完全明确，因此主要采取预防环境中致癌因素的作用和筛查高风险人群与肿瘤易感个体等措施来达到预防的目的。

（一）预防环境中致癌因素的作用

环境中的致癌因素主要有化学性致癌因素、物理性致癌因素、生物性致癌因素等。与之相关的常见物质包括烟草，盐腌、霉变食物，某些药物，工厂排放的大量污水、废气，汽车尾气，各种放射性物质和同位素，一些致瘤性病毒等。

烟草严重危害人类健康。烟草可导致多种人类呼吸系统、消化系统、泌尿生殖系统和血液系统的肿瘤，还与人类心血管和肺部疾病、流产、死胎有关。吸烟不仅危害吸烟者本人，处在烟雾环境里的"被动吸烟者"也深受其害，会使其肺癌、心脏病的发病率大大提高。国际癌症研究机构（International Agency for Research on Cancer, IARC）认定烟草和烟草烟雾（二手烟）中所含的致癌物质有70种多种。烟草的控制已成为肿瘤预防的一项重要措施。有资料显示，美国自1986年以来，吸烟人数降低了20%以上，其肺癌发病率也随之下降。在我国，大力宣传吸烟的危害性，积极开展戒烟运动，制定法律法规，限制香烟的进口、生产和销售，严禁在公共场所吸烟等，这些保障人民健康的重要措施，必须全面贯彻、实施。

食品中常含有一些亚硝胺、黄曲霉毒素或其他致癌物。亚硝胺类致癌物及其前体在工业上常用作食品添加剂，在农业上硝酸盐为化肥成分。盐腌、霉变食物通过促进亚硝胺前体（二级胺及亚硝酸盐）的合成而利于亚硝胺的合成。研究显示，有些市售咸鱼中含一定量的挥发性亚硝胺，用此类咸鱼喂饲大白鼠，可导致鼻腔癌的发生。我国河南省林州市（原林县）食管癌高发，流行病学调查发现与当地居民的饮食习惯，如长期食用盐腌、霉变食物有关。黄曲霉毒素 B_1（aflatoxin B_1, AFB_1）已被认为是人类肝癌的病因之一。动物实验证实，它可以诱发多种动物（包括与人类近似的猴类）的肝癌。

某些药物也具有致癌作用。持续应用镇痛药非那西丁有引起肾盂癌和膀胱癌的可能。抗癌药物如白消安（马利兰）可导致肺癌和乳腺癌。噻替派、氨甲蝶呤和环磷酰胺等有导致白血病的危险。一些激素如己烯雌酚，孕妇服用后，可通过胎盘影响所生的女性后代，使其在早年易发生阴道透明细胞癌。因此，在服用这些药物时要特别慎重。

一些致癌性病毒与肿瘤发生关系密切。流行病学调查发现，肝癌患者有60%～80%携带乙肝表面抗原（HBsAg），乙肝病毒是导致肝癌的重要原因之一。中国与世界卫生组织（WHO）合作，通过接种乙型肝炎疫苗，实施大规模人群的肝癌"免疫预防战略"。宫颈癌的发生亦与病毒相关，如人乳头瘤病毒（16型、18型）、单纯疱疹病毒等。EB病毒与鼻咽癌的关系受到国内外研究者的广泛重视。用疫苗预防乙型肝炎病毒、人乳头瘤病毒的感染，降低肝癌、宫颈癌的发生率的研究正在国内积极开展。

（二）筛查高危人群与肿瘤易感个体

肿瘤易感性（tumor susceptibility）指不同人群、不同个体由于遗传结构不同（具有某些遗传缺陷或存在某些基因表达异常），在外界环境影响下呈现出患某种恶性肿瘤的倾向性。肿瘤易感性的差异表现在肿瘤发生率的种族差异、环境因素致癌的个体差异、肿瘤发生的家族聚集现象等。它主要与修复DNA损伤的能力、代谢和转化化学致癌物的能力、是否存在某种特定的遗传缺陷以及机体免疫状况等有关。筛查个体，尤其是肿瘤高发区个体的肿瘤易感性，可及早预防、发现和治疗肿瘤。

1. DNA修复能力及基因组稳定性的检测　细胞内DNA修复系统的健全程度、工作效率及损伤修复的正确性，决定了细胞受致癌因素作用造成DNA损伤而发生癌变的可能性。目前已克隆出与DNA修复相关的DNA损伤修复基因和DNA错配修复基因。食管癌的发生与DNA修复基因 O-6-甲基鸟嘌呤-DNA甲基转移酶（O-6-MGMT）有关，结肠癌则有DNA错配修复基因的改变。在高风险人群中，对这些DNA损伤修复基因及错配修复基因进行检测，对及早发现肿瘤易感者、及早预防和治疗肿瘤无疑具有重要意义。

2. 特定遗传缺陷的检测　前面章节已经提到，瘤基因、抑瘤基因的改变是肿瘤遗传基础之一。瘤基因 Ki-ras 的改变（包括突变、扩增、重排等）存在于90%的胰腺癌及50%的结肠癌中，抑瘤基因 $p53$ 与利-弗芬梅尼（Li-Fraumeni）综合征、RB 基因与视网膜母细胞瘤、APC 与结肠癌、VHL 与 VHL综合征密切相关。这一系列的瘤基因、抑瘤基因不仅提供了肿瘤研究的新领域，也开辟了肿瘤预防的新途径。

染色体异常也是肿瘤易感性的重要遗传基础。21号染色体三体综合征（唐氏综合征）患儿患白血病的风险较正常的同龄儿童高20～30倍；原发性睾丸发育不良患者的染色体核型为47, XXY，患者易发生男性乳腺癌；22号染色体与9号染色体易位形成的费城染色体（Philadelphia, Ph）成为慢性粒细胞白血病的特征性改变。这种染色体异常与肿瘤发生之间的关系，为及早发现肿瘤易感者提供了科学的依据。

3. 酶活性异常的检测　测定机体对致癌物合成、代谢活化的能力，了解细胞酶活性，可以用来检测人群对化学致癌物的敏感性。影响致癌物的代谢活化能力的因素较为复杂，但最主要的是体内与致癌物代谢活化有关的酶系统。细胞色素 P450 酶系是参与许多前致癌物代谢活化过程、使之转化为近致癌物甚至终致癌物的一类酶系。其中，P450 ⅡEL 主要参与亚硝胺类致癌物的代谢活化，同时，这些前致癌物又常是 P450 ⅡEL 的诱导剂。因此，该酶活性增高被认为是某些肿瘤易感性的一个重要标志物。P450 ⅡEL 基因对多种内切酶呈现遗传多态性，在不同个体、不同部位存在表达差异，基因结构也存在种族差异，这种表达差异与种族差异揭示了 P450 ⅡEL 酶与肿瘤易感者之间的内在联系，提供了及早发现肿瘤易感者的另一途径。

4. 免疫缺陷的检测　机体免疫功能的缺陷是肿瘤易感的重要原因之一。原发性与继发性免疫缺陷都有提高肿瘤发生风险的可能性。有统计数据表明，原发性免疫缺陷患者中，有 2%～10% 的患者发展成为恶性肿瘤。原发性免疫缺陷的儿童比正常儿童发生恶性肿瘤的机会高出 100～1000 倍，甚至有报道高达 10 000 倍，且多发生在淋巴组织。因而，对免疫缺陷者积极进行肿瘤预防，将可能降低某些肿瘤的发病率。

总之，恶性肿瘤的一级预防是基于对肿瘤病因发病学认识之上的，主要通过健康教育，普及肿瘤病因学知识，以及通过法律手段，杜绝或减少致癌物的产生与播散，对高危人群和肿瘤易感者进行有效的保护，从而降低肿瘤发病率。

二、二级预防

二级预防即"三早"预防。它本身不能防止肿瘤的发生、降低发病率，但是，可以有效地防止肿瘤的进一步发展，降低死亡率，提高治愈率，对肿瘤防治同样起着非常重要的作用。一般说来，如果能在肿瘤发生早期作出相应检测和判断，实现早发现、早诊断、早治疗，50% 以上的恶性肿

瘤可以治愈，五年生存率达 80%～90%。

随着现代分子生物学、肿瘤基因组学、肿瘤转录组学和肿瘤蛋白质组学等研究技术的发展，越来越多的特异性恶性肿瘤生物标志物被发现，这些特异性恶性肿瘤生物标志物的检测及个体化检测芯片的应用对于肿瘤的二级预防将发挥越来越重要的作用。

（一）肿瘤二级预防的理论基础

肿瘤发展过程中至少受以下三种因素影响：一是肿瘤细胞的恶性程度；二是肿瘤微环境；三是宿主的状况（体质、激素、免疫等）。其中，肿瘤细胞的特性，特别是肿瘤生长速度最为重要。在临床上，通常将肿瘤的演进分为三个过程：Ⅰ期——局限于原发部位；Ⅱ期——肿瘤细胞播散到局部淋巴结；Ⅲ期——肿瘤发生远处转移。从理论上讲，对肿瘤作出早期诊断应"越早越好"，即肿瘤一出现就应被发现，但是，肿瘤必须达到一定大小（就大多数肿瘤而言直径为 1cm 左右），患者才有自觉症状或体征，通过细胞学、病理学、X 线、同位素、生物化学及免疫学检查才可发现。因此，除了不断改进早期诊断技术，提高诊断的敏感性、特异性外，开展积极的定期普查，也是使肿瘤早期发现的一个有效途径。

（二）普查

肿瘤普查是指在一定人群范围内，针对某种或多种常见肿瘤进行重点或全面的居民健康检查。在癌症的二级预防中，大力开展防癌普查是早期发现癌症的最有效的方法。普查方式可视具体情况而定，在有条件的医疗单位，可设立肿瘤防治门诊，组织防癌普查，对早期患者开展治疗，也可结合多种专科检查，进行防癌普查。肿瘤普查一般又分三个阶段：①确定患癌高风险人群，以及未转移或者有症状未检查的肿瘤患者；②确定普查后高风险人群中有无肿瘤存在，明确诊断；③估计肿瘤患者的疾病程度，根据这些资料，判断预后，制订治疗措施。

1. 普查方法的选择　一个理想的普查方法应该是"所说的全是事实（没有假阴性）"，即所有的癌症都应该是阳性；"绝无谎言（没有假阳性）"，即所有的非癌患者都应该是阴性；有足够

的敏感度，即肿瘤较小时就能确诊。但目前尚无一项普查方法能完全达到这种标准。从统计学的角度评价一项检查方法的好坏有下列几项指标。

A. 敏感性：在受检查的癌症患者中有多少阳性，即癌症患者的阳性率，其计算公式为

$$敏感性 = \frac{真阳性数}{肿瘤总数}$$

B. 特异性：指在受检的非癌患者中有多少为阴性，即非癌患者中的阴性率，其计算公式为

$$特异性 = \frac{真阴性数}{非肿瘤总数}$$

C. 准确性：是敏感性和特异性的综合指标，其计算公式为

$$准确性 = \frac{真阳性数 + 真阴性数}{普查总数}$$

D. 阳性预期值：指在检出的阳性中有多少为癌症患者，其计算公式为

$$阳性预期值 = \frac{真阳性数}{阳性总数}$$

从理论上讲，普查方法的选择要用普查的结果与每一个检查者确定诊断的结果进行比较（表23-2），而肿瘤的确诊只能靠组织活检才能做出。显然，对阴性受检者进行组织活检的可能性较低。因此，在估计肿瘤普查敏感性时，要仔细观察阴性结果的受检者，如果在一定间隔期内出现症状，或者重复普查而诊断出肿瘤，应认为是首次普查的假阴性。间隔期内出现的肿瘤有两种可能：一是在首次普查时已存在而未能发现（真正的假阴性）；二是某些快速生长的肿瘤在间隔期内重新出现。此外，在首次普查的人群中，可检测临床前期中即将出现症状的肿瘤比例比较高，因此容易发现，复查时，这些明显病变相对减少，而且大多数处于临床前期的早期阶段，所以复查时敏感性比较差，但不一定是复查的不足，首次普查漏网的病变复查发现时仍有较好的治愈机会。

表23-2　普查结果的分类

普查结果	真正为肿瘤	真正为非肿瘤	合计
阳性	真阳性数	假阳性数	阳性总数
阴性	假阴性数	真阴性数	阴性总数
合计	肿瘤总数	非肿瘤总数	普查总数

2. 普查频率　即使普查的敏感性很高，阴性普查结果也不能保证所检个体永远不患肿瘤。同时，首次普查时未检测出的临床前期的肿瘤，随着时间的延长，以一定的速率进入临床期，因此，在一定的间隔期必须多次复查。间隔期的选择取决于可检测临床前期的分布和早期治疗可治愈患者的比例，间隔期时间不是恒定不变的。第一次和第二次普查的间隔时间适当短些，以弥补普查敏感性，第二次和第三次或以后的普查间隔时间可相对长些。

3. 时间长度偏差　在各种临床前期的肿瘤人群中，临床前期的长短大不相同，有的肿瘤很快就会出现症状，有的肿瘤则症状出现较晚。同时，总临床前期的时间长短相差很大，有的肿瘤进展很快，有的生长缓慢或不发展。由于患病率（prevalence rate）水平是发病率（incidence rate）和病程两者的函数，所以，病程长的肿瘤在现患病例中所占的比例就特别高，也就是说，生长慢的长期处于亚临床期的肿瘤，要比生长快的肿瘤更易被普查所发现。因此，在某一时点进行普查，普查出的病例中缓慢生长的病例数较多。假定临床症状出现后肿瘤的生长速度与临床前期直接有关，那些缓慢生长的肿瘤即使普查时未发现，其预后一般都很好。这就产生了所谓"时间长度偏差"（length bias），这使评估普查病例预后时具有偏性，影响普通病例与有症状病例预后的比较。为了减少这种偏性，应先把患者按普查诊断时肿瘤的表现程度分组，再将相同的组做比较。

4. 先导时间（lead time）　或称"诊断提前时间"。普查发现肿瘤的时间至临床前期结束（不普查而做出诊断的时间）之间的间隔时间，它是影响预后比较的另一个因素。如果普查使肿瘤得到确诊的时间提前了，那么不管早期发现与治疗是否对肿瘤的自然病程有影响，从诊断到死亡之间的时间（存活时间）都将延长，使人产生一种错觉，认为普查发现的病例预后好。其实，只是普查发现的这些肿瘤患者的开始治疗时间比其他患者更早。因此，普查所得的"先导时间"只有经早期治疗后肿瘤治愈率很高时才是有意义的。用存活率比较来评估普查时，应对普查发现的病例进行平均先导时间的校正。例如，Shapiro在一个密切观察的人群中进行乳腺癌普查效果研究，曾得到先导时间的估计数为一年。故用普查病例的六年存活率与临床诊断病

例的五年存活率进行比较。

总之，有些肿瘤在发现征兆之前好几年就已发病，而患者本身却无丝毫感觉，如肺癌、胃癌，因此难医治，这就需要通过定期普查找出无症状的肿瘤以提高疗效。近年来，通过分子生物学和分子遗传学技术，直接在分子水平上进行的基因诊断可以大大提高无症状肿瘤患者的早诊率，如通过基因诊断技术可以发现仅0.5cm大小的肝癌、0.2cm的食管癌，这在过去的医学资料中是罕见的。可以相信，随着基因诊断等早期诊断技术的改进、普查准确性的提高，将会发现更早期的肿瘤，对肿瘤患者进行早期治疗，为人类战胜恶性肿瘤创造良好的条件。

三、三级预防

恶性肿瘤的三级预防是指对已患肿瘤患者的对症防治、康复治疗及复发监测。治疗目的不仅在于提高生存率和降低死亡率，还要提高治疗后患者的生存质量，越是早期诊断与早期治疗，越能提高癌症患者的生存率。半个世纪以来，癌症生存率总体有所改善。从美国的资料看，20世纪50年代应用钴-60及直线加速器与化疗，癌症患者五年生存率增至30%，60年代达37%，70年代达40%，自80年代以来，随着早期诊断率的提高以及先进的治疗技术如超声波或X线下定位给药的运用，五年生存率已达50%。但我国除某些大城市癌症患者五年生存率较高外，总的五年生存率仍很低。为了进一步提高五年生存率，在三级预防措施中还有以下几方面工作需要考虑：①掌握各医疗单位肿瘤治疗情况，建立肿瘤登记制度；②开展康复预防工作，对患者进行进一步医疗以及心理和饮食起居方面的指导；③进一步研究改善诊断与治疗效果，提高生存质量；④进一步研究晚期癌症病例的镇痛治疗，解除或缓解患者的疼痛；⑤建立肿瘤患者治疗后的追踪随访制度、预防肿瘤的复发等。

第二节 生活习惯与肿瘤预防

肿瘤是可以预防的，这已经成为全世界医学家的共识，良好的生活习惯在很大程度上可以减少肿瘤的发生。

一、烟草相关性肿瘤的预防

吸烟已被认为是引起肺癌、口腔癌、食管癌的主要原因，并与胰腺癌、膀胱癌、肾癌、胃癌及宫颈癌的发病有关。烟焦油中含有多种致癌物和促癌物，如3,4-苯并芘、多环芳香烃、酚类、亚硝胺等，当烟草燃烧的烟雾被吸入时，焦油颗粒便附着在支气管黏膜上，经长期慢性刺激，可诱发癌变。在美国，2014年吸烟（主动吸烟和吸二手烟）约导致了19.4%的确诊癌症和29.6%的癌症死亡。研究显示，每日吸烟支数大于20支时，死于肺癌的风险为不吸烟人的15～25倍，且始吸年龄越早，危险性越高。戒烟后其风险可降低，尽管戒烟5年后肺癌的危险度降低，但仍高于25年内未曾吸烟的非吸烟者，戒烟15年后其风险相当于正常人群。因此，戒烟年龄对于肺癌的发病危险有重要影响，戒得越早，受益越大。同时，戒烟也能降低心脏病的发病危险，但必须经多年以后才接近非吸烟者水平。烟草控制比任何其他一级（或二级）预防策略都能预防更多的癌症死亡。美国的吸烟率从1955年的55%下降到2016年的17.5%。在1991年开始的癌症死亡率下降的26%中，一半以上是吸烟率的下降所致。总之，戒烟已经成为预防癌症的一项重要措施。

二、饮食与肿瘤

研究表明，乳腺癌、结肠癌、前列腺癌、子宫内膜癌等恶性肿瘤与脂肪特别是动物性脂肪摄入量明显相关。美国饮食、营养及癌症委员会（American Committee on diet, nutrition and cancer, DNC）的调查表明：结肠癌、乳腺癌、食管癌、胃癌及肺癌是最有可能通过改变饮食习惯而加以预防的。事实上，合理的膳食可能对大部分癌都有预防作用，特别是植物类型的食品中可能存在各种各样的防癌成分，这些成分几乎对所有癌的预防均有效果。流行病学及试验资料证实，富含纤维食物的多样化饮食能降低癌症的危险，特别是结直肠癌的发病危险。另外，胃肠道肿瘤与食物污染有关，食物污染主要有霉菌和霉菌毒素的污染，食物添加剂的滥用也不应忽视。故加强食品的卫生监督管理，少含或不含食品添加剂的食品也有利于降低癌症的发病率。

（一）饮食纤维素

谷物、蔬菜的根、绿叶、豆类及许多水果，都富含纤维素和半纤维素。每种植物性食物一般以一种或两种纤维素为主，兼有其他类型纤维素。流行病学、实验性和临床研究结果均提示：增加饮食中纤维摄入及进食高纤维食物可降低结肠癌、乳腺癌、食管癌、口腔癌、咽喉癌、胃癌、前列腺癌、子宫内膜癌及卵巢癌等的患病风险。大量纤维素的摄入可降低家族性腺瘤样息肉病、遗传性腺瘤或加德纳综合征癌变的患病风险。其可能的机制：首先是不溶性食物纤维吸收水分，可稀释粪便中致癌物的浓度，缩短排便时间，有效降低了致癌物与结肠黏膜细胞相互作用的可能性；其次是纤维刺激了胃肠道内的微生物的生长，使短链脂肪酸（short-chain fatty acid，SCFA）生成，推迟了胆汁酸生成时间，影响了作用于细胞增生的细胞起动和促进因子的生成。

（二）微量营养素

食物成分有多种分类法。按营养素分类主要分为宏量营养素和微量营养素。宏量营养素包括脂肪和纤维，微量营养素通常指维生素、矿物质和微量元素。微量营养素首先能通过修饰表型细胞的应答或直接防止DNA改变，防止遗传毒性损伤，其次是通过抗氧化及免疫调控作用促进细胞分化，抑制癌细胞生长。微量元素中硒的抗癌作用近年来尤其受到人们的重视，硒化学防癌研究的目标之一就是能经食物安全地给予充足量的硒，如富硒盐、富硒大蒜等。有关硒的抗癌作用将在肿瘤的化学预防中进行专门介绍。

（三）饮食致癌物

食物中的添加剂、合成杀虫剂及各种各样的环境污染物是常见的导致人群癌症增加的主要饮食致癌物。此外，还有自然杀虫剂，主要为植物抵御霉菌、害虫或动物侵害产生的毒素；食物中霉菌生成的霉菌毒素，如黄曲霉素B_1、烟曲霉毒素、赭曲霉毒素、玉米赤霉烯酮等；以及食物制备过程中生成的有毒物质，如杂环芳香胺类等。饮食致癌物与人类癌症危险关系的确定需要有致癌物质的致癌力分析和人类暴露致癌物的相关资料。饮食致癌物与癌症发生之间的关系已经被证实，如黄曲霉素B_1与肝癌，烟熏、盐腌、泡制的食物与鼻咽癌的发生密切相关等。

（四）《中国居民膳食指南（2022）》

由中国营养学会组织编写的《中国居民膳食指南（2022）》提出8条平衡膳食准则。①食物多样，合理搭配：建议平均每天摄入12种以上食物，每周25种以上；谷类为主是平衡膳食模式的重要特征，建议平均每天摄入谷类食物200～300g。②吃动平衡：推荐每周至少进行5天中等强度身体活动，累计150分钟以上；最好每天6000步；每坐一小时站起来动一动。③多摄入蔬果、奶类、全谷、大豆：推荐每天摄入不少于300g蔬菜（深色蔬菜占1/2）；每天摄入新鲜水果200～350g；果汁不能代替鲜果；摄入各种奶制品，每天摄入相当于300ml以上液态奶。④适量摄入鱼、禽、蛋、瘦肉：动物性食物优选鱼和禽类；推荐成年人平均每天摄入动物性食物总量120～200g。⑤少盐少油，控糖限酒：推荐成年人每天摄入食盐不超过5g、烹调油25～30g；每天摄入糖不超过50g，最好控制在25g以下；成年人一天饮酒量不超过15g。⑥规律进餐，足量饮水：早餐提供的能量应占全天总能量的25%～30%，午餐占30%～40%，晚餐占30%～35%。⑦会烹会选，会看标签。⑧公筷分餐，杜绝浪费。合理膳食有利于肿瘤防治。

三、情绪与肿瘤

情绪与机体的免疫调控密切相关，机体的免疫功能由极其复杂精确的免疫调节网络所控制，其中任何一个环节发生异常都会使正常免疫调节失去平衡而影响免疫防御。情绪主要通过两种途径影响人体的免疫功能：①神经系统，通过神经递质（如去甲肾上腺素、5-羟色胺等）促进免疫器官作用的发生。②通过神经内分泌激素起作用，发生免疫功能衰退，因此，情绪好则神经介质、激素等物质分泌适量，且维持平衡。免疫活性细胞中cGMP/cAMP的比值升高，免疫应答增强，协调免疫系统的功能处于最佳状态。不良情绪的刺激能使机体免疫性细胞发生成熟障碍，免疫活性细胞中cGMP/cAMP的比值降低，免疫应答受到抑制，免疫功能减弱。保持良好的心态，科学饮食，加强体育锻炼，提高健康水平是肿瘤防治的重要手段。

第三节 肿瘤的化学预防

一、肿瘤化学预防的概念

由于肿瘤发病的多阶段性及各相关因素之间交互作用的复杂性，一级预防很难在实际工作中开展。因此，除了改善膳食结构与采用先进的早期诊断、治疗技术，做到早期诊断和早期治疗外，寻找有效的化学预防药物，对癌前病变进行预防、抑制或逆转其发生发展，已成为新近肿瘤一级预防的策略，并获得人们的共识。"化学预防"最先由Sporn于1976年提出，当时他指的是将维生素A的天然形式和它的合成类似物用于肿瘤发展的预防，其目标是降低确定的高危人群或总人群的肿瘤发生率，现在我们可以将化学预防定义为用特定制剂去抑制或逆转肿瘤的发生，从而阻止肿瘤的发展。

一般认为，化学致癌过程可分为以下三个阶段：①化学致癌物在体内经代谢而活化；②活化的致癌物与靶细胞成分如DNA起反应，使细胞癌变；③癌细胞增殖形成癌组织。基于这样的认识，人们就有可能从以下四个层次对化学致癌过程进行干扰或阻断，以达到肿瘤化学预防的目的。

1. 阻止各类前体化合物在体内形成致癌物 抗坏血酸、α-生育酚在一定条件下可防止N-亚硝基化合物的形成，从而阻止化学致癌。

2. 防止致癌物在体内的活化或阻止终致癌物对关键细胞分子靶发生反应 对致癌过程起着屏障或阻断作用的抑制物，又称"阻断剂"（blocking agent）或"脱致癌剂"（descarcinogen），根据其作用原理，阻断剂又可分为三组：①阻断前致癌物的活化如双硫醒（disulfiram）。②增强各种解毒酶系的活性，主要是增强谷胱甘肽-S-转移酶

的活性，它能将多种终致癌物的亲电子基团转变为谷胱甘肽硫氢基团，最后生成硫醚酸而解毒。③清除含有亲电子基团的终致癌物，这类物质又称"捕捉剂"（trapping agent）。它们多含有亲核基团，谷胱甘肽属于这一类。含有胱氨酸、甲硫氨酸或半胱氨酸的饲料能抑制2-乙酰氨基药物对动物的致肝癌作用，可能也属于这类阻断作用。

3. 遏止细胞的启动和最终遏止肿瘤的形成 在细胞分子靶与终致癌物接触之后，能抑制细胞早期改变、遏止细胞的启动和最终遏止肿瘤形成作用的物质称"遏止剂"（suppressing agent）或"抗致癌剂"（anti-carcinogen）。它们可能作用于DNA修复系统或基因表达调控系统。人工合成的维生素A类似物、蛋白酶抑制剂、硒盐等对肿瘤形成的抑制作用属于这一类。

4. 抑制促癌作用 存在很多抑制剂，能抑制致癌物诱发肿瘤。但大多数抑制剂都有较大毒性，有些本身就有致癌或促癌活性，因此多无实用价值。受到特别重视的抑制剂是存在于天然膳食中的微量营养素（如胡萝卜素、抗坏血酸、α-生育酚）或非营养性微量成分（如吲哚衍生物、蛋白酶抑制剂等）。合成一些毒性小、效力高的抑制剂可能是很有前途的。

二、肿瘤化学预防制剂

化学预防的本质是在癌变的多步骤过程和广泛范围内实施干预。评价化学预防制剂的预防作用，必须综合考虑流行病学研究、临床试验、动物实验和机体自身机制。

（一）维甲类和类胡萝卜素类

维生素A有两个家族——预成性维生素A（preformed vitamin A，主要是视黄醇酯类及视黄醇和视黄醛）和维生素A原类胡萝卜素（provitamin A carotenoids，β胡萝卜素和其他经代谢能转变为视黄醇的类胡萝卜素）。预成性维生素A即维甲类（retinoids），主要来源于动物食品（如鱼类、瘦肉、蛋类和牛奶等食品），在体内由视黄醇氧化变成视黄醛，再经氧化变成维生素A。维甲类是维持正常细胞生长、分化和上皮细胞脱落更新的必需

物质，具有抑制癌细胞、促使癌细胞退化的功能，是临床应用前景最光明的一种预防肿瘤的药物。而类胡萝卜素则主要存在于水果和蔬菜中，具有多种生物学功能和作用，包括抗氧化活性、增强免疫力、抑制突变和转化、促使癌前病变消退等。迄今为止，维甲类（维生素A的天然衍生物及人工合成的类似物）和β胡萝卜素（类胡萝卜素的一种）是所发现的最好的化学预防制剂。

1. 维甲类对肿瘤的预防及治疗作用

（1）维甲类对肿瘤的防治作用：实践研究表明，如动物体内缺乏维生素A，发生肿瘤的风险增加，应用维生素A类物质以后，动物发生肿瘤的风险减少。维甲类主要作用于癌变发生后的促进期（promotion）和进展期（progression），该时期与人类化学预防最为相关。维甲类可以抑制或逆转上皮细胞癌变（包括乳腺癌、膀胱癌、胃癌、前列腺癌和肝癌等上皮肿瘤），并抑制浸润癌的发展。

（2）维甲类化合物的防癌机制：维甲类化合物在细胞水平上可防癌，抑制增殖并诱导分化或成熟。维甲类化合物可以与膜通过磷酸键呈共价结合，直接或通过受体干预生长因子，或者合成影响膜功能的重要的糖蛋白等直接干预细胞膜及其成分，与胞质内受体特异性结合，与核受体特异性结合，调节、控制关键的酶及抑制瘤基因的表达。其主要防癌机制如下。①对基因表达及酶的调控作用：维甲类化合物作用的本质是基因表达的调控，维甲类化合物可调节控制某些基因及细胞生长因子基因的表达。②对免疫功能的影响：维甲类化合物可增强巨噬细胞的吞噬功能并能增强NK细胞活性，NK细胞可以增强细胞介导的毒作用，干预T辅助细胞以增强白细胞介素2（IL-2）的产生，导致T杀伤细胞的增殖，杀伤肿瘤细胞。

2. 类胡萝卜素类的化学预防作用

（1）类胡萝卜素类的抗癌作用：多项研究表明，许多类胡萝卜素具有抗癌活力，类胡萝卜素的应用可使癌症致死的危险性降低20%～30%。流行病学、药理实验都肯定了β胡萝卜素、番茄红素、叶黄素等类胡萝卜素具有抗癌作用。其中，β胡萝卜素对一些癌前病变如口腔癌、鼻咽癌有比较好的治疗效果，β胡萝卜素对肺癌、宫颈癌、卵巢癌、食管癌也有预防作用。流行病学研究表明，

饮食中富含类胡萝卜素的果蔬也有预防癌症发生的作用，因此，类胡萝卜素具有防治癌症的作用，有益于人类健康。

（2）类胡萝卜素类的抗癌机制：类胡萝卜素类的某些作用，比如促使癌前病变消退，与维甲类相同，作用机制也相似，然而类胡萝卜素类和维甲类在作用上有明显的差异，最突出的便是抗氧化活性。① 类胡萝卜素类的抗氧化作用：单重态受激类胡萝卜素（singlet excited carotenoid）可作为光合作用的辅助色素发挥生理功能，三重态受激类胡萝卜素（triplet excited carotenoid）可作为保护剂避免光敏反应。② 类胡萝卜素类具有免疫调节的作用：类胡萝卜素类能增强免疫系统中B细胞的活力，B细胞能在机体内循环并消灭外源病原体，还能提高$CD4^+$细胞的能力，协助B细胞产生抗体，并提高其他免疫组分的活性；能增加中性粒细胞的数目，它可以包围细菌和分泌降解细菌的各种酶类；还能增加自然杀伤细胞即NK细胞的数目，消除机体内被感染的细胞或癌细胞。

维甲类和类胡萝卜素类在预防肿瘤发生的同时，同样也会产生一系列的毒副作用。虽然多数反应较轻，但偶尔也发生过严重的甚至致命的反应。肝脏毒性是所有维甲类化合物的毒副作用，常表现为血清转氨酶、碱性磷酸酶或胆红素暂时升高，一般情况下这些反应发生在治疗后的前几周，停药后则恢复正常。由于维甲类化合物本身亦是罕见的强致畸剂，因此在用维甲类治疗任何生育年龄妇女之前，应做妊娠试验。维甲类导致胎儿畸形（常为颅面畸形）的危险性在前3个月最高而在后3个月则很低。

（二）阿司匹林和其他非甾体抗炎药物

非甾体抗炎药（nonsteroidal anti-inflammatory drug，NSAID）是一类具有解热、镇痛、抗炎作用的药物，大多数具有抗风湿、抑制血小板聚集等的作用，按照其化学结构不同，大致可以分为水杨酸类、苯胺类、吡唑酮类以及其他抗炎有机酸类。虽然它们在化学结构上属不同类别，但都可抑制体内前列腺素（prostaglandin，PG）的生物合成，目前认为这是它们共同的作用基础。由于其特殊的抗炎作用，故称其为非甾体抗炎药。

已有研究显示，NSAID如阿司匹林、吲哚美辛、对乙酰氨基酚和舒林酸等能够有效地降低多种肿瘤的发生风险，尤其是降低胃肠道肿瘤发生的风险。例如：类风湿关节炎患者有规律地服用NSAID，其胃肠道肿瘤发生减少；柳氮磺胺吡啶片作为一种抗炎水杨酸，可减少溃疡性结肠炎患者发生结直肠癌的危险。NSAID这一保护作用很有可能是在肿瘤的前期病变过程中发挥有益的阻断、逆转或预防作用。

（三）微量营养元素：硒

1. 硒的防癌作用及其特征 越来越多的试验研究表明，给予高于营养所需量的硒（Se）可有效预防由化学致癌物或病毒诱发的肿瘤发生。因为硒是人体所必需的微量营养元素，所以在研究硒的化学预防作用时，要注意区分营养剂量的硒和药理剂量的硒。营养剂量的硒是指用于纠正因缺硒导致的生理生化过程的异常所需硒的剂量，一般剂量在 $0.1 \times 10^6 g$ 左右。药理剂量的硒是指硒的剂量超过了为维持谷胱甘肽过氧化物酶活力的生理水平所需要的硒量，而且组织中硒及代谢中间产物的量超过了生理水平，剂量水平通常为 $0.5 \times 10^6 \sim 6 \times 10^6 g$。关于硒的化学防癌作用的研究通常使用的是药理剂量的硒。硒可以多种状态进入机体，如硒蛋氨酸、亚硒酸盐、硒酸盐及硒胱氨酸等，它们在体内经多步骤转化，产生多种含硒中间产物，如硒蛋白、二甲基硒及三甲基硒盐。研究不同状态硒的作用，对于开发高效的第二代硒化合物、提高癌化学预防的效果具有重要意义。

硒的防癌作用具有如下特征。①硒的防癌作用具有广谱性，可以预防不同种类致癌物所导致的肿瘤。硒不仅可以抑制多种结构不同的化学致癌物如多环芳烃类、芳香胺类、*N*-亚硝基及 *N*-亚硝基胺类等的诱癌过程，而且对于病毒诱发的小鼠乳腺癌的诱癌过程具有明显的预防作用。②硒可作用于癌症发生的不同阶段。硒可以通过抑制基因突变而作用于癌症的始动阶段，也可以通过抗氧化和抗细胞增殖作用而用于促癌及进展阶段。③硒可以预防不同组织部位的癌变过程。研究表明，硒可以抑制诱癌物诱发的皮肤癌、结肠癌、肺癌、胃癌、肾癌及移植性癌性腹水和移植

瘤。④硒与其他药物联合具有更好的防癌作用。药理剂量的硒具有一定的毒性作用，癌化学预防药物的联合应用可以在不改变或增强防癌效果的同时，降低各自的剂量和毒性，以提高癌化学预防药物的预防指数。硒与维生素E或与多胺脱羧酶的不可逆性抑制剂DFMO联合使用，具有较好的相加或协同防癌效果。

2. 硒的癌化学预防机制 对硒的防癌作用的研究已有近百年的历史，硒的广谱防癌作用机制还并不十分清楚。目前的研究认为，对体外癌细胞或体内癌细胞表现抗癌效能的所有无机硒化合物均是通过与巯基化合物相互作用而起作用。目前已经肯定的机制如下。①硒的抗突变作用：硒可以在多种致癌物诱癌的早期阶段，抵抗诱癌物导致的基因突变，修复DNA损伤。硒也可以减低致突变剂诱发的人体淋巴细胞染色体畸变及姐妹染色单体互换（sister-chromatid exchange，SCE）。②硒的抗氧化作用：营养剂量的硒的主要生理功能是维持组织谷胱甘肽过氧化物酶（GSH-PX）的活力，GSH-PX是体内抗氧化、清除过氧化产物，保护生物大分子DNA、RNA及蛋白质免受过氧化物损伤的重要酶。有研究表明，硒的防癌作用与GSH-PX的活力有一定的关系，但不是主要原因。③促进致癌物的体内灭活：硒的营养状态可以改变一些致癌物在体内的代谢酶的活力，如肝微粒体烃羟化酶（AHH）、P450混合功能氧化酶的基础酶及一些解毒酶的活力。④硒的抗细胞增殖作用：体外研究表明，药理剂量的硒可以明显地抑制病毒或化学致癌物诱导的肿瘤细胞的增殖，延长倍增时间，同时细胞线粒体的能量代谢常降低，cAMP水平增加，RNA、DNA及蛋白质的合成降低。

（四）十字花科蔬菜、大蒜和茶叶等

1. 十字花科蔬菜的化学预防作用 人们日常食用的许多蔬菜，如卷心菜、青花菜、甘蓝、花菜、白菜、萝卜均属于十字花科蔬菜，这一大类植物富含芥子油。在这类蔬菜中，含有一种具有预防和抗癌活性的化学物质硫氰酸盐（isothiocyanate），该物质在绿色和黄白色菜花中含量是最高的，它们能抑制人类肿瘤细胞的生长，甚至杀死癌细胞。异硫氰酸酯是天然存在于各种十字花科蔬菜中的

葡糖异硫氰酸酯的降解产物，是研究最多的十字花科蔬菜的成分。已对20多种天然和合成异硫氰酸酯预防癌症发生的能力进行了研究。蔓菁苷是中国大白菜中天然存在的一种以吲哚为主的植物抗毒素，已经证明蔓菁苷在数种动物模型中都具有很强的化学预防特性。

食物中存在的绝大多数致癌剂都需要代谢活化。十字花科蔬菜的抗突变活性或化学预防活性大多有抗启动剂的作用，抗启动剂的主要机制之一是抑制致癌剂的代谢活化。越来越多的证据表明，十字花科蔬菜除了能抑制Ⅰ相还原酶的代谢活化和通过Ⅱ相酶诱导致癌剂的解毒外，可能还有其他机制在这些物质的防癌方面发挥关键作用。

2. 大蒜 大蒜具有抗氧化、抗动脉粥样硬化、抗菌及提高免疫力等作用，已广泛用于生产医疗药品和保健食品。

（1）大蒜的化学预防作用：大蒜作为一种安全的食物，是一种极具前景的肿瘤化学预防剂。大蒜及其烯丙基硫化物是非常有益的肿瘤化学预防物质，烯丙基硫化物是大蒜抗癌的活性成分，这些复合物均来自γ-谷氨酰半胱氨酸（γ-glutamylcysteine），其中又以二烯丙基二硫即大蒜辣素（allicin）的抗癌活性最强。流行病学研究显示，大蒜及烯丙基硫化物能够降低前列腺癌、结肠癌、咽喉癌及胃癌的发生率。动物实验和离体细胞实验也证实大蒜及烯丙基硫化物对各种化学致癌物诱发的胃癌、白血病、乳腺癌、皮肤癌、肝癌、肺癌、食管癌、结肠癌均有明显的抑制作用。大蒜及其烯丙基硫化物抗肿瘤效果不受种类、组织、致癌因子的限制。

（2）大蒜及其烯丙基硫化物的抗癌机制如下。①烯丙基硫化物对酶的调节作用：烯丙基硫化物可通过对Ⅰ相酶、Ⅱ相酶、抗氧化酶的选择性诱导作用来抑制致癌物的活性，从而达到抗癌作用。实验证明，过氧化物酶的活性与包括苯并芘在内的几种致癌物活性有关，致癌物二甲苯丙[a]蒽（dimethylbenz[a]anthracene，DMBA）的生物活性依赖于环氧合酶。②烯丙基硫化物可增强机体免疫力：大蒜及其烯丙基硫化物能促进肿瘤组织中淋巴细胞和巨噬细胞的增殖，诱导巨噬细胞和淋巴细胞对移植瘤的侵袭，刺激白细胞介素2（IL-

2）、肿瘤坏死因子（TNF-α）和γ干扰素（INF-γ）的分泌，提高自然杀伤（NK）细胞、淋巴因子激活的杀伤细胞的活性。这些活性，特别是细胞因子的分泌表明大蒜刺激了Th1细胞免疫反应。③大蒜及烯丙基硫化物对细胞周期的阻滞作用：许多抗癌药物对细胞周期有特异的阻断作用，这种作用受多种调控基因精细而又复杂的相互调控，这些基因最终是通过其表达的蛋白来实现对细胞增殖表型的直接调节，细胞周期调节机制破坏会导致肿瘤的产生。④大蒜烯丙基硫化物诱导肿瘤细胞的凋亡：大蒜烯丙基硫化物二烯丙基二硫化物（DADS）、二烯丙基一硫化物（DAS）、烯甲基硫化物（SAC）、S-烯丙基巯基半胱氨酸（SAMC）、大蒜素及阿藿烯均可诱导细胞凋亡。目前报道的DADS诱导细胞凋亡的相关机制：上调*bax*基因蛋白，下调*Bcl-2*基因蛋白和*Bcl-XL*基因蛋白，释放细胞色素c，激活caspase-3和caspase-9基因，增加细胞内自由钙、caspase-3和PARP基因分裂等。⑤烯丙基硫化物诱导肿瘤细胞分化：组蛋白乙酰化在染色体结构不稳定和激活转录中起重要作用。白血病的发病机制中分化受阻的原因之一是一种转录抑制复合物中存在去乙酰化酶，使组蛋白处于去乙酰化状态下游基因的转录激活受阻。若用这种酶的抑制剂抑制其活性，则转录激活作用得以恢复，白血病细胞仍恢复分化。研究发现，DAS与DADS可以升高鼠红白血病细胞DS19和人类白血病细胞K562组蛋白H4的去乙酰化，诱导白细胞分化。苏琦等也发现，DADS可以通过抑制JAK1/STAT3通路诱导HL-60细胞分化，而DADS可以通过ERK/AP-1以及p38通路诱导胃癌MGC-803细胞分化。⑥烯丙基硫化物对瘤基因和抑瘤基因的影响：*Ras*基因突变频繁发生于许多癌症中，这种突变可永久性启动信号转导通路而引起肿瘤发生。在NIH3T3细胞株与突变*HRas*基因转染模拟体外致瘤实验中，口服DADS可呈剂量依赖性抑制NIH3T3细胞生长，阻碍可测量肿瘤的形成。这种抑制作用与DAS抑制了肿瘤细胞膜相关P21蛋白有关。Ras P21蛋白活化需要法尼基化，即在法尼基转移酶的作用下，焦磷酸法尼酯与Ras P21蛋白结合。DADS抑制肿瘤细胞膜相关P21蛋白的原理是通过抑制HMG-CoA还原酶活性，减少焦磷酸法尼酯形成，而不是通过抑制法尼基转移酶的活性。

大蒜及其烯丙基硫化合物抗肿瘤的其他机制还包括清除自由基、调整P糖蛋白引起的多药耐药性等。大蒜及其烯丙基硫化物的抗癌机制还有待进一步详细的研究。

3. 茶 茶为我国的传统饮料，合理饮用不仅可以清神、醒脑，还对多种肿瘤具有良好的预防效果。在医学研究上，茶的保健、防癌功效越来越受到人们的重视。研究表明，不论绿茶、红茶或乌龙茶，其中的茶多酚均能阻断细胞癌化或抑制癌细胞生长、入侵或转移，达到防癌、抑癌的作用。在茶叶防癌有效成分方面，目前的研究多侧重于研究茶多酚及其所含儿茶素（以EGCG为主）的作用，研究表明，绿茶中防癌的有效成分有茶多酚、硒、锌、脂多糖等，其中以茶多酚最为重要。茶多酚可分为四类：儿茶素、黄酮及黄酮类、花白素及花青素、酚酸和缩酚酸类。其中，儿茶素占茶多酚的60%～80%。儿茶素是一种高效低毒的清除剂，可以有效地清除自由基。除茶多酚和儿茶素以外，目前还缺乏对茶中其他有效成分，如微量元素、维生素、茶多糖、茶黄酮类、酚酸类等的作用以及这些成分的相互作用的研究。

在茶防癌机制的研究方面，国内外的初步研究结果表明茶能减少致癌物与靶细胞DNA加合物的生成，具有抗氧化功能（清除自由基），能恢复促癌剂所致的细胞间信息交流，改善机体的免疫功能以及杀伤多种肿瘤细胞株。茶抑制肿瘤发生和肿瘤生长的作用归功于抗坏血酸、茶多酚或儿茶素的天然抗氧化剂的生物学活性，它们具有一些值得注意的特性如抗氧化活性、抑制亚硝化反应、调节致癌剂代谢酶、清除致癌剂、抑制与细胞分化有关的活动等。①抗氧化功能：游离铁是活性氧基团形成所必需的成分，茶多酚的儿茶酚结构使得茶多酚成为强有力的金属螯合剂，可以结合和降低细胞内游离铁的水平；过氧化阳离子基团及羟基是破坏DNA和其他生物大分子并能启动脂类过氧化反应的主要活性氧，而茶多酚是这两种基团的清除剂；机体内的一些氧化产物可引起细胞功能改变、基因毒性及肿瘤启动等多种损伤，而饮茶可诱导小鼠体内CAT、SOD、QR、GST等多种具有抗氧化作用的酶的活性增加；茶

多酚还可以通过诱导体内某些抗氧化酶和II相代谢酶活性增加，加强机体抗氧化功能，促进对活性氧自由基的清除，从而起到抗氧化作用，提高机体对这些有害物质的清除能力。②抑制亚硝化反应：N-亚硝基类化合物被认为是许多国家和地区鼻咽癌、食管癌、胃癌及其他癌症的主要发病因素之一。茶中部分成分可以与亚硝基结合，抑制亚硝化反应。口腔灌注绿茶溶液可以显著抑制由亚硝胺诱发的小鼠食管癌。每天饮茶可以有效阻断人体内的亚硝化反应。茶叶用沸水浸泡，那些天然抗氧化剂便与水中NO_2发生反应而将其清除，茶能降低水中的NO_2，减少人体内源性亚硝胺的生成。③直接捕获氧自由基：细胞内线粒体、内质网、细胞核、质膜和胞液中，都可以产生自由基。绿茶可通过诱导超氧化物歧化酶（SOD）来增强其清除自由基的能力。SOD是体内最主要的自由基清除剂，它将NO_2清除，从而使细胞、组织免受损害。④提高机体免疫功能：茶叶中的活性成分主要通过以下途径增强机体的免疫功能。茶叶中含有脂多糖，它可以抵抗紫外线的辐射，避免紫外线引起的细胞突变；茶多酚能提高吞噬指数，有利于清除有突变的细胞；茶中含有硒、锌等微量元素，能促进免疫功能的提高，有利于防癌、抗癌。⑤调节基因表达与酶的活性：茶多酚能抑制与癌变有关的酶，如芳烃羟化酶、DNA聚合酶、尿激酶，防止癌发生与转移；许多致癌物是通过诱发瘤基因的表达而致癌的。茶多酚能抑制瘤基因的表达与增强抑瘤基因的表达，抑制肿瘤细胞的增殖。EGCG处理肠癌LOVO细胞，*Bcl-2*基因表达受抑制，*Bax*基因表达增强。*Bcl-2*是凋亡的抑制基因，过量表达能抑制细胞凋亡，*Bax*则是凋亡促进基因，过量表达能促进细胞凋亡。此外，茶多酚也可通过抑制肿瘤细胞DNA引物酶-聚合酶复合体的活性来抑制肿瘤细胞的增殖，从而达到抗肿瘤作用。⑥调节代谢酶：大多数致癌剂需经细胞色素P450或其他酶系的代谢转化成亲电子剂后才具有促癌作用。⑦清除活性致癌剂：茶多酚的结构使其6、8位成为强有力的亲核中心，这一特性使得茶多酚能与亲核性的致癌剂结合，形成茶多酚-致癌剂加成物，阻止肿瘤形成。此外，茶及其主要成分还有许多生化作用，如抑制细胞分化、抗菌、降血脂、利尿、

抑制血小板凝集等。

目前的研究已经表明，饮茶可以降低特定人群中癌症的危险性。在将来的研究中，要注意收集茶的质和量的信息，用以开展更多的化学和生物学方面的实验，来明确茶对肿瘤的预防作用究竟是特殊的还是普遍的。

小　　结

肿瘤是可以预防的，这已经成为全世界医学家的共识。肿瘤的预防可以分为三级：一级预防，即肿瘤病因与发病学预防；二级预防，又称"三早"预防，即肿瘤的早发现、早诊断和早治疗；三级预防，又称临床预防，可以防止伤残和促进功能恢复，提高患者的生存质量，延长患者寿命，降低其病死率。本章详细介绍了生活习惯与肿瘤预防之间的关系以及肿瘤的化学预防等。戒烟、合理膳食已经成为预防癌症的重要措施；情绪与肿瘤的发生、发展及预后有着必然的联系。除了改善膳食结构、保持良好的心态和采用先进的早期诊断、治疗技术，做到早期诊断和早期治疗之外，寻找有效的化学预防药物，对癌前病变进行预防、抑制或者逆转其发生发展，从根本上基本切断肿瘤的来源，也是肿瘤预防的重要策略。

（周艳宏　李小玲　武明花）

参 考 文 献

韩驰，贾旭东，2003. 茶色素化学预防作用研究. 卫生研究，32（6）：581588.

蒋素华，赵付芝，2003. 情绪与肿瘤的关系. 肿瘤防治杂志，10（8）：886.

单毓娟，吴坤，2005. 十字花科蔬菜的癌症预防作用. 国外医学（卫生学分册），32（5）：269-273.

孙静，黄建，2005. 十字花科蔬菜的防癌作用. 国外医学（卫生学分册），30（1）：19-24.

魏文强，乔友林，2001. 非甾体类抗炎药与消化道肿瘤的化学预防. 中国医学科学院学报，23（1）：78-82.

袁静萍，苏琦，2002. 大蒜烯丙基硫化物的抗癌机制. 国外医学（生理、病理科学与临床分册），22（6）：556-558.

中国营养学会，2022. 中国居民膳食指南（2022）. 北京：人民卫生出版社.

仲伟鉴，2002. β-胡萝卜素的癌症化学预防机理研究进展. 卫生研究，3（15）：398-401.

Bag A，Bag N，2018. Tea polyphenols and prevention of epigenetic aberrations in cancer. J Nat Sci Biol Med，9（1）:2-5.

Gapstur SM，Drope JM，Jacobs EJ，et al，2018. A blueprint for the primary prevention of cancer: Targeting established, modifiable risk factors. CA-Cancer J Clin，68（6）：446-470.

Jabłońska E，Reszka E，2017. Selenium and epigenetics in cancer: focus on DNA methylation. Adv Cancer Res，136：193-234.

O'Malley DM，Alfano CM，Doose M，et al，2021. Cancer prevention, risk reduction, and control: opportunities for the next decade of health care delivery research. Transl Behav Med，11（11）：1989-1997.

第二十四章

肿瘤分子病理学

肿瘤分子病理学（molecular pathology of cancer）是应用分子生物学与遗传学方法，结合常规病理学在DNA、mRNA和蛋白质水平建立肿瘤特异性的分子诊断谱和筛选肿瘤病程相关分子标志物。肿瘤分子病理学与传统肿瘤病理相辅相成，为肿瘤的分子诊断、分子分型提供病理依据，指导肿瘤临床治疗反应的预测和疗效的评估，在肿瘤诊断、治疗、预后判断、预防监测以及病理质控等方面发挥着重要作用。

第一节　肿瘤分子病理方法学

现代分子生物学技术使肿瘤分子病理学得到飞速的发展，对肿瘤定性、分型、分类和预后判断起到重要作用。图像分析、显微切割、核酸分子杂交、测序技术、生物芯片、蛋白质组学和病理人工智能等新技术在肿瘤分子病理学中得到广泛应用。

一、图像分析

（一）自动图像分析与病理人工智能技术

随着计算机技术和互联网技术的发展，以及人工智能、"互联网+"、"云病理平台"等新理念的提出，病理诊断领域发生了巨大革新，实现了利用计算机对显微镜的光学图像进行数字化、标准化，提高了临床定量诊断分析水平；同时提供了病理图像的精确测量计算及分析结果、数据库管理、远程图像传输和会诊，服务病理教学及科研等功能。

病理人工智能是通过人工智能算法诊断数字病理切片。精准肿瘤学能够对患者进行分层并进行精准治疗。人工智能时代的计算机辅助的病理诊断为病理学提供了新的发展空间。肿瘤细胞、基质和免疫细胞间交叉信号和转录网络的巨大差异，使基于单个基因或蛋白质的功能相关生物标志物的研究变得复杂。在人工智能的辅助下，不但可以实现定量化病理诊断，还可以完成疾病预后等病理学的相关研究。基于人工智能将病理图像转化为高保真度、高通量的可挖掘的数据，并用于定量化病理诊断和疾病预后，最后自动生成病理诊断报告。病理人工智能可完成技术含量低、工作量大的机械化定量指标，如计数核分裂、免疫组化染色阳性强度和数量的分析，为精确治疗和预后评估提供准确的参考和指导。尽管人工智能在简单重复工作上极具优势，但也面临一系列挑战，如图像特征的复杂性干扰结果的判断、少见肿瘤病例收集困难等。

（二）激光扫描共聚焦显微镜技术

激光扫描共聚焦显微镜是在荧光显微镜成像的基础上通过计算机处理图像，激光激发荧光探针，获取细胞或组织内部微细结构的荧光图像，并能观察细胞的形态变化或生理功能的改变。主要应用于：①定量测定细胞的DNA和RNA含量、分子扩散、胞内离子等，并对活细胞中这些动态变化进行准确的定性、定量、定时和定位分析；②定量荧光测量诸如膜电位和配体结合等生化反应程度，高灵敏度快速的定量免疫荧光测定可以准确地监测抗原表达、细胞结合力和杀伤效应及定量的形态学特性，获取诸如肿瘤相关抗原表达的准确定位及定量信息；③准确地定位、定量分析肿瘤组织的免疫表达产物，精确地定位靶细胞甚至靶分子；④直接从细胞形态学上观察组织、细胞间的相互作用，细胞的衰老过程，紫外光对细胞的作用，细胞对过敏和刺激作用的反应，真菌感染，组织微环境，伤口的愈合和组织重建，药物扩散等现象。

（三）流式细胞术

流式细胞术采用流式细胞仪对流动液体中排列成单列的细胞进行逐个检测，获取细胞的光散射和荧光指标，分析其体积、内部结构、DNA、RNA、蛋白质、抗原等物理及化学特征。流式细胞术主要应用于：①对混合细胞群体中亚群细胞的计数，尤其在血液系统疾病领域应用广泛；②肿瘤预后判断、预测癌前病变，评估癌前病变的性质和发展趋势，有助于癌变的早期诊断；③提供临床用药参考，设计最佳的治疗方案；④分析测定细胞凋亡和基因表达情况，为临床治疗效果分析提供有力依据；⑤利用高通量流式细胞术进行药物研发及筛选。

二、显 微 切 割

显微切割技术是形态学和分子生物学相结合的新技术，通过显微操作系统对欲选取的材料（组织、细胞群、细胞、细胞内组分或染色体区带等）进行切割分离并收集用于后续的各种研究。显微切割发展过程从手动直接显微切割、机械辅助显微切割、液压控制显微切割，发展到目前的激光捕获显微切割。显微切割主要应用于：①肿瘤病理诊断的分子分类；②发现肿瘤特异性基因；③基因突变检测和基因表达分析；④筛选肿瘤诊断、预后预测、疗效判断的分子标志物。激光捕获显微切割的分辨率已经达到单细胞水平。细胞器和亚细胞结构的显微切割、活体组织激光显微切割也将成为可能。

三、核酸分子杂交

核酸分子杂交技术是利用核酸分子的碱基互补原则发展起来的，是定性或定量检测肿瘤组织、细胞的特异RNA或DNA序列片段的有力工具，包括原位杂交、荧光原位杂交、Southern印迹杂交（DNA印迹法）、Northern印迹杂交（RNA印迹法）和DNA芯片技术等。核酸分子杂交在肿瘤分子病理学中的应用主要包括：①肿瘤分子病理诊断，筛选肿瘤诊断、疗效评估和预后预测的分子标志物；②检测目的基因的多态性和基因拷贝数；③研究基因表达、突变、丢失、插入与肿瘤细胞的分化、肿瘤的恶性变和肿瘤转移机制的关系；④证实病毒感染与肿瘤的病因学关系。

四、PCR技术

聚合酶链反应（polymerase chain reaction，PCR）是一种高敏感、高特异性和快速地将DNA片段在体外扩增的技术，已经成为分子病理学的一个强有力的手段。与定量逆转录PCR（RT-qPCR）相比，数字PCR可用于极微量核酸样本及稀有突变位点的检测，尤其适用于肿瘤治疗过程中需多次反复取样的情况，实现动态监测，为肿瘤诊断、复发提供及时的基因信息。PCR技术的应用主要包括：①检测血液系统肿瘤的染色体易位，尤其对微小残余病灶的检测，有助于判断白血病的疗效；检测淋巴瘤的克隆性基因重排，用于淋巴瘤的诊断；②癌基因、抑癌基因活性的快速检测和肿瘤耐药基因表达的分析，评估肿瘤预后和指导放化疗；③及时发现肿瘤复发和转移，提高肿瘤患者的生存率；④检测和发现肿瘤相关病毒并对其进行分类、定量和指导治疗；⑤检测循环肿瘤细胞、循环肿瘤DNA。

五、免疫组织化学

免疫组织化学（immunohistochemistry，IHC）是利用标记的抗体（或抗原）对细胞或组织内的相应抗原（或抗体）进行定位、定性或定量检测的技术。IHC是形态、机能和代谢密切结合为一体的原位研究和检测技术。全自动免疫组织化学仪具有标准化、快速、重复性强、染色一致等优点。免疫组化的应用主要包括：①分化差的恶性肿瘤的诊断与鉴别诊断；②组织起源不明肿瘤的研究，确定转移性恶性肿瘤的原发灶（如检测PSA和明确前列腺癌来源）；③淋巴瘤和白血病的诊断与分型；④激素及相关蛋白的检测；⑤确定肿瘤组织中的不同肿瘤成分；⑥ 确定病原体与肿瘤的关系（如HPV与宫颈癌）；⑦研究与寻找癌前病变的分子标志物，协助确定肿瘤的良恶性（如检测Bcl-2用于确定淋巴滤泡增生与滤泡性淋巴瘤）；⑧确定肿瘤的增殖活性（Ki-67的检测）、判断预后和确定肿瘤的生物学行为；⑨癌基因蛋白的检测（如乳腺癌和胃癌检测HER-2，胃肠道间质瘤检测CD117），为临床治疗方案的选择提供参考。

六、生物芯片

生物芯片（biochip）是利用光导原位合成或微量点样等方法，将大量生物大分子比如核酸片段、多肽分子甚至组织切片、细胞等生物样品有序地固化于支持物的表面，组成密集二维排列，然后与已标记的待测生物样品中靶分子杂交，通过对杂交信号强度的快速、高效的检测分析，从而判断样品中靶分子的数量。生物芯片的类型包括基因芯片、蛋白质芯片、组织/细胞芯片等。基因芯片（gene chip）包括DNA芯片、cDNA芯片、寡核苷酸芯片、SNP芯片和甲基化芯片等。从感兴趣的样本中提取的RNA，使用放射性或荧光标记进行标记，生成与这些排列的探针杂交的目标，使用共聚焦激光或电荷耦合装置技术，检测目标与探针的结合反应。蛋白质芯片（protein chip）通过免疫反应的分析、酶底物的识别，以及蛋白质-小分子、蛋白质-蛋白质和蛋白质-DNA/RNA相互作用的定量，广泛应用于肿瘤分子标志物和抗肿瘤药物的筛选。组织/细胞芯片（tissue/cell chip）是将多个小组织片高密度地、整齐地排列固定在某一固相载体上（载玻片、硅片、聚丙烯或尼龙膜等）制成微缩的组织切片。组织/细胞芯片的应用包括：①利用存档组织标本进行高通量分子原位表达研究；②使连续切片的分子原位表达的研究效率提高100倍以上；③使有限的常规病理研究技术转换为用于基因组水平的分子病理研究；④不但克服了传统病理学方法和DNA芯片技术中存在的某些缺陷，而且可与传统的病理技术、组织化学、免疫组织化学、原位杂交、原位PCR、原位RT-PCR、原位DNA合成等技术相结合，大规模、高通量、快速地在原位组织中对基因的DNA扩增、mRNA表达丰度和蛋白质表达水平进

行检测；⑤组织芯片技术也在免疫组化质量控制和质量保证方面得到了广泛的应用。

七、液体活检技术

液体活检的基本原理：肿瘤组织释放自身部分物质，如游离循环肿瘤细胞（CTC）、循环肿瘤DNA（ctDNA）、外泌体及循环RNA（ctRNA）等，检测存在于血液、脑脊液、胸腔积液和尿液等细胞外液中的这些物质，实时、动态地反映受检者全身肿瘤的负荷状况。目前液体活检已应用于肿瘤诊治过程中的各环节，包括筛查、早诊、疾病分期、分子分型、预后判断、耐药监测和微小残留检测，在肺癌、乳腺癌、前列腺癌、头颈部鳞癌及结直肠癌等恶性肿瘤患者的个性化治疗中得到了广泛应用。

八、二代测序技术

二代测序（next generation sequencing，NGS）的基本原理是建立在Sanger测序的基础上，基于边合成边测序的思维，用不同颜色标记四种dNTP，当DNA聚合酶在待测DNA序列作为模板的指导下合成互补链时，每延伸一个碱基都会发出不同的荧光，根据机器捕捉的荧光信号就可以获得该次延伸的DNA序列。NGS已广泛应用于临床检测，如遗传疾病、实体肿瘤、血液肿瘤、感染性疾病、人类白细胞抗原分析及非侵袭性产前筛查等。肿瘤分子病理的诊治中，NGS可以基于少量DNA，对多个肿瘤相关驱动基因的突变、扩增及融合进行平行检测，得到较为全面的肿瘤基因变异谱，并且可以发现少见的突变位点。

九、三代测序技术

三代测序技术是指单分子测序技术，也叫从头测序技术，即单分子实时DNA测序。三代测序技术的应用包括基因组测序、甲基化研究、突变鉴定（SNP检测）这三个方面。三代测序技术原理主要分为两大阵营。第一是单分子荧光测序，显微镜下实时记录荧光标记的脱氧核苷酸荧光的强度变化。当荧光标记的脱氧核苷酸掺入DNA链

时，就能在DNA链上探测到。当它与DNA链形成化学键时，其荧光基团被DNA聚合酶切除，荧光消失。第二是纳米孔测序，采用电泳技术，借助电泳驱动单个分子逐一通过纳米孔来实现测序。由于纳米孔的直径非常细小，仅允许单个核酸聚合物通过，而ATCG单碱基的带电性质不一样，通过电信号的差异就能检测出通过的碱基类别，从而实现测序。三代测序技术相对NGS的优势是能更快地获得结果。单分子测序能极大地降低测序成本，为个体化基因诊断带来了希望。

第二节　常见恶性肿瘤的分子病理学特征

一、头颈部肿瘤

头颈部恶性肿瘤主要是上皮源性的癌。头颈部癌是世界上第六大肿瘤，头颈部癌90%以上是头颈鳞状细胞癌（head and neck squamous cell cancer，HNSCC）。

（一）头颈鳞状细胞癌

1. HNSCC的分子病理学特征　70%的HNSCC存在p53基因缺失。p16和pRb在大部分口腔鳞癌中表达缺失，Cyclin D1基因的多态性与口腔鳞癌之间存在相关性。Bcl-2、S100A7、eIF4E和p53同源体AIST、OGFR、GST-p在HNSCC中过表达。笔者所在团队的研究也发现从正常黏膜至增生黏膜上皮、异型增生黏膜到HNSCC的头颈癌变过程中显示p-eIF4E蛋白呈递增性过表达。

2. HPV与HNSCC　发达国家人乳头瘤病毒相关性口咽癌的发病率呈上升趋势。HPV阳性的口咽癌患者预后明显好于同样治疗的HPV阴性的烟草相关癌患者。HPV阳性的癌具有独特的基因表达和DNA甲基化特征。全基因组测序发现，HPV阳性的口咽癌中存在TP53突变以及多条通路的改变，特别是肿瘤存活通路（PI3K-AKT-mTOR、EGFR和MET通路）、肿瘤增殖调控通路（p16、RB、MET、CCND1、CDKN2A/CDKN2B）和肿瘤分化通路（Notch1通路）。HPV阴性患者携带的TP53突变是HPV阳性患者的4倍。

3. HNSCC靶向治疗进展　表皮生长因子受体（EGFR）信号通路在HNSCC的生长中起着关键作用，EGFR及其下游效应因子是目前正在开发的新型治疗药物的主要靶点。目前，抗EGFR单克隆抗体西妥昔单抗（cetuximab）是唯一用于治疗局部晚期肿瘤患者的HNSCC的靶向疗法。除了EGFR的抑制剂外，目前正开发作用于其他信号通路的新的分子靶向药物，如mTOR、Src激酶或IGF1R抑制剂等。此外，高表达PD-L1的晚期HNSCC患者的免疫抑制剂治疗也已取得明显疗效。

（二）鼻咽癌

鼻咽癌（nasopharyngeal carcinoma，NPC）具有独特的地域性和肿瘤组织形态特点。EB病毒（Epstein-Barr virus，EBV）感染、遗传易感性、环境和饮食等多因素综合作用促进鼻咽癌的发生发展。鼻咽癌与其他头颈鳞状细胞癌相比，高发区的鼻咽癌绝大部分为非角化性癌，而且几乎100% EB病毒阳性。NPC患者就诊时大多已为晚期，这是NPC患者死亡的主要原因。

1. 鼻咽癌的分子遗传学改变　鼻咽癌发生遗传不稳定性（缺失和扩增）是常见的分子事件，遗传变异在鼻咽癌的发生、发展过程中起重要作用。鼻咽癌高频率杂合性缺失的染色体主要位于1p、3p、9p、9q、11q、13q、14q、16q和19p。染色体1q、3q、6p、6q、7q11.2、8q、11q13、15q、17q和20q区域存在鼻咽癌遗传物质扩增，提示这些区域可能存在与鼻咽癌发生发展相关的癌基因活化，且1q，8q，18q扩增和9p丢失与晚期NPC密切相关，3p区缺失是NPC发生过程中极早期分子事件。

2. EB病毒蛋白表达与鼻咽癌　非角化性鼻咽癌的EB病毒以潜伏感染为主，原位杂交检测显示鼻咽癌表达EB病毒编码的RNA（Epstein-Barr virus-encoded RNA，EBER），蛋白质印迹（Western blotting）和免疫组化检测鼻咽癌细胞存在EBNA1（Epstein-Barr-virus-encoded nuclear antigen 1，EBNA1）。鼻咽原位癌存在LMP1（Epstein-Barr virus encoded latent membrane protein 1）蛋白表达，这进一步支持EB病毒在鼻咽癌癌变过程中的致瘤作用。65%的鼻咽癌表达LMP1蛋白，所有病例存在LMP1 mRNA。LMP1分子聚集在细胞膜，与

TNF受体相关因子和TNF受体相关死亡区域蛋白发生相互作用。表达LMP1的上皮细胞能诱导或上调细胞间黏附分子-1、CD40和IL-6，LMP1也能诱导TNF家族成员中CD70抗原的表达。LMP1诱导鼻咽癌细胞过表达基质金属蛋白酶，有助于鼻咽癌的浸润性生长。

3. 基因异常表达与鼻咽癌 鼻咽癌复杂的癌变机制涉及多条通路和多个基因的异常，如Akt、MAPK和Wnt通路异常导致细胞凋亡和细胞增殖的失调节，E-Cadherin的异常，细胞黏附功能减弱。p16、cyclin D1和cyclin E等因子的失调节引起细胞周期的异常。鼻咽癌涉及的通路异常和相关蛋白表达异常有如下几类。①Wnt通路上调导致细胞核内β-Catenin聚集，导致鼻咽癌细胞增生。②高水平的NF-κB介导细胞永生。③鼻咽癌凋亡失调节；Survivin过表达在鼻咽癌逃避凋亡过程中起关键作用；Bcl-2过表达在鼻咽癌的细胞增殖中具有重要作用。④端粒酶活性增加有助于鼻咽癌细胞永生化。⑤经LMP1激活的PI3K活化与PTEN失活。LMP1上调MAP激酶JNK和ERK。⑥表皮生长因子受体EGFR的活化。⑦抑癌基因异常：鼻咽癌高表达突变型p53蛋白；p16和p27活性下降；高水平的cyclin D1能使鼻咽癌具有独特的放疗敏感性。⑧细胞黏附调节异常：E-Cadherin低表达与肿瘤转移相关；MMP表达增加与肿瘤进展相关。⑨c-Myc的表达水平与肿瘤的预后相关。⑩通过启动子高甲基化下调鼻咽癌的CHFR（checkpoint with fork-head associated and ring finger）基因。

4. 非编码RNA与鼻咽癌 微小RNA（microRNA）通过结合靶转录本的3′非翻译区（3′UTR）来负调控基因表达，抑制mRNA转录或翻译。研究发现：miR-15b、miR-18a、miR-205、miR-25、miR-106a、miR-1268a、miR-1268b、miR-1303、miR-1304、miR-1305、miR-138、miR-142-3p、miR-151、miR-155、miR-17、miR-184、miR-192、miR-196b、miR-21、miR-27a、miR-378、miR-4677、miR-4791、miR548n、miR-6510、miR-92a、miR-944等在鼻咽癌中上调；miR-34b、miR-100、miR-152、miR-195、miR-497、let-7b、let-7f、miR-10b、miR-29c、miR-34c、miR-130a、miR-143、miR-145和miR-148a等在鼻咽癌中下调。近年来，许多miRNA被认为是鼻咽癌潜在的诊断和预后标志

物，血浆和血清中检测到的稳定的循环miRNA，为鼻咽癌的诊断提供了可靠和新颖的生物标志物，可能是下一代非侵入性鼻咽癌筛查方法的方向。

长链非编码RNA（lncRNA）是一类转录本长度大于200nt的RNA分子，不编码蛋白，而是以RNA的形式在多种层面上调控基因的表达水平，lncRNA在鼻咽癌中起着重要作用。lncRNA XIST、lncRNA-ROR、AFAP1-AS1、Hotair、HNF1A-AS1、lncRNA-LET、H19、NEAT1、MALAT1、LOC401317和LINC00312 高/低表达NPC组织或细胞中，参与鼻咽癌发生、发展、侵袭、转移、耐药过程。lncRNA将为鼻咽癌的早期诊断和预后预测提供有用的生物标志物。

5. 鼻咽癌靶向治疗进展 NCCN指南建议鼻咽癌同步放化疗联合辅助化疗，或诱导化疗联合放疗/放化疗。调强放疗（IMRT）是非转移性鼻咽癌的主要治疗方法。尽管早期鼻咽癌放疗和化疗后的生存率较高，但放疗或放化疗不可避免地会引起急性和残留毒性，如口干、感音神经性耳聋、放射性骨坏死等一系列并发症，导致患者生活质量下降。表皮生长因子受体（EGFR）已成为鼻咽癌靶向治疗的靶点。

6. 鼻咽癌的免疫治疗进展 超过50%～80%的NPC组织表达PD-L1，PD-1/PD-L1通路的上调可能是EBV相关NPC免疫逃避的机制之一。IFN-γ和LMP-1诱导NPC细胞中PD-L1表达，LMP-1通过激活STAT3、AP-1和NF-κB通路上调PD-L1。β干扰素能诱导PD-L1和PD-L2表达上调，而PD-1阻断剂可通过TRAIL介导的机制增强β干扰素激活的NK细胞的细胞毒作用。目前临床有PD-1/L1抗体单药或联合化疗的研究，以及联合抗血管药（如舒尼替尼和阿西替尼），还有联合其他免疫疗法的研究（如CTLA-4）。诱导化疗联合放疗的基础上结合免疫疗法，可以改善局部晚期NPC的局部和全身控制。总之，NPC中的免疫检查点抑制是一种有前途的治疗方式。

（三）涎腺肿瘤

涎腺肿瘤（salivary gland tumors）具有从良性肿瘤向恶性转化，从低级别进展至高级别肿瘤或从原位癌发展为浸润癌的生物学行为。涎

腺肿瘤包括具有肿瘤性特征的硬化性多囊性腺瘤、伴嗜酸细胞增多性硬化性黏液表皮样癌、角化囊性瘤和具有显著的间质成分的腺瘤[沃辛（Wathin）瘤、脂肪腺瘤/腺纤维瘤]、舌筛状腺癌和微小涎腺的印戒细胞癌、涎腺导管癌、导管内癌、黏液表皮样癌、上皮-肌上皮癌、小细胞癌等。

1. 涎腺肿瘤的分子遗传学　多形性腺瘤有染色体3p21、8q12、12q13—q15重排、*PLAG-1*、*HMGI-C*基因表达；黏液表皮样癌存在11q21和19p13染色体易位，由t（11；19）（q21；p13）易位引起的*CRTC1-MAML2*融合基因已经被认为是黏液表皮样癌的一个特征性改变，并与生存率的提高相关；腺样囊性癌和多形性腺瘤中有6q、8q、12q结构和分子的改变；黏液表皮样癌、涎腺导管癌和腺癌中有*HER-2*基因表达和基因扩增；乳腺型分泌癌存在*ETV6-NTRK3*融合；玻璃样透明细胞癌具有*EWSR1-ATF1*基因融合；大多数腺样囊性癌存在t（6；9）（q22—23；p23—34）易位导致*MYB-NFIB*融合基因；涎腺导管癌是一种具有类似于乳腺浸润性导管癌形态学和分子特征的高级别癌，包括*HER2*基因的扩增，*TP53*、*PIK3CA*和*HRAS*的突变，以及*PTEN*的缺失或突变。

2. 涎腺癌的分子病理改变　突变型p53蛋白，cyclin D1和C-ErbB2蛋白过表达或基因扩增，Rb蛋白表达缺失和Ki-67增殖指数可作为涎腺癌预后的分子标志物，高Ki-67增殖指数与黏液表皮样癌和腺样囊性癌差的生存率相关。腺样囊性癌和黏液表皮样癌细胞nm23核阳性表达仅局限于转移性恶性涎腺肿瘤。黏液表皮样癌表达MUC1、MUC4、MUC5AC和MUC5B等各种膜连接的黏液素蛋白，与癌组织学分级、肿瘤复发、转移和生存时间相关。MUC5AC阳性染色有助于高分级的黏液表皮样癌和鳞状细胞癌的鉴别诊断。CD43是一种膜型蛋白，作为T细胞和组织细胞的分子标志物，涎腺肿瘤组织中，100%腺样囊性癌CD43阳性表达，仅7%多形性低级别腺癌和12%单形性腺瘤表达CD43；CD43阳性表达有助于腺样囊性癌的诊断。各种涎腺肿瘤中的肌上皮细胞表达CD117。此外，p63或Maspin可用于区分肌上皮细胞成分。染色体分析显示多形性腺瘤涉及*PLGA1*或*HMGA2*基因转位，黏液表皮样癌有*MECT1-MAML2*基因融合。

（四）甲状腺癌

甲状腺癌是内分泌器官最为常见的恶性肿瘤，甲状腺癌起源于甲状腺滤泡上皮，近年发病率日趋增加。甲状腺癌包括惰性、高侵袭性、浸润性和转移性等广泛的生物学行为。放射暴露、碘摄入、淋巴细胞性甲状腺炎、激素因素和甲状腺癌家族史是甲状腺癌的高危因素。

1. 信号通路异常促进甲状腺癌的发生、发展　MAPK通路相关基因的激活或重排对甲状腺滤泡上皮细胞恶性转化至关重要。生长因子及其受体信号通路对甲状腺癌的进展起重要作用。甲状腺癌的主要临床病理特征是易发生颈部淋巴结转移。调节甲状腺癌细胞的侵袭、转移是一个复杂过程，涉及多个信号通路。癌基因*BRAF*、*RET/PTC*和*Ras*是甲状腺癌在这一过程中的重要调节因素。此外，转移抑制基因和转移相关基因的表达失衡，如nm23表达下调和CD44V6的激活在甲状腺癌的侵袭转移发展过程中起重要作用。

2. 甲状腺癌的分子标志物　甲状腺癌的一些预后分子标志物，如*RAS*、*PIK3CA*、*PTEN*、*P53*、*ALK*和*BRAF*基因的突变显示出良好的应用前景。*AKT1*突变仅见于转移性甲状腺癌，而不见于原发性甲状腺癌组织。*RAS*、*PIK3CA*和*PTEN*基因突变在甲状腺肿瘤中从低度恶性到高度恶性共存，可能有利于并预测甲状腺癌的进展。*RAS*突变，特别是*NRAS*突变，与低分化甲状腺癌和滤泡状甲状腺癌的侵袭性增加有关，提示患者不良预后。*BRAF*突变通过激活MAPK通路中的BRAF激酶，促进乳头状甲状腺癌的侵袭性。

二、消化系统肿瘤

（一）胃癌

胃癌（gastric carcinoma）发病率和死亡率一直居我国男性各种恶性肿瘤发病率与死亡率的首位。胃癌与幽门螺杆菌（*Helicobacter pylori*，*H. pylori*）感染有关，幽门螺杆菌感染者胃癌的危险性会增加2～3倍。

1. 幽门螺杆菌与胃癌　胃癌与幽门螺杆菌感

染有关。幽门螺杆菌能诱导人体胃黏膜和胃菌群的改变使其易于发展为胃癌。其他增加胃癌危险性的因素包括慢性萎缩性胃炎、慢性胃溃疡、胃息肉、手术后残胃等。

2. EBV 与胃癌　EBV 相关性胃癌（Epstein-Barr virus associated gastric cancer，EBVaGC）是一种具有独特的基因组突变、显著的临床病理特征、预后良好的肿瘤。多种因素参与了肿瘤的发生，包括 EBV 驱动的多种基因异常甲基化，胃黏膜炎症，EBV 的宿主免疫逃避和细胞周期通路的改变。

3. 胃癌的分子遗传学改变　大部分胃癌是散发性，仅 8%～10% 的胃癌具有家族遗传因素。30% 的不完全肠化生胃病变组织中存在 DS191 位点复制错误，D17S5 位点的 DNA 高甲基化，pS2、RARβ 和 RUNX3 的缺失。不完全肠化生胃病变组织中出现 CD44 异常翻译和 *p53* 的突变之前已存在遗传不稳定性及 hTERT 阳性的干细胞增生，这些表观遗传学和遗传学改变是肠型胃癌的常见事件。从腺瘤到腺癌这一癌变过程相关的分子事件包括：*APC* 基因突变，*p53* 突变和杂合性缺失，p27 表达减少，*RUNX3* 缺失，cyclin E 过表达和 *c-met* 的翻译异常。晚期肠型胃癌常存在 DCC 缺失、*APC* 突变、染色体 1q 的杂合性缺失、TGF-β 受体过表达、*c-erbB-2* 基因扩增、p27 失表达和 nm23 表达下调。小凹型胃癌的发展过程中涉及染色体 17p 的杂合性缺失和 p73 的异常表达。弥漫性胃癌癌变过程中涉及染色体 17p 的杂合性缺失、*p53* 突变、*RUNX3* 缺失和突变或 E-Cadherin 缺失，上述分子事件也可能存在于具有肠型和弥漫型成分的混合型胃癌。

4. 胃癌 *HER2* 基因扩增和蛋白过表达的靶向治疗　曲妥珠单抗是一种抗人表皮生长因子受体 2（HER2）的单克隆抗体，首个被批准用于 HER2 过表达胃癌的分子靶向药物，可延长患者的总生存率和无进展生存期。雷莫芦单抗（ramucirumab）是一种新型的人 IgG1 单克隆抗体，选择性靶向 VEGF 受体 2（VEGFR2）的胞外结构域，被认为是一种治疗晚期胃癌的新标准二线药物。鉴于胃癌患者存在明显的异质性，靶向治疗的个体化迫切需要对胃癌的分子特征有更深入的了解。

（二）结直肠癌

1. 结直肠癌的分子遗传学改变　结直肠癌（colorectal cancer）的发生、发展过程中具有特征性的渐进性遗传性和表观遗传学改变。最经典的例子是基因突变引起的家族性腺瘤型息肉病（familial adenomatous polyposis，FAP），Wnt 通路的激活与 FAP 和常见的散发性结直肠癌存在直接相关性。作为肠肿瘤激活的一个重要屏障是骨多形性基因蛋白（bone morphogenetic protein，BMP）通路。BMP 是小肠分泌细胞系统的全面成熟所必需的，BMP 信号在维持成熟的结肠上皮细胞的凋亡中具有重要作用。大部分散发性大肠癌的上皮细胞常存在 BMP 信号通路的缺失，并充当一种肿瘤启动子。癌症基因组图谱（TCGA）对结直肠癌进行的全基因组测序，鉴定发现 24 个明显突变的基因，其中包括经典的 *APC*、*TP53*、*SMAD4*、*PIK3CA* 和 *KRAS* 基因突变。基于分子遗传学的变异可以将结直肠癌分为三类：①高突变肿瘤（约 16%），其中 3/4 表现为高频率微卫星不稳定（MSI-H），1/4 表现为体细胞 *MMR* 基因和聚合酶（POLE）突变；②非高突变肿瘤（约 84%），伴有多重体细胞拷贝数改变和激活 *KRAS* 及 *PIK3CA* 突变的非整倍体，以及 *APC* 和 *TP53* 抑癌基因杂合性的丧失；③高 CpG 岛促甲基化表型（CpG island methylator phenotype，CIMP）亚型（约 20%），常见于 MSI-H 肿瘤和一些非高突变结直肠癌。

2. 结直肠癌的靶向治疗进展　约 40% 的结直肠癌发生 *KRAS* 突变，*KRAS* 突变与靶向 *EGFR* 的单克隆抗体（如帕尼单抗和西妥昔单抗）的结直肠癌治疗效果相关，具有 *KRAS* 突变的肿瘤对 EGFR 单克隆抗体没有反应，只有野生型 *KRAS* 的结直肠癌患者对 EGFR 单克隆抗体治疗有反应。这些研究已经扩展到 Ras 通路中的其他基因：肿瘤中具有功能获得性突变的 *BRAF* 或 *PI3K*，或 *PTEN* 表达的缺失，对帕尼单抗和西妥昔单抗似乎也没有反应。将来四重阴性的患者（*KRAS*、*BRAF*、*PI3K* 和 *PTEN* 均为野生型患者）才会用这些药物治疗。

（三）肝细胞癌

肝细胞癌（hepatocellular carcinoma，HCC）占

原发性肝癌的90%，是全世界癌症相关死亡率的第三大常见原因。遗传、表观遗传改变、慢性乙型肝炎病毒感染、丙型肝炎病毒感染、黄曲霉毒素暴露、吸烟、肥胖和糖尿病等是肝癌的主要危险因素。在活性氧、炎性细胞因子和纤维化增加的背景下逐步积累的遗传和表观遗传改变也可能导致HCC的发生。

1. 肝细胞癌的分子遗传学改变 HCC的发生和发展是一个多步骤的过程。最近研究发现HCC频繁突变的基因，包括 *TERT* 启动子、*TP53* 和 *CTNNB1*（β-catenin）。肝癌癌变过程中的各种组织（包括肝硬化和癌前病变的标本）的高通量全基因组的DNA异常和基因表达谱分析，为高通量分子分型与临床资料的整合分析提供了重要的信息。高通量的寡核苷酸微阵列研究发现了12个能预测HCC肝内早期转移的基因，其精确性达93%。全基因组表达谱证实了HCC的新亚型：包括具有肝母细胞标志（hepatoblast signature）的肝癌，这一标志与此肝癌的复发和差的生存率存在独立相关性，并具有高的JUN和FOS活性，此型也表达肝祖细胞的分子标志物（KRT7、KRT19和VIM）。

2. 信号通路异常与肝细胞癌的发生、发展 Wnt/β-catenin信号通路与HCC发病密切相关。它参与组织内环境稳定、细胞增殖、分化、运动和凋亡。此外，乙型肝炎病毒、酒精性肝病和黄曲霉毒素暴露均可改变这一通路。携带突变型p53和Rb的HCC患者总生存期较短。MAPK-ERK信号通路与HCC之间存在直接相关性。Ras与RAF-1相互作用可促进肝癌细胞的生长和抑制凋亡。JAK介导的酪氨酸磷酸化诱导STAT激活，JAK / STATS信号通路失调导致HCC。热休克蛋白（HSP）家族的一些成员与HCC的发生有关。HSP20在HCC细胞系中的过度表达会导致MAPK信号通路的失活，包括ERK、c-Jun N端激酶和AKT信号通路的失活，从而导致细胞增殖受阻。

3. 肝细胞癌的靶向治疗进展 索拉非尼是应用于中晚期肝癌患者的多靶点受体酪氨酸激酶抑制剂。索拉非尼具有双重抗肿瘤的作用，通过阻断由RAF/MEK/ERK介导的细胞信号转导通路而直接抑制肿瘤细胞的增殖，还可抑制血管内皮细胞生长因子受体和血小板衍生生长因子受体而阻断肿瘤新生血管的形成，间接地抑制肿瘤细胞的

生长。瑞格非尼结构与索拉非尼相似，适用于耐受性好、服用索拉非尼后进展的肝癌患者进行第二线治疗。仑伐替尼也用于无法切除的肝癌的一线治疗。

（四）胃肠间质肿瘤

胃肠道间质瘤（gastrointestinal stroma tumor, GIST）是胃肠道最常见的间叶源性肿瘤（软组织肿瘤），是一种免疫表型上表达C-kit蛋白（CD117）、遗传上存在频发性 *C-kit* 基因突变、组织学上以富于梭形细胞、上皮样细胞、偶或多形性细胞呈束状或弥漫性排列为特征的肿瘤。

1. 胃肠道间质瘤的分子遗传学改变 GIST是4号染色体的 *Kit* 基因获得功能性突变，近95%的GIST存在CD117蛋白阳性。其他阳性的免疫学标志物包括CD34（70%）、平滑肌肌动蛋白（SMA, 35%）、S-100（10%）和少见的Desmin（5%）蛋白阳性。上皮样型或混合组织型的GIST常存在 *PDGFRA* 的突变。*PDGFRA* 突变较 *Kit* 突变少见，主要发生于18号外显子（6%）、12号外显子（0.7%）或14号外显子（0.1%）。大部分 *PDGFRA* 突变与 *Kit* 基因的热点突变区域相关，常发生在具有野生型酪氨酸激酶基因的患者，提示 *PDGFRA* 和 *Kit* 突变代表两个可独立引起GIST肿瘤发生的分子事件。

2. 胃肠道间质瘤的靶向治疗进展 GIST是目前软组织肿瘤分子机制研究和靶向分子治疗取得重大突破的一种肿瘤。伊马替尼（imatinib）可阻断Kit酪氨酸激酶信号通路的致瘤活性，已大大延长具有转移或不可切除的GIST患者的生存时间和提高患者生活质量。伊马替尼除对局部不可切除肿瘤患者有效外，对具有转移性背景的患者具有更好的疗效。PI3K/AKT/mTOR通路在伊马替尼耐药的GIST中高度活跃，PI3K/AKT通路在继发KIT突变的伊马替尼耐药GIST患者中可能是一个比MEK/MAPK通路更相关的治疗靶点。PTEN缺失可能在GIST进展和对治疗的抵抗中发挥作用，PTEN在GIST患者中的低表达或低免疫反应性是判断恶性肿瘤预后的一个因素。

三、呼吸道肿瘤：支气管肺癌

肺癌（lung cancer）是最常见的呼吸道原发性

恶性肿瘤。肺癌主要包括非小细胞肺癌和小细胞肺癌，其中鳞状细胞癌和腺癌是非小细胞肺癌两种主要组织学类型。

1. 非小细胞肺癌的分子遗传学改变 表皮生长因子受体EGFR家族有四个成员（erb1/EGFR、erb2/HER2、erb3/HER3、erb4/HER4），结构上包括细胞外配体结合域、跨膜结构域和细胞内酪氨酸激酶结构域。EGFR、HER3和HER4配体，最重要的表皮生长因子（EGF）和转化生长因子α（TGF-α），连接至细胞外的结构域导致受体二聚体形成和细胞内的酪氨酸激酶结构域自身磷酸化，导致下游信号包括Ras、Raf、MAPK、PI3K、ERK1和ERK2相继激活。非小细胞肺癌*EGFR*突变主要发生在外显子18～21，最常见的是外显子19的缺失或外显子21的点突变，相反，*K-ras*基因突变最常见于吸烟相关的非小细胞肺癌。HER2表达于少部分非小细胞肺癌。

2. 非小细胞肺癌的靶向治疗进展 非小细胞肺癌的驱动基因包括*EGFR*、*KRAS*、*ALK*、*ROS1*、*MET*、*ERBB2*、*BRAF*、*RET*等。针对携带相应敏感突变的非小细胞肺癌患者，分子靶向药物显著延长患者的生存期，改善患者生存质量。临床针对外显子19缺失、L858R突变，一代EGFR靶向药物吉非替尼、厄洛替尼等是常见的选择，而对于外显子18缺失以及G719X、E709X等罕见突变，则选择二代靶向药物阿法替尼，存在T790M突变的患者推荐使用奥希替尼。因此，对于非小细胞肺癌患者*EGFR*基因突变位点进行全面的筛查至关重要。

四、肾细胞癌

肾细胞癌（简称肾癌）是泌尿系统中恶性度较高的肿瘤，占成人肾恶性肿瘤的90%以上。肾癌包括肾透明细胞癌、乳头状肾细胞癌（Ⅰ型和Ⅱ型）、肾嫌色细胞癌及未分类肾细胞癌、Bellini集合管癌、髓样癌、多房囊性肾细胞癌、Xp11易位性肾癌、神经母细胞瘤伴发的癌、黏液性管状及梭形细胞癌，其中肾透明细胞癌最常见，约占90%。

肾细胞癌的分子病理学特征：低氧诱导因子（hypoxia-inducible factor，HIF）通路是主导肾透明细胞癌生物学行为的主要因素，HIF上调可能是所有肾细胞癌癌变过程的中心事件。HIF-α起稳定

和充当低氧反应的主要调节因子，导致调节这一靶点的相关蛋白如VEGF、GLUT-1、促红细胞生成素和IL-6的表达。HIF通路有可能成为肾细胞癌药物治疗新的靶点。

五、卵巢癌

卵巢癌（ovarian cancer）是成年女性最常见的恶性肿瘤。组织学包括浆液性、黏液性、子宫内膜样、透明细胞性、移行细胞性、鳞状性、混合性和未分化癌。不同组织学亚型的卵巢癌具有相应的分子遗传学异常。

卵巢癌的分子病理学特征：卵巢高级别浆液性癌涉及不同的信号通路异常并存在*TP53*基因突变、BRCA1和（或）BRCA2功能失调。低级别浆液性癌可能基于腺瘤—交界性肿瘤—癌的顺序发展，通过激活RAS-RAF通路，伴随*KRAS*和*BRAF*基因突变。高级别浆液性癌中呈p16蛋白弥漫强阳性，但低级别癌呈局灶阳性或阴性。高级别浆液性癌弥漫核p53强阳性，但完全缺失染色也是p53染色的一种异常模式，提示*TP53*基因突变。野生型p53染色是一种局灶性、弱的、异质性的模式，是低级别浆液性癌的特征。黏液性癌的腺瘤—交界性肿瘤—癌的发展过程伴随*KRAS*基因突变。低级别的子宫内膜样癌来源于卵巢伴有*CTNNB1*和*PTEN*基因突变的异位子宫内膜，可能通过子宫内膜样的增生作为中间过程发展而来，其分子异常与子宫内膜样腺癌相似，包括*PTEN*、*CTNNB1*（β-catenin）、*KRAS*和*PIK3CA*突变和微卫星不稳定性。

第三节 肿瘤发生多阶段性的分子病理学基础

大多数恶性肿瘤的发生发展是一个多基因、多阶段、多步骤的过程，涉及多个癌基因和抑癌基因的改变。组织学形态和TNM分期相同的肿瘤，其分子遗传学改变不尽一致，从而导致肿瘤治疗反应和预后的差别，因此传统病理形态学诊断已不能适应现代肿瘤诊治的需要。而分子分型对解决肿瘤异质性、分期的合理性、治疗方案的

设计和预后评估具有重要意义。分子分型是肿瘤个体化治疗的基础。肿瘤病理学、基因组学和分子生物学的进展从分子水平上阐明了肿瘤多阶段发生的分子本质。

一、组织病理学证实肿瘤发生的多阶段性

组织病理学在肿瘤诊断、判断肿瘤组织起源和肿瘤发生的多阶段性方面起到非常重要的作用。肿瘤发生的多阶段过程在肠上皮组织中得到了清楚的证实。大部分肠上皮是由单层柱状上皮细胞组成，位于上皮层下面的是基底膜，上皮层是最容易发生病理改变的部分，与结肠癌发生密切相关。Vogelstein等通过分析人类结肠活检组织发现轻度异型增生组织与正常肠黏膜及高度恶性肿瘤组织从结构上有明显不同，经历了从正常的结肠黏膜上皮，到早期腺瘤、小管状腺瘤（腺瘤可有多种亚型，有的这一阶段可能形成绒毛腺瘤）、大管状腺瘤等中间步骤转化成癌，以及最后形成转移癌的这样一个病理改变过程。

此外，Wilentz RE等通过研究胰腺癌发生过程中的一系列组织标本，证实胰腺上皮内肿瘤（pancreatic intraepithelial neoplasia，PanIN）的形成也是一个多阶段过程，图24-1展示了从正常胰腺上皮经过PanIN-1A、PanIN-1B、PanIN-2和PanIN-3，最后发展成浸润癌和转移癌（图中未显示），其中 HER2/neu、K-ras、p16、p53、DPC4 和 BRCA2 等多个基因参与了PanIN的发生发展。

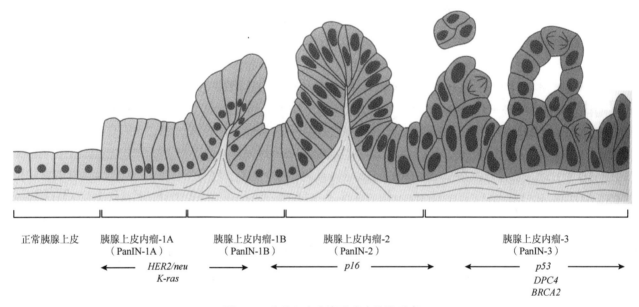

图24-1　胰腺上皮内瘤形成多阶段示意
更多信息请参考 Wilentz RE，et al. Cancer Res. 2000；60（7）：2002-2006

除结肠癌、胰腺癌的形成是一个典型的多阶段病理改变模型外，许多其他组织，如乳腺、胃、肺和前列腺等，在受到一系列内外致瘤因素作用后，从正常组织发展成不典型增生、腺瘤及癌也需要经历若干年的病理改变。

二、转基因动物模型证实肿瘤发生的多阶段性和癌基因协同效应

利用转基因技术将肿瘤形成相关基因直接转入动物体内进行表达，且在肿瘤形成的诱导过程中可在自然状态下促使正常细胞向肿瘤细胞演变，并可显示各种癌前病变阶段，从而便于进行肿瘤形成的研究。由于肿瘤发生需要多基因参与，因此由单个癌基因几乎不能直接导致细胞完全的恶性病变，而肿瘤发生的多阶段性，特别是癌变前期的研究（即在肿瘤形成过程中癌基因是如何协同作用的），使得建立转癌基因的小鼠模型变得特别重要，这种小鼠由于癌基因的转入而处于癌变前期，是一种不稳定状态，在一些物理、化学或病毒等诱变因素的作用下很容易发生再次突变而诱发肿瘤。如利用小鼠乳腺癌病毒（MMTV）的

长末端重复序列（LTR）作为启动子在小鼠中转入 *c-myc* 和 *H-ras* 癌基因及生长因子基因，它们在乳腺中的表达导致小鼠产生从良性增生到腺癌等一系列恶性程度不同的病变。Andrews 等构建了 *WAP/c-myc* 和 *WAP/H-ras* 共转移的转基因小鼠，两个癌基因可在乳腺中共表达导致增生性疾病，经 3～4 个月产生肿瘤，说明 *c-myc* 和 *H-ras* 癌基因的同时激活都还不足以诱发肿瘤，还需要其他基因的参与。此外，有报道通过向小鼠中转入 SV40 抗原能使 p53 和 Rb 失活，膀胱上皮细胞表达活化的 *H-ras* 基因能诱导膀胱上皮的增生，膀胱上皮的过度增生是产生浅表性乳头状非浸润性膀胱癌的前提。

三、肿瘤多阶段模型中的分子事件

在肿瘤的发生发展过程中，遗传和表观遗传改变在其中起了很重要的促进作用，如癌基因的活化、抑癌基因的失活、DNA 甲基化、组蛋白乙酰化、染色质重塑、基因组印迹等。

（一）结肠癌癌变的分子事件

Vogelstein 等在结肠癌的研究中发现，结肠癌的发生过程中所经历的分子事件为理解癌基因与抑癌基因的协同致瘤作用提供了一个很重要的模型。结肠癌癌变分子机制主要包括：①微卫星不稳定；②癌基因激活后过度表达；③抑癌基因突变、丢失；④DNA 损伤修复相关基因功能丧失，如错配修复基因突变导致细胞遗传不稳定或致肿瘤易感性增加；⑤信号转导调控紊乱；⑥凋亡机制障碍；⑦端粒酶过度表达等。体外实验发现 *ras* 和 *p53* 等位基因突变对细胞转化非常重要。在许多杂合性缺失区域有多个抑癌基因参与其中作用，在早期不典型增生阶段存在染色体 5q 杂合性缺失（loss of heterozygosity，LOH）和抑癌基因 *APC* 丢失，早期腺瘤存在癌基因 *K-ras* 突变，晚期腺瘤有染色体 18q 和 17p 的杂合性缺失，此外还有抑癌基因 *APC*、*DCC* 丢失。结肠癌中有 *ras* 基因突变及抑癌基因 *APC*、*DCC* 与 *p53* 丢失。关于染色体 18q 上的基因在结肠癌发病过程中是否失活目前还不是很清楚，但是超过 60% 的结肠癌患者这一染色体区域存在杂合性缺失。此外，表观遗传事件在结肠癌的发生中也起了很重要的作用，如在早期腺瘤阶段，一些基因通过去甲基化影响基因表达，或其他机制影响染色体的不稳定性，而后者将会加速肿瘤的进程。

根据结肠癌发生过程的分子事件，结肠癌有 3 个主要分子亚型：①以 *KRAS* 和 *p53* 基因突变为特征的 CCS1 肿瘤，表现为 Wnt 信号通路增加及染色体不稳定；②CCS2 肿瘤在 CpG 岛甲基化肿瘤中高度富集，免疫细胞浸润增强，常位于右侧结肠；③CCS3 肿瘤由 MSI-H 和染色体不稳定两种肿瘤组成，但因 *BRAF*[V600E] 和 *PIK3CA* 突变而富集，表现为间质表型。其他研究人员开发的类似分子包括至少 3 个主要亚型，这些亚型主要基于肿瘤的 3 个生物学特征：上皮-间充质转化、MMR 基因和 MSI-H 缺陷及细胞增殖。在这些分类中，dMMR/MSI-H 亚型的肿瘤预后最好，而上皮-间质表型的肿瘤预后最差。

（二）胃癌癌变的分子事件

大量研究表明胃癌的发生发展是多阶段、多基因改变的结果。目前胃癌主要有两种主流的分类方式。①WHO 分类：乳头状腺癌、管状腺癌、黏液性腺癌、低黏附性癌。②Lauren 分类：肠型（或良好分化型，即腺管型）、弥漫型（或差分化型，即无腺管形成的腺癌及印戒细胞癌和硬癌），这两种类型的病因、好发部位、发病率、生物学行为及分子改变均明显不同。肠型胃癌的发生与结肠癌的发生过程极为相似，从正常胃黏膜上皮经过肠化生、腺癌、早期胃癌，发展到晚期胃癌，最后导致侵袭和转移，这一系列过程包括基因不稳定性、癌基因活化、抑癌基因失活等变化。微卫星不稳定性（microsatellite instability，MSI）在腺瘤和肠化生等瘤前病变中可被检出，说明它可能参与了早期肿瘤的发生。肠型胃癌中多见 MSI 现象，而弥漫型胃癌中未能发现，说明 MSI 在肠型胃癌的发生中起一定作用。有报道胃癌中有 *APC* 基因的体细胞突变，高分化性胃癌、增生性胃息肉及胃腺瘤中能检测到这种突变，而很少在低分化胃癌中检出，故 *APC* 基因的失活在胃癌发生中可能属于始动基因变化。大量研究发现 *p53* 基因突变与胃癌密切相关，与胃癌患者的预后、发病部位、淋巴结转移及临床分期有关，*p53* 基因突变可在胃腺癌中检出，但在癌前病变中不能检出，表明它与胃癌的发展有关。此外，如ras基因突变、CD44异常表达、p27表达下调、cyclin E过表达、CDC25B过表达、nm23表达下调、C-erbB扩增、E-cadherin突变等都是早期胃癌发展到晚期胃癌的分子事件。染色体不稳定性也是胃癌发生的重要分子事件，8q、17q、20q拷贝数增加与肠型胃癌相关，12q、13q拷贝数增加与弥漫型胃癌相关。体细胞拷贝数改变（SCNAs）可能影响患者的生存以及其他临床病理参数，例如，1q的拷贝数增加和18q的拷贝数减少都与预后不良有关。DNA错配修复启动子CpG岛或抑癌基因的胞嘧啶甲基化导致转录失活，是导致多种人类癌症发生的重要机制。例如，hMLH启动子区域的高甲基化解除了DNA修复机制的调控，导致MSI。胃癌可分为MSI高（MSI-h）、MSI低（MSI-l）或微卫星稳定（MSS），其中MSI-h较MSI-l或MSS胃癌患者预后好。基于对分子信息的整合分析，TCGA团队提出了将胃癌分为4种亚型的分类系统：EBV阳性型、MSI型、基因组稳定型和染色体不稳定型。

（三）鼻咽癌癌变的分子事件

鼻咽癌（NPC）是一种多基因遗传性肿瘤，其发病机制与遗传因素和环境因素共同作用密切相关。鼻咽癌遗传易感性、基因组不稳定性和单核苷酸多态性是鼻咽癌发生的重要遗传物质基础，熊炜等对18个鼻咽癌高发家系进行遗传连锁分析（linkage analysis），发现染色体3p21遗传距离为13.6cM的区域与湖南家族性鼻咽癌发病紧密相关，该位点及其附近可能存在一个或多个鼻咽癌易感基因。有报道发现鼻咽癌染色体3p、7q、9p、11q、13q、14q和16q存在高频遗传性丢失。在9p21.3有大多数（61%）的细胞出现拷贝数丢失，该区域内包含两个编码3个肿瘤抑制因子的基因：p16-INK4a、ARF（CDKN2A基因）和p15-INK4b（CDKN2B基因）。某些癌基因在鼻咽癌中存在异常表达或拷贝数增加，如bcl-2、CCND1（cyclin D1）、ras和c-met等过度表达，c-myc和EGFR基因在鼻咽癌中不仅存在过度表达而且拷贝数增加，TERC、PIK3CA和TP63（p63）等的拷贝数增加是鼻咽癌的一个最常见的遗传改变。此外，EB病毒感染与鼻咽癌发生密切相关，几乎所有的未分化

和分化性非角化型鼻咽癌都与EB病毒潜伏感染有关，EB病毒如何进入鼻咽上皮并维持潜伏感染的机制目前还不清楚。

小　　结

肿瘤分子病理学应用图像分析、显微切割、核酸分子杂交、生物芯片和蛋白质组学等新技术从DNA、mRNA和蛋白质水平对肿瘤进行分子诊断、分子分型，指导肿瘤的临床预后和疗效评估。常见恶性肿瘤具有不同的分子病理学特征和分子水平的高度异质性，这是进行肿瘤分子分型的基础。

大部分头颈鳞状细胞癌存在p53基因缺失。非角化性鼻咽癌几乎100% EB病毒阳性。E-cadherin可作为遗传性弥漫性胃癌的分子标志物。Wnt通路与散发性结直肠癌存在直接相关性。高频率1q、6p、8q扩增的肝癌患者预后更差。近95%的胃肠间质肿瘤存在CD117蛋白表达。吸烟的肺癌患者存在p53、K-ras基因点突变，但非吸烟和腺癌患者存在EGFR、ERBB2突变。高级别卵巢浆液性癌存在p53基因突变。低级别浆液性癌的RAS-RAF通路被激活伴KRAS和BRAF基因突变。

几种常见的肿瘤多阶段模型如结肠癌、胃癌、鼻咽癌等在其多阶段过程中均发生了一系列分子改变。如结肠癌发生的不同阶段存在LOH，癌基因K-ras突变，抑癌基因APC、DCC与p53丢失。ras基因、E-cadherin基因突变，CD44异常表达，p27、nm23表达下调，cyclin E、CDC25B过表达，C-erbB扩增等都是早期胃癌发展到晚期胃癌的分子事件。EBV感染，SPLUNC1、RASSF1A失活，LTF、NGX6、Ezrin、cyclin D1等表达失调与鼻咽癌的发生发展及预后相关。总之，肿瘤分子病理学的进展将极大地推动肿瘤个体化诊疗的进步。

（范松青　张文玲）

参　考　文　献

陈磊，2007. 分子肿瘤病理学的新进展. 癌症，26（1）：106-112.

关明，张心菊，2018. 数字PCR在肿瘤诊疗中的应用进展. 山东大学学报（医学版），56（10）：46-50.

黄体冉，马兰青，刘续航，等，2017. 激光扫描共聚焦显微镜在生物医学中发展与应用. 科教文汇，20：184-186+192.

李研，张繁霜，郭雷，等，2018. 基于二代测序技术的循环肿瘤DNA检测在表皮生长因子受体酪氨酸激酶抑制剂耐药肺癌患者耐药基因检测中的应用. 中华病理学杂志，47（12）：904-909.

闫雯，李楠楠，张益肇，等，2018. 人工智能时代的病理组学. 临床与实验病理学杂志，34（6）：661-664.

杨晓丹，张燕明，韩涛，等，2019. 原发性肝癌靶向治疗的现状研究. 中国临床实用医学，10（2）：1-3.

郑闪，孙丰龙，张慧娟，等，2018. 人工智能在肿瘤组织病理学的研究现状. 中华肿瘤杂志，40（12）：885-889.

Barnes L，Eveson JW，Reichart P，et al，2006. 头颈部肿瘤病理学和遗传学. 刘红刚，高岩，译. 北京：人民卫生出版社.

Bell DA，2005. Origins and molecular pathology of ovarian cancer. Mod Pathol，Suppl 2：S19-S32.

Bera K，Schalper KA，Rimm DL，et al，2019. Artificial intelligence in digital pathology - new tools for diagnosis and precision oncology. Nat Rev Clin Oncol，16（11）：703-715.

Bruce JP，Yip K，Bratman SV，et al，2015. Nasopharyngeal cancer：molecular landscape. J Clin Oncol，33（29）：3346-3355.

Chen YP，Chan ATC，Le QT，et al，2019. Nasopharyngeal carcinoma. Lancet，394（10192）：64-80.

Cheuk W，Chan JKC，2007. Advances in salivary gland pathology. Histopathology，51（1）：1-20.

Chia NY，Tan P，2016. Molecular classification of gastric cancer. Ann Oncol，27（5）：763-769.

Chou J，Lin YC，Kim J，et al，2008. Nasopharyngeal carcinoma-review of the molecular mechanisms of tumorigenesis. Head Neck，30（7）：946-963.

Colevas AD，Yom SS，Pfister DG，et al，2018. NCCN guidelines insights：head and neck cancers，version 1. 2018. J Natl Compr Canc Netw，16（5）：479-490.

Duarte JG，Blackburn JM，2017. Advances in the development of human protein microarrays. Expert Rev Proteomics，14（7）：627-641.

Espina V，Heiby M，Pierobon M，et al，2007. Laser capture microdissection technology. Expert Rev Mol Diagn，7（5）：647-657.

Fang WF，Zhang JW，Hong SD，et al，2014. EBV-driven LMP1 and IFN-γ up-regulate PD-L1 in nasopharyngeal carcinoma：Implications for oncotargeted therapy. Oncotarget，5（23）：12189-12202.

He D，Zhang YW，Zhang NN，et al，2015. Aberrant gene promoter methylation of p16，FHIT，CRBP1，WWOX，and DLC-1 in Epstein-Barr virus-associated gastric carcinomas. Med Oncol，32（4）：92.

He RZ，Hu Z，Wang QM，et al，2017. The role of long non-coding RNAs in nasopharyngeal carcinoma：as systemic review. Oncotarget，8（9）：16075-16083.

Jing JJ，Li H，Wang ZY，et al，2020. Aberrantly methylated-differentially expressed genes and pathways in Epstein-Barr virus-associated gastric cancer. Future Oncol，16（6）：187-197.

Kim ST，Cristescu R，Bass AJ，et al，2018. Comprehensive molecular characterization of clinical responses to PD-1 inhibition in metastatic gastric cancer. Nat Med，24（9）：1449-1458.

Kim ST，Lee J，Park SH，et al，2017. Prospective phase Ⅱ trial of everolimus in PIK3CA amplification/mutation and/or PTEN loss patients with advanced solid tumors refractory to standard therapy. BMC Cancer，17（1）：211.

Klungboonkrong V，Das D，McLennan G，2017. Molecular mechanisms and targets of therapy for hepatocellular carcinoma. J Vasc Interv Radiol，28（7）：949-955.

Kondo T，Ezzat S，Asa SL，2006. Pathogenetic mechanisms in thyroid follicular-cell neoplasia. Nat Rev Cancer，6（4）：292-306.

Lee KTW，Tan JK，Lam AKY，et al，2016. MicroRNAs serving as potential biomarkers and therapeutic targets in nasopharyngeal carcinoma：a critical review. Crit Rev Oncol Hematol，103：1-9.

Li YJ，Ou XM，Shen CY，et al，2018. Patterns of local failures and suggestions for reduction of clinical target volume for nasopharyngeal carcinoma patients without cervical lymph node metastasis. Onco Targets Ther，11：2545-2555.

Makowska A，Braunschweig T，Denecke B，et al，2019. Interferon β and anti-PD-1/PD-L1 checkpoint blockade cooperate in NK cell-mediated killing of nasopharyngeal carcinoma cells. Transl Oncol，12（9）：1237-1256.

Marur S，Forastiere AA，2016. Head and neck squamous cell carcinoma：update on epidemiology，diagnosis，and treatment. Mayo Clin Proc，91（3）：386-396.

McCluggage WG，2011. Morphological subtypes of ovarian carcinoma：a review with emphasis on new developments and pathogenesis. Pathology，43（5）：420-432.

Meloni R，Khalfallah O，Biguet NF，2004. DNA microarrays and pharmacogenomics. Pharmacol Res，49（4）：303-308.

Morales-Sanchez A，Fuentes-Panana EM，2017. Epstein-Barr virus-associated gastric cancer and potential mechanisms of oncogenesis. Curr Cancer Drug Targets，17（6）：534-554.

Mustafa D, Kros JM, Luider T, 2008. Combining laser capture microdissection and proteomics techniques. Methods Mol Biol, 428: 159-178.

Nishikawa J, Iizasa H, Yoshiyama H, et al, 2018. Clinical importance of Epstein-Barr virus-associated gastric cancer. Cancers (Basel), 10 (6): 167.

Ooft ML, van Ipenburg JA, Braunius WW, et al, 2017. Prognostic role of tumor infiltrating lymphocytes in EBV positive and EBV negative nasopharyngeal carcinoma. Oral Oncol, 71: 16-25.

Patel S, 2013. Exploring novel therapeutic targets in GIST: focus on the PI3K/Akt/mTOR pathway. Curr Oncol Rep, 15 (4): 386-395.

Saito R, Abe H, Kunita A, et al, 2017. Overexpression and gene amplification of PD-L1 in cancer cells and PD-L1$^+$ immune cells in Epstein-Barr virus-associated gastric cancer: the prognostic implications. Mod Pathol, 30 (3): 427-439.

Sasaki S, Nishikawa J, Sakai K, et al, 2019. EBV-associated gastric cancer evades T-cell immunity by PD-1/PD-L1 interactions. Gastric Cancer, 22 (3): 486-496.

Siak PY, Khoo ASB, Leong CO, et al, 2021. Current status and future perspectives about molecular biomarkers of nasopharyngeal carcinoma. Cancers (Basel), 13 (14): 3490.

Sinicrope FA, Okamoto K, Kasi PM, et al, 2016. Molecular biomarkers in the personalized treatment of colorectal cancer. Clin Gastroenterol Hepatol, 14 (5): 651-658.

Smith MG, Hold GL, Tahara E, et al, 2006. Cellular and molecular aspects of gastric cancer. World J Gastroenterol, 12 (19): 2979-2990.

Sun KR, Jia KQ, Lv HF, et al, 2020. EBV-positive gastric cancer: current knowledge and future perspectives. Front Oncol, 10: 583463.

Villanueva A, Toffanin S, Llovet JM, 2008. Linking molecular classification of hepatocellular carcinoma and personalized medicine: preliminary steps. Curr Opin Oncol, 20 (4): 444-453.

Vogelstein B, Kinzler KW, 1993. The multistep nature of cancer. Trends Genet, 9 (4): 138-141.

Wang BC, Cao RB, Fu C, et al, 2020. The efficacy and safety of PD-1/PD-L1 inhibitors in patients with recurrent or metastatic nasopharyngeal carcinoma: a systematic review and meta-analysis. Oral Oncol, 104: 104640.

Wang JY, Liu W, Zhang XY, et al, 2019. LMP2A induces DNA methylation and expression repression of AQP3 in EBV-associated gastric carcinoma. Virology, 534: 87-95.

Wheatley-Price P, Shepherd FA, 2008. Epidermal growth factor receptor inhibitors in the treatment of lung cancer: reality and hopes. Curr Opin Oncol, 20 (2): 162-175.

Wilentz RE, Iacobuzio-Donahue CA, Argani P, et al, 2000. Loss of expression of DPC4 in pancreatic intraepithelial neoplasia: evidence that DPC4 inactivation occurs late in neoplastic progression. Cancer Res, 60 (7): 2002-2006.

Xiao H, Sun JY, Huang WQ, et al, 2021. Expression of MAP9 in Epstein-Barr virus-associated gastric carcinoma. Virus Res, 293: 198253.

Xing MZ, Haugen BR, Schlumberger M, 2013. Progress in molecular-based management of differentiated thyroid cancer. Lancet, 381 (9871): 1058-1069.

Xiong W, Zeng ZY, Xia JH, et al, 2004. A susceptibility locus at chromosome 3p21 linked to familial nasopharyngeal carcinoma. Cancer Res, 64 (6): 1972-1974.

Yao JJ, Jin YN, Liu ZG, et al, 2019. Do all patients with advanced N-stage nasopharyngeal carcinoma benefit from the addition of induction chemotherapy to concurrent chemoradiotherapy? Ther Adv Med Oncol, 11: 1758835919833863.

Yeo ELL, Li YQ, Soo KC, et al, 2018. Combinatorial strategies of radiotherapy and immunotherapy in nasopharyngeal carcinoma. Chin Clin Oncol, 7 (2): 15.

第二十五章

肿瘤分子标志物

恶性肿瘤仍然是严重危害人类生命健康的重大疾病。随着人口逐渐老龄化，以及吸烟、感染、环境污染、膳食结构等问题的存在，肿瘤诊断所面临的形势极为严峻。在肿瘤的研究和临床实践中，早期发现、早期诊断、早期治疗是关键。肿瘤分子标志物（tumor molecular marker）在肿瘤普查、诊断、预后和转归判断、评价治疗疗效和高危人群随访观察等方面都具有较大的实用价值。

第一节　肿瘤分子标志物概述

随着肿瘤分子生物学和免疫学技术的不断进展，大量具有肿瘤或肿瘤演进的特征性肿瘤分子标志物被发现，并逐步应用于临床诊断和治疗，某些癌基因、抑癌基因及其表达产物的研究价值日益显现，如乳腺癌易感基因 *BRCA1* 和 *BRCA2* 的发现，实体瘤患者 *ras*、*p53*、*APC*、*K-ras* 等基因的突变，特别是利用液体活检技术对循环血液中的 DNA 和 RNA 进行检测等。

一、肿瘤分子标志物的概念

肿瘤是多基因遗传性疾病，其发生与发展是多因素、多基因协同作用，经过多个阶段才最终形成的、极其复杂的生物学现象。癌基因和抑癌基因的发现标志着肿瘤研究进入了分子肿瘤学时代。结肠癌癌变多阶段模型很好地阐释了肿瘤发生的多阶段性。鼻咽癌的发生发展也是一个多阶段多步骤的过程，根据多年的研究，李桂源教授提出了鼻咽癌癌变不同阶段的分子标志物模式。

肿瘤分子标志物是指肿瘤细胞基因组异常转录与表达所产生的一类肿瘤特征性分子，能被客观测量同时可用于评价肿瘤病理过程或疗效预测，具有重要的肿瘤诊断价值，可用于肿瘤的分子分型、判断预后及作为肿瘤治疗的分子靶标。肿瘤分子标志物所囊括的种类越来越多，除了癌基因、抑癌基因及其产物这一重要类别外，单核苷酸多态性（SNP）、基因组、转录组和蛋白质组等已都被列入肿瘤分子标志物的范畴。

本章将重点讨论与常见肿瘤发生发展有关的基因及其产物变化。

二、肿瘤分子标志物的分类

到目前为止，对于肿瘤分子标志物还没有一个统一的分类方法。本书将对肿瘤分子标志物的分类做如下几个方面的阐述。

（一）与肿瘤发生发展有关的分类

肿瘤发生发展的每个阶段都有多个分子的参与，在肿瘤的发生与发展过程中，肿瘤细胞也会释放出某些与肿瘤相关的分子或代谢产物，这些分子可以用于监测肿瘤的发生发展、肿瘤的严重程度、临床治疗疗效以及评估患者的复发及预后，同时也能为临床靶向治疗提供依据。

（二）按肿瘤分子标志物自身性质的分类

按分子标志物的自身生物学性质，可以将分子标志物分成若干种类，如蛋白质类的分子标志物、核酸类的分子标志物、除核酸及蛋白质类以外的其他分子标志物。根据分子标志物性质的不同，以便选择合适的监测方法。

（三）按肿瘤分子标志物来源的分类

虽然用于临床的分子标志物种类很多，但就核酸而言一般可以将分子标志物分成两大类：一类是外源性的核酸和基因分子，这通常是通过人体感染病原微生物而获得，如EBV感染是鼻咽癌发生的危险因素之一，HBV与肝癌密切相关，HPV感染可引起宫颈癌，幽门螺杆菌（*Hp*）感染可导致胃癌，等等；另一类是人体细胞自身的核酸或某些基因片段，针对某种肿瘤所特有的核酸序列或位点的改变。

第二节　肿瘤发生发展多阶段分子标志物

肿瘤的发生是一个多基因变化、多阶段的过程，在肿瘤发生发展的各阶段，需要两个或两个以上不同的癌相关基因的异常激活或失活，才有可能引起细胞的癌变。这主要是因为细胞的增殖和分化受多种因素的控制，需要多种癌相关基因的协同作用才能脱离这些控制。下面主要介绍几种常见的多阶段发病肿瘤中瘤基因和抑瘤基因的改变及其作为肿瘤早期诊断、肿瘤进展及预后相关的分子标志物。

一、炎-癌链分子标志物

一个多世纪前，科学家们就已经认识到慢性炎症与肿瘤的关系（肿瘤组织中存在白细胞浸润），并认为肿瘤经常发生在慢性炎症部位。近些年的研究也表明慢性炎症和感染是各种癌症的主要高危因素之一，由细菌、病毒、寄生虫感染引起炎症反应所导致的肿瘤约占人类肿瘤总数的1/4。靶组织由于存在持续的或低强度的刺激，将处于长期或不适度反应，炎症无法从抗感染状态和组织损伤模式转变为平衡稳定的状态，导致炎症反应的持续进行或处于潜伏状态，这称为非可控性炎症（non-resolving inflammation，NRI）。在炎症和肿瘤之间存在两条公认的分子通路：内源性通路和外源性通路。内源性通路主要是指基因的改变，包括原癌基因的活化和抑癌基因的失活，

引起基因组不稳定，导致炎症和肿瘤的发生。外源性通路主要是指炎症或感染，促进肿瘤的发展和转移。两条通路之间都包括转录因子和多种促炎细胞因子，它们在非可控性炎症转化为恶性肿瘤的过程中发挥重要作用。炎-癌链常见分子标志物如下。

1. 白细胞介素（interleukin，IL）　白细胞介素是由多种细胞产生并作用于多种细胞的一类细胞因子。最初指由白细胞产生又在白细胞间起调节作用的细胞因子，所以由此得名，现指一类分子结构和生物学功能已基本明确、具有重要调节作用而统一命名的细胞因子。其中，IL-1、IL-6、IL-8、IL-17、IL-18、IL-17E、IL-38等在非可控性炎症转化为癌症的过程中发挥了重要作用。

2. COX-2　环氧合酶（cyclooxygenase，COX）是一种固定在细胞膜上的蛋白，即花生四烯酸生物合成前列腺素（PG）的限速酶。COX有COX-1和COX-2两种同工酶，两者在结构上有60%的同源性，共同负责各种前列腺素的合成，但两者的分布和生理功能有很大区别。COX-1在人体大多数组织中持续表达，维持消化道和一些组织的正常功能，其变动范围不大，不易受外界因素的影响。COX-2高表达是导致癌症发生的独立因素。COX-2有抑制细胞凋亡、增加血管生成、增加细胞浸润能力、促进癌前病变向癌的转变及促进慢性炎症发展为恶性肿瘤等作用，在炎症和各种细胞因子诱导下，COX-2表达增强，PG合成增加，两者又能反过来影响炎症的进展。

3. 肿瘤坏死因子（tumor necrosis factor，TNF）是能直接造成肿瘤细胞死亡的细胞因子，有TNF-α和TNF-β两种，TNF-α主要由单核巨噬细胞产生，TNF-β主要由淋巴细胞产生，又称淋巴毒素。TNF可通过诱导血管内皮细胞表达细胞间黏附分子-1（ICAM-1），分泌IL-1、IL-8等炎症分子和趋化因子及增强中性粒细胞和单核吞噬细胞的吞噬功能来促进炎症反应。TNF-α主要通过诱导肿瘤细胞凋亡、破坏肿瘤组织血管、介导免疫调节及对放化疗的增敏等产生抗肿瘤作用，是迄今为止发现的抗肿瘤活性最强的细胞因子之一。

4. Toll样受体（Toll-like receptor，TLR）　表达于巨噬细胞、树突状细胞和上皮细胞表面，可识别多种类型的病原体相关分子模式（PAMP）或

损伤相关分子模式（DAMP）。TLR介导的信号转导可导致固有免疫细胞活化，产生两方面效应，表达和分泌多种促炎性细胞因子，如肿瘤坏死因子TNF-α、IL-12、IL-6等。这些细胞因子可诱导炎症发生，促进抗原提呈，促进辅助T细胞发生Th1或Th2的转变；可诱导共刺激分子表达，启动特异性免疫应答产生。

5. NF-κB通路　NF-κB在大多数癌症中呈异常活化状态，被认为是炎症发展成癌症的关键促进因素。NF-κB作为炎症反应中的关键转录因子，可调控肿瘤细胞增殖、血管生成、侵袭转移等众多基因的表达和功能，从而促进细胞恶性转化。促炎细胞因子与NF-κB之间存在一个正反馈的环路，NF-κB被促炎因子活化并诱导促炎因子的表达，这些促炎因子包括TNF-α、IL-1、IL-6、IL-8、ROS和COX-2等，NF-κB活化后诱导下游靶基因的活化，如抗凋亡基因、促增殖基因、趋化因子、促血管生成基因等，从而促进肿瘤细胞增殖、抑制凋亡、促进血管生成，进一步推动肿瘤发展和演进。

6. STAT3通路　STAT3是NF-κB通路和STAT3通路汇合的结点，在多种恶性肿瘤中高表达，肿瘤中维持NF-κB的活化需要STAT3。IL-6-JAK-STAT3轴是STAT3活化的主要方式，STAT3活化后，诱导细胞因子、生长因子、血管内皮生长因子等相关炎症基因的转录，这些因子的相关受体又反过来活化STAT3，在肿瘤细胞和免疫细胞之间存在正反馈环，促进炎症反应，进一步促进肿瘤发展。

二、肿瘤早期诊断分子标志物

肿瘤发生早期，最先出现的是分子水平的变化，包括染色体、DNA或RNA水平的改变，并产生蛋白质水平的表达差异，最终导致肿瘤的发生。肿瘤的预后取决于是否能进行早期准确诊断和合理治疗，因此，对肿瘤进行早期分子诊断显得尤为重要。

1. SPLUNC1（short palate lung and nasal epithelium clone 1）　特异表达于呼吸道，是呼吸道重要的天然防御分子，它具有清除外来病原体特别是革兰氏阴性菌的作用，且能与细菌结合，在鼻咽癌发生的极早期阶段起固有免疫保护作用；还参与免疫应答、炎症的调节，而且也参与肿瘤的发生发展，与多种人类呼吸道疾病有关，是鼻咽癌、非小细胞肺癌早期诊断及判断疗效、预后的非常有前景的标志物。

2. APC（adenomatous polyposis cancer）　*APC*基因是由Herrera等于1986年对1例格德纳综合征患者进行细胞遗传学研究时发现的一个抑癌基因。Groden等于1991年从结肠癌中首先克隆出这一基因，并正式命名为*APC*，与结直肠癌等恶性肿瘤发生密切相关。在结肠癌发生过程中，*APC*基因突变的出现早于*K-ras*和*p53*基因突变，被称为结肠癌发生的看家基因（gate keeper）。*APC*基因失活是结肠癌和胃癌发生的早期分子事件。

3. RASSF1A　*RASSF1A*是一个位于3p21.3染色体上的抑癌基因，属于RAS区域相关家族基因，该基因在多种肿瘤的细胞系和原发肿瘤组织中的失活是很普遍的，*RASSF1A*基因启动子甲基化可能是肿瘤发生的早期事件，*RASSF1A*基因表达失活在鼻咽癌中经常发生，*RASSF1A*基因启动子CpG岛特异性甲基化是鼻咽癌发生的重要事件，它的意义大于基因突变和缺失，对鼻咽癌早期诊断、侵袭转移及治疗均有指导意义。

4. EBERs（EB virus encoded RNAs）　是EBER1和EBER2的总称，在所有已知的EB病毒潜伏感染中均有EBERs表达。采用EBER-1原位杂交的方法发现在正常鼻咽上皮组织、不典型增生上皮组织的细胞核中仅偶尔见到EBER-1阳性，而在绝大多数的角化型鳞状细胞癌与非角化癌的癌细胞核中可见EBER-1阳性，表明EB病毒在正常鼻咽上皮存在潜伏感染，是鼻咽癌发生的早期事件。

5. DAPK　凋亡相关蛋白激酶（death-associated protein kinase，DAPK）基因是一种钙离子/钙调蛋白调节的丝氨酸/苏氨酸蛋白激酶，具有调节细胞的生存和凋亡及抑制肿瘤的作用。在非小细胞性肺癌、肝细胞癌、子宫颈癌中可检测到*DAPK*基因启动子呈甲基化，*DAPK*基因启动子区CpG岛甲基化会导致DAPK表达沉默，细胞凋亡受到抑制，有可能发展成肿瘤。*DAPK*基因启动子甲基化为临床早期诊断提供了一个新的生物学标志物。

6. NES1　*NES1*基因属于人激肽释放酶（kallikrein，KLK）家族，其编码的蛋白序列与丝氨酸蛋白酶高度同源，是一种正常上皮细胞特异性-1（normal epithelial cell specific-1，NES1） 基因，是近年来新发现的一种抑癌基因，与多种肿瘤的发生有关。研究表明，NES1基因在乳腺癌中存在表达缺失，可作为乳腺癌、ALL发生的早期事件。

三、肿瘤侵袭转移分子标志物

侵袭转移是恶性肿瘤的重要特征，肿瘤的侵袭、转移包括细胞黏附能力下降、穿破基底膜进入血液循环、逃避免疫监视及在远隔部位生长。为了防止肿瘤转移，降低肿瘤患者死亡率，必须寻找肿瘤转移相关分子标志物，从而发现抗肿瘤转移治疗新方法和新靶点。

黏附分子（adhesion molecule，AM）是介导细胞与细胞间或细胞与基质间相互接触和结合的一类分子，黏附分子大多为糖蛋白，少数为糖脂，分布于细胞表面或细胞外基质（extracellular matrix，ECM）中，以配体-受体结合的形式发挥作用。根据结构与功能，黏附分子分为五大类：钙黏素（cadherin）、整合素、免疫球蛋白超家族、选择素、CD44。与肿瘤转移有关的主要是钙黏素、整合素和CD44分子。

1. 钙黏素 是钙依赖性的细胞间黏附分子，哺乳动物主要有E、N、P和H几种类型的钙黏素，与侵袭转移有关的是上皮钙黏素（E-cadherin）。上皮-间充质转化（epithelial-mesenchymal transition，EMT）是上皮细胞来源的恶性肿瘤细胞获得迁移和侵袭能力的重要生物学过程，其主要特征有细胞黏附分子如E-cadherin表达减少、细胞角蛋白细胞骨架转化为波形蛋白（vimentin）为主的细胞骨架及形态上具有间充质细胞的特征等。在多种肿瘤中发现E-cadherin表达下调且与肿瘤分级及转移呈负相关。

2. 整合素 是一类介导细胞和细胞外基质（extracellular matrix，ECM）之间连接的跨膜受体蛋白家族，由18个α亚单位和8个β亚单位基因编码，α亚单位和β亚单位组成异二聚体蛋白发挥生物学功能。整合素主要介导细胞与细胞外基质的黏附，使细胞得以附着形成整体而得名，而细胞与细胞外基质的黏附以及细胞与细胞间的附着与肿瘤的侵袭、转移密切相关。

3. CD44 是分布极为广泛的细胞表面跨膜糖蛋白，在淋巴细胞、成纤维细胞和上皮细胞表面均能检测到它的表达。CD44蛋白属于表面黏附分子，主要参与细胞与细胞、细胞与基质间的特异性粘连过程。正常CD44分子在淋巴细胞归巢、移行及与血管内皮细胞结合过程中起重要作用；而转移性肿瘤细胞表达CD44v，从而出现迁移和增殖。CD44的表达与多种癌细胞的生长、浸润、转移和预后有关。

（一）蛋白水解酶及其抑制剂

肿瘤细胞要从原发灶脱离形成新的转移灶，必须要降解细胞外基质和穿透基底膜，肿瘤细胞可产生大量蛋白水解酶，降解基质和基底膜，导致局部组织的溶解，形成肿瘤细胞转移的通道。蛋白水解酶包括基质金属蛋白酶、纤溶酶原激活物和组织蛋白酶等。

1. 基质金属蛋白酶（matrix metalloproteinase，MMP）**及其抑制剂** 基质金属蛋白酶家族是一类活性依赖于锌离子（Zn^{2+}）和钙离子（Ca^{2+}）的蛋白水解酶，因需要Ca^{2+}、Zn^{2+}等金属离子作为辅助因子而得名。MMP破坏局部组织结构、促进肿瘤生长，破坏基膜屏障、利于肿瘤转移，通过对ECM的改建促进肿瘤新生血管形成，MMP的活性可被组织金属蛋白酶抑制剂（tissue inhibitor of metalloproteinase，TIMP）抑制。TIMP在体内分布广泛，目前已经发现4种TIMP（TIMP1～4），TIMP可与活化的MMP发生1:1的比例结合，抑制MMP的活性。MMP与TIMP之间以及其他众多调控因素构成的精确的调控机制保证了机体内生理状态下的细胞迁移和细胞外基质重构，如果这些调控因素失调会导致肿瘤细胞发生侵袭和转移。

2. 尿激酶型纤溶酶原激活物（uPA）及其抑制物 uPA是一种丝氨酸蛋白水解酶。uPA的合成与分泌受诸多因素影响，如原癌基因 *V-Src*、*Ras*、细胞因子TNF、INF、IL-1、TGF-β、IGF1、FGF，基质金属蛋白酶等。uPA在癌细胞的浸润、转移中起作用，激活的uPA可刺激癌细胞产生纤溶酶原，进而被激活成纤溶酶，对细胞外基质的多种成分进行降解，抑制uPA可抑制肿瘤浸润转移的发生。

3. **组织蛋白酶** 是在各种动物组织的细胞内（特别是溶酶体部分）发现的一类蛋白酶，是半胱氨酸蛋白酶家族的主要成员，与人类肿瘤、骨质疏松、关节炎等多种重大疾病密切相关。组织蛋白酶B和组织蛋白酶D与肿瘤转移密切相关。

（二）肿瘤微血管生成相关分子

血管生成在肿瘤的发展、转移过程中起到重要作用，抑制肿瘤血管新生作为肿瘤治疗的一个途径日益受到重视。肿瘤血管生成是一个极其复杂的过程，一般包括血管内皮基质降解、内皮细胞移行、内皮细胞增殖、内皮细胞管道化分支形成血管环和形成新的基底膜等步骤。

1. 促进微血管生成因子

（1）成纤维细胞生长因子（FGF）：肿瘤组织的外围即侵袭的边缘细胞中FGF过度表达，而临床早期的肿瘤组织FGF水平较低，说明了肿瘤细胞基因的异质性，即同一肿瘤组织具有侵袭转移相关表达的差异，高表达FGF基因的细胞将发生侵袭和转移。

（2）血管内皮细胞生长因子（VEGF）：VEGF是目前已知最直接的血管生成活性蛋白，其主要的生物学功能如下。选择性增强血管内皮细胞有丝分裂，刺激内皮细胞增殖并促进血管生成；升高血管渗透性，使血浆外渗，为肿瘤细胞的生长和新生毛细血管网的建立提供营养，这样肿瘤细胞可以获得充分的营养而迅速增殖；调控肿瘤的血管形成、新生血管的结构和功能，也有利于肿瘤细胞逃逸和转移。

（3）微血管密度（microvessel density，MVD）：是指瘤体内的单位体积微血管的数量。肿瘤微血管密度与肿瘤的组织学分级、临床分期、淋巴结转移、肿瘤复发以及预后存在密切关系，MVD增高容易发生转移。在多种肿瘤中，MVD被认为是肿瘤转移潜能的一个较可靠的预测指标，建议病理检查时，可增加MVD的计数，将为临床评估预后和治疗提供重要的依据。

2. 抑制微血管生成因子

（1）凝血酶敏感蛋白1（thrombin-sensitive protein-1，Thrombospodin-1，TSP-1）：TSP-1是从凝血酶刺激后的血小板细胞膜中分离的。TSP-1有抗血管新生、诱导血管内皮细胞凋亡等功能，TSP-1可通过作用于血管内皮细胞CD36受体使血管密度降低，从而导致肿瘤细胞坏死。TSP-1还可通过TGF-β依赖机制调节肿瘤细胞生长及诱导细胞凋亡，通过TGF-β非依赖机制抑制血管新生。

（2）血管生成抑素：可以明显抑制肿瘤的微血管生成和肿瘤的侵袭及转移。它与纤溶酶原N端98～440位氨基酸残基的片段有98%的同源性。血管生成抑素的发现揭示了"纤溶酶原/纤溶酶/纤溶酶激活剂/纤溶酶原激活抑制剂"系统在肿瘤血管生成和肿瘤侵袭、转移过程中的重要作用。

（三）自分泌运动因子及其受体

1. 自分泌运动因子（autocrine motility factor，AMF） 是一类分子量为55～66kDa的热溶蛋白，由某些肿瘤细胞分泌并与同一细胞上的AMF受体（gp78）结合，通过自分泌的方式刺激细胞的运动。

2. gp78 是一个分子量为78kDa的糖蛋白，与肿瘤的转移能力有关，有淋巴结转移的食管癌、结肠癌等疾病患者中gp78表达明显增高，gp78阳性患者的五年生存率明显低于阴性患者。

四、肿瘤预后分子标志物

预后评价最重要的指标包括总生存期、无进展生存期及生存质量等。虽然临床TNM分期在肿瘤预后评估及治疗决策中发挥了重要作用，但寻找与肿瘤预后密切相关的分子标志物，将为阐明肿瘤发生发展的分子机制及为治疗方案的设计和预后的准确评估提供重要依据。

1. Survivin *Survivin*基因是IAP基因家族的一个新成员。Survivin蛋白属于抗凋亡蛋白，Survivin只在快速分裂的细胞——胎儿细胞和癌变细胞中具有活性，在人类各种癌细胞中含量很丰富，在肺癌、结肠癌、胰腺癌、前列腺癌和乳腺癌等肿瘤组织中高表达，其表达程度与病期进展相关，可作为预后不良的标志物之一。

2. cyclin D1 cyclin D1是细胞周期调节因子之一，在鼻咽癌、喉癌、乳腺癌、食管癌、肺癌等很多恶性肿瘤中存在过表达。在头颈部鳞状细胞癌手术切除标本中cyclin D1蛋白过度表达是独立的预后因素。在鼻咽癌患者中，cyclin D1表达水平可作为鼻咽癌患者的预后分子靶标。

3. p53　*p53*是一种抑癌基因。正常情况下，p53蛋白在所有类型的细胞内都存在，位于细胞核内，具有转录因子的功能。引起细胞恶性转化或肿瘤形成的p53蛋白是*p53*基因突变的产物，是一种肿瘤促进因子，它可以消除正常*p53*的功能。p53蛋白阳性和ER阴性的乳腺癌患者预后不良。

4. TSLC1　肺癌肿瘤抑制物1（tumor suppressor in lung cancer 1，TSLC1）属于免疫球蛋白超家族，又名免疫球蛋白超家族成员4（immunoglobulin superfamily 4，IGSF4）。在肺癌的研究中发现其与癌变进展阶段、淋巴结浸润与转移、血管浸润之间存在反向关联，可以作为预测患者预后的生物标志物。

5. BAG-1　*BAG-1*基因与肿瘤的发生发展关系密切，在肿瘤组织中高表达而在正常组织中不表达或低表达，在口腔舌鳞状细胞癌中，与肿瘤的病理分级、临床分期密切相关，*BAG-1*基因高表达者预后差。*BAG-1*基因在结肠癌中的表达与病理分级、远处转移及预后密切相关。

6. Bmi-1　原瘤基因*Bmi-1*属于polycomb家族，直接参与细胞生长、增殖的调节，并为成体干细胞和白血病干细胞自我更新所必需。研究证实人类多种肿瘤，如淋巴瘤、白血病、骨髓增生异常综合征、乳腺癌、肺癌、鼻咽癌等的发生发展均与*Bmi-1*基因表达异常有关。Bmi-1与肝癌的不良预后有明显的相关性。

7. PCNA　增殖细胞核抗原（proliferation cell nuclear antigen，PCNA）是在细胞核内合成的一种细胞周期调节蛋白多肽，常作为测定细胞增殖水平的指标。高PCNA表达的患者其无病生存率及总生存率明显下降，与生存期呈负相关。

五、MDR基因类肿瘤分子标志物

多药耐药（MOR）是恶性肿瘤细胞拮抗化疗药物攻击最重要的细胞防御机制，经治疗后残存的肿瘤干细胞耐药性形成，导致对某些药物治疗的敏感性降低，并引起肿瘤复发甚至转移。MDR是肿瘤细胞产生的一种特殊的耐药现象，其特点是细胞一旦对某种药物产生耐药，同时对其他结构和作用机制不同的药物也产生交叉耐药现象。MDR表型与P糖蛋白高表达有关。多药耐药性基因类肿瘤分子标志物包括多药耐药基因MDR的2个成员（*MDR1*、*MDR2*）、MDR1的蛋白产物P糖蛋白、DNA拓扑异构酶Ⅱ（Topo Ⅱ）、谷胱甘肽硫转移酶（GSY）及多药耐药相关蛋白（MRP）。

1. P糖蛋白（P-glycoprotein，P-gp）　是一种能量依赖性药物外排的跨膜糖蛋白，是*MDR1*基因的产物。MDR-1编码的P-gp和MDR有关，作为"药泵"功能引起癌细胞产生耐药，它具有膜转运蛋白的许多结构特征，一旦与抗癌药物结合，在ATP供能下，将药物由胞内泵出胞外，因而胞内药物浓度不断下降，以致无法发挥细胞毒作用而导致MDR。

2. 多药耐药相关蛋白（multidrug related protein，MRP）　是一种分子量为190kDa的能量依赖型"药泵"的跨膜糖蛋白。MRP引起MDR的机制主要集中于MRP与GS-X泵（GS-X pumps）的活性方面。MRP的这种ATP依赖泵能将带负电荷的药物泵出细胞，故可观察到许多MRP高表达的细胞系中抗癌药物浓度降低；此外，MRP1可引起胞内药物分布改变，使重要的攻击靶点（如胞核）的药物减少，从而引起MDR。

3. 肺耐药蛋白（lung resistance protein，LRP）是一种分子量为110kDa的穿窿蛋白，因最初在P-gp缺失的非小细胞肺癌筛选出，故称为肺耐药蛋白。现发现它广泛分布于正常组织细胞。LRP可能介导顺铂、卡铂、烷化剂等一些P-gp和MRP不能介导的药物从胞核到胞质重新分布而产生耐药。LRP引起耐药的机制：一是把以胞核为靶点的药物排出胞核；二是使细胞质中的药物进入囊泡，通过胞吐作用排出细胞外。

4. 谷胱甘肽（glutathione，GSH）**和谷胱甘肽-S-转移酶**（glutathione-*S*-transferase，GST）　MDR机制与GSH和GST有密切关系，GSH参与的耐药机制可能为：①非特异性结合活性物质，改变物质的转运；②自发的或酶催化的GSH-活性物质共轭结合；③保护DNA，避免形成有细胞毒性的偶联；④参与DNA修复；⑤通过调节ATP和MRP结合的过渡状态调节药物的转运。临床上不少化疗药物通过GSH启动肿瘤细胞内解毒机制而失活，尤其是苯丙酸氮芥、环磷酰胺或顺铂等。

GST是一组多功能的代谢酶，与细胞内解毒密切相关，临床应用的许多抗癌药物如CDDP、ADR、BCNU、MMC等都是GST催化的底物。

5. DNA拓扑异构酶Ⅱ（DNA topoisomerase Ⅱ，Topo Ⅱ）　Topo Ⅱ既是某些细胞毒药物作用的靶点，又是MDR的重要靶酶，介导多种化疗药物的MDR。由Topo Ⅱ介导的耐药细胞并无MDR基因的扩增和过表达。Topo Ⅱ在肿瘤细胞中的含量及活性远远高于正常体细胞，因此抑制Topo Ⅱ的活性能阻止肿瘤细胞快速增殖进而杀死肿瘤细胞。细胞内Topo Ⅱ表达水平越高对抗癌药物敏感性越高，因此可作为肿瘤耐药的标志物。

第三节　肿瘤潜在的新型分子标志物

随着分子生物学技术的发展，科学家通过对各种肿瘤与正常对照的研究发现了许多与肿瘤发生发展密切相关的生物大分子，我们统称这些新发现的分子为肿瘤潜在的新型分子标志物。这些新型分子标志物的发现对于肿瘤的诊断与治疗具有重要意义。它们可以是独立的各类型分子，如抗原或抗体的表位、核酸分子中某些特异性的分子片段，可以是DNA及DNA甲基化，或是RNA（mRNA及miRNA）；也可以是循环血液中的大颗粒物质如循环肿瘤细胞（circulating tumor cell，CTC）或纳米级的核内体（endosome），以及病毒的颗粒等。

一、循环血液中的CTC

1869年，澳大利亚籍医生Ashworth首次提出CTC的概念。1976年Nowell定义CTC为来源于原发肿瘤或转移肿瘤，获得脱离基底膜的能力并入侵通过组织基质进入血管的肿瘤细胞。目前CTC是指存在于外周血中的各类肿瘤细胞的统称。CTC以不同形态存在于外周血中，CTC进入血液循环后可以单独形式存在，也可通过迁移、黏附、相互聚集形成微小栓，称为循环肿瘤微栓子（circulating tumor microemboli，CTM），在一定条件下侵入间质组织发展成为转移灶。肿瘤细胞在进入外周血循环的过程中会发生EMT，故CTC存在不同类型，包括上皮细胞表型、间质细胞表型和上皮细胞与间质细胞混合表型。CTM和间质细胞表型CTC具有更强的转移潜能。EMT是帮助CTC进入外周血循环过程中的关键步骤。侵入到血液中的CTC并不是安全的，CTC在转移的过程中，离开支持的微环境，会受到包括免疫攻击、剪切力和细胞凋亡等生存挑战，大多数肿瘤细胞不能在血液中存活，最终凋亡，成功透过血管壁侵入间质组织的概率极低，只有少于0.1%的CTC生存下来。CTM可提高肿瘤细胞转移过程中的生存力从而增加肿瘤发生转移的概率。同时，CTM与间质细胞协同作用，为活力高、移动能力强的CTC提供结合位置，也更有利于转移的肿瘤细胞生长繁殖。因此，检测肿瘤患者血液中的CTC对于患者的早期诊断、预后判断、复发风险评估、疗效评价和个体化治疗都有着重要的指导作用。

二、循环血液中的ctDNA

循环肿瘤DNA（circulating tumor DNA，ctDNA），是指由肿瘤细胞释放到血液循环系统中的DNA。当肿瘤细胞死亡、裂解之后，它们会释放出细胞内的物质，其中就包括DNA，即在人体血液循环系统中不断流动的肿瘤基因组片段DNA。ctDNA可随着细胞凋亡、坏死直接释放或随着坏死细胞的被吞噬，从巨噬细胞中释放出来。在肿瘤患者中，ctDNA来源于正常细胞和肿瘤细胞，但对于极晚期癌症患者，ctDNA主要来源于肿瘤细胞。

临床试验研究表明：①ctDNA浓度大小与肿瘤的负荷大小成正比，但并不能确定肿瘤的分期、定位和大小；②ctDNA检测尤其是ctDNA突变检测可监测肿瘤进展及预后，ctDNA水平可作为评估某些肿瘤预后的独立指标；③能够检测到肿瘤患者组织和血浆中存在的特有的突变，准确地对肿瘤进行分型，指导临床医生靶向治疗；④ctDNA检测可反映肿瘤是否复发转移及是否伴随微小残留灶的存在；⑤ctDNA可反映治疗效果及耐药情况，以便临床医生及时调整治疗方案，实现个体化用药和治疗。

三、循环血液中的DNA甲基化

抑癌基因的高甲基化和特异癌基因的低甲基化是DNA甲基化异常的主要形式，其发生主要位点在CpG岛。肿瘤细胞DNA总体甲基化水平低于正常细胞，但某些特定基因如肿瘤抑制基因CpG岛却处于高甲基化状态。在肿瘤细胞中，抑癌基因启动子高甲基化使抑癌基因表达受阻，不能发挥抑癌效应，导致肿瘤发生。65%的头颈癌中有两个以上的抑癌基因发生甲基化，且发生多个基因甲基化较未发生或发生两个以下基因甲基化的患者预后差。这说明DNA高甲基化与肿瘤组织的发生发展及预后有着密切联系。特异基因低甲基化会引起癌基因激活，促进肿瘤生长及转移。

四、循环microRNA

microRNA在多种生理和病理过程中发挥重要作用，如参与调控细胞凋亡、细胞增殖和细胞分化等生命活动，与肿瘤的发生、转移、耐药等病理进程密切相关。促进肿瘤发生的microRNA大部分位于肿瘤基因的扩增区域，而抑制肿瘤的microRNA则多位于基因缺失区域。循环microRNA在正常人和肿瘤患者的表达存在明显差异。循环microRNA和传统蛋白质生物标志物相比具有以下优点：低复杂性，无后加工修饰，可合成高亲和"捕获"试剂，组织限制性表达谱和能进行信号扩增等。在多种癌症中已经报道了循环microRNA表达谱的改变，且其表达模式似乎是组织特异性的，由于它们的大小、丰度、组织特异性和循环中的相对稳定性，血浆循环microRNA显示出成为肿瘤非侵入性的、新型生物标志物的巨大的潜力。

五、lncRNA

lncRNA在调节细胞生长和新陈代谢中起着重要的作用。人体基因组内大部分非编码RNA是lncRNA。lncRNA的异常表达与肿瘤细胞增殖、凋亡、侵袭、迁移及药物敏感性密切相关。lncRNA是一类新的潜在生物标志物和癌症治疗的靶点，在许多恶性肿瘤如肺癌、乳腺癌、肝癌、前列腺癌中，均存在大量的lncRNA表达和功能异常。*H19*印迹基因是第一个被发现的lncRNA，它是由*c-myc*和*p53*基因缺乏直接诱导形成，是一个功能强大的致癌基因，也是一种在母系等位基因中稳定表达的致癌基因。多种实体瘤中可以发现*H19*的异常表达，它与女性雌激素受体（ER）/孕激素受体（PR）相关联，受HIF-1、p53、E2F1等多种因子的调控，从而影响乳腺癌细胞增殖、侵袭、转移。在多种肿瘤细胞中，某些特定lncRNA的表达水平会发生改变，而这种变化有可能作为癌症诊断以及预后判断的标志物。

六、circRNA

1976年，Sanger研究团队发现了一种单链环状闭合的RNA病毒，它们不具有5′或3′端，而是共价连接形成封闭的环状结构，将其称为环状RNA（circular RNA，circRNA），这是第一次提出环状RNA的概念。circRNA可以在转录和转录后水平调节基因的表达甚至直接编码蛋白质从而影响肿瘤的发展进程。同其他长链非编码RNA等转录物一样，circRNA可竞争性结合microRNA，下调EGFR、胰岛素受体底物1（insulin receptor substrate-1，IRS-1）、IRS-2、p21蛋白活化激酶-1（p21-activated kinase-1，Pak1）、p53及癌基因*RAF1*等重要致癌因子的表达，因而在前列腺癌、结直肠癌、黑色素瘤、恶性胶质瘤、肝癌和乳腺癌等多种肿瘤发生发展中发挥着重要作用。circRNA在不同的癌症中发挥着不同的作用，一些circRNA可能具有致癌作用，而另一些则发挥着抑癌作用。此外，同一种circRNA也可能具有多效性。circRNA在唾液、血液和外泌体中稳定表达，并且具有组织发育阶段的特异性，有成为癌症治疗的新型生物标志物和治疗靶标的潜力。

七、外　泌　体

外泌体（exosome）是细胞对外分泌的小囊泡，直径为50～200nm的纳米级双层脂质包裹体结构，可携带母体细胞特征性生物信息分子，如蛋白质、脂质、DNA、mRNA及ncRNA等，具有生物活性，能够被受体细胞吸收，实现细胞间的物质运输和信息传递。早期人们认为外泌体的作用只是将代谢垃圾从细胞内运出细胞外，直到1996年，Raposo等发现外泌体具有提呈抗原刺激T细胞增殖的作用。由此，人们逐渐发现外泌体具有一定的生理功能，外泌体参与了免疫调控，B淋巴细胞释放携带抗原提呈蛋白的外泌体可诱导T淋巴细胞免疫应答，导致一些疾病的发生与发展。外泌体在癌症中也扮演着重要的角色，癌细胞往往对外释放高于正常细胞的外泌体，卵巢癌患者血液中EpCAM阳性外泌体的含量要显著高于正常人和卵巢良性疾病患者。

相比于CTC和ctDNA/RNA，外泌体作为诊断手段则具有更加灵敏的优点，它几乎存在于人体所有的体液里，是目前被看好的作为液体活检的检测靶点之一，它主要具有以下3个优点：①在体液中含量多于CTC，每毫升血液超过10个，比CTC更加灵敏；②具有脂质双分子层结构，能够保护内部的核酸分子免于被降解；③由于体积较小，通透能力较强，较容易进入体液从而被检测到。充分认识并利用外泌体的特点优势，筛选并发现新型标志物，有望克服肿瘤异质性等难题，在肿瘤早期诊断、治疗监测与预后评价等方面将具有重要的临床意义。此外，外泌体有望作为一种药物载体，在肿瘤治疗方面可能具有巨大的开发潜能。

八、核 内 体

核内体（endosome）又称内体，指的是一种真核细胞中的膜结合细胞器，属于一种囊泡结构。作为细胞内吞作用中运载途径的一个区室，核内体从细胞质膜被传递到溶酶体被其降解，或者再循环回到细胞质膜。细胞内体是囊泡运输的枢纽环节，参与细胞代谢、神经递质的释放、激素分泌、天然免疫及精卵结合等多项重要生命活动，被称作分选中心或分选机器。核内体分选后运输障碍会导致多种细胞器发生缺陷，与糖尿病、感染与免疫缺陷、神经退行性疾病、精神分裂症、不孕不育、癌症等多种疾病的发生发展有关。内吞-溶酶体运输复合体在细胞内共同组成一套精确调控分选运输过程的指令，核内体系统缺陷引起肿瘤相关蛋白的异常表达或定位。核内体系统对

肿瘤的发生到底是正调控还是负调控，内体系统对不同肿瘤的调控方式是否相同，这些问题尚待进一步研究。

第四节 肿瘤精准治疗分子标志物

精准医疗（precision medicine）是以个体化医疗为基础、随着基因组测序技术快速进步以及生物信息与大数据科学的交叉应用而发展起来的新型医学概念和医疗模式。其本质是通过基因组、蛋白质组等组学技术和医学前沿技术，对大样本人群与特定疾病类型进行生物标志物的分析与鉴定、验证与应用，从而精确寻找到疾病的原因和治疗的靶点，并对一种疾病不同状态和过程进行精确分类，最终实现对于疾病和特定患者进行个性化精准治疗的目的，提高疾病诊治与预防效果。

基于癌症在发生发展过程中分子水平异常变化开发的分子靶向治疗是20世纪癌症治疗领域的重大进展，1997年批准的抗CD20单克隆抗体是第一种用于临床分子靶向治疗的药物。近20年来，新的分子治疗靶点药物层出不穷，肿瘤分子靶向治疗已逐渐成为越来越重要的抗癌治疗手段。

一、乳腺癌精准治疗分子标志物

乳腺癌是一种高度异质性的肿瘤，不同分子亚型的乳腺癌在流行病学风险、临床转归及全身与局部治疗等敏感性各异，仅靠病理组织学分类已远远不能认识该病的本质，也不能适应多种治疗手段的发展。随着分子生物学技术的快速发展，根据ER、PR、HER2及Ki-67等乳腺癌标志物将乳腺癌分为以下几个亚型。①Luminal A型：ER阳性，PR≥20%，HER2阴性，Ki-67＜14%；该型发病率占乳腺癌的40%～60%，是乳腺癌最常见的类型，预后较其他亚型好。②Luminal B型：分为两种，一种是ER阳性，PR＜20%，HER2阴性，Ki-67≥14%；另一种是ER和（或）PR阳性，HER2阳性，Ki-67的值不限；该型发病率占乳腺癌的8%，预后虽然不是最差，但其早期复发风险却远远大于其他三种亚型。③HER2过表达型：ER、PR阴性，HER2阳性，Ki-67无明确要求，

但多为高表达。该型乳腺癌预后差，容易出现腋窝淋巴结转移。④基底型：即 ER、PR、HER2 均为阴性的三阴性乳腺癌（triple negative breast cancer），具有基底样乳腺癌（basal-like breast cancer）和人类乳腺癌易感基因-1（BRCA1）相关性乳腺癌的大部分特征，多发生于绝经前年轻女性；该型发病率占乳腺癌的 10%～20.8%，容易发生侵袭转移，预后较其他类型乳腺癌差。

1. HER2 基因 最初被称为 neu 基因，位于 17q21 上，编码 p185 蛋白，HER2 基因及肿瘤抗原 p185 同源，在血清学上与表皮生长因子 EGF 相关。HER2 正常情况下处于非激活状态（原癌基因），必须形成二聚体才能产生活化信号。HER2 激活后引起核内早期反应基因如 c-fos、c-Jun 等转录增加，促进细胞增殖、分化、迁移，形成肿瘤。HER2 在很多类型上皮中低水平表达，包括正常乳腺导管上皮，在大约 20% 的乳腺癌中过度表达。NCCN 指南已经明确 HER2 是判断乳腺癌预后的有力指标。抗 HER2 的分子靶向治疗药物曲妥珠单抗阻断 HER2 途径后，HER2 阳性的肿瘤细胞凋亡加快、肿瘤体积减小，提供了 HER2 是乳腺癌驱动基因的直接证据。

2. ER 和 PR 雌激素受体（estrogen receptor，ER）是一种细胞内能与甾体激素雌二醇相结合的蛋白，分子质量为 65kDa。ER 在大多数乳腺癌中高表达，与乳腺癌的组织学分化、癌细胞的增殖活性、临床分期等密切相关。临床 Ⅰ、Ⅱ 期患者 ER 阳性表达率明显高于临床 Ⅲ、Ⅳ 期患者，ER 在晚期乳腺癌中表达降低主要是因为细胞去分化增生造成正常结构的丧失，还可能与非雌激素依赖性乳腺癌的发生有关。黄体酮受体（progesterone receptor，PR）是雌激素作用的产物，PR 的表达基于雌激素受体的表达，并能促进和协同雌激素对 ER 的作用，研究证实 ER、PR 均阳性的乳腺癌患者预后更好。正常情况下，乳腺组织存在雌激素和孕激素两类受体，当乳腺上皮癌变时，雌激素、孕激素受体会部分或全部丢失，如果乳腺癌组织中能检出这两类受体，表明该种类型乳腺癌受内分泌调节，可用内分泌治疗，疗效和预后较好。

3. BRCA1/BRCA2 基因 1990 年，研究者发现了一种直接与遗传性乳腺癌有关的基因，命名为乳腺癌 1 号基因，称为 BRCA1。1994 年，又发现另外一种与乳腺癌有关的基因，称为 BRCA2。很多情况下人们把两种基因统称 BRCA1/2 一起讨论。有 BRCA1 基因突变者，患乳腺癌和卵巢癌的风险分别是 50%～85% 和 15%～45%，有 BRCA2 基因突变者，患乳腺癌和卵巢癌的风险分别是 50%～85% 和 10%～20%。PARP 抑制剂奥拉帕尼（olaparib）在 HER2 阴性、BRCA 生殖系突变阳性的转移性乳腺癌患者中的疗效显示，与标准化疗相比，奥拉帕尼不仅能延长患者的无进展生存期（progression-free-survival，PFS），提高患者的客观缓解率，且其药物相关的不良反应发生率更低、安全性更高。奥拉帕尼于 2018 年 1 月获 FDA 批准成为第一个被批准治疗乳腺癌的 PARP 抑制剂。

4. mTOR 信号通路 PI3K、AKT 及 mTOR 组成的 PI3K/AKT/mTOR 信号通路是细胞内最为重要的转导通路之一。PI3K/AKT/mTOR 信号通路在乳腺癌中的活化率高达 70%，其主要基因变异包括 PTEN 活性缺失、PIK3A 激活点突变以及 AKT 的突变。PI3K/AKT/mTOR 信号通路的异常活化可引起乳腺癌对化疗、内分泌治疗和靶向治疗的耐药，因此抑制该通路的异常活化是一种很有前景的治疗手段，其中 PI3K、AKT 及 mTOR 是最有潜力的治疗靶点，抑制剂包括 PI3K 抑制剂、AKT 抑制剂、mTOR 抑制剂及 PI3K/mTOR 双重抑制剂。

二、肺癌精准治疗分子标志物

肺癌是位居我国发病率和死亡率首位的恶性肿瘤，其中约 85% 的肺癌为非小细胞肺癌（NSCLC），随着 EGFR 等分子标志物研究的明确，肺癌的治疗将根据其肿瘤驱动基因的异常进行靶向治疗。

1. EGFR 为表皮生长因子（EGF）受体，介导细胞增殖和信号转导。EGFR 属于 ErbB 受体家族的一种，该家族包括 EGFR（ErbB-1）、HER2/c-neu（ErbB-2）、HER3（ErbB-3）和 HER4（ErbB-4）。EGFR 基因最常见的激活突变是 19 号外显子的框内缺失突变和 858 密码子的一个错义突变（L858R）。带有 EGFR 突变的肺癌对 EGFR 酪氨酸激酶抑制剂（TKI）高度敏感。针对 EGFR 的靶向药物有吉非替尼（gefitinib）、厄洛替尼（erlotinib）、盐酸埃克替尼、奥希替尼AZD9291（osimertinib）、阿法替尼（afatinib）。

2. ALK 是受体酪氨酸激酶（RTK）家族的胰岛素受体亚家族成员。*EML4*和*ALK*两个基因分别位于人类2号染色体的p21和p23带。这两个基因片段的倒位融合能够使得组织表达新的融合蛋白EML4-ALK。*EML4-ALK*融合基因作为NSCLC形成及进展的关键驱动基因，是NSCLC治疗的新靶点。ALK异位的肺癌患者对ALK抑制剂克唑替尼（crizotinib）高度敏感。

3. BRAF MAPK信号转导通路是细胞内最重要的信号通路之一，是一组能被不同的细胞外刺激激活的丝氨酸-苏氨酸蛋白激酶。MAPK/ERK途径主要由RAS/RAF/MEK/ERK等蛋白激酶组成，通过依次催化下级蛋白激酶发生磷酸化而激活整个信号通路。BRAF（全名为V-Raf murine sarcoma viral oncogene homolog B1）是Raf激酶家族的一员，是MAPK信号通路中的最强激活剂。BRAF在人体肿瘤中大约有8%的突变率，目前发现的*BRAF*突变超过40种，其中80%以上的突变形式为V600E突变。目前，BRAF抑制剂可以分为两类：一类是多靶点激酶抑制剂，对包括BRAF在内的多种激酶均有抑制作用，如索拉非尼（sorafenib）、瑞戈非尼（regorafenib）、培唑帕尼（pazopanib）、ASN-003和CEP-32496等。这类抑制剂具有广谱的抗肿瘤及抗血管生成作用，适应证较广。另一类*BRAF*^V600E抑制剂，对*BRAF*尤其是*BRAF*^V600E有很高的抑制活性，这类抑制剂主要用于治疗黑色素瘤，如维罗非尼（vemurafenib）、达拉非尼（dabrafenib）、PLX-8394和康奈非尼（encorafenib）等。

4. K-Ras *K-Ras*是非小细胞肺癌最常见的驱动基因。在肺癌"驱动基因"分布中*K-Ras*突变排第一。*K-Ras* G12C是非小细胞肺癌（NSCLC）中最常见的驱动突变之一，突变后的K-Ras通过细胞表面受体影响细胞信号转导，从而持续激活下游RAS-RAF-MEK-MAPK信号通路。突变的K-Ras蛋白难以采用传统抑制活性位点的方式设计特异性抑制剂，因此被称为"不可靶向的药物靶点"。2021年5月28日，*K-Ras*基因突变无靶向药物可用的历史被改写，美国FDA加速批准*K-Ras* G12C抑制剂Lumakras（sotorasib）上市，Lumakras是一种Ras GTP酶家族抑制剂，适用于治疗既往接受过至少1种全身治疗的*K-Ras* G12C突变型局部晚期或转移性NSCLC成人患者。这是全球首个获得批准的靶向*K-Ras*突变的抗肿瘤药物。Lumakras的获批使NSCLC靶向精准治疗又向前迈进一大步。

三、结直肠癌精准治疗分子标志物

结直肠癌是常见的消化道恶性肿瘤，占胃肠道肿瘤的第二位。目前已发现多种基因的突变与结直肠癌的发生有关，但是它们参与肿瘤发生发展哪些关键的环节仍是未知数。分子分型指导下的肿瘤药物个体化治疗是目前的热点与研究方向，近年来ctDNA检测在结直肠癌治疗中显示出良好的应用前景，同时对于*RAS/BRAF*突变与MSI的深入分析，使我们对结直肠癌的分子分型愈加清晰，有助于采取更加精准的治疗措施。

结肠癌的靶向治疗目前仍然主要集中在肿瘤细胞表面EGFR受体和肿瘤组织的血管生成方面。派姆单抗（pembrolizumab）和纳武单抗（nivolumab）适用于高微卫星不稳定性（MSI-H）癌症或错配修复缺陷（dMMR）的不可手术切除的或转移性癌症患者。瑞戈非尼（regorafenib）适用于治疗既往接受过氟嘧啶、奥沙利铂和伊立替康化疗、抗VEGF治疗或*Ras*为野生型时抗EGFR治疗的转移性结肠癌。帕尼单抗（panitumumab）适用于*Ras*野生型（包括*KRAS*及*NRAS*）的转移性结直肠癌。

四、白血病精准治疗分子标志物

费城染色体的发现及其与慢性粒细胞白血病发病机制的研究，是恶性血液病研究领域最具里程碑意义的事件，目前，血液系统疾病发病机制的阐述均已达到分子水平，大量基因、分子水平的疾病信息已被广泛应用于早期诊断、危险分层、靶向治疗、病情监测、预后判断等多个环节中，下文以急性淋巴细胞白血病、慢性淋巴细胞白血病、慢性粒细胞白血病为例进行介绍。

1. 急性淋巴细胞白血病（acute lymphoblastic leukemia，ALL） ALL靶向治疗的进展主要体现

在单克隆抗体药物以及酪氨酸激酶抑制剂的应用两个方面。CD20抗原主要表达于B淋巴细胞成熟阶段，在造血干细胞表面不表达，是肿瘤靶向治疗的理想抗原，利妥昔单抗是针对CD20的人鼠嵌合抗体，主要以补体依赖的细胞毒作用（ADCC）、抗体依赖的细胞毒作用（CDC）以及直接诱导凋亡3种作用发挥抗肿瘤效应。CD22在B-ALL中普遍高表达，与CD20结合抗体后仍停留在细胞膜不同，CD22与抗体结合后迅速内源化，使其成为抗体连接细胞毒药物靶向细胞内治疗的理想抗原。依帕珠单抗（epratuzumab）是CD22人源化单克隆抗体，与CD22结合后迅速内源化，调节B细胞激活和信号转导。奥英妥珠单抗（inotuzumab ozogamicin）是将CD22单抗与细胞毒药物卡奇霉素结合组装成的抗体型药物，与CD22结合后同样可以迅速内源化，从而将细胞毒药物带入细胞内，直接破坏细胞DNA双链，诱导细胞凋亡。CD19属于膜表面受体，表达于包括幼稚阶段的B淋巴细胞发育全程，与相应抗体结合后迅速发生内化，是B淋巴细胞恶性肿瘤靶向治疗的理想靶点。博纳吐单抗（blinatumomab）是经典的双特异性T细胞单链抗体，可以定向CD3和CD19两个靶点。此外，还有CD52单克隆抗体（Campath-1）单独被用来治疗难治的ALL。随着伊马替尼治疗慢性粒细胞白血病的成功，酪氨酸激酶抑制剂也被用于治疗费城染色体阳性[Ph（+）]ALL，Ph（+）ALL仍是目前成人ALL治疗中最具挑战的一种亚型。达沙替尼和尼洛替尼均属于第二代酪氨酸激酶抑制剂，不仅对BCR/ABL融合基因酪氨酸激酶有效，同时对泛Src家族蛋白酪氨酸激酶以及部分突变酪氨酸激酶活性均有抑制作用，适用于伊马替尼耐药CML或Ph（+）ALL患者的治疗。

2. 慢性淋巴细胞白血病（chronic lymphocytic leukemia，CLL）　属于成熟B细胞恶性克隆性疾病，具有显著的临床异质性，肿瘤细胞为单克隆的B淋巴细胞，形态类似正常成熟的小淋巴细胞，蓄积于血液、骨髓及淋巴组织中。目前虽不清楚PI3K/AKT/mTOR通路、NF-κB转录因子、Syk、Btk、Scr家族酪氨酸激酶等通路信号分子在CLL发病中发挥的具体作用，但越来越多的研究表明促使这些信号激活的总开关为B细胞受体（B cell receptor，BCR）复合物。目前数个

针对BCR复合物信号转导途径靶点的小分子激酶抑制剂已经上市，如达沙替尼属于口服多靶点泛Src激酶抑制剂，其对ABL、Btk和其他激酶均有抑制作用，能直接抑制BCR信号激活阻断基质细胞、CD40等与CLL细胞的联系，诱导CLL细胞凋亡。Fostamatinib是口服Syk激酶抑制剂，能抑制BCR复合物和下游信号激活，减少CLL细胞对趋化因子和黏附分子的吸引，从而对抗基质细胞对CLL细胞的保护，诱导细胞凋亡。依鲁替尼（ibrutinib）是口服、高选择性、不可逆的Btk激酶抑制剂，在抑制BCR信号的同时，干扰T细胞分泌细胞因子，在组织微环境层面进一步对抗细胞因子对CLL细胞的保护作用。

3. 慢性粒细胞白血病（CML）　9号染色体长臂和22号染色体长臂互换易位t（9：22）（q34：q11）形成的费城染色体（Ph）是诊断CML的必备条件。*BCR-ABL*融合基因的发现是理解CML发病机制的里程碑事件，针对酪氨酸激酶的靶向治疗成为CML研究的热点。2001年第一代TKI伊马替尼被批准用于CML的一线治疗，这开创了CML治疗的新纪元。对伊马替尼出现耐药、治疗不耐受或原发耐药的出现，促使第二代TKI达沙替尼、尼洛替尼和博舒替尼及第三代TKI泊那替尼的出现。目前，因伊马替尼、尼洛替尼和达沙替尼可改善患者PFS和主要遗传学缓解率（major cytogenetic remission，MCyR），被美国FDA批准用于CML的一线治疗；而基于Ⅱ期临床试验的良好结果，博舒替尼、泊那替尼均在2012年被批准用于CML的二线治疗。

第五节　肿瘤分子标志物应用

随着科学技术的不断进步，肿瘤诊疗已经从经验医学、循证医学进而迈入精准医学时代。其中，伴随诊断和靶向治疗是实现肿瘤精准医疗的重要组成部分，通过对分子标志物的精确检测可以为临床提供更多有价值的医学信息，帮助实现个体化医疗。近年来，各种肿瘤分子标志物以及以循环microRNA、循环肿瘤细胞及循环游离DNA为代表的新型分子标志物在肿瘤筛查、鉴别诊断、肿瘤复发与转移监测、个体化治疗指导、预测肿

瘤耐药等方面展现了良好的应用前景。

1. 肿瘤分类　基于基因表达谱的癌症分类对于癌症个性化治疗非常重要。根据基因表达谱，利用各种分析技术对癌症进行分类，常用两种方法：在无监督方法中，模式识别算法用于识别具有相关基因表达谱的肿瘤亚组；在监督方法中，使用统计方法将基因表达数据与临床数据相结合。mRNA 图谱反映了肿瘤的发育谱系和分化状态，能够成功地对低分化肿瘤进行分类。利用快速、高通量的肽和蛋白质的质谱指纹图谱对人类肿瘤和疾病分期的新的分子分类也具有价值。

2. 肿瘤早期检测、预测疾病进程及预后、评估肿瘤复发　尽管血浆肿瘤生物标志物在临床上被广泛用于监测治疗反应和检测癌症复发，但只有有限数量的血浆肿瘤生物标志物被有效用于癌症的早期检测，主要是因为它们的敏感性和（或）特异性有限。ctDNA 检测可早期解析致癌的关键突变、指导治疗选择并监测耐药突变。同时，通过连续液体活检对分子进行定量分析，可实现疗效监测、肿瘤负荷及预后评估等。

3. 肿瘤治疗效果评估　在癌症的新靶向治疗中，利用肿瘤的基因组成和患者的基因型来进行治疗选择和患者管理，表明了生物标志物的应用潜力。应用生物标志物可以帮助患者分层（风险评估）、识别治疗反应（替代标志物）或进行鉴别诊断（识别可能对特定药物有反应的个体）。一旦建立起生物标志物的评估方法，并且初步结果表明标志物的预测能力有希望，就有可能实现"预测性肿瘤学"的目标。

4. 肿瘤耐药　肿瘤耐药的原因非常复杂，肿瘤耐药大致可以分为两种：原发性耐药和获得性耐药。因此，针对肿瘤组织的具体情况进行靶向治疗等新的疗法是癌症治疗史上的一次重要飞跃。

小　结

本章主要介绍了肿瘤多阶段模型常见的分子标志物，如炎-癌链分子标志物、肿瘤早期诊断分子标志物、肿瘤侵袭转移分子标志物、肿瘤预后分子标志物、MDR 基因类肿瘤分子标志物、肿瘤潜在的新型分子标志物，如循环血液中的 CTC、循环血液中的 ctDNA、循环血液中的 DNA 甲基化、循环 microRNA、lncRNA、circRNA、外泌体及核内体等，还列举了乳腺癌、肺癌、结肠癌、白血病精准治疗相关的分子标志物。肿瘤分子标志物的发现和合理应用是肿瘤早期发现、早期诊断的前提，是监测预后复发、提高五年生存率的关键。针对其中一些分子标志物设计的靶向药物，如表皮生长因子受体、HER2 抑制剂、Bcr-Abl 抑制剂已用于临床治疗，且取得了较好的疗效。

尽管肿瘤分子标志物在临床上显得越来越重要，但其研究却不容乐观，原因在于多数研究生物取材的条件不统一、样本量小、检测质控条件差异、人种的遗传学差异等错综复杂。因此，有学者提出肿瘤分子标志物的研究应具有"3M"策略，即强调多重分析（multiplex）、多标志物（multi-biomarker）、多中心验证（multicenter-validaton）。

肿瘤分子标志物的研究还是一个漫长的过程，需经历临床试验和验证期、回顾性研究期、前瞻性筛查期和肿瘤控制期等几个重要阶段，以评价这些分子标志物的意义。

（张文玲）

参 考 文 献

张文玲，周艳宏，肖岚，等，2008. 鼻咽癌分子标志物研究. 生物化学与生物物理进展，35（1）：7-13.

Aghabozorgi AS，Bahreyni A，Soleimani A，et al，2019. Role of adenomatous polyposis coli（APC）gene mutations in the pathogenesis of colorectal cancer: current status and perspectives. Biochimie，157：64-71.

Bais C，Mueller B，Brady MF，et al，2017. Tumor microvessel density as a potential predictive marker for bevacizumab benefit: gog-0218 biomarker analyses. J Natl Cancer Inst，109（11）：djx066.

Bourboulia D，Stetler-Stevenson WG，2010. Matrix metalloproteinases（MMPs）and tissue inhibitors of metalloproteinases（TIMPs）: positive and negative regulators in tumor cell adhesion. Semin Cancer Biol，20（3）：161-168.

Camidge DR，Kim HR，Ahn MJ，et al，2018. Brigatinib versus crizotinib in ALK-positive non-small-cell lung cancer. N Engl J Med，379（21）：2027-2039.

Cheng FF，Su L，Qian C，2016. Circulating tumor DNA:

a promising biomarker in the liquid biopsy of cancer. Oncotarget, 7(30): 48832-48841.

Cheng GF. 2015. Circulating miRNAs: roles in cancer diagnosis, prognosis and therapy. Adv Drug Deliv Rev, 81: 75-93.

Geng B, Pan JS, Zhao T, et al, 2018. Chitinase 3-like 1-CD44 interaction promotes metastasis and epithelial-to-mesenchymal transition through β-catenin/Erk/Akt signaling in gastric cancer. J Exp Clin Cancer Res, 37(1): 208.

Goto A, Niki T, Chi-Pin L, et al, 2005. Loss of TSLC1 expression in lung adenocarcinoma: relationships with histological subtypes, sex and prognostic significance. Cancer Sci, 96(8): 480-486.

Gu HB, Ji RB, Zhang X, et al, 2016. Exosomes derived from human mesenchymal stem cells promote gastric cancer cell growth and migration via the activation of the Akt pathway. Mol Med Rep, 14(4): 3452-3458.

Hamidi H, Ivaska J, 2018. Every step of the way: integrins in cancer progression and metastasis. Nat Rev Cancer, 18(9): 533-548.

Hu JJ, Lei H, Fei XC, et al, 2015. NES_1/KLK_{10} gene represses proliferation, enhances apoptosis and down-regulates glucose metabolism of PC_3 prostate cancer cells. Sci Rep, 5: 17426.

Li HM, Ma XL, Li HG, 2019. Intriguing circles: conflicts and controversies in circular RNA research. Wiley Interdiscip Rev RNA, 10(5): e1538.

Liu YJ, Liu QL, Wang ZC, et al, 2020. Upregulation of cyclin D1 can act as an independent prognostic marker for longer survival time in human nasopharyngeal carcinoma. J Clin Lab Anal, 34(8): e23298.

Lo KW, Kwong J, Hui AB, et al, 2001. High frequency of promoter hypermethylation of RASSF1A in nasopharyngeal carcinoma. Cancer Res, 61(10): 3877-3881.

Martens-Uzunova ES, Böttcher R, Croce CM, et al, 2014. Long noncoding RNA in prostate, bladder, and kidney cancer. Eur Urol, 65(6): 1140-1151.

Meng SJ, Zhou HC, Feng ZF, et al, 2017. CircRNA: functions and properties of a novel potential biomarker for cancer. Mol Cancer, 16(1): 94.

Micalizzi DS, Maheswaran S, Haber DA, 2017. A conduit to metastasis: circulating tumor cell biology. Genes Dev, 31(18): 1827-1840.

Michie AM, McCaig AM, Nakagawa R, et al, 2010. Death-associated protein kinase(DAPK)and signal transduction: regulation in cancer. FEBS J, 277(1): 74-80.

Mihara K, Chowdhury M, Nakaju N, et al, 2006. Bmi-1 is useful as a novel molecular marker for predicting progression

of myelodysplastic syndrome and patient prognosis. Blood, 107(1): 305-308.

Misawa K, Mochizuki D, Imai A, et al, 2016. Prognostic value of aberrant promoter hypermethylation of tumor-related genes in early-stage head and neck cancer. Oncotarget, 7(18): 26087-26098.

Neefjes J, Jongsma MML, Berlin I, 2017. Stop or go? Endosome positioning in the establishment of compartment architecture, dynamics, and function. Trends Cell Biol, 27(8): 580-594.

Papadakis ES, Reeves T, Robson NH, et al, 2017. BAG-1 as a biomarker in early breast cancer prognosis: a systematic review with meta-analyses. Br J Cancer, 116(12): 1585-1594.

Pegtel DM, Gould SJ. 2019. Exosomes. Annu Rev Biochem, 88: 487-514.

Presta M, Chiodelli P, Giacomini A, et al, 2017. Fibroblast growth factors(FGFs)in cancer: FGF traps as a new therapeutic approach. Pharmacol Ther, 179: 171-187.

Roskoski R Jr, 2019. Small molecule inhibitors targeting the EGFR/ErbB family of protein-tyrosine kinases in human cancers. Pharmacol Res, 139: 395-411.

Sah NK, Khan Z, Khan GJ, et al, 2006. Structural, functional and therapeutic biology of survivin. Cancer Lett, 244(2): 164-171.

Siravegna G, Mussolin B, Buscarino M, et al, 2015. Clonal evolution and resistance to EGFR blockade in the blood of colorectal cancer patients. Nat Med, 21(7): 827.

Takada K, 2012. Role of eber and BARF1 in nasopharyngeal carcinoma(NPC)tumorigenesis. Semin Cancer Biol, 22(2): 162-165.

Tian K, Zhong WL, Zheng XF, et al, 2015. Neuroleukin/autocrine motility factor receptor pathway promotes proliferation of articular chondrocytes through activation of AKT and Smad2/3. Sci Rep, 5: 15101.

Tung NM, Robson ME, Ventz S, et al, 2020. TBCRC 048: phase II study of olaparib for metastatic breast cancer and mutations in homologous recombination-related genes. J Clin Oncol, 38(36): 4274-4282.

Vaishnavi A, Schubert L, Rix U, et al, 2017. EGFR mediates responses to small-molecule drugs targeting oncogenic fusion kinases. Cancer Res, 77(13): 3551-3563.

Viallard C, Larrivée B, 2017. Tumor angiogenesis and vascular normalization: alternative therapeutic targets. Angiogenesis, 20(4): 409-426.

Williams MJ, Sottoriva A, Graham TA. 2019. Measuring clonal evolution in cancer with genomics. Annu Rev

Genomics Hum Genet，20：309-329.

Yamamoto M，Hosoda M，Nakano K，et al，2014. P53 accumulation is a strong predictor of recurrence in estrogen receptor-positive breast cancer patients treated with aromatase inhibitors. Cancer Sci，105（1）：81-88.

Zeng Z，Fan S，Zhang X，et al，2016. Epstein-Barr virus-encoded small RNA 1（EBER-1）could predict good prognosis in nasopharyngeal carcinoma. Clin Transl Oncol，18（2）：206-211.

Zhang WL，Zeng ZY，Wei F，et al，2014. SPLUNC1 is associated with nasopharyngeal carcinoma prognosis and plays an important role in all-trans-retinoic acid-induced growth inhibition and differentiation in nasopharyngeal

cancer cells. FEBS J，281（21）：4815-4829.

Zhou WY，Cai ZR，Liu J，et al，2020. Circular RNA：metabolism，functions and interactions with proteins. Mol Cancer，19（1）：172.

Zhu YF，Xu Y，Chen TZ，et al，2021. TSG101 promotes the proliferation，migration，and invasion of human glioma cells by regulating the AKT/GSK3β/β-Catenin and Rhoc/Cofilin pathways. Mol Neurobiol，58（5）：2118-2132.

Zuo WJ，Jiang YZ，Wang YJ，et al，2016. Dual characteristics of novel HER2 kinase domain mutations in response to HER2-targeted therapies in human breast cancer. Clin Cancer Res，22（19）：4859-4869.

第二十六章

肿瘤临床试验与临床治疗的基本原则

随着生物医药技术的迅猛发展，恶性肿瘤的治疗尤其是晚期恶性肿瘤的治疗取得了突破性的进展，如针对非小细胞肺癌的酪氨酸激酶抑制剂（tyrosine kinase inhibitor，TKI）治疗、针对具有微卫星高度不稳定性（microsatellite instability high，MSI-H）表型的晚期实体肿瘤的PD-1抗体治疗，显著提高了晚期肿瘤患者的生活质量，延长了患者的总生存期，特别是近年来多种新药通过"突破性疗法"途径，经特殊审批得以上市。所有这些进展都离不开抗肿瘤药物的临床试验（clinical trail）。

药物临床试验质量管理规范（good clinical practice，GCP）是所有临床试验需要遵循的基本质量管理规范，是药物临床试验全过程的标准规定，包括方案设计、组织、实施、稽查、检查、记录、分析总结和报告。GCP是新药研发过程中所推行的标准化规范之一。进行各期药物临床试验，包括人体生物利用度或生物等效性试验，均须按照该规范执行，抗肿瘤药物的临床试验也不例外。

基于肿瘤类疾病的特殊性，在抗肿瘤药物的风险效益评估中，医护人员和患者可能愿意接受相对较大的安全性风险，所以抗肿瘤药物的临床研究除遵循一般药物临床研究原则外，还应适当考虑其特殊性。针对新的作用机制、作用靶点的抗肿瘤药物不断涌现，呈现出不同于以往传统细胞毒类药物的安全性和有效性的特点；肿瘤疾病的药物治疗也从以往的单纯追求肿瘤缩小向延长患者的生存期，提高生存质量转变，这些改变使抗肿瘤药物临床疗效评价终点指标也出现较大变化。因此，传统的抗肿瘤药物开发模式已经不适宜新药开发现状，需要更多地探索能加快和促进开发进程的肿瘤临床研究策略。

第一节 GCP的三大基本原则

临床试验是指任何在人体（患者或健康志愿者）进行药物试验的系统性研究，以证实或揭示试验药物的作用、不良反应和（或）吸收、分布、代谢及排泄情况，目的是确定试验药物的疗效与安全性。药物研究进行到临床试验阶段，一般已经历了体外实验和动物实验阶段，并在这两个阶段通过了毒性测试和动物活体疗效测试。

GCP是各个国家有关管理部门对新药临床试验提出的标准化要求，以文件形式发布实施后，新药临床试验必须按此标准进行，具有新药临床试验法规的作用。

新药临床试验是基础研究成果的转化和临床应用所必须经历的阶段，必须坚持医学伦理学中的一些最基本的原则，即有利于受试者健康、有利于提高医疗水平、受试者知情同意以及保护受试者利益的原则等。1964年6月，第18届世界医学协会联合大会年公布的《赫尔辛基宣言》，被看作临床试验伦理道德规范的基石。

我国GCP总则包括保证药物临床试验过程规范，试验结果科学可靠，保护受试者权益并保障其安全，遵循以下三大基本原则。

一、伦理原则（依据《赫尔辛基宣言》）

（1）保护受试者的权益和安全是首位。

（2）临床试验必须遵循伦理原则，符合《赫尔辛基宣言》、GCP及遵守药品管理的法规法则。

（3）临床试验必须遵循方案实施，该方案必须经伦理委员会批准。

（4）受试者应在参加临床试验前签署知情

同意书。

（5）应给受试者提供医疗关爱。

二、科学原则

（1）临床试验依据临床前试验资料，试验方案设计科学，观察指标和疗效判断、安全性评价科学，符合统计学原则。

（2）临床试验必须具有科学性，试验方案应具有详细的规定和描述。

三、法规原则

（1）临床试验应符合药物临床试验质量管理规范和现行的相关管理法规。

（2）受试者的权益、安全应受到最大限度的保护。

（3）保护受试者的隐私权。

第二节　临床试验的基本方法及具体实施考虑

一、临床试验的基本方法

（一）临床试验的类型

按研究阶段分类，将临床试验分为Ⅰ期临床试验（phase Ⅰ）、Ⅱ期临床试验（phase Ⅱ）、Ⅲ期临床试验（phase Ⅲ）和Ⅳ期临床试验（phase Ⅳ）。

按研究目的分类，将临床试验分为临床药理学研究（human pharmacology）、探索性临床试验（therapeutic exploratory）、确证性临床试验（therapeutic confirmatory）、临床应用研究（therapeutic use）几种类型。

两个分类系统都有一定的局限性，但两个分类系统互补形成一个动态的有实用价值的临床试验网络（图26-1）。

（二）不同临床试验类型的目的

1. 临床药理学的研究目的　评价药物的耐受

性，明确并描述药代动力学及药效学特征，探索药物代谢和药物相互作用，以及评估药物活性。

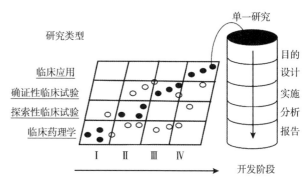

图26-1　临床研发阶段与研究类型间的关系。实心圆代表在某一研究阶段最常进行的研究类型，空心圆代表某些可能但较少进行的研究类型

2. 探索性临床试验的研究目的　探索目标适应证后续研究的给药方案，为疗效和安全性确证的研究设计、研究终点、方法学等提供基础。

3. 确证性临床试验的研究目的　确证药物的疗效和安全性，为支持新药注册提供获益/风险关系评价基础，同时确定剂量与效应的关系。

4. 临床应用的研究目的　改进对药物在普通人群、特殊人群和（或）环境中的获益/风险关系的认识，发现少见不良反应，并为完善给药方案提供临床依据。

二、临床试验的具体考虑

在临床试验的各阶段，应该重点考虑以下方面。在临床试验开始实施前，这些内容均应明确写入设计方案中。

（一）目的

应清晰地阐述临床试验的目的。临床试验目的可以是评价药代动力学参数，可以是评价药物的药理、生理和生化效应，也可以是探索或确证研究药物的有效性或安全性。

（二）设计

合理的临床试验设计是获得有价值的临床研究结论的前提。研究设计包括平行对照、成组序贯、交叉、析因设计、适应性临床试验设计等。为达到临床试验目的，申请人应清晰描述受试人群，选择合理的对照，阐述主要和次要终点，应提供样本量估算依据。根据临床症状、体征和实验室检查指标评价安全性的方法亦应描述。设计方案中应说明对提前终止试验的受试者的随访程序。统计分析计划参见相关指导原则。

1. 受试人群的选择 选择受试人群应考虑到临床试验研究的阶段性和适应证（例如：早期研究中的正常健康受试者、肿瘤患者或其他特殊人群）以及已有的非临床和临床研究背景。在早期试验中受试者的组群变异可以用严格的筛选标准选择相对同质的受试者，但当研究向前推进时，应扩大受试人群以反映目标人群的治疗效果。

根据研发进程和对安全性的关注程度，某些研究需要在严密监控的环境中进行（如住院期间）。除极个别情况外，受试者不应同时参加两个或以上的临床试验。治疗间期的受试者，不应该重复进入临床试验，以确保安全性和避免延滞效应。育龄期妇女在参加临床试验时通常应采用有效的避孕措施。对于男性志愿者，应考虑试验中药物暴露对其伴侣或后代的危害。

2. 对照组的选择 临床试验应选择合理的对照。对照有下列类型：安慰剂对照、阳性对照、试验药物剂量间对照、无治疗对照等。对照的选择应依据试验目的而定，在伦理学风险可控的情况下，还应符合科学性的要求。历史（外部）对照通过论证后，在极个别情况下也可以采用，但应特别注意推论错误可能增大的风险。

阳性对照药物要谨慎选择，一个合适的阳性对照应当是：①公认的、广泛使用的；②有良好循证医学证据的；③疗效预期可重现的。试验设计中还应充分考虑相关的临床进展。

3. 样本量估算 试验规模受研究疾病、研究目的和研究终点的影响。样本量大小的估计应该根据治疗作用大小的预期、变异程度的预估、统计分析方法、假阳性错误率、假阴性错误率等来确定，需要采用专业的统计学方法来估算样本量。

4. 研究指标 应明确定义效应量指标，包括指标的属性（定性、定量、半定量）及其具体观察方法。

研究终点是用于评价与药物动力学参数、药效学测定、药物疗效和安全性等有关的效应量。主要终点应反映主要的临床效果，应根据研究的主要目的选择；次要终点用于评价药物其他作用，可以与主要终点相关或不相关。研究终点及其分析计划应在研究方案中预先阐明。替代终点是与临床终点相关的指标，但其本身并不是临床获益的直接证据。仅当替代终点极可能或已知可以合理地预测临床终点时，替代终点才可以作为主要指标。用于评价研究终点的方法，无论是主观或是客观的，其准确度、精确度及响应性（随时间变化的灵敏度）应该是公认的。

5. 偏倚的控制方法

（1）随机化：在对照试验中，随机化分组是确保受试组间可比性和减小选择偏倚的优先选择。常用的随机化方法是区组随机化或分层区组随机化。分层区组随机化虽可以较好地控制混杂偏倚，但过多的分层会增加试验难度，迟滞试验进展。为了控制混杂因素对研究结果的影响，也可以采用最小随机化方法。随着移动互联网的发展，鼓励使用基于网络的随机化系统和药物管理系统。

（2）盲法：是控制研究结果偏倚的一个重要手段。根据盲态程度，可分为双盲、单盲和开放试验。双盲试验是指受试者、研究者、监察人员等均不知晓受试者的处理分组，单盲试验是指受试者不知晓处理分组。双盲试验中以安慰剂为对照的试验常采用单模拟技术维持试验盲态；以阳性药物为对照的，如果阳性药物感官上与试验药物可区分或给药方式不同，应采用双模拟技术维持试验盲态。如果模拟难以实现，可以使用其他遮蔽措施实现双盲，方案中应明确遮蔽技术的操作规程。无论盲态程度如何，数据管理人员和统计分析相关人员均应处于盲态。

（3）依从性：用于评价受试者对试验药物使用情况的方法应在试验方案中写明，确切的使用情况应记录在案。

（三）实施

研究应根据指导原则的要求实施。研究者必须遵循研究方案；如果研究方案需要修改，必须提供研究方案附件以阐明修改的合理性并及时送伦理委员会报批。在研究中必须及时提供不良事件报告并应记录在案，向相关监管机构快速报告安全性数据。

（四）分析

研究方案中应有专门的统计分析计划，应与研究目的和研究设计相一致。统计分析计划中应考虑受试者的分配方法、效应指标的假设检验方法，统计分析应尽可能遵从意向治疗原则，研究中脱落和违背方案受试者应在分析时予以考虑。随机入组后被剔除的受试者应尽可能少，若剔除则必须列出剔除的具体原因。应阐明所使用的统计方法以及统计分析软件及其版本。计划的期中分析的时点选择也应在方案中说明。

临床试验数据的分析应与试验方案中预先设定的计划相一致，任何与计划的偏离都应在研究报告中阐明。尽管在有些研究中提前结束试验是预先计划的，仍建议完成全部试验。在这种情况下，试验方案中应阐明总 I 类错误率（假阳性率）的控制情况。研究过程中如涉及样本量再调整，应提供调整的依据，并建议在盲态下进行调整，调整后的样本量应大于原方案中计划的样本量，并说明这样的调整不会损害试验的完整性。

在所有临床试验中都应收集安全性数据，根据不良事件的严重程度和与研究药物的相关性分类分析。

（五）报告

临床试验报告应按照相关指导原则撰写。

第三节　肿瘤临床试验的考量原则

抗肿瘤药物临床试验始于20世纪40年代，从最初的回顾性、非随机、单中心试验逐渐向前瞻性、随机分组、国际多中心临床试验方向发展。除了新药上市前的 I 期、II 期和III期临床试验，真实世界研究（real time study，RWS）作为日益成熟的临床研究方式之一，在肿瘤临床试验中越来越多地被临床医生接受和应用，为恶性肿瘤患者尤其是晚期恶性肿瘤患者提供了更多的治疗探索，本节将介绍RWS的相关原则。

一、抗肿瘤药物临床研究的 I 、II 、III 期临床试验的考量原则

I 期临床试验主要目的是对药物的耐受性、药代动力学进行初步研究，为后期研究给药方案的设计提供数据支持；II 期临床试验主要是探索性的研究，如给药剂量探索、给药方案探索、肿瘤有效性探索等，同时也观察安全性；III 期临床试验则在 II 期基础上进一步确证肿瘤患者临床获益情况，为药物获得上市许可提供足够证据。

需要指出，这种临床研究的分期并不是固定的开发顺序。尽管对 I 、II 期探索性试验和III期确证性试验区别对待，但统计假设的建立和检验也可以成为 II 期临床试验的一部分，同样，部分探索性研究也可能成为III 期临床试验的一部分。

由于III期临床试验需要提供生存获益的疗效数据、试验周期较长，因此可以采用探索的开发模式，按照预定的中期分析计划，依据不断积累的信息，对临床试验方案进行调整。最重要的是在试验开始前，明确每项临床试验的主要目的，各期临床试验间应进行合理衔接和有效推进，依据前期研究获得信息来设计好下一期的临床试验。尽可能在早期淘汰无效或毒性太大的药物，选择有潜力的药物进行后期的更大规模的临床试验。

由于肿瘤疾病特点和抗肿瘤药物治疗特点，在考虑临床研究总体开发计划时还需要考虑以下几个问题。

（一）不同受试人群的选择

由于细胞毒类抗肿瘤药物具有较大毒性，为避免健康受试者遭受不必要的损害，初次进入人体的 I 期研究一般应选择肿瘤患者进行。在临床上已经具备公认有效的标准治疗方法的情况下，肿瘤患者应当采用标准治疗方法作为一线治疗，标准治疗失败或复发时，患者才能参加试验药物的临床试验。因此，出于伦理的要求，通常新的抗肿瘤药物首先在对标准治疗无效或失败的患者中进行，在获得对三线或二线治疗的肯定疗效后，

再逐步向一线治疗推进。对某些药物，根据其作用机制，预期与一线标准治疗联合可能获得协同效果，可能进行与一线标准治疗联合方案的临床试验，此时可选择初治患者进行。

在某些瘤种中已经明确手术后辅助化疗有利于降低手术后转移复发，新辅助化疗和同期放化疗在一些肿瘤治疗中的应用，也可为抗肿瘤药物的多方面应用提供启示，因此在已肯定药物在晚期肿瘤患者中的疗效后，可在适宜的阶段开展临床试验，探索新药与其他治疗方法结合的方式，为扩大临床应用范围提供依据。

（二）不同给药方案的探索

通常抗肿瘤药物的疗效和安全性与给药方案密切相关，不同的给药方案（如给药间隔和给药剂量等）可能产生不同的剂量限制性毒性和最大耐受剂量。对于细胞毒类药物而言，在毒性可以耐受的前提下应尽量提高给药剂量以达到最佳疗效，因此临床研究早期宜尽可能对不同的给药方案进行探索，找出能够获得最大疗效且耐受性可以接受的给药方案。对新型分子靶向治疗药物而言，对其给药方案的探索可能不同于传统细胞毒药物。

由于肿瘤单药治疗容易产生耐药性，因此抗肿瘤药物多采用联合治疗，通过毒性不完全重叠的化合物联合或者产生耐药性的机制不完全重叠的化合物联合，可以达到在可接受的毒性水平增加抗肿瘤活性的目的。新的作用机制和作用靶点药物的开发也提供了联合用药的理论基础，比如细胞毒和非细胞毒药物的联合治疗。有些靶向治疗药物单药疗效很低，但联合治疗可明显增强疗效，因此在早期临床研究，甚至临床前研究中考虑联合用药方案的探索也是必要的，尤其是在药物早期研究中未能显示出充足的单药活性时，应考虑是否可以进行此方面的研究。

（三）不同瘤种的纳入

通常一种抗肿瘤药物可能不只是对一个瘤种有效，也不可能对所有瘤种都具有同样疗效。因此，在临床前药效研究中，应参考同类化合物或作用机制相似药物的适应证，尽可能多地进行药物的抗瘤谱的筛选。在早期探索性临床试验中，也应参考临床前研究结果选择多个瘤种进行临床研究，以获得该药物对不同瘤种敏感性的初步结果。Ⅲ期研究再针对某个或几个相对敏感、最具开发价值的瘤种进行大样本确证性试验，获得肯定疗效后，再选择其他潜在的有效瘤种进行研究。

近年来，由于靶向治疗和免疫治疗新药的不断开发，针对相关药物的精准治疗靶点的探索也成为临床试验的重要观测指标。不同瘤种的纳入对于探索不同瘤种同一治疗药物或方案有效人群、确定精准的治疗预测指标具有重要的意义，如肿瘤免疫治疗药物PD-1单抗在MSI-H不同瘤种中的高有效性。因此，前瞻性临床试验人群同期进行相关基因检测，或者可能指标的动态监测等也已经作为肿瘤临床试验的重要组成部分。

随着免疫治疗时代的到来，临床试验深入发展中研究者发现，常规的实体瘤疗效评估标准RECIST1.1（Response Evaluation Criteria in Solid Tumors 1.1）可能低估免疫治疗的获益而面临巨大挑战。为了统一临床研究中评估免疫治疗疗效的评价标准，RECIST工作小组在2017年底发布了全新标准iRECIST: Guidelines for Response Criteria for Use in Trials Testing Immunotherapeutics（以下简称iRECIST），明确了免疫疗法试验中实体肿瘤测量的标准方法，提出了肿瘤大小客观变化的定义，规定了未来和目前正在进行的试验所需的最少数据点，便于数据库的建设和后期对于iRECIST的验证。同时，iRECIST还有助于保证免疫疗法试验实施、解释和分析的一致性，不定期地根据临床试验及临床实践应用对其标准进行更新，2020年发布了最新的iRECIST评价标准。iRECIST与RECIST1.1的相同之处：①病灶的测量方法；②可测量病灶的定义和靶病灶的选择；③不可测量病灶和非靶病灶的定义；④特殊病灶处理；⑤肿瘤疗效评估频率。iRECIST与RECIST1.1的比较见表26-1。

表 26-1　RECIST1.1 与 iRECIST 比较

	RECIST1.1		iRECIST
相关术语	CR, PR, PD, SD		iCR, iPR, iSD
			iUPD：未经证实的进展
			iCPD：经证实的进展
可测量新病灶	1. 定义：从无到有的继发恶性病灶		1. 定义：RECIST1.1 中可测量病灶的定义
	2. 处理：记录但不需测量		2. 处理（在 CRF 中单独记录）：
	3. 疗效评价：PD		• 选择新靶病灶，每个器官≤2个，最多5个/次
			• 最大的病灶优先选择
			• 不纳入基线靶病灶进行评估
			• 其他病灶则记录为新的非靶病灶
			3. 疗效评价
			• iUPD
			• iCPD：iUPD 后 4～8 周复查新靶病灶 SOD≥5mm 或新的非靶病灶增大（即需要评估所有病灶）
CR、PR 的确认	仅非随机临床试验需要		研究方案应明确每次评估都需要进行 ECT，或 iCR、iPR 的确认需重新进行 ECT 或具有临床指征时
SD 的确认	不需要		需要
PD 的确认（靶、非靶）	不需要		需要
			• iUPD 后 4～8 周复查 SOD 进一步增大（至少5mm）则确认为 iCPD
			• iCPD 停止治疗后若研究者怀疑治疗有效，需继续随访指导开始其他治疗
临床状态的考虑	不包含		• iUPD 且一般状态稳定：可继续治疗
			• iUPD 且一般状态不稳定：需在 CRF 表中记录

注：CR，complete response，完全缓解；PR，partial response，部分缓解；PD，progressive disease，病情进展；SD，stable disease，病情稳定；iCR，immune complete response，免疫完全缓解；iSD，immune stable disease，病情稳定；iUPD，immune unconfirmed progression，免疫未经证实的进展；iCPD，immune confirmed progression，免疫已证实的进展；SOD，sum of measures，测量总和；ECT，emission computed tomography，发射计算机断层显像。

虽然 iRECIST 标准很适合解决假性进展（pseudoprogression，PSPD）问题，但是还不能完全解决超进展（hyperprogressive disease，HPD）问题。后者是近期从免疫肿瘤药物治疗中观察到的另一种肿瘤进展模式。HPD 的特征是快速进展（在开始抗 PD-1/ PD-L1 后 4～6 周内评估病灶增大超过 50%），可显著影响治疗结局。

二、真实世界临床研究的考量原则

真实世界研究（real world study，RWS）起源于实用性临床试验，是指在较大的样本量（覆盖具有代表性的更大受试人群）基础上，根据患者的实际病情和意愿非随机选择治疗措施，开展长期评价，并注重有意义的治疗结局，以进一步评价干预措施的外部有效性和安全性（表26-2）。

表 26-2　真实世界研究主要解决的科学问题

科学问题	类别
评估患者健康状况、疾病及诊疗过程	• 描述特定疾病负担
	• 描述疾病流行病学特征与分布
	• 调查特定疾病的治疗模式
	• 了解现有诊疗措施的依从性及相关因素
	• 探索在目前诊疗中未被较好满足的需求
评估预防结局	• 评价干预措施（如药物）在真实世界环境下的实际疗效
	• 评价干预措施的安全性
	• 比较多种干预措施的疗效、安全性
	• 比较不同人群（亚组）的疗效差异
评估患者预后与预测	• 评估患者预后和相关预后因素
	• 建立患者治疗结局和疾病风险预测

续表

科学问题	类别
支持医疗政策制定	· 评估医疗质量
	· 药品定价
	· 医保赔付
	· 制定基药目录
	· 制定临床指南

资料来源：孙鑫，谭婧，唐立，等，2017. 重新认识真实世界研究. 中国循证医学杂志，17：126-130.

RWS的主要研究类型包括病例对照研究、横断面研究、单纯病例研究、队列研究（回顾性或前瞻性）、实效性临床研究等。采用哪种研究方法取决于需要解决的临床问题，另外最重要的是RWS的研究关键与Ⅰ～Ⅲ期临床研究有类似之处，即正确认识和控制研究偏倚。几种常见研究类型的优、劣势比较见表26-3。

表26-3　真实世界研究中几种常见研究类型的比较

研究类型	拟解决的研究问题	常见的临床场景	优势	劣势
病例对照研究	· 疾病相关的影响因素研究	· 影响疾病发病和预后因素的分析 · 预测研究	· 省时，省成本 · 适合研究罕见病 · 适合研究多个因素与一种疾病的关联	· 因果时序是由果及因，检验病因假说的能力较队列研究弱 · 混杂和偏倚 　— 选择偏倚：如不恰当地选择对照；病例与对照来自不同人群 　— 信息偏倚：如暴露信息不准确 　— 回忆偏倚：如研究者引入的偏倚
横断面研究	· 疾病或状态的分布状态（流行率） · 影响因素	· 疾病的发病、患病或死亡率相关调查 · 疾病（或并发症）和影响因素的关联分析	· 省时，省成本	· 只能了解疾病的流行影响因素 · 判断因果关系的证据等级不高
单纯病例研究	· 罕见病的研究 · 基因环境交互作用的研究	· 某疾病的分子标志物分析中的组织样本的收集 · 特殊疾病队列	· 适于医院开展研究 · 特别适合肿瘤及罕见病的研究 · 在检测基因与环境交互作用时，可信区间更窄 · 因无对照组，从而避免了对照选择所引起的偏倚 · 省时，省成本	· 无对照组 · 所研究疾病的患病率不宜超过5% · 除了可出现病例对照研究的病例选择所引起的常见偏倚外，还存在不同亚人群暴露率和基因频率不一致所引起的偏倚
回顾性队列研究	· 病因研究 · 预后研究 · 治疗性研究	· 临床治疗和疗效/结局的生存分析 · 预测研究	· 可以直接获得发病率，直接估计相对危险度 · 因果时序合理，检验病因假说的能力较强 · 了解疾病的自然史 · 获得一种暴露与多种疾病结局的关系 · 相比前瞻性队列研究，省时、省成本	· 不适于发病率很低的疾病的病因研究 · 数据和信息的缺失 · 偏倚和混杂 · 矛盾数据需要特别注意和处理

续表

研究类型	拟解决的研究问题	常见的临床场景	优势	劣势
前瞻性队列研究	• 病因研究 • 预后研究 • 治疗性研究	• 检验病因假设 • 临床治疗和疗效/结局的生存分析	• 因果时序合理，检验病因假说的能力较强 • 了解疾病的自然史 • 获得一种暴露与多种疾病结局的关系 • 所收集的资料相对完整可靠，一般不存在回忆偏倚	• 不适于发病率很低的疾病的病因研究 • 要求随访观察，时间周期长 • 失访难以避免 • 随着时间推移，未知的变量引入人群可能导致结局受影响 • 研究的设计要求高，实施难度大，费用高
实效性临床研究	• 预后研究 • 治疗性研究	• 临床疗效/结局（如心肌梗死、生存质量、死亡、成本等）以及安全性的评价 • 成本-效果分析等卫生经济学评价	• 可在不同等级的医疗机构开展研究 • 真实世界患者（异质性相对较大、限制相对少） • 相对灵活可变（可调整方案），更符合日常医疗实际 • 外部可推性较好 • 可以通过随机分组平衡组间已知和未知的预后因素，最大限度地提高组间的可比性，从而增强论证强度	• 样本量通常较大 • 其他劣势和前瞻性队列研究相似

一方面，RWS数据评价来源于真实的实践系统，方法学来源于流行病学方法系统；另一方面，RWS被认为是对随机对照研究的一种新的补充，尤其在肿瘤患者这一大类特殊人群中的应用更是广泛。虽然RWS越来越多地受到重视，但因目前大多医疗数据分布零散，没有进行系统性的收集和结构化处理，RWS所需样本量相对较大，数据异质性强，混杂和干扰因素多，对研究设计和统计方法的要求比传统研究更高。因此，规范RWS的实施是RWS取得重要临床指导意义的关键，我国的吴阶平医学基金会在吴一龙教授的牵头下发布了肿瘤相关《真实世界研究指南》，最新一版更新至2018版。依据相关指南对恶性肿瘤RWS进行考量的原则总结如下。

（一）根据临床拟解决的问题确定研究设计类型

RWS通常会围绕着病因、诊断、治疗、预后及临床预测等相关的研究问题展开。

1. 拟解决的临床问题的研究类型 病因研究主要是研究危险因素与疾病之间的关系，并研究引起人体发病的机制，如研究幽门螺杆菌感染与十二指肠溃疡的关系。

诊断性研究主要是某类新方法对特定疾病诊断的准确度研究，以判断新诊断方法的临床价值。

治疗性研究主要是研究某类治疗方案对特定疾病的疗效及副作用。主要包括两方面：①治疗方案对特定疾病的疗效研究；②治疗方案的不良反应研究。

预后研究是对疾病发展的不同结局的可能性的预测以及对影响其预后的因素的研究，主要包含三大类：①对疾病的预后状况进行客观描述；②对影响预后的因素进行研究；③对健康相关生活质量的研究。

临床预测研究则是寻找出疾病诊断或疾病转归的最佳预测指标或症状等，主要包括诊断预测研究和预后预测研究。除上述研究外，RWS也会涉及药物经济学研究等其他研究类型。

2. RWS研究设计类型 RWS主要研究设计类型包括观察性研究和试验性研究。其中，观察性研究进一步分为描述性研究（病例个案报告、单纯病例、横断面研究）、分析性研究（巢式）、病例对照研究、队列研究，试验性研究即实效性临床研究（pragmatic randomized clinical trial, PRCT）。除此以外，一些新型的研究设计如病例交叉设计和序贯设计等也被用在基于现有数据的研究中。表26-3是常见研究类型对应的临床应用场景及优劣势比较。

(二)正确评估RWS数据类型

1. 区分真实世界数据和真实世界证据 真实世界数据不等同于真实世界证据。真实世界数据通过严格的数据收集、系统的处理、正确的统计分析以及多维度的结果解读，才能产生真实世界证据。在评估真实世界数据能否成为真实世界证据时需要看其数据的质量，包括真实世界数据与其结果的相关性及可靠性等。

2. 正确认识RWS证据等级 循证医学金字塔证据分级（hierarchy of evidence）方法，最早诞生于治疗研究领域。证据分级的概念提出之初，将所有RCT的证据级别置于其他研究之上，由此导致普遍的观念认为RWS的证据等级或可信度低于RCT研究产生的证据。然而，不同的研究问题需要选择不同类型的研究证据，因为有些临床问题难以用RCT设计去回答。美国FDA于2016年12月在《新英格兰医学杂志》上发文指出，RWS与其他证据的本质区别不在于研究方法和试验设计，而在于获取数据的环境。2017年8月美国FDA发布《使用真实世界证据支持医疗器械注册审批指南》，提出随着真实世界临床研究的增多，这些证据可以用来支持医疗器械的监管决策。可见RWS甚至可以作为药械审批的支持性证据内容，是循证医学体系中的有效补充。因此，把RWS的证据级别简单划分在金字塔证据分级法中的某个或某几个级别并不适合，也不意味着通过RWS所产生的证据等级一定低于RCT证据，两者往往是为了回答不同临床问题而产生的不同研究设计，在证据级别上不具备简单的可比性。

对RWS的证据等级评价应该依据选取的研究设计与研究问题之间的相关性、研究质量控制程度，以及选取的研究数据的可靠性。借鉴循证医学金字塔证据分级方法，将常见的RWS类型按照证据等级的高低进行排序，如图26-2（塔尖证据级别最高）所示，同时建议研究者参照一系列影响证据等级的关键因素（表26-4）来客观评估真实世界研究的证据级别。

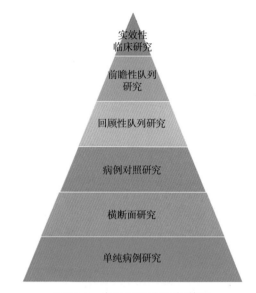

图26-2 常见RWS的证据等级

表26-4 提高真实世界研究证据等级的关键因素

1 有效数据的样本量足够
2 前瞻性设计，治疗/暴露因素和健康结局时间跨度合理
3 研究人群的选择具有代表性
4 有明确合理的纳入及排除标准，保证研究的内部有效性
5 对治疗/暴露因素、健康结局和主要混杂因素评估准确
6 控制和分析偏倚、混杂因素和数据缺失
7 数据收集的完整性高
8 数据来源可靠、准确
9 有清晰的质量控制
10 随访成功率高，对不完整数据或失访病例进行评估*
11 使用统计分析方法适当
12 对结果的分析客观、可靠
13 研究结论与研究问题相关性高
14 横向比较既往同类研究
15 研究结果得到既往作用机制和动物实验等证据支持
16 罕见疾病研究**

* 针对前瞻性研究；** 针对单纯病例研究。

(三)严格RWS管理流程和数据质量控制

RWS研究流程管理的核心，是加强数据质量，提高研究效率，控制研究成本。研究者可充分发挥软件、移动端和人工智能结构化等新技术功能，加强电子数据采集系统定制，增强系统逻辑核查功能，让系统自动进行数据核查，时时保障数据质量。充分利用在线随访功能，即充分让患者参与，让患者报告结局，自动进行患者随访提醒、问卷量表推送，患者端数据采集及医患沟通，提高随访效率和质量；数据点分级管理，强制性保证关键数据收集的准确真实。从研究监察与技术层面进行技术创新：使用移动APP进行数据源收集，线上中心化录入配合文本识别和智能结构化功能以节约录入成本，同时远程监察以减少差旅成本。

数据质量控制是确保研究数据真实、准确、可靠的关键。研究各个阶段都需要对可能影响数据质量的各个因素和环节进行控制，涉及从数据收集、处理到统计分析报告的全过程。参照数据质量评价ALCOA+原则，数据的可溯源性、完整性、一致性及准确性等指标在RWS中尤为重要，需要重点关注。数据质控则需要建立完善的RWS数据质量管理体系、完善的标准操作流程（SOP）以及进行人员的定期培训。主要包括：

（1）保证数据源质量，确保数据源信息的完整性和准确性，减少数据源本身的缺失和偏差。临床病历作为关键数据源，不仅要符合病历书写规范、医院三级质控要求等，还应提高病历质控标准以满足科研需要。

（2）在采集数据前，制订详细的研究设计方案和分析计划。评估确立采集字段，确认关键字段已被收集，制订相应的CRF和数据库架构。

（3）建立数据采集和录入的标准指南，确保录入数据与数据源的一致性。对于录入过程中的任何修改，需要提供修改原因并留下完整的追查轨迹。

（4）制订完善的数据质量管理计划，确立关键字段；制订系统质控和人工质控计划，确保数据的真实性、准确性和完整性。数据源核查确认是保证研究数据真实完整的必要措施之一，RWS涉及大规模的数据，可充分利用系统实时自动逻辑核查来加强质控，降低人工质控成本；对于关键字段，可进行100%原始数据核查，其他字段可根据实际情况降低核查率。

（5）数据标准化，建议使用标准化字典。RWS信息来源复杂，数据的标准化是保障数据质量的基础和关键环节。为保障RWS的发展，保证数据的可溯源性和一致性，可运用新技术，充分利用电子化系统，增强系统逻辑核查功能等，加强RWS的数据质量。

三、FDA突破性疗法和快速通道

近些年，新药研发愈发困难，投资成本浩大，对新药申请审批愈加严格，这是全球各大药企所要面临的共性问题。能获得FDA的青睐与支持，对于任何一家企业来说都是一种奢求，而业界内似乎找到了一种较为实用的途径，那就是"突破性疗法认定"。"突破性疗法"（breakthrough therapy designation）是由美国FDA于2012年7月创建，源于《美国食品药品监督管理局安全及创新法案》中制定的部分内容，旨在加速开发及审查治疗严重的或威胁生命的疾病的新药。获得"突破性药物认定"的药物开发能得到包括FDA高层官员在内的更加密切的指导，保障在最短时间内为患者提供新的治疗选择。2019年，美国FDA共批准13个突破性疗法新药上市，其中抗肿瘤药占比较大，7个品种分别是用于治疗转移性膀胱癌的Balversa、用于B细胞淋巴瘤的Polivy、用于腱鞘巨细胞瘤的Turalio、用于非小细胞肺癌和所有神经营养因子受体酪氨酸激酶（neurotrophin receptor kinase，NTRK）实体瘤的Rozlytrek、用于套细胞淋巴瘤的Brukinsa、用于尿路上皮癌的Padcev和用于乳腺癌的Enhertu。血液系统用药包括Oxbryta、Adakveo。用于罕见病治疗的药物有9个，包括Oxbryta、Vyndaqel、Trikafta、Rozlytrek、Polivy、Brukinsa、Turalio、Adakveo、Givlaari。

研发中的新药一旦获得"突破性疗法认定"资格，便能享受一系列优惠待遇，包括快速通道认定的特权、FDA官员的悉心指导，以及高级管理者和资深评审人员对开发计划进行积极协作性的跨学科评审。对于临床开发早期便呈现显著活性的治疗药物予以加速评审，并鼓励开发商在不晚于Ⅱ期临床开发阶段就去申请"突破性疗法认定"。"突破性疗法认定"可授予针对同一适应证的多个在研药品，但当用于此适应证的首个药物获批后，用于同一适应证的任何其他药物都将失去突破性疗法资格，除非药物开发公司或资助者能证明其产品优于首个获批药品。

"突破性疗法认定"的优势主要体现在：①将缩短漫长而昂贵的开发过程，让早期研究中显示出良好的前景的药物尽快进入市场，而不必完成传统的3个阶段（Ⅰ～Ⅲ期临床研究）的开发计划；②支持了从早期临床试验阶段到上市销售后风险管理阶段的医药创新。；③获得认定，往往预示着该药物较高的上市可能性以及各种利好政策的接踵而至；④除了获得快速审评通道，申请者还能获得高效的审评员的指导；⑤为无药可医或濒临危重的患者带来了新的希望。

第四节　肿瘤多学科综合治疗的基本原则

在肿瘤的治疗方面，科学家和医生已经清楚地认识到现有的各种治疗手段都有其一定的特点和局限性，单纯依靠某一种治疗方法很难取得理想的效果。因此，多学科团队协作（multiple disciplinary team，MDT）的肿瘤综合治疗（multidisciplinary synthetic therapy）的模式越来越多地取代了过去的单一治疗方法，已成为当今肿瘤治疗的一个科学、合理的新型模式。

一、不同治疗方法在肿瘤治疗中的地位

外科手术和放射、介入治疗都属于局部治疗方法，治疗的重点自然放在局部上，即控制局部生长和局部扩散，特别是淋巴结的转移。

化学药物治疗属于针对全身效应的方法，着眼点在恶性肿瘤的扩散和转移上。对肿瘤的治疗体现了细胞指数杀灭的观点，强调多疗程、足剂量的用药方法。

靶向治疗是近20年来发展起来的针对不同瘤种驱动基因靶点的特异性、针对性治疗手段，目前主要应用于晚期肿瘤或联合化疗进行辅助治疗等，具有疗效高、维持病情无进展时间长等特点。但和化学药物一样，会在一定时间内出现药物耐药，一旦出现耐药，后续治疗较为棘手。

生物免疫治疗虽然在近年来取得了显著的发展，尤其是免疫检查点抑制剂上市后打破了治疗瘤种的限制，给部分有效人群带来了长期的生存获益，但由于个体化差异较大，难以在治疗前取得较为特定的预测疗效方法。最大的难题是对

有效人群的精确分选，虽然已有少量的可能疗效预测指标如PD-L1免疫组化阳性、MSI-H表型等，但仍旧不能完全解决临床确定获益人群问题，存在单药治疗起效慢、假性进展判断困难等缺点。

二、肿瘤综合治疗与MDT

肿瘤综合治疗的概念是指根据患者的机体情况、肿瘤的病理类型、侵犯范围、病期和发展趋势，遵循当前最新的各类指南、规范，有计划地、合理地应用现有的各种治疗手段治疗肿瘤。恶性肿瘤综合治疗是不同于传统的分科治疗制度的传统模式，MDT是其重要治疗模式。

MDT是建立于循证医学基础上的一种肿瘤治疗新模式，协调医院内部不同科室的医生，包括病理科、外科、肿瘤内科、放疗科、介入科、放射科等，通过定期、定时、定址的会议，汇集各科室的最新发展动态，并结合患者的疾病分期、家庭经济状况及其身体状况和心理承受能力，在权衡利弊后，确定出科学、合理、规范的最佳治疗方案。

三、MDT在肿瘤治疗中的主要任务

肿瘤是一种全身性疾病，诊断和治疗均需要多学科协同完成。MDT是实现"有计划地、合理地应用现有治疗手段"进行肿瘤个体化综合治疗的组织保障。MDT已经成为多数肿瘤治疗模式的首选。近十年来我国MDT发展迅速，在经济卫生条件发达地区，已成为肿瘤治疗的首选诊疗模式，为大部分患者提供个体化治疗服务。MDT诊疗模式在肿瘤治疗中的主要任务包括：为患者提供恰当、及时的疾病诊断；基于诊断制订个体化治疗方案；基于患者的支持性护理需要，完善护理方案；考虑所有服务的治疗范围，使癌症患者的治疗、护理达到最优化。

四、肿瘤MDT诊疗模式的基本原则

（一）个体化治疗的原则

所有肿瘤患者在治疗前需要进行一般情况的

评价，包括年龄、伴随疾病、体力状态、预期寿命、治疗耐受能力、患者期望的生活质量以及治疗的意愿等。

年龄：一般认为年龄在70岁以上的患者身体机能和重要脏器潜在功能退化，对治疗的耐受性相对较低。

伴随疾病：评估伴随疾病的严重程度，可能对重要脏器的损害情况，如冠心病、高血压、糖尿病等，可能对治疗耐受性的影响。

体力状态：治疗前体力状态评分系统包括ECOG评分或KPS评分，不同评分系统的评分状态直接影响治疗手段的选择。主要是对患者基本日常生活的自理能力的评估。

预期寿命：根据疾病侵犯的范围和分期，以及重要脏器受到的可能影响、营养体能状态的综合评估对预期寿命进行粗略评估。

治疗的耐受性：可由功能状态、伴随疾病情况、活动能力和社会支持的有效性来预测。

患者预期的生活质量及治疗意愿：治疗前患者对自身病情的了解及心理状态直接决定了其予以相关治疗的配合度，影响患者整个诊疗过程。

（二）局部与全身并重的原则

在设计恶性肿瘤的治疗方案时，在以处理局部肿瘤为主的方案中，应兼顾到全身治疗的方法，而在以全身治疗为主时，辅以局部治疗，往往能收到事半功倍的效果。例如，结直肠癌伴肝转移患者，通过内科治疗手段靶向治疗+化疗后，经MDT讨论取得切除原发灶及肝转移灶的局部手术治疗机会，可能延长患者的生存期。

（三）分期治疗的原则

同一恶性肿瘤不同分期有不同的综合治疗方案。分期的多样性决定了综合治疗方案的多样化。例如，肺癌ⅢA期以内的患者主要采取手术治疗+术后放疗治疗方案，近年来伴随着MDT的推广，一部分ⅢA期患者通过术前新辅助放化疗，进一步降期后再进行手术治疗，较传统治疗手段取得了更长的生存获益。

（四）生存率与生活质量并重的原则

在治疗前应当根据患者的实际情况，评估以下三个问题：患者的预期寿命是否因癌症的治疗而得到延长？患者的生活质量是否因癌症治疗而得到改善？患者生活的依赖性是否因癌症治疗而得到改变？如果通过综合治疗手段能将患者的生存期延长，同时提高生活质量，则应当尽可能在降低治疗副作用的同时进行相关抗肿瘤综合治疗，选择低毒、高效治疗方式。

（五）成本与效果并重的原则

肿瘤患者的治疗费用高是有待解决的重要问题，是影响医保医疗政策的重要方面。尤其是近年来药物经济学的开展，对肿瘤的治疗和新药上市定价提出成本与效果并重的治疗原则，包括成本最低原则、成本效果原则、成本效用原则、成本效益原则等。

成本最低原则：假设有多种治疗模式，其临床效果基本是一样的，那么，首选的是经济费用最低的方案。

成本效果原则：其基本含义是单位时间内付出的成本应获得一定量的健康效果。

成本效用原则：在成本同样的情况下，选择在预算内能达到最大质量调整生存年的治疗模式。

成本效益原则：以货币为单位进行计算，效益大的为首选。

（六）多学科综合治疗方案的最终判定指标

必须是能够延长患者的无瘤生存期和总的生存期；必须是有尽量少的近远期毒副作用，必须是能够提高患者的生存质量，也必须是符合成本效益的原则。

五、肿瘤的心理治疗

20世纪80年代国际上出现了一门新兴交叉学科，叫作心理社会肿瘤学（psychosocial oncology），它是心理学的一个分支，研究心理、社会及行为因素在肿瘤的发生、发展及转归中的作用。肿瘤心理治疗正是在这一框架下形成的，它主要探讨心理治疗对肿瘤患者心理、行为、躯体功能和躯体症状的作用，从而探讨人类战胜肿瘤的心理社会学途径。

肿瘤患者的心理状态包括一系列因疾病及治疗而产生的心理、社会、精神方面的不良情感体验，范围从正常的情绪反应如情绪脆弱、悲伤、恐惧到抑郁、焦虑、惊恐、社会隔离和精神危象。有50%的进展期患者符合精神疾病的诊断，最常见的是适应障碍（11%～35%），其次是重度抑郁（5%～26%），创伤后应激障碍（posttraumatic stress disorder，PTSD）的发生率为3%～14%，但PTSD的症状很常见。肿瘤心理治疗的具体措施主要包括以下几个方面。

（一）社会支持

对肿瘤患者的社会支持包括对患者的直接支持、对肿瘤患者家庭的支持、广泛的信息服务和健康知识传播。患者作为个体的同时又具有他（她）的社会性，社会的支持、认可会影响到患者心理状态，尤其是家属的支持。与患者家属进行适当的沟通及一定的健康知识教育，能够更好、更快地协调因患者的患病带来家庭、社会关系的变化而产生的不适应。

（二）情绪支持

肿瘤常常引起患者强烈的情绪反应，如心理痛苦、抑郁、焦虑、恐惧、危机反应等，这些反应都直接或间接地影响疾病的治疗与康复。而情绪支持治疗是通过提供患者讨论的场所，使患者表述他们关心的所有有关疾病的问题及表达与疾病相关的心理情绪反应。这种支持治疗可以是职业性干预，也可以是非职业性干预。职业性干预包括专门的心理治疗师对肿瘤患者情绪的评估与干预，通过加强患者与心理治疗师的交流，减轻患者的心理痛苦，并帮助患者建立正确的面对疾病与痛苦的心理方式。而非职业性干预包括建立肿瘤患者的俱乐部等，在肿瘤治疗过程中加强患者之间的交流，尤其抗癌经验的交流，可以让患者对整个治疗过程有更深入的了解，有助于患者增加战胜癌症的信心。

（三）认知、行为和认知行为干预

认知干预是帮助肿瘤患者用客观而适应性的方式看待癌症：通过向患者提供疾病相关的信息，使患者对疾病有一个全面和客观的认识，有利于

患者和医务人员的配合，从而减轻患者对疾病产生的焦虑和恐惧，提高患者的生活质量。行为干预针对外在的公开行为，包括自我监控、系统脱敏和应变处理等，干预方式包括：①渐进性放松训练，训练患者随意放松全身肌肉，以消除紧张与焦虑，建立心情轻松状态；②催眠，选择安静的环境，舒适的体位，诱导患者进入催眠状态，此时患者最容易接受暗示；③臆想治疗，通过让患者想象自己完全健康了，功能完全恢复了，可以增强患者对良好预后的信念。

肿瘤常常给患者带来疼痛、恶心、呕吐、抑郁及焦虑等有害症状。情感起伏、行为改变、动机及知觉变化对上述症状有比较明显的影响，而认知行为干预的出现是治疗这些症状的主要方法。认知行为干预起源于条件反射的学习即条件规律，是针对隐蔽的行为，通过改变思维方式帮助患者调整行为和感受，集中检查和改变患者的消极、错误思维和导致异常反应的消极自我描述。该方法首先对肿瘤患者进行评估并与之合作，建立针对其个人偏好和信念的适当治疗策略，通过恰当地鉴别患者的思想、情感和行为之间相互作用的重要性（尤其是未被测查的自主反应），各种认知行为干预均可以被系统应用，使患者获得应对策略，学会忍耐和处理与疾病有关的强烈情绪，更重要的是学会将问题搞清楚并能够有针对性地处理。

（四）适应性行为训练

肿瘤患者往往在生理、心理上承受着巨大的压力，觉得被社会抛弃、难以适应目前的生活。这使得适应性行为训练显得很重要。许多集体或者个体治疗方案，如寻求医疗信息的方法、增进与医务人员的交往和沟通、提供良好的社会及家庭支持等（如前所述）都是很好的方法。还有许多训练自我行为控制技巧的有效方法，比如自我催眠、冥想、生物反馈、渐进性肌肉放松等。研究证明这些方法在减轻心理和躯体症状（如疼痛和焦虑）方面有比较好的效果。

心理治疗尤其是对癌症及其治疗引起的症状的干预仅仅是刚开始，这一领域将有着广阔的应用前景。发展心理社会肿瘤学，将躯体、人格和家庭结合起来，将肿瘤患者作为一个完整的人

来对待和进行治疗将成为医务工作者的责任和使命。

六、随访与临床评估

随访（follow-up）是医院或医疗保健机构对曾经诊疗过的患者通过通讯或其他方式进行定期的健康状况了解和医学指导，实质是一种长期的以观察为主的诊疗活动。临床评估（clinical assessment）是医生对患者进行随访后，根据随访所获得的患者症状、体征及相关检查结果变化情况，对患者随访时的健康状况、疾病状态作出评估。进行随访与临床评估可以使医生跟踪患者的肿瘤发展情况，及早发现复发与转移，有效的随访和临床评估将为评估不同治疗方案的疗效、副反应，从而及早给予再治疗提供充分的依据。

在随访与临床评估的全过程中，核心主体有两个：肿瘤患者与多学科专家团队。但要实现这两个核心主体的有效沟通，关键是靠随访团队中信息获取成员的规范、有效的工作。随访信息获取成员不仅仅是单纯的信息获取者，更重要的是他们是两个核心主体沟通的桥梁。因此，负责与肿瘤患者对接的信息获取成员要热情、细致、人性化，负责与专家团队对接的信息获取成员则要客观化、医学化。这对医学研究生或高年级本科生等志愿者的要求比较高，因此，有针对性的培训计划和训练是相当必要与重要的。

质控负责人也是随访实施过程中的另一个关键，需要针对随访活动全流程（及其产生的信息）进行质量评估、干预和再评估。评估内容包括：项目组为随访信息获取成员提供的培训是否有效、合理，实时指导是否便捷、充分；随访进程中信息获取成员的操作是否正确，遇到困难或争议时处理是否恰当；随访信息获取成员是否及时将患者提出的问题上交多学科专家团队；随访登记表单、数据库录入是否规范、合格；抽查部分随访案例的真实准确性；收集和总结各环节的反馈意见，提出项目改进方案和措施。

在对肿瘤患者随访与临床评估的过程中，数据库的建立与应用也是非常重要的内容。选择正确的软件、设计合适的录入表单与查询表单是数据库后期便捷应用的关键，这样才能较准确地反映出肿瘤患者的流行病学、病理生理、临床研究方面的特点。

小　　结

肿瘤临床试验是指对某种有可能应用于临床诊疗的方法与现有的诊疗方法进行比较，并做出客观评价，它是肿瘤基础研究成果的转化和临床应用必须经历的阶段。为了使实验的结果更加符合实际，必须坚持医学伦理学最基本的原则和一定程序与操作规范，使肿瘤临床试验具有可评价性。在进行各种肿瘤临床治疗时，包括手术治疗、化疗、放疗、介入治疗、生物治疗、心理治疗、随访与临床评估等，都应遵循一定的基本原则。

（黄　进）

参 考 文 献

黄洁夫，2006. 临床科研中的伦理学问题. 中国医学伦理学，19（1）：1-3.

王迪，2015. 三问突破性疗法认定. 医药经济报，3：1-3.

王兴河，2018. 药物早期临床试验/药物临床试验质量管理规范丛书（GCP）. 北京：北京科学技术出版社.

吴阶平医学基金会，中国胸部肿瘤研究协作组，2018. 真实世界研究指南（2018年版）. 广州：中国肿瘤学临床实验发展论坛.

新药汇，2017. 详解FDA突破性疗法政策. [2017-03-01]. http://www.xinyaohui.com/news/201401/19/1017.html.

徐瑞华，姜文琦，管忠震，2014. 临床肿瘤内科学. 北京：人民卫生出版社.

医谷，2016. 美国FDA"突破性疗法"的前世今生. [2016-03-28]. http://www.cn-healthcare.com/article/20160325/content-482135.html.

Harrison，LB，Sessions RB，Hong WK，2011. 头颈部恶性肿瘤多学科协作诊疗模式. 3版. 郑亿庆，邹华，黄晓明，译. 北京：人民卫生出版社.

Iyalomhe GBS，Imomoh PA，2007. Ethics of clinical trials. Niger J Med，16（4）：301-306.

Seymour L，Bogaerts J，Perrone A，et al，2017. iRECIST: guidelines for response criteria for use in trials testing immunotherapeutics. Lancet Oncol，18（3）：e143-e152.

第二十七章

肿瘤研究中动物模型和模式生物

第一节　肿瘤研究常见动物模型

一、自发性肿瘤动物模型

自发性肿瘤（spontaneous tumor of animal）是指实验动物种群中不经有意识的人工实验处置而自然发生的一类肿瘤。自发性肿瘤发生的类型和发病率可随实验动物的种属、品系及类型的不同而各有差异。实验动物自发性肿瘤主要发生于近交系动物，其中小鼠的自发性肿瘤最多，在肿瘤研究中具有重要意义。目前已培育了多种小鼠自发肿瘤，如C3H小鼠出生后有高的乳腺癌发生率，A系小鼠出生后18个月内有90%的肺癌发生率，AK和C57小鼠有高的白血病发生率等，这些肿瘤多发生于体表部位或易为目前体检发现的部位。

自发性肿瘤动物模型有以下优点：首先，与诱发性肿瘤动物模型相比，自发性肿瘤动物模型与人类所患的肿瘤更为相似，有利于将动物实验观测结果与人类肿瘤发病机制及病程进行类比；其次，自发模型所产生肿瘤，其发生的条件比较自然，有可能通过观察和统计分析而发现原来没有发现的环境或其他致癌因素，也可以重点观察遗传因素在肿瘤发生上的作用。自发性肿瘤动物模型也存在一些缺点：肿瘤的发生情况的个体差异可能较大；观察时间较长，很难在短时间内获得实验材料，花费相对较大。

二、诱发性肿瘤动物模型

诱发性肿瘤动物模型（animal models of induced tumor）是指在实验条件下使用致癌物（carcinogen）诱发动物发生肿瘤的动物模型，是肿瘤研究的常用方法之一，常用于检验可疑致癌物的作用、肿瘤发生机制及抗癌药物筛选等。基本原理是利用外源性致癌物引起细胞遗传特性改变，从而使细胞出现异常生长和高增殖活性等恶性表型进而形成肿瘤。外源性致癌物主要分为化学性、物理性（如放射性物质）及生物性（如诱发动物肿瘤的病毒）致癌物，其中以化学性致癌物最为常用。目前常用的化学致癌物有亚硝胺偶氮、多环碳氢化合物和黄曲霉毒素等。

（一）化学致癌物的类型和特点

1. 芳香胺及偶氮染料类致癌物的特点　①该类致癌物其本身不是直接致癌物，致癌作用是由其代谢产物引起；②肿瘤多发生于远隔作用部位的器官如膀胱、肝等；③有明显的种属差异；④通常需要长期、大量给药才能致癌；⑤其致癌作用往往受营养或激素的影响。

2. 亚硝胺类的致癌特点　①致癌性强，小剂量一次给药即可致癌；②对多种动物（包括猴、豚鼠等不易诱发肿瘤的动物）的许多器官（包括食管、脑、鼻窦等不易成瘤的器官）能致癌，甚至可以通过胎盘致癌，如给怀孕大鼠以二乙基亚硝胺（diethylnitrosamine，DEN）可比较快地引起子代的神经胶质细胞瘤；③具有不同结构的亚硝胺有明显的器官亲和性，如二甲基亚硝胺等对称的衍生物常引起肝癌，不对称的亚硝胺如甲基苄基亚硝胺常诱发食管癌；在大鼠，二丁基亚硝胺能引起膀胱癌，二戊基亚硝胺能诱发肺癌，而 N-甲基-N'-硝基-N-亚硝基胍则能引起胃癌。

3. 黄曲霉毒素的致癌特点　黄曲霉毒素的毒性很强，很小剂量（1mg/kg体重）即可使狗、幼龄大鼠、火鸡或幼龄鸭致死；其致癌性也极强，最小致癌剂量比亚硝胺还要小数十倍，是已知化学致癌物中作用最强者。它能诱发多种动物（从鱼到猴）的肝癌，也可引起肾、胃及结肠的腺癌，滴入气管内可引起肺鳞状细胞癌；注入皮下可引起局部的肉瘤，还有报道认为，它可引起乳腺、卵巢等其他部位的肿瘤。

（二）构建诱发性肿瘤动物模型的基本方法

在进行诱发性动物肿瘤实验时，需选择合适的致癌方法、动物、致癌物种类和致癌的溶剂、给予剂量、途径及观察时间等。致癌物的剂量应能保证动物的存活率较高、诱发期较短和诱发肿瘤频率较高。常用致癌物的给予方法和途径如下。

1. 涂抹法 将致癌物直接涂抹在动物的背部及耳部皮肤，主要用于诱发皮肤肿瘤。

2. 经口给药法 将化学致癌物溶于饮水或混合在动物饲料中自然喂养或灌喂动物，使之发生肿瘤，常用于诱发食管癌、胃癌及结肠癌等。

3. 注射法 将化学致癌物制成溶液或混悬液，经皮下、肌内、静脉或体腔等途径注入体内而诱发肿瘤，本法较常用。

4. 气管注入法 将致癌物制成混悬液直接注入动物气管内，常用于诱发肺癌。

5. 穿线法 适用于将多环芳烃类致癌物直接置于某些部位或器官，如食管、胃和子宫颈等。方法是将棉线拧成合适的线股，一端（1.5～2.0cm）用乙醇脱脂，其余用蜡浸泡。将脱脂端与致癌物接触，另一端接触所选定的靶器官，在通风柜内用明火在试管底部缓缓加热，使致癌物升华并吸附于棉线上，从而直接接触动物特定部位而诱发肿瘤。

（三）诱发性肿瘤动物模型的优缺点

诱发性肿瘤动物模型建模时间较长，成功率多数达不到100%，肿瘤发生的潜伏期个体变异较大，不易同时获得病程或癌块大小较均一的动物供实验治疗之用，再加之肿瘤细胞的形态学特征常是多种多样，且致癌多瘤病毒常诱发多部位肿瘤，故不常用于药物筛选，但从病因学角度分析，它与人体肿瘤较为近似，故此模型常用于特定的深入研究。由于该类型肿瘤生长较慢，瘤细胞增殖比率低，倍增时间长，更类似于人肿瘤细胞动力学特征，常用于综合化疗或肿瘤预防方面的研究。

（四）经典的诱发性肿瘤动物模型

1. 肝癌模型 多种化学药物均能诱发肝癌，如二乙基亚硝胺（DEN）、4-二甲氨基偶氮苯（DBA）、2-乙酰氨基芴（2AAF）、亚胺基偶氮甲苯（OAAT）、黄曲霉素等。黄曲霉素诱发大鼠肝癌：每日饲料中含黄曲霉素0.001～0.015ppm，混入饲料中喂6个月后，肝癌诱发率达80%。

2. 溃疡性结肠炎癌变动物模型 采用AOM/DSS联合诱导建模方法。腹腔注射小剂量氧化偶氮甲烷（azoxymethane，AOM），其后予以循环服用葡聚糖硫酸钠（dextran sulphate sodium，DSS）。DSS是一种由蔗糖合成的硫酸多糖体，具有和肝素同样的抗止血和凝血作用，其诱发小鼠形成的溃疡性结肠炎，临床表现和病理组织学特征与人类溃疡性结肠炎高度相似，包括腹泻、大便隐血、便血，黏膜炎症细胞浸润、隐窝脓肿及糜烂溃疡的形成。AOM为一种诱变剂，可致啮齿类动物基因组中鸟嘌呤突变为腺嘌呤，进而导致肠道息肉样肿瘤形成，可针对临床特点、组织学及分子生物学特性模拟人类结直肠癌的发病过程。

具体方法：6～8周龄小鼠腹腔注射AOM（10mg/kg）一次，1周后予以2% DSS饮用7天，随后14天饮用蒸馏水，上述DSS/蒸馏水循环3次。多项研究证实AOM/DSS联合诱导可很好地模拟溃疡性结肠炎癌变的过程，目前已成功应用于溃疡性结肠炎相关性结直肠癌的多项研究。

3. 诱发性肺癌模型 诱发肺癌的致癌物种类很多，目前常用亚硝胺诱发肺癌。具体方法：小鼠每周皮下注射1%二乙基亚硝胺（DENA）水溶液1次，每次剂量为56mg/kg体重。报道中161天后，肺癌发生率为81%，其中支气管鳞状细胞癌占41%。此外，向气管内注入苯并芘、硫酸铵气溶胶或甲基胆蒽等致癌物也可诱发肺癌。

三、移植性肿瘤动物模型

移植性肿瘤动物模型是当前医学基础研究和抗肿瘤药物筛选所使用最为广泛的模型。建立移植性肿瘤动物模型常使用肿瘤细胞株。瘤株是一种组织学类型和生长特性已趋稳定，并能在同系或同种动物中连续传代的肿瘤细胞模型。肿瘤移植于健康动物，相当于活体组织培养，可长期保存瘤种，供实验所用。目前世界上保存的动物移植肿瘤细胞约有400株。

另外一种常用的移植性肿瘤动物模型为人源肿瘤组织异种移植模型（patient-derived tumor xenograft，PDX）。该模型直接用患者新鲜肿瘤组织接种于免疫缺陷小鼠来建立，可以很好地模拟肿瘤的生长环境。其最大的优点是保留了患者肿瘤的完整特性，在组织学、转录组、多态性和拷贝数变异中具有高的保真度，同时保留了瘤周基质的异质性，包括微血管、基质成分和相互作用等。人源肿瘤组织异种移植模型最大限度地避免了体外处理，能更客观和全面地反映肿瘤的发展以及对于药物作用的反应，从而更加准确地预测临床患者的疾病预后，可以筛选出最合适的个体化治疗方案，在肿瘤基础研究和临床转化应用研究中均显示出良好的前景。PDX模型的缺点是成本较高和周期长，操作较为复杂，技术难度较大且成瘤率相对较低。现在很多机构已经在进行PDX模型库的建立。

应用动物移植性肿瘤模型有其独特的优点：可使一群动物同时接种同样量的瘤细胞，生长速率比较一致，个体差异较小，接种成活率接近100%；对宿主的影响类似，易于客观判断疗效；可在同种或同品系动物中连续移植，长期保留供试验用；试验周期一般均较短，试验条件易于控制。移植性肿瘤动物模型在同种属不同个体（allograft）动物肿瘤移植不产生排异现象。异种动物移植时可结合注射肾上腺皮质激素、抗肿瘤药物和适当量的放射等方法，降低宿主免疫排斥反应。随着免疫缺陷鼠品系的建立，可以避免异种移植的免疫排斥反应，异种肿瘤移植相对比较容易。

（一）免疫缺陷鼠的分类和区别

1. 裸鼠（nude mice）　裸鼠的表型是由染色体上等位基因（第11对染色体上）突变引起的，主要表现为无毛和无胸腺，原胸腺残留结构部分上皮样细胞呈巢状排列而部分呈外分泌腺结构。裸鼠缺乏T淋巴细胞功能，但仍具有B细胞和NK细

胞功能。

2. SCID小鼠　即严重联合免疫缺陷小鼠（severe combined immune-deficiency mice）。该类品种外观与普通小鼠差别不大，有毛，被毛白色，体重和发育正常，但胸腺、脾、淋巴结的重量不及正常的30%，组织学上表现为淋巴细胞显著缺陷。SCID小鼠的特征为丧失了B、T淋巴细胞的功能，造成低免疫球蛋白血症，但仍具有NK细胞功能。

3. NOD/SCID小鼠　即非肥胖糖尿病/SCID小鼠（non-obese diabetes/SCID mice）。该小鼠具有T、B淋巴细胞联合免疫缺陷、NK细胞活性低下、无循环补体、巨噬细胞和抗原提呈细胞功能损害等特性，近年已成为人类肿瘤移植瘤的最佳研究模型。

（二）构建移植性肿瘤动物模型的基本方法

在进行移植性肿瘤动物模型实验时，根据瘤株的不同特性及实验的需要，可以选择不同的建模方式。

1. 对于会产生腹水的肿瘤　选择对数生长期、活力好的细胞，用PBS悬浮至（1~3）×10^6/0.1ml，腹腔注射肿瘤细胞。传代时抽取腹水，经过PBS一定稀释后，接种到新的小鼠腹腔，腹水颜色为白色或者略发黄均可，避免血性腹水。接种可以利用腹水进行皮下或腹腔接种。

2. 对于不产生腹水，只能皮下生长的肿瘤　选择对数生长期、活力好的细胞，用PBS悬浮至$1×10^6$~$1×10^7$/0.1ml，接种至小鼠腋下即可。体内瘤源用于传代接种，有两种方式：套管针插块法和匀浆法。

（1）插块法：种鼠处死后体表消毒，将肿瘤组织剥离下来后，置于PBS或0.9%无菌氯化钠注射液中洗涤干净，然后剪开，剔除中心颜色变暗坏死部分以及外表的包膜，选外围发亮部分组织。清洗干净后换到新的PBS中，用剪刀剪成1mm直径左右的小块，最后用镊子将小块从针头处塞进18~20号的接种套管针，在鼠的皮肤上剪一小口，用套管针内芯推注组织，接种于鼠腋下或者其他部位。

（2）匀浆法：同样选择肿瘤组织放入干净的PBS中，用剪刀剪成1mm直径左右的小块，然后用玻璃匀浆器匀浆，注意上下次数不可超过5次，匀浆时可适当旋转，200目筛网过滤，然后取滤液

用台盼蓝染色进行活细胞计数，根据计数结果进行稀释，最后将组织悬液用注射器接种。

3. 对于白血病等肿瘤　可直接采取尾静脉注射的方式来构建移植瘤模型。

四、基因修饰动物模型

基因修饰动物模型是肿瘤研究中经常采用的第五类动物模型。有关内容详见本章第三节。

第二节　模式生物

模式生物通常指人们研究生命现象过程中长期、反复作为研究材料的物种，如果蝇、线虫等。人们将这些物种作为典范，对其形态、解剖、生理、生化、细胞和遗传进行全面的分析和归纳，并将研究所得到的规律推演到相关的生物物种中，从而大大加快了对其他各种生物的研究。

模式生物均具有个体小、饲养简单、繁殖迅速、生活史短暂、遗传背景清晰的共同特点。在肿瘤研究中主要是利用重要功能基因在进化上的高度保守性和在模式生物与人类之间的高度同源性，通过对模式生物基因结构和功能的研究来推测人类相应基因的功能。一方面，当人们发现了一个功能未知的人类新基因时，可以迅速地在模式生物基因组数据库中检索得到与之同源且功能已知的模式生物基因，并获得其功能方面的相关信息，从而加快对该人类基因的功能研究。另一方面，当人们在模式生物中发现一具有新功能的基因时，可以检索人类与之同源的基因并进行功能方面的研究。

一、酵　　母

酵母（yeast）作为模式生物具有独特的优势：酵母是一种单细胞生物，能够在基本培养基上生长。酵母在单倍体和二倍体的状态下均能生长，并能在实验条件下相互转换。

酵母的16条染色体的基因组已全部破译，共有6275个基因，其中约有5800个真正具有功能。将所有的酵母基因与GenBank数据库中的哺乳动物基因进行比较，发现有将近23%编码蛋白质的酵母基因或者开放阅读框与哺乳动物编码蛋白质的基因有高度的同源性。通过对酵母蛋白质间的相互作用研究，初步绘制了6000种蛋白质间的相互作用图谱。有关酵母的基因组和蛋白质组数据可分别登录SGD（http://www.yeastgenome.org）、YPD（http://www.biobase-international.com/pages/index.php?id=139）。

酵母是研究细胞周期调控、有丝分裂、减数分裂、DNA修复与重组和基因组稳定性的检查点调控（checkpoint control）的模式生物，也是针对细胞周期紊乱的肿瘤药物的理想细胞初筛模型。遗传性非息肉性小肠瘤基因在肿瘤细胞中表现出核苷酸短重复顺序不稳定的细胞表型，而在该人类基因被克隆以前，研究工作者在酵母中分离到具有相同表型的基因突变（MSH2和MLH1突变）。受这个结果启发，人们推测小肠瘤基因是MSH2和MLH1的同源基因，最终获得了核苷酸序列高度同源的hMSH2和hMLH1基因。这两个基因均属于错配修复基因，相应编码蛋白的缺失将影响错配修复功能，使细胞具有恶变倾向。

二、果　　蝇

果蝇（Drosophila）作为模式生物主要在于如下方面的独特优势。①果蝇的性状表型极为丰富，突变类型多，而且具有许多易于诱变分析的遗传特征。②基因组只包括4对同源染色体，其中1对为性染色体。性别决定方式为XY，雄性异配。显微镜下即可分辨雌雄。③果蝇独特的唾腺细胞中的巨大多线染色体，可根据不同的染色方法准确地观察到DNA和RNA在染色体上的变化情况，从而得到动态的基因表达情况及与染色体定位和结构的关系，因此果蝇唾腺染色体已广泛应用于研究染色体的结构变异。④果蝇的眼部可以形成类似于肿瘤的细胞增生。⑤果蝇的神经系统相对人类而言非常简单，但同样表现出与人类相似的复杂的行为特征，如觅食求偶、学习记忆、休息睡眠等，这就为研究人类的复杂行为特征提供了良好的模型。研究者们正是以果蝇为研究对象而了解了生物钟的昼夜节律。

早在100年前，果蝇就走进了生物学家的视野。在探索果蝇研究的历程中，生物学家获得了众多科研成果，推动了生命科学各领域的快速发展。关于果蝇在肿瘤研究中的应用以一个例子来进行说明。

许多肿瘤的生长是由表皮生长因子受体（epidermal growth factor receptor，EGFR）或表皮生长因子（epidermal growth factor，EGF）的过表达造成的。一些抗肿瘤药物都是针对EGFR的，如Erbitux和Tarceva等，它们攻击的是EGFR本身。在果蝇中发现Argos蛋白可以模仿EGFR并且和Spitz（果蝇的EGF）相结合，但Argos不会刺激细胞生长。理论上讲，设计结构上类似Argos蛋白的药物就可以和肿瘤生长因子结合，阻止生长因子释放信号刺激肿瘤细胞的生长。这为抗肿瘤药物的设计提供了新的思路（图27-1）。虽然Argos蛋白和人类EGFR在氨基酸序列和结构上没有相似性，但人体内有很多结构和Argos相似的蛋白质，如人类尿激酶纤维蛋白溶酶原激活剂，它们中可能有一个就是Argos的类似物，存在开发成药物的可能。

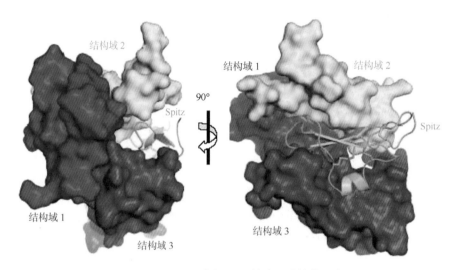

图27-1 Argos蛋白与Spitz结合三维结构示意

黄色、红色和蓝色分别为Argos蛋白的3个结构域（domain），绿色为Spitz。更多信息请参考 Daryl E. Klein, et al. Nature. 2008；453（7199）：1271-1275

三、秀丽线虫

秀丽线虫（C. elegans）是了解得最清楚的模式生物之一，具有两个最独特的特点：一是线虫通体透明，便于追踪细胞的分裂、分化及器官的发育；二是线虫共有1090个细胞，在发育期间有131个细胞产生了生理性凋亡，成虫个体由959个体细胞组成。

科学家于1998年12月完成了线虫基因组测序，基因组大小为100Mb，分布于6条染色体，预测有19 099个基因。有关秀丽线虫的数据库可查询 WormBase（http://www.wormbase.org）。SwissProt收入的秀丽线虫蛋白质已超过1000个。

在细胞凋亡、RNA干扰（RNAi）及微小RNA（microRNA）等研究领域，科学家用秀丽线虫作出了原创性的贡献。第一个microRNA基因 lin-4 就是在秀丽线虫中最先被发现的。lin-4是一个时序调控基因，发生 lin-4 突变的个体不能从第一期进入第二期幼虫。lin-4 转录后形成两种长度的RNA分子，分别包含61个和22个碱基，其中较小的RNA分子通过与另一个基因 lin-14 的mRNA互补配对，从而抑制lin-14蛋白的翻译，进而影响发育进程。2000年Reinhart BJ等发现了线虫的第二个microRNA基因 let-7。近十年来，有关microRNA的研究掀起了广泛的浪潮。利用线虫进行RNAi的研究非常方便，只要喂食含有转化了RNAi载体的大肠杆菌即可。科学家们已经建立了线虫全基因组的RNAi文库，利用该文库可以对全基因组范围内的功能基因群进行筛选。

四、小 鼠

1902年，哈佛大学的Castle开始对小鼠的遗传和基因变化进行系统的分析。1909年Castle实验室的Little得到了第一个近交系小鼠——DBA品系，随后在冷泉港实验室（Cold Spring Harbor Laboratory）和杰克逊实验室（The Jackson Laboratory）工作中陆续得到了C57BL/6、C3H、CBA和BALB/c等多种近交系小鼠，这些近交系构成了目前世界上使用最广泛的几种品系。在这一百年里人们已经建立了1000多个近交系，6000多个突变品系。1990年启动人类基因组计划时小鼠被列为五种核心模式生物之一，所以小鼠基因组计划是最早启动的非人基因组计划。到了2002年末，C57BL/6近交系小鼠的基因组的测序基本完成。

小鼠在模式生物中的应用具有独特的优势：①所有模式生物中，小鼠和人类具有最接近的进化关系。分析发现，99%的小鼠基因能在人的基因组序列中找到同源序列，证实了小鼠与人类在基因水平上的高度同源。②小鼠的生理生化指标及其调控机制和人类相同或相似，因此小鼠的研究成果十分容易被推演到人类。③由于近交系的使用，在基本一致遗传背景的近交系小鼠所做出的实验成果容易在不同的实验室重复，这就使实验结果更容易被接受。

小鼠在生命科学的研究中有着诸多用途。根据其对小鼠的影响，常见的实验应用可以分为三大类：第一类是只对小鼠进行观察和检测的实验应用；第二类是不改变小鼠基因，但是对小鼠施加了外界影响的实验应用；第三类是改变小鼠基因组的实验应用。

五、其他模式生物

模式生物除以上所列，还包括很多物种，如斑马鱼、爪蟾、海胆、家蚕等，均具有其各自的特点和应用。

斑马鱼（zebra fish）为一种热带硬骨鱼。由于其没有淋巴结，但有丰富的淋巴和胸导管，与哺乳动物的免疫系统具有很大的相似性，同样具有天然免疫和适应性免疫的特点，因此是用于研究免疫系统、病毒细菌感染及白血病的良好模型。科学家利用转基因技术，建立了人类T细胞急性淋巴细胞白血病（T-ALL）斑马鱼白血病模型。该

模型使用斑马鱼rag2启动子，将融合基因*c-Myc-EGFP*成功定位到发育中的淋巴细胞上，可方便观测白血病的发生、发展过程。

爪蟾（*Xenopus*）包括非洲爪蟾和热带爪蟾，前者为异源四倍体，后者为二倍体。2010年4月，非洲爪蟾的测序工作完成，一共包括了17亿个碱基对，2万～2.1万个基因，其中有1700个基因与人类非常相似，包括癌症、哮喘、心脏病相关的基因。在爪蟾与肿瘤的相关性研究中，主要是在其受精卵二细胞期直接注射外源mRNA，或利用MO（morpholino oligonucleotide）微注射技术特异性抑制特定基因的表达，从而分析基因的表达及功能。

第三节 基因修饰动物模型

基因组改造技术可以分为三类：一是通过物理或化学方法在小鼠生殖细胞DNA中随机诱导单个或多个碱基的突变形成，然后通过与野生型小鼠交配，将突变传给后代；二是通过胚胎干细胞或受精卵原核显微注射，在基因组中随机插入特定的碱基序列，转基因技术、"基因陷阱"技术及转座子技术可以归到此类；三是在基因组的特定位置插入或者删除特定的碱基序列，基因敲除（knock-out）和基因敲入（knock-in）属于此类。

作为诸多动物模型中的一员，基因修饰小鼠的建立和应用使得科学家们能够从分子、细胞及动物整体水平研究特定基因在生物发育、生理及病理中的作用，对生命科学的发展具有革命性的意义，对临床疾病的认识和治疗也起到了关键的推动作用。本节着重介绍基因修饰小鼠相关技术的原理及其应用。

基因修饰小鼠的构建主要基于胚胎干细胞（embryonic stem cell，ES细胞）基因打靶技术和基因编辑技术，包括锌指核酸酶技术（ZFN）、转录激活因子样效应物核酸酶（TALENs）技术以及规律间隔的短回文重复序列（CRISPR/Cas9）技术。其原理是基于DNA同源重组和非同源末端连接的DNA修复达到定点修饰基因的目的，构建基因敲除和基因敲入、条件性基因敲除和基因敲入等基

因修饰小鼠。

一、ES细胞基因打靶技术基本原理

基因打靶是指将外源DNA片段与染色体内序列同源基因进行同源重组，使外源DNA定点整合入靶细胞基因组上某一特定位点或进行基因定点突变。由此，对于小鼠体内任何一个基因都可能通过基因打靶的方式对其进行灭活，也就是产生一般概念上的基因敲除小鼠，并可在体内可观察灭活基因的生物学功能。基因打靶技术是一种定向改变生物活体遗传信息的实验手段，它的产生和发展建立在ES细胞技术和同源重组技术的基础之上。近年来，随着基因打靶技术的迅速发展，现在人们可以对基因进行更加精细的修饰，如点突变（point mutations）、小的插入与缺失突变（micro insertions and deletions）等，而且可以进行染色体重排（chromosomal rearrangements），如大到几个厘摩基因组片段的缺失（large deletions）、染色体易位（translocations）、染色体大片段的重复（duplications）等。随着条件性基因打靶技术的建立，现在人们能够对特定基因（尤其是那些在早期胚胎发育过程中起重要作用的基因）进行时空特异性打靶，使基因靶位操作的目的更加明确，效果更加精确、可靠。

基因打靶基本原理：首先构建含有靶基因同源序列的打靶载体以及获得ES细胞系，利用同源重组技术筛选获得发生同源重组的靶ES细胞。通过显微注射或者胚胎融合的方法将经过遗传修饰的ES细胞引入受体胚胎内。经过遗传修饰的ES细胞仍然保持分化的全能性，可以发育为嵌合体动物的生殖细胞，使得经过修饰的遗传信息经生殖系遗传。获得的基因敲除或敲入小鼠，提供了一个特殊的研究体系，使研究者可以在生物活体中研究特定基因的功能（图27-2）。

二、基因敲除/敲入型打靶载体构建原理

（一）插入型打靶载体

设计插入型打靶载体时，选择基因被置于同源序列之外或之内，导入宿主前，需将打靶载体在

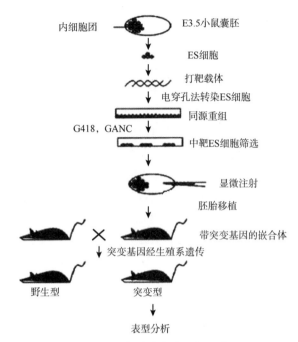

图27-2　基因敲除小鼠产生的基本原理

同源区制造一个线性化切口，这样可以提高同源重组效率。插入型载体与靶基因在同源区发生一次单交换后导致整个载体插入细胞染色体同源区，从而使同源序列增加一个拷贝数。该方法的缺点是不能直接区别和筛选出外源DNA序列定点整合的细胞克隆与随机插入的细胞克隆，存留的选择标记基因及其启动子、增强子可能会影响邻近基因的表达，并且产生的串联重复序列不稳定，有可能发生第二次重组。

（二）置换型载体（W型载体）

基因打靶的策略"打了就走"（Hit and Run）由Hasty和Valancius等于1984年提出，该正负选择系统可以筛选出所需要的定点整合的细胞克隆。其原理是在打靶载体的同源区内插入一个正选择基因（如neo基因），以便筛选出打靶载体已经整合入宿主细胞基因组的细胞，另外，在同源区的一侧或两侧连接一个负选择基因（如tk基因）。当发生同源重组时，同源区发生双交换，负选择基因将被丢弃，而且如果出现随机插入，负选择基因也将被随机插入到宿主的基因组中，带有tk基因的细胞则会被培养基中加入的核苷类似物，如无环鸟苷等代谢产物杀死，从而筛选出定点整合的细胞克隆。这种策略可以提高筛选同源重组克

隆的效率达2～2000倍，而效率提高大小还需取决于靶基因的位置。

（三）其他置换型载体

"打了就走"（Hit and Run 或In-Out）方法、标记和交换（Tag and Exchange）法以及双置换（double replacement）法均属于这一类策略，可以在基因组的特定位点引入精细突变。

1991年，Hasty和Valancius等提出"打了就走"策略。该策略的原理是先设计一个含有正负选择基因（如 neo 基因和 tk 基因）的插入型打靶载体，定点整合到宿主细胞基因组中。带有正选择 neo 基因的细胞对G418具有抗性，而带有负选择 tk 基因的细胞对丙氧鸟苷敏感。因此，同源重组的细胞，由于 neo 基因的保留和 tk 基因的去除，在G418和丙氧鸟苷的处理下得以存活，可以通过该策略获得发生染色体内重组的细胞。

1990年Reid等提出双置换策略，在前述"打了就走"策略上进行了改进。首先设计用第一个带有HPRT基因的打靶载体转染ES细胞，经HAT培养基培养筛选得到HPRT阳性的同源重组ES细胞；然后将第二个仅含突变的打靶载体转染第一次已发生同源重组的ES细胞，使之发生第二次同源重组，这样则使突变序列将HPRT基因置换出来，采用6-硫代鸟嘌呤（6-thioguanine，6TG）选择培养基筛选出HPRT阴性ES细胞。而第一次获得的HPRT阳性ES细胞可以作为进一步打靶的基础，之后可将不同的突变导入靶基因中，从而大大减少工作量。

1993年，Askew等在双置换法的基础上略加改动，发展了标记和交换策略。该策略的不同之处在于采用的第一个打靶载体是含 HSV-tk/neo 基因的双标记打靶载体，转染ES细胞后用G418筛选 neo 阳性重组细胞，第二次采用仅含突变的打靶载体，经同源重组后将同时丢失 tk 和 neo 基因，因此可以通过GANC等药物来筛选出同源重组的阳性克隆。

精细突变的引入促进了各种精确模仿人类疾病的动物模型的建立，在研究人类疾病的分子机制、研制防治和诊断药物等方面发挥了巨大的作用。

（四）基因捕获打靶载体

由于常规方法进行基因打靶研究耗时、费力，通常获得一个基因敲除纯合子小鼠需要一年或更长的时间，难以应对人类基因组中巨大的、功能未知的遗传信息，由此，基因捕获（gene trap）方法应运而生。该方法的基本原理是以报告基因为诱饵来捕获基因。其策略是设计一个完全或部分缺失转录调控元件（如启动子、增强子等）的报告基因重组载体，将其导入细胞，并随机插入宿主基因组内，从而导致内源基因失活突变；而报告基因则在内源基因的顺式作用元件激活下得以表达，由此可以通过外源报告基因的表达提示内源基因表达模式。通过筛选得到的插入突变的ES细胞克隆经囊胚注射构建基因突变小鼠，进而可以研究基因功能。常用以构建基因捕获载体的报告基因有 neo 基因、β半乳糖苷酶基因（LacZ）、β-geo 基因（β半乳糖苷酶和新霉素磷酸转移酶构成的融合基因，galactosidase/neomycin phosphotransferase fusion gene），以及剪接受体位点（splicing acceptor sequence，SA）、终止序列等。基因捕获最大的缺陷是不能对基因进行精细操作。

三、基因编辑技术基本原理

ES基因打靶技术能够实现对基因靶位点在时间和空间上的精细调控，但是基因打靶技术的效率很低（1/106）；获得目的基因修饰的小鼠周期很长。因此，从1996年开始出现了系列的基因编辑技术，包括1996年出现的锌指核酸酶（zinc finger nuclease，ZFN）技术，2011年出现的转录激活因子样效应物核酸酶（transcription-activator like effector nuclease，TALEN）技术以及2013年出现的规律间隔的短回文重复序列（clustered regularly interspersed short palindromic repeats，CRISPR/Cas9）技术。同传统的打靶技术相比较，基因编辑技术可通过受精卵显微注射直接获得基因修饰小鼠，节省了大量时间，整体的效率提高了100倍以上。现在利用CRISPR/Cas9技术获得目的基因修饰小鼠的周期可缩短至6个月，大大加速了疾病的基础和临床前期研究。下面将对这三种技术的基本原理进行介绍。

（一）锌指核酸酶技术

1996年，Kim等利用锌指蛋白融合FokⅠ核酸内切酶构建了人工锌指酶。ZFN是由锌指蛋白（zinc finger protein，ZFP）构成的DNA识别域和FokⅠ切割结构域人工融合而成。DNA识别域通常是3～6个Cys2-His2锌指蛋白串联组成，每个锌指蛋白识别并结合DNA双螺旋中某一单链上的3个连续的核苷酸。多个串联形成的DNA识别域特异结合到目的基因时，FokⅠ二聚化产生核酸内切酶活性，在两个结合位点的间隔区（spacer，通常为5～7bp）中发生切割形成DNA双链断裂。随后基于DNA同源重组（HDR）和非同源末端连接（NHEJ）的DNA修复达到定点修饰基因的目的。ZFN技术的缺点是费用较高，工作量大，且具有一定的细胞毒性。

利用人工锌指酶技术进行基因编辑的一个关键是寻找合适的基于三联核苷酸的靶序列，可以利用http://bindr.gdcb.iastate.edu/ZFNGenome/网站可视化地在多种模式生物基因组上浏览和查找ZFN基因编辑的候选位点。另外，通过Addgene网站（https://www.addgene.org）可以获得相应的质粒。

（二）转录激活因子样效应物核酸酶技术

TALEN是由转录激活子样效应因子TALE和FokⅠ组合而成。转录激活子样效应因子是由N端转运信号、中部DNA特异识别结合域、C端核定位信号和转录激活结构域三部分构成的。其中，TALE识别DNA的关键位置在第12位和13位的氨基酸（repeat-variable diresidues，RVD），RVD能特异识别DNA的4个碱基中的1个或多个，因此可以根据靶序列来组装TALE的重复序列得到相应DNA结合域。同时，将TALE的转录激活结构域DNA识别域替换成FokⅠ核酸内切酶，从而实现对目标序列的切割形成DNA双链断裂。随后同样基于DNA同源重组（HDR）和非同源末端连接（NHEJ）的DNA修复达到定点修饰基因的目的。相比于ZFN，TALEN几乎不受DNA序列的影响，具有更广泛的DNA序列识别特性，但是依然有一定的细胞毒性，且模块组装过程复杂，难以实现多基因和多位点的修饰。

（三）规律间隔的短回文重复序列技术

自从2013年CRISPR/Cas9系统被发现应用于基因组修饰后，就成了基因组编辑的主流技术，被誉为基因"魔剪"。

CRISPR/Cas系统是细菌或古生菌防御外源核酸（如噬菌体和质粒DNA）入侵的一套防御机制。CRISPR/Cas系统可以通过识别外源DNA，切割形成双链DNA断裂，沉默外源基因的表达。CRISPR/Cas系统主要包含两个部分：CRISPR序列和CRISPR关联基因（CRISPR associated，Cas）。CRISPR序列由短而保守的重复序列区（repeats）、间隔区（spacer）及上游的前导区（leader）组成。重复序列区含有回文序列可以形成发夹（发卡）结构，间隔区由细菌俘获的外源DNA序列组成。在CRISPR序列上游为Cas家族基因，该基因编码的蛋白均可与CRISPR序列区域结合发挥作用。CRISPR/Cas系统包含三种类型：Ⅰ型、Ⅱ型和Ⅲ型。Ⅰ型和Ⅲ型系统较为复杂，需要多个Cas蛋白形成复合物开展切割，而Ⅱ型系统仅需要一个Cas蛋白即可进行切割，目前广泛应用的Cas9蛋白就属于此类型。

CRISPR/Cas9系统发挥作用一般分为三个步骤。①外源DNA俘获：外源核酸被注入细胞内部后，Cas蛋白复合物将识别PAM（protospacer adjacent motif）区域，然后将邻近的DNA序列剪切下来，并在其他酶的协助下将其添加到CRISPR序列前导区的下游，形成针对外源DNA的新间隔序列，记录在案。②CRISPR-derived RNA（crRNA）合成：当外源入侵者再次到来，CRISPR/Cas9系统会生成pre-CRISPR-derived RNA（pre-crRNA）和反式作用的crRNA（trans-acting crRNA，tracrRNA）。其中，tracrRNA是由重复序列区转录而成的具有发夹结构的RNA，而pre-crRNA是由整个CRISPR序列转录而成的大型RNA分子。随后，pre-crRNA、tracrRNA以及Cas蛋白将会组装并对pre-crRNA进行剪切，最终形成一段短小的crRNA（包含单一种类的间隔序列RNA以及部分重复序列区）。③靶向干扰：Cas9/tracrRNA/crRNA复合物将扫描外源DNA序列，并定位到与crRNA互补的PAM/原间隔序列区域，解链形成R环（R-Loop）。随后，Cas9蛋白的HNH

酶剪切与crRNA互补的DNA链，而其RuvC活性位点将剪切非互补链，最终形成双链断裂（DSB）沉默外源DNA。

2012年，Doudna和Charpentier将tracrRNA和crRNA整合为一条链，称为单链引导RNA（single guide RNA，sgRNA），该RNA的5′端为与靶序列互补的20个核苷酸（crRNA）作用，3′端为Cas9识别的双链发夹结构（tracrRNA）作用。sgRNA将Cas9蛋白引导到基因组的特定位点上，然后通过Cas9的核酸酶切割活性造成DNA断裂，随后基于DNA同源重组（HDR）和非同源末端连接（NHEJ）的DNA修复达到定点修饰基因的目的。张锋实验室、George Church实验室和其他研究人员对CRISPR/Cas系统进行了各种开发、优化与改造，实现基因敲除CRISPRko，基因过表达CRISPa，全基因组的筛选，单碱基编辑与DNA或RNA分子的检测与成像。

在CRISPR/Cas9的实验设计过程中，我们可以选择多样化的CRISPR和Cas9的投递方式。如将sgRNA插入到含有Cas9的质粒中的单质粒投递系统；sgRNA和Cas9的双质粒系统；也可以直接转入化学修饰好的sgRNA和Cas9蛋白系统，当然也可以使用慢病毒系统。设计sgRNA可以在网页上（https://zlab.bio/guide-design-resources）完成；张锋实验室在Addgene网站提供了CRISPR/Cas系统相应的系列质粒与操作手册。实际上CRISPR/Cas系统的更新与迭代非常迅速，除了应用于研究领域外已开始应用于临床的检测和治疗领域。2020年3月第一款在患者体内给药的CRISPR基因编辑疗法AGN-151587（EDIT-101），已用于治疗Leber先天性黑矇10（LCA10）患者。

四、条件性基因编辑技术基本原理

许多在成体发育中具有重要功能的基因，如抑癌基因*BRCA1*、*BRCA2*、*DPC4/smad4*等，由于它们在胚胎早期表达，完全性基因敲除后往往导致小鼠胚胎早期死亡，从而使得研究者无法深入探索其在成体中的重要作用，而条件性基因编辑策略的出现使得组织特异性/时间特异性的基因敲除/敲入变为现实。该策略使靶基因的变化仅发生于小鼠生命周期的某一阶段或某一特定的组织，

而在其他组织或细胞中表达正常，从而使对靶基因的编辑范围和时间处于一种可控状态。条件性基因编辑技术主要基于来源于P1噬菌体的Cre-*loxP*系统或酵母的FLP-FRT的染色体位点特异性重组酶系统。

Cre-*loxP*系统包含*loxP*位点和Cre重组酶。*loxP*位点是一段含有两个13 bp的反向重复序列和一个8bp核心序列的DNA序列，为Cre重组酶识别的位点。Cre重组酶可使*loxP*片段间的基因序列被删除或重组。Cre-*loxP*系统根据*loxP*位点及方向可以有三类重组方式：①如果两个*loxP*位点位于一条DNA链上且方向相同，Cre重组酶能有效切除两个*loxP*位点间的序列；②如果两个*loxP*位点位于一条DNA链上且方向相反，Cre重组酶能导致两个*loxP*位点间的序列颠倒；③如果两个*loxP*位点分别位于两条不同的DNA链或染色体，Cre酶能介导两条DNA链的交换或染色体易位。因此，我们可以通过多对*loxP*位点的组合和排列来实现对靶基因的敲除和敲入。通过对Cre重组酶表达组织、表达水平和表达时间的控制来实现对小鼠中靶基因修饰的特异性和程度。

将Cre酶基因组置于组织特异性启动子后面，可以实现组织特异性表达，如肝脏特异表达的Alb-Cre，心肌细胞特异表达的α-MHC-Cre等。将Cre酶基因组置于特殊的调控元件后，可以实现药物诱导的时间特异性表达，如四环素诱导型tetO-Cre、激素诱导型CreER等。结合两种调控手段，研究者就可以对靶基因进行时空特异性的表达调控。常见的Cre工具鼠可以在专业的公司查询购买。根据实验目的构建*loxP*鼠与特异的Cre基因鼠交配就可以得到条件性基因修饰鼠。一般会以带有Cre和*loxP*片段的鼠（Cre$^+$/*loxP*$^+$）为实验组，以仅带有*loxP*、不带Cre基因的鼠（Cre$^-$/*loxP*$^+$）为对照组。

五、基因编辑在肿瘤研究的应用

基因编辑技术的快速发展为发育生物学、分子遗传学、免疫学等学科，提供了一个全新的、强有力的研究手段。目前，基因编辑技术在研究基因的结构和功能、表达与调控、转基因及基因治疗等方面均取得了进展，基因编辑技术已经被

广泛应用于几乎所有的生物医学领域，使得人类对于肿瘤的发生、发展有了更加深入的了解，对肿瘤的治疗尤其是免疫治疗有了飞跃式的进步。

（一）研究基因功能

2020年2月5日，全球癌症基因组学合作研究ICGC/TCGA PCAWG（Pan-Cancer Analysis of Whole Genomes）联盟在 *Nature* 及子刊发表了共计23篇论文，总结了癌症基因组图谱计划的结果，对38种肿瘤的基因组、表观组、转录组和蛋白质组进行了全景式的解剖与呈现。结合基因编辑技术的进展，研究人员可以在细胞和动物水平快速地进行单基因与多基因功能研究，加深对肿瘤独特、全面、深入且相互联系的理解。

（二）人源化小鼠

由于免疫系统的物种特异性，因此需要具备接近人类免疫系统的动物模型进行临床前治疗效果及安全性评估。人源化小鼠主要包括了重度免疫缺陷小鼠和表达人类基因的小鼠。

重度免疫缺陷小鼠由于免疫系统缺陷，可适用于人源细胞或组织异种移植，而不产生或产生较低的免疫排斥，广泛用于临床前的生物医学研究。在NOD小鼠的背景下利用CRISPR/Cas9将 *Rag2*、*IL-2rg* 基因双敲除可获得NRG小鼠；将 *Prkdc*、*IL-2rg* 基因双敲除可获得NSG小鼠。NRG和NSG小鼠均能耐受较高水平的人造血干细胞、外周血及T细胞的移植。另外，通过将人的造血干细胞（HSC）、外周血单核细胞（PBMC）移植到NRG或NSG小鼠，可得到重建人的免疫系统的小鼠以进行肿瘤免疫治疗的研究。同时，荷瘤NRG或NSG小鼠可用于肿瘤CAR-T治疗的研究。

表达人类基因的小鼠主要应用于免疫治疗领域。用人的免疫检查点基因替换小鼠相同基因，同时破坏小鼠免疫检查点的基因功能来制作免疫检查点人源化小鼠，如hPD-1、hCTLA-4。该类人源化小鼠可以更好地反映各类单克隆抗体或相关化合物疗效。

（三）肿瘤基因治疗

据统计，2019年全球有超过987家医学公司专注于开发基因疗法、细胞疗法和组织工程疗法。

目前有超过1000个临床试验正在进行中。657项临床试验专注于肿瘤学领域，占临床试验总数的62%，治疗的癌症类型包括白血病、淋巴瘤、脑瘤、乳腺癌、膀胱癌等。2020年 *Science* 最新报道宾夕法尼亚大学Abramson癌症中心Stadtmauer教授团队利用CRISPR技术对患者T细胞进行多步改造，敲除T细胞原有的TCR（TCRα、TCRβ）和PD-1受体基因，同时增加肿瘤特异性TCR基因（NY-ESO-1）的表达来治疗晚期骨髓瘤和软组织肉瘤患者。随着基因编辑技术的快速发展，基因和细胞疗法的时代正在加速到来。

小　结

模式生物为生物研究的典范，人们对模式生物基因与功能的了解比较深入透彻，利用肿瘤相关基因的保守性和同源性，研究者可以在模式生物中研究这些基因与表型之间的联系，以及基因与基因之间的相互关系。用于肿瘤研究的动物模型包括自发性肿瘤动物模型、诱发性肿瘤动物模型、移植性肿瘤动物模型和基因修饰动物模型，其中移植性肿瘤动物模型和基因修饰动物模型的应用尤为广泛。本章的重点是了解常见动物模型，各种模式生物、转基因动物模型与基因编辑的基本概念，以及动物模型在肿瘤研究中的应用，介绍移植性肿瘤动物模型的基本操作技术及基因编辑小鼠模型的技术与发展。

（李　征）

参 考 文 献

樊玉梅，段相林，常彦忠，2008. 基因敲除小鼠技术的发展和应用——2007诺贝尔生理或医学奖介绍. 生物学通报，43（2）：1-4.

李才，任力群，2008. 人类疾病动物模型的复制. 北京：人民卫生出版社.

张智顺，姚纪花，2009. 模式生物斑马鱼在免疫学研究中的应用. 国际免疫学杂志，32（6）：438-442.

Gootenberg JS，Abudayyeh OO，Lee JW，et al，2017. Nucleic acid detection with CRISPR-Cas13a/C2c2. Science，356：438-442.

Hsu PD，Lander ES，Zhang F，et al，2014. Development and applications of CRISPR-Cas9 for genome engineering.

Cell，157（6）：1262-1278.

ICGC/TCGA Pan-Cancer Analysis of Whole Genomes Consortium，2020. Pan-cancer analysis of whole genomes. Nature，578（7793）：82-93.

Jinek M，Chylinski K，Fonfara I，et al，2012. A programmable dual-RNA-guided DNA endonuclease in adaptive bacterial immunity. Science，337（6096）：816-821.

Kim YG，Cha J，Chandrasegaran S，1996. Hybrid restriction enzymes：zinc finger fusions to Fok I cleavage domain. Proc Natl Acad Sci U S A，93（3）：1156-1160.

Klein DE，Stayrook SE，Shi F，et al，2008. Structural basis for EGFR ligand sequestration by Argos. Nature，453（7199）：1271-275.

Miller JC，Tan S，Qiao GJ，et al，2011. A tale nuclease architecture for effcient genome editing. Nat Biotechnol，29（2）：143-148.

Stadtmauer EA，Fraietta JA，Davis MM，et al，2020. CRISPR-engineered T cells in patients with refractory cancer. Science，367（6481）：eaba7365.